Auf einen Blick

Taschenatlas der Umweltmedizin

Franz-Xaver Reichl

Fachredaktion:
Ute Keseberg

Farbtafeln:
Ruth Hammelehle

Unter Mitarbeit von

Jochen und Monika Benecke
Klaus-Gustav Eckert
Barbara Erber
Ines C. Golly
Günther Kerscher
Karl Kolb
Helmut Kreppel
Bernhard Liebl
Harald Mückter
Elisabeth Sigloch
Gabriele Windgasse
Thomas Zilker

2000
Georg Thieme Verlag
Stuttgart · New York

Die Deutsche Bibliothek – CIP-Einheitsaufnahme

Taschenatlas der Umweltmedizin / Franz-Xaver Reichl. Fachred.: Ute Keseberg. Farbtaf.: Ruth Hammelehle. - Stuttgart ; New York : Thieme, 2000

Wichtiger Hinweis: Wie jede Wissenschaft ist die Medizin ständigen Entwicklungen unterworfen. Forschung und klinische Erfahrung erweitern unsere Kenntnisse, insbesondere was Behandlung und medikamentöse Therapie anbelangt. Soweit in diesem Werk eine Dosierung oder eine Applikation erwähnt wird, darf der Leser zwar darauf vertrauen, dass Autoren, Herausgeber und Verlag große Sorgfalt darauf verwandt haben, dass diese Angabe **dem Wissensstand bei Fertigstellung des Werkes** entspricht.

Für Angaben über Dosierungsanweisungen und Applikationsformen kann vom Verlag jedoch keine Gewähr übernommen werden. **Jeder Benutzer ist angehalten**, durch sorgfältige Prüfung der Beipackzettel der verwendeten Präparate und gegebenenfalls nach Konsultation eines Spezialisten festzustellen, ob die dort gegebene Empfehlung für Dosierungen oder die Beachtung von Kontraindikationen gegenüber der Angabe in diesem Buch abweicht. Eine solche Prüfung ist besonders wichtig bei selten verwendeten Präparaten oder solchen, die neu auf den Markt gebracht worden sind. **Jede Dosierung oder Applikation erfolgt auf eigene Gefahr des Benutzers.** Autoren und Verlag appellieren an jeden Benutzer, ihm etwa auffallende Ungenauigkeiten dem Verlag mitzuteilen.

Satz: primustype R. Hurler GmbH,
73274 Notzingen
Druck: Druckerei Appl OHG,
D-86650 Wemding

ISBN 3-13-117241-X 1 2 3 4 5 6

Vorwort

Umweltmedizin ist humanmedizinische Wirkungsforschung und untersucht sämtliche Umweltschadstoffe und -faktoren, die aus der Umgebung direkt oder indirekt, allein oder in Kombination auf den Menschen einwirken. Höchstes Schutzgut ist also der Mensch: Umweltmedizin schützt nicht die Umwelt vor den Menschen, sondern den Menschen vor der Umwelt!
Wie hoch der Einfluss der Faktoren im Einzelfall auf die Gesundheit oder das Wohlbefinden tatsächlich ist, lässt sich nur schwer bzw. unmöglich vorhersagen. Bereits Kranke können z. B. empfindlicher auf sich ändernde Umweltfaktoren reagieren als Gesunde, die wiederum bei gleicher Exposition durchaus unterschiedliche Reaktionen zeigen können.

Der Taschenatlas bietet eine kurzgefasste Darstellung der Umweltmedizin in Wort und Bild. Durch die ausführliche grafische Darstellung und die brillanten Farbfotos werden die z. T. komplizierten umweltmedizinischen Zusammenhänge verständlich und einprägsam vermittelt. Bei der umweltmedizinischen Beurteilung und Bewertung stützt sich der Taschenatlas allein auf wissenschaftlich erfassbare und gesicherte Fakten. Sechs Kapitel geben einen Einblick in alle relevanten Teilgebiete der Umweltmedizin:

1. Die *Allgemeine Umweltmedizin* vermittelt grundlegende Kenntnisse des Fachgebietes vom Umweltmonitoring bis zur Umweltepidemiologie.
2. Das Kapitel über *Umweltbelastungen* stellt die verschiedenen (Schad-)Stoffgruppen und Faktoren sowie ihre Wirkungen auf den Menschen dar.
3. In den *diagnostischen Methoden* wird ein Einblick in umweltmedizinisch relevante Diagnostik gewährt. Auch der Differenzialdiagnose psychischer Störungen wird hier Raum gewidmet.
4. Die *umweltbedingten Störungen* fassen Krankheitsbilder nach Organsystemen zusammen und handeln Umweltsyndrome ausführlich ab.
5. Die *Therapie in der Umweltmedizin* zeigt verschiedene therapeutische Möglichkeiten umweltbedingter Erkrankungen auf. Alternativmedizinische Verfahren werden nicht ausgeklammert, sondern einer kritischen Beurteilung unterzogen.
6. Schließlich wird in den *übergreifenden, umweltmedizinischen Aspekten* z. B. die Rolle der Medien diskutiert und was der Einzelne zum Umwelt- und Gesundheitsschutz beitragen kann.

Das umfangreiche *Glossar* beinhaltet schnell abrufbare Kurzdefinitionen aller wichtigen umweltrelevanten Begriffe.

Der Taschenatlas soll Studierenden aller Fächer dienen, sich die grundlegenden Kenntnisse über umweltrelevante Stoffe, Wirkungen und Therapien von Erkrankungen rasch anzueignen. Angelehnt an den Gegenstandskatolog ist er der ideale Wegbegleiter des Kursbuches für die Aus- und Weiterbildung zum Umweltmediziner und kann zur Prüfungsvorbereitung genutzt werden.
Der Taschenatlas soll auch praktizierenden (Umwelt-)Medizinern oder in anderen Berufen tätigen Personen helfen, schon Vergessenes wieder in Erinnerung zu rufen. Jeder kann anhand der leicht lesbaren, verständlichen Texte und übersichtlichen Farbtafeln sein Wissen auf dem Gebiet der Umweltmedizin schnell und problemlos erweitern.

Ich danke Kollegen und Mitarbeitern für die Anregungen und Herrn Prof. Dr. W. Forth, Direktor des Walther-Straub-Instituts für Pharmakologie und Toxikologie der Universität München, für die Unterstützung. Insbesondere danke ich Frau Ruth Hammelehle für die grafische Gestaltung der Tafeln und Frau Dr. Ute Keseberg für die redaktionelle Bearbeitung sowie Herrn Dr. Jürgen Lüthje und Frau Marianne Mauch vom Thieme Verlag für die gute Zusammenarbeit während der Entstehung des Buches.
Mein Dank gilt auch folgenden Personen für die umfassenden Recherchen und hilfreichen Arbeiten bei der Erstellung einzelner Kapitel: Frau Dr. Sigrun Schütz (Kausaltherapie und Therapien mit Medikamenten in der Umweltmedizin) und Frau Dr. Karin Luber De Quintana (alternativmedizinische, diagnostische und therapeutische Verfahren sowie umstrittene Behandlungsmöglichkeiten) und Herrn Dipl.-Chemiker Jürgen Durner für die Überprüfung der Richtigkeit der chemischen Formeln.
Für die Bearbeitung einiger Kapitel konnten zusätzlich fachkompetente Autoren gewonnen werden, denen ich für ihre Mühe und ihr Engagement besonders danke.

München, im April 2000
Franz-Xaver Reichl

Anschriften

Herausgeber
Priv.-Doz. Dr. Dr. Franz-Xaver Reichl
Walther-Straub-Institut für Pharmakologie
und Toxikologie
Ludwig-Maximilians-Universität München
Nussbaumstraße 26
80336 München

Grafik
Ruth Hammelehle
Austraße 12
73230 Kirchheim

Redaktion und Mitarbeit
Dr. Ute Keseberg
Schwärzlocher Str. 85
72070 Tübingen

Mitarbeiter
Prof. Dr. Jochen Benecke und
Monika Benecke
Sollner Institut
Waldmüllerstraße 22
81479 München

Priv.-Doz. Dr. Dr. Klaus-Gustav Eckert
Walther-Straub-Institut für Pharmakologie
und Toxikologie
Ludwig-Maximilians-Universität München
Nussbaumstraße 26
80336 München

Dr. Barbara Erber
Kinderklinik und Kinderpoliklinik im
Dr. von Haunerschen Kinderspital
Lindwurmstr. 4
80337 München

Prof. Dr. Dr. Ines C. Golly
Walther-Straub-Institut für Pharmakologie
und Toxikologie
Ludwig-Maximilians-Universität München
Nussbaumstraße 26
80336 München

Dr. Günther Kerscher
Öffentliches Gesundheitswesen
Mariahilfplatz 17
81541 München

Dr. Karl Kolb
Bayrisches Landesamt für Wasserwirtschaft
Lazarettstr. 67
80636 München

Priv.-Doz. Dr. Dr. Helmut Kreppel
Amt für Militärkunde – AMK
Heidemannstraße 50
Bayernkaserne
80939 München

Priv.-Doz. Dr. Dr. Bernhard Liebl
Landesuntersuchungsamt für das
Gesundheitswesen Südbayern
Veterinärstraße 2
85764 Oberschleißheim

Priv.-Doz. Dr. Dr. Dr. Harald Mückter
Walther-Straub-Institut für Pharmakologie
und Toxikologie
Ludwig-Maximilians-Universität München
Nussbaumstraße 26
80336 München

Dr. Elisabeth Sigloch
Klinikum Rechts der Isar
Technische Universität München
Toxikologische Abteilung
Ismaningerstraße 22
81675 München

Dr. Gabriele Windgasse
Columbia University/School of Public Health
Division of Environmental Health Sciences
60 Haven Ave.
New York, NY 10032
USA

Prof. Dr. Thomas Zilker,
Klinikum Rechts der Isar
Technische Universität München
Toxikologische Abteilung
Ismaningerstraße 22
81675 München

Dank

Für die freundliche Erteilung der Abdruckerlaubnis für einige Fotos bedanke ich mich bei folgenden Personen, Institutionen und Verlagen:

Dr. Kai Kehe, Walther-Straub-Institut für Pharmakologie und Toxikologie der LMU München (vitale und avitale Zelle, 213 B)

Dr. Axel Oberemm, Fachbereich Chemikalienbewertung, Bundesinstitut für Verbraucherschutz und Veterinärmedizin, Berlin (Zebrabärbling-Larven, behandelt mit Cyanobakterien-Toxin, 153 C)

Prof. Dr. K.-H. Schulz, ermeritierter Direktor der Dermatologischen Universitätsklinik Hamburg (Chlorakne, 71 D).

Prof. Dr. Dieter Szadkowski und Priv.-Doz. Dr. Dennis Nowak, Zentralinstitut für Arbeitsmedizin der Universität Hamburg (Mineralfasern, 95 C).

Prof. Dr. Ladislaus Szinicz, Institut für Pharmakologie und Toxikologie der Akademie des Sanitäts- und Gesundheitswesens der Bundeswehr, Garching (Gaspatronenschuss, 219 B)

Deutsches Museum München, Bildarchiv (7 A)

Deutsche Presse Agentur (dpa) (Umweltkatastrophen, 5 A)

Verlag Bertelsmann Stiftung, Gütersloh (klinische Fotos 81 D, 107 B, 240 B)

Franz-Xaver Reichl

Inhaltsverzeichnis

1

Allgemeine Umweltmedizin

Umweltkrisen in der Erdgeschichte

Geologen teilen die Erdgeschichte in chronologische Abschnitte ein (→**A**). Die größten heißen *Äonen*, gefolgt von *Ären* und *Perioden*. Die Erdgeschichte wird durch das Studium der verschiedenartigen Gesteinsablagerungen in der Erdrinde erschlossen.
Veränderungen in der Umwelt sind keine neuzeitlichen Erscheinungen: Umweltkrisen gab es in der Erdgeschichte schon vor Jahrmillionen, mit z. T. katastrophalen Auswirkungen auf das Leben. Eines der spektakulärsten Ereignisse, vermutlich durch einen Meteoriteneinschlag ausgelöst, fand vor ca. 65 Mill. Jahren am Ende der *Kreidezeit* statt. Es beendete das Zeitalter der Dinosaurier (das Mesozoikum) und läutete das Zeitalter der Säugetiere (das Känozoikum) ein.
Hauptindiz für den *Meteoriteneinschlag* (*Impact-Hypothese*) ist der ungewöhnlich hohe Iridium-Gehalt, der an vielen Stellen der Erde einen bis zu 30 cm dicken Sedimentabschnitt an der Grenze zwischen mesozoischen und känozoischen Gesteinen kennzeichnet. Iridium ist ein in der Erdkruste höchst seltenes Element, kommt aber in Meteoriten häufig vor. Es soll nach dem Aufprall eines ca. 10 km großen Meteoriten in der heutigen Gegend um den Golf von Mexiko als Fall-out über die gesamte Erdoberfläche verteilt worden sein.
Dieses Ereignis war jedoch keineswegs das schwerwiegendste in der Geschichte des Lebens: Vor ca. 440 Mill. Jahren, am Ende des *Ordoviziums*, und ca. 80 Mill. Jahre später, am Ende des *Devons*, wurden die Lebensgemeinschaften der Meere empfindlich dezimiert.
Auslöser war eine klimatische Veränderung, verursacht durch plattentektonische Bewegungen in der Erdrinde. Für manche Regionen, z. B. das damals überflutete westliche Nordamerika, werden die Verluste mit über 70% aller wirbellosen Tierarten angegeben.
Die bisher verheerendste Umweltkatastrophe, die zum größten Artensterben aller Zeiten führte, ereignete sich am Ende des *Perm* vor ca. 250 Mill. Jahren: Damals kam es durch auseinander driftende Landmassen zu einer massiven Abkühlung des Weltklimas (*Vereisungsperiode*). Zu den Opfern dieser Vereisungsperiode gehörten fast 90% aller Arten des marinen Lebensraums, darunter die Ammoniten, einzellige Foraminiferen, Seelilien, Korallen, aber auch Landwirbeltiere.
Die jüngste Krise, die insbesondere die Großsäugetiere des Festlandes traf, liegt erst ca. 11 000 Jahre zurück. Offensichtlich griff hier erstmals der Mensch zerstörerisch in die Umwelt ein. Hauptauslöser soll die exzessive Jagdtätigkeit des Menschen gewesen sein (*Overkill-Hypothese*). Steinzeitliche Jäger sollen mit ihren fortschrittlichen Waffen (z. B. Speeren) das Großwild massenweise vernichtet und so zum Aussterben gebracht haben. Vorstellungen, wonach eine infolge von Klimaverschiebungen veränderte Vegetation (Nahrungsknappheit) für das damalige Aussterben der Großsäugetiere verantwortlich gewesen sein soll, wurden widerlegt: Analysen von fossilem Kot bewiesen, dass z. B. das pflanzenfressende Shasta-Bodenfaultier, das vor ca. 11 000 Jahren ausstarb, damals sogar ein sehr reiches Nahrungsangebot hatte.

Weitere Auslöser von Katastrophen

Als Ereignisse, die zu kleineren Massensterben führten, gelten plötzliche vulkanische Ausbrüche von giftigen Gasen oder von Aschewolken, die den Himmel verdunkeln, Meeresspiegelschwankungen, veränderte Sauerstoffkonzentrationen in der Atmosphäre und im Meer, Störungen in der Nährstoffzufuhr, Schwankungen der Salzkonzentration im Weltmeer und die Ausbreitung von Trübströmen (im Wasser schwebende Sedimentwolken) über die Ozeane.
Zu den todbringenden Veränderungen, die man heftigen Meteoriteneinschlägen und/oder Kometenschauern zuschreibt, gehören sowohl klimatische Abkühlungen (infolge der Himmelverfinsterung durch den aufgewirbelten Staub) als auch das Aufwühlen von Sedimenten in Ozeanen.
In Zusammenhang mit einigen Krisen werden weitere fremdartige Wirkkräfte diskutiert wie Strahlung infolge einer Supernova-Explosion in Erdnähe sowie die Zunahme der kosmischen Strahlung durch eine plötzliche Abschwächung des Erdmagnetfeldes, das normalerweise als eine Art Schutzschild wirkt.

Jetztzeit

Die erwähnten Massensterben bei prähistorischen Umweltkrisen hatten weit größere Ausmaße als Verluste bei neuzeitlichen Naturkatastrophen. Das Jahr 1999 gilt im letzten Jahrtausend als das Jahr mit den meisten Naturkatastrophen (ca. 700). In den letzten 1000 Jahren starben ca. 15 Mio. Menschen bei Naturkatastrophen (Überschwemmungen, Vulkanausbrüchen).

A. Umweltkrisen in der Erdgeschichte

Äon	Ära	Periode	Mill. Jahre vor der Jetztzeit	Zeit des Massensterbens	Auslöser u. Schwere von Massenuntergängen	hauptsächliche Opfer der Massenuntergänge	wichtige Ereignisse der Evolution
Phanerozoikum	Känozoikum	Neogen	0,01		Overkill	Säugetiere	Entwicklung zum Homo sapiens
		Paläogen	24		Klimawechsel	Plankton, Säugetiere	Weiterentwicklung der Säugetiere (z.B. Elefanten, Affen), Vorherrschen der Blütenpflanzen
	Mesozoikum	Kreide	65		Meteoriteneinschlag? Klimawechsel	Plankton, Dinosaurier marine Wirbellose	erste höhere Blütenpflanzen, im Meer vorwiegend Schwämme, Muscheln, Seeigel, Knochenfische
		Jura	144		Meeresspiegelabsenkung, Sauerstoffmangel	marine Wirbellose, Meeresreptilien	die ersten Vögel entstehen (z.B. Archäopterix), riesige Saurier (Dinosaurier), Fische und Amphibien im Binnengewässer, erste Säugetiere
		Trias	213				
	Paläozoikum	Perm	248		Vereisung	Einzeller des Meeresbodens, Ammonoiden, marine Wirbellose, Reptilien	hochentwickelte Reptilien (Saurier), Ausbreitung der Nadelbäume, Ammoniten, erste Reptilien
		Karbon	286				
		Devon	360		Abkühlung	marine Wirbellose, primitive Fische	Landpflanzen breiten sich aus, erste Wirbeltiere (z.B. Panzerfische), erste Landtiere (z.B. Skorpione)
		Silur	408				
		Ordovizium	438		Abkühlung	marine Wirbellose, Riffbildner	die ältesten Fischartigen entwickeln sich
		Kambrium	505		Klimawechsel, Vergletscherung	marine Wirbellose (Trilobiten)	zunehmende Vielfalt mariner Organismen
Präkambrium		Präkambrium	590		Klimawechsel	marine Lebewesen	schalenlose Weichtiere, Algen Beginn des organischen Lebens,
			1000				Bildung der Urkontinente, keine Lebewesen
			4100				

100 % Absterberate

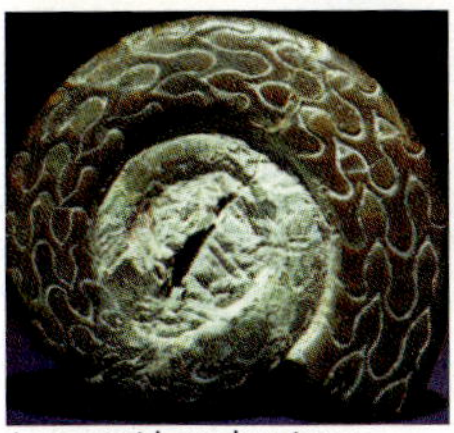

Ammonoid aus dem Jungpaläozoikum

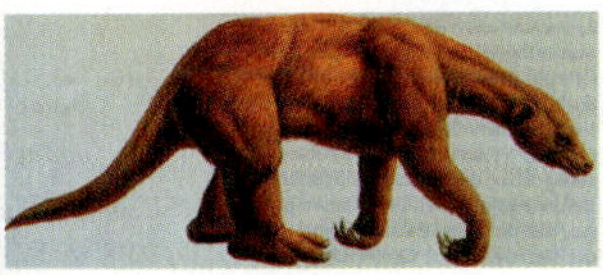

Das Shasta-Bodenfaultier, ein großer Pflanzenfresser, der aus einer aus Südamerika eingewanderten Art hervorging. Es besiedelte im Pleistozän (Unterzeit im Neogen) das westliche Nordamerika und starb vor ca. 11000 Jahren plötzlich aus

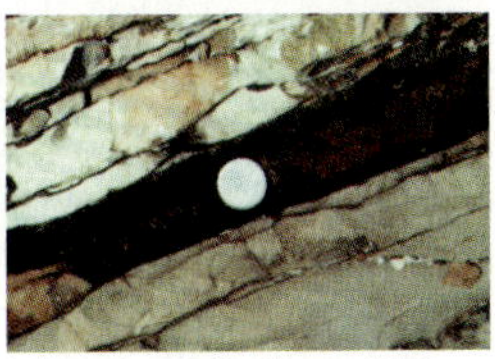

Iridium-Anomalie. Eine ca. Markstück-große Münze liegt auf der schwarzen Iridium-haltigen Tonschicht (zu sehen im Appenin/Italien)

Industrieunfälle und Umweltkatastrophen

Im Industriezeitalter sind häufig menschliches Versagen und Fehlverhalten die Ursachen von schweren Unfällen, die zu Umweltkatastrophen führen. Im Folgenden sind bedeutende Industrieunfälle und Umweltkatastrophen dargestellt.

Industrieunfälle

Seveso (Italien, →**A**): Am 10. 07. 1976 trat um 12.37 Uhr durch ein defektes Ventil im Chemiebetrieb ICMESA (Hoffmann La Roche-Konzern) eine Aerosolwolke mit hochgiftigen Dioxinen aus, die ein 1800 ha großes Gebiet nördlich von Mailand bedeckte. In der am stärksten vergifteten Zone wurde ein Dioxingehalt bis zu 50 µg/m² gemessen. Die Zahl der Neugeborenen mit Missbildungen in Seveso stieg nach dem Unfall bis zum Jahr 1978 um fast das 15fache an. Hautentzündungen und Chlorakne (besonders bei Kindern) waren die Hauptsymptome bei den Betroffenen (s. S. 69).

Bhopal (Neu Delhi, Indien, →**A**): Beim bisher schwersten Industrieunglück der Welt starben in der Nacht vom 3./4. 12. 1984 mehr als 3300 Menschen, als 42 t des giftigen Gases Methylisocyanat aus den Tanks einer Fabrik für Pflanzenschutzmittel des US-Unternehmens Union Karbide entwichen. Bis Mai 1997 wird die Zahl der Todesopfer offiziell mit 13 000 angegeben. Im Februar 1989 einigten sich Union Karbide und die indische Regierung auf Entschädigungszahlungen für die Hinterbliebenen der Opfer und für dauerhaft Geschädigte in Höhe von 470 Mill. US-Dollar.

Tschernobyl (Ukraine, →**A**): Bedienungsfehler, Sicherheitsmängel und Systemschwächen des dortigen Atomreaktors haben den bislang schwersten Unfall bei der friedlichen Nutzung der Atomenergie ausgelöst. Durch Missachtung mehrerer Vorschriften geriet der Reaktor am 26. 04. 1986 um 1.23 Uhr außer Kontrolle. 40 Sekunden später sprengten zwei Explosionen den Reaktor (**GAU**, **g**rößter **a**nzunehmender **U**nfall). Von brennendem Graphit in die Höhe getrieben, breitete sich eine radioaktive Wolke aus. Die freigesetzte Strahlung entsprach der von 200 Hiroshima-Atombomben. Unmittelbar nach dem Unfall starben 31 Personen an der akuten Strahlenkrankheit. 800 000 Personen (sog. „Liquidatoren") wurden zu Aufräumarbeiten eingesetzt. Von diesen gelten heute 125 000 als chronisch krank, 10 000 „Liquidatoren" sind bis heute verstorben. In der Bevölkerung der betroffenen Gebiete traten nach dem Unfall vermehrt Tumoren auf, besonders Schilddrüsentumoren bei Kindern. Bis heute liegt die Selbstmordrate in Tschernobyl und Umgebung mit 19% extrem hoch.

Umweltkatastrophen durch Öltanker

18. 03. 1967 (→**A**): Die unter liberianischer Flagge fahrende *Torrey Canyon* lief vor der Südwestküste Großbritanniens auf ein Riff und brach auseinander. 117 000 t Öl verursachten an der britischen, französischen und niederländischen Küste die bis dahin größte „Ölpest".

16. 03. 1978 (→**A**): Die ebenfalls unter liberianischer Flagge fahrende *Amoco Cadiz* lief nahe der französischen Hafenstadt Brest auf Grund, brach auseinander und verlor 223 000 t Öl. In der Bretagne wurden 220 km Strand verseucht, 15 000 Seevögel kamen ums Leben.

24. 03. 1989: Vor dem Hafen Valdez in Alaska (USA) lief der US-Tanker *Exxon Valdez* auf ein Riff. 42 000 t Öl liefen aus und verursachten die größte Umweltkatastrophe in der Geschichte der USA. 2000 km Strand wurden verseucht. Mehr als eine halbe Million Vögel, Tausende von Ottern und mehrere Grauwale kamen um. Die Firma Exxon musste 5 Mrd. US-Dollar Schadenersatz zahlen.

03. 12. 1992: Der griechische Öltanker *Aegean Sea* strandete und brach vor der Bucht der spanischen Hafenstadt La Coruna auseinander. Mehr als 90 000 t Öl verseuchten 200 km galizischer Küste.

05. 01. 1993: (→**A**): Die unter liberianischer Flagge fahrende *Braer* lief vor den Shetland-Inseln auf und verlor 85 000 t Öl. Schwere Stürme verteilten das Öl auf offener See und verhinderten eine noch größere Umweltkatastrophe.

12. 12. 1999: (→**A**): In schwerer See brach der unter der Flagge Maltas fahrende Tanker *Erika* auseinander. 16 000 t Schweröl verschmutzten 500 km der französischen Atlantikküste. Am schlimmsten betroffen sind die Küsten der Bretagne und der Ferieninsel Re, die ein wichtiges Überwinterungsgebiet für Vögel ist. Umweltschützer gehen davon aus, dass bis zu 300 000 Seevögel getötet worden sein könnten.

A. Industrieunfälle und Umweltkatastrophen

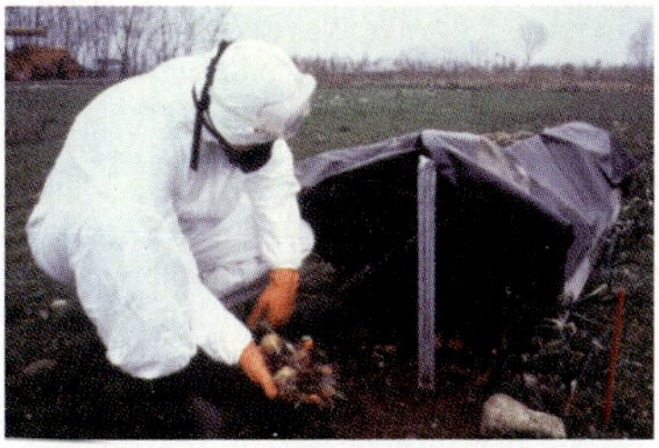

10.07.1976: Seveso. Spezialisten in Schutzanzügen entnehmen Boden- und Gewächsproben

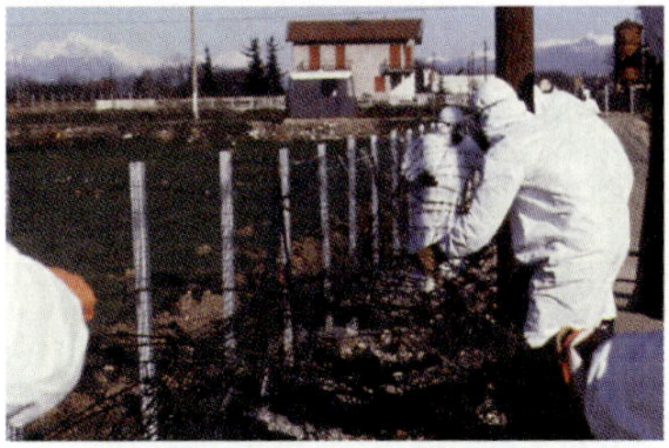

Seveso. Arbeiter in Schutzanzügen zäunen ein mit Dioxinen kontaminiertes Gelände ein

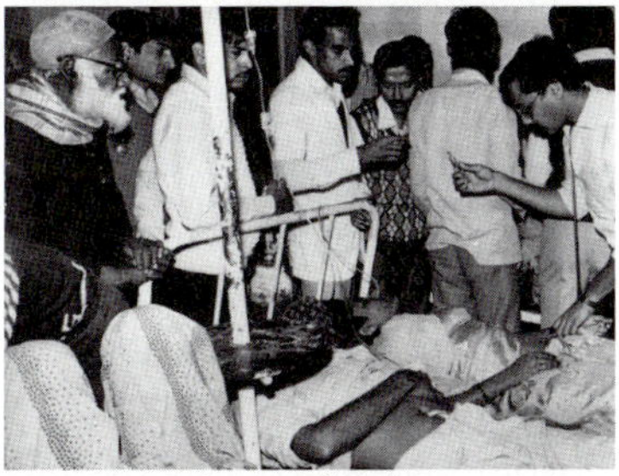

03.12.1984: Opfer der Giftgaskatastrophe in Bhopal, Indien

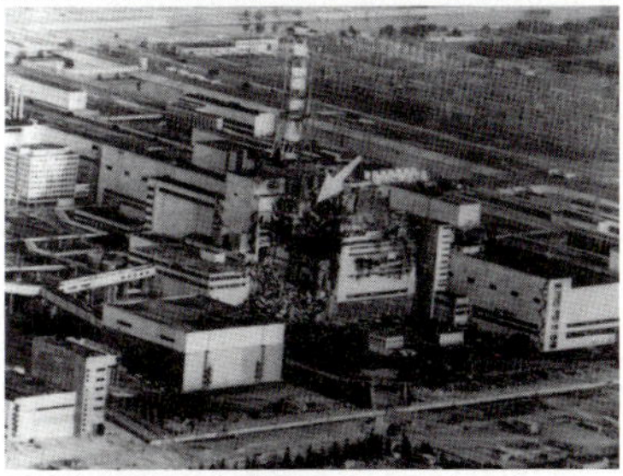

26.04.1986: explodierter Atomreaktor in Tschernobyl, Ukraine

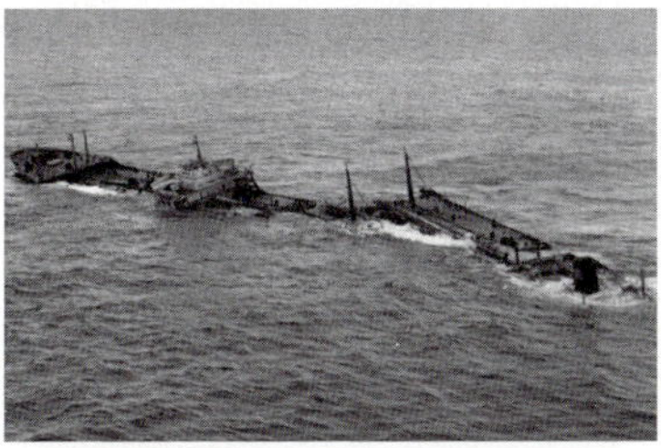

18.03.1967: Ölpest, verursacht von dem auseinander gebrochenen Öltanker *Torrey Canyon*

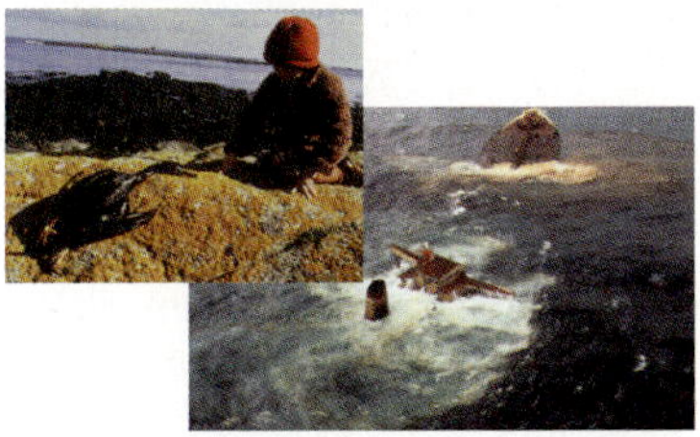

16.03.1978: Bretagne. Tausende von Seevögeln wurden Opfer der Ölpest, ausgelöst durch die havarierte *Amoco Cadiz*

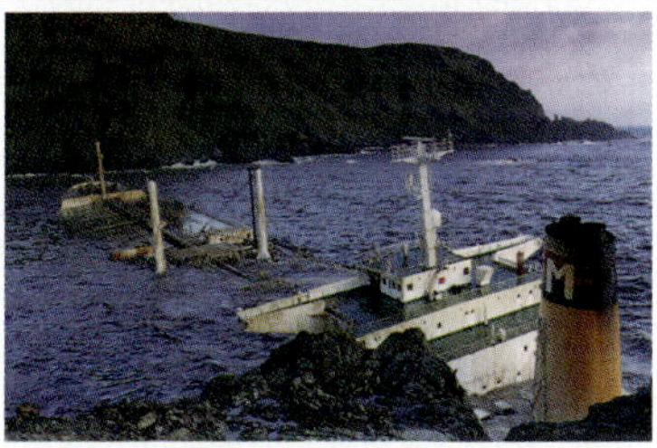

05.01.1993: Ölkatastrophe vor den Shetland-Inseln; der Öltanker *Braer* sank am 06.01.1993

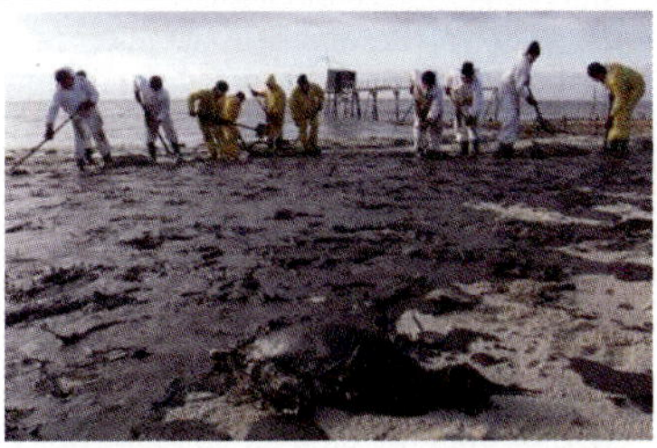

12.12.1999: Brest, Frankreich. Mehr als 16000 t Öl verschmutzten die bretonische Küste

Inhalte der Umweltmedizin

Umweltmedizin gestern und heute

Schon die Urmenschen benutzten Heilmittel (z. B. Pflanzen) zur Behandlung von Störungen, die durch die Umwelt bedingt waren und sie erkannten die Gefährlichkeit von (Schad-) Stoffen (z. B. Staub), aber auch von Giften (z. B. nach Schlangenbissen). Schriftlich festgehalten wurden umweltbedingte Erkrankungen und Störungen des Wohlbefindens zum ersten Mal 1500 v. Chr. in dem altägyptischen Medizindokument „Papyrus Ebers".

Heute sind viele (Schad-)Stoffe und Umweltfaktoren bekannt, die die Gesundheit beeinträchtigen können. Umweltmedizin ist deshalb heute auch „humanmedizinische Wirkungsforschung": Sie untersucht, welche Umweltfaktoren allein oder in Kombination die Gesundheit und das Wohlbefinden beeinflussen. Oft ist es schwierig oder sogar unmöglich, im Einzelfall vorherzusagen, wie stark der Einfluss einzelner Faktoren sein wird. Kranke können z. B. empfindlicher auf sich ändernde Umweltfaktoren reagieren als Gesunde, die wiederum bei gleicher Exposition durchaus unterschiedliche Reaktionen zeigen können.

Wichtige Aspekte bei umweltmedizinischen Untersuchungen sind Kenntnisse über die Menge und die Dauer der Einwirkung des (Schad-)Stoffs. Auch in der Umweltmedizin hat das Paradigma von Paracelsus Gültigkeit: „Die Dosis allein macht das Gift (Dosis sola facit venenum)" (→**A**).

Umweltmedizin als Präventivmedizin

Umweltmedizin wird im engeren Sinne nicht der kurativen (heilenden), sondern der präventiven (vorbeugenden) Medizin zugeordnet (→**B**). Sie hat die Aufgabe, gesundheitliche Risiken für die Bevölkerung abzuschätzen und durch ihre Intervention abzuwenden. Dabei muss sie im Besonderen Gruppen (z. B. Kinder) berücksichtigen, die bei entsprechender Exposition einem höheren Risiko ausgesetzt sein können.

Der Begriff „Umwelt" steht in der Umweltmedizin nicht für die gesamte Umgebung, sondern nur für die Teile daraus, die für Lebensabläufe und Zusammenhänge wichtig sind (z. B. Erkennen von Veränderungen). Soziale, politische, wirtschaftliche und kulturelle Umweltaspekte sind im engeren Sinne nicht Gegenstand der Umweltmedizin. Eine strikte Trennung ist aber nicht möglich, da der Mensch nicht isoliert gesehen werden kann. Allein durch die Art, wie er lebt (z. B. Konsum von Gütern, Müllproduktion, Verkehr), nimmt er Einfluss auf die Umwelt. Solche Umweltveränderungen können wiederum seine Gesundheit beeinträchtigen. Insofern muss die Umweltmedizin als Präventivmedizin bei drohenden gefährlichen Entwicklungen auch in den oben erwähnten Bereichen intervenieren.

Assoziierte Fächer der Umweltmedizin (→**C**)

Umwelttoxikologie: Sie beschreibt und erforscht die Wirkungen von (Schad-)Stoffen in Luft, Wasser und Erde, die das ökologische Gleichgewicht stören und Lebewesen bedrohen können.

Umwelthygiene: Sie beschreibt vorbeugende Maßnahmen für die Gesunderhaltung von Menschen, um Erkrankungen bzw. Störungen fern zu halten.

Arbeitsmedizin: Sie befasst sich mit Berufskrankheiten, Arbeitsunfällen, gewerbehygienischen und arbeitstoxikologischen Fragen.

Sozialmedizin: Sie befasst sich mit den Gesundheitsstörungen, die durch die soziale Umwelt verursacht werden, und deren Prävention.

Umweltepidemiologie: Sie beschäftigt sich mit der Verteilung von Krankheiten und deren physikalischen, chemischen, psychischen und sozialen Determinanten und Folgen in der Bevölkerung.

Der Mensch steht im Mittelpunkt (→**D**)

Umweltmedizin untersucht die durch menschliches Handeln entstandenen, physikalischen und chemischen Faktoren, Stoffe und andere Einflüsse, die aus der natürlichen oder künstlichen Umgebung direkt oder indirekt auf den Menschen einwirken. Ihr höchstes Schutzgut ist der Mensch. Umweltmedizin schützt nicht die Umwelt vor den Menschen, sondern die Menschen vor der Umwelt!

Selbst ernannte Umweltexperten sehen oft den „Wald vor lauter Bäumen" nicht mehr und verkennen zunehmend diesen Leitsatz.

Human-, Sozial- oder Kulturökologen betrachten das gesamte Beziehungsgefüge des Menschen in seiner jeweiligen Umwelt – oft um den Preis der Entfremdung zur Schulmedizin, die aber ihrerseits Grundlage der wissenschaftlichen Umweltmedizin ist.

A. Paracelsus (1493 – 1541)

Erster Vertreter naturwissenschaftlicher Denkweisen:

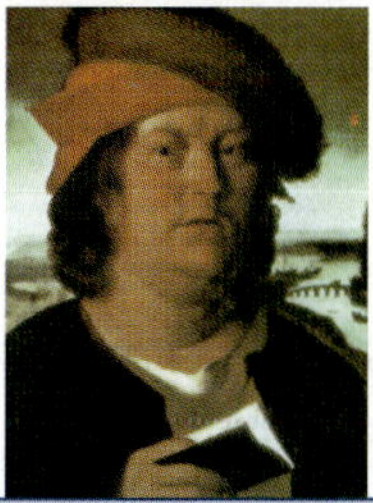

„Die Dosis allein macht das Gift (Dosis sola facit venenum)"

B. Wichtige umweltmedizinische Disziplinen

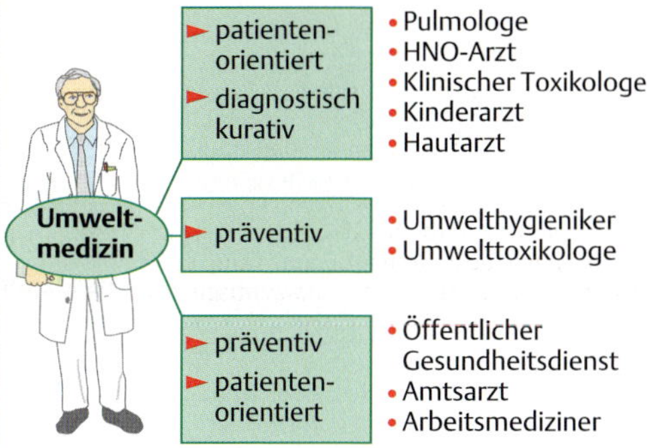

C. Assoziierte Fächer der Umweltmedizin

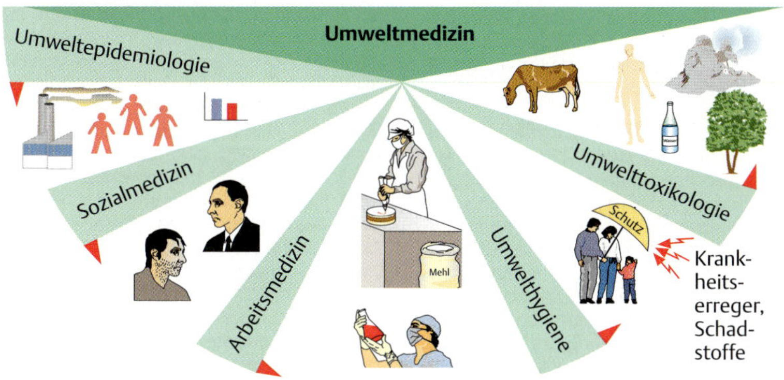

D. Der Mensch ist Mittelpunkt in der Umweltmedizin

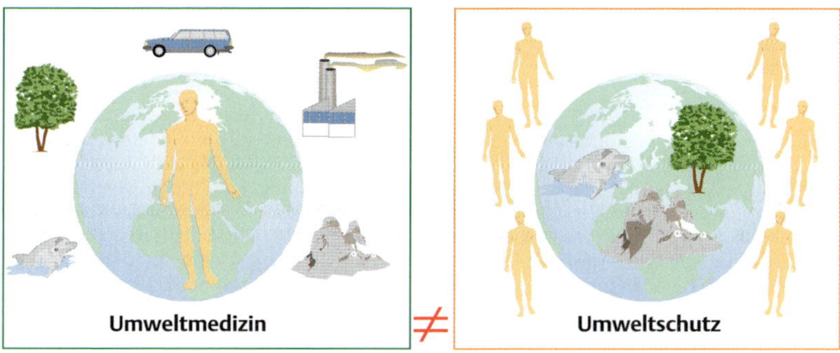

Umweltmedizin schützt nicht die Umwelt vor den Menschen,
sondern die Menschen vor der Umwelt!

Grundbegriffe der Umweltmedizin

Belastung (→A)

Immer wieder wird der Begriff „Belastung", insbesondere von den Medien, missverständlich interpretiert, sodass die Bevölkerung ihn oft mit einer gefährlichen Bedrohung und gesundheitlichen Gefährdung gleichsetzt.
In der Umweltmedizin wird Belastung als Anwesenheit eines Stoffes definiert. Eine gesundheitliche Gefährdung ist daraus nicht unmittelbar ableitbar. Umweltmedien wie Luft, Wasser und Boden können mit (Schad-)Stoffen oder das Umfeld mit Lärm oder Strahlung belastet sein. Ebenso können der Mensch als Ganzes oder nur einzelne Organe betroffen sein.
Die bloße Anwesenheit eines Stoffes in einem biologischen System hat aber nicht unbedingt eine Wirkung zur Folge. Es ist zu bedenken, dass die meisten (Schad-)Stoffe vom intakten Körper verstoffwechselt und/oder wieder eliminiert werden können.

Schädigende Wirkungen (→B)

Von einer schädigenden Wirkung ist erst dann zu sprechen, wenn durch (Schad-)Stoffe oder andere Reize nach kurz oder lang dauernder Zufuhr, vorübergehend oder bleibend, messbar, fühlbar oder auf andere Weise erkennbar eine Veränderung der normalen physiologischen Prozesse herbeigeführt wird.
Definitionsgemäß gehört somit zu einer Wirkung sowohl eine Änderung des Musters der ständig ablaufenden biochemischen Aktivitäten als auch die Möglichkeit, diese zu beobachten oder zu erkennen. Erst wenn diese Kriterien erfüllt sind, darf von der Wahrscheinlichkeit einer gesundheitlichen Gefährdung gesprochen werden, obwohl Letztere sich nicht unbedingt entwickeln muss.

Emission und Immission (→C)

Belastungen werden von Emittenten verursacht, z. B. von PKW, Müllverbrennungsanlagen oder der Landwirtschaft. Die von den Emittenten frei gesetzten Emissionen (z. B. Schwefeldioxid, Nitrat) führen entsprechend ihrer Verteilung, die wiederum von Umweltfaktoren wie Klima und Wind abhängig ist, zu Immissionen mit entsprechenden Konzentrationen (z. B. in Luft, Wasser oder Boden). Über diese Umweltmedien können die Stoffe dann vom Menschen bei entsprechender Exposition aufgenommen werden.
Die Kette *Emission-Immission-Exposition-Aufnahme* kann dann zur Belastung mit dem jeweiligen Stoff, also zu einer Anwesenheit in Körperflüssigkeiten oder Organen führen.

Interaktionen

Fremdstoffmoleküle können mit Molekülen im Organismus interagieren und so zu Funktionsstörungen an wichtigen Zellsystemen führen. Die Wahrscheinlichkeit solcher Interaktionen, Wirkungen und Intensitäten steigt mit der Konzentration der beteiligten Stoffe. Die Dosis-Wirkungs-Beziehung beschreibt diesen Zusammenhang quantitativ. Die Konzentration, unterhalb derer keine Wirkung mehr erkannt wird, gibt die *Schwellenkonzentration* an (→**D**). Diese kann experimentell oder theoretisch ermittelt werden. Auch unterhalb von Wirkungsschwellen können Interaktionen zwischen betreffenden Molekülen stattfinden, doch sind diese in den meisten Fällen ohne Relevanz. Wirkungsschwellen haben meist toxikokinetische und/oder toxikodynamische Ursachen.
Aufgabe der *Toxikokinetik* (s. S. 26) ist es, den Weg und das Schicksal eines Stoffes im Organismus quantitativ zu erfassen (d. h. Resorption, Distribution, Metabolismus, Elimination). Wird z. B. ein Stoff schneller eliminiert als er aufgenommen wird, kommt es meist zu keiner schädigenden Wirkung.
Die *Toxikodynamik* (s. S. 24) beschreibt die Veränderungen des Organismus unter der Einwirkung eines Stoffes. Zu erkennbaren Wirkungen kommt es erst dann, wenn z. B. Interaktionen zwischen relevanten Molekülen häufig stattfinden. Zu bedenken bleibt ferner, dass Funktionsbeeinträchtigungen auch regeneriert werden können, sodass bereits stattgefundene Interaktionen nicht erkannt werden (→**E**). Sie treten erst dann in Erscheinung, wenn z. B. die „Reparaturmechanismen" erschöpft sind.
Es können weder Wirkungsschwellen für DNA-interagierende Stoffe (ein einzelnes Molekül kann z. B. bereits genotoxisch wirken!) noch für allergene Stoffe (extrem unterschiedliche Empfindlichkeit der Betroffenen!) angegeben werden. Es fällt sogar zunehmend schwerer, allergische Reaktionen einzelnen Stoffen oder Stoffgruppen zuzuordnen.

A. Belastung von Umweltmedien

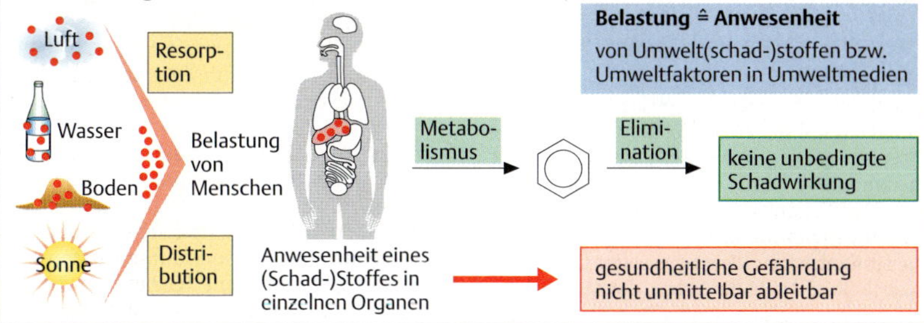

B. Schädigende Wirkung von Schadstoffen

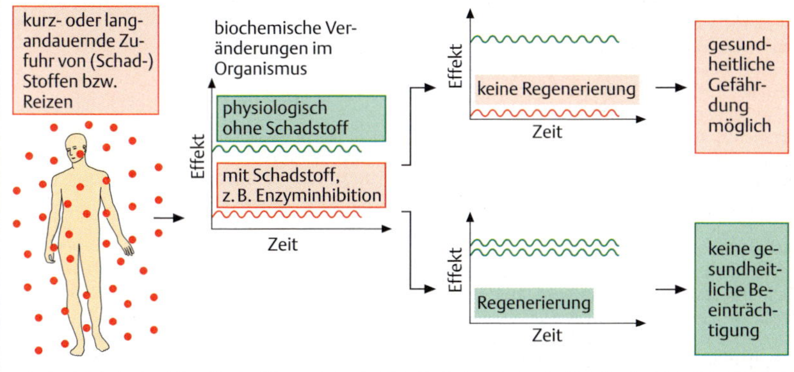

C. Die Kette Emission-Immission-Exposition-Aufnahme (EIEA)

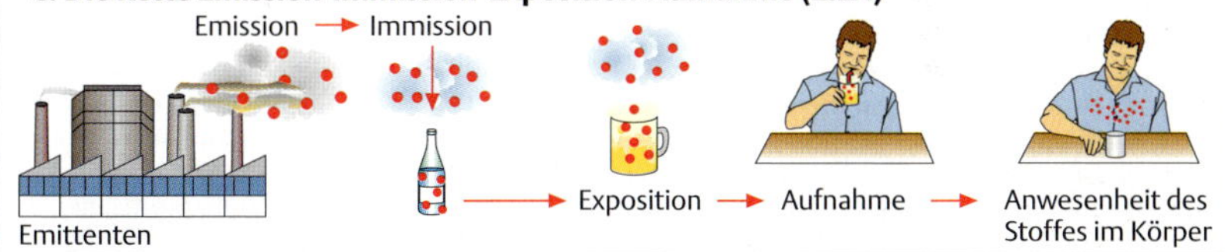

D. Schwellenkonzentration

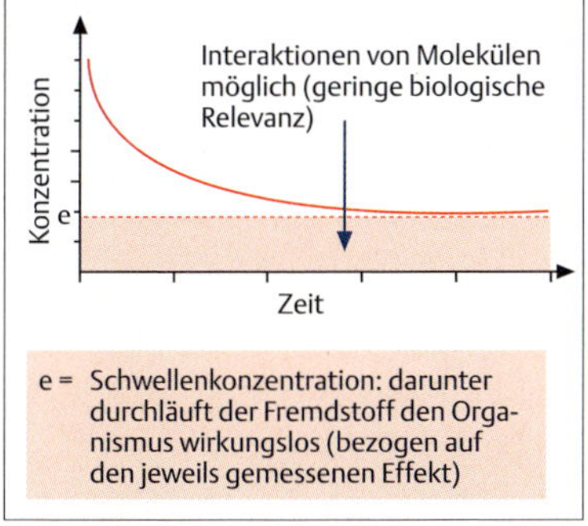

E. Regenerierung

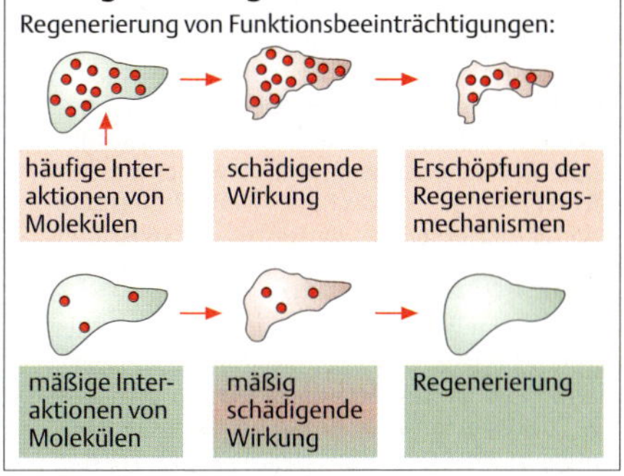

Methodische Ansätze

Umweltfaktoren und Gesundheitsindikatoren

Wichtige methodische Ansätze, mit deren Hilfe Daten über Wirkungen von Umweltfaktoren generiert werden, sind die der Umwelttoxikologie und Umweltepidemiologie (s. S. 20, 42). Dazu kommen kasuistische Erfahrungen aus Unfällen und Vergiftungen.

Die Umwelttoxikologie ist von der Ökotoxikologie (s. S. 152) abzugrenzen, die die Wirkung von Stoffen und physikalischen Faktoren auf einzelne Arten, Lebensgemeinschaften sowie ganze Ökosysteme untersucht und bemüht ist, dafür Wirkungsschwellen zu erarbeiten.

Eine Möglichkeit, schädigende Einflüsse von Stoffen bei lang anhaltender Exposition gegenüber selbst niedrigen Konzentrationen beim Menschen direkt aufzudecken, stellt die Umweltepidemiologie dar (→**A**). Derzeit ist diese aber (noch) zu wenig entwickelt. So mangelt es z. B. an Datenbanken und Zugriffsmöglichkeiten darauf.

Einflussfaktoren können auch nicht durch Beobachtung einzelner Kranker als krankheitsverursachend erkannt werden. Hier ermöglicht nur der Einsatz von epidemiologischen Methoden, Biometrie und Statistik (s. S. 30, 32, 44), Zusammenhänge zu erkennen und zu erfassen (→**A**). Wird mithilfe solcher Methoden die Unbedenklichkeit nachgewiesen, so kann umgekehrt auch ein unter Verdacht stehender (Schad-)Stoff von seiner krankheitsauslösenden Ursache freigesprochen werden. Solche Untersuchungen sind allerdings kostspielig und langwierig.

Des Weiteren muss bei derartigen Untersuchungen mit der Beteiligung bzw. Überlagerung von Störgrößen (z. B. Tabakrauch) gerechnet werden, die eine Verfälschung des Ergebnisses ergeben können (→**B**). Typische Störgrößen sind unterschiedliche Ernährung, Gegebenheiten am Arbeitsplatz, physische und psychische Konstitution sowie individuelles Gesundheitsverhalten von Betroffenen. Auch hier wird deutlich, wie schwer es ist, Zusammenhänge zwischen Umweltfaktoren und Gesundheitsindikatoren zu erfassen.

Untersuchungskriterien (→C)

Epidemiologische Untersuchungen sollten immer gleiche Gruppen miteinander vergleichen. Dies ist faktisch aber nahezu unmöglich. Deswegen gilt: Je höher die Übereinstimmung in den Gruppen, desto besser ist die Vergleichbarkeit und dementsprechend der Aussagewert. Studien sind aussagekräftiger (aber auch teurer), wenn sie anhand von Individualdaten durchgeführt werden. Dazu werden die Gesundheitsdaten einzelner Personen mit der Schadstoffexposition und der individuellen Schadstoffbelastung in Verbindung gebracht. Werden in der Studie Personen ausgewählt, die eventuell ein höheres Risiko tragen (d. h. stärker auf einen Schadstoff reagieren) als der Bevölkerungsdurchschnitt, steigt die Wahrscheinlichkeit, eventuelle Zusammenhänge aufzudecken. Den sicheren Nachweis der Unschädlichkeit eines Stoffes kann auch die Umweltepidemiologie nicht erbringen. Großzügig bemessene Sicherheitsfaktoren verringern zwar das Risiko (s. S. 46), können es jedoch nie aufheben.

Gesundheit und Krankheit (→D)

Die Einflüsse einer Reihe von Umweltfaktoren oder Umwelt(schad-)stoffen werden von bestimmten Personen als unangenehm empfunden oder beeinträchtigen auf eine (bisher) medizinisch nicht erklärbare Art Befinden, Entfaltungsmöglichkeiten bzw. Lebensqualität der Betroffenen. Oft fühlen sich die Betroffenen mäßig bis schwer krank, auf keinen Fall jedoch gesund.

Die Begriffe gesund und krank sind nicht eindeutig voneinander abzugrenzen. In der Gründungserklärung der WHO von 1946 heißt es: „Gesundheit ist ein Zustand vollständigen körperlichen, seelischen und sozialen Wohlbefindens und nicht nur das Freisein von Krankheit. Die höchstmögliche erreichbare Form eines solchen Gesundheitszustandes ist ein fundamentales Menschenrecht, ohne Rücksicht auf Rasse, Religion, politische, ökonomische oder soziale Bedingungen".

In Anbindung an diese Definition sollte die Umweltmedizin die Herausforderung annehmen, die Hintergründe der subjektiv empfundenen Beeinträchtigungen von Betroffenen bzw. „Umweltopfern" wissenschaftlich aufzudecken und zu erfassen.

A. Epidemiologie und Biometrie

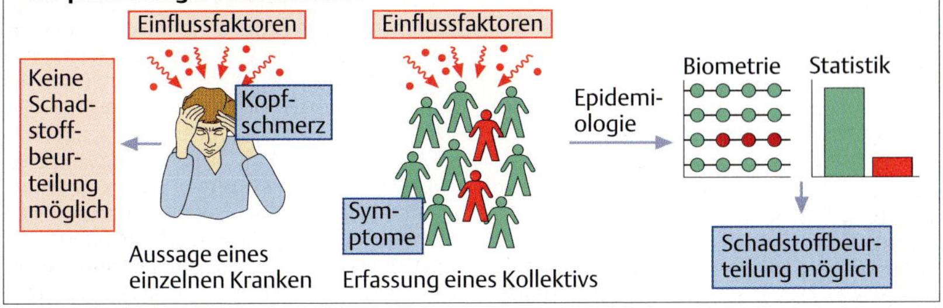

B. Einfluss von Störgrößen

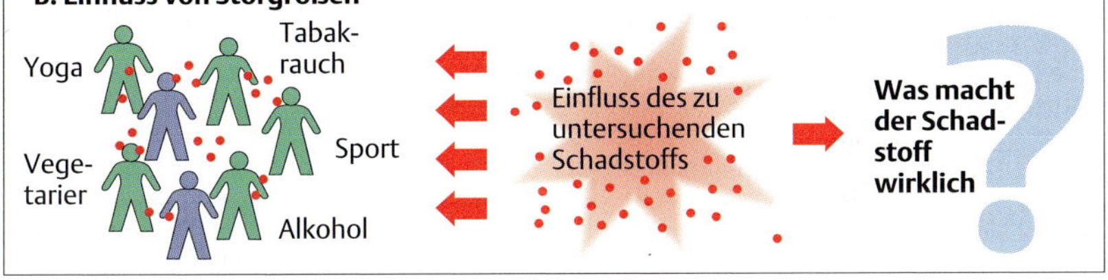

C. Kriterien für Untersuchungen

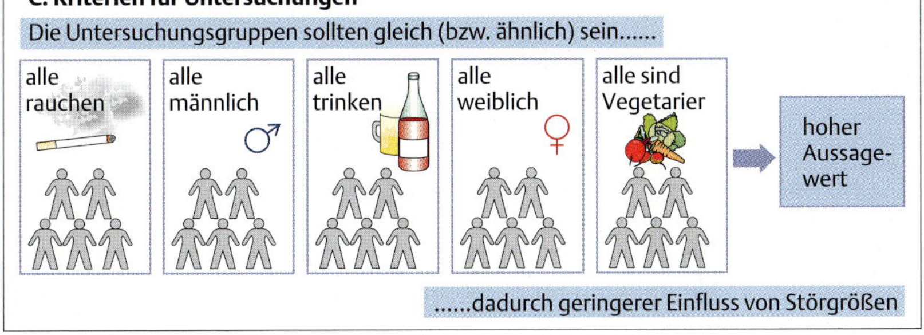

D. Gesundheit und Krankheit

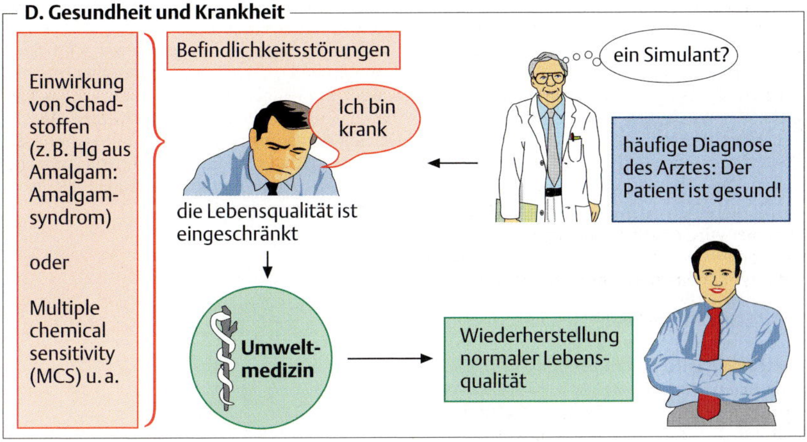

Umweltmonitoring

Grundlagen

Umweltmedizinische Analytik kann auf unterschiedlichen Ebenen erfolgen. Das *Umweltmonitoring* dient dem Nachweis oder dem Ausschluss einer Exposition gegenüber Umweltnoxen und soll gegebenenfalls die Identifizierung einer Belastungsquelle ermöglichen. Erfasst wird die sog. *äußere Exposition* (Belastung) gegenüber Schadstoffen in Umweltmedien wie Wasser, Boden, Luft, Baumaterialien, in Lebensmitteln und in Bedarfsgegenständen etc. (→**A**). Das Umweltmonitoring allein erlaubt keine Annahmen über die Schadstoffaufnahme in den menschlichen Körper, die sog. *innere Exposition*. Zur Bestimmung der inneren Exposition des menschlichen Körpers wird das Human-Biomonitoring herangezogen (s. S. 164). Die individuelle Belastung hängt außer von der Höhe der Schadstoffkonzentration in der Umwelt u. a. von dem Aufnahmepfad, der Belastungsdauer und der Belastungshäufigkeit ab.

Untersuchungsmaterial, Probennahme

Boden: Entscheidend für die gesundheitliche Bewertung sind in erster Linie die oberflächennahen Schichten (sinnvolle Beprobungsschichten z. B. 0–10 cm und 10–30 cm). Probenzahl, Entnahmeorte sowie die Beprobungsart (Einzel-, Mischproben) richten sich nach vermutetem Ausmaß und Art (punktuell, flächenhaft) der fraglichen Kontamination.

Luft: Für einige Stoffe stehen kontinuierliche Messverfahren zur Verfügung (z. B. Ozon, Schwefeldioxid). Viele Verunreinigungen lassen sich jedoch nicht durch kontinuierliche Verfahren bestimmen. Diese können durch spezielle Probenröhrchen schnell halbquantitativ oder durch diskontinuierliche Verfahren gemessen werden.

Die Stoffe werden aktiv mit einer Pumpe oder passiv beprobt und an Trägermaterialien (sog. Sorptionsmittel) gebunden. Die quantitative Bestimmung erfolgt nachträglich nach Desorption im Labor.

Die Werte werden durch Nutzungs- und Lüftungsverhältnisse, Raumtemperatur und Luftfeuchte beeinflusst. Messungen können unter üblichen Nutzungsbedingungen (Temperatur, Feuchte) oder unter ungünstigen Bedingungen („Worst case", z. B. 10 Stunden ungelüftet, Temperatur 20 °C) vorgenommen werden.

Lebensmittel, Trinkwasser: Für viele Umweltkontaminanten stellt die Nahrungsaufnahme den Hauptbelastungspfad dar. Daher ist den unterschiedlichen Lebensmitteln, je nach Art und Verzehrmenge, größte Aufmerksamkeit zu widmen, wenn möglicherweise umweltbedingte Gesundheitsbeeinträchtigungen erkannt und beurteilt werden sollen.

Bedarfsgegenstände, Baumaterialien: Bedarfsgegenstände wie Textilien, Teppiche, Möbel und Leder (PCP, Pyrethroide), sowie Baumaterialien wie großflächig verarbeitetes Holz (Holzschutzmittel) oder Spanplatten (Formaldehyd) können zur Identifizierung von Belastungsquellen im Wohnbereich beprobt werden.

Hierbei ist immer die bauliche Situation (Lüftungsverhältnisse, Verhältnis belasteter Flächen zum Raumvolumen) und die Art der Nutzung beprobter Räume zu beachten. Eine nur gelegentliche Nutzung (z. B. Abstellkammern, Putzräume, Dachböden) ist unter gesundheitlichen Gesichtspunkten weit weniger kritisch zu bewerten als beispielsweise die Nutzung eines Raumes über einen größeren Teil des Tages, z. B. als Kinderkrippe.

Hausstaub: Hausstaub bindet eine Vielzahl potenzieller Schadstoffe und kann daher als Indikator einer Innenraumbelastung dienen. Organische Bestandteile (Abrieb von Teppichen, Haare etc.) binden lipophile Substanzen deutlich besser als anorganisches Material (Sand, Ton etc.). Aufgrund der größeren Oberfläche bindet Feinstaub die Substanzen – relativ gesehen – in größerem Ausmaß als Grobstaub. Vergleichsweise „frischer" Hausstaub weist in der Regel niedrigere Konzentrationen auf als älterer Staub.

Gängiges Untersuchungsmaterial sind Sammelproben (z. B. Staubsaugerbeutelinhalt über 7–14 Tage), die einen Überblick über einen längeren Zeitraum geben. Eine Aussiebung der Grobpartikel und Untersuchung des Feinstaubes (< 65 µm) ist sinnvoll, um eine gewisse Homogenität der Proben zu erreichen.

A. Schadstoffbelastung des Menschen

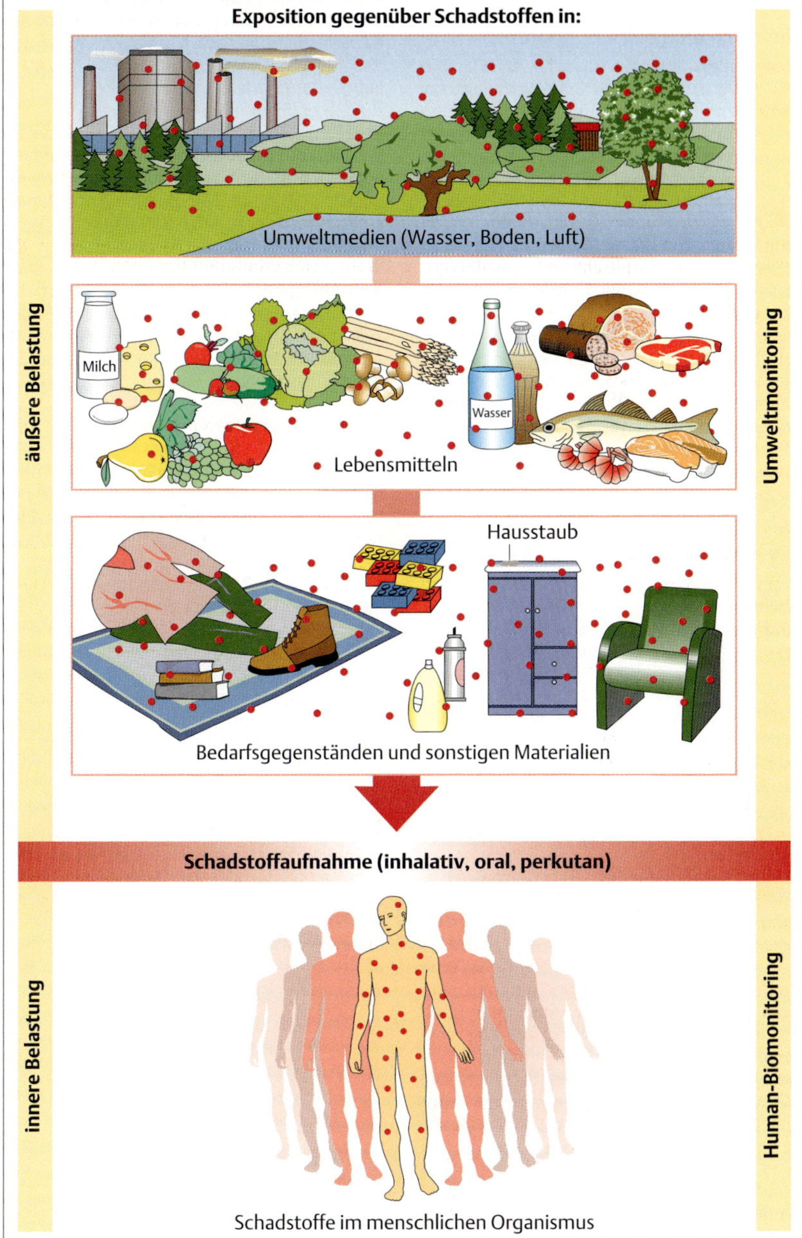

Umweltanalytik I

Chemisch-analytische Verfahren

Atomabsorptionsspektrometrie (AAS): Die AAS zeichnet sich durch hohe Spezifität für Metalle aus. Sie beruht auf dem Prinzip, dass ein Lichtquant, emittiert durch ein angeregtes Atom, von einem Atom des gleichen Elements im nicht-angeregten Zustand absorbiert wird. Bei der *Flammen-AAS* (→**A**) wird die Probenlösung in eine Flamme zerstäubt und so in Atomdampf überführt (atomisiert). Durch diesen Dampf wird das von einer Hohlkathodenlampe ausgestrahlte Licht geschickt. Die Intensität der Spektrallinien des zu bestimmenden Elements ist umso schwächer, je höher die Konzentration in der zerstäubten Probenlösung ist. Die Abschwächung der Spektrallinien kann nach spektraler Zerlegung (Monochromator) bzw. Ausfilterung der spezifischen Resonanzlinien detektiert werden.
Bei der sog. *flammenlosen AAS* erfolgt die Zerstäubung und Atomisierung der Probe z. B. durch beheizte Graphitöfen („Graphitrohr-Technik“) oder Überführung in Hydride („Hydrid-Technik“). Dadurch können bestimmte Elemente (z. B. Arsen) mit höherer Auflösung detektiert werden.

Atomemissionsspektrometrie mit induktiv gekoppelter Plasmaanregung (ICP-AES, →B): Sie ist weniger empfindlich als die AAS, erlaubt dafür allerdings Übersichtsanalysen mehrerer Metalle gleichzeitig (Multielementanalysen). Von einem im Hochfrequenzfeld ionisierten Gas (z. B. Argon) wird Energie auf die Probe übertragen (Atomisierung, Anregung). Im Gegensatz zur AAS wird nicht die Absorption, sondern von der Probe emittiertes Licht gemessen.

Gaschromatographie (GC, →C): Chromatographische Verfahren beruhen auf der Auftrennung von Substanzgemischen durch Verteilungsvorgänge zwischen einer sog. stationären und einer mobilen Phase. Die GC ist eine empfindliche Methode zur Trennung von Stoffen, die gasförmig vorliegen oder (evtl. erst nach Derivatisierung) vollständig verdampft werden können. Als mobile Phase dient strömendes Gas („Trägergas“: Inertgase wie Ar, He, H_2, N_2, CO_2). Die stationäre Phase besteht bei der Adsorptions-GC (GSC, Gas solid chromatography) aus einem Feststoff, bei der Gas-Flüssig-Chromatographie (GLC, Gas liquid chromatography) aus einer hochsiedenden (sog. Trenn-)Flüssigkeit (z. B. Paraffine, Siliconöle). Die stationäre Phase befindet sich auf einem indifferenten Träger, wie z. B. saugfähigem Füllkörpermaterial oder der Wand einer Kapillare. Durch Kapillarsäulen (0,2–0,5 mm Innendurchmesser, 15–200 m lang) lassen sich besonders hohe Trennleistungen erzielen.
Eine Probe der zu analysierenden Substanzen wird mit der mobilen Phase am Säulenanfang aufgegeben. Unterschiedliche Stoffeigenschaften (Polarität, Löslichkeit etc.) führen zu einer mehr oder minder starken Wechselwirkung mit der stationären Phase, sodass die Substanzen unterschiedlich schnell das Ende der Trennsäule erreichen. Dort können sie durch Detektoren, die z. B. auf die Ionisierbarkeit in der Gasphase (z. B. FID = Flammenionisationsdetektor, ECD = Elektroneneinfangdetektor) ansprechen, einzeln nachgewiesen werden.

Hochdruckflüssigkeitschromatographie (High pressure liquid chromatography, HPLC, →**D**): Wässrige Proben nicht-flüchtiger oder höher molekularer Stoffe können durch HPLC analysiert werden. Eine Pumpe presst das sog. Elutionsmittel (mobile Phase) mit Drücken bis zu mehreren Hundert bar durch eine Säule (5–100 cm lang, 1–25 mm Innendurchmesser).
Verwendet werden heute vor allem unpolare stationäre Phasen, insbesondere mit Kohlenstoffketten (C_2-C_{18}) modifizierte Silicagele (sog. Reversed-Phase-Säulen). Diese erlauben, wässrige Proben ohne Aufarbeitung und schnell zu trennen, wobei die Trennung nach der Polarität der einzelnen Stoffe erfolgt.
Die Trennleistungen liegen allerdings noch weit unter denen der Kapillar-GC (s. o.). Am Säulenende erscheinen nach der Elutionsmittelfront zuerst sehr polare Verbindungen. Zur Detektion werden u. a. Fluoreszenz-, elektrochemische, UV- oder sog. Diodenarray-Detektoren eingesetzt. Letztere ermöglichen die Aufnahme von UV-Spektren zur Substanzcharakterisierung direkt aus dem Eluat.

A. Flammen-AAS

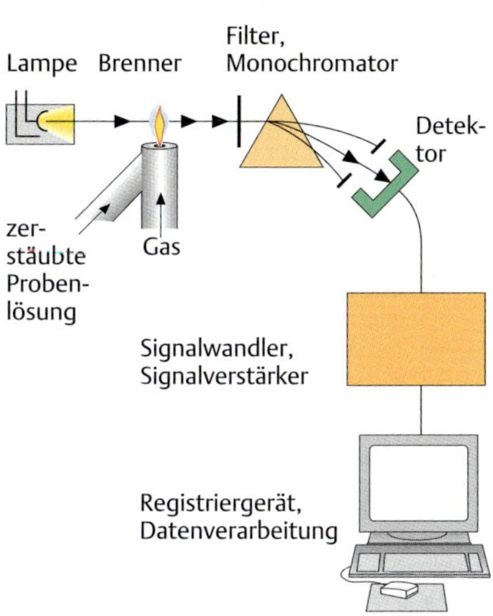

B. ICP-AES

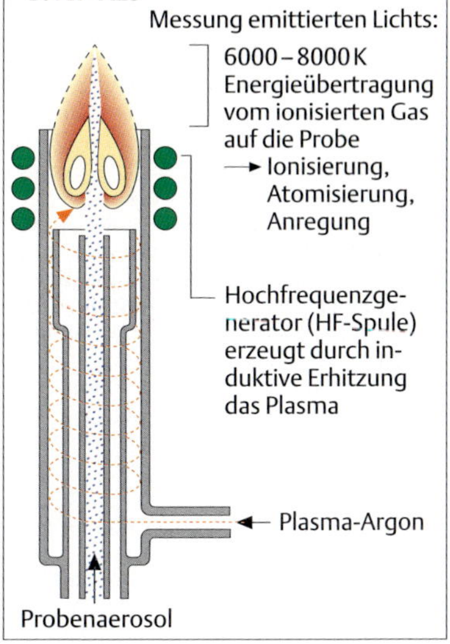

C. Gaschromatographie (GC)

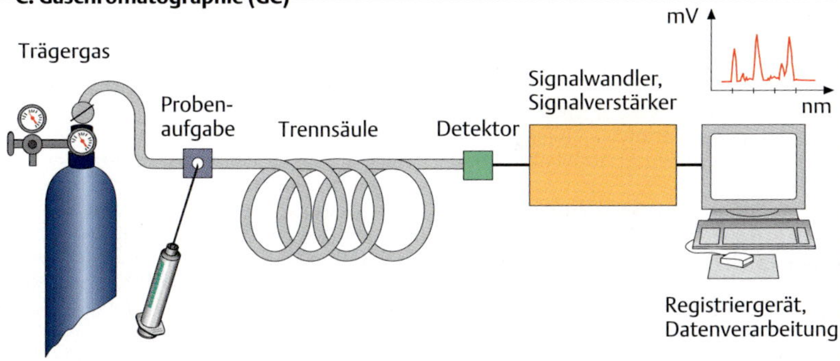

D. High pressure liquid chromatography (HPLC)

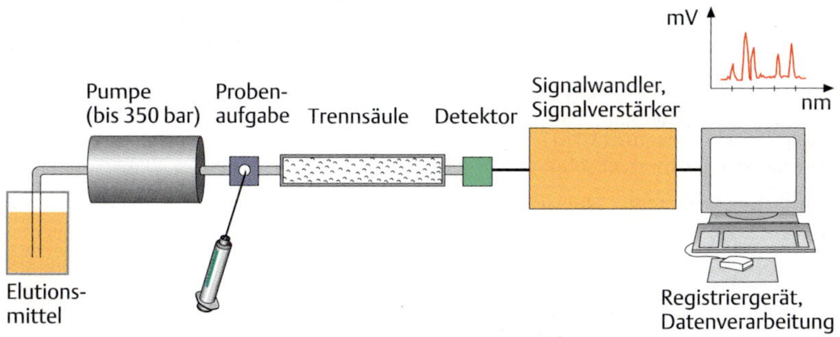

Umweltanalytik II

Massenspektrometrie (MS, →A)

Die MS ist ein physikalisches Verfahren, das geladene Atome oder Moleküle (Ionen) entsprechend ihrem Verhältnis Masse/Ladung (m/z) auftrennt. Ein Massenspektrometer besteht prinzipiell aus drei Teilen:

1. einer **Ionenquelle**, in der das Untersuchungsmaterial im Hochvakuum in Ionen überführt wird. Dies kann durch Beschuss mit Elektronen in der Gasphase (Elektronenstoß-Technik) erfolgen, wobei die Moleküle durch große Energieaufnahme weitgehend fragmentiert werden. Eine schonende Ionisierung gelöster nichtflüchtiger Substanzen mit großem Molekülgewicht kann durch Ladungsaustausch (chemische Ionisation, z. B. Thermospray-Technik) oder durch starke elektrische Felder (Elektrospray-Ionisierung) erreicht werden. Die erzeugten Ionen werden anschließend ladungsabhängig in einem elektrischen Feld beschleunigt und zu einem monoenergetischen Ionenstrahl gebündelt.
2. einem **Analysator**, in dem die Ionen durch verschiedene Prinzipien aufgetrennt werden:
   Sektorfeld-MS: Der Ionenstrahl wird in einem Magnetfeld (magnetisches Sektorfeld) massenabhängig abgelenkt (ältester MS-Typ).
   Flugzeit-MS: Die beschleunigten Ionen werden auf einer feldfreien Flugstrecke allein durch ihre massenabhängige Flugzeit differenziert.
   Quadrupol-MS: Der Ionenstrahl wird durch ein Hochfrequenzfeld, das durch vier konzentrische, parallel zueinander angeordnete Stabelektroden erzeugt wird, massenabhängig in Schwingung versetzt. Die Schwingungsamplitude bleibt nur für Ionen einer bestimmten Masse so klein, dass sie passieren können.
3. einem **„Auffänger“** (Faraday-Käfig, Sekundärionen-Vervielfacher), durch den die aufgetrennten Ionen elektrisch als Ionenstrom registriert werden können.

„Highly sophisticated“ chemisch-physikalische Analysemethoden

Leistungsfähige Geräte, die Strukturaufklärung und empfindlichen Nachweis von Stoffen in Gemischen erlauben (→**B**), entstehen durch *Kopplung der Massenspektrometrie mit chromatographischen Methoden* wie der Gaschromatographie (GC/MS) oder der Flüssigkeits-Chromatographie (LC/MS). Die MS wird dabei dem Chromatographen als Detektor nachgeschaltet. Eine neuere Entwicklung ist die Tandem-MS (MS/MS), d. h. die Kopplung von mehreren MS-Systemen.

Immunchemische Methoden

Immunchemische Methoden erlauben eine einfache, schnell durchführbare und empfindliche Bestimmung einer Vielzahl von Verbindungen (u. a. Pestizide, Aflatoxine, Proteine). Sie gewinnen in der Umweltanalytik zunehmend an Bedeutung. Ihre Nachweisgrenze liegt in der Größenordnung z. B. der GC/MS-Technik (→**B**).

Beim **kompetitiven Immunoassay** (→**C**) konkurrieren die zu analysierende Substanz (Ligand) und ein detektierbares Derivat (markierter Ligand = Tracer) um die begrenzte Menge eines spezifischen, monoklonalen Antikörpers. Je mehr Ligand vorhanden ist, desto weniger Tracer wird vom Antikörper gebunden und desto kleiner ist das Messsignal im Immunkomplex. Die Abtrennung des Komplexes erfolgt durch eine Fällungsreaktion oder bei fixiertem Antikörper (z. B. an Mikrotiterplatten-Oberflächen) durch Entfernen der Reaktionslösung.

Bei der **Sandwich-Technik** (→**D**) wird im Gegensatz zum kompetitiven Verfahren ein zweiter markierter Antikörper als Tracer verwendet. Er wird im Überschuss zum Liganden eingesetzt. Hier gilt dann: Je mehr Ligand gebunden wird, desto größer ist das Messsignal.

Beim **Radioimmunoassay** (**RIA**) wird mit radioaktiv (^{125}I- oder ^{3}H-)markiertem Ligand (kompetitives Prinzip) bzw. Antikörper (Sandwich-Verfahren) gearbeitet. Die Anwendung des RIA geht zunehmend zugunsten des **Enzyme-linked immunosorbent assay** (**ELISA**) zurück (→**C, D**). Beim ELISA werden statt radioaktiver Marker Enzyme (z. B. Alkalische Phosphatase, Meerrettich-Peroxidase Glucoseoxidase) und ihre Substrate als Detektionssystem verwendet. Alternativ werden auch Fluoreszenzfarbstoffe als Tracer (**Fluoreszenzimmunoassay, FIA**) bzw. fluorogene Enzymsubstrate (**fluorometrischer ELISA**) eingesetzt.

A. Massenspektrometrie

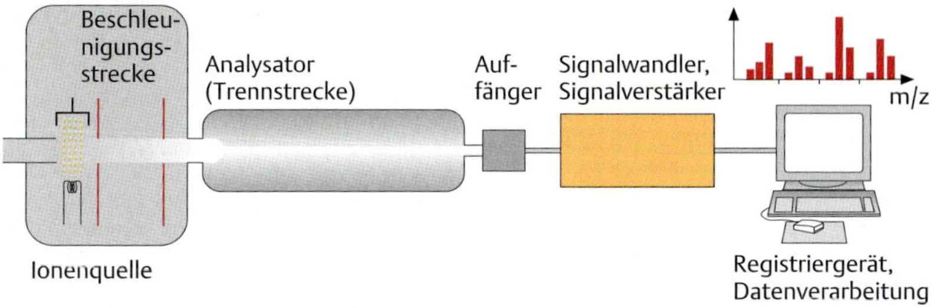

B. Nachweisgrenzen verschiedener analytischer Verfahren

Verfahren	**Nachweisgrenze*** (absolute Stoffmengen)
Metallanalytik	
– AAS (Atomabsorptionsspektrometrie)	pmol – nmol
– ICP-AES (induktiv gekoppelte Plasma-Atomemissionsspektrometrie)	nmol
Analytik von organischen Verbindungen	
– HPLC (Hochdruckflüssigkeitschromatographie)	pmol – nmol
– GC (Gaschromatographie)	pmol
– GC/MS (GC mit massenspektrometrischer Detektion)	fmol – pmol
– ELISA (Enzyme-linked immunosorbet assay)	pmol

*ungefährer Bereich, im Einzelfall stark Stoff-, Matrix- und Detektor-abhängig

C. Festphasen-ELISA vom kompetitiven Typ

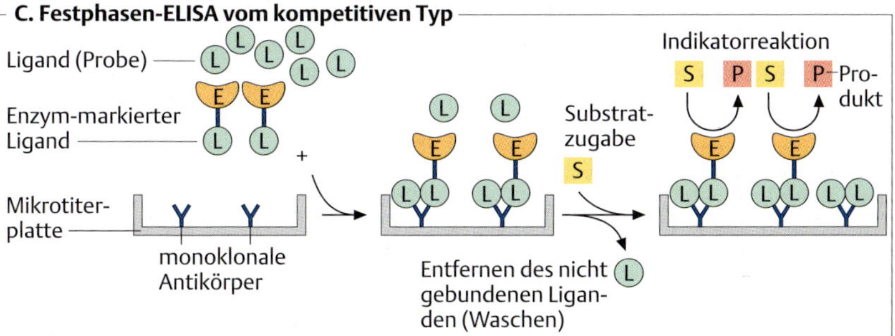

D. Festphasen-ELISA vom Sandwich-Typ

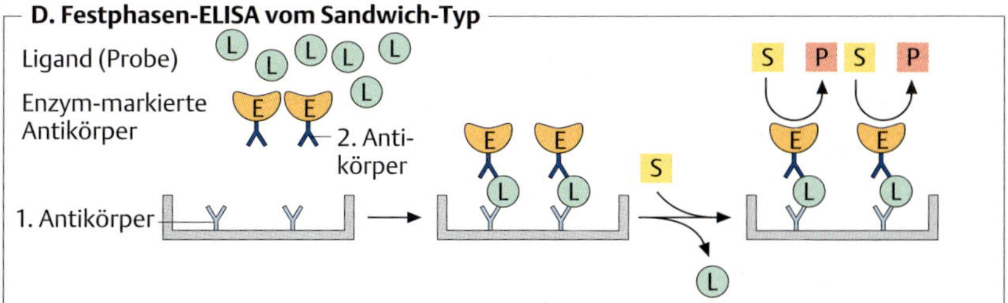

Umweltanalytik III

Anforderungen an analytische Laboratorien, Qualitätssicherung

Alle Laborarbeiten (Analytische Phase, →**A**) müssen nach den Richtlinien der „guten Laborpraxis" (GLP, Good laboratory praxis) durchgeführt werden. Diese enthalten detaillierte Vorschriften zur Durchführung der einzelnen Arbeitsschritte (SOP, Standard operating procedures). Sie regeln Zahl und Qualifikation der Mitarbeiter, Ausstattung der Laboratorien, Dokumentation, Umgang mit Chemikalien und v.a. die Qualitätssicherung der analytischen Tätigkeit selbst.
Die Einhaltung der Richtlinien ist in der Umweltanalytik ungleich schwieriger als etwa in der Klinischen Chemie. Hauptproblem sind die oft sehr niedrigen Konzentrationen der interessierenden Stoffe. Zudem liegen diese meist in komplizierten Gemischen vor, in denen andere Stoffe deutlich höhere Konzentrationen aufweisen. Trotz empfindlicher Messsysteme können viele Stoffe erst nach aufwändiger Probenvorbereitung mit Anreicherungsschritten und/oder nach chemischer Umwandlung (Derivatisierung) identifiziert und quantifiziert werden.

Bewertung

Deskriptiver Ansatz: Grundlage ist in erster Linie das Kriterium, ob die in einem bestimmten Medium gemessenen Konzentrationen im Bereich der Hintergrundbelastung („üblicher Bereich") liegen, oder ob „unüblich hohe" Konzentrationen gemessen wurden. Voraussetzung ist das Vorliegen entsprechender Referenzwerte (s. S. 168).
Die Belastungssituation der Außenluft (Ozon, NO_x, SO_2, Schwebstaub) wird kontinuierlich von den Instituten der Länder überwacht und regelmäßig veröffentlicht. Repräsentative Daten über den häuslichen Bereich (Innenraumluft, Hausstaub, Trinkwasser) wurden im Rahmen der „Umwelt-Surveys" (1985/86, 1990/92) durch das Institut für Wasser-, Boden- und Lufthygiene des Umweltbundesamtes (UBA) erhoben. Die aktuelle Belastung ausgewählter Lebensmittel wird durch das „bundesweite Lebensmittelmonitoring"-Programm erfasst, das von der „Zentralen Erfassungs- und Bewertungsstelle" (ZEBS) des Bundesinstituts für gesundheitlichen Verbraucherschutz und Veterinärmedizin (BgVV) gesteuert wird.

Umweltmedizinisch-toxikologischer Ansatz: Begründete *Richtwerte* existieren derzeit nur für eine begrenzte Anzahl von Stoffen in bestimmten Umweltmedien: z. B. „Richtwerte für die Innenraumluft" der Kommission „Innenraumlufthygiene" des UBA, WHO-Luftqualitätsleitlinien für Europa (s. S. 54), Trinkwasserleitwerte der WHO.
Die im gewerblichen Bereich gültigen *MAK-Werte* (Maximale Arbeitsplatzkonzentrationen, s. S. 52) gelten für gesunde Erwachsene und eine durchschnittlich 8-stündige Exposition pro Tag, nicht aber für die bei der umweltmedizinischen Betrachtung zugrunde zu legende Gesamtbevölkerung einschließlich Risikogruppen und einer u.U. ganztägigen, lebenslangen Exposition.
Wenn Richtwerte fehlen, können die nach toxikologischen Kriterien abgeleiteten *ADI-Werte* zur Bewertung herangezogen werden („Acceptable daily intake", s. S. 54). Die Ausschöpfung dieser (lebenslang) duldbaren Belastung kann unter Zugrundelegung von Standardexpositionsbedingungen, z. B. für die Belastung des Trinkwassers (→**B**) oder der Luft mit DDT (→**C**), abgeschätzt werden: Körpergewicht 70 kg (Kinder 10 kg), Atemvolumen von 20 m^3/Tag (Kinder 5 m^3/Tag), Trinkwasseraufnahme 2 l/Tag (Kinder 1 l/Tag).
Toxikologische Aspekte werden bei den verschiedenen *lebensmittelrechtlichen Regelungen* (Zulassungen, Höchstmengenfestlegungen) mitberücksichtigt. Maßgebend ist hierbei jedoch der Grundsatz des „vorbeugenden Gesundheitsschutzes". Deshalb liegen die Richt- und Grenzwerte der verschiedenen Empfehlungen und Verordnungen oft weit unterhalb von rein toxikologisch abgeleiteten Werten. So wurde z. B. der Grenzwert für Pflanzenschutzmittel im Trinkwasser von 0,1 µg/l als „Quasi-Nullwert" im Bereich der analytischen Nachweisgrenze festgelegt, basierend auf der Überlegung, dass PSM als anthropogene Belastung dem Trinkwasser grundsätzlich fern zu halten sind.

A. Vollständiges Analyseverfahren

Präanalytische Phase	– Auswahl des Analytes, der Matrix und des Zeitpunktes der Probennahme – Probennahme – Lagerung, Transport
Analytische Phase	– Dosierung der Analysenprobe – Aufbereitung der Analysenprobe – Analytische Bestimmung – Gewinnung des Messwertes – Qualitätskontrolle, z. B. Schwankungen des internen Standards :
Postanalytische Phase	– Bewertung

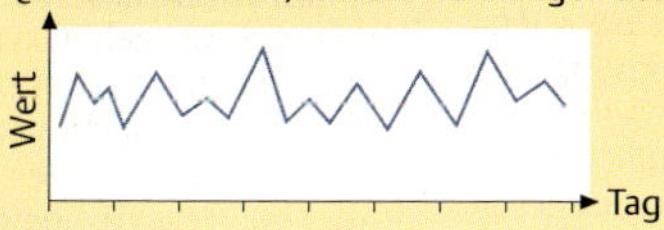

B. Berechnung der ADI-Ausschöpfung bei DDT im Trinkwasser

Konzentration im Trinkwasser	**z. B. 7 µg DDT/l**	
betroffene Personengruppe	Erwachsene	Kinder
durchschnittliche Aufnahme pro Tag (d)	× 2 l/d ↓ 14 µg/d	× 1 l/d ↓ 7 µg/d
durchschnittliche Belastung pro kg Körpergewicht (KG)	: 70 kg ↓ 0,2 µg/kg KG × d	: 10 kg ↓ 0,7 µg/kg KG × d
ADI-Ausschöpfung	: 20 µg/kg KG × d (ADI für DDT) × 100 % ↓ **1 %**	: 20 µg/kg KG × d (ADI für DDT) × 100 % ↓ **3,5 %**

C. Berechnung der ADI-Ausschöpfung bei DDT in der Luft

Konzentration in der Luft	**z. B. 0,5 µg DDT/m³**	
betroffene Personengruppe	Erwachsene	Kinder
durchschnittliche Aufnahme pro Tag (d)	× 20 m³/d ↓ 10 µg/d	× 5 m³/d ↓ 2,5 µg/d
durchschnittliche Belastung pro kg Körpergewicht (KG)	: 70 kg ↓ 0,14 µg/kg KG × d	: 10 kg ↓ 0,25 µg/kg KG × d
ADI-Ausschöpfung	: 20 µg/kg KG × d (ADI für DDT) × 100 % ↓ **0,7 %**	: 20 µg/kg KG × d (ADI für DDT) × 100 % ↓ **1,3 %**

Grundlagen der Umwelttoxikologie I

Definitionen

Die Umwelttoxikologie beschäftigt sich als Teilgebiet der Umweltmedizin mit den *gesundheitsschädlichen Wirkungen von Stoffen* in der vom Menschen bewohnten Umwelt. Die untersuchten Schadstoffe und Umweltgifte können anthropogenen, biogenen oder geogenen Ursprungs sein (→**A**). Stets ist nicht nur der Stoff selbst, sondern seine vielfältige Veränderung durch andere *Umwelteinflüsse* (z. B. Licht, Witterung) als Ursache zu berücksichtigen. Oft führt erst das Zusammenspiel mehrerer Stoffe zu den beobachteten Schadensprofilen, sodass eine Untersuchung der *Wechselwirkungen* notwendig ist.

Ziele

Als Wissenschaft versucht die Umwelttoxikologie, zwischen beobachteten Phänomenen und mutmaßlichen Schadstoffen einen *kausalen Zusammenhang* aufzudecken oder auszuschließen. Handelt es sich dabei um eine aktuelle Vergiftung des Menschen, dann wird sie ihre Aufgabe zusammen mit der *klinischen Toxikologie* und der *Arbeitsmedizin* lösen (→**B**). Der Klärung des Mechanismus einer Vergiftung widmet sich die *experimentelle Toxikologie* (s. S. 24).

Oft stehen Probleme der Vorsorge und Verhütung (Prävention) von Schädigungen im Vordergrund, die nur schwierig experimentell zu überprüfen sind. Hier kann die Entwicklung von physiologisch begründeten *Modellen* helfen (s. S. 38, 40), in abgestufter mathematischer Komplexität den Einfluss einzelner Faktoren zu erkennen und im günstigen Fall detaillierte Informationen über gegenseitige Beeinflussungen zu erhalten. Nicht zuletzt sollten die Erkenntnisse der Umwelttoxikologie den Interessierten und Verantwortlichen *rationale Begründungen für Grenzwerte* und *Vorsichtsmaßnahmen* liefern (s. S. 52, 54).

Umweltchemikalien, Umweltgifte

Chemische Stoffe werden als *Umweltchemikalien* bezeichnet, wenn sie durch menschliche Aktivitäten in die Umwelt gelangen und ihre Anwesenheit in der Umwelt als problematisch eingestuft wird. Problematisch ist z. B. eine vermutete Gesundheitsgefährdung von Mensch, Tier oder Pflanzen, aber auch eine außerordentliche Reaktionsträgheit, die einen Stoff den natürlichen Abbau- und Umbauvorgängen entzieht.

Chemische Stoffe heißen *Umweltgifte*, wenn ihre Anwesenheit in der Umwelt Erkrankungen oder eine (Zer-)Störung von Ökosystemen auslöst. Wichtige Umweltchemikalien sind die sog. Industriechemikalien, die industriell hergestellt werden oder bei industriellen Prozessen als Zwischenprodukte anfallen. Mehr als 100 000 sind derzeit in der EU registriert, jährlich kommen 500–1000 Stoffe neu hinzu.

Ökotoxikologie

Sie wird von manchen Autoren als Synonym für Umwelttoxikologie gebraucht. Andere verstehen darunter die Wissenschaft, die sich mit Schadwirkungen und -stoffen in Populationen und Ökosystemen beschäftigt, wo nicht nur die Gesundheit des Menschen im Mittelpunkt steht (s. S. 152).

Auf viele Stoffe reagieren andere Lebewesen empfindlicher als der Mensch und können durch ihre Schädigung ein komplettes Ökosystem aus dem Gleichgewicht bringen. Einige von ihnen sind daher als Indikatorsysteme zur Prüfung auf Ökotoxizität gebräuchlich (→**C**). Ihre Beobachtung erfolgt in Modellökosystemen, die derzeit mehrheitlich noch in der Entwicklungs- und Erprobungsphase stecken.

Lebensmitteltoxikologie

Vergiftungen durch (kontaminierte) Lebensmittel, also durch Stoffe, die dazu bestimmt sind, in unverändertem, zubereitetem oder verarbeitetem Zustand von Menschen verzehrt zu werden, sind die häufigsten Vergiftungen. Zwar machen sie weniger als 20% aller in einem Jahr gemeldeten akuten Vergiftungen beim Menschen aus, aber die Dunkelziffer ist beträchtlich. Folglich genießt die Sorge um Gesundheitsschäden durch Gifte in der Nahrung in der Öffentlichkeit eine hohe Priorität. Die Risiken beim Verzehr von Nahrungs- und Genussmitteln (s. S. 134–138) lassen sich überwiegend auf das Ernährungsverhalten, sodann auf den Befall mit (pathogenen) Mikroorganismen sowie darin enthaltene natürliche Giftstoffe (Toxine) oder seltener auf Umweltkontaminanten, Rückstände und Zusatzstoffe zurückführen (→**D**).

A. Umweltgifte und ihr Ursprung

- Gewerbe-, Haushalts-, Industrieabfälle
- Dünge- und Pflanzenschutzmittel
- Schädlingsbekämpfungsmittel
- Feueranlagen, Hütten, Kraftwerke, Industrie

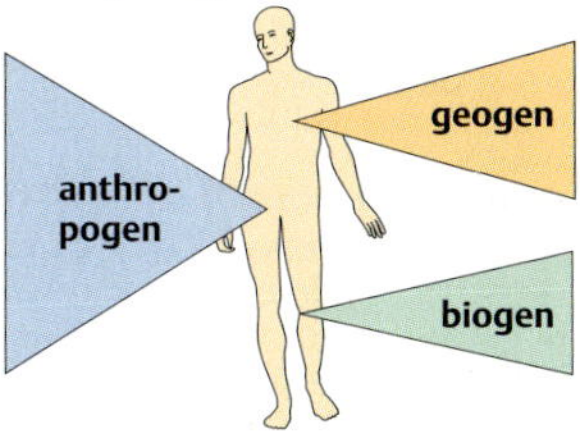

- radioaktive Emanationen
- vulkanische Aktivität
- Bodenerosion
- „Wetter“

- Gärungs- und Fäulnisprodukte (durch Algen, Bakterien, Pilze etc.)
- Pflanzenbestandteile (Pollen etc.)

B. Kausaler Zusammenhang

	Arbeitstoxikologie	Klinische Toxikologie	Umwelttoxikologie
Fremdstoffe (F)	ein oder mehrere, meist bekannte F.	ein oder mehrere, meist bekannte F., mit oder ohne untersuchte Kombinationswirkung	oft mehrere F. mit meist unbekannten Kombinationswirkungen
Exposition	beruflich	akzidentiell mit oder ohne Fremdeinwirkung, intendiert mit Selbstgefährdung	akzidentiell
Personenkreis	Werktätige (mit Kenntnis der Gefährdung, mit oder ohne Überwachung)	alle Altersstufen (mit oder ohne Kenntnis der Gefährdung, ohne Überwachung), besonders gefährdete soziale Randgruppen	alle Altersstufen (ohne Kenntnis der Gefährdung, ohne Überwachung)
Dosis	mittlere Dosen mit gelegentlicher bis häufiger Grenzwertüberschreitung	mittlere bis hohe Dosen mit Grenzwertüberschreitung	niedrige Dosen, selten Katastrophen
Zeitdauer	definierte Expositionszeit (8-Stunden-Tag)	meist einmaliges, akutes Ereignis	langfristig, bisweilen lebenslänglich, auch pränatal
Ausgang	variabel, selten tödlich, oft chronische oder Spätschäden	variabel, oft tödlich	(nach Karenz) meist gut, selten chronische oder Spätschäden

C. Indikatororganismen für Ökotoxizität

Wasser

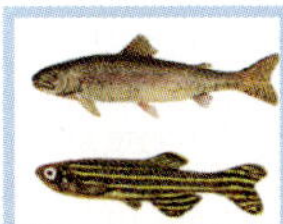
Fische (Regenbogenforellen, Zebrabärbling)

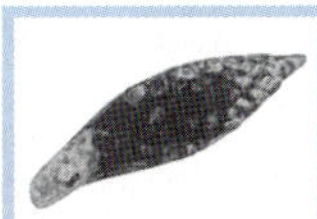
Blau-Algen

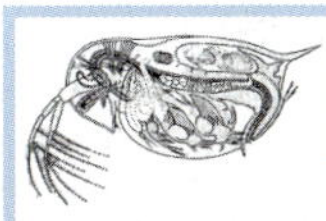
Daphnien

Boden

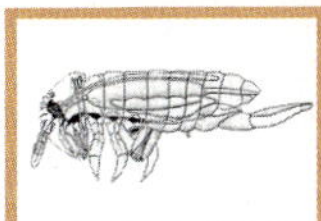
Sprungschwänze (Collembolen)

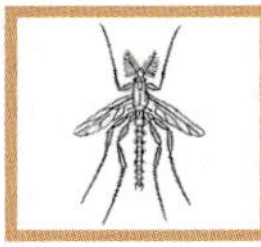
Zuckmücken (Chironomus riparius)

Boden | **Luft**

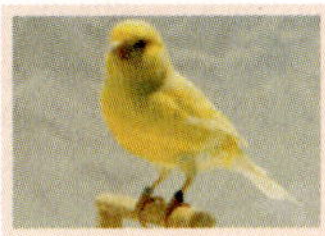
Vögel (Kanarienvögel)

D. Lebensmitteltoxine

- Mykotoxine (z. B. Trichothecene)
- Bakterientoxine
  - Ektotoxine
    - hitzestabil – z. B. E. coli, Enterotoxin
    - hitzelabil – Botulinustoxin, Choleratoxin, Gasbrandtoxin
  - Endotoxine – z. B. Salmonellen-Endotoxin

Grundlagen der Umwelttoxikologie II

Schadstoffbelastungen

Zum individuellen Schadenskonto tragen die Belastungen aus der näheren Umwelt (Nahrung, Wohnraum, Arbeitsplatz) am meisten bei. Verschiedene Schadstoffreservoire stehen miteinander durch Austausch- und Transportprozesse im Gleichgewicht (→**A**). Stoffe, die sich wegen mangelnder Abbaubarkeit anhäufen können, sind allein wegen ihrer Persistenz problematisch, auch wenn eine direkte Gefährdung des Menschen (bislang) nicht nachgewiesen wurde. Wichtige Schadstoffreservoire sind:

Luft (**s. S. 112–114**): Die Zusammensetzung trockener Luft wird in Abhängigkeit von der Immissionslage durch natürliche oder anthropogene Schadstoffe ergänzt, die meist leichte Belästigungen oder Reizerscheinungen, seltener jedoch schwere Schäden an Lungen und Atemwegen bewirken. Ein Erwachsener atmet rund 8500 l (≈15 kg) Luft pro Tag ein. Viele eingeatmete Stoffe gelangen anschließend in andere Organe.

Wasser (**s. S. 116–120**): Ein Erwachsener trinkt rund 2,5 l Wasser pro Tag. Die gesundheitsgefährdenden Stoffe im Trinkwasser, das regional verschieden aus Grund- und Oberflächenwasser bereitet wird, stammen aus natürlichen Quellen oder menschlichen Aktivitäten. Durch einen ständigen Eintrag von Verunreinigungen aus Abladungen, Abwässern und aus der Luft sind auch die großen Seen und Weltmeere gefährdet, wobei in küstennahen Regionen die höchsten Schadstoffkonzentrationen gemessen wurden.

Boden (**s. S. 122–124**): Schadstoffe im Boden stammen in den Industrieländern meist vom Menschen, können aber auch geogen sein. Während die direkte Aufnahme von Bodenstaub für den Erwachsenen vernachlässigbar ist (Stoffe aus dem Boden gelangen aber auch über die Nahrungskette zum Menschen!), kann für Kinder, die „vom Boden essen" (geschätzt: 1 g/Tag), eine direkte Gefährdung entstehen.

Lebensmittel (**s. S. 134–138**), **Pflanzen, Tiere:** Erwachsene in Mitteleuropa nehmen pro Tag ca. 2,5 kg feste und flüssige Nahrung zu sich. Wenn diese aus pflanzlichen oder tierischen Rohstoffen hergestellt wurde, können Schadstoffe aus Anbau und Zucht über die Nahrungskette den Menschen erreichen. Weitere Risiken ergeben sich aus dem Einsatz von mehr als 2000 Hilfs- und Zusatzstoffen, die bei der Lebensmittelproduktion verwendet werden dürfen.

Andere Umwelteinwirkungen (→B)

Andere Umweltfaktoren wie Strahlen (UV-, radioaktive, s. S. 140), Lärm (s. S. 148), Klima (s. S. 150) und Temperatur gefährden auch die Gesundheit. Eine Gefährdung durch Strahlen (s. S. 142) besteht darin, dass Erbschäden und bösartige Erkrankungen vermehrt auftreten können. Ionisierende Strahlung kann DNA-Schäden erzeugen. Energiereiches Licht führt zu Photoreaktionen, deren Produkte von den Zellen repariert werden müssen. Durch (UV-) Licht entstehen in der Atmosphäre reaktive Verbindungen, deren erdnahe Konzentration von klimatischen Gegebenheiten abhängt (Smog bei Inversionswetterlagen).

Die Flüchtigkeit der meisten Stoffe steigt mit der Temperatur. Chemische Stoffe können die Wirkung von Licht verstärken, indem vermehrt Lichtenergie in der Haut absorbiert wird, die die Zellen direkt oder durch Bildung reaktiver Teilchen schädigt (Phototoxizität), oder sie werden durch Licht in Allergene umgewandelt (Photoallergie, s. S. 144).

Die Gefährdung durch niederfrequente Strahlen (Infrarot-, Radio- u. Mikrowellen) wird als gering angesehen (zulässiger Höchstwert nach DIN: 0,1 W/kg) oder ist (z. B. Elektrosmog durch Hochspannungseinrichtungen) umstritten (s. S. 144).

Exposition – Interaktion – Reaktion

Eine toxische Schädigung entsteht durch Auseinandersetzung (Reaktion) des Organismus mit dem Schadstoff (→**C**). Spezifische Strukturen sind die Voraussetzung, die zur Wechselwirkung (Interaktion) mit dem Schadstoff führen, wenn der Organismus diesem ausgesetzt ist (Exposition). Man unterscheidet eine *äußere Exposition*, bei der der Organismus mit dem Giftstoff in Kontakt steht, von der *inneren Exposition*, wenn der Stoff bereits in den Körper eingedrungen (inhaliert oder ingestiert) ist. Die innere Exposition versucht man durch *„Biomonitoring"* abzuschätzen. Das Ausmaß toxischer Wirkungen wird auch durch die Beanspruchung bzw. Reaktionsbereitschaft (Empfindlichkeit) des Organismus beeinflusst.

A. Schadstoffreservoire und Austauschprozesse

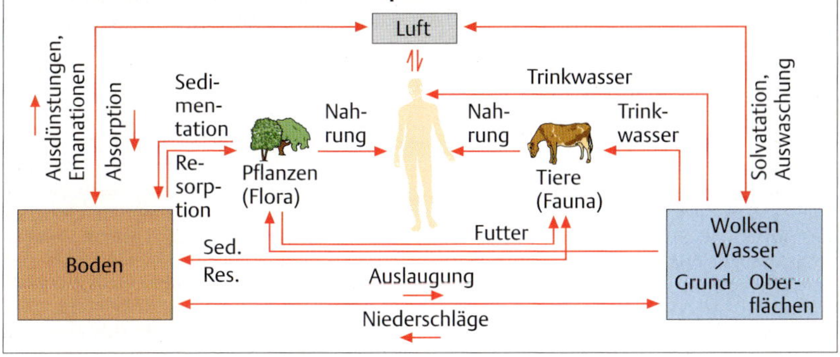

B. Strahlenarten und andere Umwelteinwirkungen

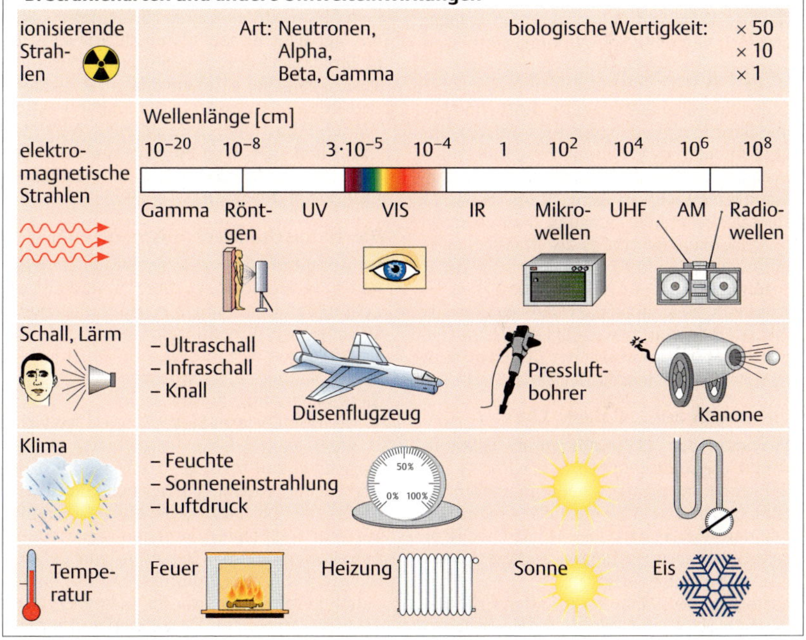

C. Zusammenhang zwischen Exposition und Schädigung

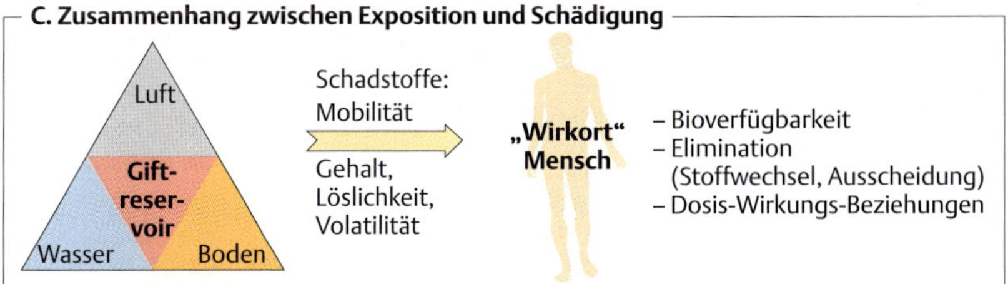

Toxikodynamik

Dosis-Wirkungs-Beziehungen

Für die meisten Gifte hängt die Wirkung von der Einwirkzeit und der Dosis bzw. Konzentration am Wirkort ab. Bei einer Wirkung der Stärke W ist das *Produkt aus Konzentration (c) und Einwirkzeit (t)* näherungsweise konstant (Habersche Regel). Man erhält im c-t-Diagramm (→**A**) eine *Hyperbel*, deren Scheitel sich mit steigender Wirkung weiter vom Koordinatenursprung entfernt. Oft wird die Habersche Regel nur für einen bestimmten Abschnitt der Hyperbelschar erfüllt, da kinetische Faktoren die Konzentration am Wirkort bei sehr kurzen und langen Zeiten beeinflussen. Für manche Stoffe ist unterhalb der sog. Schwellenkonzentration c_S auch bei beliebig langer Einwirkzeit keine Wirkung auszulösen.

Definition der Toxikodynamik

Die Toxikodynamik beschreibt die Wirkungen eines Stoffs auf Organismen bzw. an verschiedenen zellulären Wirkorten. Bei geringen Belastungen ist oft eine kompensatorische Anpassung möglich; stärkere Noxen bewirken subletale, reversible Schäden (→**B**). Versagt die Anpassung, kommt es zur *Apoptose* (programmierter Zelltod). Eine noch stärkere Schädigung führt zur *Nekrose*: Die Zellen gehen daran zugrunde, dass die Homöostase versagt. Ob Schäden reversibel sind, hängt außer von Art und Intensität der Gifteinwirkung von der Empfindlichkeit der Zellen ab.

Wirkungen auf zellulärer Ebene (→C)

Störungen der Zellproliferation: Giftstoffe können die Zellteilung, das Wachstum und die Erneuerung von Geweben behindern. Sie können auch den Untergang des Organismus bedeuten. Umgekehrt kann eine unkontrollierte Vermehrung einsetzen und die physiologische Ordnung zerstören.

Störungen der Zellreifung/-differenzierung: Zellen durchlaufen einen typischen Reifeprozess, bei dem sie ihre Spezialisierung erwerben. Störungen der Zelldifferenzierung können das Gleichgewicht verschiedener Funktionen verändern, den Wegfall wichtiger Spezialisierungen oder ihre Persistenz nach sich ziehen.

Störungen der Zelladhäsion/-aggregation: Viele Zellen leben in funktionellen Verbänden, deren Mitglieder mechanisch und elektrochemisch gekoppelt sind. Den Zusammenhalt gewährleisten Makromoleküle in der Plasmamembran oder im Zytosol, wo sie als Form- und Stützelemente (Zytoskelett) ständig umgebaut werden. Eine Störung dieser Vorgänge kann den Verlust des Zusammenhalts, der Zellpolarität oder gar der Vitalität der Zellen bedeuten.

Störungen der Signalübertragung: Zwischen einzelnen Zellen und entfernt liegenden Organen existiert ein umfangreiches Kommunikationssystem. Die Signale werden elektrisch oder durch Botenstoffe (Transmitter, Mediatoren, Zytokine, Hormone) oder über Gap junctions fortgeleitet. Unterschiede bestehen in der Selektivität der Signalübertragung sowie in Reichweite, Geschwindigkeit und Dauer des Effektes.

Spezielle Strukturen (Kanäle und Rezeptoren) in der Plasmamembran des Empfängers leiten das Signal zu intrazellulären Zielen weiter. Eine Bindung an Rezeptoren führt zu Zustandsänderungen bei 1. Ionenkanälen, 2. G-Proteinen oder 3. Enzymen. In der Zelle erfolgt die Weiterleitung über Second messenger, z. B. cAMP und Ca^{2+}. Eine Störung kann ein Ausbleiben oder Überschießen der abhängigen Reaktionen bedeuten.

Biochemische Mechanismen (→D)

Umweltgifte stören essenzielle Reaktionsabläufe der Homöostase. Eine Hemmung der Zellproliferation kann z. B. auf verschiedene Störungen zurückgeführt werden:

1. der Proteinbiosynthese,
2. der Nukleinsäuresynthese,
3. des Energiestoffwechsels und
4. der Homöostase (Elektrolytgleichgewichte etc.).

Angriffspunkte toxischer Stoffe sind Enzyme und andere Proteine (Carriermoleküle, Rezeptoren), die blockiert oder aktiviert werden können. Auch eine Dissipation (Zerstreuung) von Stoffgradienten, Depletion von Cofaktoren etc. kann zum Zelluntergang führen. Reaktionen mit Nukleinsäuren können zytostatisch wirken oder zu Mutationen und zur Entstehung von (malignen) Tumoren führen. Durch Interaktion mit Membranlipiden (z. B. bei Detergenzien) wird die Kooperation von Zellen gestört.

A. Abhängigkeit toxischer Wirkungen von Einwirkzeit und Wirkkonzentration

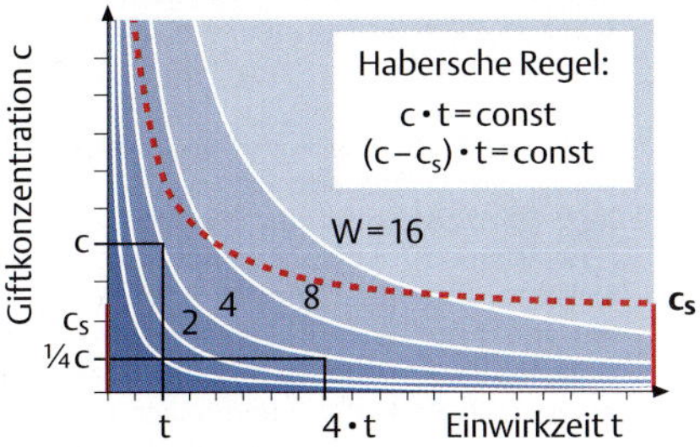

Erläuterungen

Eine Wirkung W (im Diagramm mit der willkürlichen Intensität „4") entsteht durch ein Gift bei einer Einwirkzeit t der Konzentration c. Um die Wirkung c · t zu erreichen, benötigt man bei einem Viertel der Konzentration c die vierfache Einwirkzeit t. Für Stoffe mit Wirkschwelle kann unterhalb der Schwellenkonzentration c_s keine Wirkung mehr ausgelöst werden.

B. Dosis- und Wirkungsstärke

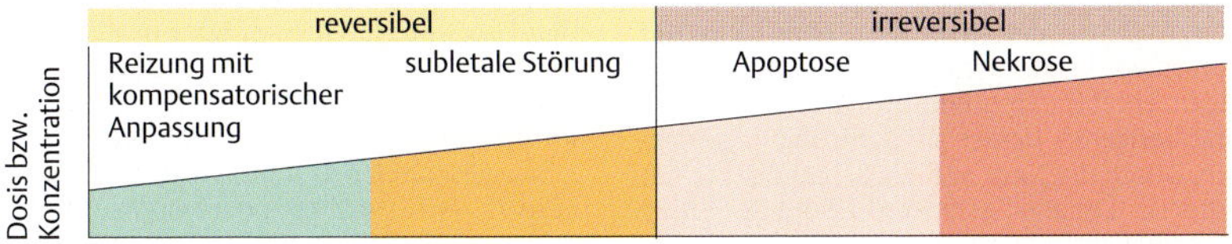

C. Giftwirkungen auf zellulärer Ebene

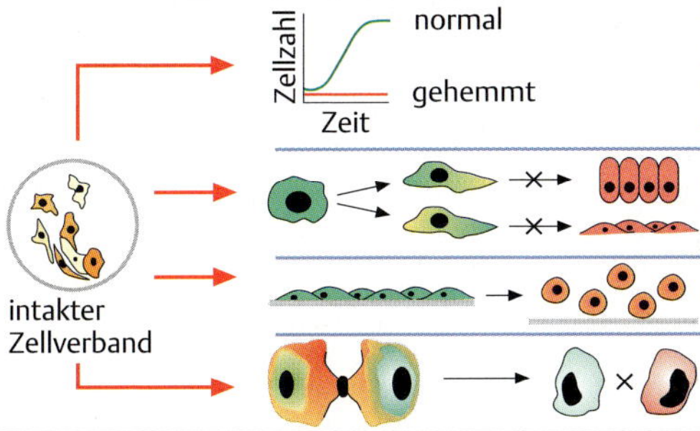

Hemmung durch	Prozess
Colchicin, Actinomycin, Quecksilber	Wachstum
ionisierende Strahlen	Reifung, Differenzierung
Chelatoren	Zelladhäsion
Phorbolester	Signalübertragung

D. Biochemische Angriffspunkte toxischer Stoffe

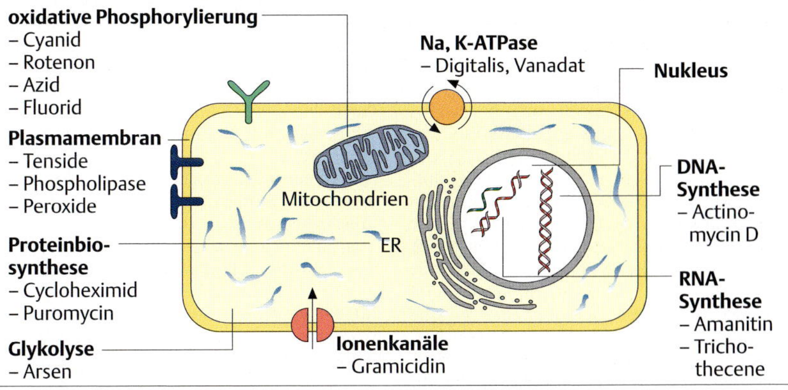

Toxikokinetik I

Die Toxikokinetik beschreibt alle Einflüsse, die der Organismus auf einen Schadstoff ausübt. Man unterscheidet mehrere Phasen, die das Schicksal einer Substanz von der Aufnahme in den Organismus bis zur Ausscheidung aus dem Organismus umfassen (→**A**).

Invasion

Nach der Freisetzung aus dem Reservoir (z. B. Nahrungsbestandteile) werden Gifte über die Lunge, den Magen-Darm-Trakt oder die Haut als Eintrittspforten in den Körper aufgenommen (→**B**). Die Geschwindigkeit der Invasion hängt ab von der Resorptionsoberfläche der verschiedenen Eintrittspforten und von Stoffeigenschaften: Lipophile Stoffe können Membranbarrieren besser als hydrophile passieren. Durch die Haut und die Schleimhäute der inneren Organe gelangen lipophile Stoffe überwiegend passiv durch *Diffusion*. Für hydrophile Stoffe existieren Transportsysteme, die die Diffusion entlang des Konzentrationsgefälles beschleunigen. Der *aktive Transport* gegen ein Konzentrationsgefälle erfordert Stoffwechselenergie oder eine mit dem „Bergauf"-Transport gekoppelte, energetisch begünstigte Reaktion. Größere Partikel werden durch Pinozytose (Flüssigkeiten), Phagozytose (feste und gelöste Stoffe) oder Persorption (z. B. Kohlestaub) aufgenommen. Bei der Inhalation gelangen nur Partikel mit einem Durchmesser < 2 µm in die Alveolen, größere Partikel schlagen sich vorher entlang des Bronchialbaums nieder, wo sie von der Mukosa aufgenommen werden können.

Verteilungsphase

Nach der Resorption verteilt sich ein Stoff in die Organe und Gewebe, die er über Blut- und Lymphgefäße erreichen kann. Die nach Aufnahme eines Gifts messbaren Blut- oder Plasmakonzentrationen lassen sich bei vielen Stoffen durch eine Exponentialfunktion (sog. Bateman-Funktion) beschreiben (→**C**). Das Kapillarstromgebiet besitzt bei einer Gesamtlänge von ca. 95 000 km eine riesige Austauschoberfläche (ca. 6000–8000 m^2). Einige Stromgebiete sind relativ undurchlässig (z. B. Blut-Hirn-Schranke), sodass polare Moleküle nur schwer oder gar nicht ins benachbarte Gewebe eindringen können. Andere sind durchlässig, da die Wandzellen keinen hermetischen Zellverband ausbilden (z. B. Lebersinus). Bei einer (toxischen) Schädigung der Kapillaren kann der Austritt ins Gewebe rascher erfolgen als bei intaktem Endothel.

Evasion

Die Evasion umfasst alle Prozesse der Elimination eines Stoffs, also seine Verstoffwechselung (**Biotransformation**) oder Ausscheidung (**Exkretion**). Sie beginnt bereits mit der Resorption. Zur Ausscheidung gelangen Stoffe vor allem mit dem Urin, den Fäzes oder der Atemluft. Der Urin ist nur für ausreichend wasserlösliche Stoffe ein effizienter Eliminationsweg (→**D**). Substanzen mit einer Molmasse > 475 Da können auch über die Galle ausgeschieden werden. Sie werden dann mit den Fäzes ausgeschieden oder in distal gelegenen Darmabschnitten u.U. nach bakterieller Biotransformation wieder rückresorbiert (enterohepatischer Kreislauf, →**E**). Über die Lunge ausgeschieden werden volatile Stoffe, z. B. FCKWs. Verluste über andere Organe sind nur selten von Bedeutung. Auch der metabolische Umbau in Leber, Lunge, Nieren etc. trägt zur Elimination bei. Ein Maß für die Eliminationsgeschwindigkeit ist die totale Clearance (Leber + Lunge + Niere etc.), die neben der Exkretion eines Stoffs noch seine Verstoffwechselung umfasst.

Bioverfügbarkeit

Als Bioverfügbarkeit bezeichnet man Ausmaß und Geschwindigkeit, mit dem/der das Gift nach Resorption *unverändert* am Wirkort anflutet. Praktisch versteht man darunter den Bruchteil einer applizierten Stoffmenge, der im Plasma bzw. Blut erscheint.

Definitionsgemäß ist ein Stoff nach intravenöser Injektion zu 100% bioverfügbar. Bioverfügbarkeit kann vereinfacht als Quotient der AUCs (Fläche unter der c-t-Kurve, →**C**), nach extravasaler (oral, subkutan, etc.) und intravenöser Applikation ausgedrückt werden. In der Ökologie bezeichnet Bioverfügbarkeit auch den aus der Matrix freigesetzten Anteil eines Gifts, der für eine Resorption zur Verfügung steht.

Während inhalierte und über die Haut aufgenommene Stoffe rasch in den Blutkreislauf übertreten, müssen die meisten oral aufgenommenen Substanzen nach der Darmmukosa noch die Leber passieren, die mit ihrer enormen Stoffwechselkapazität dafür sorgt, dass in vielen Fällen nur wenig oder gar keine Substanz unverändert im großen Kreislauf erscheint (First-Pass-Effekt).

A. Wichtige Phasen bei einer Vergiftung

Giftquelle, Giftfreisetzung, Gifttransfer → **Exposition** (– äußere, – innere) → Aufnahme, Verteilung, Biotransformation, Exkretion ▶ **toxische Wirkung** (– akut, – chronisch)

Expositionsphase | toxikokinetische Phase | toxikodynamische Phase

B. Resorptionsoberflächen wichtiger Eintrittspforten

Eintrittspforte	Oberfläche (m^2)
Mundhöhle	0,02
Magen	0,1 – 0,2
Dünndarm	100 – 200
Dickdarm	0,5 – 1,0
Rektum	0,04 – 0,07

Eintrittspforte	Oberfläche (m^2)
Respirationstrakt	
Tracheo-Bronchialbaum	0,5 – 1,0
Alveolarraum	100 – 140
Haut	1,5 – 2,0
zum Vergleich:	
Kapillarstrombahn	6000 – 8000

C. Zeitlicher Verlauf des Plasmaspiegels eines Pharmakons nach oraler Applikation

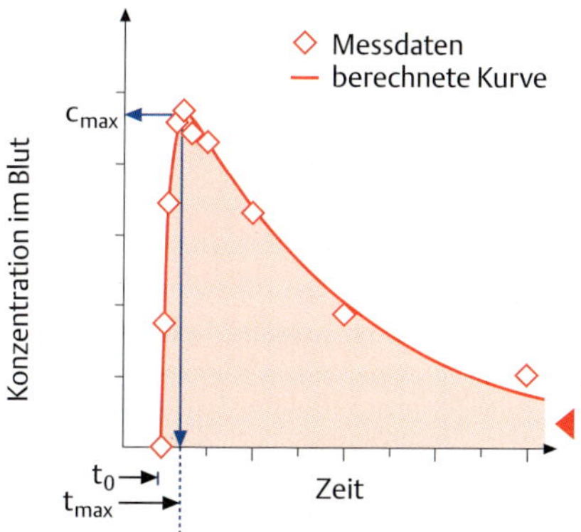

Bateman-Funktion

$$c = f(t) = c \cdot \frac{k_{in}}{k_{in} - k_{ex}} \cdot (e^{-k_{ex}t} - e^{-k_{in}t})$$

k_{in}, k_{ex} = Geschwindigkeitskonstanten für An- und Abfluten (mit $k_{in} > k_{ex}$)

AUC = Fläche unter der c-t-Kurve (Area under the curve)

D. Prozesse bei der renalen Exkretion

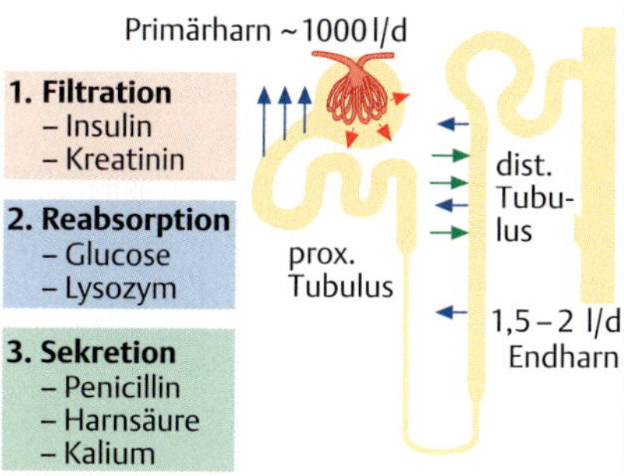

E. Enterohepatischer Kreislauf

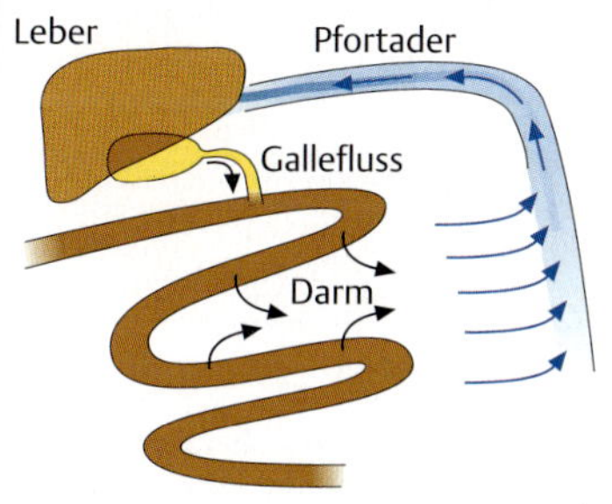

Toxikokinetik II

Biotransformation

Biotransformation bezeichnet den metabolischen Umbau einer Substanz. Durch Biotransformation werden viele Stoffe entgiftet, wenn dadurch ihre Reaktivität abnimmt oder ihre Ausscheidung beschleunigt wird. Es kann durch Biotransformation jedoch auch eine Giftung erfolgen. Man unterscheidet zwei Phasen (→**A**), die der Funktionalisierung eines Stoffs bzw. seiner Konjugation mit körpereigenen Metaboliten dienen. Wichtige Enzyme der Funktionalisierung gehören zur Cytochrom-P-450-Familie. Eine Zunahme der Enzymaktivität durch eine vermehrte Neusynthese von Enzym wird *Enzyminduktion* genannt. Partner für eine Konjugation sind häufig hydrophile Moleküle (z. B. Glucuronsäure, Sulfat), die gleichzeitig auch das Molgewicht erhöhen und somit das Konjugationsprodukt gallengängig machen. Aus der Konjugation mit Glutathion entstehen durch weitere enzymatische Schritte sog. *Merkaptursäuren*. Methylierung oder Acylierungen führen im Allgemeinen nicht zu besser wasserlöslichen Verbindungen, können aber durch Maskierung von -SH, -OH und -NH-Gruppen deren Reaktivität herabsetzen.
Unterschiede in der genetischen Ausstattung verschiedener Biotransformationssysteme können der Grund für abweichende Empfindlichkeiten zweier Personen gegenüber derselben Substanz sein.

Clearance und Halbwertszeit

Die Clearance ist ein Maß für die Ausscheidungsleistung des Organismus. Die Gesamtkörper-Clearance als Summe von renaler (Ausscheidung über die Niere) und extrarenaler Clearance (andere Ausscheidungswege wie Fäzes, Schweiß, etc.) gibt die Geschwindigkeit an, mit der ein Fremdstoff bei einer bestimmten Plasmakonzentration eliminiert wird.
Die Halbwertszeit entspricht der Zeit, in der die Konzentration einer Substanz (z. B. im Plasma) auf 50% des Ausgangswertes abgesunken ist. Sie ist nur bei Vorgängen, die durch eine Kinetik 1. Ordnung beschrieben werden können, unabhängig von der Ausgangskonzentration (→**B**). Diese Bedingung ist für die meisten Fälle nur in einem bestimmten Konzentrationsbereich erfüllt. Eine Kinetik nach 0. Ordnung liegt vor, wenn pro Zeitintervall eine konstante Stoffmenge eliminiert werden kann. Einige Formeln für eine quantitative Toxikokinetik sind in Abb. →**C** zusammengestellt.

Kompartimentmodelle

Zur Beschreibung des zeitlichen Verlaufs der Stoffkonzentration im Blut, Plasma etc. werden sog. Kompartimentmodelle herangezogen (→**D**). Das einfachste Modell benutzt ein offenes Kompartiment mit definiertem Volumen V und bekannten Geschwindigkeitskonstanten k_a bzw. k_e für An- und Abfluten der Substanz. Für Stoffe, die sich praktisch ausschließlich im Intravasalraum aufhalten (z. B. Heparin), liegt eine gute Übereinstimmung vor.
Findet ein Stoffaustausch mit dem Gewebe statt, wird häufig ein Zwei-Kompartiment-Modell angepasst, bei dem außer dem zentralen Kompartiment V_c (mit Zu- und Abfluss) noch ein „peripheres" Kompartiment V_p mit eigenen Geschwindigkeitskonstanten für den Stofftransfer berücksichtigt wird. In diesem Fall wird die Eliminationsgeschwindigkeit durch Exkretion und Umverteilung beeinflusst, sodass typischerweise zwei Halbwertszeiten gefunden werden (initiale HWZ α und terminale β). Sie sind u.a. wichtig bei Stoffen, die im Fettgewebe angereichert werden und daher üblicherweise lange Verweilzeiten im Organismus zeigen (z. B. DDT ≈ 1 Jahr, Retinoide ≈ 100 Tage).

Akute und chronische Toxizität

Je nach Dauer einer Giftexposition unterscheidet man verschiedene Arten der Toxizität. Entsprechend der Haberschen Regel (s. S. 24) sind dabei unterschiedliche Dosisbereiche interessant. Zur *akuten Toxizität* einer Substanz gehören alle spezifischen Phänomene, die nach einer Kurzzeitexposition bzw. nach einer Einzeldosis auftreten. Der Begriff *„chronische Toxizität"* ist weniger exakt genormt und impliziert üblicherweise eine längere oder wiederholte Exposition bzw. die Aufnahme multipler Dosen.
Für eine bestimmte Dosis kann die Wirkung sofort oder verzögert auftreten. Im letzteren Fall verstreicht zwischen Exposition und Manifestation die sog. *Latenzzeit*.

A. Wichtige Biotransformationsreaktionen

Phase-I-Reaktionen (Funktionalisierung)

Oxidation

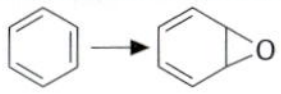

$R{-}CH_2OH \rightarrow R{-}CHO$

Cytochrom P-450-Familien
Aldehyd- und Alkohol-dehydrogenasen

Reduktionen

$(H_3C)_3C{-}OOH \rightarrow (H_3C)_3COH + H_2O$

Glutathionperoxidase

Hydrolysen

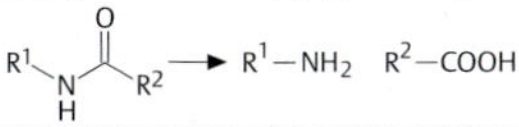

Glucosidasen
Peptidasen
Esterasen

Phase-II-Reaktionen (Konjugation)

Glucuronidierung

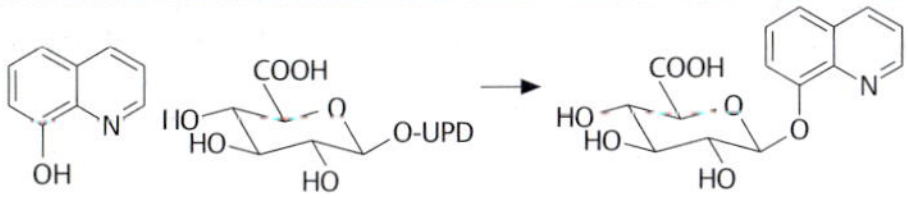

UDP-Glucuronyltransferasen

Sulfatierung

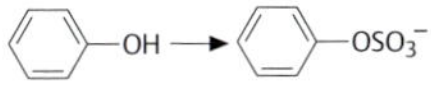

Sulfotransferasen

Glutathionylierung

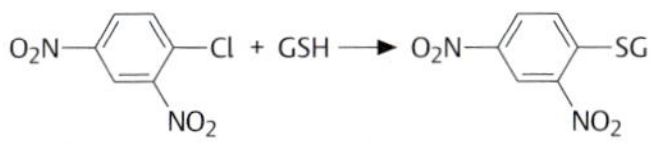

Gluthathion-*S*-Transferasen

Methylierung

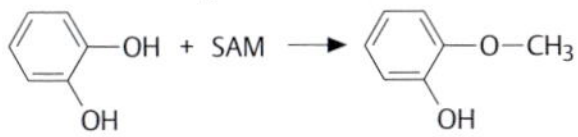

Catechol-*O*-Methyltransferase

Acetylierung

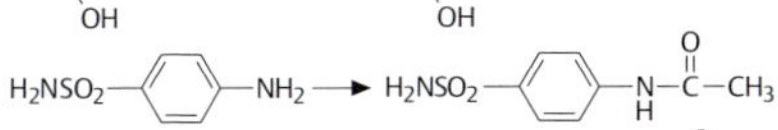

N-Acetyltransferase 1 und 2

Aminoacetylierung

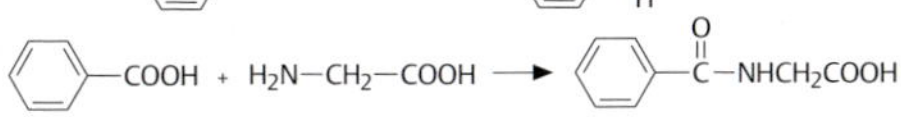

Aminosäure-*N*-Acetyltransferase

B. Eliminationsordnung und -halbwertszeit

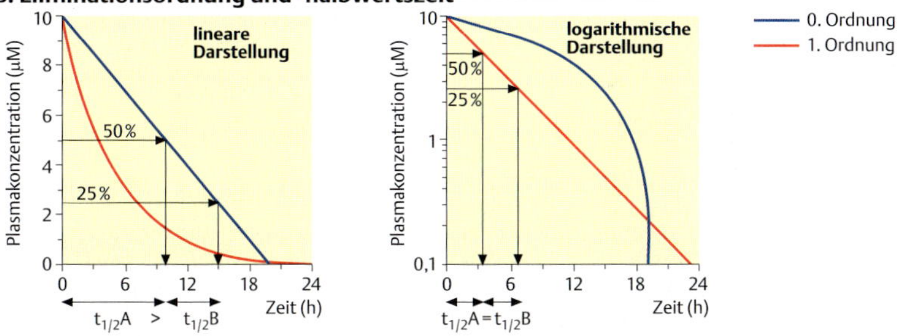

C. Drei wichtige pharma- und toxikologische Beziehungen

$CL = M/AUC$

$M/t = CL \cdot c$

$HWZ = \ln 2 \cdot \frac{V}{CL} = 0{,}693 \cdot \frac{V}{CL}$

AUC = Fläche unter der Konzentrations-Zeit-Kurve
CL = Clearance
HWZ = Halbwertszeit
M = in den systemischen Kreislauf gelangte Stoffmenge
M/t = pro Zeiteinheit eliminierte Stoffmenge
V = Verteilungsvolumen

D. Kompartimentmodelle

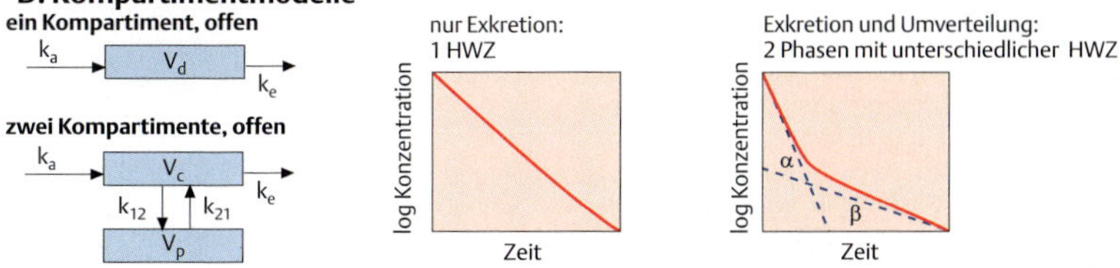

Biometrie I

Biometrie ist die Anwendung mathematischer und statistischer Methoden auf biologische Fragestellungen. In der Umwelttoxikologie sind solche Methoden wichtig für die Hypothesentestung, für Modellsimulationen (z. B. Umweltkatastrophen: Treibhauseffekt) oder Risikoabschätzungen auf der Basis empirischer Daten, wo der Einsatz moderner Rechenverfahren unverzichtbar ist.

Richtigkeit und Genauigkeit (→A)

Das Problem der Zuverlässigkeit von Messwerten wird häufig mit dem Schießen auf eine Zielscheibe verglichen: Richtigkeit und Genauigkeit sind stets gefordert, aber systematische und zufällige Fehler limitieren die Erfüllung in der Praxis. Letztere lassen sich nach wiederholter Messung durch Streumaße (s. u.) abschätzen, aber die Richtigkeit eines Durchschnittswerts kann allein mit Mitteln der Statistik nicht entschieden werden, sondern verlangt die Zuhilfenahme von Referenzwerten bzw. -methoden. Für die Tauglichkeit eines Analyseverfahrens sind die Nachweis- und die Erfassungsgrenzen entscheidend. So hat sich in der Vergangenheit die Festlegung der Grenzwerte für tolerierte Pestizidrückstände in Lebensmitteln an ihrer Nachweisgrenze orientiert.

Epidemiologische Studien (→B)

Wird ein Zusammenhang zwischen einer Erkrankung und einem Umweltereignis vermutet, kann eine epidemiologische Studie helfen, einen bislang unbekannten Risikofaktor zu identifizieren bzw. auszuschließen. Bei *retrospektiven Studien* wird einer Gruppe erkrankter Personen (Fallgruppe) eine vergleichbare Gruppe (Kontrollgruppe) gegenübergestellt, die aber diese Erkrankung nicht aufweist. Zur Verbesserung der Vergleichbarkeit sucht man nach Fall-Kontroll-Paaren, die in möglichst vielen anderen Merkmalen übereinstimmen (Matched pairs). Typische Fehler solcher Fall-Kontroll-Studien sind die mangelnde Vergleichbarkeit der Stichproben, die Subjektivität der Untersucher, die als Suggestivverhalten oder durch Überbewertung das Resultat verzerrt, sowie Irrtümer bei der Wahrnehmung, Erinnerung und Wiedergabe der Tatsachen.

Prospektive Untersuchungen werden als sog. Kohortenstudien durchgeführt, bei der eine exponierte (Fälle) und eine nicht-exponierte Gruppe (Kontrollen) über eine längere Zeit beobachtet und verglichen werden. Auch hier kann ein „Matching“ sinnvoll sein. Probleme prospektiver Studien sind – von ethischen Gesichtspunkten abgesehen – der höhere zeitliche (und finanzielle) Aufwand, die fehlende Eindeutigkeit infolge multipler Einflüsse, das vorzeitige Ausscheiden der Teilnehmer sowie Schwierigkeiten beim Design und bei der Aufstellung der Ein- und Ausschlusskriterien. Häufig sind noch andere (Mit-)Ursachen bzw. Störfaktoren (Confounding factors, s. S. 42) zu berücksichtigen, die ebenfalls ein solches Krankheitsbild erzeugen können.

Risiko (→C)

Als Risikofaktor wird jede Ursache (z. B. Umweltnoxen wie Asbestfasern in der Atemluft) bezeichnet, die bei betroffenen (exponierten) Individuen mit einer gewissen Wahrscheinlichkeit eine Schädigung oder Erkrankung hervorruft (s. S. ■). Da auch nicht-exponierte Kontrollpersonen gleiches erleiden können, interessiert man sich für das dem Risikofaktor zuschreibbare Risiko (= Differenz zwischen der Erkrankungswahrscheinlichkeit mit bzw. ohne Exposition). Das relative Risiko (RR) ist das Verhältnis dieser beiden Wahrscheinlichkeiten. Das Chancen-Verhältnis (Odds ratio) ist bei gleich großen Stichproben das Produkt aus dem RR und dem Verhältnis der Wahrscheinlichkeiten, ohne Exposition bzw. trotz stattgefundener Exposition *nicht* zu erkranken.

Deskriptive Größen (→D)

Am Anfang vieler Auswertungen steht die summarische Beschreibung der Daten durch Angabe von Durchschnittswerten (Dichtemittel D, Median m, Mittelwert μ) und Streumaßen (Semiquartilenabstand, Varianz, Standardabweichung). Die Wahl ergibt sich aus der Natur der Daten, die kontinuierlich (z. B. Gewichtsangaben), diskret (z. B. Anzahl von Todesfällen) oder kategorial (z. B. Farbangaben) sein können. Bei der grafischen Auftragung interessiert vor allem die Häufigkeitsverteilung.

A. Richtigkeit und Genauigkeit von Analyseverfahren

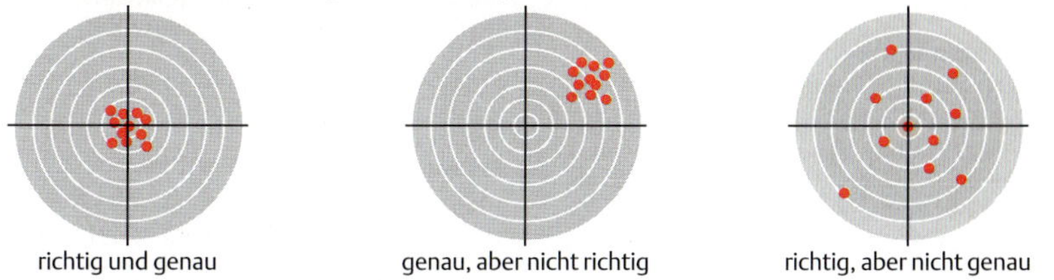

B. Wichtige epidemiologische Untersuchungen

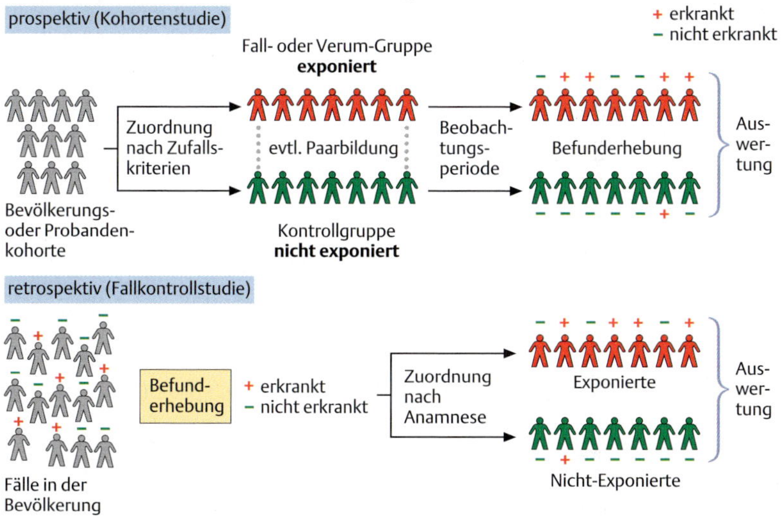

C. Risikodefinition

		Erkrankung ja	Erkrankung nein
Gift-exposition	ja	A	B
	nein	C	D

$R_1 = \frac{A}{A+B}$	Risiko, nach Exposition zu erkranken	$RR = \frac{R_1}{R_2}$	Relatives Risiko, nach Exposition zu erkranken
$R_2 = \frac{C}{C+D}$	Risiko, ohne Exposition zu erkranken	$OR \quad \frac{A}{C} : \frac{B}{D}$	Chancen-Verhältnis (Odds ratio)

D. Deskriptive Darstellung einer Häufigkeitsverteilung

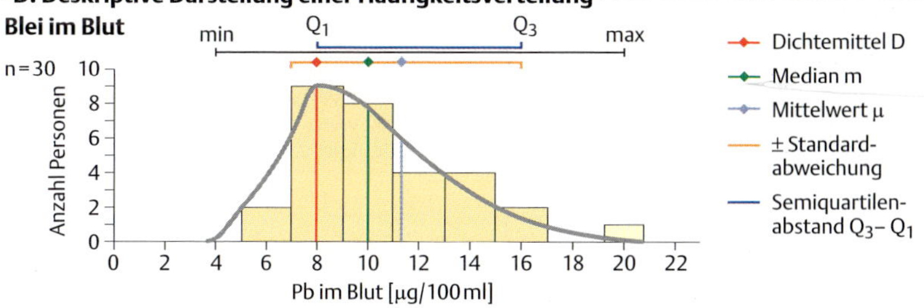

Biometrie II

Verteilungen (→A)

Verteilungen bilden die Grundlage für das Prüfen von Hypothesen. Aus Erfahrung liefert die Wiederholung eines Experiments mit einer kontinuierlichen Messgröße unter vergleichbaren Bedingungen zwar unterschiedliche Einzelergebnisse, aber durchaus ähnliche Mittelwerte. Können die Abweichungen als rein zufällig angesehen werden, dann zeigen mehrere Mittelwerte – insbesondere bei größeren Stichprobenumfängen – die typische, eingipflige Häufigkeitsverteilung einer symmetrischen Glockenkurve, die durch den Mittelwert μ als Maximum und die Streuung $\pm\,\sigma$ als Abszisse der beiden Wendepunkte gekennzeichnet ist. Davon abgeleitet ist die sog. Standardnormalverteilung ($\mu = 0$; $\sigma = 1$). In der Praxis findet man echte Normalverteilungen selten, sodass häufig von „angenähert normalverteilt" gesprochen wird. Oft ist die Verteilung linkssteil ($D > m > \mu$) oder rechtssteil ($D < m < \mu$), kann aber durch mathematische Umformung u. U. auf die Normalform gebracht werden. Ist die Natur der Messgröße diskret, dann finden sich andere Häufigkeitsverteilungen der Ergebnisse wie die hypergeometrische, binomiale oder die Poisson-Verteilung.

Für viele Situationen erhält man eine mehrgipflige Verteilungsfunktion (zweigipflig = bimodal, vielgipflig = multimodal), bei der mehrere (relative) Dichtemittel angegeben werden können (z. B. ist die Grippesterblichkeit bei Säuglingen und Greisen am größten).

Hypothesentestung

Hat die Versuchsauswertung eine plausible Antwort auf die Fragestellung gegeben, ist immer nach der Gültigkeit des Testergebnisses zu fragen. Dazu wird das Resultat der Testpopulation mit dem einer Referenz- oder Kontrollpopulation verglichen.

Die sog. *Nullhypothese* geht davon aus, dass zwischen beiden Populationen kein signifikanter Unterschied besteht; die *Alternativhypothese* besagt das Gegenteil. Üblicherweise prüft man mit einem statistischen Test die Nullhypothese, um sie zu verwerfen. Die Alternativhypothese wäre dann mit einer zuvor festgelegten Irrtumswahrscheinlichkeit akzeptiert.

Das richtige Prüfverfahren hängt außer von der Art der Mess- bzw. Prüfdaten ab von ihrer Verteilung (normal, log-normal, nicht-normal), der Anzahl der Prüfgruppen und der Homogenität der Varianzen in den Prüfgruppen (→**B**). Verteilungsunabhängige Tests können immer eingesetzt werden, benötigen aber größere Stichprobenumfänge.

Fehler 1. und 2. Art

In der Praxis ist es wichtig, ob ein statistisch signifikanter Unterschied auch biologische Signifikanz hat. Zwei Fälle sind problematisch:

1. Der Test liefert einen signifikanten Unterschied, der aber in Wahrheit gar nicht existiert. Dieser Fehler 1. Art wird auch Produzentenrisiko genannt: Die Konsequenzen der Aussage (Irrtum, Falschaussage, falscher Alarm) gehen zu Lasten des Urhebers.
2. Der Test findet keinen signifikanten Unterschied, der aber in Wahrheit vorliegt. Dieser Fehler 2. Art stellt ein Verbraucherrisiko dar, da die Konsequenzen der Fehleinschätzung zu Lasten des Konsumenten der Aussage gehen.

In der Praxis ist daher sorgfältig zu prüfen, ob es wichtiger ist, den Fehler 1. Art oder 2. Art möglichst klein zu halten. Der Preis für diese Vorsicht ist ein größerer Stichprobenumfang.

Sensitivität und Spezifität

Oft wird eine statistische Prüfung für Voraussagen benutzt. Allerdings besteht bisweilen eine Diskrepanz zwischen dem Ergebnis toxikologischer Stichprobenuntersuchungen und der Realität. Die Wahrheitstafel stellt mögliche Ausgänge dar (→**C**).

Sensitivität bezeichnet den Prozentwert, mit dem im Test ein vorhandenes Merkmal richtig erfasst wird. *Spezifität* ist der Anteil, mit dem ein tatsächlich gar nicht vorhandenes Merkmal auch als negativ erkannt wird. Eine ideale Methode besäße eine Sensitivität von 100% (d. h. keine falsch-negativen Ergebnisse) und eine Spezifität von 100% (d. h. keine falsch-positiven Ergebnisse).

Von einer zuverlässigen Methode erwartet man außerdem einen hohen *Vorhersagewert*: Sie sollte vorhandene Merkmale immer richtig erkennen und keine falsch-positiven Resultate liefern.

A. Wichtige statistische Verteilung in Biologie und Medizin

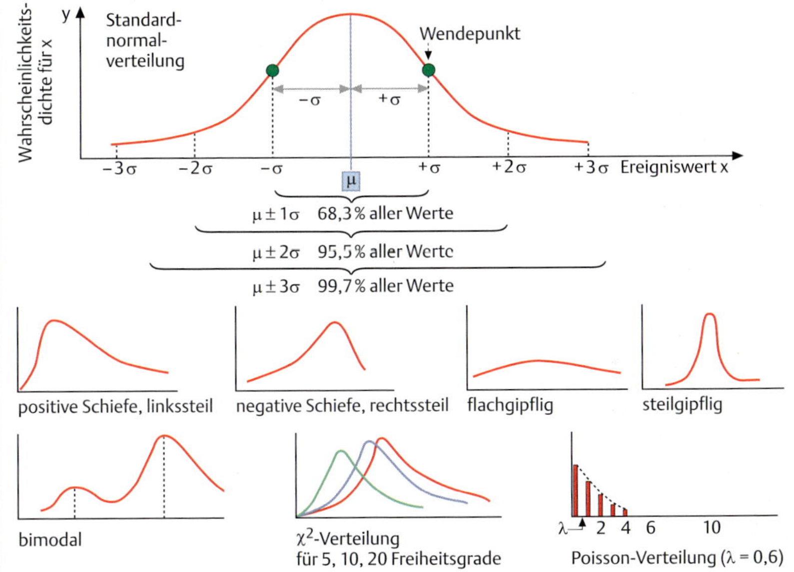

B. Entscheidungsbaum zur Auswahl statistischer Prüfverfahren

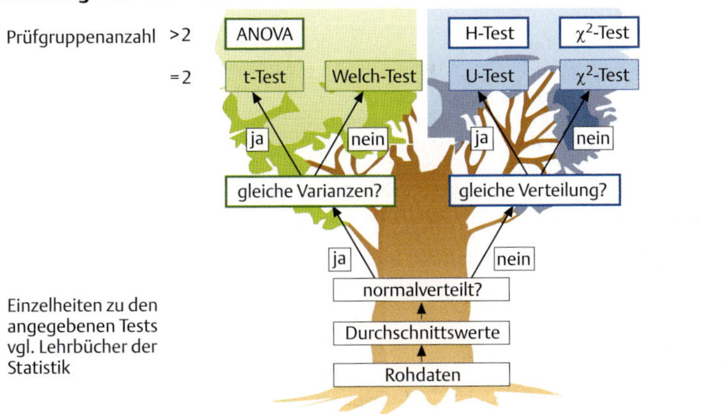

C. Wahrheitstafel zur Diskrepanz von Testergebnissen und Realität

		Testergebnis	
		positiv	negativ
Wirklichkeit	positiv	I	II falsch negativ
	negativ	III falsch positiv	IV

ΣN (alle)	=	I + II + II + IV
Sensitivität	=	I/(I + II)
Spezifität	=	IV/(III + IV)
Vorhersagewert	=	I/(I + III)
Prävalenz	=	(I + II)/ΣN
Konkordanz	=	(I + IV)/ΣN

In-vivo-Methoden

In-vivo-Methoden (vivus [lat.] = lebendig) zur Erfassung toxischer Wirkungen benötigte lebende Tiere. Neben Nagern (Maus, Ratte) werden in der Umwelttoxikologie auch Fische, Amphibien und Vögel eingesetzt, zur Feststellung von Gentoxizität auch Fruchtfliegen. Die Verwendung von Wirbeltieren ist nach dem Tierschutzgesetz anzeige- oder genehmigungspflichtig. In der BRD sind die gemeldeten Versuchstierzahlen in den letzten Jahren rückläufig (→**A**).

LD_{50}-(Dosis letalis-)Test

Der Test wurde 1927 zur Erfassung der *akuten Toxizität* eingeführt. In moderner Definition bedeutet LD_{50} die Einzeldosis einer Substanz, bei der ein Absterben von 50% der Versuchstiere erwartet wird. Wegen des leidvollen Tierverbrauchs und der mangelnden Reproduzierbarkeit ist der Test heftig kritisiert worden. Eine quantitative Bestimmung der LD_{50} wird daher in Deutschland nicht mehr gefordert. In modifizierter Form gelingt eine Einstufung in die drei *EG-Giftklassen* (mindergiftig – giftig – sehr giftig) mit 25 Tieren. Nachfolger ist der Acute-Toxic-Class-Test.

Acute-Toxic-Class-Test (→B)

Die Prüfung auf *akute Toxizität* erfolgt sequenziell für beide Geschlechter: Pro Substanz wird an jeweils drei Tieren eine Orientierungsdosis verabreicht, deren Wirkung die Wahl der nächsten Dosierung bestimmt. Sterben weniger als zwei Tiere, so wird im nächsten Schritt 10fach höher dosiert, andernfalls wird die Dosis verringert. Im zweiten Schritt gelingt dann oft schon die Einstufung, sodass im Mittel 7–8 Tiere ausreichen.

Draize-Test (→C)

Dieser Test aus dem Jahr 1944 dient der *Identifizierung von Reizstoffen (Irritationstest)*, die nach Auftragung auf die Haut oder nach Einbringung in den Bindehautsack am Auge eines Kaninchens typische Reaktionen hervorrufen (Rötung, Quaddel-, Blasenbildung, Nekrosen bzw. Hornhauttrübung, Irisreaktionen, Bindehautinfiltration, Tränenproduktion). Die Beurteilung mit einer Punktskala umfasst fünf Schweregrade: nicht reizend – leicht reizend – mäßig reizend – stark reizend – extrem reizend. Auch hier ergaben Ringversuche eine beträchtliche Variation in der Einstufung.

Hühnerei-Test (HET-CAM) (→D)

Der HET-CAM wird ebenfalls zur Feststellung einer *Reizwirkung* eingesetzt. Bebrütete Hühnereier werden am stumpfen Pol geöffnet, und die Prüfsubstanz wird in gelöster oder fester Form auf die Chorionallantoismembran (CAM) aufgebracht. Nach wenigen Minuten können toxische Reaktionen im Eiweiß beurteilt und typische Veränderungen wie Hämorrhagien und Nekrosen erkannt werden. Der Test ist als Ergänzung bzw. Ersatz des Draize-Tests in der Erprobung.

Spot-(Flecken-)Test

Er zeigt die *Mutagenität* eines Stoffs an. Wird eine trächtige (Inzucht-)Maus mit einem Mutagen behandelt (per os oder per injectionem), dann tragen die Nachkommen, wenn die Exposition während des 8.–11. Tages der Embryonalentwicklung erfolgte, charakteristische Farbflecke auf dem Fell. Ursache ist eine genetische Veränderung oder das Absterben von Pigmentzellen.

Zwei-Generationen-Versuch

Dieser Test zur Feststellung der *Reproduktionstoxizität* wird mit Nagern (meist Ratten) durchgeführt. In drei Gruppen erhalten jeweils 20 weibliche und 10 männliche Tiere von Geburt bis zur Geschlechtsreife verschiedene Dosen der Testsubstanz (im Trinkwasser oder Futter). Zum Vergleich dient eine Kontrollgruppe. Nach der Paarung von einem Männchen mit zwei Weibchen derselben Gruppe wird die Behandlung fortgeführt. Nach der Laktationsperiode erhalten auch die Jungtiere der 1. Generation die Testsubstanz. Letztere werden nach der Aufzucht – wie beschrieben – gepaart und bis zum Abschluss der Laktationsperiode der 2. Generation weiterbehandelt.

Die Bewertung (→**E**) umfasst neben Anzahl, Größe, Vitalität und Geschlechterverhältnis eines jeden Wurfes auch die Aufstellung mehrerer Indizes, wie z. B. der Konzeptionsrate, des männlichen Fertilitätsindex und des Überlebensindex. Eine histologische Untersuchung der Geschlechtsorgane sowie von mindestens zwei anderen Organen werden ebenfalls zur Beurteilung herangezogen.

A. Gemeldete Versuchstierzahlen 1989 bis 1995 und Verwendungszweck

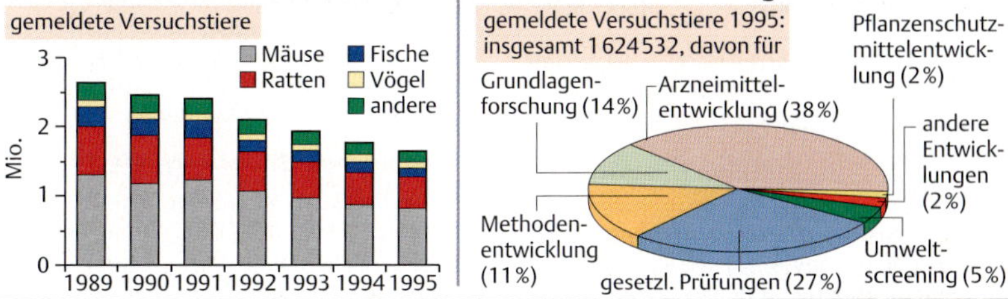

B. Acute-Toxic-Class-Test

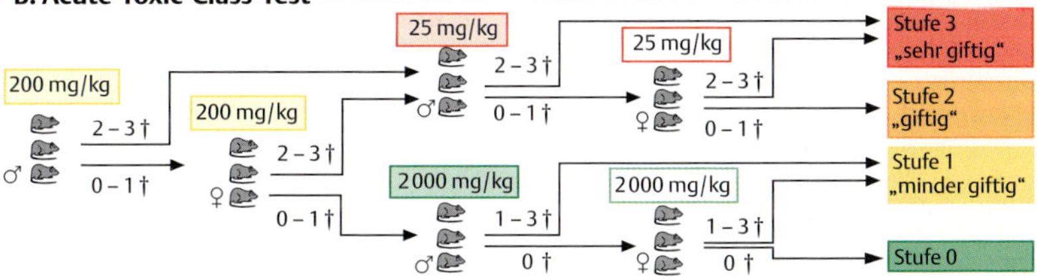

C. Draize-Test am Kaninchenauge

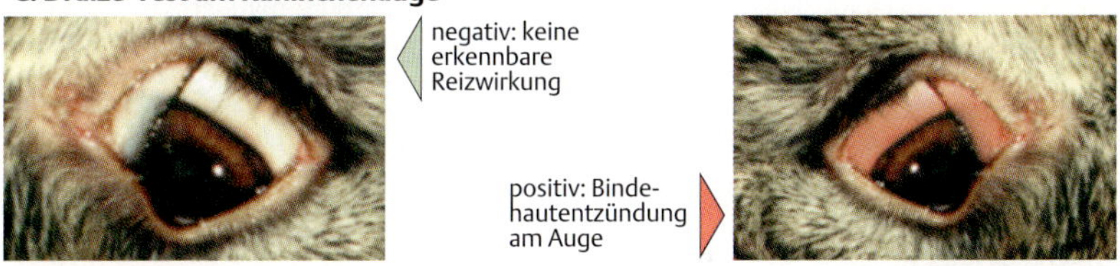

D. Hühnereitest (Chorionallantoismembran) – HET-CAM

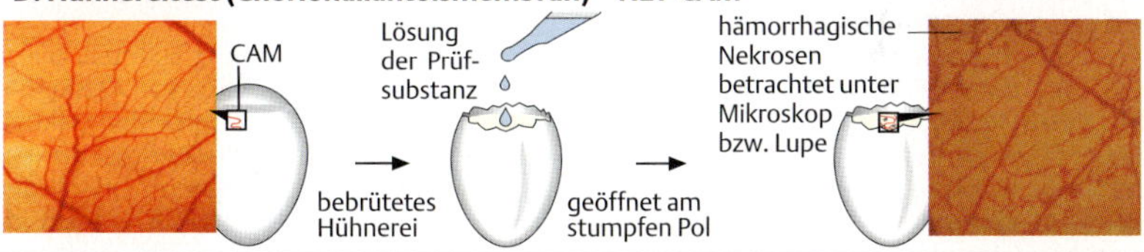

E. Kriterien zur Beurteilung eines Zwei-Generationen-Reproduktionsversuches (Ratte)

Parameter	Indizes (%)
Größe Geschlechtsverteilung Vitalität Körpergewicht Wurfzahl Futterverzehr	Konzeptionsrate $= \frac{\text{Zahl der Würfe}}{\text{Zahl der gepaarten Weibchen}} \times 100$ männlicher Fertilitätsindex $= \frac{\text{Zahl der zeugungsfähigen Männchen}}{\text{Zahl der gepaarten Weibchen}} \times 100$ Geburtsindex $= \frac{\text{Zahl der Weibchen mit lebenden Jungen}}{\text{Zahl der trächtigen Weibchen}} \times 100$ Überlebensindex $= \frac{\text{Zahl der lebenden Jungen (4 d p. p.*)}}{\text{Zahl der lebend geborenen Jungen}} \times 100$ Laktationsindex $= \frac{\text{Zahl der lebenden Tiere (28 d p. p.)}}{\text{Zahl der lebenden Jungen (4 d p. p.)}} \times 100$

*p. p. - post partum, nach Geburt

In-vitro-Methoden

In-vitro-Methoden (vitrus [lat.] = Glas) mit isolierten Zellen oder Geweben werden zur Prüfung auf Zytotoxizität, Mutagenität etc. eingesetzt.

Farbstofftests

Farbstoffe wie *Neutralrot* werden nur von lebenden Zellen aufgenommen. Die aufgenommene Farbstoffmenge wird gemessen.

Andere Farbstoffe werden erst nach Aufnahme von Vorläufern in die Zelle durch Einwirkung zellulärer Enzyme gebildet: aus Tetrazoliumsalzen (z. B. XTT) entsteht nur in vitalen Zellen durch zelluläre Dehydrogenasen ein *Formazan*, das photometrisch bestimmt werden kann (→**A**).

Farbstoffe wie *Trypanblau* können die Zellmembran intakter Zellen nicht passieren, sondern nur in geschädigte Zellen gelangen, wo sie eine im Mikroskop sichtbare Anfärbung verursachen.

Eine Weiterentwicklung kombiniert **Farbstoffausschluss** und **-aufnahme**: Man bietet z. B. *zwei Fluoreszenzfarbstoffe* mit unterschiedlichen spektralen Eigenschaften an, von denen einer nur von vitalen Zellen aufgenommen wird, während der andere nur geschädigte (abgestorbene) Zellen markiert (→**B**).

Ames-Test (→C)

Er ist ein *Mutagenitätstest* mit Bakterien. Gezielt veränderte Salmonellen oder Coli-Bakterien mit einem abnormen Gen wachsen im Gegensatz zum Wildtyp nur auf speziellen Nährböden. Nach Einwirkung eines Mutagens erlangen einige der veränderten Bakterien wieder die ursprüngliche Fähigkeit des Wildtyps (sog. **Rückmutation**) und wachsen auf normalem Agar, wo sie leicht auszählbare Kolonien bilden. Da viele Mutagene erst nach erfolgter metabolischer Aktivierung wirken, wird in der Inkubationsphase ein *Aktivator* (*S9-Mix* = Mikrosomenfraktion aus Leberhomogenat) zugesetzt.

HG-PRT-Test (→D)

Er wird zur Prüfung auf *Kanzerogenität* eingesetzt und mit Säugerzellen (z. B. V79-Hamsterfibroblasten) durchgeführt, die ein verändertes **H**ypoxanthin-**G**uanin-**P**hospho**r**ibosyl**t**ransferase-Gen tragen, das sie gegen Thioguanin (TG) resistent macht. Inkubiert man TG-resistente mit Wildtyp-Zellen, so kommt es in Gegenwart von TG zur *metabolischen Zell-Zell-Kommunikation* über Gap junctions, wodurch auch die resistenten Zellen absterben. Tumorpromotoren wie Phenobarbital und DDT unterdrücken die Kommunikation; die resistenten Zellen überleben.

Mikronukleus-(Mikrokern-)Test (→E)

Der Test erfasst *Klastogene* (Stoffe, die zu Strangbrüchen in der DNA führen) und *Spindelgifte* (Stoffe, die die Funktion des Spindelapparats bei der Mitose stören). Mikrokerne entstehen in Zellen, wenn durch fehlerhafte Zellteilung – z. B. in Anwesenheit *genotoxischer Stoffe* – DNA-Fragmente im Zytoplasma verbleiben. Im Mikroskop sieht man extranukleäres DNA-Material, besonders leicht erkennbar in den normalerweise kernlosen roten Blutkörperchen (Erythrozyten).

Unzeitige (außerplanmäßige) DNA-Synthese

Die Neusynthese von DNA außerhalb der S-Phase kann in Zellen (meist Rattenhepatozyten) mit radioaktiv markiertem Thymidin in Gegenwart eines Klastogens nachgewiesen werden. Die von **DNA-Reparatur**enzymen in DNA eingebauten radioaktiven Thymidinmoleküle schwärzen eine photoempfindliche Platte oder Emulsion (Autoradiographie) über den Zellkernen. Normalerweise erfolgt der Einbau von Thymidin nur vor einer Zellteilung.

Schwesterchromatidenaustausch (SCE, →F)

SCE tritt bei der Zellteilung spontan, besonders aber unter dem Einfluss von *Klastogenen* auf. Der SCE-Assay gelingt mit teilungsaktiven Zellen. In einer ersten Mitose erfolgt die Markierung des (neu gebildeten) DNA-Fadens durch Bromdesoxyuridin (BrdU). Nach der nächsten Mitose sollte dann die Markierung nur auf dem markierten Faden erscheinen. Bei Klastogen-induzierten SCEs wird eine abnorme Markierungsverteilung beobachtet.

„Limb-Bud-/Whole-Embryo-Culture"-Test

Er dient zur Erkennung von Schäden in der *Embryonal- und Fetalphase* und wird meist mit Ratten- oder Mausembryonen ausgeführt. Nach Explantation aus dem Uterus kann eine isolierte Extremitätenanlage (Limb bud) oder der ganze Embryo (Whole embryo) bis zu vier Tagen den Prüfsubstanzen ausgesetzt werden. Endpunkte sind Vitalität, Wachstum oder morphologische Anomalien.

A. Formazan-Bildung

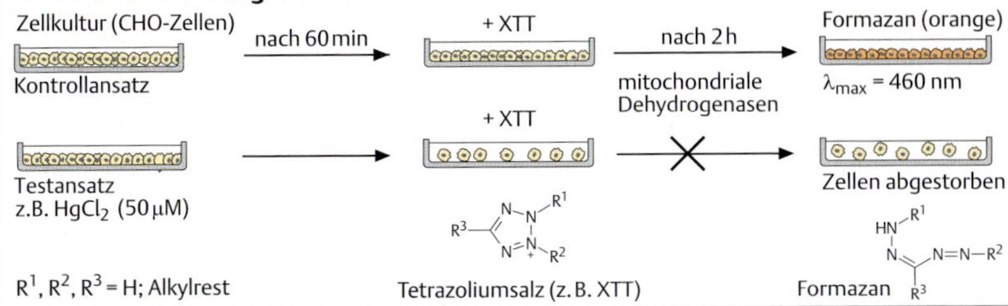

B. Doppelmarkierung zur Lebend-/Tot-Quantifizierung

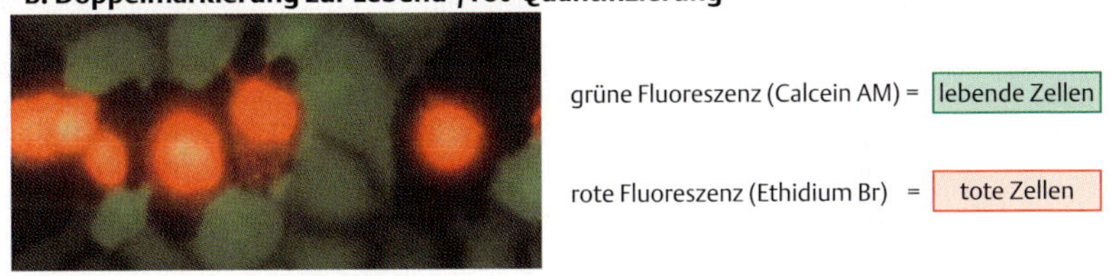

C. Ames-Test mit α-Naphthylamin

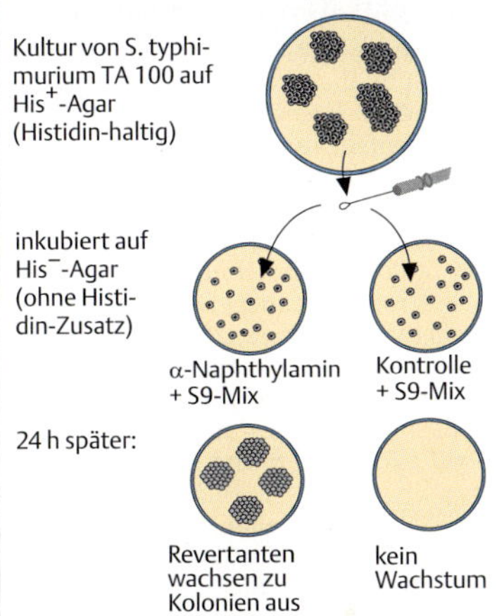

D. HG-PRT-Test mit DDT

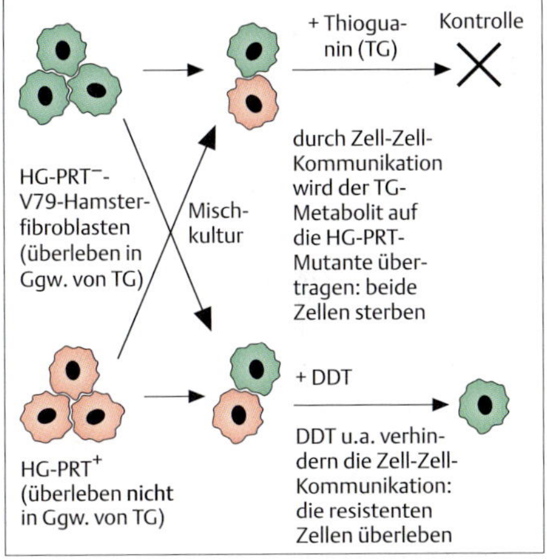

E. Mikronukleus-Test

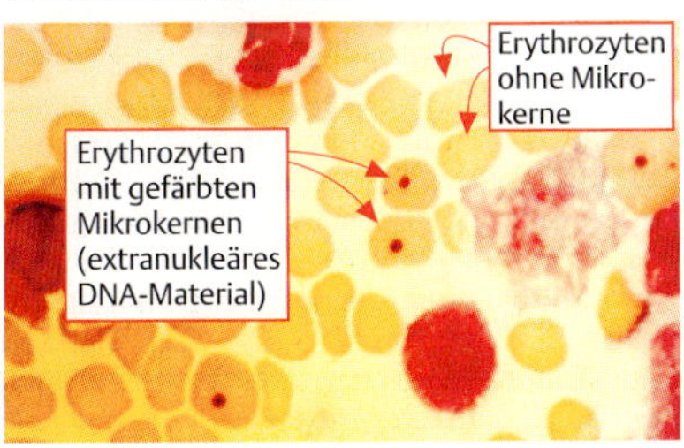

F. Schwesterchromatidenaustausch (SCE)

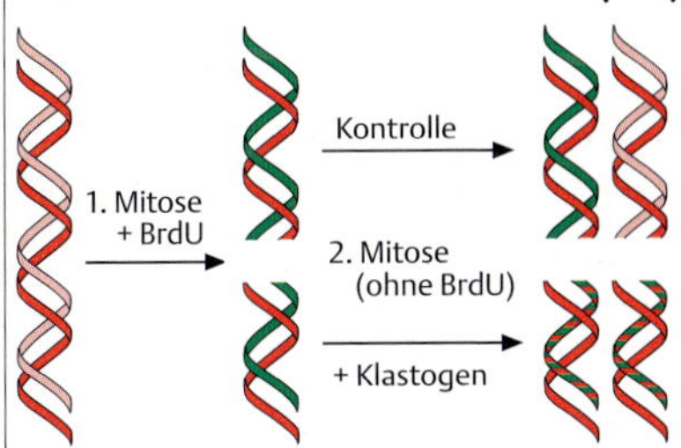

In-calculo-Methoden

In-calculo-Methoden (calculare [lat.] = [be-] rechnen) spielen in der Toxikologie eine zunehmende Rolle. Voraussetzungen für den Einsatz bei ökologischen und ökotoxikologischen Fragestellungen sind:

1. Zusammenhängende Kenntnisse über die beteiligten Einflussfaktoren (**Konzeptualisierung**),
2. mathematische Modelle (Algorithmen) zur Beschreibung des betrachteten Sachverhalts (**Formalisierung**),
3. experimentelle (Mess-)Daten zur Überprüfung der Modellrechnungen (**Validierung**).

Der Vergleich gemessener und berechneter Werte entscheidet über die Nützlichkeit des Modells. Auffällige Diskrepanzen verlangen eine Reevaluierung sowohl der Datenlage als auch der implementierten Algorithmen. Durch schrittweise Optimierung lässt sich die Brauchbarkeit der Methode verbessern. Die Methoden werden als *Expertensysteme* bezeichnet, weil erst aufgrund empirischer Daten und Fakten eine sinnvolle Implementierung möglich ist.

Was-wäre-wenn-Analysen

Diese Analysen werden zur Untersuchung komplexer *Szenarios* eingesetzt (z. B. Entstehung von Klimakatastrophen), wo Laborexperimente nur schwer oder gar nicht durchführbar sind. Parameter und Basisdaten stammen aus sorgfältig interpretierten Beobachtungen und Messdaten. Die Algorithmen zu ihrer Verknüpfung werden aus der Erfahrung aufgestellt.

Beispiel „Treibhauseffekt" (globale Erwärmung der Erdatmosphäre durch die Emission von CO_2, CH_4, FCKW u. a.): Modellrechnungen sagen voraus, dass der Temperaturanstieg der Erdatmosphäre von derzeit ca. 0,45 °C auf rund 3,7 °C pro Dekade im Jahre 2100 ansteigen wird, wenn nicht Gegenmaßnahmen getroffen werden. Für Distickstoffmonoxid (Lachgas, N_2O) würde der Beitrag zum Temperaturanstieg von etwa 4% im Jahre 1990 auf ca. 10% (+ 0,37 °C pro Dekade) im Jahre 2100 ansteigen. Der durch N_2O verursachte Temperaturanstieg (ΔT) wird durch die Änderung der Abstrahlung der Sonnenenergie (ΔQ_t) bestimmt, die u. a. von der N_2O-Konzentration (Ct) der Stratosphäre abhängt. Letztere resultiert aus der Zunahme und dem Abbau in der Stratosphäre. Rund 12,7 Megatonnen (Mt) N_2O-Stickstoff gelangten 1990 in die Atmosphäre (→**A**). Davon stammten rund 65% aus natürlichen Quellen (Mikroorganismen), 3% aus der globalen Erwärmung und etwa 32% von menschlichen Aktivitäten. Die N_2O-Emission würde beim gegenwärtigen Trend auf ca. 26 Mt im Jahr 2100 steigen. Entsprechend würde sich der N_2O-Gehalt der Atmosphäre von derzeit 308 auf 484 ppb erhöhen (→**B**). Bei einem optimistischen Szenario (→**C**, kein N_2O aus der Nylonproduktion, drastische Abnahme des Kunstdüngereinsatzes und der Verbrennung fossiler Brennstoffe ab 2000) betrüge der N_2O-Eintrag noch 14 Mt, entsprechend einem ΔT von + 0,12 °C. Dies ist deutlich höher als die auf Klimakonferenzen angestrebte Grenze von 0,1 °C pro Dekade. Um das angestrebte Ziel zu erreichen, müssten anthropogene und klimatisch bedingte N_2O-Emissionen um 80% (bezogen auf den heutigen Trend) abnehmen und ab 2050 stagnieren.

Struktur-Aktivitäts-Beziehungen (SAR)

Die relative biologische Wirkungsstärke verwandter Substanzen korreliert mit ihren *physikochemischen Eigenschaften* (z. B. Lipophilie, Dipolmoment, hydrodynamischer Radius, zugängliche Oberfläche, Redoxpotential etc.). Diese Tatsache hilft bei der Suche nach neuen Wirkstoffen, kann aber auch Toxizitätsprüfungen rationeller gestalten. Anstatt von einem chemischen Grundgerüst viele Derivate zu synthetisieren und einzeln zu prüfen, rechnet man mögliche Kandidaten erst einmal durch und wählt aus der Liste der Ergebnisse dann die interessanten aus. Diese werden dann ggf. synthetisiert und eingehend untersucht.

Beispiel SAR-Analyse eines Organophosphats (→**D**): Die lange unbekannte Verbindung stand im Verdacht, neurotoxisch und kanzerogen zu sein. Eine Modellrechnung, bei der bekannte Strukturen und Substanzeigenschaften aus einer umfangreichen Stoffdatenbank berücksichtigt wurden, stützte diesen Verdacht, der schließlich auch experimentell bestätigt wurde. Ein Computerprogramm (TOPKAT) identifizierte zunächst Teilstrukturen, die nach Vergleich mit den Einträgen der Datenbank als bioreaktive (grün) oder nichtbioreaktive Funktionen (orange) klassifiziert wurden. Eine Struktursuche nach ähnlichen Verbindungen lieferte drei Treffer, allesamt bekannte Kanzerogene.

A. N_2O-Emissionen 1990 nach Quellen

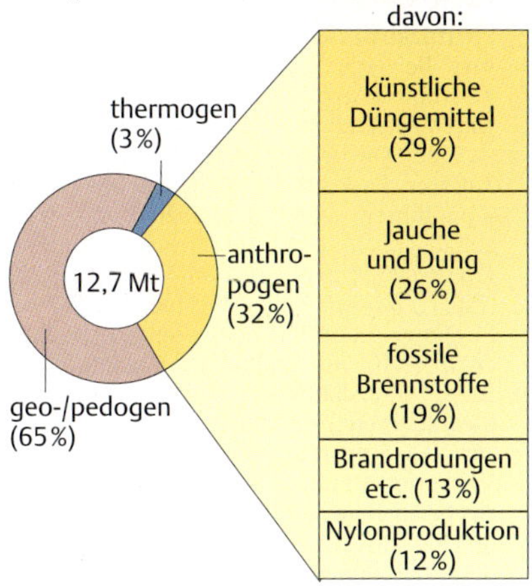

B. Entwicklung der N_2O-Konzentration

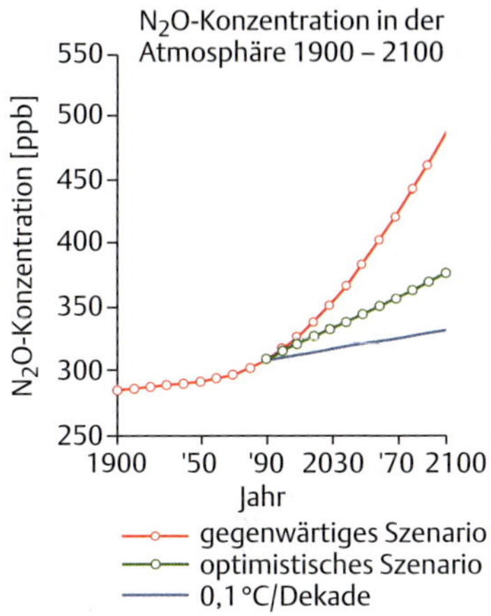

C. Nicht-natürliche (anthropogene und klimatische) N_2O-Emissionen 1900 bis 2100

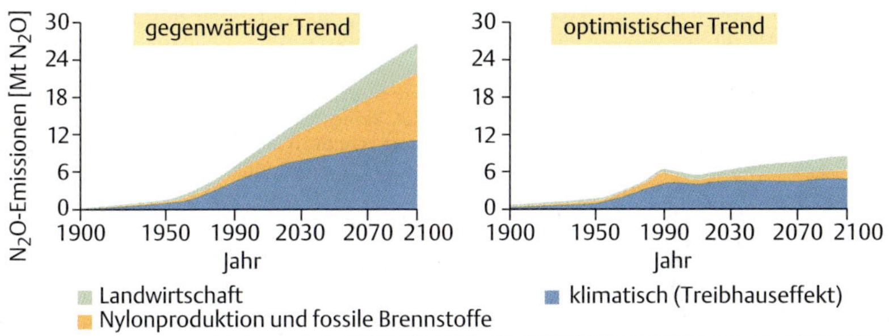

D. Computer-Analyse (TOPKAT) zur Kanzerogenität von Tris(2-chloroethyl)phosphat

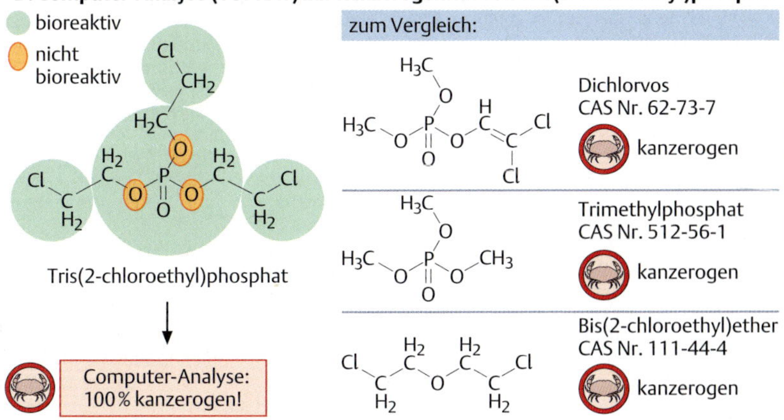

Weitere theoretische Methoden

Künstliche Intelligenzsysteme (AI)

Verfahren mit künstlichen Intelligenzsystemen halten langsam Einzug in die Toxikologie. Sie beruhen z.B auf der Erkennung wiederkehrender *Muster* (Pattern recognition) von toxikologisch relevanten Strukturmerkmalen einer Substanz. Leistungsfähige Rechner benutzen moderne Programme mit ausgeklügelten Algorithmen, die sogar eine kontextsensitive Erkennung beherrschen.

Das Prinzip kann anhand eines primitiven Sprachcomputers verdeutlicht werden, der zwei Sprachen (Deutsch, Englisch) (er)kennt und bei jedem Satz zuvor analysiert, in welchem Wortschatz die einzelnen Wörter zu suchen sind (→**A**). Für die deutsche Sprache wird man die Suffixe „~ein" oder „~lein" als typische „Glossophore" (charakteristische Sprachelemente) einstufen, das Suffix „~ewed" dagegen als fremd. Für die englische Sprache ist es genau umgekehrt. Weniger klar ist die Situation für das Suffix „~ing", das im Englischen häufig erscheint und im Deutschen bei Formen wie „Ding" und „ging" vorkommt. Erweitert man die Zeichenkette auf „ñging", wird die Unterscheidung klar.

Analog lassen sich auch chemische Strukturen analysieren, indem man Gruppen verbundener Atome bzw. räumlich benachbarter Funktionen auf Gemeinsamkeiten prüft (→**B**). Im Beispiel heißt die Prüfgröße „Azidität"; höchste Priorität hat dabei die –COOH-Funktion. Ist das Kriterium z. B. die Häufigkeit, mit der eine Struktur in nachgewiesenen Kanzerogenen vorkommt, dann lässt sich mithilfe einer hinreichend großen Fragment- oder Stoffdatenbank auch eine bislang nicht charakterisierte Struktur einordnen. Die Berechnungen können durch Hinzunahme von SAR-Ergebnissen (s. S. 38) modifiziert werden, die einzelnen Molekülfragmenten mit einem hohen kanzerogenen Potenzial (z. B. aromatische Amine) mehr Gewicht verleihen als anderen. Als Resultat erhält man z. B. mit Programmen wie MultiCASE einen „intelligenten" Wahrscheinlichkeitsscore, der eine Klassifizierung der Substanz in eine der drei Rubriken „kanzerogenverdächtig", „zweifelhaft", „nicht kanzerogenverdächtig" ermöglicht. Gewissheit bietet schließlich die Überprüfung durch das Experiment.

PBPK-Modelle (→C)

Pharmakokinetische Gesichtspunkte bestimmen bei jeder Exposition, welche effektive Konzentration eines Wirkstoffs an den Zielorganen vorherrscht und wirksam werden kann (s. S. 26). Die beteiligten Prozesse, die von der äußeren Exposition zur beobachteten Wirkung führen, sind oft kompliziert und im Einzelfall (noch) nicht hinreichend aufgeklärt. *Physiologisch begründete pharmakokinetische (PBPK-) Modelle* versuchen hier, mit den aus Physiologie und Biochemie bekannten Tatsachen (z. B. Atemvolumen, Organdurchblutung, Kreislaufzeit, Stoffwechselaktivität, Clearance etc.) die entscheidenden Faktoren für den Stofftransport eines Stoffs zu den Wirkorten zu einem Modell zu verknüpfen.

Als Beispiel ist hier die Entgiftung von Methylenchlorid (CH_2Cl_3) dargestellt, die durch oxidierende Enzyme (MFO, **m**isch**f**unktionelle **O**xygenasen) und enzymatisch katalysierte Bindung an körpereigene Substanzen (z. B. Bindung an Glutathion durch **G**lutathion-**S**-**T**ransferasen, GST) erfolgt und die Elimination beschleunigt.

Die Biotransformation vieler Xenobiotika findet keineswegs ausschließlich in der Leber statt, sondern auch in der Lunge (flüchtige Stoffe) oder in anderen Organen. Die mathematische Formulierung des Stofftransfers, wie er sich vom Ort der Aufnahme in den Körper bis zum Wirkort oder in definierten Teilbereichen abspielt, erfolgt ggf. unter Berücksichtigung wichtiger Stoffeigenschaften (z. B. Lipophilie, Molekülgröße, Rezeptoraffinität etc.). Die Beschreibung gelingt mithilfe gewöhnlicher oder partieller Differenzialgleichungen, wie sie in der Pharmakokinetik zur Beschreibung des Stoffaustauschs zwischen verschiedenen Kompartimenten gebräuchlich sind. Für Methylenchlorid, ein halogenhaltiges Lösemittel, das in komplexer Weise aus dem Körper eliminiert wird (metabolisiert in Leber und Lunge), liefert die Annahme einer nicht-linearen und einer linearen Eliminationskinetik eine gute Übereinstimmung mit den gemessenen Daten (→**D**).

Die Übertragung experimentell gewonnener Daten auf die Situation beim Menschen bleibt trotz gewisser Fortschritte bei den Modellsystemen eine große Herausforderung. Im Vergleich zu einfachen Proportionalitätsmodellen oder einer simplen Skalierung mit einem „Interspeziesfaktor" haben die verwendeten Parameter bei ausgereiften PBPK-Berechnungen einen physiologisch-biochemischen Hintergrund.

A. Mustererkennung durch „intelligente“ Wortanalyse

Beispiel	EIN	KLEINES	SINGING	VOEGLEIN	AFFRIANDE
Triplett d: EIN e: ING	EIN	KLE LEI EIN INE NES	SIN ING NGI GIN ING	VOE OEG EGL GLE LEI EIN	AFF FFR FRI RIA IAN AND NDE
Quartett d: ·EIN e: ·ING		KLEI LEIN EINE INES	SING INGI NGIN GING	VOEG OEGL EGLE GLEI LEIN	AFFR FFRI FRIA RIAN IAND ANDE
Quintett d: ··EIN e: NGING		KLEIN LEINE EINES	SINGI INGIN NGING	VOEGL OEGLE EGLEI GLEIN	AFFRI FFRIA FRIAN RIAND IANDE
Sprache:	Deutsch	Deutsch	Englisch	Deutsch	?

Durch iterative Analyse der Wortfragmente gelingt die Zuordnung der Wörter zu einer der beiden Sprachen, Deutsch bzw. Englisch. Dies gelingt jedoch nicht für das französische Wort.

B. Computer-Analyse der Struktur von Asparaginsäure nach sauren Funktionen

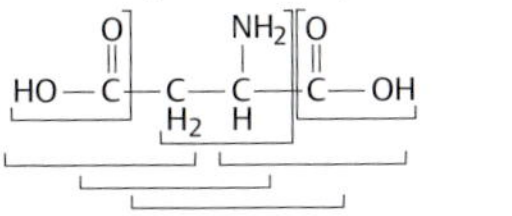

Beispiele für Atomtripletts (ohne H-Atome)

Die Säurestärke einzelner Fragmente wird durch die Farbe, bzw. Farbintensität angezeigt.

■ sauer ■ basisch

Tripletts	Quartetts	Quintetts
HO—C=O	HO—C—CH$_2$—CH	HO—C—CH$_2$—CH—NH$_2$
HO—C—CH$_2$	O=C—CH$_2$—CH	HO—C—CH$_2$—CH—C
O=C—CH$_2$	C—CH$_2$—CH—NH$_2$	O=C—CH$_2$—CH—NH$_2$
C—CH$_2$—CH	C—CH$_2$—CH—C	O=C—CH$_2$—CH—C
CH$_2$—CH—NH$_2$	CH$_2$—CH—C=O	C—CH$_2$—CH—C=O
CH$_2$—CH—C	CH$_2$—CH—C—OH	C—CH$_2$—CH—C—OH
H$_2$N—CH—C	H$_2$N—CH—C=O	
CH—C=O	H$_2$N—CH—C—OH	
CH—C—OH		
O=C—OH		

C. PBPK-Modell für die Pharmakokinetik

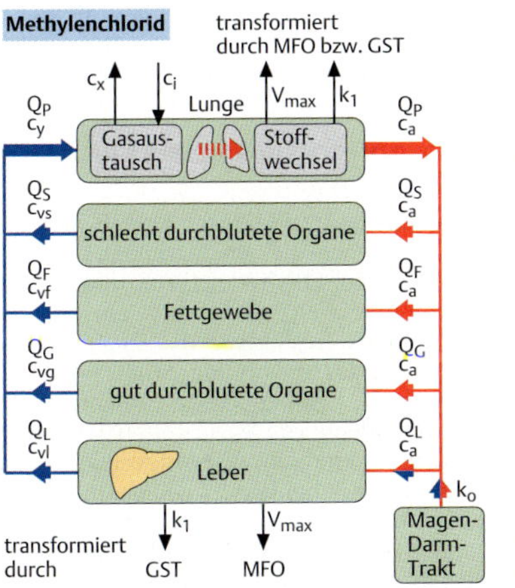

Q_x = Flux im Kompartiment x
c_a, c_{vx} = arterielle bzw. venöse Konzentration
k_o, k_1 = Geschwindigkeitskonstante 0. bzw. 1. Ordnung
V_{max} = sättigbare Reaktion (Michaelis-Menten-Kinetik)

D. Simulation und Experiment

Methylenchlorid im Blut von Ratten bei Inhalation von 200 bzw. 1000 ppm über 4 h

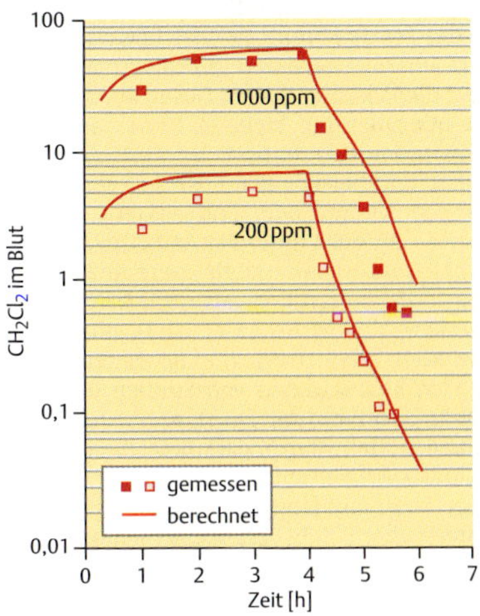

Grundlagen der Epidemiologie

Begründung epidemiologischer Untersuchungen

Zu den Quellen umweltmedizinischer Erkenntnisse gehören toxikologische Untersuchungen an Mensch und Tier. Die Gewinnung sicherer Daten, die zur Risikoabschätzung herangezogen werden können, ist nicht einfach. Weil die Bewertung gerade umweltmedizinischer Belastungen problematisch ist, werden deren Gesundheitsgefahren häufig entweder verdrängt oder übertrieben.

Kontaminanten in der Umwelt, z. B. der Außen- oder Innenraumluft, der Nahrung oder des Bodens, sind durch empfindliche Messmethoden inzwischen auch in sehr geringen Konzentrationen messbar. Die Reaktion des menschlichen Organismus auf Belastungen mit Umweltschadstoffen ist individuell jedoch sehr verschieden. Zudem ist man i.d.R. nicht einem Fremdstoff allein, sondern Substanzgemischen ausgesetzt, die oft nur durch einzelne, leicht messbare Fremdstoffe charakterisiert werden. Staub (s. S. 108) und Schwefeldioxid (s. S. 90, 112) gelten z. B. als Indikatoren für Luftverunreinigungen, Benzo[a]pyren (s. S. 74) wird als Leitsubstanz stellvertretend für Luftkontaminationen mit polyzyklischen aromatischen Kohlenwasserstoffen (s. S. 74) aus Verbrennungsprozessen gemessen. Andere Umwelteinflüsse wie lokale Wettereinflüsse (Inversionen) können individuelle Substanzwirkungen verstärken oder abschwächen (s. S. 46, 150).

In der Praxis kommt bei der Bewertung von Umweltkontaminanten erschwerend hinzu, dass die Wirkung kleiner Dosen auf die Allgemeinbevölkerung stets in Bezug auf lange Einwirkungszeiträume beurteilt werden muss, z. B. bei der Frage, ob Luftverunreinigungen Asthma oder Lungenkrebs verursachen (→**A**). Auch unter der Annahme, dass am Arbeitsplatz qualitativ gleichartige Belastungen vorlägen (z. B. Schwermetall-haltige Stäube oder organische Lösemittel), unterscheiden sich arbeitsmedizinische Untersuchungen an Beschäftigten von Studien über ubiquitär nachweisbare Substanzen. Der Unterschied besteht darin, dass Belastungen während der Arbeitszeit meist mit einer höheren Exposition und längeren Einwirkungszeit der untersuchten Substanz einhergehen. Untersuchungen von Arbeitsstoffen lassen daher häufiger eine Dosis-Wirkungs-Beziehung erkennen als Studien über so genannte Umweltschadstoffe.

Regulatorische Entscheidungen zum Zweck eines umfassenden Gesundheitsschutzes bedürfen jedoch *sicherer* Ergebnisse hinsichtlich der Exposition, der toxischen Wirkungsqualität und der Kausalität einer Schadwirkung. Diesen Anforderungen können experimentelle toxikologische Untersuchungen weder im Tierversuch noch am Menschen gerecht werden. Auch in der Umweltmedizin bedient man sich daher der Methodik der Epidemiologie. Ursprünglich als Seuchenlehre definiert, greift Epidemiologie heute viel weiter. Sie hat die Aufgabe, mögliche Faktoren zu beschreiben, die für das jeweilige Krankheitsgeschehen relevant sein können. Diese Untersuchungen können *retrospektiv* oder *prospektiv* durchgeführt werden (s. S. 44, 30).

Grenzen der Epidemiologie (→B)

Das Bedürfnis der Bevölkerung, mithilfe epidemiologischer Untersuchungen *kausale* Beziehungen zwischen den Symptomen einer Befindlichkeitsstörung oder Erkrankung und dem vermuteten Agens herzustellen, überfordert oft die Möglichkeiten des Fachgebietes. Zusammenhänge werden zwar wahrscheinlich, aber nicht kausal bewiesen, indem Häufigkeiten beschrieben und Korrelationen festgestellt werden. So wurde der Bezug zwischen der Entstehung des Bronchialkarzinoms und dem Tabakrauch beim Menschen zwar in vielen epidemiologischen Studien deutlich, aber erst im Tierexperiment ursächlich nachgewiesen (→**B**).

Störfaktoren (Confounding factors, →C)

Zahlreiche andere Faktoren beeinflussen das Studienergebnis bei epidemiologischen Untersuchungen. Im Vergleich zur untersuchten Zielgröße können sie mitunter ein größeres Risiko für die Gesundheit des Einzelnen darstellen und das Ergebnis der Studie völlig verfälschen. So ergaben einige Studien keinen Zusammenhang von Schadstoffen der Außenluft und der Erkrankungshäufigkeit, da auf die Untersuchten ebenfalls erhebliche Immissionen in Innenräumen wie z. B. offene Feuerstellen (Herd, Kamin) eingewirkt hatten.

Die Störfaktoren zu erkennen und zu bewerten ist somit entscheidend für die Validität der Untersuchung und die daraus abgeleiteten Handlungsfolgen.

A. Multifaktorielle Genese von Erkrankungen

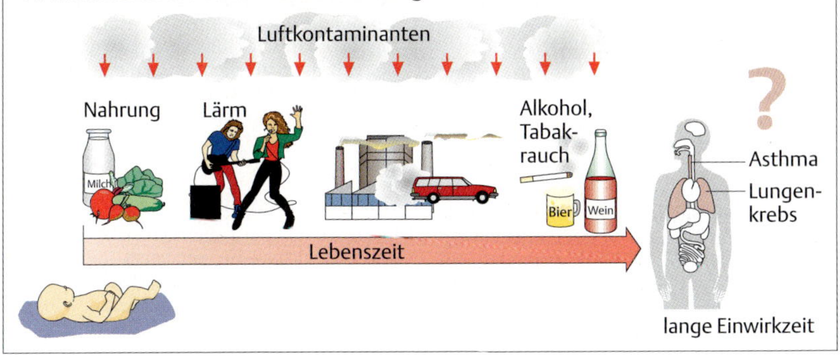

B. Grenzen der Epidemiologie

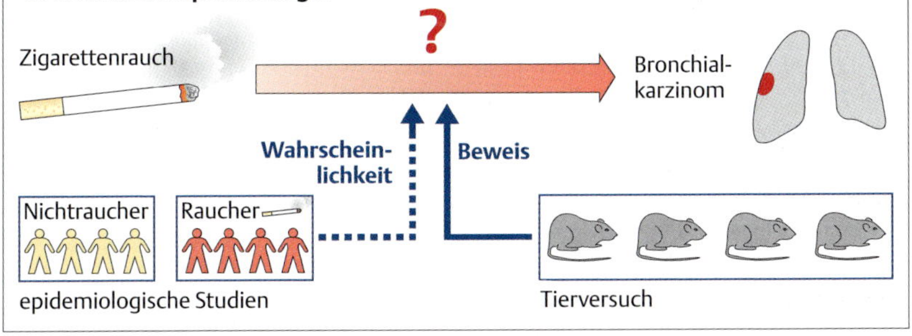

C. Störfaktoren

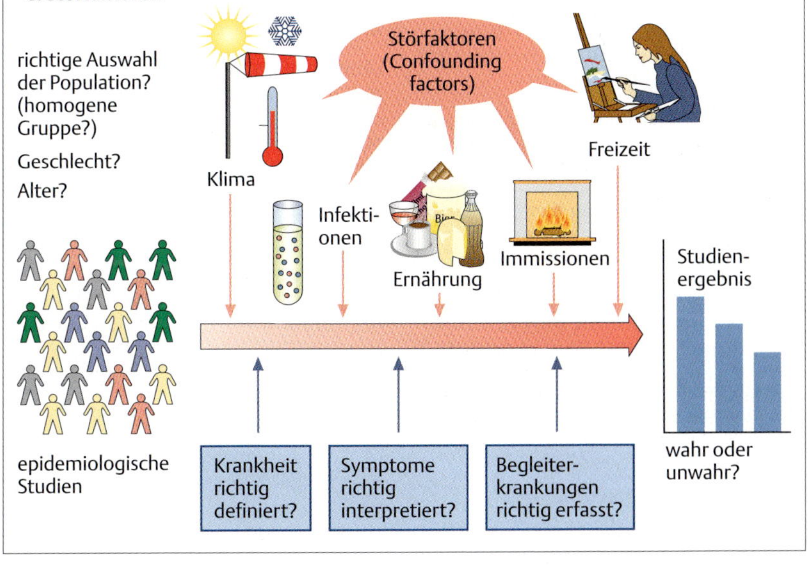

Studientypen in der Epidemiologie (→A)

Fall-Kontroll-Studien

Bei diesem Studienansatz werden bereits erkrankte Personen mit einer gesunden Population verglichen (s. S. 42). Retrospektiv wird versucht, ursächliche Faktoren einer Erkrankung zu ermitteln, wie z. B. die Belastung der Luft mit Schwefeldioxid oder Dieselruß. Ein Vorteil dieses Ansatzes besteht in der Möglichkeit, Risikofaktoren für Krankheiten mit langer Latenzzeit aufzuzeigen. Ein Beispiel sind Untersuchungen über Zusammenhänge zwischen Luftverunreinigungen und Lungenkrebsrisiko.

Probleme entstehen durch kleine Gruppengrößen, da mögliche Verzerrungen (z. B. durch einseitige Diagnosekriterien) retrospektiv nicht erfassbar sind und somit nicht mehr kontrolliert werden können. So sind Befunde aus der Vergangenheit oft nicht dokumentiert, z. B. genaue Daten über Begleitfaktoren wie das Rauchverhalten der Eltern oder die fehlende zeitgenaue Bestimmung der Exposition. Waren die Untersuchten z. B. durch häufigen Wechsel des Aufenthaltsortes schwankenden Schadstoffkonzentrationen ausgesetzt, dann ist oft keine eindeutige Korrelation zwischen Exposition und Krankheitssymptomen nachweisbar (→**B**). Daher versucht man, bei *bekanntem* Risikofaktor deren kausale Bedeutung für eine Erkrankung *prospektiv* durch Kohortenstudien zu ermitteln.

Kohortenstudien

Für Kohortenstudien werden die Untersuchungsparameter *vorher* festgelegt und die Exposition wird genau erfasst. Dadurch kann der Einfluss von Störfaktoren minimiert werden (s. S. 30, 42). Mit dieser Methodik wurde z. B. die Beeinflussung der Lungenfunktion in Gebieten mit unterschiedlicher Schadstoffbelastung untersucht.

Nachteile ergeben sich aus dem hohen Aufwand: Eine Kohortenstudie muss viele Personen einschließen, damit sie auch dann noch aussagekräftig bleibt, wenn infolge des langen Untersuchungszeitraums Studienteilnehmer ausscheiden, etwa durch Veränderung der Exposition, Wegzug aus dem Studiengebiet oder durch Tod.

Interventionsstudien (→C)

Sie entsprechen Kohortenstudien mit der veränderten Zielsetzung, Schadenshäufigkeiten vor und nach Reduktion oder Elimination der vermuteten Schadstoffe zu ermitteln. Umweltmedizinische Interventionsstudien werden z. B. dann möglich, wenn die Bevölkerung in industriellen Ballungsgebieten vor und nach dem Einbau verbesserter Abluftfilter zur Reduktion von Luftschadstoffen untersucht wird.

Querschnittsstudien (→D)

Demgegenüber erlauben Querschnittsstudien bei vergleichsweise geringem Aufwand in kurzer Zeit Rückschlüsse auf den Einfluss von *langfristigen* Risikofaktoren. Hierbei wird der Gesundheitszustand einer Bevölkerungsgruppe in Schadstoff-belasteten und unbelasteten Gebieten zum gleichen Zeitpunkt miteinander verglichen (Augenblicksaufnahme). Gleichzeitig wird die Exposition anhand von Immissionskonzentrationen und Bioindikatoren erfasst.

Diese Studien werden häufig zur Kennzeichnung vermuteter Umweltrisiken durchgeführt. So wurde in Deutschland der Einfluss einer erhöhten industriellen Schadstoffbelastung mit Schwefeldioxid, Stickoxiden oder Ozon auf die Prävalenz von Atemwegserkrankungen wie Asthma bronchiale, chronische Bronchitis und stenosierende Laryngitis („Pseudokrupp“) untersucht. Auch bei diesem Studienansatz kann die Aussagekraft vermindert sein, wenn Störfaktoren ungenügend berücksichtigt werden.

Längsschnittstudien (→E)

Hier werden kurzzeitige äußere Einflüsse (z. B. wechselnde Luftschadstoffkonzentrationen mit Smogperioden) auf die Häufigkeit von Symptomen oder Erkrankungen über einen längeren Zeitraum untersucht. Ein Beispiel ist die von der Bundesärztekammer angeregte Studie über den Zusammenhang zwischen Luftschadstoffen und „Pseudokrupp“.

Neben der Zweijahresrhythmik der Erkrankungsfälle und den meteorologischen Einflüssen ergab sich in den verschiedenen Studiengebieten kein Hinweis darauf, dass Schadstoffe (CO, NO_x, SO_2, Schwebstaub) auslösend für die Erkrankung waren. Bei hohen Immissionskonzentrationen während einer Smogsituation in einem Belastungsgebiet war ebenfalls nur ein geringer Anstieg der Erkrankungshäufigkeit festzustellen.

A. Epidemiologische Studientypen

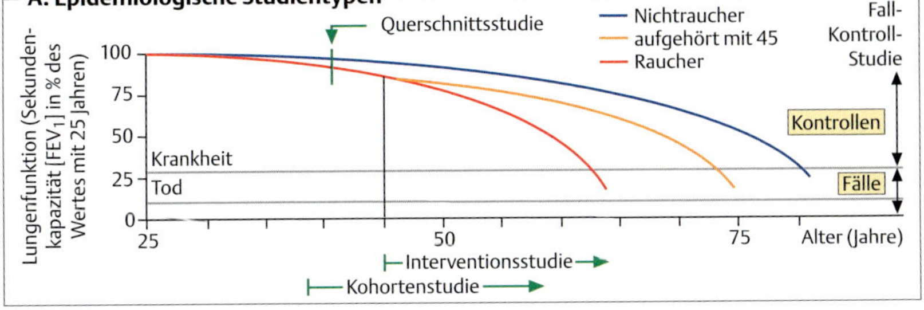

B. Individuelle tägliche Belastung mit Schwebstaub (<5 µm)

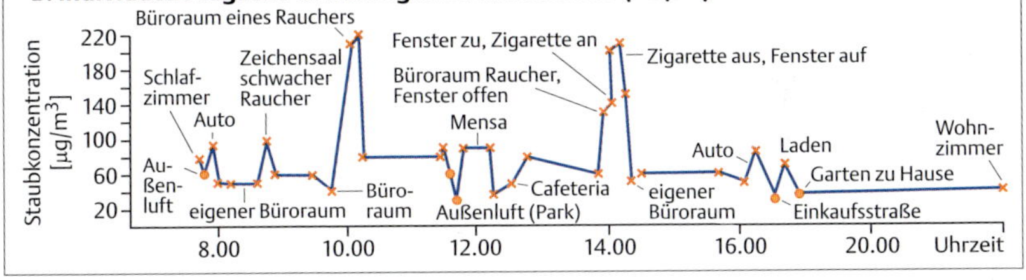

C. Interventionsstudien

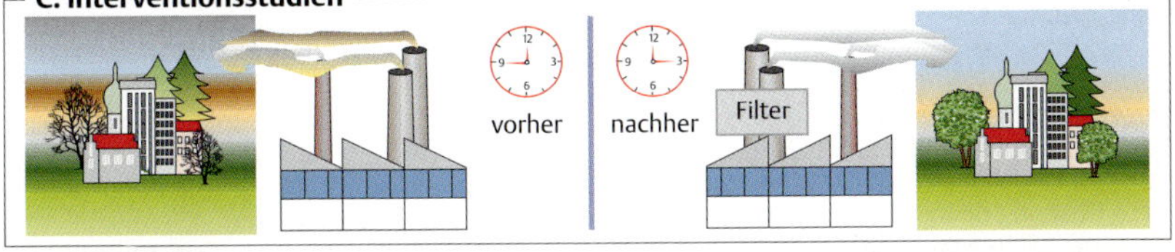

D. Querschnittsstudien

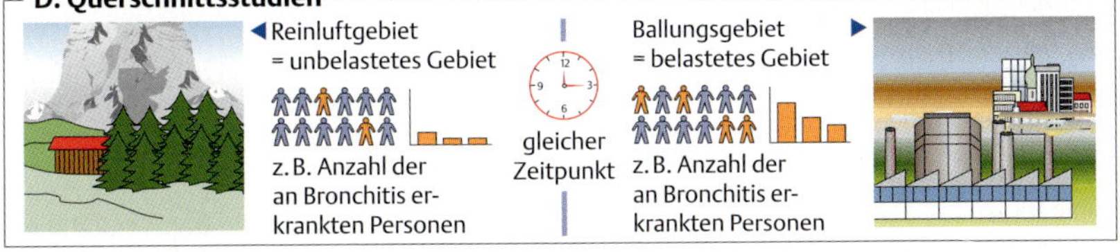

E. Längsschnittstudien

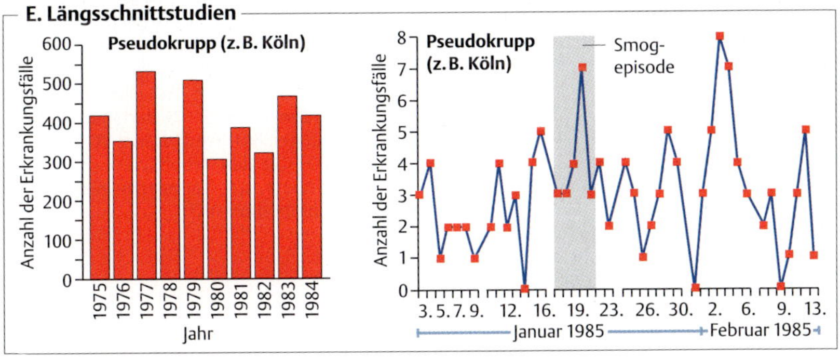

Risk Assessment I (Risikoabschätzung)

Grundlagen (→A)

Mit umweltbedingten Erkrankungen befasst sich fachübergreifend die *Umweltmedizin*. Hier sind insbesondere Arbeitsmediziner sowie der öffentliche Gesundheitsdienst tätig. Um Gesundheitsschäden gezielt vermeiden zu können, muss das jeweilige Risiko, infolge Exposition gegenüber einer Umweltnoxe Schaden zu nehmen, abgeschätzt werden (Risk Assessment). Die Wissenschaft des Risk Assessments basiert auf Wahrscheinlichkeitsabschätzungen und statistischen Daten aus den Bereichen Umwelthygiene, Umweltepidemiologie und Umwelttoxikologie.

Risiko (→B)

Das *Risiko* für die Schädigung infolge einer Umweltbelastung ist abhängig von zahlreichen Parametern wie Wirkung, Dosis und Aufnahmeweg einer Noxe sowie der individuellen Disposition des Betroffenen. Die Beziehung zwischen sehr kleinen Dosen und ihrer Wirksamkeit ist nicht in jedem Falle extrapolierbar aus der Wirkung kleiner oder größerer Dosen (nicht-lineare Dosis-Wirkungs-Kurve). So wird z. B. für radioaktive Strahlen im Bereich der Wirkungsschwelle eine relativ größere Wirkung diskutiert als gemäß der oberhalb der Schwelle gemessenen Dosis-Wirkungs-Beziehung zu errechnen wäre.
Als *absolutes Risiko* (statistische Wahrscheinlichkeit mit Irrtumswahrscheinlichkeit) für das Auftreten einer bestimmten Erkrankung bei einem Individuum wird das Verhältnis angegeben zwischen dem Anteil der erkrankten Personen und der insgesamt untersuchten Population.
Das *relative Risiko* ist ein Maß für die Gefährdung durch eine bestimmte Noxe. Es wird aus dem Quotienten der jeweiligen absoluten Risiken exponierter bzw. nicht-exponierter Populationen errechnet.

Abschätzung der Risikogröße

Im Versicherungswesen werden das Risiko eines Schadens aus den Parametern Wahrscheinlichkeit und Höhe (Wirkung) eines Schadens berechnet. Das Produkt aus diesen beiden Parametern entspricht der Schadenswahrscheinlichkeit. Daraus folgt, dass das Risiko für einen kleinen, häufig vorkommenden Schaden (z. B. „Bagatellunfall") gleich groß sein kann wie das Risiko für einen extrem seltenen Schadensfall (z. B. Meteoriteneinschlag), der eine enorme Schadenshöhe verursachen würde (entsprechend einer hohen Anzahl von Geschädigten). So ist – statistisch gesehen – das Risiko größer, bei einem Meteoriteneinschlag umzukommen als mit einem Flugzeug abzustürzen. Zwar ist die Wahrscheinlichkeit eines Meteoriteneinschlages extrem klein, aber da bei einem einzigen Unglücksfall mehrere Millionen von Menschen sterben könnten, erhöht sich das Risiko für diese Todesursache entsprechend (→**C**).
Die *präventive Umweltmedizin* bezweckt, mit geeigneten Messverfahren die aktuell auf den Menschen einwirkende Dosis einer (Einzel-) Noxe zu ermitteln. Anhand einer Dosis-Wirkungs-Beziehung wird dann die *Wahrscheinlichkeit* und das *Ausmaß einer Schädigung* beurteilt. Dieses Ziel kann jedoch in den wenigsten Fällen exakt erreicht werden, denn zum einen bestehen erhebliche interindividuelle Unterschiede in der Quantität der auf eine Person einwirkenden Noxen. Zum anderen ist mit großen interindividuellen Unterschieden in der Reaktion auf eine Noxe (Sensibilität) zu rechnen.
In der Praxis ist darüber hinaus nur die resultierende Wirkung auf den Organismus von Bedeutung: Die Wirkung mehrerer Noxen (Schadstoffgemische) kann sich sowohl verstärken (additive Wirkung, ggf. überadditive Wirkung) als auch vermindern (antagonistische Wirkung). Die Gesamtwirkung eines Noxen- und (Schad-)Stoffgemisches kann nur sehr unsicher aus den Wirkungen einzelner Faktoren abgeleitet werden (→**D**).
Die vom Gesetzgeber bzw. mittels Verordnung (VO) erlassenen Richtlinien und Grenzwerte für (Schad-)Stoffkonzentrationen (s. S. 54, 312) stellen daher einen Versuch dar, den Bürger mit hoher Wahrscheinlichkeit vor einer Schädigung durch Umweltnoxen zu schützen. Beispiele hierfür sind die Richtlinien und Grenzwerte für Nahrungsmittel (z. B. Lebens- und Bedarfsmittelgesetz, Höchstmengen-VO, Trinkwasser-VO, Mineralwasser-VO), für den Arbeitsplatz (z. B. MAK- und BAT-Werte, s. S. 52) oder in der Umwelt (z. B. Strahlenschutz-VO).

A. Risk Assessment (Risikoabschätzung)

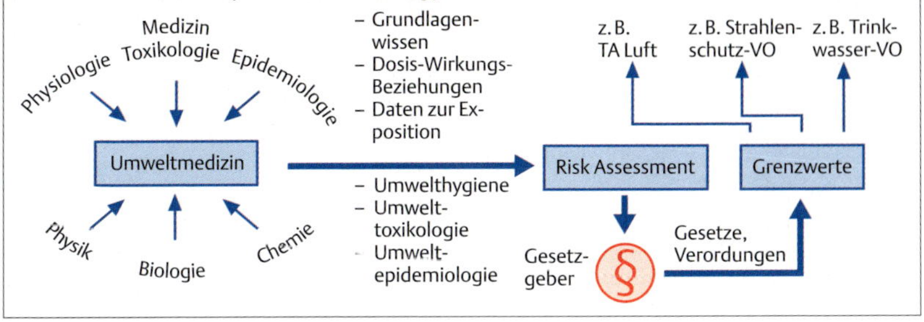

B. Absolutes und relatives Risiko

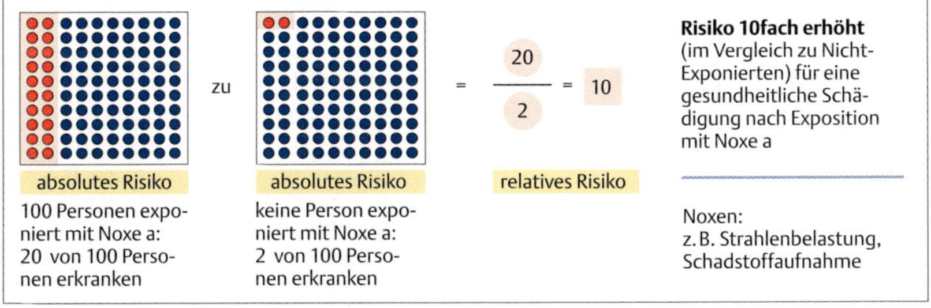

C. Mortalitätsrisiken in der Bevölkerung in Europa

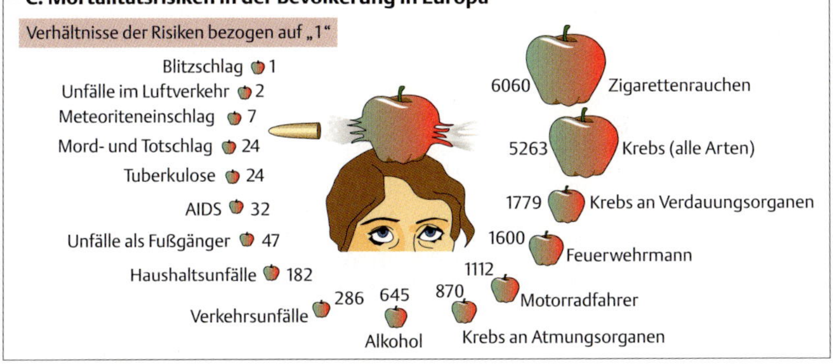

D. Problematik der Grenzwertfestlegung

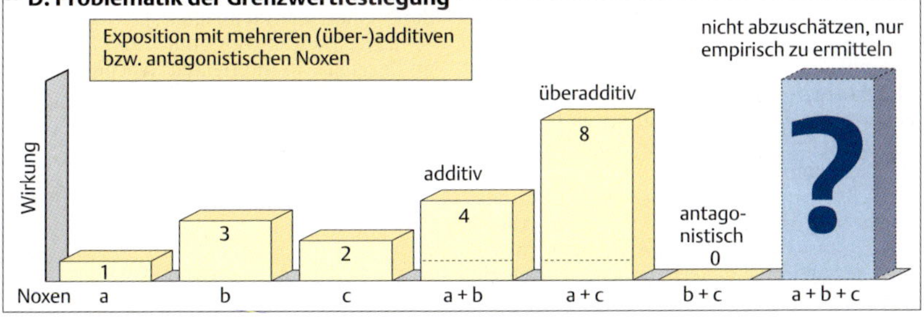

Risk Assessment II

Festlegung von Grenzwerten (→A)

Zur Abschätzung der Wirkung einer Noxe im Organismus müssen neben der Wirkdosis auch die Pharmakokinetik (Aufnahme, Verteilung, Elimination) und die Pharmakodynamik (Wirkung) der Noxe bekannt sein.
Als unterer Wert einer Dosis-Wirkungs-Beziehung werden folgende Begriffe definiert: Ein *LOEL-Wert* (***L**owest **o**bserved **e**ffect **l**evel*), bei dem gerade ein Effekt auftritt, bzw. ein *NOEL-Wert* (***N**o **o**bserved [adverse] **e**ffect **l**evel*), bei dem kein Effekt mehr zu beobachten ist.
Sind aufgrund entsprechender Grundlagenforschungen schlüssige Daten bekannt, kann aus dem NOEL-Wert nach Multiplikation mit dem Sicherheitsfaktor 10^{-1} ein Grenzwert für die *duldbare tägliche Aufnahmemenge* (***A**cceptable **d**aily **i**ntake*), ADI-Wert, s. S. 55) dieser Noxe definiert werden. Sind nur begrenzte Daten zu Wirkung oder Pharmakokinetik verfügbar, wird üblicherweise ein Faktor von 100^{-1}, bei potenziell kanzerogenen Verbindungen meist der Sicherheitsfaktor 1000^{-1} gewählt.

Methoden zur Risikoabschätzung

In *epidemiologischen Untersuchungen* werden die Häufigkeiten von Krankheiten bzw. verschiedenen (z. B. serologischen) Parametern ermittelt (s. S. 44). Epidemiologische Untersuchungen beginnen meist mit Fallsammlungen und einer deskriptiven Statistik. Ist eine Krankheit mit hinreichender Sicherheit aufgrund epidemiologischer Untersuchungen auf eine Ursache zurückzuführen, erscheinen andere (Hilfs-)Methoden zur Untersuchung der Wirkung einer Noxe überflüssig bzw. sind nur zur Aufklärung der Pharmakokinetik und zur Verbesserung therapeutischer Ansätze sinnvoll. Sind hingegen keine schlüssigen epidemiologischen Daten verfügbar, werden *ersatzweise Untersuchungen* an z. B. (Versuchs-)Tieren (s. S. 34), isolierten Organen, superfundierten Organschnitten, isolierten Organzellen (s. S. 36), Mikroorganismen oder Molekülen (z. B. Proteinen) durchgeführt. Computermodulationen sind nur in begrenztem Umfang geeignet, Versuchsbedingungen zu simulieren.
Zunächst wird üblicherweise das Risiko der Einwirkung einer einzelnen Noxe abgeschätzt. Anschließend sind Wirkungen möglicher Kombinationen verschiedener Noxen zu untersuchen und deren Risiko abzuschätzen.

Von wesentlicher Bedeutung ist eine sinnvolle Fragestellung (→**B**) und die Wahl eines für die jeweilige Fragestellung passenden Versuchsmodells. Die Durchführung eines Versuchsplans dient dem Ziel, einen Zusammenhang zwischen einer Noxe und einer Krankheit nachzuweisen.
Im Rahmen der *statistischen Auswertung* erfolgt eine Hypothesentestung (s. S. 32). Statistische Unterschiede bestehen dann, wenn eine zuvor festgelegte, maximale Irrtumswahrscheinlichkeit nicht überschritten wird. In diesem Fall wird die sog. Nullhypothese (z. B.: „Es besteht kein Zusammenhang zwischen einer Noxe und der Ausprägung einer Krankheit“) verworfen und die Alternativhypothese als plausibel angenommen („Diese Noxe führt kausal zu einer bestimmten Krankheit“).

Kontroverse Risikoabschätzungen

Vielfach wird die Aussagefähigkeit von Untersuchungen, z. B. wegen mangelnder Standardisierung von Messmethoden, Art der bestimmten Messgrößen, ungeeigneter (Stich-)Probennahme oder fehlerhaften Annahmen kritisiert bzw. eine Schlussfolgerung als nicht nachvollziehbar beurteilt.
Kontroverse Diskussionen zur Beurteilung eines Risikos seien am Beispiel der Exposition mit radioaktiver Strahlung dargestellt. Allgemein anerkannt ist, dass ionisierende Strahlung akute Krankheiten verursachen, karzinogen wirken und die Lebensspanne verkürzen kann. Ionisierende Strahlung soll sowohl durch direkte Zellschädigungen wie auch auf unspezifische Weise biologische Alterungsprozesse fördern. Vielfach wird eine erhebliche Gefährdung bereits für Anwohner von Kernkraftwerken behauptet. Nach experimentellen Untersuchungen beträgt jedoch die statistische Lebenszeitverkürzung eines im Kernkraftwerk tätigen Mitarbeiters, der ab dem 20. Lebensjahr lebenslang und kontinuierlich mit der gemäß Strahlenschutzverordnung „maximal zulässigen“ Jahresdosis von 50 mSv exponiert wird, „nur“ rund 11 Monate. Im Vergleich dazu erleiden Raucher (1 Päckchen Zigaretten/Tag über 20 Jahre) eine durchschnittliche Lebenszeitverkürzung von etwa 80 Monaten (→**C**).

A. Herleitung von Grenzwerten

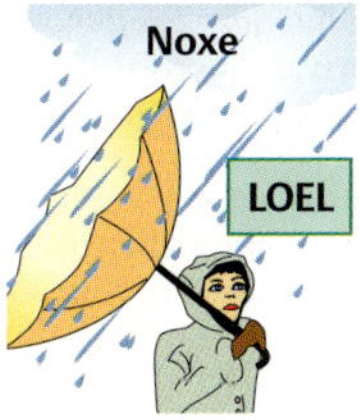

Lowest observed effect level (LOEL)

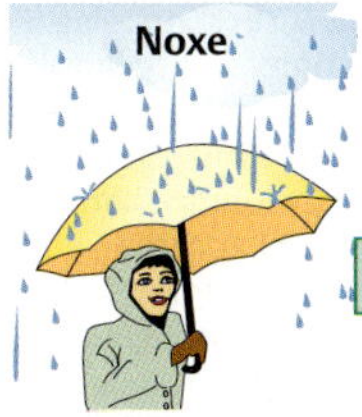

No observed effect level (NOEL)

NOEL

Sicherheitsfaktoren

- kanzerogene Wirkung vermutet (oder erwiesen) = Faktor 1000
- nur begrenzte Daten zur Verfügung = Faktor 100
- Grundlagenforschung ergibt schlüssige Daten = Faktor 10

ADI (Acceptable daily intake)

B. Problematik der Akzeptanz von Risiken

Korrelation Abnahme brütender Storchenpaare/ Geburtenrückgang in der BRD 1965 – 1980

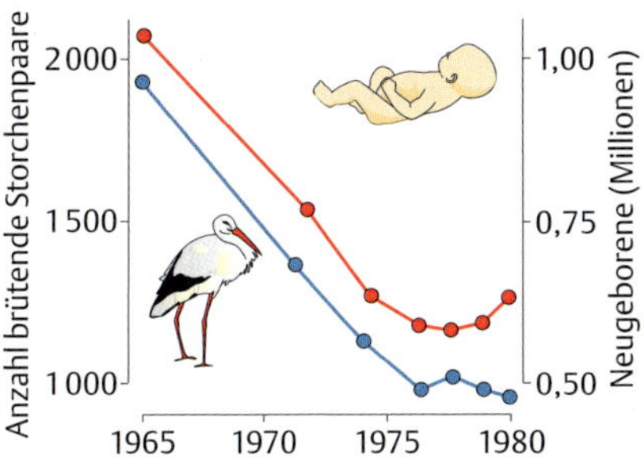

statistisch signifikante Korrelation, aber keine sinnvolle Fragestellung (kein kausaler Zusammenhang)

Kohlenmonoxid im Blut

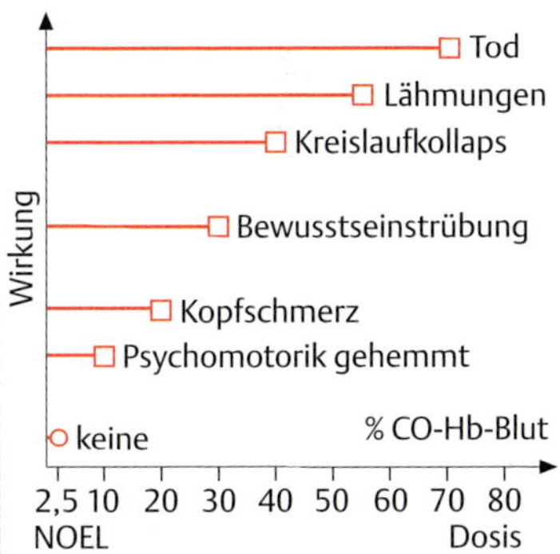

statistisch signifikante Korrelation und sinnvolle Fragestellung (kausaler Zusammenhang)

C. Verringerung der Lebenserwartung durch verschiedene Risiken

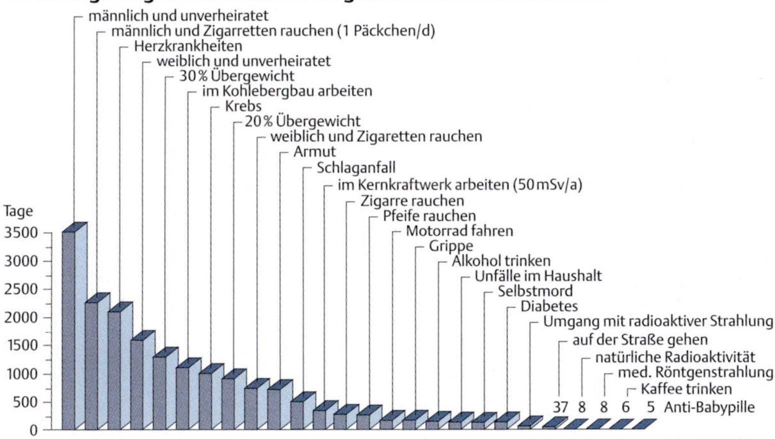

Risk Assessment III

Subjektive und objektive Risikoabschätzung

Vielfach werden Umweltgefahren nicht sachlich, sondern gefühlsmäßig beurteilt. So werden solche Gefahren, die von den Sinnesorganen des Menschen nicht nachweisbar sind, wie z. B. radioaktive Strahlung oder Einfluss einer benachbarten Sondermülldeponie, meist überschätzt. Gleiches gilt für Noxen, denen das Individuum praktisch schutzlos ausgesetzt ist, z. B. Luftverschmutzung und Schadstoffe in Lebensmitteln. Zahlreiche Laien wie auch viele Experten verdrängen hingegen erhebliche „alltägliche" Risiken, z. B. Todesursache infolge von Rauchen, Übergewicht, Bluthochdruck und Bewegungsmangel. Viele Menschen neigen dazu, ihre eigenen Fähigkeiten zu überschätzen. Daher wird ein Risiko, dessen Höhe man glaubt, steuern zu können, entgegen objektiven Daten oftmals unterschätzt, z. B. Verunglücken beim Autofahren und bei Risikosportarten. Objektiv seltene Gefahren wie z.B Blitzschlag oder Tod infolge eines Flugzeugabsturzes werden hingegen oft subjektiv (z. B. aus psychischen Gründen) überschätzt (→**A**).

Anstieg des Umweltbewusstseins und der Zahl der Begutachter

Das in der westlichen Welt erheblich gestiegene Umweltbewusstsein soll dazu führen, Risiken infolge Schadstoffexposition zu vermeiden („gesünderes Leben"). Mit zunehmendem Umweltbewusstsein hat sich die kritische Betrachtung und die Kritik an einzelnen Risikoabschätzungen (Beurteilung der Analysenergebnisse nach Probennahme und Analytik) intensiviert. Auch die Zahl von wirklichen und selbst ernannten Experten auf diesem Gebiet ist angestiegen.

Inzwischen bieten zahlreiche private Untersuchungslabors dem Rat Suchenden gegen Bezahlung z. T. „im Paketpreis" Schadstoffanalysen und „Umweltgutachten" an. Dabei muss die Aussagefähigkeit einiger angebotener Untersuchungen mangels Sinn, Probengröße oder Repräsentativität bezweifelt werden. Deshalb kann der „Umweltgutachter" oft selbst zum Risiko werden.

Beispiel Haaranalyse: Häufig werden Analysen von Haarproben auf den Mineralstoff- und Schadstoffgehalt angeboten. Hierbei besteht regelmäßig die Möglichkeit einer Verfälschung endogener Werte, indem z. B. rein äußerlich aufgelagerte Stoffe mitgemessen werden: z. B. Selen aus Haarwaschmitteln, Aluminium aus Stäuben, Blei aus Autoabgasen, Arsen aus Zigarettenrauch (→**B**).

Erhöhte Schadstoffgehalte lassen zwar auf eine Exposition schließen, können aber bei der üblicherweise angewendeten Analytik (Untersuchung einer „gesamten" Haarprobe ohne Differenzierung der Proben gemäß der Feinstruktur des Haares) weder zwischen einer relevanten Vergiftung des Organismus und einer bloßen Kontamination der Haare (z. B. durch Farbspritzer) differenzieren noch einen zuverlässigen Hinweis auf die Dosis einer systemischen Schadstoffaufnahme geben.

Auch um die Auswirkung einer Noxe auf den Mineral- und Spurenelementhaushalt zu beurteilen, eignet sich eine Haarprobe kaum, da ernst zu nehmende Untersuchungen bereits deutlich unterschiedliche Analysenwerte zwischen ergrauten und nicht-ergrauten Haaren einer Person ergeben. Auch unterscheiden sich Analysenwerte, die in Haarwurzelnähe ermittelt werden, deutlich von nahe der Haarspitze gemessenen Werten.

Problematik der Risikoabschätzung bei Einwirkung mehrerer Noxen

Eine nahezu unlösbare Problematik besteht in der Erkennung und Quantifizierung der *Gesamtmenge der Noxen*, denen der Mensch ausgesetzt ist. Allein in der Raumluft werden, neben Hausstaubmilben, Bakterien und Viren, rund 40 leichtflüchtige organische Schadstoffe, über 60 schwerflüchtige Schadstoffe, mehrere Schwermetalle sowie Sauerstoffspezies und toxische Gase (z. B. CO, CN, SO_2) als mögliche Ursachen gesundheitlicher Schädigung aufgeführt. Eine *exakte Bestimmung des Gesamtrisikos* bleibt oft eine *Utopie* (→**C**).

Auf der Basis des derzeitigen Standes der Wissenschaft kann jedoch ein guter Schutz der Bevölkerung vor umweltbedingten Schadstoffen angenommen werden, wenn die Exposition unterhalb der mit entsprechenden Sicherheitsfaktoren ermittelten Grenzwerte liegt (s. S. 54).

A. Problematik der Akzeptanz von Risiken

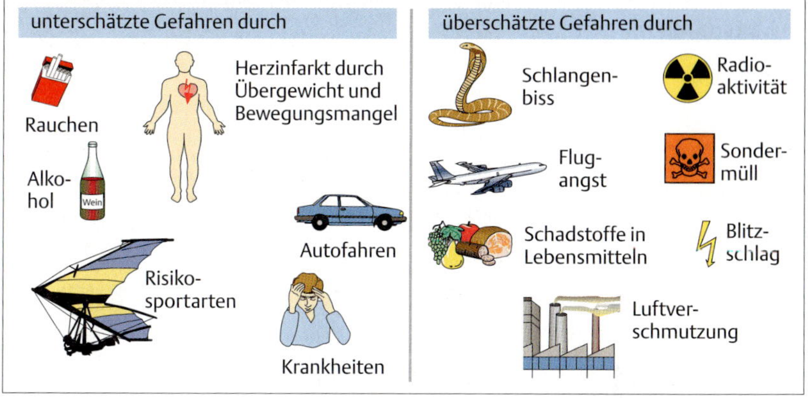

B. Beeinflussung der Spurenelement- und Mineralstoffgehalte der Haare

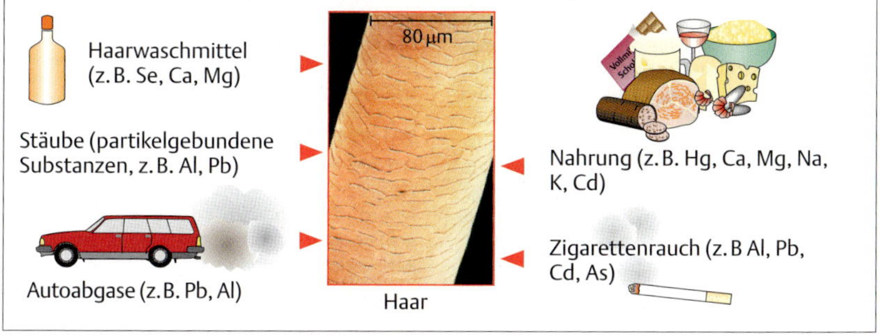

C. Problematik der kausalen Zuordnung und Risikoabschätzung mehrerer Noxen

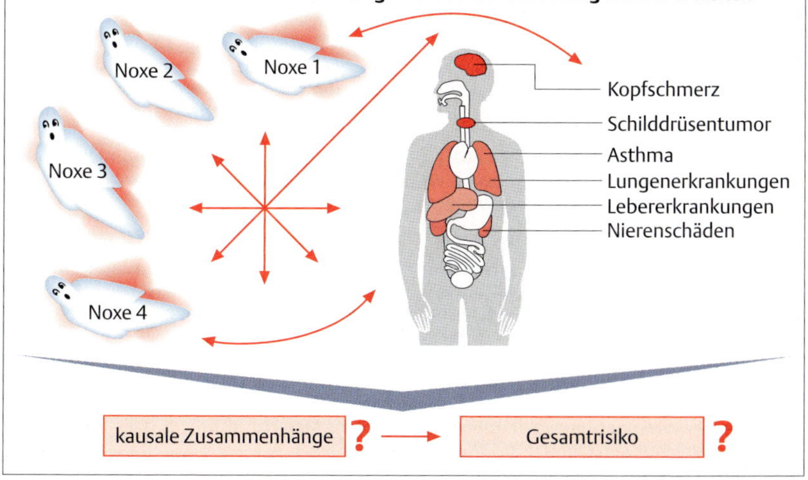

Grenz- und Richtwerte in der Arbeitsmedizin

Grundlagen

Maximale **A**rbeitsplatz-**K**onzentrations-(MAK-)Werte, **B**iologische **A**rbeitsstoff**t**oleranz-(BAT-)Werte, **T**echnische **R**icht**k**onzentrationen (TRK) und **E**xpositionsäquivalente für **k**rebserzeugende **A**rbeitsstoffe (EKA) werden von der Kommission der Deutschen Forschungsgemeinschaft (DFG) zur Prüfung gesundheitsschädlicher Arbeitsstoffe erarbeitet und in der jährlich erscheinenden MAK- und BAT-Werte-Liste publiziert. Die Festlegung dieser Werte und die Einstufung als krebserzeugende Arbeitsstoffe werden toxikologisch und wissenschaftlich begründet.

MAK-Werte (→A)

Der MAK-Wert ist die höchstzulässige Konzentration eines Arbeitsstoffes als Gas, Dampf oder Schwebstoff in der Luft am Arbeitsplatz, die nach dem gegenwärtigen Stand der Kenntnis im Allgemeinen die Gesundheit der Beschäftigten nicht beeinträchtigt und diese nicht unangemessen belästigt. Dies bezieht sich auf eine wiederholte und längerfristige, in der Regel täglich 8-stündige Exposition und wöchentliche Arbeitszeit von 40 Stunden.

Unter *MAK III* sind krebserzeugende Arbeitsstoffe zusammengefasst. Der Umgang mit erwiesenen oder potenziell krebserzeugenden Arbeitsstoffen erfordert besondere Vorsicht und Maßnahmen der Gesundheitsvorsorge. Diese Stoffe werden daher besonders aufgeführt und folgendermaßen unterteilt:

MAK III/1 umfasst eindeutig beim Menschen als krebserzeugend ausgewiesene Arbeitsstoffe (z. B. Asbest, Passivrauch). Zu der Stoffgruppe *MAK III/2* zählen Stoffe (z. B. Ethylenoxid, Faserstäube), die sich bislang nur im Tierversuch als eindeutig krebserzeugend erwiesen haben, und zwar unter Bedingungen, die der möglichen Exposition des Menschen am Arbeitsplatz vergleichbar sind. Unter *MAK III/3* werden Stoffe mit begründetem Verdacht auf ein krebserzeugendes Potenzial zusammengefasst (z.B. Phenol), unter *MAK III/4* krebserzeugende Stoffe, bei denen genotoxische Effekte keine oder nur eine untergeordnete Rolle spielen (z.B. Lindan) und unter *MAK III/5* solche mit krebserzeugender und genotoxischer Wirkung, deren Wirkungsstärke als sehr gering erachtet wird (z. B. Ethanol). Sowohl die Europäische Union (EU) als auch die IARC (International Agency for Research on Cancer) teilen die krebserzeugenden Stoffe in vergleichbare Kategorien ein.

TRK (→B)

Darunter versteht man diejenige Stoffkonzentration als Gas, Dampf oder Schwebstoff in der Luft, die nach dem Stand der Technik erreicht werden kann und die als Anhalt für die zu treffenden Schutzmaßnahmen und die messtechnische Überwachung am Arbeitsplatz heranzuziehen ist. Die Einhaltung der TRK am Arbeitsplatz soll das Risiko einer Beeinträchtigung der Gesundheit vermindern, vermag dieses jedoch nicht vollständig auszuschließen. TRK-Werte werden aufgestellt für krebserzeugende Stoffe und für krebsverdächtige Stoffe, für die kein MAK-Wert besteht. Für krebserzeugende Stoffe können keine Wirkungsgrenzdosen (z. B. NOEL, No observed effect level, s. S. 48) ermittelt werden. Daher ist aus arbeitsmedizinischen Gründen die Unterschreitung der TRK-Werte im Betrieb anzustreben.

BAT-Werte (→C)

Der BAT-Wert ist die beim Menschen höchstzulässige Menge eines Arbeitsstoffes bzw. Arbeitsstoffmetaboliten oder die dadurch ausgelöste Abweichung eines biologischen Indikators von seiner Norm, die nach dem gegenwärtigen Stand der wissenschaftlichen Kenntnis im Allgemeinen die Gesundheit der Beschäftigten auch dann nicht beeinträchtigt, wenn sie durch Einflüsse des Arbeitsplatzes regelhaft erzielt wird. Definitionsgemäß können BAT-Werte nur für solche Arbeitsstoffe angegeben werden, die über die Lunge und/oder andere Körperoberflächen in nennenswertem Maße in den Organismus eintreten. Wie bei den MAK-Werten wird in der Regel eine Arbeitsstoffbelastung von max. 8 Stunden täglich und 40 Stunden wöchentlich zugrunde gelegt.

EKA (→D)

Für krebserzeugende Arbeitsstoffe werden keine BAT-Werte festgelegt, da für solche Stoffe kein Wert als unbedenklich angesehen werden kann. Es werden daher Beziehungen zwischen Stoffkonzentrationen in der Luft am Arbeitsplatz und den entsprechenden Stoff- bzw. Metabolitenkonzentrationen in biologischem Material, d. h. Blut oder Harn, aufgestellt.

A. Maximale Arbeitsplatz-Konzentration (MAK)

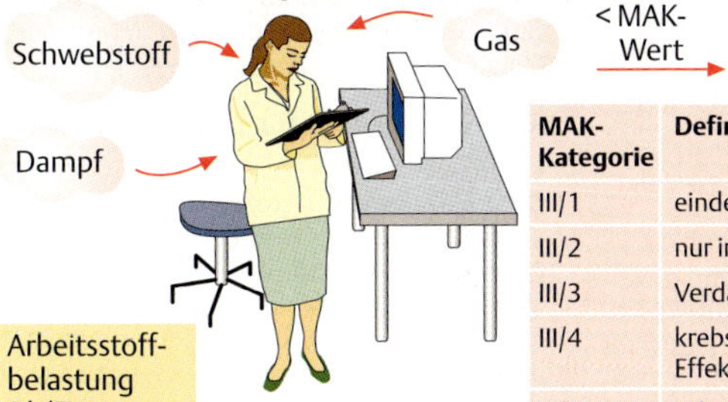

keine Beeinträchtigung der Gesundheit und keine Belästigung

Arbeitsstoffbelastung 8 h/Tag 40 h/Woche

MAK-Kategorie	Definition
III/1	eindeutig krebserzeugend beim Menschen
III/2	nur im Tierversuch krebserzeugend
III/3	Verdacht auf krebserzeugendes Potenzial
III/4	krebserzeugend ohne genotoxischen Effekt
III/5	sehr schwaches krebserzeugendes und genotoxisches Potenzial

B. Technische Richtkonzentration (TRK)

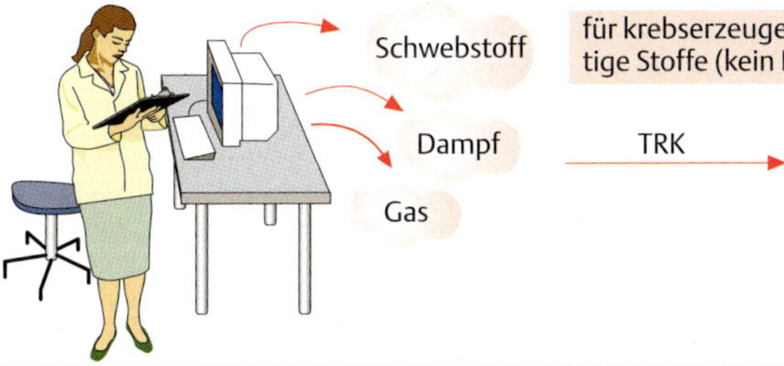

für krebserzeugende und krebsverdächtige Stoffe (kein MAK-Wert vorhanden)

die Einhaltung der TRK vermindert das Gesundheitsrisiko

C. Biologische Arbeitsstofftoleranz (BAT)

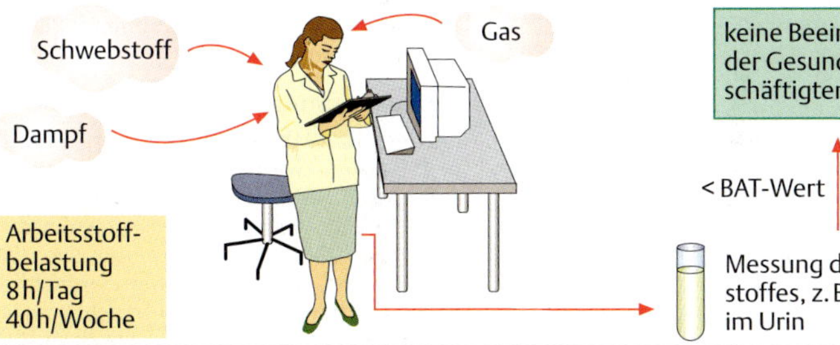

keine Beeinträchtigung der Gesundheit der Beschäftigten

Arbeitsstoffbelastung 8 h/Tag 40 h/Woche

Messung des Schadstoffes, z. B. im Blut, im Urin

D. Expositionsäquivalente für krebserzeugende Arbeitsstoffe (EKA)

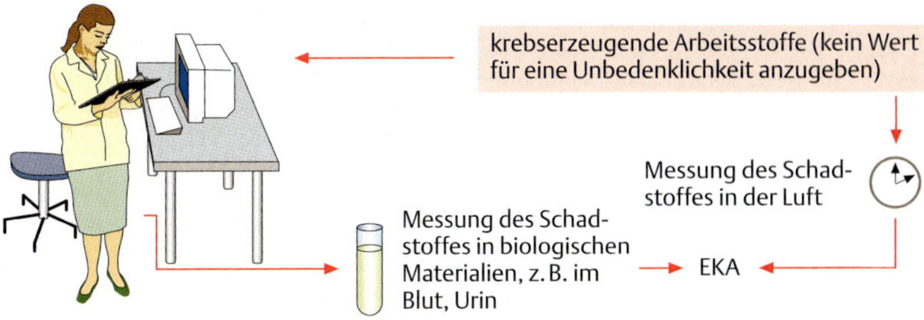

krebserzeugende Arbeitsstoffe (kein Wert für eine Unbedenklichkeit anzugeben)

Messung des Schadstoffes in der Luft

Messung des Schadstoffes in biologischen Materialien, z. B. im Blut, Urin

Grenz- und Richtwerte in der Umweltmedizin

Als Anhaltspunkte für Maßnahmen der Vorsorge sind Konzentrations- bzw. Gehaltsangaben erforderlich. Hierbei werden verwendet:

Richtwerte für Luftschadstoffe (→A)

Bei der Beurteilung von Luftverunreinigungs-Immisionen ist generell von der TA Luft (**T**echnische **A**nleitung zur Reinhaltung der Luft) als maßgeblicher Verwaltungsvorschrift auszugehen. Grundlage für die in der TA Luft festgelegten Immissionswerte sind die von der VDI-Kommission (Verein Deutscher Ingenieure) zur Reinhaltung der Luft vorgeschlagenen **m**aximalen **I**mmissions-Werte (MI-Werte), die aber wegen ihrer früher verwendeten Bezeichnung „**m**aximale **I**mmissions-**K**onzentrationen" als MIK-Werte angesprochen werden. Neben den MIK-Werten existieren noch EG-Richtlinien sowie WHO-Luftqualitätsleitlinien, die jedoch nur zum Teil verbindlich sind.

Richtwerte für Böden (→B)

Für einige Stoffe im Boden sind von verschiedenen Autoren und Gremien Richtwerte festgelegt worden, wie die Richtwerte von Eikmann und Kloke (1993), die niederländischen ABC-Werte von 1988 oder die Werte der Länderarbeitsgemeinschaft Abfall. Gesundheitlich begründet sind z. B. die „noch **t**olerablen **S**chadstoff**k**onzentrationen im **B**oden" (TSKB). TSKB-Werte beziehen sich auf Arsen, Blei, Cadmium, Chrom, Kupfer, Nickel, Quecksilber und Zink. Die TSKB-Werte markieren eine Schwelle, die für die definierten Bedingungen einen Bereich tolerabler Schadstoffgehalte vom Bereich einer Schadstoffbelastung trennt, bei dessen Erreichen aus gesundheitlicher Sicht bodenbezogene Maßnahmen zu ergreifen sind.

Richtwerte für Trinkwasser (→C)

Um einer nachteiligen Beeinflussung des Trinkwassers vorzubeugen und eine einwandfreie Beschaffenheit des Trinkwassers sicherzustellen, dürfen im Trinkwasser die in der Trinkwasser-Verordnung (VO) festgelegten Grenzwerte für chemische Stoffe nicht überschritten werden. Trinkwasser muss auch frei von Krankheitserregern sein. Diese Erfordernis gilt als nicht erfüllt, wenn in 100 ml Trinkwasser Escherichia coli nachweisbar sind.

Zusatzstoffe dürfen zur Trinkwasseraufbereitung nur bis zu der in der Trinkwasser-VO festgelegten Höhe zugesetzt werden.

Richtwerte, z. B. für Lebensmittel (→D)

Als Richtwerte für „*tolerable Zufuhrmengen*" eines Schadstoffes werden verwendet: **P**rovisional **t**olerable **w**eekly **i**ntake (PTWI) = Vorläufig duldbare wöchentliche Aufnahme und **T**olerable **d**aily **i**ntake (TDI) = **A**cceptable **d**aily **i**ntake (ADI) = **d**uldbare **t**ägliche **A**ufnahmemenge (DTA). Diese werden von Expertengremien der Weltgesundheitsorganisation (WHO), der Welternährungsorganisation (FAO), des Bundesgesundheitsamts oder anderen Institutionen aufgrund von toxikologischen Kriterien unter Berücksichtigung von Sicherheitsfaktoren festgelegt.

Auf der Basis des NOEL (**N**o **o**bserved **e**ffect **l**evels, s. S. 48), der aus Tierversuchen bei oraler Gabe der Stoffe im Futter, im Trinkwasser oder per Schlundsonde ermittelt wurde, kann ein ADI-Wert unter Berücksichtigung eines Sicherheitsfaktors errechnet werden. Er bezeichnet diejenige Menge eines Stoffes, die ein Mensch unter Berücksichtigung seines Körpergewichts nach gegenwärtigem Wissensstand täglich und lebenslang ohne erkennbares Risiko aufnehmen kann. PTWI-Werte werden für Arsen, Cadmium, Blei und Quecksilber angegeben.

Human-Biomonitoring-Werte (HBM)

Bei den HBM-Werten handelt es sich um Expositionsgrenzwerte für relevante Umweltstoffe. Der HBM-I-Wert grenzt den Bereich unbedenklicher Werte gegen kontrollbedürftige Werte ab. Bei Überschreitung des HBM-II-Wertes ist eine relevante gesundheitliche Beeinträchtigung des Betroffenen möglich. Medizinische Betreuung, expositionsmindernde Maßnahmen und ggf. weiterführende Diagnostik sind angezeigt (s. S. 164 f.).

Weitere Grenz- und Richtwerte

Die Definitionen des TEF, TLV, BEI, LOEC, NOEC, RfD, Concern Level, HC-Werte finden sich im Glossar.

A. Richtwerte für Luftschadstoffe

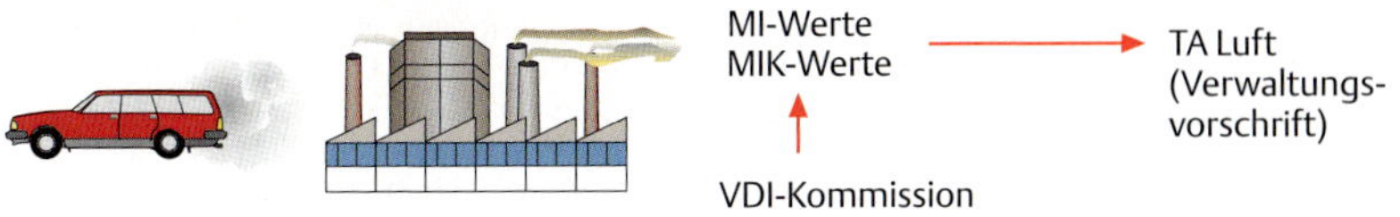

B. Richtwerte für Böden

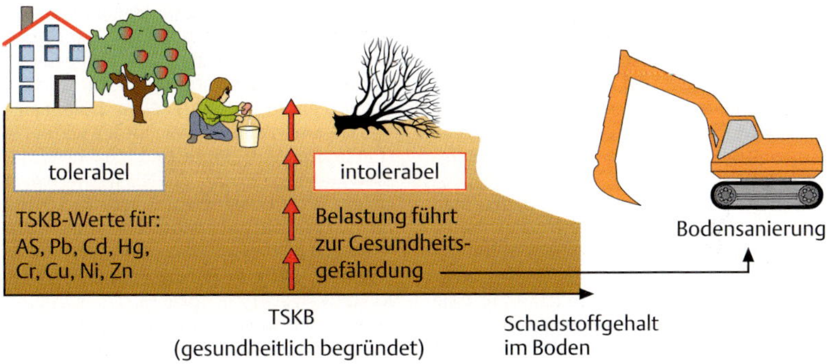

C. Richtwerte für Trinkwasser

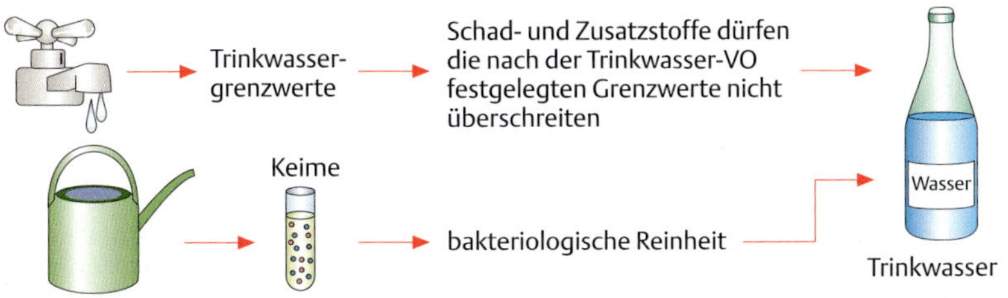

D. Richtwerte für Lebensmittel

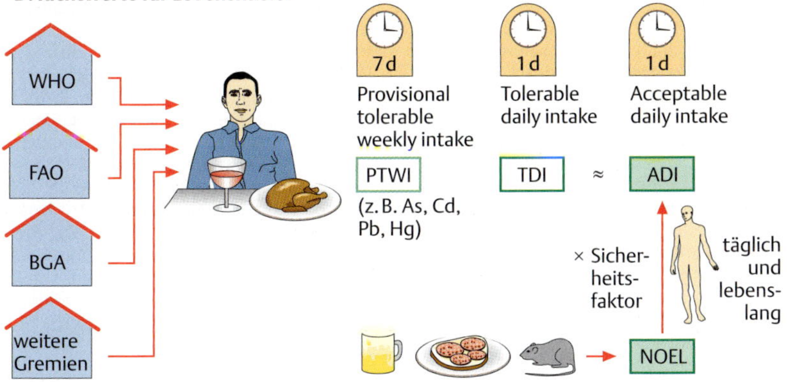

Giftnotruf und Datenbanken

Dank verbesserter Informationstechnologien (Internet) ist für jedermann der Zugang zu wichtigen Daten und Fakten der Umweltmedizin und Toxikologie wesentlich erleichtert worden. Entsprechende Querverweise auf Internetadressen („Links") sind im Text kursiv gedruckt.

Giftnotrufzentralen (→A)

Schnelle Hilfe bei toxikologischen Problemen durch Lebensmittel und Bedarfsgegenstände, am Arbeitsplatz, durch Umwelteinflüsse oder Arzneimittel bieten in Deutschland die Giftnotrufzentralen, die rund um die Uhr telefonisch erreichbar sind.
Bei weniger akuten Problemen findet man Fakten zur Gefährlichkeit chemischer Stoffe, ihren Wirkungen und empfehlenswerte Gegenmaßnahmen in umfangreichen Datensammlungen. An dieser Stelle kann nur eine Auswahl der Sammlungen aufgeführt werden, die in gedruckter Form, auf Datenträger (CD-ROM) oder online zur Verfügung stehen.

Gedruckte Datensammlungen

Im Lebensmittel- und Bedarfsgegenständegesetz (LMBG) einschließlich einer Reihe verwandter Gesetze, Zusätze und Verordnungen findet man Angaben über zulässige Rückstände von Pflanzenschutzmitteln in Lebensmitteln, zur Kennzeichnungspflicht bei Lebensmitteln, zur Trinkwasserqualität oder über verbotene Inhaltsstoffe von Kosmetika.
Die Sicherheit am Arbeitsplatz ist im Chemikaliengesetz (ChemG) mit seinen zahlreichen Verordnungen geregelt. Die sog. MAK-Liste (MAK = Maximale Arbeitsplatzkonzentration, s. S. 52) der Senatskommission zur Prüfung gesundheitsschädlicher Arbeitsstoffe der Deutschen Forschungsgemeinschaft enthält für viele gesundheitsgefährdende Stoffe die am Arbeitsplatz geltenden Grenzwerte mit einer wissenschaftlichen Begründung für ihre Festsetzung. Sie ist eingearbeitet in „Technische Regeln für Gefahrstoffe" (TRGS 900).
Physikochemische und toxikologische Fakten von Chemikalien findet man in den Merkblättern „Gefährliche Stoffe" (hrg. von Kühn, R., Birett, K.; Verlag Moderne Industrie, Landsberg/Lech). Probleme der Anwendung von Arzneimitteln fallen unter die Zuständigkeit des Arzneimittelgesetzes (AMG), das mit seinen Zusatzverordnungen und Anhängen auch den Umgang mit Betäubungsmitteln regelt. Die genannten Gesetze sind als gedruckte Textsammlungen erhältlich. Nützliche Informationen über Chemikalien enthält die Sammlung „Toxikologische Bewertungen" (Hrg. Berufsgenossenschaft der chemischen Industrie, Heidelberg).

Online-Informationssysteme/-Datenbanken

Hinzu kommen über das Internet zugängliche Informationssysteme von der Europäischen Gemeinschaft wie z. B. ECDIN (European Chemicals Data and Information Network, *http://ecdin.etomep.net/*) oder Datenbanken von US-amerikanischen Behörden wie der EPA (Environmental Protection Agency, *http://www.epa.gov/niesh/*), des NIESH (National Institute of Environmental Safety and Health, *http://www.cdc.gov/niesh/*) oder des NIOSH (National Institute of Occupational Safety and-Health, *http://www.cdc.gov/niosh/*) (z. B. RTECS = Registry of Toxic Effects of Chemical Substances) sowie von weltweit tätigen Organisationen wie der WHO (z. B. Publikationen der IARC, International Agency for the Research on Cancer, *http://www.iarc.fr/pageroot/database. html*) oder der UNO (z. B. IRPTC = International Register of Potentially Toxic Chemicals, Genf, Schweiz, *http://irptc.unep.ch/*). Für den Einstieg gut geeignet ist auch die Internetadresse des SIRCh-Projektes der Indiana State University *(http://www.indiana.edu/~cheminfo/ca_csti.html/)*, die zahlreiche Verbindungen zu anderen Quellen enthält.
Wertvoll sind auch elektronische Datenbanken, die über Online-Dienste zugänglich sind (z. B. INTOX = deutsche Datenbank über Vergiftungsfälle). Beim Deutschen Institut für Medizinische Dokumentation und Information (DIMDI, *http://www.dimdi.de/*) kann der Inhalt dieser Datenbanken mit Hilfe eines Personalcomputers und eines Modems gebührenpflichtig abgefragt werden. Dort besteht u. a. Zugang zu den Faktendatenbanken ECDIN, INTOX, RTECS, SIGEDA etc. und den Literaturdatenbanken wie MEDLINE (Hrg. National Library of Medicine, Bethesda, USA), EMBASE (Hrg. Elsevier Science B.V., Amsterdam, NL) oder Biosis Previews (Hrg. Biosis, Philadelphia, USA), die bibliographische Angaben (teilweise mit Kurzfassungen) von Beiträgen zahlreicher Fachjournale bereithalten und wöchentlich aktualisiert werden.

A. Giftnotrufzentralen in Deutschland (Stand 2000)

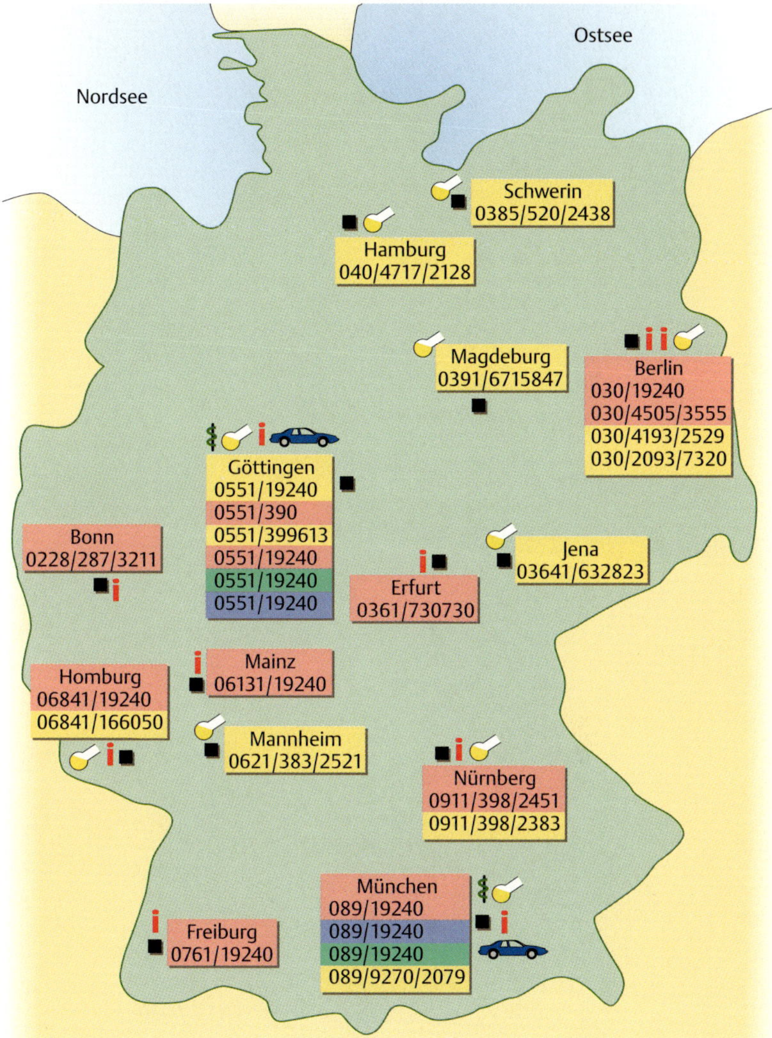

- Informationszentren für Vergiftungsfälle mit durchgehendem 24-h-Dienst
- Toxikologische Laborzentren mit 24-h-Dienst
- Mobile Gegengift-Depots
- Antiseren (Tiergifte)

2

Umweltbelastungen

Benzol

Benzol (C_6H_6) ist ein aromatischer Kohlenwasserstoff. Die ringförmige Verbindung ist bei Raumtemperatur flüssig, leicht flüchtig, lipophil und riecht benzinartig.

Vorkommen und Umweltbelastung (→**A**)

Benzol gelangt als natürlicher Bestandteil des Rohöls bei der unvollständigen Verbrennung in die Umwelt. Die chemische Industrie setzt es als Lösungsmittel sowie als Vorstufe verschiedener organischer Chemikalien ein. In der Nähe von industriellen Emittenten werden 100–300 µg/m³ Benzol gemessen. Entsprechend stark belastet sind Ballungsgebiete verglichen mit Reinluftgebieten.
Seit Einführung des bleifreien Benzins ist der Kfz-Verkehr *Hauptemissionsquelle*, denn Benzol hat Blei als Antiklopfmittel im bleifreien Benzin ersetzt (2–5 Vol.%). Daraus ergibt sich eine hohe Belastung an stark befahrenen Straßen und in Kfz-Innenräumen (30–300 µg/m³). Bei einem Tankvorgang können bis zu 0,5 µg Benzol inhaliert werden. Nach dem Kfz-Verkehr stellt das Zigaretten rauchen die Hauptbenzolbelastung für den Menschen dar (10–30 µg/Zigarette). Selbst Passivraucher nehmen bis zu 7% der täglichen Benzolmenge über Zigarettenrauch auf.

Toxikokinetik (→**B**)

Benzol wird inhalativ, oral und perkutan gut resorbiert. Bei inhalativer Aufnahme werden anfänglich 80% resorbiert, nach Einstellung des Gleichgewichts zwischen Inhalation und Exhalation sinkt der Anteil auf 40–50% ab.
Die Verteilung des Benzols im Organismus hängt wegen seiner Lipophilie vom Fettgehalt der Organe ab. Langfristig akkumuliert Benzol im Fettgewebe und im Knochenmark. Neben der unveränderten Abatmung über die Lunge wird Benzol zu 20–50% als Phenolsulfat über den Urin ausgeschieden (HWZ: 4–8 h).
In der Leber wird Benzol vorwiegend zu Phenol metabolisiert. Daneben wird es in besonders *reaktive Metaboliten* wie Brenzcatechin, Hydrochinon, Mucon- und Phenylmercaptursäure umgewandelt (→**B**). Ihre Toxizität beruht wahrscheinlich auf kovalenter Bindung an DNA, RNA und Proteine des Knochenmarks, wodurch letztendlich die Neubildung von Blutzellen gestört wird. Phenobarbital stimuliert, Alkohol inhibiert den Metabolismus von Benzol.

Toxizität (→**C**)

Die *Geruchsschwelle* für Benzol liegt bei 16 mg/m³. **Akut** führt die Inhalation hoher Benzolkonzentrationen (> 2300 mg/m³) zu einem vorübergehenden Rauschzustand bis hin zur Bewusstlosigkeit. Die mögliche euphorisierende Wirkung kann zur Benzolsucht führen. Leichtere Vergiftungen sind durch subjektive Befindlichkeitsstörungen wie Kopfschmerzen, Schwindel und Übelkeit charakterisiert. Schwerere akute Vergiftungen können zu Fieber, Sehstörungen bis hin zu vorübergehender Erblindung, Arrhythmien, Pulsbeschleunigung, Brechreiz, Zittern der Extremitäten und tonisch-klonischen Krämpfen führen.
Als Ursache für **chronische** Vergiftungen werden sowohl eine längere Exposition gegenüber geringen (6–80 mg/m³) als auch eine kurzzeitige Exposition gegenüber hohen Benzolkonzentrationen (> 320 mg/m³) diskutiert. Entscheidend ist die Schädigung des Knochenmarks, die häufig erst Monate oder Jahre nach der Exposition auftritt. Besonders betroffen sind die proliferierenden Zellen des erythropoetischen Systems. Dies zeigt sich peripher in einer Verminderung der Thrombozyten (Thrombozytopenie) und Leukozyten (Leukozytopenie).
Unspezifische Symptome wie Schwindel, Übelkeit und Kopfschmerzen sowie Abmagerung, Blässe, Augenflimmern und bei Frauen verstärkte Menstruationsblutungen (Dysmenorrhöen) sind als Folge der Knochenmarksschädigung anzusehen.
Benzol ist *humankanzerogen* (MAK III/1); der TRK-Wert beträgt 16 mg/m³. In epidemiologischen Studien an exponierten Arbeitern zeigte sich ein Zusammenhang von Benzolexposition und akut myeloischer Leukämie. Ebenso wurden Veränderungen an Zellen und Chromosomen sowie des Immunsystems festgestellt.

Therapie (→**D**)

Bei akuter Vergiftung wird symptomatisch behandelt sowie für Frischluftzufuhr und Beatmung gesorgt. Bei chronischer Vergiftung sollte eine Blutbildkontrolle erfolgen.

A. Vorkommen von Benzol und Umweltbelastung

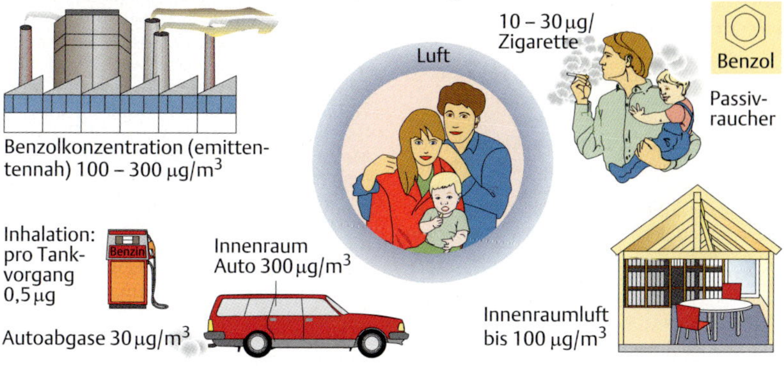

B. Toxikokinetik von Benzol

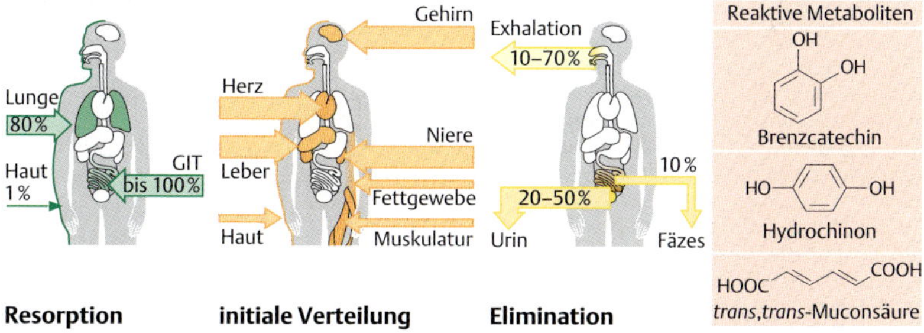

C. Toxizität von Benzol

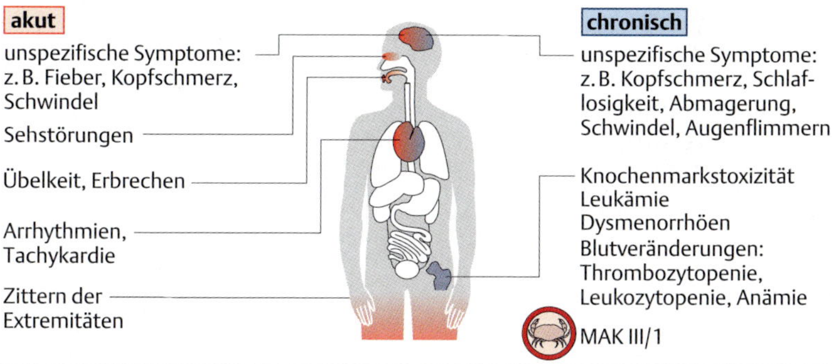

D. Therapie bei Benzolintoxikation

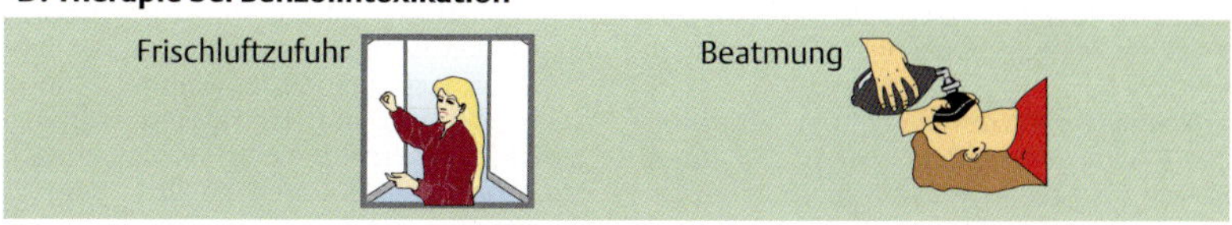

Chlorierte aliphatische Kohlenwasserstoffe

Sie dienen hauptsächlich als Lösungsmittel für Farben und Lacke, als Ausgangs- bzw. Zwischenverbindungen für andere chemische Produkte (z. B. FCKW) und zum Entfetten von Oberflächen. Früher wurden häufig Chloroform und Tetrachlorkohlenstoff als industrielle Lösungsmittel verwendet. Heute konzentriert sich der Einsatz auf Dichlormethan (MAK 100 ml/m^3), 1,1,1-Trichlorethan (MAK 200 ml/m^3) und Tetrachlorethen (s. u.). Für das krebserzeugende Trichlorethen (MAK III/1) sind die BAT-Werte der Metaboliten Trichlorethanol (5 mg/l Blut) und Trichloressigsäure (100 mg/l Urin) maßgeblich.
Die Aufnahme (→**A**) dieser Substanzen erfolgt meist inhalativ, seltener oral oder über die Haut (bei Arbeitsunfällen). Sie reichern sich aufgrund ihres hohen Dampfdrucks und ihrer Lipidlöslichkeit in Fettgewebe, Leber, Niere und ZNS an. Zentral rufen sie narkotische Effekte und bleibende neuronale Schäden hervor. Peripher werden Leber- und Nierenparenchym geschädigt.
Die Entgiftung erfolgt in erster Linie durch oxidativ angreifende Enzyme wie Cytochromoxygenasen. Dabei entstehen nicht selten reaktive Metaboliten, die toxischer als die Ausgangsverbindungen selbst sind (z. B. Trichloressigsäure). Die Elimination erfolgt im Wesentlichen über Abatmung der Verbindungen oder ihrer Stoffwechselprodukte (z. B. CO_2) sowie über Fäzes und Urin.

Tetrachlorethen (Perchlorethylen, PER)

Es wird hauptsächlich in chemischen Textilreinigungen eingesetzt, aus denen in der Vergangenheit bis zu 10 mg/m^3 Tetrachlorethen in die *Luft* entwichen. Dies führte u. a. zur Verunreinigung von fetthaltigen Lebensmitteln (z. B. im Kokosfett bis 100 mg/kg) in angrenzenden Supermärkten, Restaurants und Wohnungen. Inzwischen wird Tetrachlorethen nur noch in geschlossenen Kreisläufen verwendet (max. Außenluftbelastung: 1–25 µg/m^3, Grenzwert Innenraumbelastung: 100 µg/m^3). Chemische Reinigungsbetriebe werden heute fernab von Wohngebieten und Supermärkten angesiedelt.
Toxikokinetik: 40% des inhalierten Tetrachlorethens wird unverändert wieder abgeatmet, der Rest über die Lunge resorbiert. In der Leber wird es oxidativ zu Trichloressigsäure umgewandelt. Die Zwischenprodukte dieses Stoffwechselweges sind lebertoxisch; nierentoxische Metaboliten entstehen auf dem Glutathion-abhängigen Stoffwechselweg (s. S. 29). Trichloressigsäure wird aufgrund starker Proteinbindung nur sehr langsam über den Urin ausgeschieden (HWZ: ca. 100 h), andere Metaboliten über die Fäzes. Nach Umverteilung reichert sich Tetrachlorethen im Fettgewebe und im ZNS an.
Toxizität (→**B**): Eine **akute** Vergiftung führt zu unspezifischen Symptomen wie Kopfschmerzen, Übelkeit und Müdigkeit, narkotischen Wirkungen und Kontaktdermatitis. Bei hoher Tetrachlorethen-Exposition (z. B. bei Arbeitsunfällen) können Schleimhautirritationen, gastrointestinale Störungen, Leber- und Nierenschäden sowie toxische Lungenödeme auftreten. **Chronische** Vergiftungen sind zusätzlich durch neurotoxische Störungen geprägt. Tetrachlorethen ist kanzerogen im Tierversuch (MAK III/3); der BAT-Wert beträgt 1 mg/ml Blut.

Vinylchlorid (Chlorethen)

Vinylchlorid (VC) wird fast ausschließlich zur Herstellung von Polyvinylchlorid (PVC) verwendet. Vollautomatische Produktionsanlagen verhindern, dass Beschäftigte gegenüber VC exponiert werden. PVC ist ein wichtiger Ausgangsstoff für viele Kunststoffe; der jährliche Verbrauch in der Bundesrepublik liegt bei ca. 1 Mio. t PVC. Bei der Verbrennung PVC-haltiger Abfälle entstehen Säureäquivalente, aromatische Kohlenwasserstoffe und polychlorierte Dibenzodioxine, deren Emissionen durch Verbrennungstemperaturen von mind. 1000 °C und entsprechende Rauchgasreinigung in Grenzen gehalten werden.
Toxikokinetik: Nach Resorption in der Lunge wird VC in der Leber zu den reaktiven Metaboliten Chlorethylen und Chloracetaldehyd umgewandelt, die kanzerogen wirken (→**C**). Die Entgiftung erfolgt über Konjugation an Glutathion.
Toxizität: Akut wirkt das Gas VC auf den Menschen narkotisch (bei $> 50\,000$ mg/m^3 über > 3 Min.) und schleimhautreizend, weiterhin können gastrointestinale Störungen und Polyneurophathien auftreten (→**D**). **Chronische** Exposition kann zu Schädigungen der Leber, der Milz, zu verminderter Hautdurchblutung (Sklerodermie) und Herzrhythmusstörungen sowie zu Leberzelltumoren (Hämangiosarkome) führen. MAK-Kategorie III/1; TRK-Wert 2 ml/m^3.

A. Chlorierte aliphatische Kohlenwasserstoffe

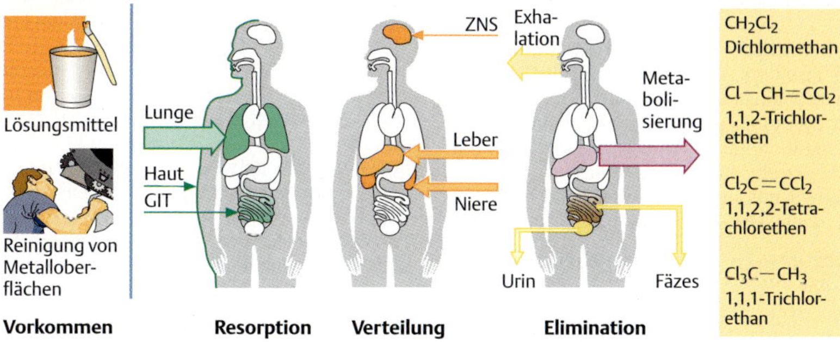

B. Toxizität von Tetrachlorethen

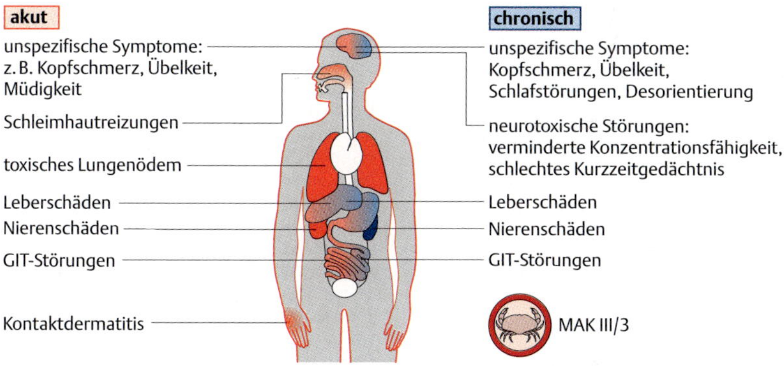

C. Vinylchlorid

Metabolische Aktivierung:

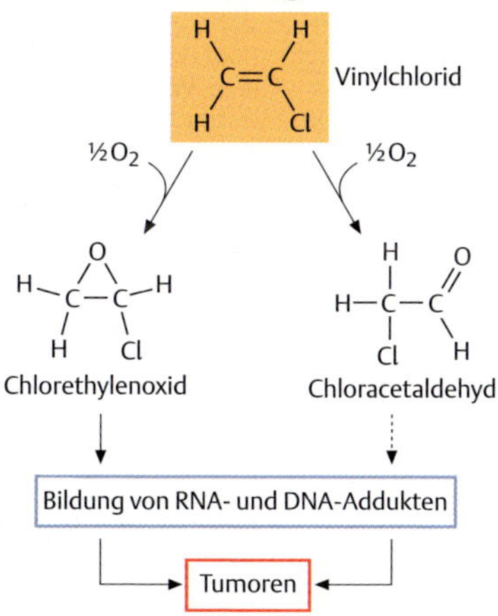

D. Toxizität von Vinylchlorid

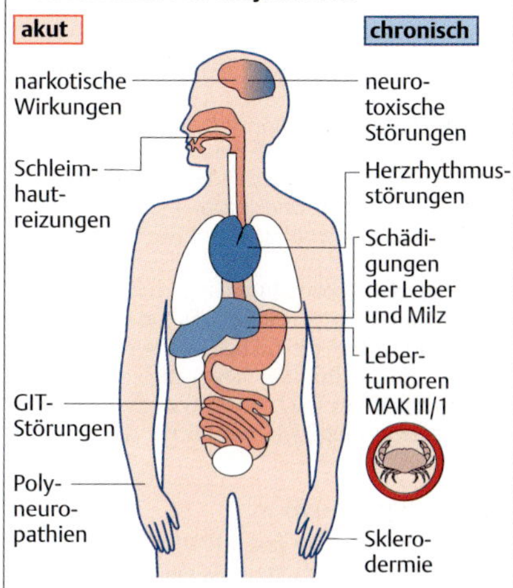

Formaldehyd

Formaldehyd (HCHO) ist bei Raumtemperatur ein farbloses, stechend riechendes und gut wasserlösliches Gas. Er wird unter Sonneneinstrahlung zu CO_2 abgebaut (HWZ: < 1 h). Beim Eindampfen von Formaldehyd im Vakuum entsteht das weiße, kristalline Paraformaldehyd, das aus Polyglykolen besteht. Formalin ist die 30–50%-Lösung des Formaldehyds.

Vorkommen und Umweltbelastung (→A)

Formaldehyd ist natürliches Zwischenprodukt im Zellstoffwechsel und Baustein zur Synthese körpereigener Stoffe. Anthropogen bedingt entsteht er bei allen Verbrennungsprozessen: durch die Oxidation von Methan und Methanol und beim photochemischen Abbau organischer Luftverunreinigungen.
Der Kfz-Verkehr ist *Hauptemissionsquelle* für Formaldehyd, gefolgt von Holzfeuerungen. Die Formaldehyd-Konzentration in Ballungszentren kann bis auf 160 µg/m³ Luft ansteigen. Industrielle Emittenten sind von untergeordneter Bedeutung. Eine weitere Quelle ist der Zigarettenrauch (1500 µg/Zig).
Formaldehyd ist eine der wichtigsten Ausgangsverbindungen in der organischen Chemie, denn er bildet mit sich und anderen Verbindungen Polymere. Er wird in der Kunststoffproduktion verwendet, als Kleber und Bindemittel in der Holzverarbeitung (z. B. Spanplatten, Presshölzer) und bei der Produktion von Papier, Textilien und Anstrichmitteln. Ausdünstungen aus diesen Materialien führen zu relativ hohen Formaldehydkonzentrationen in *Innenräumen* (bis 1000 µg/m³). Spanplatten werden abhängig von der Formaldehyd-Belastung den Kategorien E1 (wenig belastet, < 120 µg/m³) bis E3 (hoch belastet, < 1680 µg/m³) zugeordnet. Für Textilien bestehen Grenzwerte gemäß Ökotex-Standard 100 (→**A**).
Seit 1888 wird Formaldehyd in reiner Form als Desinfektions-, Sterilisations- und Konservierungsmittel im medizinischen Bereich eingesetzt. In Kosmetika liegt die zulässige Höchstgrenze bei 0,2%; in Putzmitteln muss Formaldehyd oberhalb von 0,1% deklariert werden.

Toxikokinetik (→B)

Formaldehyd wird zu fast 100% in den oberen Luftwegen, zu einem weitaus geringeren Anteil über die Haut und den GIT resorbiert. Der größte Teil des Formaldehyds wird im Körper zu CO_2 und Wasser (HWZ: ca. 1 min), ein kleinerer Teil in den Erythrozyten und der Leber auch zu Ameisensäure und Hydrogencarbonat (HWZ: < 1 h) metabolisiert und eliminiert. Formaldehyd reichert sich im Organismus nicht an.
Mit DNA, RNA und Proteinen geht Formaldehyd Additionsreaktionen ein, die teils zu stabilen Vernetzungen oder zur Bildung instabiler Addukte führen (→ genetische Mutationen, Tumorentstehung). Durch die Alkylierung freier Aminogruppen von Proteinen wirkt er desinfizierend, Gewebe-fixierend und -konservierend und modifiziert die antigene Wirksamkeit in Impfstoffen.

Toxizität (→C)

Die *Geruchsschwelle* für Formaldehyd liegt individuell unterschiedlich zwischen 0,06 und 1,2 mg/m³ (1 ppm). Ab dieser Konzentration treten **akut** Schleimhautreizungen am Auge und an den oberen Luftwegen auf. Konzentrationen von 2–3 mg/m³ führen zusätzlich zu einer Schleimhautreizung des Kehlkopfes. Bei 4–5 mg/m³ klagen Betroffene über Unbehagen und vermehrten Tränenfluss. Ab 15 mg/m³ treten Brennen in Nase und Kehle, später Atmungsstörungen auf. Konzentrationen ab 36 mg/m³ können zu einem lebensgefährlichen Lungenödem oder einer Pneumonie führen.
Chronische Exposition gegenüber niedrigen Konzentrationen kann aufgrund von Sensibilisierung asthmaartige Anfälle, Atemwegserkrankungen, Schleimhautirritationen und Überempfindlichkeitsreaktionen der Haut in Form von allergischer Kontaktdermatitis oder Kontakturtikaria bewirken. Weiterhin können Gedächtnis, Konzentrationsfähigkeit und Schafverhalten beeinträchtigt sein.
Formaldehyd ist im Tierversuch kanzerogen (MAK III/3). Der MAK-Wert beträgt 0,6 mg/m³, der Richtwert für Innenräume 0,12 mg/m³.

Prävention und Therapie (→D)

Prävention: Gute Belüftung der Wohn- und Arbeitsräume; beim Einkauf auf formaldehydfreie bzw. wenig belastete Produkte (E1-Spanplatten, Ökotex-Standard-100-Textilien) achten.
Therapie: Nach oraler Aufnahme zur Verdünnung vermehrtes Trinken; nach Inhalation Gabe von Glucocorticoid-Sprays.

A. Vorkommen von Formaldehyd und Umweltbelastung

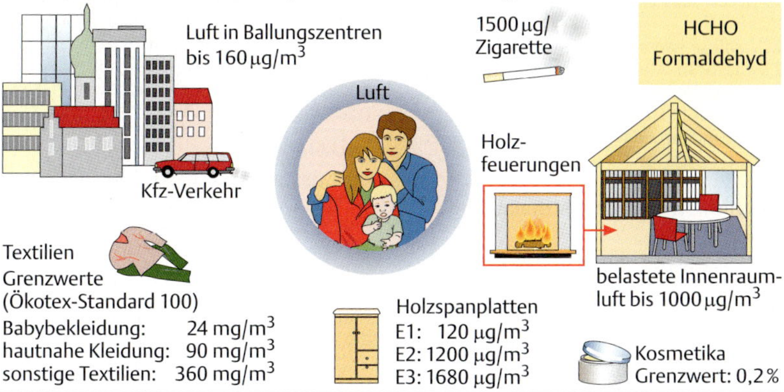

B. Toxikokinetik

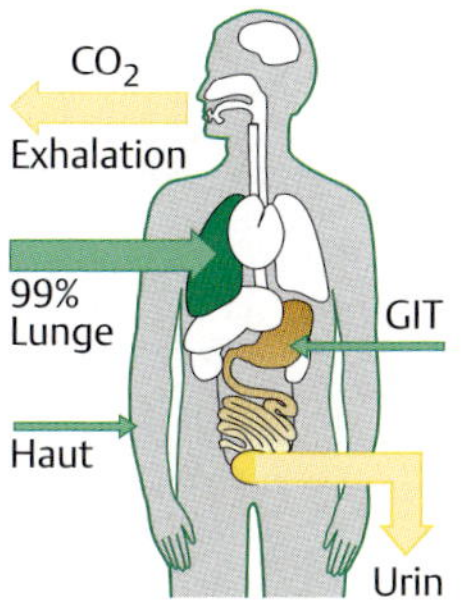

Resorption, Elimination

C. Toxizität von Formaldehyd

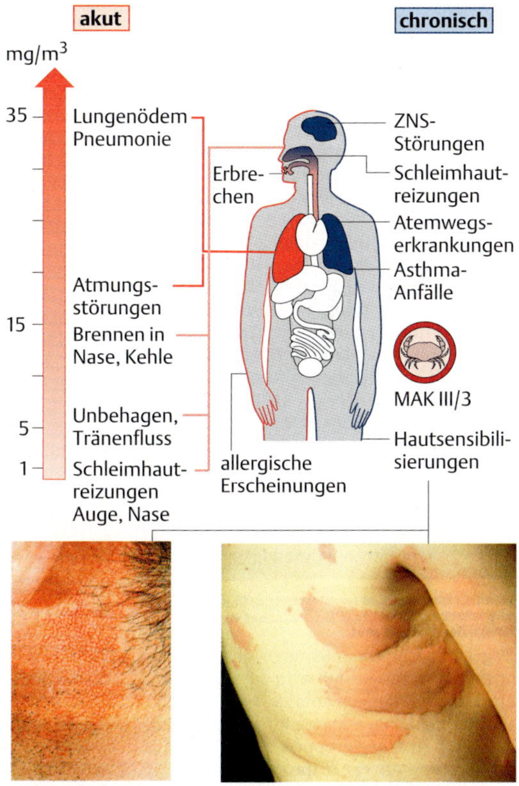

Kontaktdermatitis

Kontakturtikaria

D. Prävention, Therapie

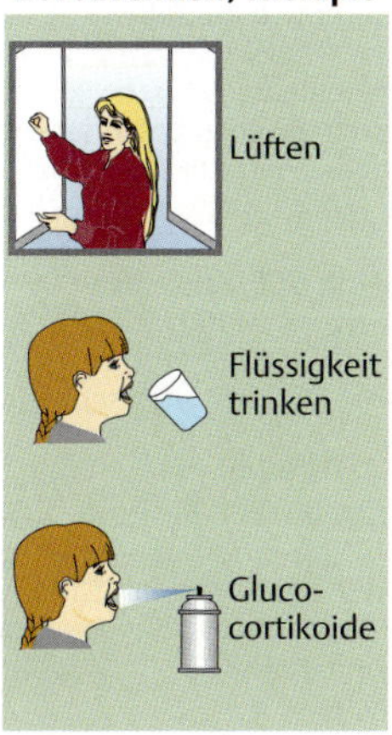

Pentachlorphenol

Das farblose Pentachlorphenol (PCP, C_6Cl_5OH) ist schlecht in Wasser, aber gut in Laugen, organischen Lösungsmitteln und Fetten löslich. Technisches PCP enthält oft PCDD (s. S. 69) als Verunreinigung, das toxischer ist als PCP selbst.

Vorkommen und Umweltbelastung (→A)

PCP wurde bis zu seinem Verbot in der Bundesrepublik 1989 als Fungizid, Konservierungsmittel, Algizid und Desinfektionsmittel eingesetzt und fand Verwendung als Holzschutzmittel (z. B. Xyladecor®), bei der Textil- und Lederimprägnierung und der Papierproduktion. Die Umweltbelastung ist stark zurückgegangen, doch wird PCP weiterhin in Lederprodukten und Textilien aus den USA, der EU und dem Fernen Osten in die Bundesrepublik hineingetragen.

In Holzschutzmitteln hat PCP Einzug in viele *Innenräume* gehalten. Da die Innenraumluft zwar als Transport-, nicht aber als Speichermedium für PCP gilt, enthält sie selbst in stark belasteten Innenräumen nur 0,1–0,5 µg/m³. PCP reichert sich vor allem im Hausstaub an. So weisen Konzentrationen im Holz und im Hausstaub von mehr als 5 mg/kg auf eine eindeutige PCP-Exposition hin. Auch Wände, Möbel, Textilien und Bücher können durch PCP kontaminiert sein. Die Grundbelastung der Bevölkerung entsteht durch Lebensmittel (0,1–6 µg täglich) und deren Kontakt mit belasteter Luft oder kontaminierten Transportkisten.

Die Außenluft ist kaum belastet, im Wasser bindet PCP an Trübstoffe oder Algen und kann über Anreicherung in Fischen in die Nahrungskette gelangen. Im Boden akkumuliert es nicht. Der Abbau erfolgt in der obersten Bodenschicht und im Wasser photolytisch, in tieferen Bodenschichten durch Pilze und Bakterien.

Toxikokinetik (→B)

PCP gelangt hauptsächlich über die Nahrung in den Organismus und wird im GIT resorbiert. Kleinere Mengen können auch über die Haut und die Lungen in den Körper gelangen. Die polaren Hydroxylgruppen des PCP und die hohe Bindung an Plasmaproteine führen zu einer nur geringen Anreicherung im Fettgewebe (als Palmitoyl-PCP). Es wird hauptsächlich renal eliminiert (HWZ: 30 h–30 d). PCP wurde nicht in der Muttermilch nachgewiesen, überwindet jedoch die Plazentaschranke. In extrem hohen Dosierungen wirkt PCP durch Entkopplung der oxidativen Phosphorylierung als starkes Zellgift.

Toxizität (→C)

Die Grundbelastung der Bevölkerung mit PCP ist von 75 µg (1987) auf 25 µg (1998) PCP/l Blut gesunken. Im Vordergrund der **akuten** Vergiftung stehen Stoffwechsel- und Kreislaufstörungen wie erhöhte Herzfrequenz, Atemrate und Körpertemperatur. Bei direktem Hautkontakt kann Chlorakne auftreten, die wahrscheinlich auf Verunreinigungen von technischem PCP mit PCDD/F (s. S. 69) zurückzuführen ist. Weitere Symptome sind Mattigkeit, Kopfschmerzen, Muskelspasmen und -schwäche, Schwitzen, Durstgefühl, Krämpfe, Erbrechen und Diarrhö. Ab einer PCP-Konzentration von 16 mg/l Blut ist mit einer tödlichen Vergiftung aufgrund von Bewusstlosigkeit, Herzversagen, Atemdepression und Lungenödem zu rechnen.

Nach **chronischer**, beruflicher Exposition treten Schleimhautreizungen an Augen, Nase und Rachen, neuralgische Beschwerden, toxische Myokarditis, Leber- und Nierenfunktionsstörungen sowie Blutbildveränderungen auf. Zusätzlich zeigen sich subjektive Störungen des Befindens wie verminderte Leistungsfähigkeit, Schlaflosigkeit, Müdigkeit, Gleichgewichtsstörungen, Appetitlosigkeit und Gewichtsabnahme.

Das *„Holzschutzmittel-Syndrom"* (s. S. 226, Sick-Building-Syndrom) wird außer mit PCP auch mit anderen Holzschutzmitteln (z. B. Lindan) in Zusammenhang gebracht. Es wird charakterisiert durch die oben beschriebenen subjektiven Befindlichkeitsstörungen. Bisher ist dieser Begriff jedoch nicht wissenschaftlich abgesichert.

Im Tierversuch wirkt PCP kanzerogen (MAK III/2). Ein EKA-Wert von 1000 µg PCP/l Blut (bis 1989 BAT-Wert) lässt auf eine Belastung der Luft mit 0,05 mg PCP/m³ zurückschließen.

Prävention und Therapie

Prävention: Senkung der PCP-Belastung in Innenräumen durch Holzentfernung, Abkleben mit Metallfolien und Versiegeln mit Lacken.

Therapie (→**D**): symptomatisch; Alkalisierung des Harns (mit $NaHCO_3$) zur beschleunigten Ausscheidung.

A. Referenzwerte und Vorkommen von Pentachlorphenol

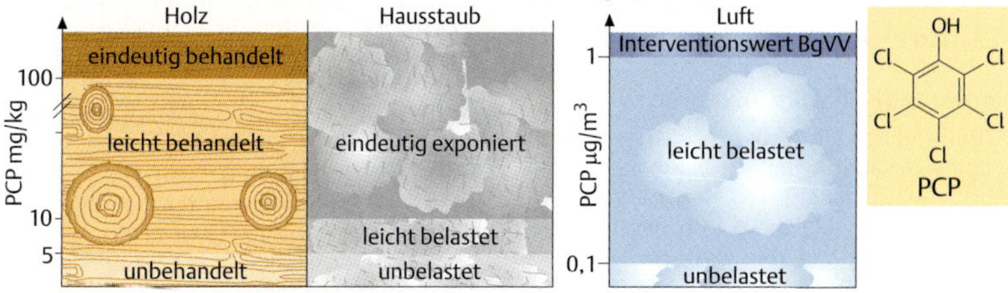

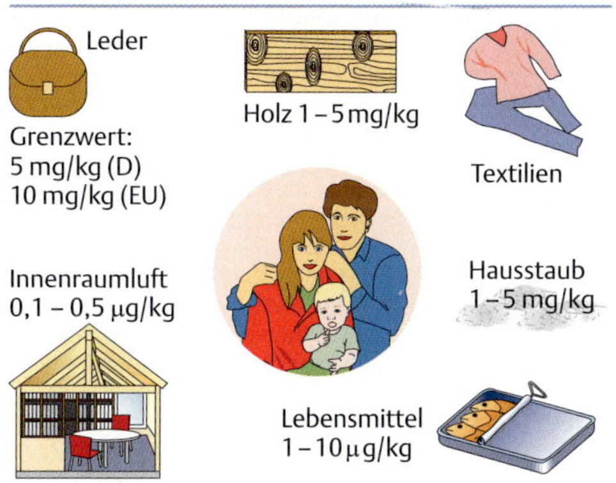

B. Toxikokinetik

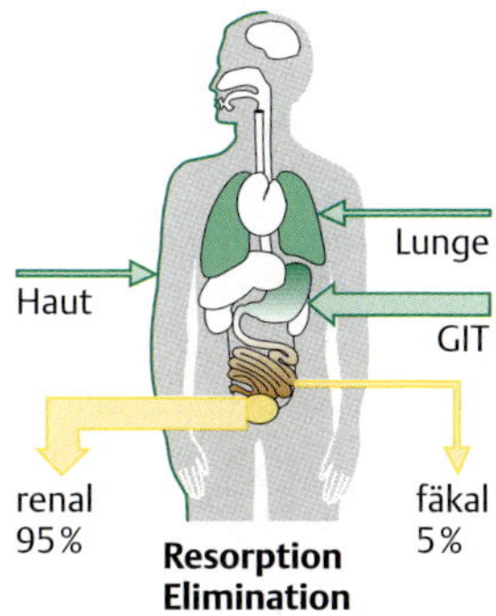

C. Toxizität von Pentachlorphenol

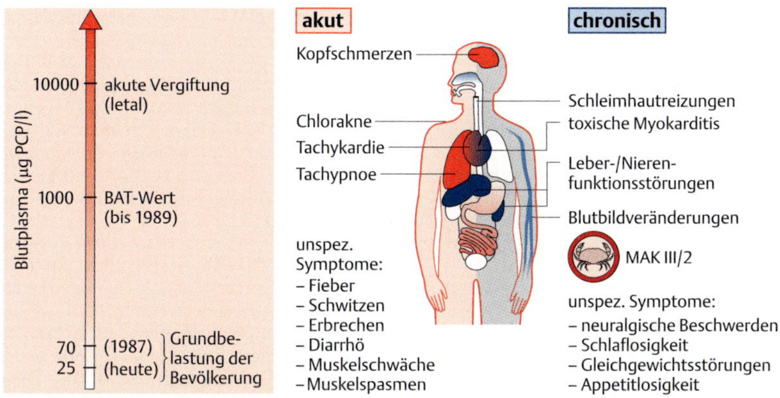

D. Therapie der Pentachlorphenol-Vergiftung

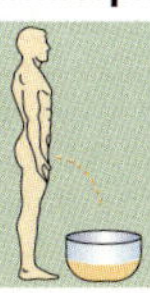

symptomatisch;
Alkalisierung des Harns mit $NaHCO_3$

Polychlorierte Dibenzodioxine und -furane I

Chemie und relative Toxizität (→A)

Die polychlorierten Dibenzodioxine (PCDD, 75 Einzelverbindungen, sog. Kongenere) und Dibenzofurane (PCDF, 130 Kongenere) werden umgangssprachlich als Dioxine und Furane zusammengefasst. Alle Verbindungen sind fettlöslich, einige sehr giftig. Anzahl und Stellung der Chloratome bestimmen den Grad der Toxizität. Dieser variiert um den Faktor 1000. Toxikologisch relevant sind alle in 2,3,7,8-Stellung substituierten Verbindungen. Die größte Toxizität besitzt das „Seveso-Gift" 2,3,7,8-Tetrachlordibenzo-[1,4]-dioxin (2,3,7,8-TCDD).

Zur Abschätzung der relativen Toxizität von PCDD/F-Gemischen werden in vergleichenden Toxizitätstests sog. *Toxizitätsäquivalenzfaktoren (TEF)* in Bezug auf 2,3,7,8-TCDD (TEF = 1) ermittelt. Die TEF von BGA/UBA (1985) und NATO/CCMS (1988) unterscheiden sich nur in wenigen Kongeneren. Durch Multiplikation des jeweiligen TEF mit der Konzentration der vorliegenden Verbindung erhält man die relative Toxizität. Sie wird ausgedrückt in *Toxizitätsäquivalenten (TE)* nach BGA/UBA oder internationalen Toxizitätsäquivalenten (I-Teq) nach NATO/CCMS.

Vorkommen und Umweltbelastung (→B)

Die nahezu überall nachweisbaren PCDD/F werden nicht gezielt hergestellt, sondern entstehen als Nebenprodukte von Verbrennungsprozessen in Gegenwart von Chlor. Sie sind als Verunreinigungen in einigen chlorhaltigen Chemieerzeugnissen enthalten, insbesondere in Pentachlorphenol (PCP, s. S. 66), in polychlorierten Biphenylen (PCB, s. S. 72) und Herbiziden.

Den größten „Bekanntheitsgrad" erlangte das Dibenzodioxin 2,3,7,8-TCDD, als 1976 ca. 1 kg davon nach einem Chemieunfall in Seveso in die Außenluft drangen. Die giftige Dampfwolke ging über einem besiedelten Areal von 2000 ha nieder, in dem 1200 Einwohner lebten (Folgen für die Gesundheit s. Toxizität, S. 70)

PCDD/F-Belastungen stammten in der Vergangenheit aus industriellen Abfallverbrennungs- und Wiederverwertungsprozessen in der Metallindustrie sowie aus der Chlorbleiche bei der Papier- und Zellstoffherstellung. Mit dem Verbot chlor- bzw. bromhaltiger Zusatzstoffe schied Benzin als Emissionsquelle aus. *Aktuelle Quellen* sind Unfälle in der Chemieindustrie, industrielle Abfallverbrennungsanlagen, Feuerungsanlagen und Krematorien.

Die PCDD/F-Werte der *Außenluft* in der Nähe von Emittenten (z. B. Abfallverbrennungsanlagen, s. S. 126) liegen bei 0,001 ng TE/m³ Abgas. Dies liegt deutlich unter dem Emissionsgrenzwert von 0,1 ng TE/m³ Abgas. *Innenräume* können durch PCP-haltige Holzschutzmittel mit einigen pg TE/m³ belastet sein. Im Wasser liegt die PCDD/F-Konzentration unter der Nachweisgrenze. In Sedimenten angereicherte PCDD/F gelangen jedoch durch Fische in die Nahrungskette. Im Boden verbleiben PCDD/F durch ihre geringe Wasserlöslichkeit und starke Adsorption an Bodenpartikel in oberflächlichen Schichten. Landwirtschaftlich genutzte Böden weisen in der Regel bis zu 1%, Städte (z. B. auf Kinderspielplätzen) bis zu 10% der PCDD/F-Bodenbelastung von Industriegebieten (100 ng TE/kg) auf. PCDD/F-belastete Bodenpartikel können als Staub inhaliert oder bei Kleinkindern in Hand-zu-Mund-Kontakt aufgenommen werden (s. S. 124). Früher wurden auf Spiel- und Sportplätzen PCDD/F-haltige Schlacken („Kieselrot") aufgebracht.

Während pflanzliche Lebensmittel meist nur gering belastet sind, reichern sich PCDD/F in *tierischen Nahrungsmitteln* an: über die Nahrungskette bei Weidetieren oder durch direkte Aufnahme von Bodenpartikeln, wie z. B. bei im Freiland gehaltenen Hühnern. Da PCDD/F mit dem Milchfett ausgeschieden werden, finden sie sich auch in Milch und Milchprodukten. In Deutschland geht man von einer durchschnittlichen *täglichen Aufnahmerate* von 1–10 pg TE/kg KG aus. Davon entfallen jeweils ein Drittel auf Fisch-, Fleisch- und Milchprodukte.

PCDD/F werden im oberflächennahen Wasser und in der Atmosphäre schnell auf photochemischen Wege oder durch Hydroxylradikale abgebaut (1–8 Tage). Im Boden werden PCDD/F nur langsam biodegradiert (10–20 Jahre).

Als Bioindikator eignet sich insbesondere *Muttermilch*, weil sich die fettlöslichen PCDD/F im Milchfett anreichern. Zwischen 1985 und 1994 ging die Belastung der Muttermilch mit PCDD/F um etwa die Hälfte von ca. 30 ng auf 15 ng I-Teq/kg Milchfett zurück (→**C**). In Deutschland kann deshalb heute das Stillen uneingeschränkt empfohlen werden.

Messungen im *Humanblut* ergaben ebenfalls einen Rückgang der PCDD/F-Belastung zwischen 1991 und 1996 um ca. 50% (→**D**).

A. Relative Toxizität (nach BGA/UBA 1985)

PCDD	TEF	PCDF	TEF
2,3,7,8-TCDD	1	2,3,7,8-TCDF	0,1
1,2,3,7,8-PCDD	0,5	1,2,3,7,8-PCDF	0,05
		2,3,4,7,8-PCDF	0,5
1,2,3,4,7,8-HCDD	0,1	1,2,3,4,7,8-HCDF	0,1
1,2,3,7,8,9-HCDD	0,1	1,2,3,7,8,9-HCDF	0,1
1,2,3,6,7,8-HCDD	0,1	1,2,3,6,7,8-HCDF	0,1
		2,3,4,6,7,8-HCDF	0,1
1,2,3,4,6,7,8-HCDD	0,01	1,2,3,4,6,7,8-HCDF	0,01
		1,2,3,4,7,8,9-HCDF	0,01
OCDD	0,001	OCDF	0,001

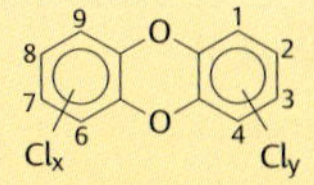

Polychlorierte Dibenzodioxine (PCDD)

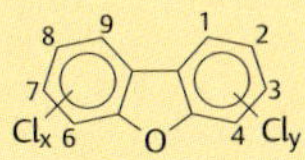

Polychlorierte Dibenzofurane (PCDF)

B. Vorkommen von PCDD/F und Umweltbelastung

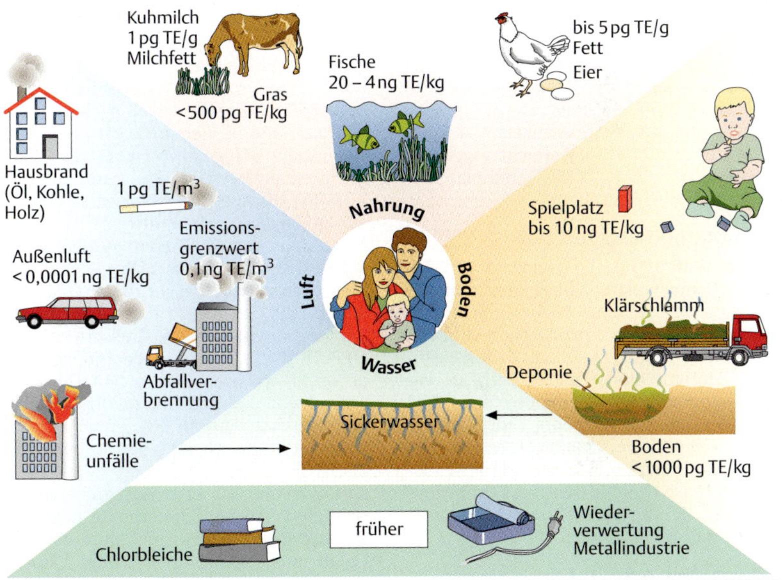

C. PCDD/F in Muttermilch in Deutschland

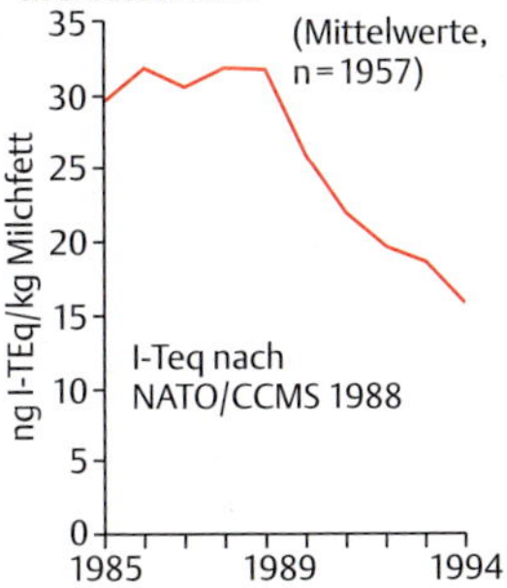

D. PCDD/F in Humanblut in Deutschland

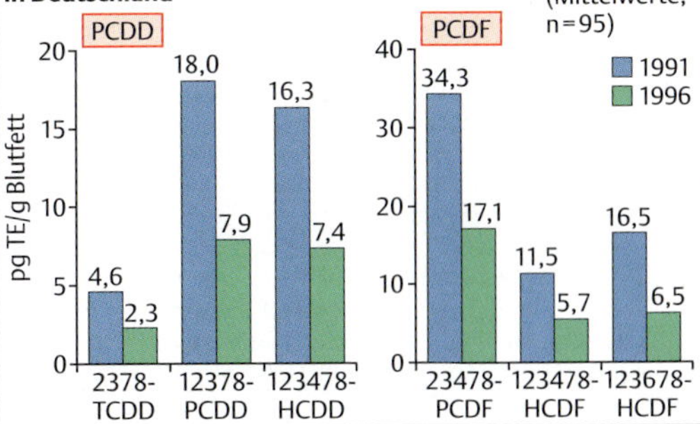

Polychlorierte Dibenzodioxine und -furane II

Toxikokinetik (→A)

PCDD/F (s. S. 68) werden zum größten Teil über die Nahrung aufgenommen und im GIT bis zu 95% resorbiert. Geringere Mengen werden auch inhaliert (ca. 1%) oder über die Haut resorbiert (ca. 1%). Resorption, Metabolisierung und Elimination der PCDD/F verringern sich mit zunehmendem Chlorierungsgrad. Wegen ihrer hohen chemischen Stabilität werden 2,3,7,8-substituierte Verbindungen nur langsam metabolisiert und hauptsächlich über die Fäzes eliminiert (HWZ: 5–10 Jahre). Die höchsten PCDD/F-Konzentrationen werden in der Leber und im Fettgewebe nachgewiesen, geringere Konzentrationen auch im Muskelgewebe, in der Haut und in anderen Organen. Die gute Fettlöslichkeit und lange Halbwertszeit führen zur Anreicherung in der Muttermilch (s. S. 68). PCDD/F sind plazentagängig und beim Neugeborenen nachweisbar.

Wirkungsmechanismus (→B)

Für den Wirkungsmechanismus von 2,3,7,8-TCDD auf molekularer Ebene liegt folgende Hypothese vor: Der entscheidende Schritt ist die Bindung an den zytosolischen Aryl-Hydrocarbon-Rezeptor (Ah-R). Der dadurch aktivierte Rezeptor bindet im Zellkern an sog. Dioxin-empfindliche Elemente der DNA (Dioxine responsive elements, DRE). In Folge werden Gene für verschiedene Proteine verstärkt transkribiert, u. a. für Cytochrom-P450-Enzyme. Diese beeinflussen den Organismus z. B. durch Enzyminduktion und Modulation des Hormonstoffwechsels.

Risikoabschätzung (→C)

Für PCDD/F existieren verschieden hohe Richtwerte, die aufgrund unterschiedlicher Wichtung von Tierversuchsergebnissen und der Verwendung verschiedener TEF (s. S. 68) zustande gekommen sind. So legte die amerikanische Umweltbehörde EPA eine „Virtually Safe Dose" von 0,01 pg TE/kg KG fest. Dieser Wert legt das Risiko von 1:1 Million eines zusätzlichen Krebstoten bei lebenslanger täglicher Aufnahme von 0,01 pg TE/kg KG zugrunde. Die WHO gibt hingegen einen ADI-Wert von 10 pg TE/kg KG an, der um den Faktor 1000 über dem der EPA liegt. In der Bundesrepublik gilt ein ADI-Wert von 1 pg TE/kg KG.

Toxizität (→D)

Chlorakne ist das Leitsymptom der **akuten** und **chronischen** Vergiftung. Akut kann sie bei Erwachsenen durch 30–200 µg 2,3,7,8-TCDD ausgelöst werden, bei Kindern schon durch > 0,08 µg. Charakteristisch für akute Vergiftungen sind weiterhin Schleimhautreizungen, erhöhte Infektanfälligkeit, Hyperpigmentierungen, Leberparenchymschäden, Störungen des Porphyrin- und Fettstoffwechsels sowie periphere Neuropathien. Unspezifische Symptome wie Mattigkeit und Gewichtsabnahme sind ebenfalls beschrieben. Nach chronischer Exposition stehen Störungen des Leberstoffwechsels im Vordergrund.
Bei zahlreichen *Versuchstieren* wurde eine teratogene Wirkung von PCDD/F in Form von Gaumenspalten und Nasenmissbildungen festgestellt. Untersuchungen nach dem Seveso-Unfall und in Vietnam nach dem Einsatz von „Agent orange" (Mischung aus Di- und Trichlorphenoxyessigsäure mit hohem 2,3,7,8-TCDD-Anteil) ergaben weder Hinweise auf mutagene noch teratogene Wirkungen beim Menschen. Bei Tieren wurden immunsuppressive Wirkungen nachgewiesen; beim Menschen sind diese nicht zweifelsfrei belegt. 2,3,7,8-TCDD zeigte im Tierversuch Promotorwirkung für verschiedene Krebsarten. Studien an PCDD/F-exponierten Arbeitern stellten eine leicht erhöhte Inzidenz von Leber- und Gallenkrebs und von Erkrankungen des hämopoetischen Systems fest.
In *Seveso 1976* erkrankten trotz der hohen 2,3,7,8-TCDD-Exposition „nur" 193 Menschen an Chlorakne. Mit einer Ausnahme erholten sich alle Personen. Eine erhöhte Anzahl von Missbildungen fand man 5 Jahre nach dem Unfall unter 14690 untersuchten Geburten nicht. Bis heute konnte keine erhöhte Krebsinzidenz bei den Betroffenen festgestellt werden. Die Interpretation dieser Daten wird allerdings dadurch erschwert, dass die Beobachtungszeit für bestimmte Tumoren noch zu kurz ist, die Fallzahl einiger Krebsdaten niedrig ist und die tatsächliche individuelle Belastung nur ungenügend erhoben wurde. Das Risiko bei der geringen Exposition der Allgemeinbevölkerung in Deutschland ist insgesamt als klein anzusehen.

Therapie

Symptomatisch; eine Kausaltherapie nach PCDD/F-Vergiftung ist bisher nicht bekannt.

A. Toxikokinetik

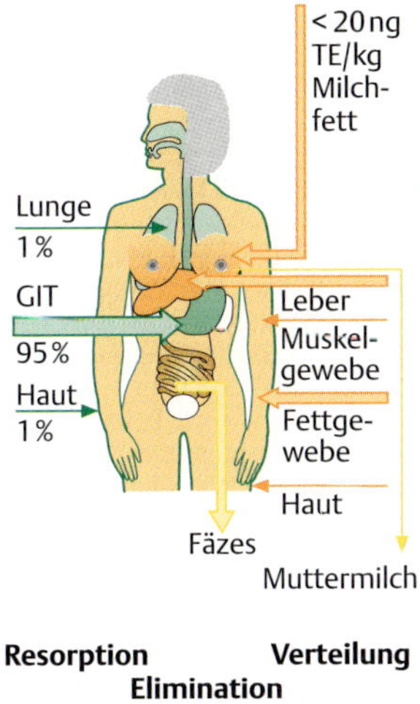

B. Wirkungsmechanismus von 2,3,7,8-TCDD

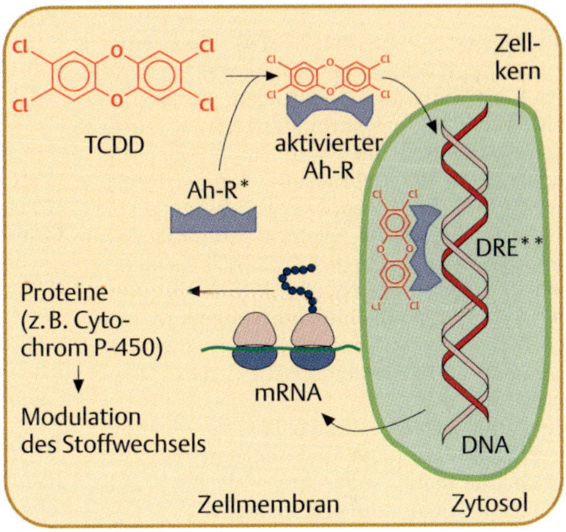

*Ah-R – Aryl-Hydrocarbon-Rezeptor
**DRE – Dioxine responsive elements

C. Risikoabschätzung

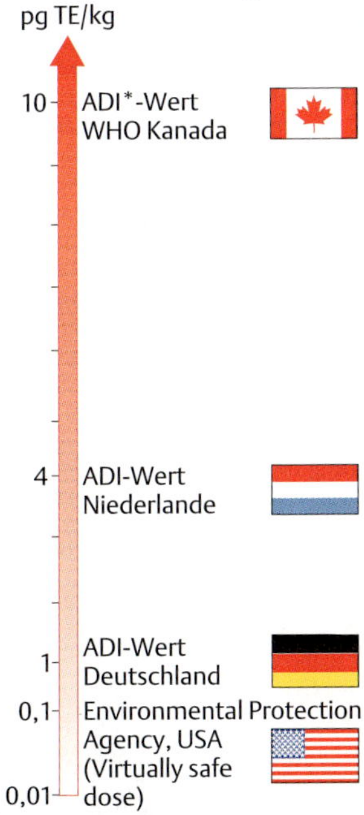

*ADI – Acceptable daily intake (duldbare tägliche Aufnahmemenge)

D. Toxizität von 2,3,7,8-TCDD

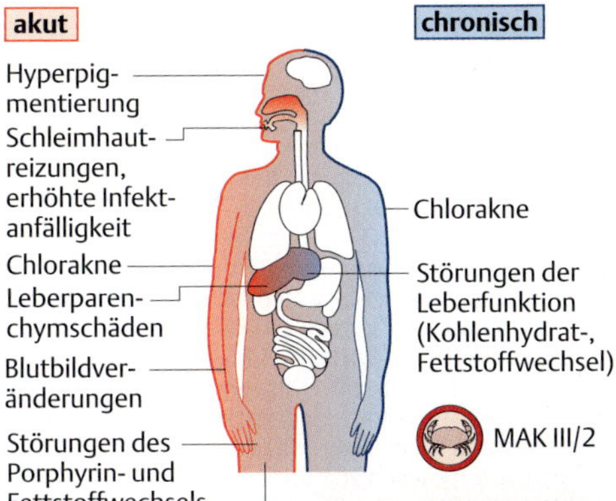

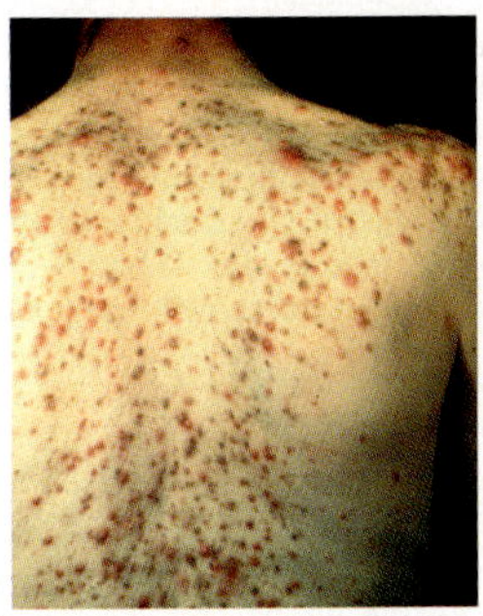

Chlorakne ▸

Polychlorierte Biphenyle

Polychlorierte Biphenyle (PCB) sind eine Gruppe polyzyklischer Kohlenwasserstoffe mit 1 bis max. 10 Chloratomen. Insgesamt existieren 209 Einzelverbindungen (sog. Kongenere). Die Toxizität ist abhängig von Grad und Position der Chlorierung. Am stärksten toxisch sind die 20 coplanaren PCB-Kongenere, die eine ähnliche Konformation wie das Dibenzodioxin 2,3,7,8-TCDD (s. S. 71) annehmen. Die Kongenere Nr. 28, 52, 101, 138, 153 und 180 gelten als Indikatorkongenere für den Gehalt von Gesamt-PCB. Die meisten PCB-Endprodukte sind mit PCDF (s. S. 69) verunreinigt.
PCB sind farblos, flüssig, wenig flüchtig, schlecht entflammbar und schlecht wasserlöslich. Sie haben eine gute Wärme- und schlechte elektrische Leitfähigkeit.

Vorkommen und Umweltbelastung

PCB-Gemische mit unterschiedlicher Zusammensetzung und Chlorgehalt zwischen 40 und 60% (Handelsnamen: z. B. Aroclor, Clophen) wurden weltweit u. a. als Isolierflüssigkeiten, Flammschutzmittel, Hydrauliköle, Dichtungsmassen und als Weichmacher eingesetzt (→**A**). Trotz des seit 1989 geltenden internationalen PCB-Verbotes sind sie aufgrund ihrer hohen chemischen Stabilität praktisch überall im Ökosystem zu finden.
Während der Mensch durch Luft, Wasser und Boden im Regelfall keiner direkten nennenswerten PCB-Belastung ausgesetzt ist, reichern sich PCB infolge ihrer guten Fettlöslichkeit in *Nahrungsketten* an (→**B**). Besonders Fische akkumulieren PCB in ihrem Fettgewebe. Auch Milch und Milchprodukte sind stärker als andere Lebensmittel belastet. Täglich nehmen Erwachsene in Deutschland über die Nahrung im Mittel etwa 0,1 µg/kg KG PCB auf. Gestillte Säuglinge können durch die Muttermilch mit dem 20–30fachen dieser Menge belastet sein. Der *ADI-Wert* liegt bei 1 µg/kg KG.
PCB werden nur geringfügig in der Luft durch photochemische Dechlorierung abgebaut. Im Boden erfolgt der Abbau unter aeroben Bedingungen durch Mikroorganismen.

Toxikokinetik (→C)

PCB werden hauptsächlich oral über fettreiche Nahrungsmittel aufgenommen und im GIT resorbiert. In Abhängigkeit vom Chlorierungsgrad werden sie in der Leber metabolisiert: die niederchlorierten PCB schneller als die höherchlorierten. Die stärker toxischen höherchlorierten PCB akkumulieren vor allem im Fettgewebe (ca. 2 mg PCB/kg Fett) und zu geringerem Teil in Leber, Gehirn und anderen Organen.
Die Elimination einzelner Kongenere verläuft sehr langsam (HWZ: 1–10 Jahre). Höherchlorierte PCB werden hauptsächlich über die Fäzes eliminiert, bei Frauen auch über die Muttermilch (< 1 mg PCB/kg Milchfett). Seit 1981 hat die Belastung der Muttermilch um ca. 50% abgenommen. Die Ausscheidung niederchlorierter PCB erfolgt über den Urin.
Coplanare PCB binden wie die PCDD/F an den Aryl-Hydrocarbon-Rezeptor und zeigen eine Reihe von dioxinartigen Wirkungen (s. S. 71).

Toxizität (→D)

Technische PCB-Gemische wirken **akut** nur schwach toxisch. Erkenntnisse über ihre **chronische** Toxizität stammen aus zwei Massenvergiftungen, die durch PCB-kontaminiertes Reisöl hervorgerufen wurden: 1968 in Japan (Yusho-Krankheit) und 1979 in Taiwan (Yu-Cheng-Krankheit). In Japan nahmen die Menschen über das Reisöl täglich eine Menge von ca. 160 µg PCB/kg Körpergewicht während 20–190 Tagen zu sich. Charakteristisch waren verschiedene Formen der Leberschädigung, Chlorakne, chronische Bronchitis, Sehschwäche, Hyperpigmentierung der Haut, Schleimhäute und Nägel sowie erhöhte Infektanfälligkeit. Weiterhin traten Fortpflanzungsstörungen, sensorische Neuropathien und subjektive Beschwerden wie Müdigkeit, Schwächegefühl, Kopfschmerzen und Brechreiz auf.
Neugeborene von Yusho-Opfern zeigten ein vermindertes Geburtsgewicht, Hyperpigmentierung von Haut und Schleimhäuten, ferner Gesichtsödeme, Exophthalmus und gestörte Verknöcherung des Schädels. In einer amerikanischen Studie an Frauen und deren Neugeborenen in der Nähe der Großen Seen (hoher Fischkonsum!) korrelierte ein hoher PCB-Gehalt im Nabelschnurblut mit vermindertem Geburtsgewicht und Körperlänge. PCB sind im Tierversuch leberkanzerogen (MAK III/3).

Therapie (→E)

Nach akuter Ingestion sollte PCB durch Aktivkohle und Glaubersalz ($MgSO_4$) entfernt werden. Nach Hautkontakt sollten die Kleider ausgezogen und die Haut gründlich gereinigt werden, am besten mit Polyethylenglykol 400.

A. Beispiele für den Einsatz von PCB vor 1989

Geschlossene Systeme
- Dielektrika in Kondensatoren
- Isolier- und Kühlflüssigkeiten in Transformatoren und Gleichrichtern

Halboffene Systeme
- Hydraulikflüssigkeiten
- Öle für Gasturbinen und Vakuumpumpen
- Wärmeaustauscherflüssigkeiten

Offene Systeme
- Weichmacher in Kunststoffen
- Schmiermittel
- feuerhemmende Impägniermittel
- Zusätze von Kitten, Wachsen, Asphaltmaterial
- Beschichtungsmaterial für Transparent- und Kopierpapier
- Zusätze in Nagellack und Textilien
- Zusatz in Pestiziden

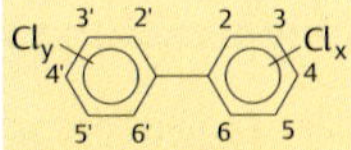

Grundstruktur von PCB

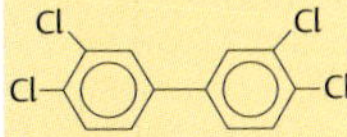

Coplanares PCB-Kongener 3,3',4,4'-Tetrachlorbiphenyl

B. Umweltbelastung durch PCB

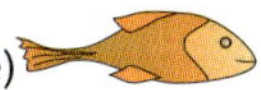
Seefisch (Nordsee) 0,1 mg Gesamt-PCB/kg Frischgewicht

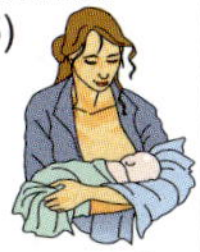
Muttermilch (1985) 1,4 mg/kg Fett

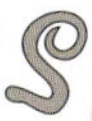
Flussaal (Havel, Berlin) 2,2 mg/kg Frischgewicht

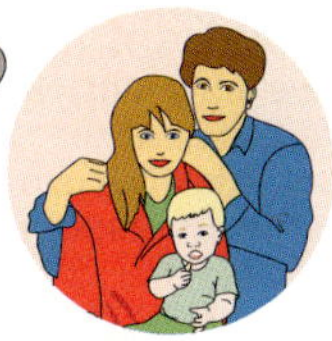

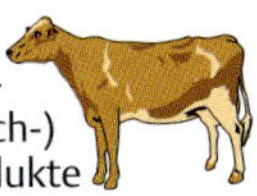
Kuh-(Milch-)produkte 0,14 mg/kg Fett

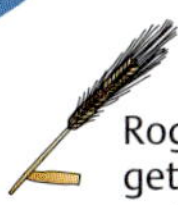
Roggengetreide <0,01 mg/kg Trockengewicht

C. Toxikokinetik von PCB

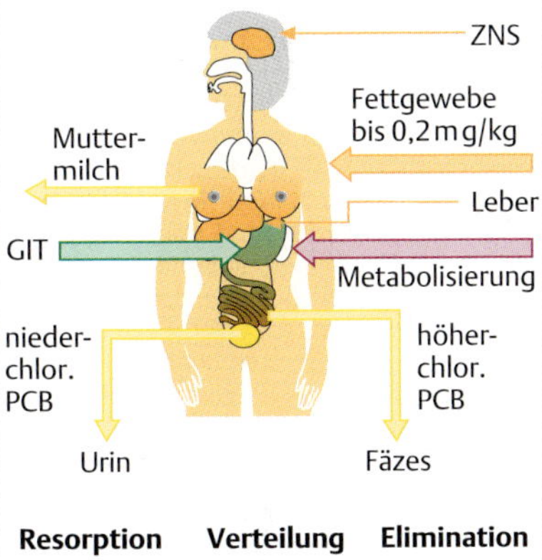

D. Chronische Toxizität von PCB

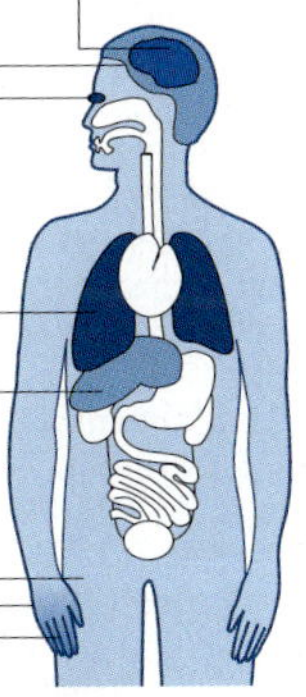

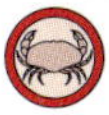
MAK III/3

Neugeborene von Yusho-Opfern:

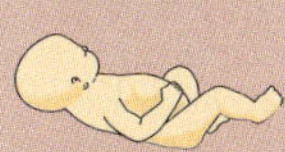

- ↓ Geburtsgewicht
- Hautpigmentierungen
- Gesichtsödeme
- Exophthalmus
- gestörte Schädelverknöcherung (fetales PCB-Syndrom)

E. Therapie

bei akuter PCB-Vergiftung

nach Ingestion: Gabe von Aktivkohle, Glaubersalz ($MgSO_4$)

nach Hautkontakt: Kleider entfernen, Haut gründlich reinigen, z. B. mit Polyethylenglykol 400

Polyzyklische aromatische Kohlenwasserstoffe

In der Gruppe der polyzyklischen aromatischen Kohlenwasserstoffe (PAK) werden über 500 aromatische Verbindungen mit kondensierten Ringsystemen zusammengefasst, deren Grundstruktur das Benzol (s. S. 60) darstellt. Bekanntester Vertreter ist das Benzo[a]pyren (BaP).
PAK sind schlecht wasser-, aber gut fettlöslich. PAK mit einem Siedepunkt < 400 °C liegen in der Luft gasförmig vor, solche mit einem Siedepunkt > 400 °C sind an Partikeln adsorbiert.

Vorkommen und Umweltbelastung

PAK entstehen bei der unvollständigen Verbrennung organischen Materials unter Sauerstoffmangel. Anthropogen bedingt werden sie z. B. bei der Verbrennung von Holz, Kohle und Erdöldestillaten wie Benzin, Diesel, Kerosin und Teer freigesetzt. Natürlicherweise werden sie bei der Erdöl- und Kohleentstehung sowie bei Waldbränden und vulkanischer Aktivität gebildet. Seit den 60er-Jahren sind die PAK-Emissionen durch Verbesserung der Kohleheizung und Umstellung auf Öl und Gas deutlich gesunken; ein weiterer Rückgang wurde durch die Einführung von Katalysatoren erzielt. PAK liegen bei der Emission als Gemische unterschiedlicher Zusammensetzung vor (PAK-Profile). Als Leitsubstanz dient das leicht nachweisbare BaP.
Die *Hauptbelastung* für den Menschen entsteht durch die Aufnahme von *Lebensmitteln* (100–500 ng/d) in geräucherter Form und über Gemüse, die durch den PAK-Gehalt der Luft belastet werden (→**A**). In Industriegebieten angebautes Gemüse und Obst enthält eine ca. 10-mal höhere Menge an BaP als solches aus ländlichen Gebieten (→**B**). In der Luft von Ballungsräumen werden PAK-Konzentrationen bis 40 ng/m³, in ländlichen Gebieten bis 4 ng/m³ erreicht. In Innenräumen entsteht eine hohe individuelle Belastung durch Tabakrauch (10–100 ng/m³ BaP/Zigarette), zusätzlich durch offene Kaminfeuer und die Nähe zu Emittenten. Landwirtschaftlich genutzte Böden können 50–500 µg PAK/kg aufweisen; als Altlasten in der Nähe von Emittenten wurde bis zum 1000fachen dieses PAK-Gehaltes nachgewiesen. PAK im Trinkwasser sind vernachlässigbar.

Toxikokinetik (→C)

PAK werden sowohl an Staub gebunden inhaliert als auch oral über die Nahrung aufgenommen. Die staubgebundenen PAK werden zu 50% wieder exhaliert; die andere Hälfte wird z. T. in den Bronchiolen deponiert und von hier über bronchiale Flimmerhärchen in Richtung Speiseröhre geleitet (bronchiale Clearance). Tiefer in die Lunge eingedrungene Staubpartikel werden in den Alveolen resorbiert. In den GIT gelangte PAK werden dort zu 10% resorbiert. Nach Umverteilung akkumulieren sie hauptsächlich im Fettgewebe; sie sind nicht plazentagängig. Die Metabolisierung der PAK erfolgt zu einem geringen Teil in der Lunge und zum größten Teil in der Leber. Sie werden hauptsächlich über die Fäzes und nur geringfügig über den Urin eliminiert.
Pathomechanismus: Die eigentlich karzinogenen Substanzen sind die Metaboliten der PAK (→**D**). Durch Cytochrom-P450-abhängige Enzyme werden PAK u. a. zu Diolepoxiden metabolisiert. Diese wirken durch Adduktbildung mit der DNA mutagen. Die Korrelation zwischen der Adduktbildung und der kanzerogenen Empfindlichkeit eines Organs ist jedoch nicht eindeutig.

Toxizität (→E)

PAK führen **akut** bei direktem Hautkontakt zu Hautpigmentierungen. Im Vordergrund der **chronischen** Wirkung steht die Kanzerogenität. Schon 1775 wurde das gehäufte Auftreten von Skrotum-(=Hodensack-)Karzinomen bei Schornsteinfegern beobachtet. Durch entsprechende Schutzmaßnahmen ist diese Krebsform heute selten. Seit den 40er-Jahren ist bekannt, dass PAK Tumoren der Atemwege bei Beschäftigten in der Teerverarbeitung, in Kokereien, an Öfen und Gasleitungen hervorrufen können, ebenso wie bei Rauchern. Tierexperimente zeigten, dass BaP und andere PAK vorwiegend lokal auf der Haut und in der Lunge kanzerogen wirken. Nach oraler Aufnahme ist die karzinogene Wirkung hingegen gering.
BaP und Dibenzo[a,h]anthracen sowie 10 weitere PAK sind in Deutschland als kanzerogen eingestuft (MAK III/2). Für den Arbeitsplatz wurde ein TRK-Wert für BaP von 5 µg/m³ festgelegt. Der Grenzwert für das Trinkwasser liegt bei 0,01 µg BaP/l (WHO), für Lebensmittel bei 1 µg BaP/kg (Fleischverordnung).

A. Vorkommen von PAK und Umweltbelastung

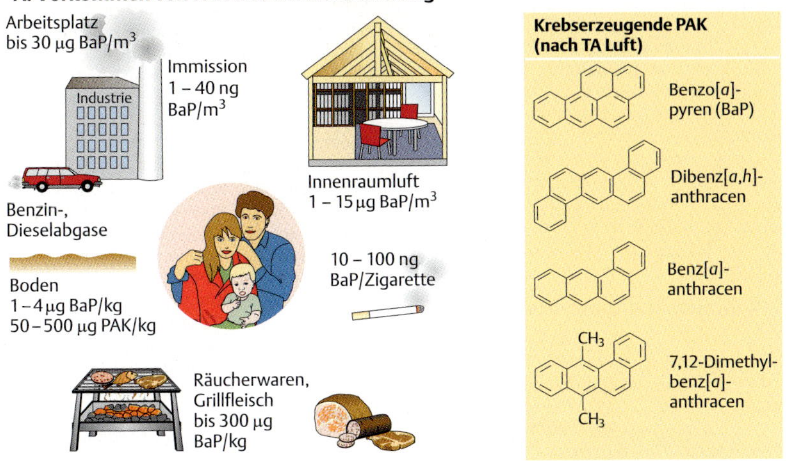

B. BaP-Gehalt einiger Nahrungsmittel

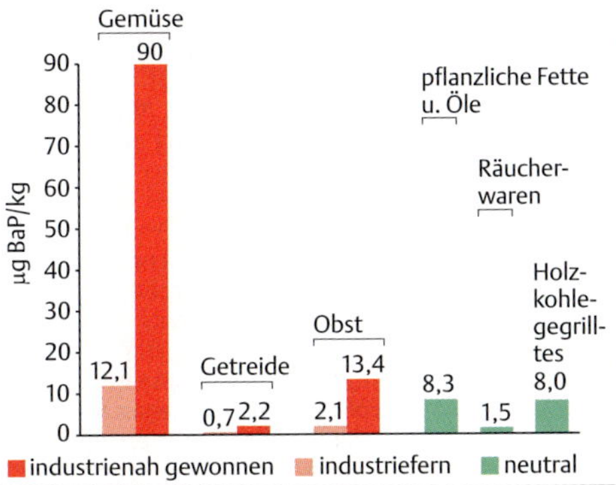

C. Toxikokinetik von PAK

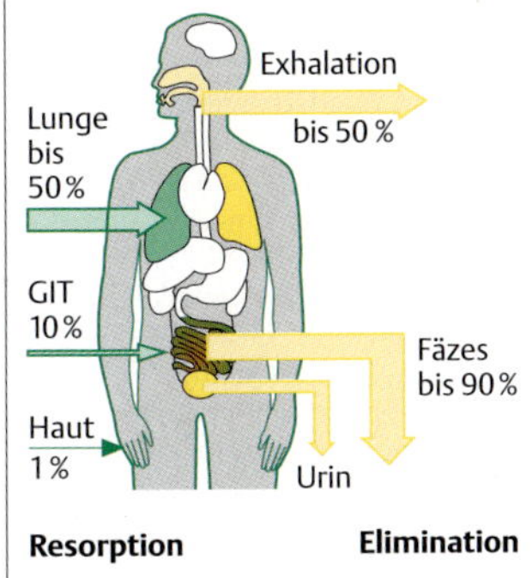

D. Metabolismus von PAK

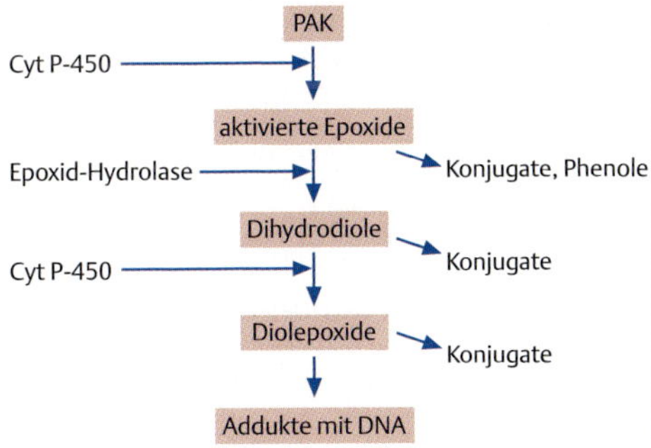

E. Toxizität von PAK

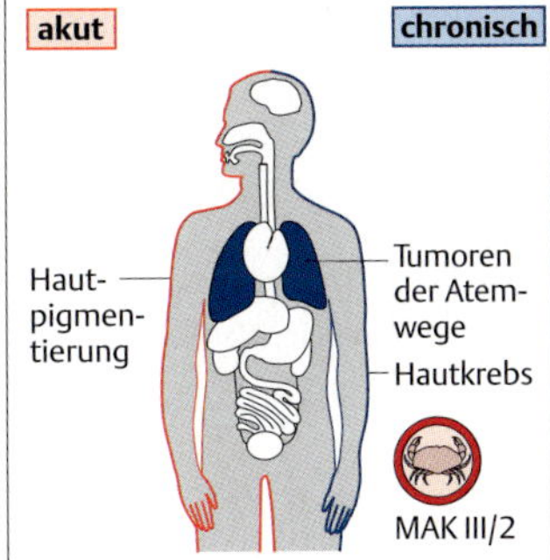

Aluminium

Das Leichtmetall Aluminium (Al, 1/3 der Dichte von Eisen) ist gut dehnbar, korrosionsbeständig und nur bedingt wasserlöslich. Wegen dieser Eigenschaften und seiner guten Wärme- und elektrischen Leitfähigkeit findet es häufig Verwendung. Es wird aus Bauxit oder Kaolin (Porzellanerde) gewonnen und ist bereits seit dem 5. Jh. v. Chr. als Kalialaun (Terra aluminis) bekannt. Größere Lagerstätten befinden sich in den USA, der GUS, Kanada, Japan und Norwegen.

Vorkommen und Umweltbelastung (→A)

In der Umweltmedizin interessieren vor allem anorganische Al-Verbindungen mit dem dreiwertigen Al^{3+}-Ion. Gelförmiges Al-Hydroxid wird medizinisch als Antacidum in der Gastritis- und Ulcus-Therapie (max. 3–4 g/d) eingesetzt. Es wurde in Dialyseflüssigkeiten (10–30 µg/l) zur Bindung von Phosphat verwendet und wird heute zunehmend durch Calciumcarbonat ersetzt. In der Selbstmedikation wird essigsaure Tonerde mit einem Al-Gehalt von ca. 8% in adstringierenden und antiphlogistischen Umschlägen und Spülungen verwendet. Ebenfalls adstringierend wirken Alaun, $(KAl(SO_4))_2$, und Al-Chlorid, $Al(OH)_2Cl$. Lebensmittel in Al-Geschirr oder -Folien aufzubewahren, ist im Normalfall ungefährlich. Bei Kontakt mit einer starken Säure (z. B. Fruchtsaft) können sich jedoch Al^{3+}-Ionen lösen. Pflanzliche Lebensmittel enthalten natürlicherweise Al. Die höchste Konzentration weisen Karotten (und andere Wurzelgemüse) mit 200–400 mg Al/kg Feuchtgewicht auf.

Toxikokinetik (→B)

Im GIT werden 1% und in der Lunge 10% des aufgenommenen Al resorbiert. Letzteres spielt jedoch nur bei berufsbedingter Belastung mit Al-Stäuben eine Rolle. Al wird über die Bindung an Plasmaproteine im Blut (vorwiegend an Transferrin) im Organismus verteilt. Es lagert sich in Weichgeweben (Lunge: 5–100 mg/kg) und Knochen (10 mg/kg, als schwer lösliches Al-Phosphat) ab. Im ZNS ist Al altersabhängig nachweisbar. Dialysepatienten weisen eine bis zu 100-mal höhere Gewebskonzentration auf als andere Personen.

Die Ausscheidung von Al erfolgt fast ausschließlich über den Urin, nur zu einem geringen Teil über die Fäzes.

Toxizität (→C)

Bei intakter Nierenfunktion stellt eine tägliche Belastung von 20–40 mg Al/d kein Problem dar. Die Einnahme von Al über Antacida und über die Nahrung bedeutet kein Gesundheitsrisiko. Als Nebenwirkung der Antacida-Therapie können jedoch Obstipationen auftreten. Diese beruhen zum einen auf einer Hemmung der Fluorid-, Calcium-, Eisen-, Phosphat und Cholesterin-Resorption, zum anderen auf der Hemmung der durch Acetylcholin bedingten Darmkontraktion.

Werte um 10 µg Al/l Blut sind normal. Erst eine Al-Konzentration > 60 µg/l im Blut stellt einen deutlichen Hinweis auf Exposition dar. Klinische Symptome treten ab > 200 µg/l auf. Früher war die *Lungenfibrose* (Shaver-Krankheit) bei Arbeitern in Aluminiumschmelzen weit verbreitet. Hierfür waren im Bauxit enthaltene Silikate mit verantwortlich. Der MAK-Wert liegt bei 6 mg/m³ Luft.

Das größere Problem lag in der Vergangenheit in der Verwendung von Dialyseflüssigkeiten aus Al-haltigem Wasser (→**A**) bei Patienten mit eingeschränkter Nierenfunkion. In Folge traten im Wesentlichen drei verschiedene Krankheitsbilder auf. Erstes Anzeichen der aluminiumtoxischen Wirkung war eine *Anämie*. Dieser liegt eine geringere Eisen-Bioverfügbarkeit zugrunde, da Al Eisen an den Plasmaproteinen verdrängt. Weiterhin traten *Osteopathien* (nichtentzündliche Knochenerkrankungen) auf, deren Ursache ein funktioneller Hypoparathyreoidismus (Unterfunktion der Nebenschilddrüsen) ist. Typische Folgeerkrankung von Dialysepatienten war die *Dialyseenzephalopathie* (Al-Gehalt im Gehirn: > 9 mg/kg). Sie ist charakterisiert durch progressive Demenz, Sprachstörungen, Myoklonien, Krämpfe und psychotische Symptome. Heute ist der Al-Gehalt von Dialyseflüssigkeiten auf 10 µg/l (bundesweit) und 30 µg/l (europaweit) begrenzt.

Al spielt, entgegen früher vertretener Hypothesen, wahrscheinlich keine Rolle bei der Entstehung des *Morbus Alzheimer*.

Therapie (→D)

Zur Senkung des Al-Gehalts in Dialyseflüssigkeiten und als Antidot bei Vergiftungen wird der Chelatbildner Deferoxamin eingesetzt.

A. Vorkommen von Aluminium und Umweltbelastung

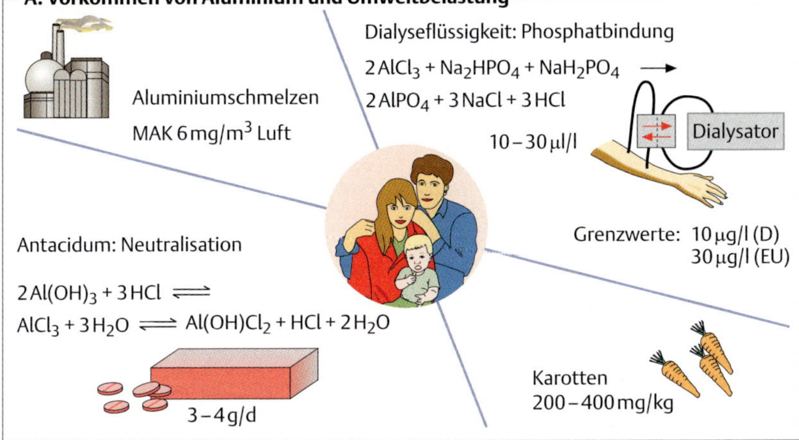

B. Toxikokinetik von Aluminium

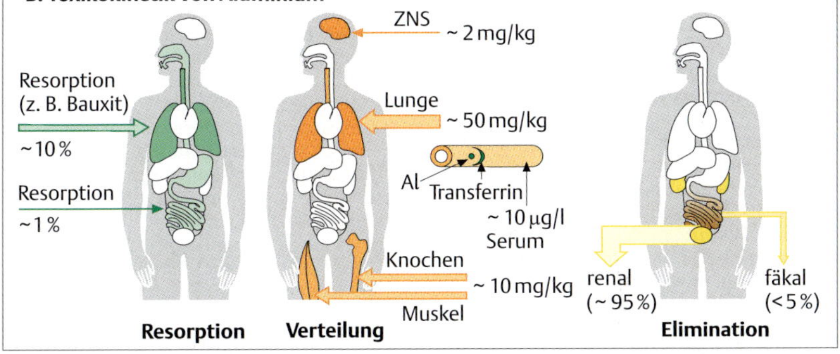

C. Chronische Toxizität von Aluminium

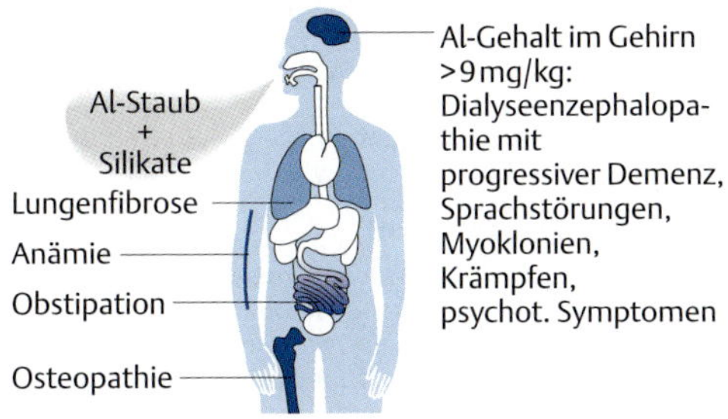

Al-Konzentration im Blut	
normal	10 µg/l
Hinweis auf Exposition	> 60 µg/l
klinische Symptome	> 200 µg/l

D. Prävention, Therapie

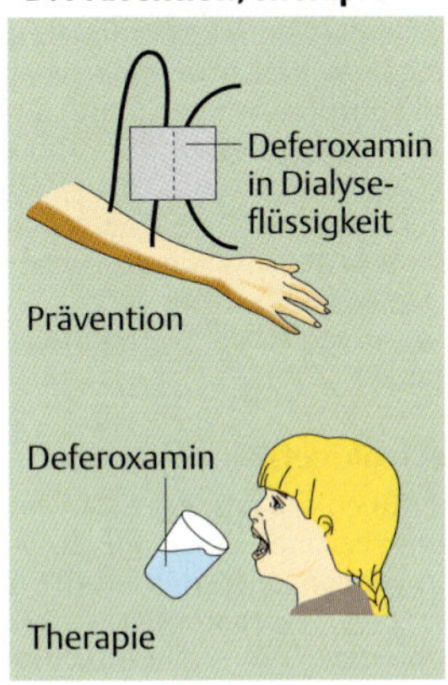

Arsen

Die Toxizität der Arsen-(As-)Verbindungen hängt von Art und Wertigkeit der Verbindung ab. Dreiwertige anorganische Verbindungen (z. B. As_2O_3) sind 2–4fach toxischer als fünfwertige anorganische Verbindungen (z. B. As_2O_5). Während organische Phenylarsenverbindungen im Allgemeinen eine hohe Toxizität besitzen, sind natürliche, organische As-Metaboliten wie Dimethylarsinsäure und Arsenobetain wenig toxisch.

Vorkommen und Umweltbelastung (→A)

As-Verbindungen wurden früher zu kosmetischen und medizinischen Zwecken eingesetzt. Mit der Fowler-Lösung (Kaliumarsenat) behandelte man z. B. Syphilis und Schuppenflechte. Bis zum As-Nachweis durch Marsh (1836) wurde As_2O_3 (Arsenik) vielfach als Mordgift verwendet.
Heute werden As-Verbindungen industriell in der Glas- und Keramikindustrie und als Legierungsbestandteil verwendet. Kupferhütten zählen zu den Hauptemittenten. Gallium- und Indiumarsenid werden zunehmend in der Halbleitertechnik eingesetzt. As-Verbindungen werden in Holzschutzmitteln (Kupferarsenat) genutzt und in Form von Pestiziden und Herbiziden in der Landwirtschaft eingesetzt (z. B. Baumwollproduktion USA). Insgesamt ist der Einsatz As-haltiger Mittel jedoch rückläufig und in Deutschland in der Landwirtschaft seit 1974 verboten.
Die Luft unbelasteter Gebiete enthält <1 ng/m^3 As. Städtische Luft kann mit bis zu 20 ng/m^3 As belastet sein, insbesondere bei Kohleheizung im Winter. In der Nähe von Kupferhütten und Kohlekraftwerken wurden Werte von 70–500 ng/m^3 gemessen. Im Trinkwasser liegen die As-Werte meist < 10 µg/l. Über die Nahrung werden ca. 11 µg/d aufgenommen. Besonders belastet sind Meeresfische und Schalentiere, die bis zu 10 mg As/kg an (weniger giftigen) organischen Verbindungen enthalten können.

Toxikokinetik (→B)

Die Kinetik organischer As-Verbindungen ist kaum bekannt. *Anorganische* As-Verbindungen werden zu ca. 80% im GIT und ca. 10% in der Lunge resorbiert. Geringe Mengen (1%) As werden auch über die Haut resorbiert. Nach dem Übertritt ins Blut wird As rasch im Körper verteilt. Es reichert sich zunächst in Leber und Niere, dann in Milz und Lunge an. Langfristig akkumuliert As in Haut, Haar und Nägeln sowie in Nebenhoden, Schilddrüse, Linsenkörper und Skelett. Anorganische As-Verbindungen werden im Organismus zu weniger giftigen Methylverbindungen biotransformiert. Hauptmetabolit im Urin ist die Dimethylarsinsäure. As wird innerhalb 24 h über den Urin ausgeschieden (30%) und zu einem geringen Anteil über die Fäzes (4%).

Toxizität (→C)

Symptome **akuter Vergiftungen** zeigen sich nach oraler Aufnahme anorganischer Verbindungen (0,01–0,05 g As_2O_3, tödlich: 0,3 g) in Minuten bis Stunden. Typischerweise treten gastrointestinale Beschwerden mit Übelkeit und Erbrechen, retrosternal-abdominalen Schmerzen und wässrigen Durchfällen auf. Nach 24–48 h kann ein Kreislaufschock eintreten, nach ca. 3 Wochen Polyneuritis.
Chronische Symptome nach *inhalativer* Aufnahme sind Schädigungen der Schleimhäute und Atemwege. Nach *oraler* Vergiftung stehen Veränderungen der Haut in Form von Hyperkeratosen und Melanosen im Vordergrund. Die Schädigung des GIT äußert sich in Verdauungsstörungen, Krämpfen und Gewichtsverlust. Charakteristisches Zeichen einer chronischen As-Vergiftung sind nach ca. 2 Monaten Mees-Streifen in den Fingernägeln.
As wirkt mutagen und teratogen. So zeigten z. B. Arbeiterinnen einer schwedischen Kupferhütte eine erhöhte Anzahl an Fehlgeburten. Neugeborene waren dort häufiger als normal untergewichtig bei Geburt und missgebildet. In Taiwan führte der hohe As-Gehalt des Trinkwassers (bis 780 µg/l) zu einer endemischen Gefäßerkrankung (Blackfoot disease).
As ist *humankanzerogen* (MAK III/1); der TRK-Wert beträgt 0,1 mg/m^3.

Therapie (→D)

Akut sollte eine Magenspülung und bei Nierenversagen eine Hämodialyse durchgeführt werden. Akut und chronisch wird als Antidot der Komplexbildner Dimercaptopropansulfonat (DMPS) eingesetzt.

A. Vorkommen von Arsen und Umweltbelastung

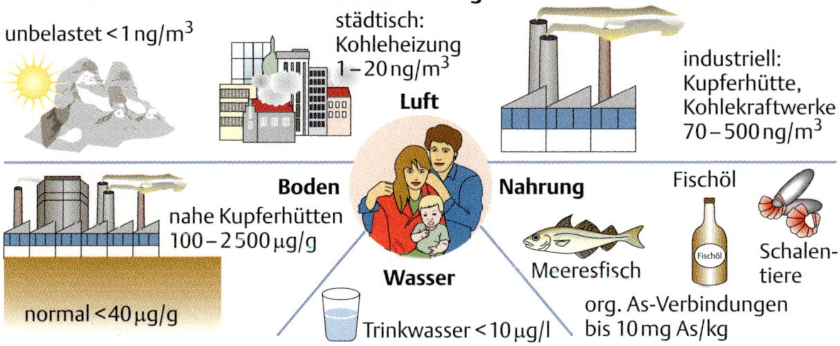

B. Toxikokinetik von Arsen

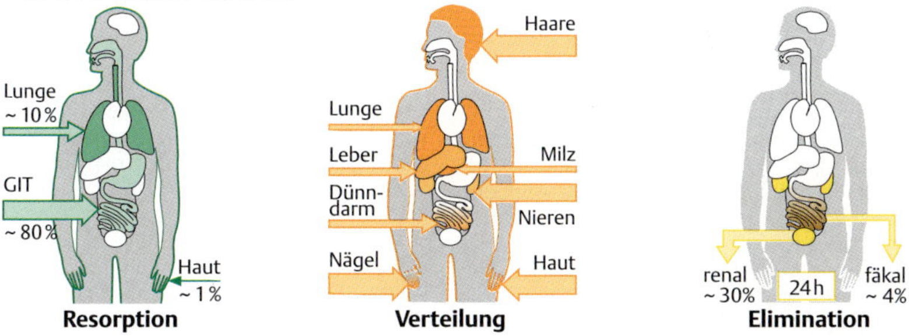

C. Toxizität von Arsen

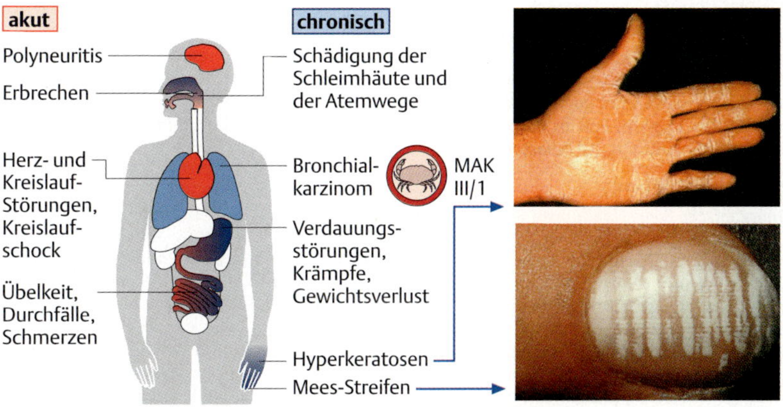

D. Therapie bei Arsenvergiftung

akut:
Magenspülung,
bei Nierenversagen Hämodialyse

akut und chronisch:
Gabe von Dimercaptopropansulfonat
(DMPS)

Blei

Blei (Pb) ist ein weiches Schwermetall, dessen Toxizität schon seit dem Altertum bekannt ist. Man unterscheidet zwischen *anorganischen*, meist zweiwertigen Bleisalzen (z. B. Bleiacetat) und *organischen* Bleiverbindungen (z. B. Bleitetraethyl). Unter physiologischen Bedingungen verhält sich Blei ähnlich wie Calcium.

Vorkommen und Umweltbelastung

Anorganische Bleiverbindungen werden in Batterien (40%), Farben, Chemikalien, Kabelummantelungen, Röhren, Strahlenschutzplatten, Lettern und Gewichten verarbeitet (→**A**). Der Recycling-Anteil liegt heute bei über 50%. Maßgeblich für die Verminderung der Blei-Emissionen waren der Einbau von Staubfiltern in industrielle Anlagen und die Reduzierung der Antiklopfmittel Bleitetraethyl und -methyl im Benzin.

Die *Hauptbleibelastung* (→**B**) des Menschen erfolgt über *Lebensmittel* (200 µg/d), z. B. Grünkohl, kräuterhaltige Trockensuppen (0,25 mg/kg), Innereien oder Muscheltiere (jeweils 0,2 mg/kg). Mit Ausnahme von Haushalten mit bleihaltigen Wasserleitungen ist die Belastung des Trinkwassers gering (im Mittel 1,5 µg/l). Der Trinkwassergrenzwert liegt bei 40 µg/l. In städtischen Gärten können sich > 50 mg/kg und nahe Emittenten > 500 mg Blei/kg Boden finden. Hierdurch können vor allem Kinder belastet werden, die beim Spielen Bodenpartikeln aufnehmen (→**B**). Die Aufnahme von Blei über die Atemluft ist mit ca. 5% eher gering. Städtische Luft kann mit > 1 µg/m³, Luft in industriellen Gebieten mit > 1000 µg/m³ belastet sein.

Toxikokinetik (→C)

Anorganische Bleiverbindungen werden im GIT bei Erwachsenen bis zu 10% und bei Kindern bis zu 50% resorbiert. Milchprodukte ebenso wie Fasten und Mangel an Ca, Fe, Zn, Cu, Se und Vit. D steigern die Bleiresorption. Nach Inhalation werden größere Bleipartikel (> 5 µm) in den oberen Atemwegen deponiert und nach mukoziliärem Transport verschluckt. Kleinere Partikel (< 1 µm) gelangen im Alveolarbereich direkt in die Blutbahn. Die Resorption in der Lunge kann (als Aerosol) bis zu 70% betragen. Flüchtige *organische Verbindungen* wie Bleitetraethyl werden wegen ihrer Lipophilie gut in der Lunge und über die Haut resorbiert.

Der größte Bleianteil bindet im Blut an Hämoglobin, ein kleinerer Anteil an Plasmaproteine. Blei verteilt sich zunächst in Weichgeweben wie Leber, Niere und ZNS (HWZ: 20 d) und lagert sich dann zu 90% im Knochen ab (HWZ: bis 30 Jahre). Die Elimination erfolgt zu ca. 75% über den Urin, zu 15% über die Fäzes. Blei wird auch über Haare, Nägel, Schweiß (bis zu 10%) und über die Muttermilch ausgeschieden.

Toxizität (→D)

Typische Symptome zeigen sich in Abhängigkeit von der Bleikonzentration im Blut. **Akut** treten Koliken mit Übelkeit, Obstipation und abdominalen Schmerzen auf. Die Pulsrate ist erniedrigt, der Blutdruck gesteigert. Neurologische Symptome wie Apathie, Desorientierung, Lähmungserscheinungen, Schlaflosigkeit und Aggressivität gehen der Bleienzephalophathie (Krämpfe, Delirium) voraus. Hiervon sind Kinder häufiger als Erwachsene betroffen. Der Tod kann 12 h nach Aufnahme von z. B. 20–50 g Bleiacetat eintreten.

Bei **chronischer** Vergiftung stehen Blutbildveränderungen (Anämie) im Vordergrund. Blei hemmt im Hämoglobinstoffwechsel das Enzym δ-Aminolaevulinsäure-Dehydratase, wodurch der Spiegel der δ-Aminolaevulinsäure im Blut und Urin ansteigt – ein wichtiger diagnostischer Parameter. Äußerlich sind grau-schwarze Verfärbungen am Zahnfleischrand (Bleisaum) und gelblich-graue Blässe der Haut typisch. Es treten Appetitlosigkeit, Magenbeschwerden, Nervosität und Müdigkeit auf. *Erwachsene* entwickeln Hypertonie, periphere Neuropathien und Nephropathien. Bei *Kindern* ist die ZNS-Symptomatik besonders ausgeprägt: Übererregbarkeit, Gedächtnis- und Konzentrationsverlust, Depression, Halluzination und Intelligenzdefizite. Eine plötzliche Bleimobilisierung aus dem Skelett, ausgelöst z. B. durch Stress oder Infektionskrankheiten, kann zur sog. „Bleikrise" mit akuten Symptomen führen. Durch prä-/postnatale Bleibelastung kann das fetale und kindliche Wachstum verzögert werden; das Risiko einer Frühgeburt steigt an. Blei ist weder mutagen, teratogen noch kanzerogen. MAK-Wert für anorganisches Blei: 0,1 mg/m³, für Bleitetraethyl und -methyl 0,075 mg/m³.

Therapie (→E)

Chelatbildner wie Ca/Na-EDTA, D-Penicillamin, British Anti-Lewisite (BAL, s. S. 89) und Dimercaptobernsteinsäure (DMSA, s. S. 89).

A. Vorkommen von Blei

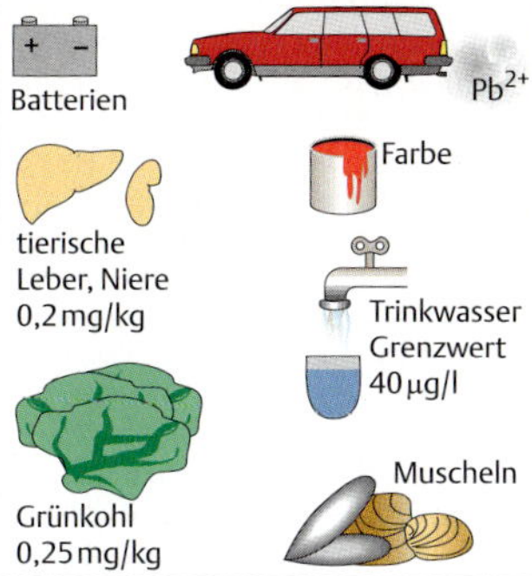

B. Bleibelastung über verschiedene Medien

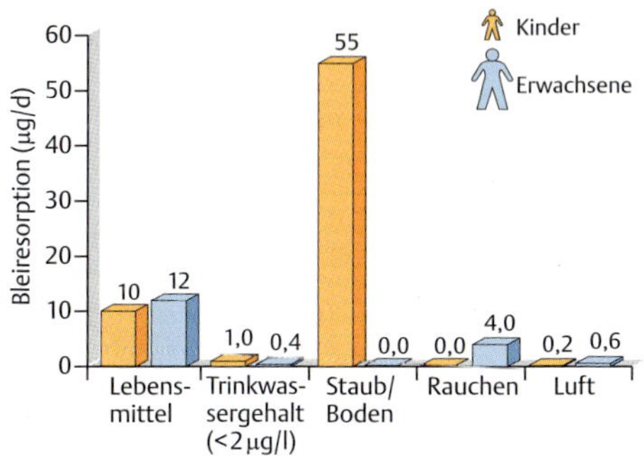

C. Toxikokinetik von Blei

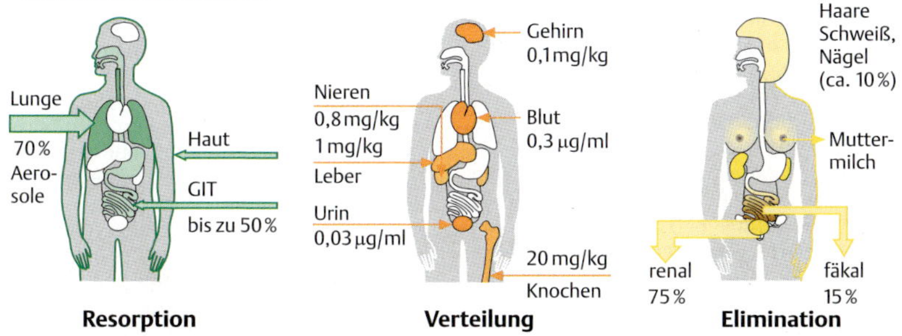

D. Toxizität von Blei

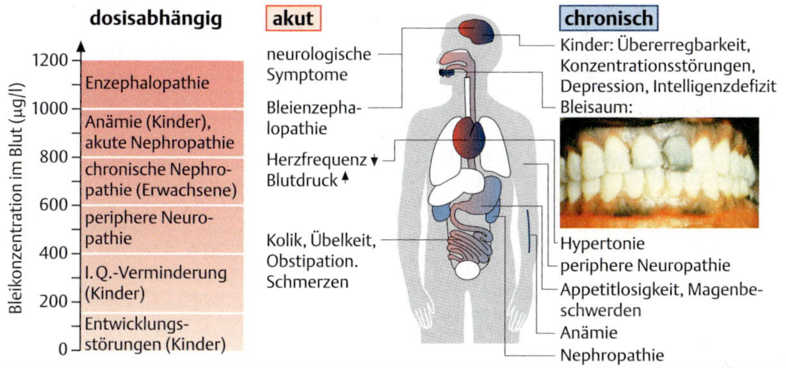

E. Therapie der Bleivergiftung

Antidota:

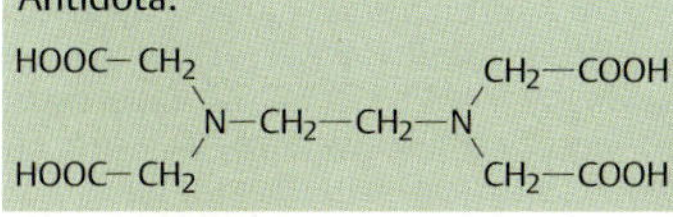

Ethylendiamintetraessigsäure

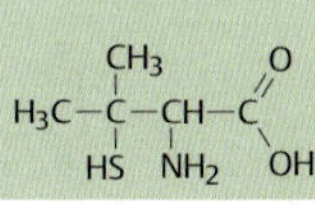

D-Penicillamin

Cadmium

Vorkommen und Umweltbelastung (→A)

Cadmium (Cd) ist ein relativ weiches Metall, das in der Erdkruste weit verbreitet ist, und bei der Verhüttung verschiedener Erze als Nebenprodukt gewonnen wird. Es wird als Korrosionsschutz, in Batterien, als Kunststoffstabilisator und in Farbpigmenten (z. B. Verkehrsschilder, Hartplastikbausteine) verwendet.

Die *Haupt-Cd-Belastung* entsteht über die Nahrung (bis 30 µg/d). Auf Weizenmehl basierende Backwaren haben daran mit 36% den größten Anteil. Weizen (0,1 mg/kg) wie auch Gemüse (z.B Karotten 0,5 mg/kg), Salat und Kartoffeln (0,02 mg/kg) können durch eine hohe Cd-Aufnahme aus dem Boden in die Wurzel belastet sein. Für die Bodenbelastung (0,2–1,5 mg/kg) sind u.a Cd-haltige Phosphatdünger und Klärschlämme von Bedeutung. Unter den tierischen Lebensmitteln haben Austern, Schweine- und Rindernieren den höchsten Cd-Anteil (bis zu 1 mg/kg). Vom Trinkwasser geht mit durchschnittlich 0,2 µg/l eine geringe Belastung aus.

Zigarettenraucher belasten sich pro Zigarette mit 0,1 µg Cd. Die Luft in der Nähe industrieller Emittenten kann bis zu 60 ng Cd/m^3 enthalten; in ländlichen Gebieten beträgt die Belastung hingegen nur 0,1–1 ng/m^3, in der Stadt finden sich bis zu 5 ng/m^3.

Toxikokinetik (→B)

Cd wird gut im Respirationstrakt (50%) und nur geringfügig im GIT (5%) resorbiert. Niedriger Calciumgehalt der Nahrung und Eisenmangel erhöhen die Cd-Resorption. Cd wird vorwiegend in Leber und Niere verteilt (biol. HWZ: 10–30 Jahre). Dort stimuliert es die Synthese des metallbindenden Proteins Metallothionein, an das es bindet. Ab einem Gehalt von >200 mg Cd/kg sind Nierenschäden zu erwarten.

Bei Neugeborenen findet sich wenig Cd; mit zunehmendem Alter steigt die Cd-Konzentration im Körper und ist um das 50. Lebensjahr maximal. Die höchste Cd-Konzentration weist die Nierenrinde (bis 20 mg Cd/kg) auf, gefolgt von Leber und Muskulatur. Bei Rauchern können die Organwerte mehr als doppelt so hoch sein. Die Cd-Blutwerte liegen bei Rauchern (0,7–4,0 µg/l) bis zu viermal höher als bei Nichtrauchern (0,2–1 µg/l Blut) .

Cd wird hauptsächlich über die Fäzes (95%) und geringfügig über den Urin eliminiert.

Toxizität (→C)

Akute Vergiftungen sind bisher nur berufsbedingt nach inhalativer Belastung aufgetreten. Besonders toxisch ist CdO-Rauch. Symptome sind trockene Mundschleimhäute, Husten, Kopfschmerzen, Verwirrtheit und Fieber; nach 24 h können Lungenödem und Pneumonitis auftreten. Nach Ingestion sind Erbrechen, Durchfall und kolikartige Schmerzen typisch. Die letale Dosis liegt bei 5–6 mg/m^3 über 8 h.

Chronische Vergiftungen nach *inhalativer* Belastung sind charakterisiert durch den sog. „Cd-Schnupfen“ mit entzündlichen Veränderungen der Schleimhäute im Nasen-Rachen-Bereich und Degeneration der Riechepithelien, die zu Anosmie bzw. Hyposmie führen können. Schwere obstruktive Atemwegserkrankungen und Lungenläsionen sind möglich. An den Zahnhälsen kann ein gelber Cd-Saum auftreten. Nach *oraler* Cd-Belastung steht die Nierentoxizität im Vordergrund, außerdem Blutdruckerhöhung und Störungen des Knochenstoffwechsels. Osteomalazien (Knochenerweichung) und Osteoporosen ebenso wie Eisenmangelanämien gehörten zu den typischen Symptomen der *Itai-Itai-Erkrankung* (erstmals Japan 1946). Die Betroffenen litten unter großen Schmerzen, Skelettdeformation und Schrumpfung der Körpergröße. Diese waren auf eine Störung des Calcium-, Phosphat- und Vitamin-D_3-Stoffwechsels zurückzuführen.

Auslöser für die Itai-Itai-Erkrankung war Cd-verschmutztes, zur Bewässerung genutztes Flusswasser. Da sie nur bei Frauen im Alter von über 40 Jahren mit durchschnittlich 6 Kindern auftrat, kamen als auslösende Faktoren wahrscheinlich Mangelernährung und mehrfache Schwangerschaften hinzu.

Cd ist im Tierexperiment teratogen, mutagen und kanzerogen. Für den Menschen ist es als kanzerogen eingestuft (MAK III/2). Hinweise auf teratogene oder mutagene Wirkungen beim Menschen fehlen. Der MAK-Wert beträgt 0,05 µg/m^3.

Therapie (→D)

Bei akuter oraler Vergiftung Magenentleerung; bei akuter inhalativer Vergiftung Beatmung; bei Auftreten eines Lungenödems Gabe von Glucocorticoiden; zusätzlich British Anti-Lewisite (BAL). BAL ist jedoch nicht bei chronischer Vergiftung anzuwenden, da es zur Umverteilung von gespeichertem Cd führt.

A. Vorkommen von Cadmium und Umweltbelastung

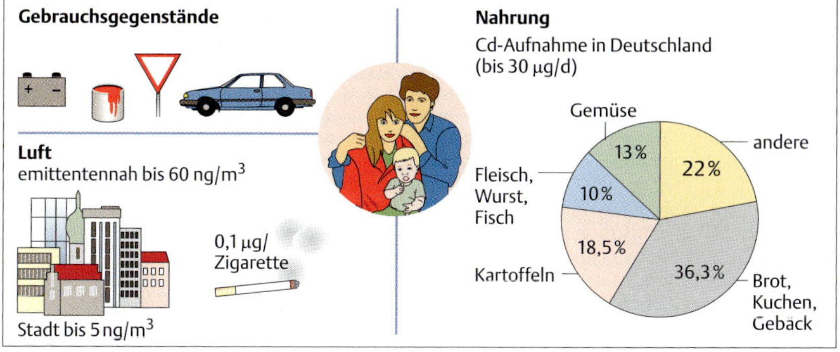

B. Toxikokinetik von Cadmium

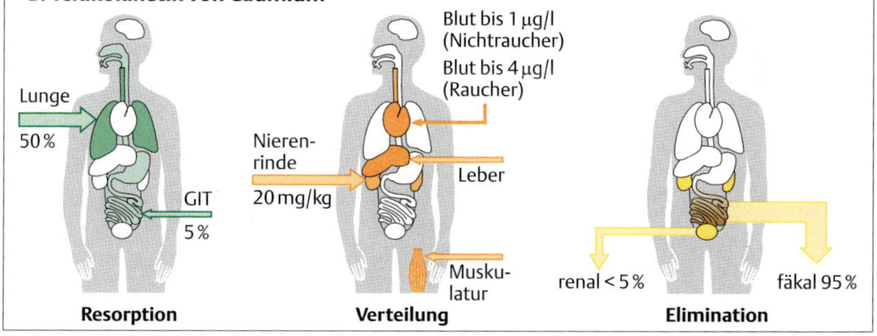

C. Toxizität von Cadmium

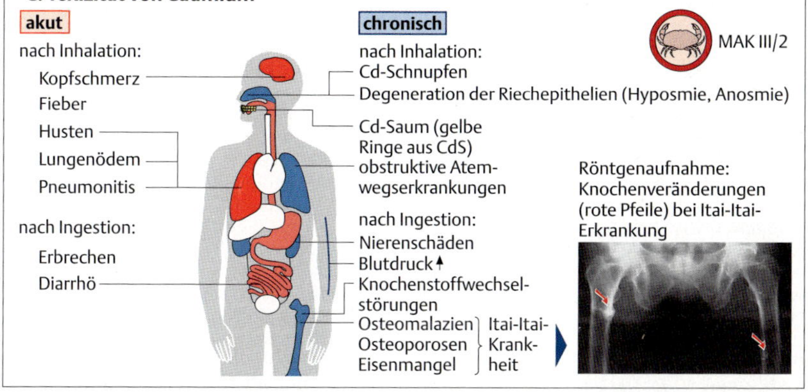

D. Therapie bei Cadmiumvergiftung

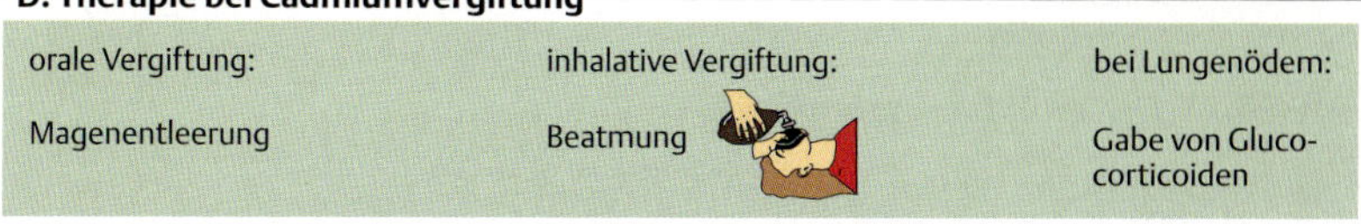
orale Vergiftung:
Magenentleerung
inhalative Vergiftung:
Beatmung
bei Lungenödem:
Gabe von Gluco-
corticoiden

Chrom und Kupfer

Chrom (Cr)

Vorkommen (→**A**): Das ubiquitäre Cr wird zur Herstellung von rostfreiem Chromstahl, von Batterien und Gummi, als Bestandteil von Farbstoffen und Pigmenten und in Gerbstoffen eingesetzt. Cr(III)-Ionen sind für den Menschen als Bestandteil des Glucosetoleranzfaktors essenziell (täglicher Bedarf: 60 µg).

Toxikokinetik (→**B**): Cr(VI) wird besser resorbiert als Cr(III). Über die Lungen werden bis zu 70% resorbiert, über den GIT bis zu 2%, geringe Mengen auch über die Haut. Cr(VI) wird im Magen zu Cr(III) reduziert. Eine jahrelange berufliche Exposition kann zur Cr-Anreicherung in Lunge, Milz, Leber, Nieren und Herzmuskel führen. 80% werden renal ausgeschieden, der Rest über die Fäzes und ein Teil auch über die Muttermilch.

Toxizität (→**C**): Toxikologisch relevante Konzentrationen von Cr-Verbindungen werden nur in Cr-verarbeitenden Betrieben erreicht. **Akut** treten nach Inhalation von Cr(III)- und Cr(VI)-Verbindungen Irritationen der Nasenschleimhäute auf. Ingestion von Chromtrioxid (letale Dosis: 1–2 g) oder Kaliumdichromat (letale Dosis: 0,5–1 g) können zu Verätzungen der gastrointestinalen Schleimhäute, akutem Nierenversagen und Hämolyse führen. Nach **chronischer** Exposition gegenüber löslichen Cr-Verbindungen wurden Perforationen und Ulzerationen der Haut, der Nasenschleimhäute und des Kehlkopfes, Konjunktivitis, Bronchitis, präkanzeröse Papillome in Mundhöhle und Rachen, Pneumonien bis hin zu Pneumokoniosen beschrieben. Bei Arbeitern in der Leder- und Bauindustrie traten Chromatsensibilisierungen mit Kontaktdermatitis auf. Cr(VI)-Verbindungen sind kanzerogen (MAK III/2).

Therapie (→**D**): Bei akuter Vergiftung nach Hautkontakt Duschen und Ca-Na_2-EDTA-Lösung, nach Ingestion Ascorbinsäure zur Umwandlung von Cr(VI) in Cr(III), als Antidot DMPS (s. S. 89).

Kupfer (Cu)

Vorkommen (→**E**): Das aus Erzen gewonnene Cu wird in der Elektroindustrie zur Herstellung von Kabeln und elektrischen Bauteilen verwendet, ebenso bei Leitungsinstallationen. Winzer setzen es als Fungizid gegen den Mehltau ein.
Trinkwasser enthält in Europa im Mittel < 0,01 mg Cu/l (EG-Richtlinie: 0,1 mg/l). Cu ist ein essenzielles Spurenelement und Bestandteil verschiedener Enzyme des Menschen (täglicher Bedarf: ca. 2 mg).

Toxikokinetik (→**F**): Cu wird im GIT in Abhängigkeit von der Nahrungszusammensetzung zu 30–50% resorbiert. Es gelangt, gebunden an Albumine des Blutplasmas, in die Leber und wird dort an Metallothionein (MT) gebunden und dann auf Ceruloplasmin (CP) übertragen. Innerhalb von 72 h werden bis zu 10% fäkal, 1% renal und < 3% über Schweiß eliminiert (HWZ: 4 Wo.)

Toxizität (→**G**): Akute wie chronische Cu-Intoxikationen sind sehr selten. Ingestion von ca. 10 g Cu führen zu **akuten** Vergiftungserscheinungen in Form von Übelkeit, Erbrechen, Ikterus, Reizungen des GIT und Lethargie.
Chronische Cu-Vergiftungen bewirken aufgrund der Zytotoxizität des Cu Leberzirrhosen und Immunstörungen. Beispiel ist die *Indian/German childhood cirrhosis (ICC/GCC)*. In Indien führte die Nahrungszubereitung in Kupfergeschirr zu Konzentrationen von bis zu 3,5 mg Cu/100 ml Milch. In Deutschland kam es zu Todesfällen bei Säuglingen, deren Nahrung mit Cu-haltigem Wasser aus hauseigenen Brunnen zubereitet wurde. Bei der genetisch bedingten *Wilson-Krankheit* (Häufigkeit 1:100 000) führt eine Störung der Ceruloplasmin-Synthese zum Cu-Überangebot mit entsprechender leberzirrhotischer Wirkung.
Es gibt keine Hinweise auf eine teratogene, mutagene oder kanzerogene Wirkung von Cu.

Cu-Mangel: Unzureichende Cu-Zufuhr über die Nahrung kann zu Anämien, Neutropenien und Osteoporosen führen. Bei der genetisch bedingten, X-chromosomal-rezessiven *Menke's kinky hair disease* treten, neben rot gekräuselten Haaren, die oben beschriebenen Cu-Mangelsymptome und zunehmende Geistesgestörtheit auf. Der Erkrankung liegt eine Störung des Cu-Stoffwechsels zugrunde. Die Lebenserwartung der Betroffenen liegt unter 4 Jahren.

Therapie (→**H**): Als Antidot D-Penicillamin (s. S. 81), bei dessen Unverträglichkeit TRIEN (Triethylentetramin). Bei Cu-Mangel Zufuhr von Cu-Orotat, Cu-Gluconat oder Cu-reichen Nahrungsmitteln (z. B. Schokolade, Kakao, Pilze).

A. Vorkommen

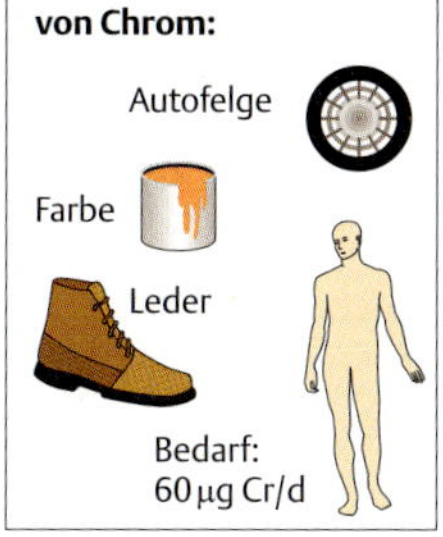

B. Toxikokinetik von Chrom

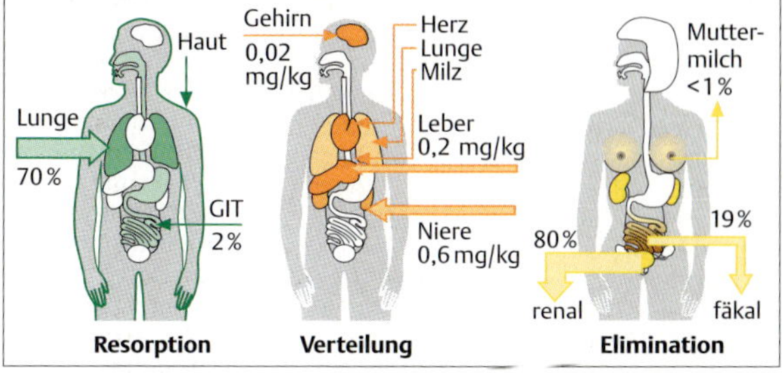

C. Toxizität von Chrom

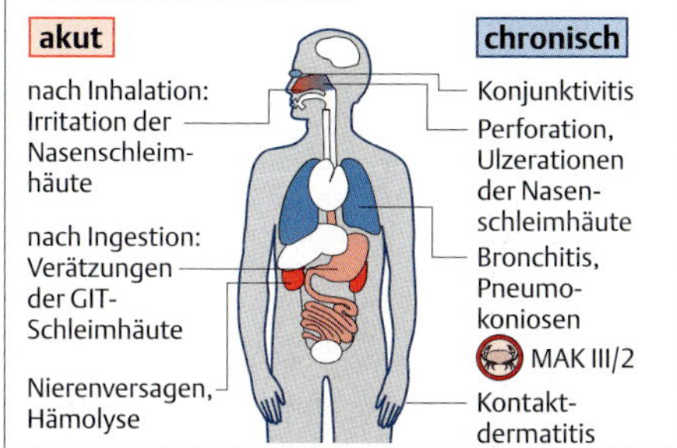

D. Therapie bei Chrom-Vergiftung

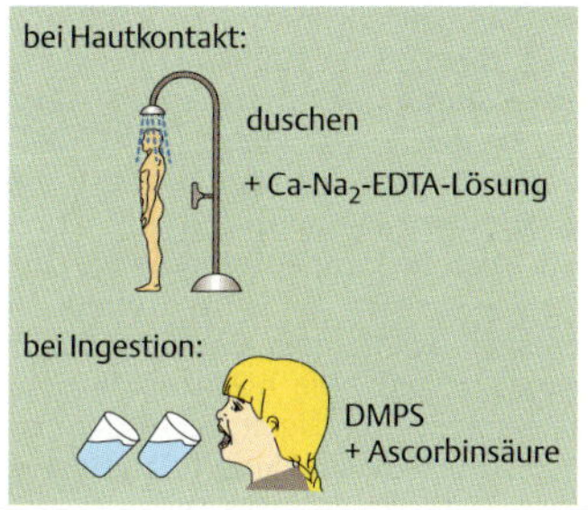

E. Vorkommen

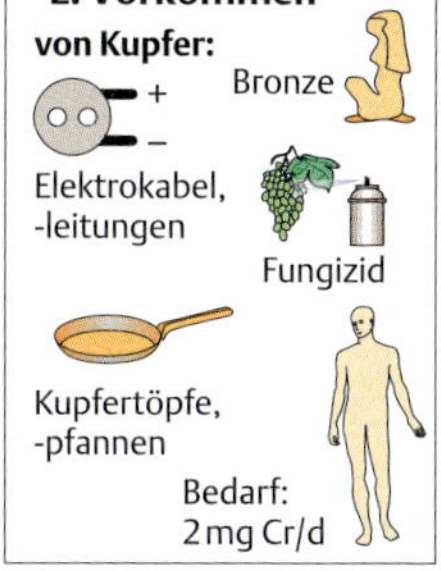

F. Toxikokinetik von Kupfer

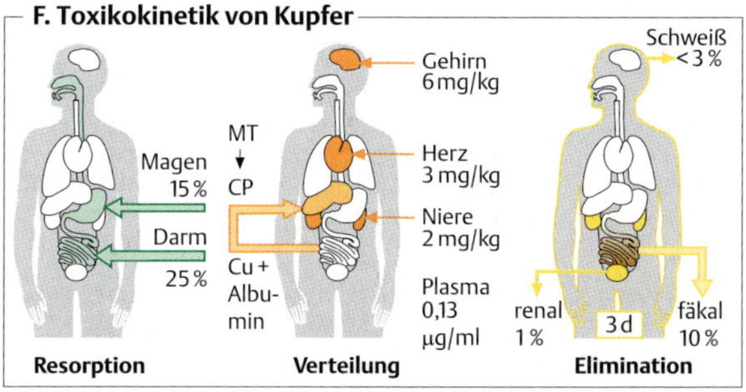

G. Toxizität von Kupfer

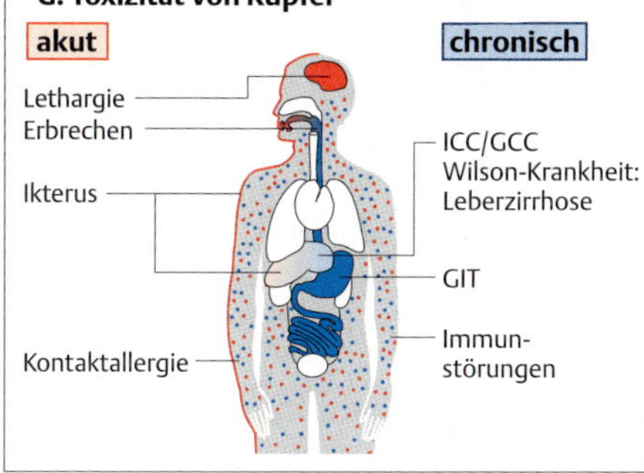

H. Therapie bei Kupfer-Vergiftung

D-Penicillamin

bei Unverträglichkeit:

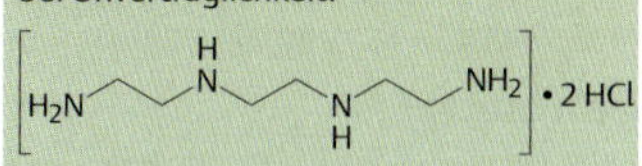

Triethylentetramin • 2 HCl (TRIEN)

Nickel und Platin-Metalle

Nickel

Nickel (Ni) ist ein silberweißes, geschmeidiges Metall. Es wird zu 90% aus Ni-Sulfiderzen gewonnen, hauptsächlich zur Produktion von rostfreien Stählen eingesetzt und kommt in über 300 Legierungen vor, darunter in Schmuck, Münzen, Knöpfen, Verschlüssen und Kochgeschirr sowie in Ni-Cd-Batterien (→**A**).

Die Luft in ländlichen Gebieten ist mit 10 ng/m³ und in der Stadt mit >100 ng/m³ belastet. Raucher inhalieren pro Zigarette im Mittel 2 ng Ni. Nahrungsmittel enthalten ca. 2 mg Ni/kg; die tägliche Aufnahme liegt bei 500 µg.

Toxikokinetik (→**C**): Inhalierte Ni-Verbindungen werden in der Lunge (35%), oral aufgenommenes Ni wird im GIT (10%) resorbiert, bei direktem Kontakt wird ein geringer Teil auch über die Haut aufgenommen. Unlösliche Ni-Salze werden z. T. phagozytiert. Ni wird, gebunden an Albumin, über das Blut im Organismus verteilt. Die höchsten Ni-Konzentrationen werden in Niere, Leber und Lunge erreicht. Die Ausscheidung erfolgt vorwiegend renal (90%), ein geringer Teil wird auch über Fäzes, Speichel und Schweiß ausgeschieden. Die giftigste Verbindung Ni-Carbonyl wird auch über die Lunge abgeatmet.

Toxizität (→**B**): Bei **akuter** inhalativer Vergiftung mit Ni-Carbonyl treten Übelkeit, Kopfschmerz, Dyspnoe und Bruststechen auf. Nach einer Latenz von 12 h–5 d werden Pneumonien und Gehirnödeme beobachtet.

Chronische Vergiftungen mit Ni-Aerosolen gehen mit Degeneration der Nasenschleimhaut, Asthma und Pneumokoniosen einher. Etwa 10% der Bevölkerung, vorwiegend Frauen, leiden unter einer allergischen Ni-Dermatitis.

Ni wirkt beim Menschen mutagen und kanzerogen (MAK III/1), aber nicht teratogen.

Prävention, Therapie: Bei Ni-Überempfindlichkeit hilft eine Ni-arme Diät. Die lipophilen Komplexbildner wie Triethylentetramin (TRIEN) und Cyclan steigern die Ni-Ausscheidung. Bei Ni-Carbonyl-Vergiftung sollte Natriumdiethyldithiocarbamat gegeben werden.

Platin-Metalle

Platin (Pt) wie auch die übrigen Pt-Metalle Ruthenium (Ru), Rhodium (Rh), Palladium (Pd), Osmium (Os) und Iridium (Ir) werden wegen ihrer Korrosionsbeständigkeit in der Schmuck-, Elektro-, Glas- und Textilindustrie eingesetzt (→**D**). Ihre weiteste Verbreitung finden sie jedoch in Autoabgaskatalysatoren und als Katalysatoren in der chemischen Industrie. Pt-Komplexe wie z. B. cis-Diamindichlorplatin (cis-Pt) werden als Zytostatika in der Krebstherapie verwendet.

Pt, Rh und Pd werden in elementarer Form aus Katalysatoren in die Luft emittiert ($\Sigma\ 10^{-10}$ mg/m³). In dieser Form sind sie chemisch praktisch inert. Die toxikologische Bedeutung dieser geringen Zunahme an Pt-Metallen in der Atmosphäre wird kontrovers diskutiert. Gesichert ist hingegen die Toxizität der löslichen Verbindungen aus Pt-Metallen und Chlor.

Toxikokinetik: Aus Tierversuchen geht hervor, dass Pt-Metalle lange am Applikationsort abgelagert werden. Die Verteilung erfolgt nur langsam. Im Blut werden stabile Pt-Metallverbindungen (Chloropalladinate, Hexachloroiridate, Chloroplatinate) an Blutplasmaproteine gebunden. Sie werden vor allem in den Nieren, aber auch in Leber und Milz gespeichert. Die Ausscheidung erfolgt vorwiegend renal (bis zu 50% in 24 h), nur zu einem geringen Teil fäkal.

Toxizität (→**E**): Die Einnahme von cis-Platin in der Krebstherapie wird von den **akuten** Symptomen Übelkeit und Erbrechen begleitet. Nach längerer Anwendung können auch Überempfindlichkeitsreaktionen der Haut sowie ototoxische und nephrotoxische Symptome auftreten. Rh-Salze wirken auch zentralnervös. Besonders giftig ist das leicht flüchtige Osmiumtetroxid (OsO_4), das ab 0,1 mg/m³ zu Schleimhautschädigungen, Konjunktivitis, Kopfschmerzen und Atembeschwerden führt. Nach **chronischer** Exposition gegenüber Chlor-Pt-Verbindungen kann eine Pt-Allergie vom Typ I auftreten (Platinose). Weitere Symptome sind Konjunktivitis, Rhinitis, Reizungen und Entzündungen des Rachenraumes und der oberen Luftwege sowie Bronchialasthma.

Für Pt-Verbindungen (Chloroplatinate) existiert kein MAK-Wert. Eine Spitzenkonzentration von 0,2 µg/m³ sollte nicht überschritten werden. Der MAK-Wert für OsO_4 beträgt 2 µg/m³.

Therapie: symptomatisch.

A. Vorkommen von Nickel

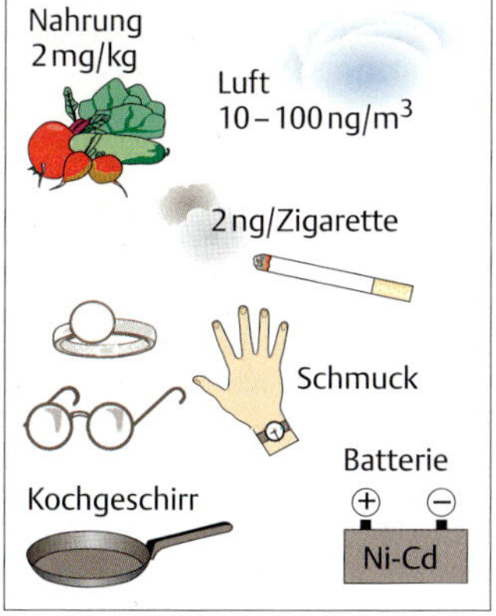

B. Toxizität von Nickel

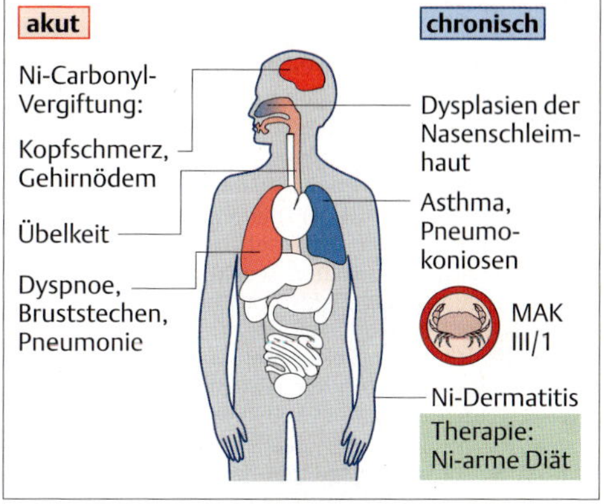

C. Toxikokinetik von Nickel

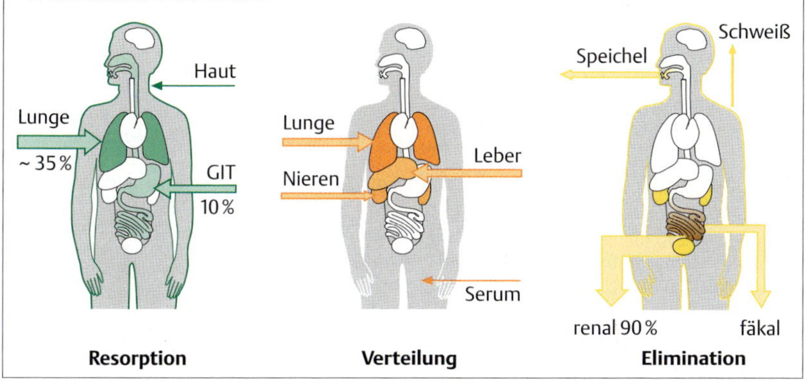

D. Vorkommen von Platin-Metallen

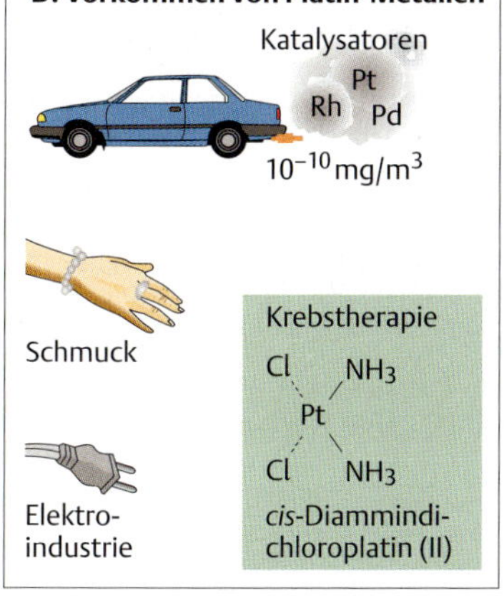

E. Toxizität von Platin-Metallen

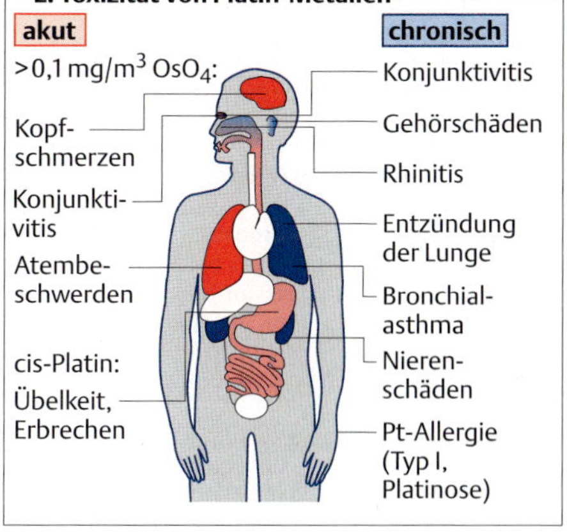

Quecksilber

Vorkommen und Umweltbelastung

Quecksilber (Hg) ist bei Raumtemperatur (25 °C) flüssig und verdampft leicht. Es existiert in den Oxidationsstufen 0, +1 und +2. Industriell werden in Deutschland ca. 250 t jährlich an Hg und Hg-Verbindungen verbraucht. Als Metall wird es in der Elektrotechnik (z. B. Batterien, Schalter, Leuchtstofflampen), der Chlor-Alkali-Elektrolyse, im Instrumenten- und Apparatebau und in Dentalamalgamen (s. S. 132) verwendet.
Anorganische Hg-Verbindungen werden seltener, z. B. in Katalysatoren, eingesetzt. Organische Hg-Verbindungen wurden früher als Saatbeizmittel und in Antifoulingfarben verwendet, sind aber in Deutschland seit 1988 verboten.
Mikroorganismen können aus den schwer löslichen, anorganischem $Hg^{+/2+}$-Verbindungen durch Methylierung die für die Umwelt giftigeren und leichter löslichen, organischen Hg-Verbindungen (z. B. CH_3Hg^+, Dimethyl-Hg) bilden (→**A**). Diese reichern sich in der Nahrungskette an. Die höchsten Gehalte an Methyl-Hg enthalten fettreiche Fische wie Hai oder Thunfisch (0,2–1 mg/kg).
Für $Hg^{0,+,2+}$- und Methyl-Hg-Verbindungen existieren unterschiedliche Grenzwerte (→**B**). Der Nachweis der Aufnahme von Methyl-Hg erfolgt über den Blut-Hg-Gehalt (Einlagerung des Methyl-Hg in Erythrozyten), von $Hg^{+/2+}$-Verbindungen über den Urin-Hg-Gehalt.

Toxikokinetik und Toxizität (→C)

Dampfförmiges Hg^0: Hg^0 wird nach Inhalation zu 80% in der Lunge resorbiert, ist nach < 1 h im Blut und nach 2–3 d im Gehirn nachweisbar. Hg^0 ist membrangängig (erklärt die hohe ZNS-Toxizität!) und wird durch Katalasen zu Hg^{2+} oxidiert.
Die höchsten Hg-Gehalte werden in der Leber und Niere nachgewiesen. Bei chronischer Hg^0-Belastung erfolgt die Elimination zu etwa gleichen Teilen renal und fäkal, bei akuter Belastung wird ein großer Teil auch abgeatmet.
Akute Vergiftungen (> 2 mg Hg^0/m^3 Luft) sind charakterisiert durch Fieber, Atemnot und in schweren Fällen durch Lungenemphysem und Zyanose.
Chronische Exposition gegenüber 0,1–0,2 mg/m^3 Hg^0 kann bei Kindern zu Akrodynie führen (Reizbarkeit, Schlaflosigkeit, Lichtempfindlichkeit, generalisiertes Exanthem). Des Weiteren können Nephrotoxizität, Zahnfleisch- und Mundhöhlenentzündungen, Metallgeschmack, Tremor und Übererregbarkeit auftreten.
Hg^+-/Hg^{2+}-Verbindungen: Oral aufgenommen, werden sie zu 10% im GIT resorbiert. Sie überwinden kaum die Blut-Hirn-Schranke (polar!) und akkumulieren vor allem in der Nierenrinde sowie in Leber, Darmschleimhaut, Haut und Hoden. Hg^{2+}-Ionen binden an die SH-Gruppen von Enzymen (Mercaptidbildung) und können diese dadurch inaktivieren. Sie werden hauptsächlich renal (60%) und fäkal (40%) eliminiert.
Bei **akuten** Vergiftungen sind Verätzungen des Mund-Rachen-Raumes sowie Übelkeit und Erbrechen typisch. Hohe Dosen (3–15 mg Hg^{2+}/kg KG) können zu einem Kreislaufkollaps mit tödlichen Folgen führen. **Chronische** Vergiftungen schädigen vor allem die Niere (Proteinurien).
Organische Hg-Verbindungen: Im GIT werden 90% des vorwiegend in der Nahrung enthaltenen Methyl-Hg resorbiert. Sehr geringe Mengen werden demethyliert und als anorganisches Hg akkumuliert. Die Verteilung erfolgt rasch. Methyl-Hg überwindet die Blut-Hirn- und Plazentaschranke (lipophil!). 90% werden fäkal ausgeschieden, der Rest renal.
Im Vordergrund der **akuten** Vergiftung stehen Schädigungen des ZNS mit Parästhesien, Gesichtsfeldeinschränkungen, Störungen der Sprache und der Bewegungskoordination.
Chronische Vergiftungssymptome entsprechen den akuten, sind aber zusätzlich durch Beeinträchtigung der Hör- und visuellen Funktion charakterisiert.
In der *Minamata*-Bucht/Japan kam es 1956 nach jahrelanger industrieller Einleitung von Methylquecksilberchlorid (CH_3HgCl) zu über 100 Todesfällen und zahlreichen Schwerkranken mit oben beschriebenen Symptomen.

Therapie (→D)

Bei Vergiftung mit anorganischen Verbindungen, nicht hingegen bei Hg^0- oder organischer Hg-Vergiftung (Hg-Anreicherung im ZNS!) den Komplexbildner BAL (British Anti-Lewisite) zuführen. Bei $Hg^{0,+,2+}$-Vergiftung sind die Antidota DMSA (Dimercaptobernsteinsäure) und DMPS (Dimercaptopropansulfonat) geeignet.

A. Bioakkumulation von Hg-Verbindungen

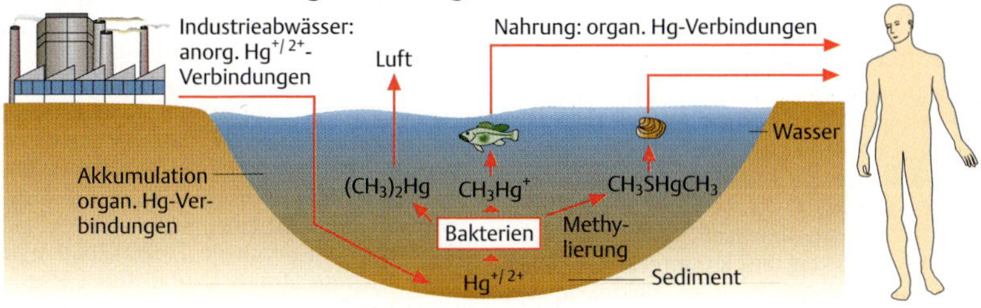

B. Grenz- und Richtwerte für Hg-Verbindungen

	MAK (BRD 1997)	**BAT** (BRD 1997)	**PTWI*** (WHO 1997)
Hg^0 (intraorale Luft)	100 µg/m³	–	–
$Hg^{+/2+}$-Verbindungen	100 µg/m³	200 µg/l Urin	–
Methyl-Hg	10 µg/m³	100 µg/l Blut	200 µg
Gesamt-Hg	10 µg/m³	–	300 µg

* PTWI - Provisional tolerable weekly intake (duldbare wöchentliche Aufnahmemenge)

C. Resorption, Elimination und Toxizität von Hg-Verbindungen

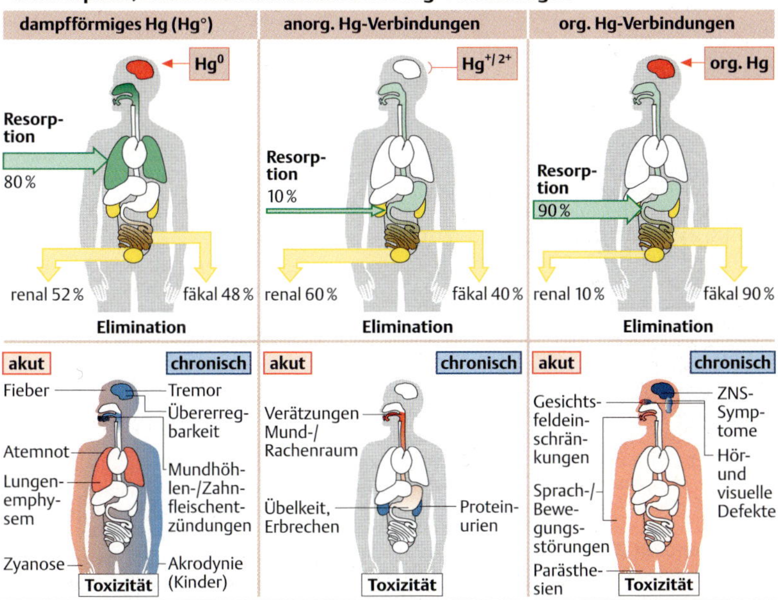

D. Therapie mit Antidota bei Hg-Vergiftung

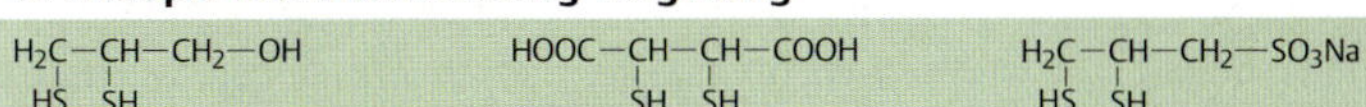

BAL
(British Anti-Lewisite,
2,3-Dimercapto-1-propanol)

DMSA
(2,3-Dimercaptobernsteinsäure
= Dimercaptosuccinic acid)

DMPS
(2,3-Dimercaptopropansulfon-
säure Natriumsalz)

Anorganische Gase I

Schwefeldioxid (SO_2)

SO_2 entsteht bei Verbrennungsprozessen aus Schwefel und O_2. Es bildet mit NO oder Hydroxyl-(OH-)Radikalen und O_2 in Wasser Schwefelsäure (H_2SO_4), ein Bestandteil des *„sauren Regens"* (→**A**). Seit den 60er-Jahren sind die SO_2-Emissionen rückläufig (s. S. 113). Die SO_2-Belastung erfolgt im Wesentlichen durch die Außenluft: max. Belastung bei 1–2 mg SO_2/m^3 Luft, in ländlichen Gebieten 5–25 µg/m^3.

Toxizität (→**B**): Inhaliertes SO_2 löst sich schnell in den Schleimhautoberflächen und wirkt lokal im Nasenrachenraum und in der Lunge. Empfindliche Personen wie z. B. Asthmatiker zeigen ab 2 mg/m^3 Bronchokonstriktion und Steigerung des Atemwiderstandes und ab 5 mg/m^3 Reizungen der Augen und Atemwege. Ab 8 mg/m^3/120 h tritt bei Gesunden eine geringe reversible Einengung der Atemwege auf.

Stickstoffoxide (NO_x)

NO_x entstehen fast ausschließlich bei der Verbrennung von stickstoffhaltigen Brennstoffen. In städtischen Gebieten finden sich bis zu 180 µg NO_x/m^3 Luft, auf dem Lande 8–10 µg/m^3. Stickstoff (N) reagiert mit O_2 zu Stickstoffdioxid (NO_2). Aus NO_2 und OH- oder anderen Radikalen kann Salpetersäure (HNO_3) entstehen, ebenso wie H_2SO_4 ein Bestandteil des *„sauren Regens"*.

Toxizität (→**C**): NO_2 wird zu 80–90% im Atemtrakt adsorbiert. Es wirkt dort als starkes Reizgas für Atemwege und Schleimhäute, so dass **akut** Husten, Schlund- und Atembeschwerden auftreten. Nach 6–30 h kann ein toxisches Lungenödem eintreten. **Chronische** Exposition gegenüber NO_x führt zu funktioneller Störung der Lungenfunktion.

Therapie: symptomatisch, Glucocorticoid-Sprays und -i. v.-Injektionen.

Kohlenmonoxid (CO)

CO ist etwas leichter als Luft (spez. Gew. 0,97) und entsteht bei der unvollständigen Verbrennung kohlenstoffhaltiger Verbindungen. Hauptemissionsquelle sind Benzin- und Dieselmotoren. In der Atmosphäre wird es leicht zu CO_2 umgewandelt.

Die toxische Wirkung beruht auf der 250-mal höheren Affinität als Sauerstoff zum Hämoglobin (Hb). Bei 0,1% CO in der Atemluft liegen über die Hälfte des Hb als CO-Hb vor.

Toxizität (→**D**): **Akute** CO-Vergiftungen (> 2000 mg/m^3 CO) sind selten und meist auf suizidale Absichten zurückzuführen. Ab einem CO-Hb-Gehalt im Blut von 20–30% kommt es zu verminderter Urteilsfähigkeit und Entschlusskraft, ab 30% zu Bewusstseinsverlust, flacher Atmung und Kreislaufkollaps. Ab 50% besteht Lebensgefahr, ab 70% tritt in < 10 min der Tode ein.

Subakute Vergiftungen (500–2000 mg/m^3 über mehrere Stunden) sind durch Hypoxie und Lactazidose charakterisiert. Später treten Bewusstlosigkeit, Hirnödem mit Stammhirnsymptomatik und tonisch-klonische Krampfanfälle auf. Nach 2–3 Wochen können neurologische Symptome hinzukommen, die sich zu 75% nach 1 Jahr zurückbilden. **Chronische** Vergiftungen sind unwahrscheinlich. MAK-Wert: 35 mg/m^3.

Therapie (→**E**): Elimination von CO durch Beatmung mit 100% O_2 (mit Überdruck von 2,5–3 bar); bei einem Gehirnödem Gabe von Glucocorticoiden.

Blausäure (HCN) und Cyanide

HCN ist eine farblose Flüssigkeit; ihre Dämpfe (spez. Gew. 0,97) sind leichter als Luft. Das nach Bittermandel riechende Gas entsteht beim Einsatz von Cyaniden in der Metallhärtung und als Lösemittel von Gold- und Silbererzen, ebenso bei der unvollständigen Verbrennung von Kunststoffen, Wolle und Seide (stickstoffhaltig!).

Toxizität (→**F**): HCN wird rasch über die Lunge und den Magen resorbiert. HCN bindet mit hoher Affinität reversibel an mitochondriale Cytochromoxidasen und hemmt so die Zellatmung.

Akut kann nach Inhalation von HCN in wenigen Sekunden eine Atemlähmung eintreten (letale Dosis: > 200 mg/m^3). Erste Symptome sind Reizungen des Rachens, Rotfärbung von Haut und Schleimhäuten, Erregungsleitungsstörungen, Krämpfe und Atemnot. Der akute O_2-Mangel kann zu Spätschäden am ZNS führen. Nach Cyanidingestion zeigen sich erste Symptome nach 15–60 min. **Chronische** Vergiftungen treten aufgrund der körpereigenen Entgiftungskapazität (0,1–1 mg/kg/h) praktisch nicht auf. Der MAK-Wert beträgt 11 mg/m^3.

Therapie (→**G**): Beatmung, Gabe von Na-Thiosulfat (bildet das weniger toxische Thiocyanat) und des Methämoglobinbildners 4-Dimethylaminophenol (4-DMAP).

A. Entstehung des „sauren Regens“

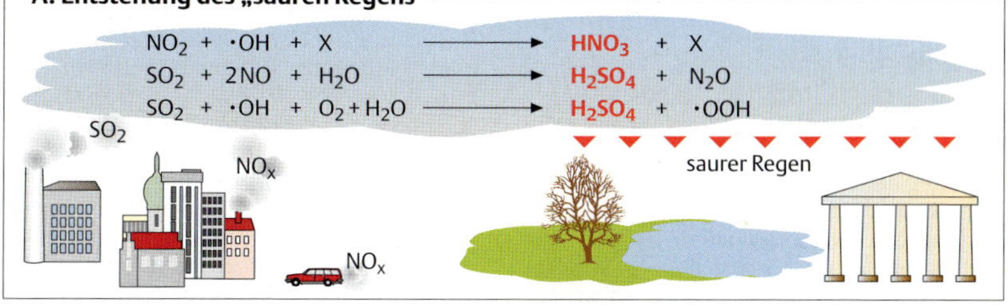

B. Toxizität von SO_2

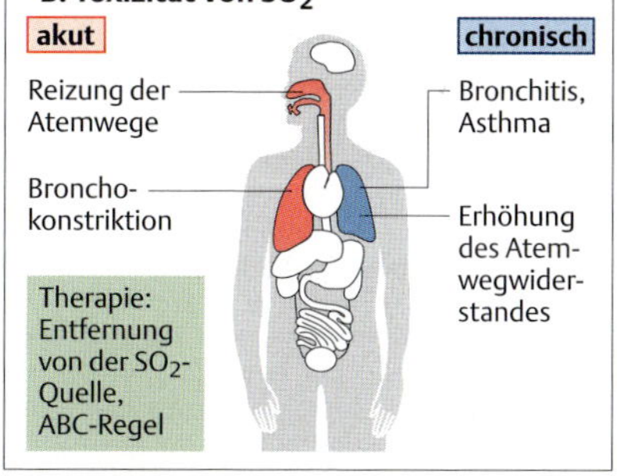

C. Toxizität von NO_2

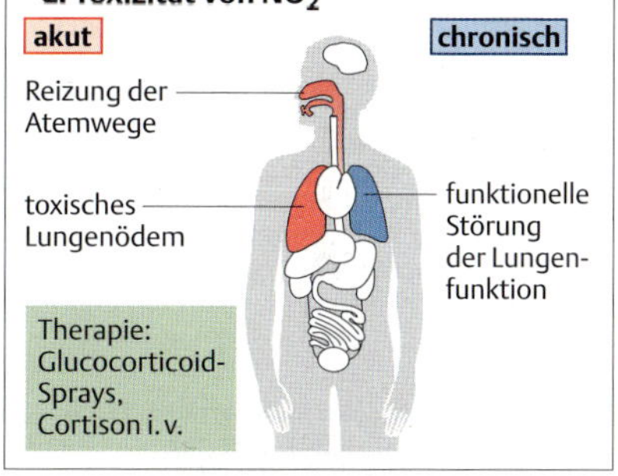

D. Toxizität von CO

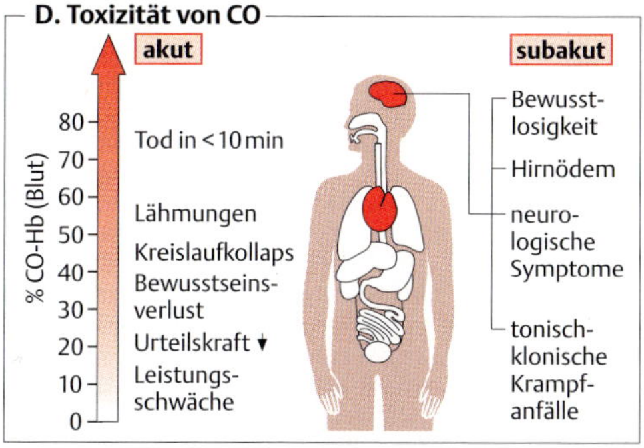

E. Therapie

der CO-Vergiftung

Beatmung, kurzzeitig mit 100 % O_2 (mögl. 2,5–3 bar)

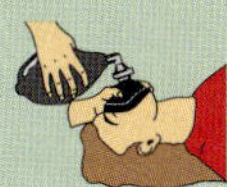

bei Gehirnödem:

Glucocorticoide

F. Toxizität von Blausäure (HCN)/Cyaniden

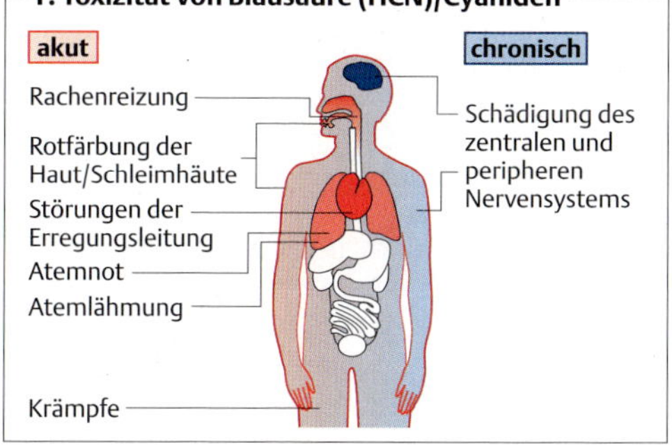

G. Therapie

der HCN/Cyanid-Vergiftung

bei leichten Vergiftungen:

Na-Thiosulfat

bei schweren Vergiftungen:

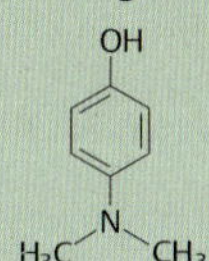

4-Dimethylaminophenol (4-DMAP)

Anorganische Gase II

Ozon (O_3)

O_3 ist ein farbloses Gas, das aufgrund seiner oxidativen Eigenschaften toxisch ist.

Vorkommen und Umweltbelastung: Es ist zwischen dem Schutz durch Ozon in der Stratosphäre und den Gefahren des Ozons in der Troposphäre zu unterscheiden.

Die *Ozonschicht der Stratosphäre* (11–50 km Höhe, ca. 20 mg O_3/m^3 Luft) bietet Schutz vor energiereicher UV-B- und UV-C-Strahlung. O_3 entsteht hier, unter Einwirkung energiereicher UV-C-Strahlung, durch Spaltung molekularen Sauerstoffs (O_2) in atomaren Sauerstoff (O) und Reaktion der beiden Sauerstoffspezies miteinander (→**A**). Die ebenfalls energiereiche UV-B-Strahlung baut Ozon wieder zu O_2 und O ab. Anthropogen bedingte *Fluorchlorkohlenwasserstoffe (FCKW)* greifen in diesen natürlichen Ozonkreislauf ein und beschleunigen durch atomares Chlor den Abbau der Ozonschicht.

In der *Troposphäre* (bis 11 km Höhe, 4–200 µg O_3/m^3) entsteht durch anthropogene Schadstoffe gesundheitsschädliches O_3 (→**A**). Unter Einwirkung von UV-A-Strahlung dissoziiert Stickstoffdioxid (NO_2) zu Stickstoffmonoxid (NO) und O. Letzterer reagiert mit O_2 zu O_3. Fehlt die UV-Strahlung (z. B. nachts), wird O_3 wieder durch Reaktion mit NO zu NO_2 und O_2 abgebaut. Die *O_3-Vorläufersubstanzen* (Kohlenwasserstoffe, NO_x) entstammen zu 50–60% dem Kfz-Verkehr, der Rest aus industriellen Emissionen.

Regional findet sich die höchste O_3-Konzentrationen am Rande von Ballungsgebieten (bis 200 µg O_3/m^3). Seit 1900 hat sich die mittlere troposphärische O_3-Konzentration etwa verdoppelt, während die schützende Ozonschicht, vor allem über der Antarktis, immer stärker abnimmt. Die dadurch vermehrte UV-B- und UV-C-Einwirkung erhöht das Hautkrebsrisiko.

Toxikokinetik, Wirkmechanismus: Unter körperlicher Belastung (Arbeit, Sport) wird O_3 zu 90% in der Lunge resorbiert und dort rasch durch das oxidative System verstoffwechselt. O_3 wirkt gewebeschädigend, indem es mit Doppelbindungen von Lipiden und SH-Gruppen von Proteinen in der Zellmembran reagiert (→**B**). Es entstehen toxische Reaktionsprodukte wie Hydroperoxide (ROOH) und deren radikalische Spaltprodukte $ROO^•$ und $RO^•$ sowie Superoxid- ($O^{•-}{}_2$) und Hydroxyl- ($^•$OH-)Radikale. Diese führen u. a. zur Vernetzung und Denaturierung von Kollagen und Elastin, was die Gewebeelastizität herabsetzt (Gewebealterung). Durch Oxidation von Arachidonsäure und Freisetzung von Leukotrienen und Prostaglandinen werden Abwehrzellen aktiviert, die im Lungengewebe entzündliche Prozesse hervorrufen.

Toxizität (→**C**): Die Reizung der Atemwege durch O_3 ist abhängig von der O_3-Konzentration, der Expositionsdauer, der Empfindlichkeit der Person sowie ihrer körperlichen Aktivität.

Die *Geruchsschwelle* liegt bei ca. 40 µg/m³. Bei **akuter** Exposition gegenüber O_3 sind ab 160 µg/m³ Veränderungen der Lungenfunktionsparameter zu beobachten. Ab 200 µg/m³ treten Schädigungen der Binde- und Schleimhäute, Veränderungen der Sehschärfe, Husten, Kopfschmerz und Atembeschwerden auf. Ab 240 µg/m³ kann die körperliche Leistungsfähigkeit reduziert sein und die Häufigkeit von Asthmaanfällen nimmt zu. Konzentrationen oberhalb von 4000 µg/m³ (Schweißarbeiten) können zu einer Reizgasvergiftung mit tödlichem Lungenödem führen.

Schon eine **chronische** Exposition gegenüber 400 µg/m³ an ca. 70 Tagen im Jahr (wie z. B. häufig in Los Angeles) kann zu geringgradigen, aber persistenten Verschlechterungen der Lungenfunktion und einer Zunahme von chronischer Bronchitis führen. Chronische Inhalation von 500–1000 µg/m³ bewirkt emphysematöse und fibrotische Veränderungen des Lungengewebes, Bronchiolitis und Hyperplasie der Alveolarzellen. Die Infektionsgefahr ist insgesamt erhöht. Schwangere Frauen reagieren häufig empfindlicher auf O_3.

O_3 ist krebsverdächtig (MAK-Liste III/3); der TRK-Wert beträgt 200 µg/m³. Zu den besonders O_3-exponierten Berufsgruppen zählen Schweißer sowie Betreiber von Solarien und Fotokopierern. 1995 wurde der Schwellenwert für die Unterrichtung der Bevölkerung von 180 µg/m³ (1-h-Mittelwert) an 54 Tagen überschritten (→**D**).

Prävention: Aufenthalt in Innenräumen, denn dort wird O_3 durch Reaktion mit Oberflächen aller Art abgebaut; Vermeidung körperlicher Anstrengung.

Therapie (→**E**): Bei akuter Vergiftung Glucocorticoid-Sprays sowie Antioxidanzien.

A. Bildung und Abbau von Ozon

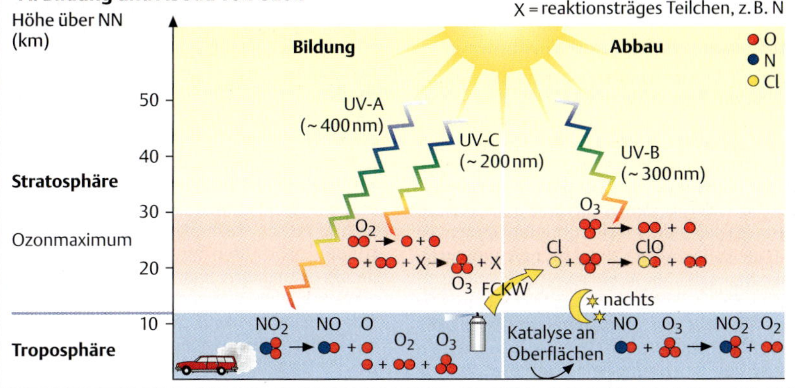

B. Wirkmechanismen von Ozon

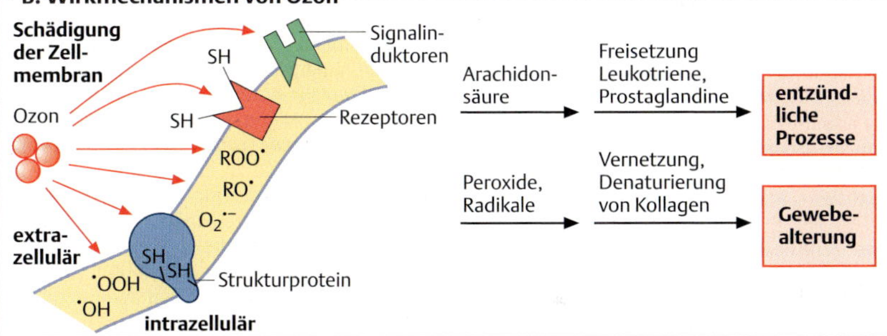

C. Toxizität von Ozon

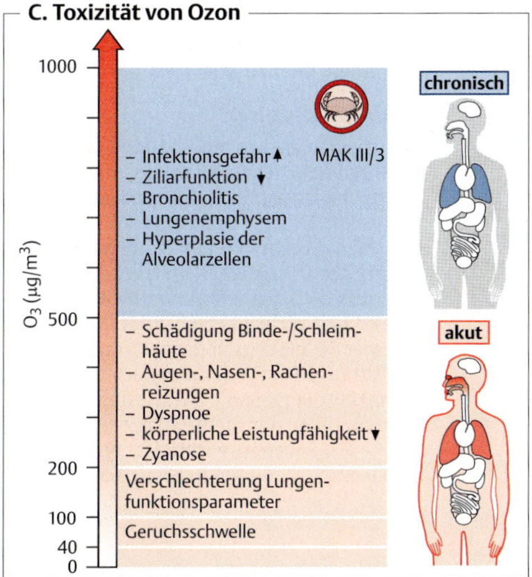

D. Überschreitungshäufigkeit der Ozon-Schwellenwerte in Deutschland:

	Anzahl Tage mit Überschreitungen	
	> 180 µg/m³	> 240 µg/m³
1990	64	25
1991	54	20
1992	82	20
1993	53	9
1994	46	17
1995	54	19

E. Therapie bei Ozonvergiftung

Glucocorticoide

Antioxidanzien

Asbest und Mineralfasern

Stoffeigenschaften und Vorkommen

Asbest ist eine Gruppenbezeichnung für silikathaltige Fasern, die natürlicher Bestandteil der Erdkruste sind. Asbestfasern werden nach ihrer chemischen Zusammensetzung, ihrer Kristall- und Faserstruktur in Amphibolasbeste (natrium-/eisenhaltig) und Serpentinasbeste (magnesiumhaltig) unterteilt. Blauasbest (Krokydolith), ein Amphibolasbest, ist stärker kanzerogen als der zu den Serpentinasbesten zählende Weißasbest (Chrysotil).

Asbestfasern können bis zu 2 cm lang sein und bestehen aus mikroskopisch feinen Röhren. Als besonders pathogen gilt eine Faserlänge von $> 5\,\mu m$, einem Durchmesser von $> 3\,\mu m$ und einem Längen-Durchmesser-Verhältnis von 3:1.

Asbestfasern sind mechanisch sehr beständig, elastisch, biegsam, isolierend, feuerfest und gut spinnbar. Diese Eigenschaften sind für den vielfältigen Einsatz von Asbestprodukten als Brand-, Wärme- und Schallschutzmaterialien im Hoch- und Tiefbau, als Brems- und Kupplungsbeläge sowie als Fußbodenbeläge, Textilien und Dichtungen verantwortlich (→**A**). Seit 1989 ist die Verwendung von Asbest verboten.

Als Asbestersatz werden **künstliche Mineralfasern** (**KMF**) mit asbestähnlichen Eigenschaften eingesetzt (→**B**). Es handelt sich um technisch hergestellte, silikathaltige Glas-, Stein- oder Schlackenfasern.

Toxikokinetik (→C)

Asbestfasern werden größtenteils inhaliert, jedoch so gut wie nicht resorbiert. Sie verbleiben im Lungengewebe; eine Metabolisierung ist nicht bekannt. Etwa zwei Drittel der eingeatmeten Fasern werden mukoziliär über die Bronchien wieder eliminiert (HWZ: 1–5 h). Vor allem längere Fasern werden im Lungengewebe deponiert und wandern bis in die Pleuren (biol. HWZ: 40 Jahre). Makrophagen versuchen, die Fasern zu phagozytieren. Die mechanische Reizung des Gewebes setzt entzündliche Prozesse in Gang: Frei werdende Gewebsmediatoren stimulieren immunkompetente Zellen, die Präkollagen ins Interstitium einlagern und dadurch Fibrosen bewirken.

Chronische Toxizität (→C)

Nach längerer, meist berufsbedingter Asbestexposition treten folgende Krankheitsbilder auf: Lungen- und Pleuraasbestose sind durch eine Bindegewebsvermehrung (Fibrose) des Lungen- oder Pleuragewebes charakterisiert. Bei der *Lungenasbestose* (Latenz: 10–40 Jahre) ist die Lungenfunktion erheblich beeinträchtigt. Dies zeigt sich klinisch als Dyspnoe, unproduktiver Husten und bei 20% der Patienten in Form von Thoraxschmerzen. Die *Pleuraasbestose* (Latenz: 20 Jahre) ist im Röntgenbild durch sog. Pleuraplaques und eine diffuse Pleurafibrose gekennzeichnet. Langfristig können Asbestosen aufgrund einer verminderten Sauerstoffversorgung der Organe zu einer erhöhten Herzbelastung führen.

Pleuramesotheliome (Latenz: 12–70 Jahre) treten in der Allgemeinbevölkerung nur mit einer Häufigkeit von 1–3 Fällen/1 Mio. auf. Sie sind typisch für eine berufsbedingte Exposition, wie sie z. B. in Asbest-verarbeitenden Betrieben in Hamburg auftrat. Klinische Symptome des Mesothelioms sind einseitiger, atemabhängiger Brustschmerz und bei einem Drittel der Patienten Husten.

Die in der Allgemeinbevölkerung häufigen *Lungenkarzinome* (Latenz: 12–37 Jahre) konnten in einigen Fällen ebenfalls auf berufsbedingte Asbestexposition zurückgeführt werden (MAK III/1). Aufgrund der langen Latenz bis zum Ausbruch asbestbedingter Krankheiten wird noch über das Jahr 2000 hinweg mit einem Anstieg der Krankheitsfälle gerechnet (→**D**).

KMF sind weniger beständig als Asbestfasern und daher für das Lungengewebe weniger pathogen. Im Tierexperiment führten jedoch auch einige KMF zu Tumoren.

Risikoabschätzung

Die Asbestbelastung in Gebäuden und in der Außenluft liegt 1000–10 000fach niedriger als an Arbeitsplätzen. Entsprechend geringer ist das Risiko für die Allgemeinbevölkerung, an den oben beschriebenen Krankheitsbildern zu erkranken. Im Allgemeinen wird der Richtwert des ehemaligen BGA von 1000 Asbestfasern/m^3 Luft nicht überschritten. Setzte man sich über 24 h lebenslang einer Konzentration von 100 Fasern/m^3 aus, so erwartete man unter 100 000 Personen zwei Mesotheliomfälle mehr als unter der nicht-belasteten Bevölkerung (→**E**). Rauchen wirkt sich synergistisch auf das asbestbedingte Krebsrisiko aus.

A. Vorkommen von Asbest

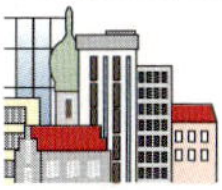

städtische Gebiete 50 – 150 Fasern/m^3 Luft

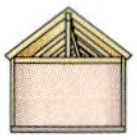

Feuerschutz
Dämmung
Schallisolierung

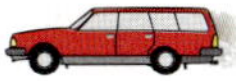

Asbest-bremsbeläge

B. Kanzerogenität

Asbest und künstliche Mineralfasern

Fasertyp	kanzerogen 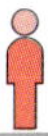	
Asbest		
Chrysotil	+	+
Krokydolith	+	+
KMF		
Glasfaser	–	+
Keramikfaser	–	+
Steinwolle	–	+
Schlackenwolle	–	–

C. Toxikokinetik und Toxizität von Asbest

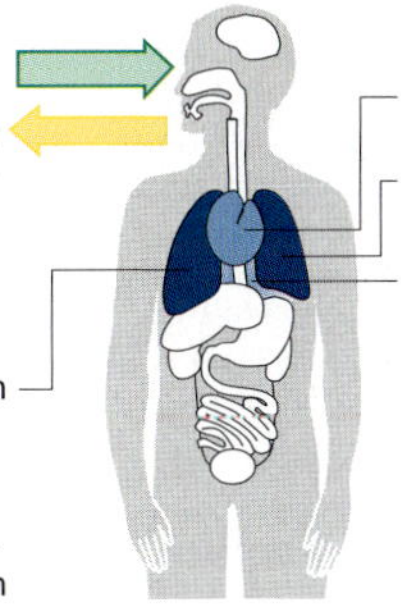

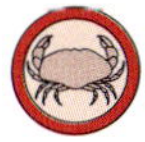

MAK III/1

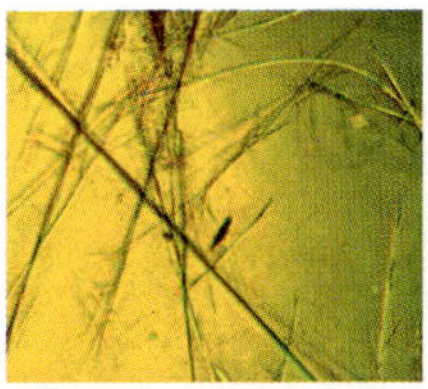

aufgespaltene Asbestfasern

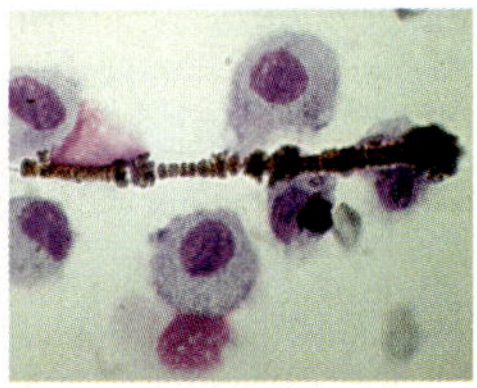

phagozytierende Makrophagen

D. Asbestbedingte Krankheiten und Asbestverbrauch in Deutschland

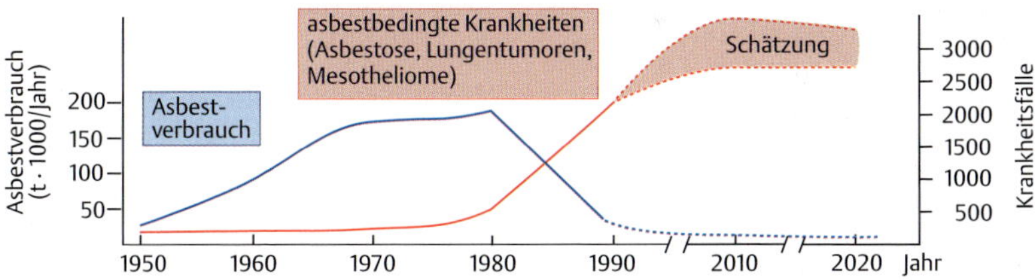

E. Vergleich des asbestbedingten Krebsrisikos mit anderen Risiken

Risikofaktor	Risiko	Risikofaktor	Risiko
Risiko für die Allgemeinbevölkerung:		**Risiken für Kinder in der BRD**	
Asbestbelastung von 100 Fasern/m^3 über das ganze Leben:		Asbestbelastung mit 1000 Fasern/m^3 vom 11. – 15. Lebensjahr, risikobezogene Todesfälle über das ganze Leben	0,36/100 000
Mesotheliom	0,5 – 2,0/100 000	Tödliche Unfälle im 11. – 15. Lebensjahr:	
Bronchialkarzinom		insgesamt	37/100 000
– bei Zigarettenrauchern (10 Zig./d)	0,4 – 2,0/100 000	nur Kfz-Unfälle	19/100 000
– bei Nichtrauchern	<0,2/100 000	Mord und sonstige Gewalteinwirkung	3,7/100 000

Biozide I

Biozide werden zum Schutz des Menschen, seiner Nahrung und anderer Güter vor Schädlingen und übertragbaren Krankheiten eingesetzt. Entsprechend ihrer Wirkung werden verschiedene Biozidgruppen unterschieden: Insektizide, Fungizide, Herbizide etc. (→**A**).
Der *Trinkwassergrenzwert* für einzelne Biozide beträgt 0,1 µg/l; für die Summe aller Biozide 0,5 µg/l. Die *Diätverordnung* für Säuglinge und Kleinkinder begrenzt die Belastung auf 0,01 mg Biozid/kg Nahrungsmittel.

Chlorierte zyklische Kohlenwasserstoffe

Ihr Einsatz ist wegen ihrer hohen Persistenz (HWZ in mitteleuropäischem Boden: 5–20 Jahre) und Anreicherung in der Nahrungskette problematisch. Die Erkenntnis, dass der Mensch als Endglied der Nahrungskette besonders stark von der Biozidanreicherung im Körper betroffen ist, führte Anfang der 70er-Jahre zu einem Verbot fast aller chlorierten zyklischen Kohlenwasserstoffe (bis auf Lindan). Die bekannteste Verbindung dieser Stoffklasse ist das Substanzgemisch **Dichlordiphenyltrichlorethan** (**DDT**) (→**B**). Davon wurden In den 50er- und 60er-Jahren Millionen Tonnen eingesetzt, hauptsächlich in den Tropen gegen verschiedene Arten der Anapholes-Mücken, die den Malariaerreger übertragen, und zum Pflanzenschutz in der Landwirtschaft. Seit dem DDT-Verbot 1972 in Deutschland ist die Grundbelastung der Bevölkerung zurückgegangen: von 10 mg/kg 1955 auf 1 mg/kg 1990. In den Tropen wird es hingegen weiterhin als billiges und wirksames Insektizid verwendet.
Die **chlorierten Cyclodiene** Aldrin, Dieldrin und Heptachlor wurden in den Tropen gegen Heuschrecken und in Europa zur Bekämpfung von Ameisen und Bodenschädlingen sowie im Obstanbau verwendet.
Hexachlorbenzol (**HCB**) entsteht als Nebenprodukt in der industriellen Chlorchemie und wurde als Fungizid für landwirtschaftliches Saatgut eingesetzt (HWZ im Boden: 3–6 Jahre).
Unter **Hexachlorcyclohexan** (**HCH**) wird eine Gruppe von 8 Isomeren zusammengefasst. Nur das γ-Isomere Lindan hat insektizide Wirkung. Es kommt seit 1945 bis heute in der Land- und Forstwirtschaft, in Haus und Garten (gegen Ungeziefer, Motten) und in der Human- und Veterinärmedizin zum Einsatz (HWZ im Boden: 8–10 Jahre).

Toxikokinetik (→C)

Chlorierte zyklische Kohlenwasserstoffe werden hauptsächlich über fettreiche Nahrungsmittel (Eier, Fisch, Fleisch, Milch, Milchprodukte) aufgenommen und zu 90% im GIT resorbiert. Die inhalative Resorption kann bis ca. 50% betragen, die dermale Resorption ist wesentlich geringer. Sie verteilen sich vorwiegend in fettreiche Gewebe, aus denen sie nur langsam eliminiert werden (Eliminations-HWZ für DDT: 1 Jahr). Beim raschen Abbau von Fettgewebe wie bei Hunger, Krankheit oder während des Stillens können die Gewebekonzentrationen ansteigen.

Toxizität (→E)

Akut haben chlorierte zyklische Kohlenwasserstoffe vor allem neurotoxische Wirkung. Dies zeigt sich in Parästhesien des Kopfbereiches (Zunge, Lippen, Gesichtsteile) und der Extremitäten. Es treten Schwindel, Benommenheit und Kopfschmerz auf. Bei hohen Dosen werden Agitiertheit und Krampfanfälle beobachtet. Die stärkste akute Toxizität weisen die chlorierten Cyclodiene auf, gefolgt von HCH und DDT (→**D**). HCB ist am wenigsten toxisch.
Zielorgan der **chronischen** Toxizität ist die Leber. Bei täglicher Aufnahme von DDT-Dosen > 0,25 mg/kg kommt es zur Induktion Cytochrom-P450-abhängiger Enzyme, außerdem zu Leberveränderungen bis hin zu Nekrosen.
Eine epidemische, chronische HCB-Vergiftung trat 1954–56 in der Türkei bei Personen auf, die HCB-behandeltes Saatgut verzehrt hatten. Nach täglicher Aufnahme von 10–200 mg/Person über mehrere Monate hinweg betrug die Mortalitätsrate 10%. Überlebende entwickelten eine „Porphyria cutanea tarda“, die durch Hypertrichose (vermehrte Behaarung), Hyperpigmentierung, Lichtsensibilität der Haut, arthritische Veränderungen der kleinen Handgelenke sowie Kleinwüchsigkeit und Sensibilitätsstörungen bei Kindern geprägt war.
DDT ist im Tierversuch reproduktionstoxisch. Die Wirkung wird über den Metaboliten 2,4-DDT vermittelt, der mit Östradiol um die Bindung an Östrogenrezeptoren in Gebärmutter und Brustdrüse konkurriert. Lindan und HCB sind kanzerogen (MAK III/4). Die MAK-Werte anderer Biozide sind der Tabelle zu entnehmen (→**D**).

A. Einteilung der Biozide

Biozid	Ausgewählte Wirksubstanzen
Insektizide	chlorierte zyklische Kohlenwasserstoffe, Organophosphate, Carbamate, Pyrethroide u. a.
Fungizide	Formaldehyd-abspaltende Verbindungen, Phenole, Carbamate u. a.
Herbizide	Carbamate, Bipyridiliumverbindungen u. a.
Nematizide	Organophosphate, Carbamate u. a.
Rodentizide	Cumarin, Sulfonamide, Blausäure u. a..
Molluskizide	Metaldehyd, Carbamate, Austrocknungsmittel (CaO) u. a.

B. Chlorierte zyklische Kohlenwasserstoffe

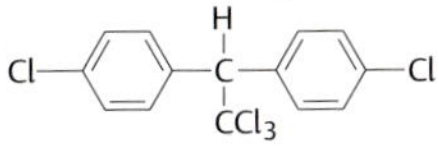

Dichlordiphenyltrichlorethan (DDT)*

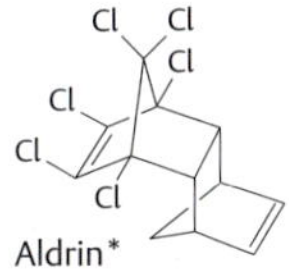

Aldrin*

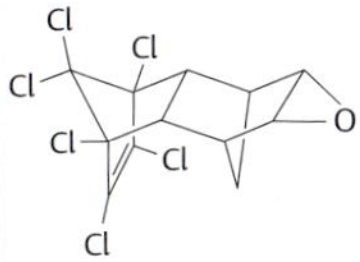

Dieldrin*

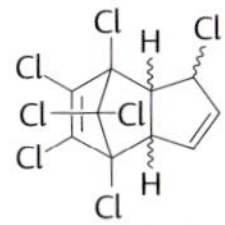

Heptachlor*

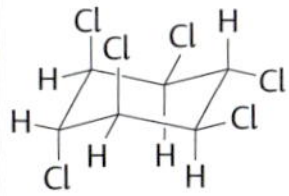

γ-Hexachlorcyclohexan (γ-HCH = Lindan)

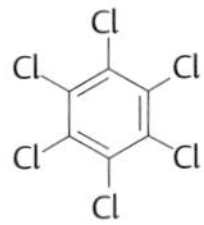

Hexachlorbenzol (HCB)

* in Deutschland verboten

C. Resorption, Verteilung

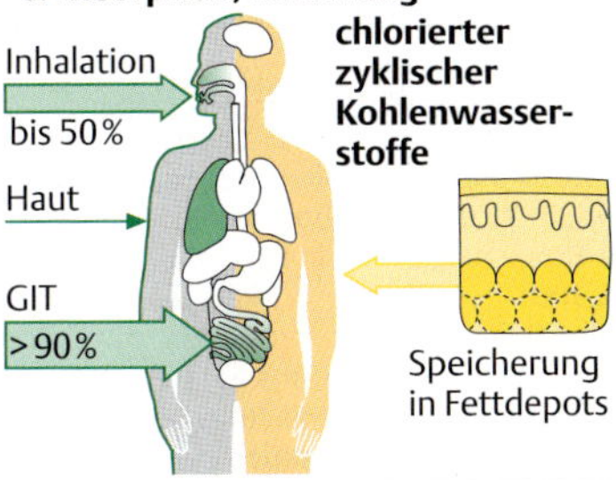

D. Toxizitätsvergleich und Grenzwerte

	LD_{oral} (g/kg KG)	MAK (mg/m^3)	BAT (µg/l)
Diene	0,03 – 0,07	0,25	–
HCH	0,15 – 0,9	0,5	–
γ-HCH	0,1	[Krebssymbol] III/4	–
DDT	0,1 – 10	1	–
HCB	1	[Krebssymbol] III/4	150

E. Toxizität chlorierter zyklischer Kohlenwasserstoffe

akut

>16 mg DDT/kg: Agitiertheit, Krämpfe

>10 mg DDT/kg: Schwindel, Benommenheit, Kopfschmerz, Parästhesien

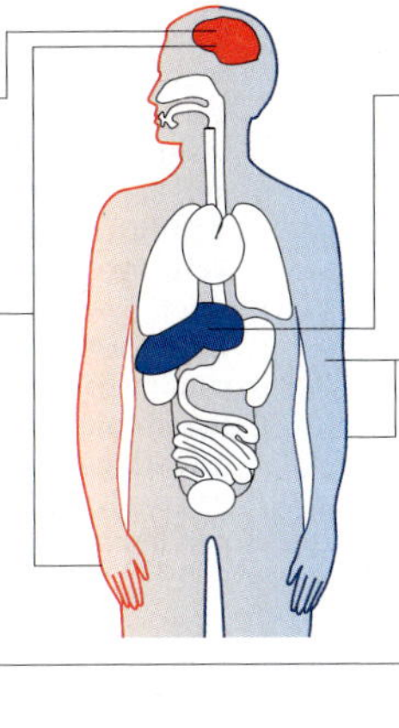

chronisch

>0,25 mg DDT/kg über Jahre: Enzyminduktion in der Leber, Leberveränderungen, Nekrosen

10–200 mg HCB/kg/d/Person: „Porphyria cutanea tarda“ Hypertrichose, Hyperpigmentierung, Lichtsensibilität, arthritische Veränderungen, Sensibilitätsstörungen bei Kindern

Biozide II

Organophosphate

Zu ihnen zählen Ester, Amide oder Thiolderivate der Phosphor-, Phosphon-, Thiophosphor- oder Thiophosphonsäure, z. B. Dichlorvos, Malathion, Parathion (E 605) (→**B**). Sie werden vorwiegend als Insektizide im Pflanzenschutz und gegen die Überträger des Malariaerregers eingesetzt.

Toxikokinetik: Sie werden gut oral, inhalativ und dermal resorbiert und rasch auf alle Organe verteilt. Der Abbau erfolgt oxidativ in der Leber und hydrolytisch in allen Geweben. Der größte Teil wird innerhalb von 24–48 h renal ausgeschieden, ein kleiner Teil auch fäkal eliminiert oder abgeatmet.

Toxizität: Organophosphate binden nach Abspaltung der Restgruppe X an das aktive Zentrum des Enzyms Acetylcholinesterase. Das Enzym wird irreversibel gehemmt. Es kommt zur Anreicherung von Acetylcholin an den cholinergen Synapsen des autonomen Nervensystems und der motorischen Endplatte.

Akute Vergiftungen sind durch verschiedene muskarinerge (Reizleitung am Herz, glatte Muskulatur, sekretorische Leistungen) und nikotinerge (Skelettmuskulatur, Herz-Kreislauf-System, ZNS) Wirkungen charakterisiert (→**A**). Die Hauptgefahr liegt in lebensbedrohlichen Atemfunktionsstörungen.

Chronische Exposition gegenüber Organophosphaten führt zu einem Adaptionsmechanismus, der selbst bei Absinken der Cholinesterase-Aktivität auf 50–70% keine klinischen Symptome entstehen lässt. Organophosphate sind weder teratogen noch kanzerogen.

Einige Organophosphate lösen nach 1–4 Wochen *verzögerte Neuropathien* aus: Zunächst treten Parästhesien auf, später erst schlaffe, dann spastische Paresen der Extremitäten.

Therapie akut: Aufrechterhaltung der Atmung; Atropin in hohen Dosen; Giftentfernung: Nach oraler Aufnahme Magenspülung mit Aktivkohle, Gabe von Na_2SO_4; nach dermalem Kontakt Reinigung der Haut mit Wasser und Seife, besser mit $NaHCO_3$-Lösung.

Carbamate

Carbamate sind N-substituierte Ester der Carbamatsäure. Der Substituent bestimmt die biozide Wirkung (→**C**). Verwendet werden sie als Insektizide, Fungizide, Herbizide, Nematizide in der Landwirtschaft und zur Bekämpfung der Malariaüberträger.

Toxikokinetik: Nach oraler Aufnahme werden sie fast vollständig im GIT (90%) resorbiert. Dermale und inhalative Resorption sind ebenfalls gut. Sie werden rasch auf alle Organe verteilt, schnell metabolisiert und eliminiert. Der größte Anteil wird renal (60–90% je nach Wirkstoff), ein kleinerer Teil auch als CO_2 über die Lunge und über die Fäzes eliminiert.

Toxizität: Die Symptome entsprechen denen nach Organophosphatvergiftung. Sie klingen rascher wieder ab, weil Carbamate die Acetylcholinesterase nur reversibel hemmen (Reaktiverungs-HWZ: 30–40 min). Therapie s. Organophosphate.

Pyrethroide

Synthetische Pyrethroide sind den natürlichen Pyrethrum-Extrakten aus der Chrysantheme nachempfunden, sind jedoch lipophiler, wirksamer und stabiler als diese. Sie werden als Insektizide im Textil- und Holzschutz, zur Schädlingsbekämpfung im Haushalt und in der Garten-, Land- und Forstwirtschaft eingesetzt.

Die wirksameren Typ-II-Pyrethroide unterscheiden sich von den Typ-I-Pyrethroiden durch eine Cyanogruppe (→**D**).

Toxikokinetik: Pyrethroide werden oral zu ca. 50% resorbiert. Der überwiegende Teil wird nach 24–72 h in metabolisierter Form in Urin und Fäzes ausgeschieden.

Toxizität: Pyrethroide wirken **akut** neurotoxisch durch Verlängerung des physiologischen Na^+-Einwärtsstroms in Nervenmembranen (ähnlich DDT). Dies führt bei den Typ-I-Pyrethroiden im Tierversuch zum charakteristischen *„T-Syndrom"* mit **T**remor, Ataxie und Übererregbarkeit (→**D**). Typ-II-Pyrethroide rufen das *„CS-Syndrom"* mit **C**horeoathetose, **S**alivation, grobschlägigem Tremor und klonischen Krämpfen hervor. Nach akuter oraler Vergiftung (→**E**) treten beim Mensch nach 10–60 min Übelkeit, Erbrechen und Durchfälle auf. Bei direktem Hautkontakt sind Parästhesien (Kribbeln und Brennen der Haut) sowie Reizungen der Haut und Schleimhäute typisch.

Chronische Wirkungen auf den Menschen sind nicht bekannt.

Pyrethroide sind gut abbaubar und haben eine geringe Warmblütertoxizität (→**F**). Sie wirken weder teratogen, mutagen, noch kanzerogen beim Menschen.

A. Akute Toxizität von Organophosphaten

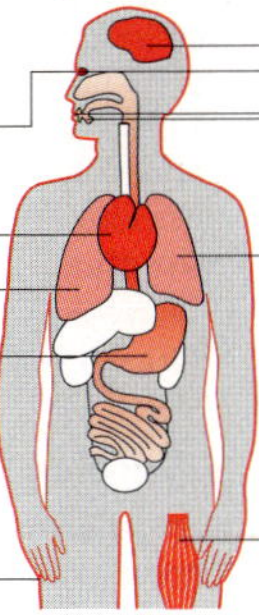

Periphere muskarinartige Wirkungen:

- Tränen, Miosis, verschwommenes Sehen
- Herzfrequenz↓, Blutdruck↓
- Bronchialsekretion, Bronchospasmus
- Übelkeit, Krämpfe, Durchfälle
- Schwitzen

Zentralnervöse Wirkungen:

Angst, Schwindel, Kopfschmerzen, Konzentrationsstörungen, Tremor Krämpfe, evtl. Koma

Periphere nikotinartige Wirkungen:

- fibrilläre Zuckungen (Augenmuskulatur, Zunge)
- Sprachstörungen
- periphere Atemlähmung
- generalisierte Muskelzuckungen, Muskelschwäche

B. Organophospate

Grundstruktur

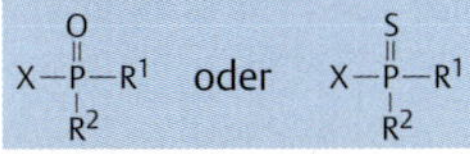

X = Phenoxy-, Alkoxy- u.a.
R^1 = Alkoxy-,
R^2 = Alkoxy-, Alkyl-, Dialkylamino- u.a.

Beispiel: Parathion (E 605)

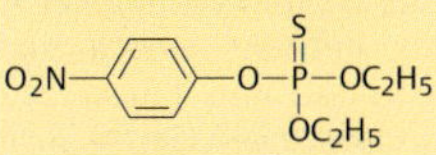

C. Carbamate

Grundstruktur

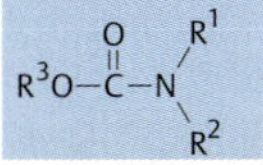

R^1, R^2 = Wasserstoff, Alkylrest, Arylrest
R^3 = Alkylrest, Arylrest

Beispiel: Carbaryl

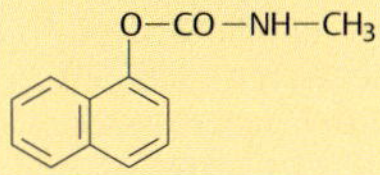

D. Toxizität synthetischer Pyrethroide im Tierversuch

Typ I
(„weiche" Pyrethroide)
Beispiel: Permethrin

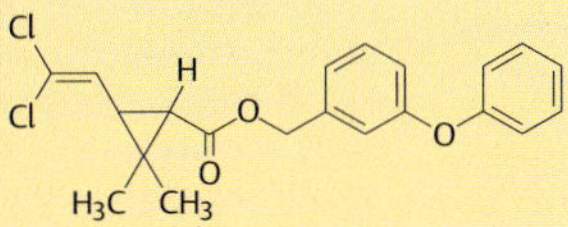

Typ II
(Cyano-Pyrethroide, „harte" Pyrethroide)
Beispiel: Cypermethrin

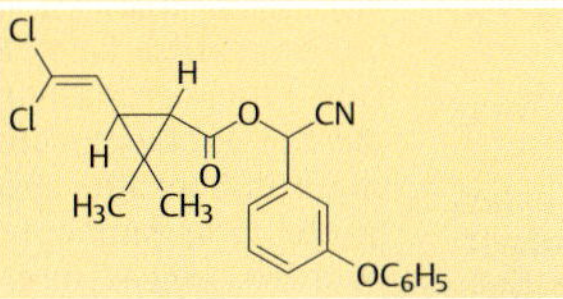

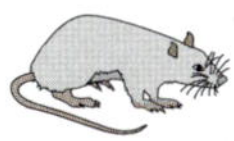

Tierversuch

„T-Syndrom"

Tremor, Ataxie, erhöhte Erregbarkeit, Überempfindlichkeit auf äußere Reize

„CS-Syndrom"

Choreoathetose, **S**alivation, grobschlägiger Tremor, klonische Krämpfe

E. Akute Toxizität von Pyrethroiden

beim Menschen nach Ingestion von > 100 mg Deltamethrin/kg KG:

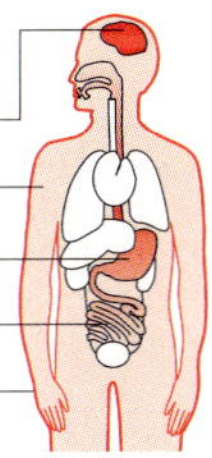

- Bewusstseinsstörungen
- Krämpfe
- Übelkeit, Erbrechen
- Diarrhö
- bei Hautkontakt: Parästhesien

F. Toxizitätsvergleich

LD_{50} verschiedener Insektizidklassen	Insekt (mg/kg)	Ratte (mg/kg)	Selektionsfaktor $\left[\frac{LD_{50}\ Ratte}{LD_{50}\ Insekt}\right]$
Carbamate	2,8	45	16
Organophosphate	2,0	67	34
chlor. Kohlenwasserstoffe	2,6	230	90
Pyrethroide	0,45	2000	4400

Nitrat, Nitrit, N-Nitrosoverbindungen I

Aufgrund ihrer weiten Verbreitung und der Kanzerogenität einiger Substanzen haben N-Nitrosoverbindungen eine große Bedeutung in der Umweltmedizin. Die Vorläufersubstanzen Nitrat (NO_3^-) und Nitrit (NO_2^-) sind in hohen Konzentrationen toxisch.

Nitrat und Nitrit

Vorkommen und Umweltbelastung: Nitrate werden in die Umwelt als Düngemittel, Abwässerversickerungen und Auswaschungen von Luftverunreinigungen eingetragen. Nitrat wird exogen wie endogen im Organismus durch Nitrit-reduzierende Bakterien in das 4 bis 5-mal giftigere Nitrit umgewandelt (s. S. 102)

Nitrat (45–75 mg/d) und Nitrit (1,7–3,3 mg/d) werden über Nahrung und Trinkwasser aufgenommen. Die *Hauptnitratbelastung* entsteht über den Verzehr von Gemüse (Rettich, Rote Beete, Spinat) und Salaten (→**A**). Die *Hauptnitritbelastung* erfolgt durch Nitritpökelsalz (< 0,6%) in Fleischwaren, das als wachstumshemmendes Mittel gegen Bakterien (z. B. Clostridium botulinum) sowie zur Aromatisierung und Umrötung (Bildung des hitzebeständigen Nitrosomyoglobins) eingesetzt wird. Zusatz von Vit. C verhindert heute im Fleisch die Umwandlung von Nitrit in Nitrosamine. Für das Trinkwasser existieren folgende Grenzwerte: 50 mg Nitrat/l, 0,1 mg Nitrit/l. Früher stellten kaum kontrollierte, nitratbelastete Trinkwasserbrunnen eine Gefährdung speziell für Säuglinge dar.

Akute Toxizität (→**B**): Nitrat und Nitrit werden in den oberen Darmabschnitten resorbiert. Nitrat im Trinkwasser bewirkt in hohen Konzentrationen (< 500 mg/l) Schleimhautreizungen und entzündliche Reaktionen. Methämoglobinämien treten ab 100 mg Nitrat/l auf und sind auf folgenden Mechanismus zurückzuführen: In der Mundhöhle und im Magen wird Nitrat durch Nitrat-reduzierende Bakterien in Nitrit umgewandelt (s. S. 102). Nitrit überführt durch Oxidation von Eisen Hämoglobin (Hb) in Methämoglobin (MetHb), das Sauerstoff (O_2) nur irreversibel bindet. Dies führt zur O_2-Unterversorgung des Organismus, dessen peripheres Symptom die Blaufärbung der Haut ist (Zyanose). Besonders gefährdet sind Säuglinge bis zum 3. Monat: Ihr Hb oxidiert schnell und die MetHb-Reduktase zur Rückgewinnung von Hb aus MetHb ist noch nicht ausgereift.

Ein MetHb-Anteil von 10–20% im Blut kann zu Übelkeit, Ohnmacht, Blässe und leichten Zyanosen führen. Bei einem MetHb-Anteil von 60–70% treten Erbrechen, Bewusstlosigkeit, starke Zyanose und flache Atmung auf, die zum Tode führen können.

Prävention: Nahrung und Trinkwasser mit möglichst geringem Nitratgehalt zu sich nehmen; besondere Vorsicht bei Säuglingsnahrung.

N-Nitrosoverbindungen

Vorkommen und Umweltbelastung (→**C**): **Nitrosamine** (z. B. N-Nitrosodimethylamin) und **Nitrosamide** (z. B. N-Nitrosomethylharnstoff) werden sowohl exogen dem Körper zugeführt als auch endogen im Organismus gebildet. Nitrosamine sind chemisch stabiler als die weniger verbreiteten Nitrosamide.

Berufsbedingt können Arbeitnehmer in der Metall-, Gummi- und Leder-verarbeitenden Industrie sowie im Bereich der Pestizid- und Detergenzienproduktion am Arbeitsplatz durch Nitrosamine belastet sein (Aufnahme bis zu 150 µg/d). Die *Hauptbelastung* der Allgemeinbevölkerung entsteht jedoch durch Lebensmittel (< 0,5 µg/d) und Tabakerzeugnisse (1–4 µg/Zig.). In Fisch und Fleisch, insbesondere nach Zusatz von Nitritpökelsalz, können sich Nitrosamine bilden, wenn bereits ein bakterieller Zersetzungsprozess der Aminosäuren eingesetzt hat (ohne Vit. C bis 12 µg/kg). Dieser Vorgang wird durch starke Erhitzung wie Grillen und Braten verstärkt. Im Bier wurde der Nitrosamingehalt durch Änderung der Malztechnologie auf < 1 µg/l Bier gesenkt. In Kosmetika kann N-Nitrosodimethylamin aus Emulgierungsmitteln gebildet werden, die mit der Beschichtung metallischer Aufbewahrungsbehälter reagieren. Einige Arzneimittel, wie Aminophenazon und Cimetidin, wurden wegen ihrer Nitrosierbarkeit vom Markt genommen.

Belastung durch Nikotingenuss: Nachdem der Nitrosamingehalt in Lebensmitteln und Bier reduziert wurde, tritt die Belastung durch Zigaretten- und Kau-/Schnupftabakkonsum in den Vordergrund. Der hohe Nitrosamingehalt des Tabaks (1–4 µg/Zig.) ist auf die Nitrosierung des Nikotins und anderer Nicotiana-Alkaloide während der Tabakverarbeitung zurückzuführen. Tabakspezifische Nitrosamine finden sich sowohl im Hauptstromrauch (s. S. 110) als auch im Nebenstromrauch, sodass auch Passivraucher Nitrosamine inhalieren (bis 0,6 µg/h).

A. Nitrat- und Nitritgehalte von Lebensmitteln

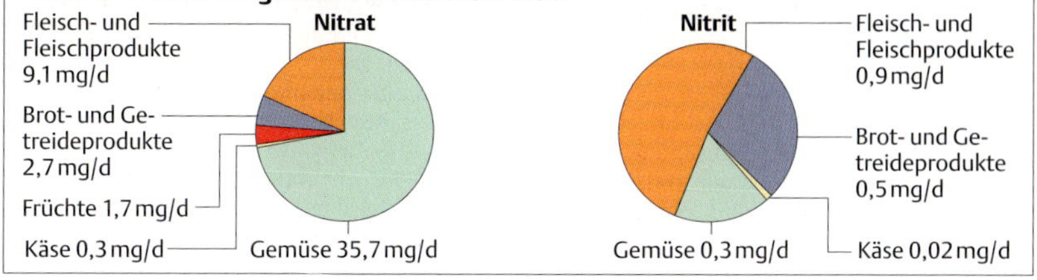

B. Akute Toxizität von Nitrat und Nitrit

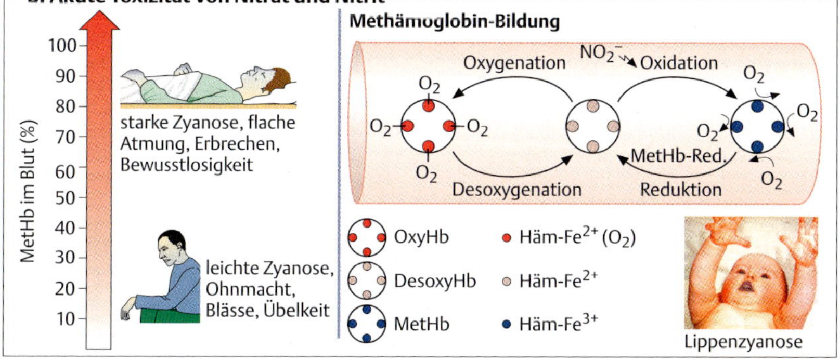

C. Vorkommen von Nitrosoverbindungen

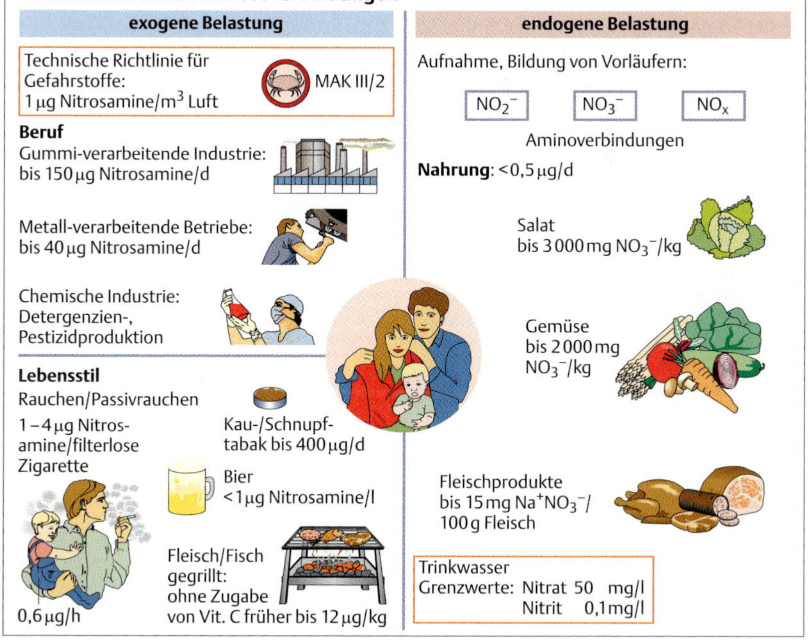

Nitrat, Nitrit, N-Nitrosoverbindungen II

N-Nitrosoverbindungen

Endogene Bildung (→**A**): Nitrosamine und Nitrosamide entstehen im Organismus aus verschiedenen Vorläufersubstanzen. Mit der Nahrung oder dem Trinkwasser aufgenommenes Nitrat (NO_3^-) wird in Mundhöhle und Magen in Nitrit (NO_2^-) umgewandelt. Im sauren Magenmilieu wird Nitrit in salpetrige Säure (HNO_2) umgesetzt. Diese wird unter Wasserabspaltung in das eigentliche nitrosierende Agens Distickstofftrioxid (N_2O_3) umgewandelt. N_2O_3 kann dann mit Aminen, Amiden oder Aminosäuren zu den schädlichen N-Nitrosoverbindungen reagieren (→**B**).
Im GIT kommt es außerdem durch dort ständig vorhandene oder infektbedingt vermehrte Bakterien (Magen-Darm-/Harnwegsinfekte) sowie Makrophagen zur Nitritbildung.

Toxikokinetik: N-Nitrosoverbindungen werden nach oraler Aufnahme nur geringfügig im GIT resorbiert. Flüchtige Verbindungen werden in der Lunge, andere auch über die Haut resorbiert (z. B. N-Nitrosodimethylamin).
Die meisten N-Nitrosoverbindungen werden bei der ersten Passage in der Leber vollständig metabolisiert (First-Pass-Effekt), ein geringerer Teil auch im oberen Dünndarm. Viele kurzkettige Nitrosamine werden hauptsächlich zu CO_2 abgebaut (60%) und abgeatmet, ein geringer Anteil wird über Fäzes und Urin sowie über die Muttermilch eliminiert. Wasserlösliche Nitrosamine (v.a. Hydroxyalkylnitrosamine) werden bevorzugt über den Urin eliminiert. Bei Ratten führte die gleichzeitige Gabe von Alkohol zu einer verzögerten Ausscheidung von N-Nitrosodiethylamin.

Wirkungsmechanismus (→**C**): Die mutagene und kanzerogene Wirkung der N-Nitrosoverbindungen beruht auf der chemischen Veränderung von RNA, DNA und Proteinen. Während Nitrosamide spontan in alkylierende Agenzien zerfallen, stellen Nitrosamine so genannte Präkanzerogene dar. Sie werden erst bei der Metabolisierung durch Cytochromoxygenasen in die methylierenden Diazonium- und Carbenium-Ionen umgewandelt.

Toxizität (→**D**): Die **akute** Toxizität der **Nitrosamine** variiert sehr stark und ist vorwiegend aus Tierversuchen bekannt. Charakteristisch sind eine langsam fortschreitende Kachexie (Atrophie des Organismus mit allgemeinem Kräfteverfall), oft unter Entwicklung einer tödlich verlaufenden Gelbsucht. Es treten schwere Leberparenchymschäden sowie Lungenödeme auf.
Nitrosamide bewirken bei Ratten Schädigungen des Knochenmarks und der lymphatischen Gewebe sowie massive Blutungen und Geschwüre im Magen-Darm-Trakt. Todesursache ist meist eine stark verminderte Anzahl der Lymphozyten (Lymphozytopenie). Die letale Dosis liegt bei Ratten für N-Nitrosomethylbenzamin bei 18 mg/kg; für N-Nitrosodiethanolamin bei > 7500 mg/kg.
Chronische Vergiftungserscheinungen ähneln den akuten Symptomen: Todesursache sind meistens Leberschädigungen und Leberversagen sowie verschiedene Tumoren. Nitrosamide (N-Nitrosoharnstoffe) sind stärker teratogen als Nitrosamine. 90% aller untersuchten **Nitrosamine** und **Nitrosamide** stellten sich im Tierversuch bei verschiedenen Spezies als kanzerogen heraus. Nitrosamine zeigten dabei eine ausgeprägte *Organspezifität:* Symmetrische Nitrosamine (beide Alkylketten identisch) greifen bevorzugt die Leber an; unsymmetrisch substituierte Nitrosamine führen überwiegend zu Ösophagustumoren. Weitere, von Tumoren betroffene Organe können Gehirn und Nervensystem, Mundhöhle, Magen, Darmtrakt, Niere, Leber, Pankreas, Harnblase, Herz, Haut und das blutbildende System sein.
Die Spezies-übergreifende Kanzerogenität im Tierversuch, ein ähnlicher Metabolismus bei Mensch und Tier und verschiedene epidemiologische Studien sprechen dafür, dass die meisten Nitrosamine auch humankanzerogen sind (MAK III/2). In den USA tritt z. B. in Regionen hohen Kautabakkonsums vermehrt Mundhöhlenkrebs auf. In Japan fand man eine erhöhte Rate an Magenkrebs in Regionen mit besonders nitritreicher Nahrung.

Prävention: Vit. C hemmt die Nitrosierungsreaktion im Magen (→**A**).

A. Endogene Bildung von N-Nitrosoverbindungen

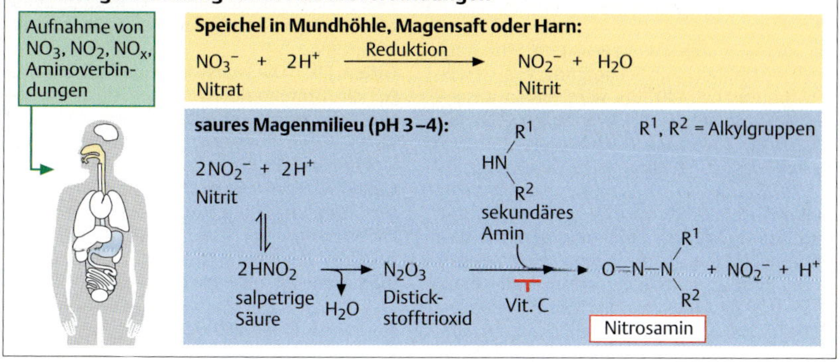

B. N-Nitrosoverbindungen

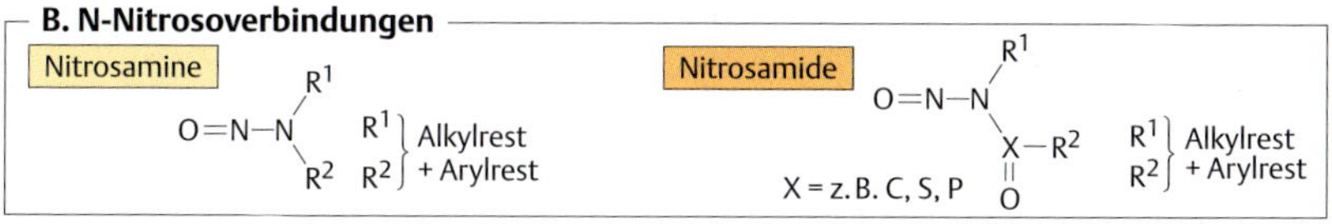

C. Wirkungsmechanismus von Nitrosaminen und Nitrosamiden

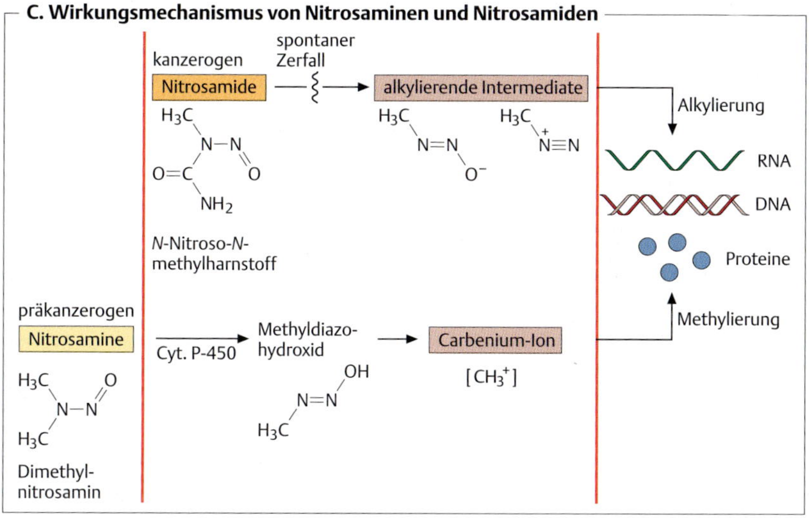

D. Toxizität von Nitrosaminen und Nitrosamiden

organspezifische Tumoren im Tierversuch:

- symmetrische Nitrosamine ▶ Lebertumor
- unsymmetrische Nitrosamine ▶ Ösophagustumor

Nitrosamine

- Kachexie
- Lungenödem
- Leberparenchymschädigung
- Gelbsucht

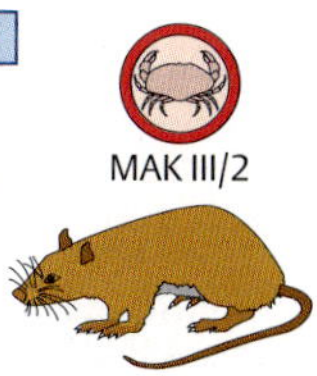

Nitrosamide

- Lymphgewebeschädigung
- Knochenmarkschädigung
- Lymphozytopenie
- Blutungen/Geschwüre Magen-Darm-Trakt

Radioaktive Nuklide

Sie können durch die freigesetzte Strahlung (α, β, γ-Strahlen) zur Schädigung von Geweben führen (s. S. 140). Es wird davon ausgegangen, dass bereits ein Strahlungstreffer die genetische Zellstruktur verändern und auf diesem Wege die Bildung eines Tumors auslösen kann (→**A**).

Radium (Ra): ^{226}Ra verhält sich im Körper ähnlich wie Calcium (Ca) und wird deshalb in die Knochen eingebaut. Wegen seiner langen physikalischen und biologischen Halbwertszeit (HWZ) reichen geringste Mengen (~20 µg) aus, um Schädigungen des Knochenmarks (Blutbildung!) und der Knochen (Knochensarkome!) auszulösen (→**A**). Das Zerfallsprodukt ist das Edelgas Radon (Rn, α-Strahler, S. S. 140), das u. a. in einigen Kurorten in Bergwerksstollen vorkommt und bei der Behandlung von Rheumatismus und Gicht eingesetzt wird. Die Bad Gasteiner Stollenluft enthält z. B. bis zu 150 Bq/l.

Ra wird u. a. auch für die Herstellung von Leuchtfarben auf Zifferblättern verwendet. In den verarbeitenden Betrieben wurde bei Beschäftigten ein gehäuftes Auftreten von Leukopenien, Magen-Darm-Beschwerden, Osteosarkomen, Bronchialkarzinome u. a. beobachtet.

Thorium (Th): Th wurde früher als $^{232}ThO_2$ in der Röntgendiagnostik verwendet. Th wird vorwiegend in Milz, Leber und Knochenmark gespeichert. Mit einer Latenz von bis zu 20 Jahren können sich Hämangiosarkome in der Leber und Knochensarkome entwickeln.

Strontium (Sr): ^{90}Sr ist dem Ca sehr nah verwandt und wird deshalb in die Knochensubstanz mit eingebaut. Kinder benötigen viel Ca und reagieren deshalb besonders empfindlich auf den ^{90}Sr-Einbau.

Uran (U): ^{235}U wird als Kernbrennstoff verwendet. Das häufigste und toxikologisch wichtigste Isotop ist das ^{238}U. Das Uranyl(VI)-Ion (UO_2^{2+}) kann beim Menschen Schäden in der Niere (Urannephritis), Uranhexafluorid (UF_6) Schäden in der Lunge (z. B. toxisches Lungenödem) hervorrufen.

Cäsium (Cs): ^{137}Cs verhält sich im Stoffwechsel wie K (Elektrolytersatz). ^{137}Cs wird vorwiegend renal ausgeschieden. Bei der Toxizität steht die Bildung von Nierentumoren im Vordergrund.

Speisepilze nehmen ^{137}Cs, ebenso wie andere Schwermetalle, gut aus dem Boden auf. Wildtiere ernähren sich u. a. von Pilzen, sodass sie ^{137}Cs anreichern können. Die Radioaktivität kann 100fach über der anderer Nahrungsmittel liegen.

Tritium (^{3}H): Die weltweite Kontamination ist auf die Atombombenversuche in den 40er- und 50er-Jahren zurückzuführen. Als ^{3}HHO verhält es sich wie H_2O und kann im Körper Mutationen auslösen.

Radio-Iod (I): ^{131}I und ^{129}I sind Leitnuklide in der Frühphase einer Kernschmelze in Atomkraftwerken (Super-GAU). In den ersten Tagen nach der Reaktorkatastrophe in Tschernobyl 1986 entfielen in Deutschland auf das Radio-I ca. 40% der Gesamtaktivität des Fall-outs. Radio-I wird in der Schilddrüse angereichert. In Weißrussland stieg die Inzidenz für das Schilddrüsenkarzinom zwischen 1985 und 1995 auf das 100fache an.

Plutonium (Pu): ^{239}Pu war Bestandteil der auf Nagasaki (09.08.1945) abgeworfenen Atombombe (Pu-Bombe). Pu wird in Lunge/GIT zu weniger als 1% resorbiert. Mehr als 99% werden mit den Fäzes wieder ausgeschieden. Pu wird im Blut an Transferrin gebunden (Fe-Konkurrenz!) und vorwiegend im Knochenmark (Blutbildung!) und der Leber gespeichert. Die Toxizität ist dadurch gekennzeichnet, dass Tumoren in verschiedenen Organen auftreten (→**B**).

Atombombe (→C)

Als Spaltprodukte bei Atomexplosionen entstehen im radioaktiven Fall-out ^{90}Sr, ^{239}Pu, ^{137}Cs, ^{131}I u. a. Nach Aufnahme einer letalen Dosis ($>$ 6 Sv) wurden bei verstrahlten Personen etwa 2 d nach der Explosion Kopfschmerz, Anorexie, Übelkeit und Diarrhö beobachtet. Der Tod trat etwa am 10. Tag ein. Nach Aufnahme einer Dosis von $<$ 6 Sv traten etwa 60 d nach der Explosion die Symptome der „Atombombenkrankheit" auf. Noch Jahrzehnte nach der Explosion wurde über das Entstehen von Tumoren (z. B. in der Schilddrüse) berichtet.

Therapie (→D)

Hautkontaminationen sollten sofort mit warmem Wasser abgespült werden. Bei Vergiftung mit Sr oder Ra wird die Gabe von $NaSO_4$ + $BaSO_4$ (Adsorbens), bei Pu von Zn-DTPA, von Derivaten der Hydroxypyridinone oder neueren Antidota der LICAM-Gruppe empfohlen. Zur Radio-I-Prophylaxe wird Iodid eingesetzt.

A. Physikalische Daten und Toxizität wichtiger radioaktiver Nuklide

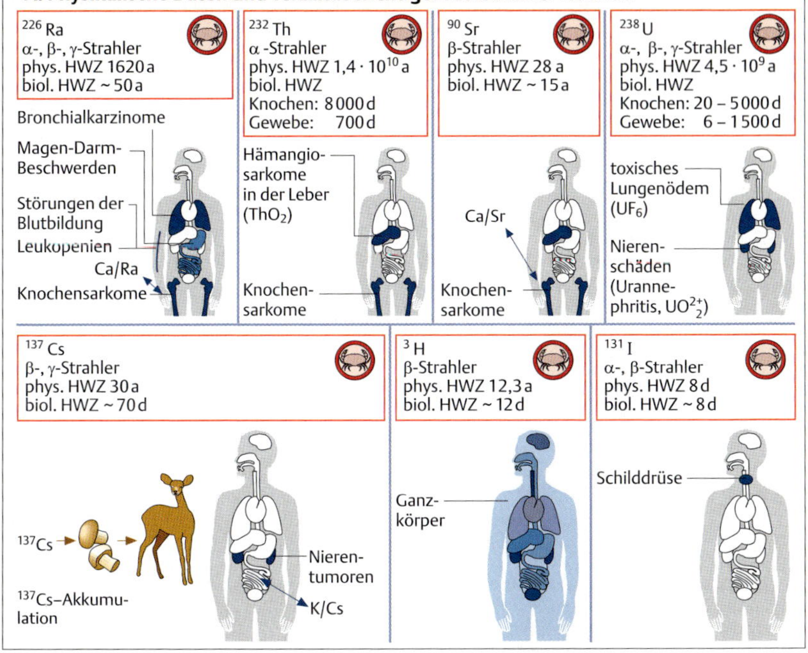

B. Toxizität von Plutonium

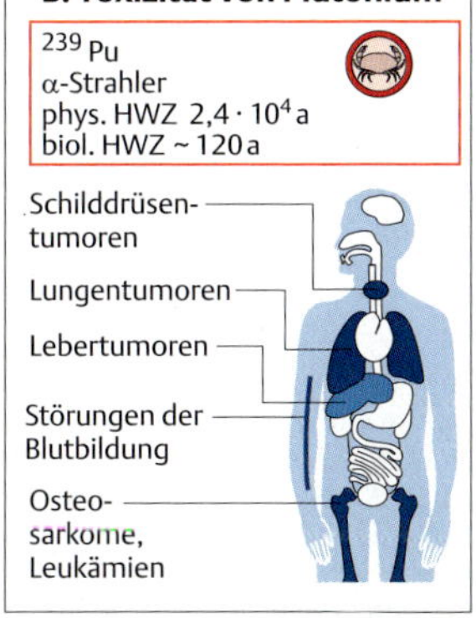

C. Wirkungen von Atombomben

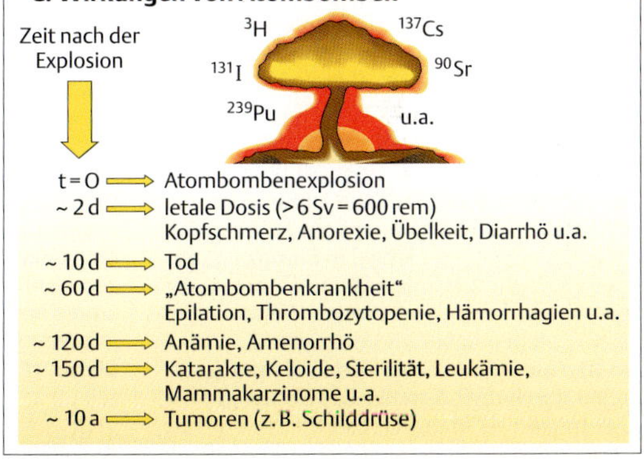

D. Therapie bei Vergiftung mit Radionukliden

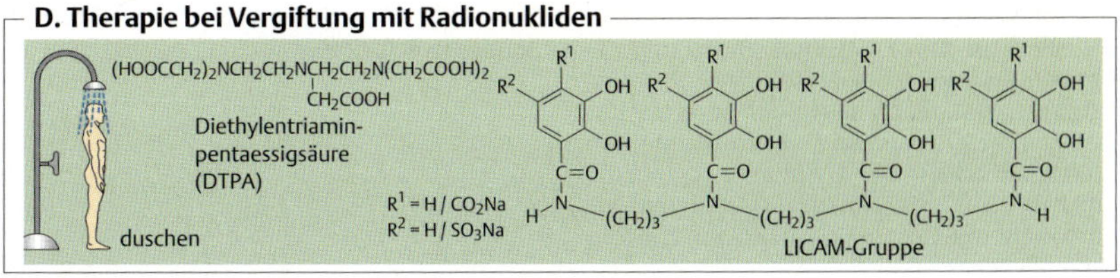

Spurenelemente und Mineralstoffe

Grundlagen

Mineralstoffe unterscheiden sich von Spurenelementen nur in ihren vorhandenen Mengen im Organismus. Kohlen-, Sauer-, Wasser- und Stickstoff einschließlich der Mineralstoffe Kalium, Natrium, Calcium (Ca), Magnesium (Mg), Phosphor und Chlor machen zusammen 99,9% der Trockenmasse des menschlichen Körpers aus (Mengenangaben 25–1000 g im Körper von Erwachsenen). Den Rest (0,1%) bilden ca. 40 Elemente, die nur in Spuren (Spurenelemente; Mengenangaben 1 µg–5 g) nachweisbar sind. Beide Stoffgruppen haben wichtige biologische Wirkungen und Funktionen (→**A**), in Übermaß können sie auch toxisch sein (→**B**).

Mineralstoffe

Da die meisten Mineralstoffe über Stoffwechselvorgänge miteinander verknüpft sind, können Substitutionen unerwartete Effekte zeigen. Wird z. B. durch Präparate der Ca-Spiegel erhöht, kann ein Mg-Mangel resultieren. Die Einnahme von Mineralstoffen sollte deshalb nur erfolgen, wenn ernsthafte Mängel vorliegen. Mg ist z. B. Bestandteil vieler Antacida. Eine Überdosierung (> 50 g, Mg-Narkose) äußert sich in Lähmungserscheinungen, ist oral aber schwer erreichbar. Hohe Ca- und Vit. D-Dosen führen zur Weichteilverknöcherung.

Spurenelemente (→B)

Eisen (Fe): Fe erfüllt wichtige Funktionen im Sauerstoff-transportierenden Hämoglobin. In der Schwangerschaft besteht ein erhöhter Fe-Bedarf. Extremer Fe-Mangel in Europa ist sehr selten. Er geht z. B. mit Anämie einher. 1–4 g Fe^{3+} wirken beim Kind tödlich. Verätzungen des GIT stehen dabei im Vordergrund.

Iod (I), Fluor (F): In Folge von Auslaugung der Böden durch die Gletscher der Eiszeit gilt die Alpenregion als Mangelgebiet für I und F. I ist für die Funktion der Schilddrüse notwendig; F hat Zahnkaries-mindernde Wirkung. I-Mangel wird am Kropf (Struma) und durch die Minderentwicklung des ZNS (Kretinismus) manifest. F-Mangel äußert sich in einer Karies-Empfänglichkeit und der Zunahme von Knochenbrüchen. Bei F-Aufnahmen > 5 mg ergeben sich Zahnschmelzverfärbungen, bei noch höheren Dosen Verkalkungen z. B. des Nierenbeckens.

Folgende Spurenelemente sind für *Enzymfunktionen* wichtig:

Kupfer (Cu), Mangan (Mn): Cu-Mangel führt z. B. zur Störung der Erythrozytenbildung. Eine genetisch bedingte Cu-Mangelkrankheit ist das Korkenzieherhaar-Syndrom mit typischen Haaranomalien. Bei Cu-Vergiftungen (s. S. 84) treten z. B. Durchfälle auf (tödliche Cu-Dosis: 4 g). Cu kann sich u. a. im Wasser von Durchlauferhitzern anreichern. Mn-Mangel ist in Deutschland unbekannt.

Zink (Zn): Zn-Mangelerscheinungen (z. B. Ataxien, Hautschädigungen) können auftreten bei Einnahme von Medikamenten (z. B. Komplexbildnern), die Zn aber auch Cu mobilisieren. Zn-Vergiftungen (tödliche Dosis: 1 g) äußern sich in Verätzungen im GIT.

Selen (Se): Se ist essenzieller Bestandteil von Enzymen, die am Stoffwechsel von Sauerstoff- bzw. Schilddrüsenhormonen beteiligt sind. Deutschland gilt als Se-Mangelgebiet. Mangelzustände, die zu Kardiomyopathien (Keshan-Krankeit) führen, und die dort auch mit der Ausbildung einer Arthritis-Form (Big-Joint-Krankheit, Kashin-Beck-Syndrom) in Verbindung gebracht werden, sind in bestimmten Regionen Chinas bekannt. Beide Erkrankungsformen können durch Se-Substitution behandelt werden.

Cobalt (Co): Co als Bioelement spielt für den Organismus nur als Vit. B_{12} (Cyanocobalamin), das selbst in Gramm-Mengen ungiftig ist, eine Rolle. Vit. B_{12} wird sogar zur Behandlung der Cyanidvergiftung eingesetzt. Die Zufuhr von Co ohne Vit. B_{12} ist sinnlos, da der Körper Vit. B_{12} nicht selbst synthetisieren kann. Vergiftungen mit Co-Salzen (tödliche Dosis: 0,8 g) kommen vor und führen z. B. zu Polycytamie.

Molybdän (Mo): Bei Arbeitern in Mo-Schmelzen sind Gelenkschmerzen und Hyperurikämien beschrieben worden. Tödliche Mo-Vergiftungen sind unbekannt.

Chrom (Cr): Cr (s. S. 84) steigert die Glucosetoleranz. Dichromat und Chromat (Kanzerogen) sind starke Oxidationsmittel. Vergiftungsfälle haben nur gewerbliche Bedeutung.

Nickel (Ni): Ni (s. S. 86) und Cr haben hohe allergische Potenzen.

A. Für Enzymfunktionen wichtige Spurenelemente und Mineralstoffe

ausgewählte Enzyme	Spurenelemente und Mineralstoffe		
Aminopeptidasen	Mg, Mn	Superoxiddismutase	Co, Mn, Zn
Glucokinase	Ca, Co, Mg, Mn, Zn	Typ-I-Iodthyronin-5'-Deiodase	Se
Phosphatasen	Ca, Cu, Fe, Mg, Ni	Glutathionperoxidase	Se
Alkoholdehydrogenase	Ni	Lactatdehydrogenase	Ni
Aldehydoxidase	Co, Mo	Xanthinoxidase	Co, Mo

B. Spurenelemente: Symptome bei Mangel und Überdosierung

Mangel — Fe — Überdosierung

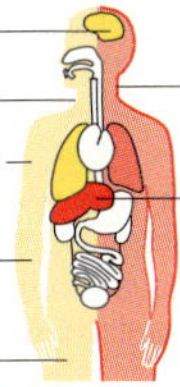

empfohlene Zufuhr/d: 10 mg	toxische Dosis: > 100 mg
Nahrungsquellen: Fleisch, Gemüse, Ei	Therapie: Deferoxamin

Mangel — I, F — Überdosierung

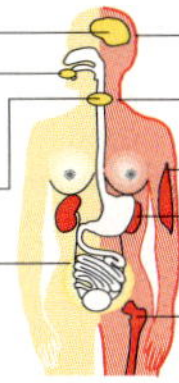

empfohlene Zufuhr/d: 0,2 mg (I), 2 mg (F)	toxische Dosis: > 1 mg (I), > 6 mg (F)
Nahrungsquellen: Seefisch (I), Tee (F)	Therapie: symptomatisch

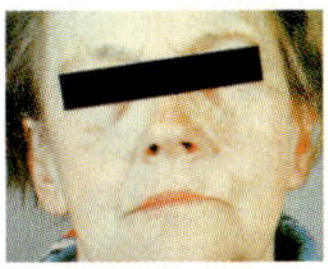

Blässe bei Eisenmangel-anämie

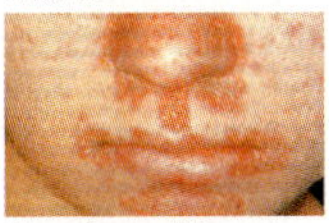

Akrodermatitis entero-pathika bei Zn-Mangel

Mangel — Cu — Überdosierung

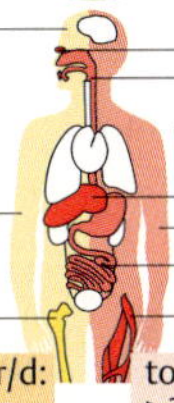

empfohlene Zufuhr/d: 3 mg	toxische Dosis: > 200 mg
Nahrungsquellen: Schokolade, Kakao, Pilze, Austern, Nüsse	Therapie: D-Penicillamin

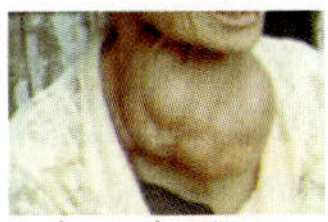

Endemisches Struma bei Iodmangel

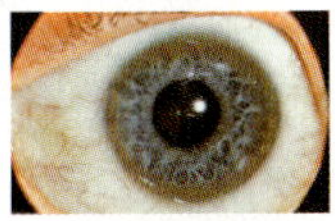

Fleischer-Kayser-Horn-hautring (Einlagerung von Cu in die Linse)

Mangel — Zn — Überdosierung

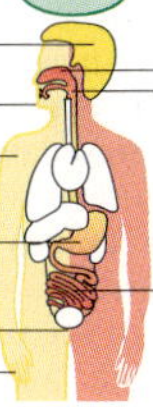

empfohlene Zufuhr/d: 15 mg	toxische Dosis: > 440 mg
Nahrungsquellen: Fleisch, Milch, Ei	Therapie: Komplexbildner

Mangel — Se — Überdosierung

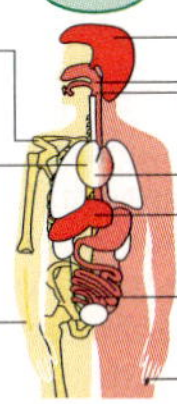

empfohlene Zufuhr/d: 100 µg	toxische Dosis: > 3 mg
Nahrungsquellen: Fleisch, Getreide, Nüsse	Therapie: symptomatisch

Staub und partikelförmige Emissionen

Vorkommen und Umweltbelastung

Unter dem Begriff Staub werden alle emittierten Feststoffe ungeachtet ihrer chemischen Zusammensetzung zusammengefasst. Staub entsteht natürlicherweise bei Aufwirbelungen vom Boden, bei Bränden und Vulkanausbrüchen und setzt sich aus Meerwasseraerosolen und Pollen zusammen. Anthropogen bedingte Staubquellen sind Feuerungsanlagen, industrielle Metallgewinnung und Kohleverarbeitung, Steine- und Erdenindustrie sowie in zunehmendem Maße der Kfz-Verkehr. Höchste Staubkonzentrationen finden sich in der Nähe industrieller Emissionsquellen (bis 200 µg/m³), in dicht besiedelten Innenstädten und in der Nähe verkehrsreicher Straßen. In ländlichen Gebieten können 10–30 µg/m³ gemessen werden. Im Staubniederschlag wie auch im Schwebstaub können Schwermetalle (Blei, Cadmium, s. S. 80–83), Säurebildner (s. S. 90) und organische Komponenten (PAK etc., s. S. 74) enthalten sein. Die Staubemissionen und -immissionen (→**A**) der letzten Jahre sind insgesamt rückläufig. In Deutschland sank die Staubemission zwischen 1990 und 1995 um 1,4 Mio. t, vorwiegend durch den Einsatz von Entstaubungsanlagen in den neuen Bundesländern.

Toxikokinetik

Staub wird überwiegend über die Atmungsorgane aufgenommen. Partikelgröße, -dichte und die chemischen Eigenschaften bestimmen die Tiefe des Eindringens in den Atemtrakt, die Verweildauer und die Ablösewahrscheinlichkeit des Schadstoffs vom Staubpartikel. Für Partikel > 0,5 µm ist der *aerodynamische Durchmesser* entscheidend. Dieser ist definiert als der Durchmesser einer Kugel mit der Dichte 1 (1 g/m³), die die gleiche Sinkgeschwindigkeit wie der Partikel in ruhender oder laminar strömender Luft besitzt. Bei Fasern ist der aerodynamische Durchmesser im Wesentlichen vom Faserdurchmesser bestimmt. Für Partikel < 0,5 µm bestimmt der *Diffusionsäquivalentdurchmesser* (Durchmesser einer Kugel, die den gleichen Diffusionskoeffizienten wie untersuchte Partikel haben) die Ablagerung im Atemtrakt. Es wird unterschieden zwischen Grobstaub (> 10 µm), Feinstaub (< 10 µm) und Feinststaub (< 5 µm). Fein- (> 3 µm) und Grobstaub werden großteils an den Wänden des Nasenrachenraums ausgeschieden (Impaktion, s. S. 198). Feinstaub (< 3 µm) sedimentiert in den engen Alveolen; Feinststaub diffundiert in das alveoläre Epithel (→**B**).

Ein Teil des Staubes wird nicht abgelagert, sondern gleich wieder abgeatmet. Gelöste Partikelbestandteile werden resorbiert, wirken lokal in Zellen oder werden über den Blutkreislauf systemisch wirksam. Es kann zur lokalen Anreicherung in Organen kommen (z.B Cadmium in der Niere, Blei in den Knochen). Nicht-lösliche Anteile werden von Makrophagen aufgenommen oder penetrieren in das Interstitium. Der verbleibende Staubanteil wird bei intakter Bronchialschleimhaut und funktionierendem Flimmerepithel mukoziliär in den Mundrachenraum transportiert und gelangt in den Gastrointestinaltrakt oder nach außen.

Toxizität

Chemische und physikalische Zusammensetzung der Staubpartikel sowie der gebundenen Schadstoffe bestimmen die Toxizität.

Bei **akuter** Staubexposition werden vor allem die Reinigungsmechanismen des bronchopulmonalen Systems beeinflusst und es kann zur Reizung der Bronchialscheimhaut kommen. Bronchialschleimhaut und Flimmerepithel können durch Reizgase (SO_2, NO_x, s. S. 90) oder Tabakrauch (Nicotin, Teer, s. S. 110) vorgeschädigt sein.

Chronische Exposition (→**C**) gegenüber z. B. Metallstäuben oder Tabakrauch geht mit chronischer Bronchitis, zytotoxischen Effekten und Gewebeschädigungen einher. Verschiedene Staubarten wie Pollen, Hausstaub, Mehlstaub und Holzmehl wirken allergen. In Folge können obstruktive Atemwegserkrankungen mit Asthma auftreten. Langjährige, meist berufsbedingte Exposition gegenüber Faser- und Metallstäuben können zu Lungenfibrosen und Lungenkarzinomen führen (s. Asbest, s. S. 94). Anorganische Stäube (Silikate) können Pneumokoniosen (Staublungenerkrankungen) hervorrufen und staubgebundene PAK zu Haut- und Lungenkrebs führen (s. S. 74). Kombinationswirkungen sind möglich; insbesondere Tabakrauch wirkt sich potenzierend auf die Toxizität vieler anderer Staubinhaltsstoffe aus.

Der allgemeine Staubgrenzwert für alveolengängigen Staub (bisher Feinstaub) beträgt 1,5 mg/m³, für einatembaren Staub (bisher Gesamtstaub) 4 mg/m³.

A. Rückgang der Staubimmissionen zwischen 1985 und 1995

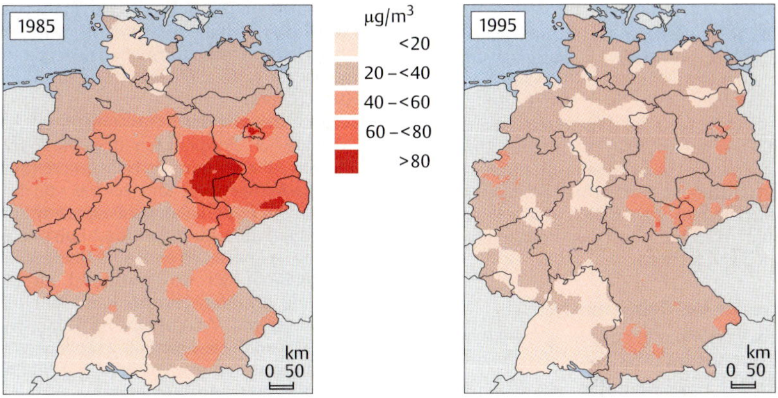

B. Abscheidegrad von Stäuben im menschlichen Atemtrakt

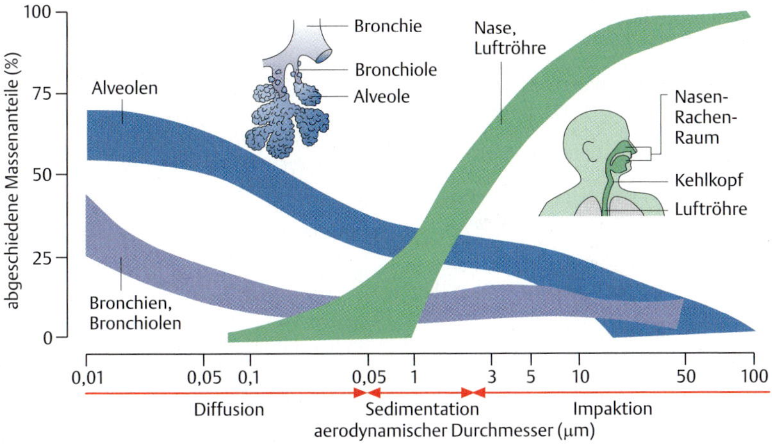

C. Chronische Toxizität von Stäuben

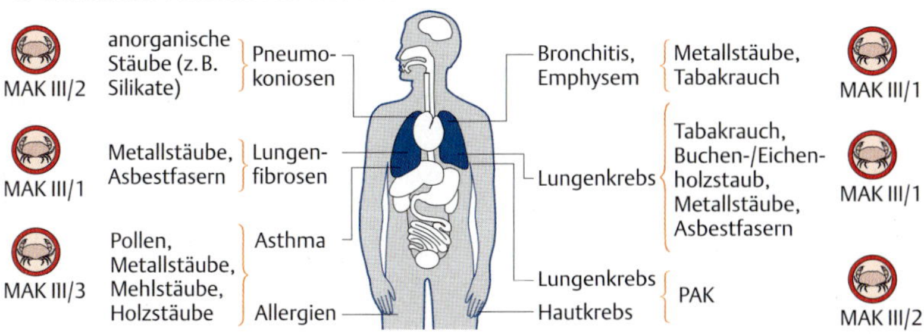

Tabakrauch

Der Tabak wurde im 16. Jh. durch Jean Nicot in Europa verbreitet. Erst Soldaten bei der Rückkehr aus dem Krimkrieg (1856) führten die Zigarette ein. Im 20. Jh. stieg der jährliche Pro-Kopf-Verbrauch an Zigaretten von ca. 500 (1932) auf über 2000 (nach 1970). Um 20–30 Jahre parallel verschoben verläuft der Häufigkeitsanstieg von Bronchialkarzinomen. Nach Schätzungen der WHO sterben weltweit mehr als 3 Mio. Menschen pro Jahr an den Folgen des Rauchens.

Chemie des Tabakrauches

Tabakrauch besteht aus *Haupt- (HSR)* und *Nebenstromrauch (NSR)* (→**A**). Der heißere HSR (bis 900 °C) entsteht beim Zug an der Zigarette. Der NSR (bis 650 °C) bildet sich beim Verglimmen des Tabaks einer Zigarette, an der gerade nicht gezogen wird. Aktivraucher atmen HSR und NSR ein, Passivraucher nur den durch die Raumluft verdünnten NSR.
Der HSR enthält bis zu 500 verschiedene flüchtige (Gasphase) und 3500 verschiedene partikelförmige Substanzen (Partikelphase), die in unterschiedlichen Konzentrationen auch im NSR enthalten sind. Der Anteil an den lungenschädigenden Partikeln (10^9 Partikel/ml) ist im HSR größer als im NSR (10^6 Partikel/ml). Viele Verbindungen der *Gasphase* wie Stickstoff, Sauerstoff und Kohlendioxid werden unverändert wieder abgeatmet. Daneben finden sich gesundheitsschädigende Verbindungen wie Kohlenmonoxid (s. S. 90), Benzol (s. S. 60), Formaldehyd (s. S. 64) und Acrolein. Die *Partikelphase* enthält, neben *Nicotin* in Konzentrationen von 1,3–1,8 mg, verschiedene kanzerogene Verbindungen, u. a. Tabak-spezifische Nitrosamine, polyzyklische aromatische Kohlenwasserstoffe (z. B. Benzo[a]pyren (s. S. 74), Nitromethan), aromatische Amine sowie verschiedene Metalle. Die meisten der toxischen Verbindungen sind Prokanzerogene, die erst nach enzymatischer Umwandlung im Organismus kanzerogen wirken (über Bildung abnormer DNA-Basen). Potenziert wird ihre Wirkung durch Tumor-fördernde bzw. cokanzerogene Substanzen wie Phenole und Brenzcatechine.

Akute Toxizität von Nicotin

Nicotin wird schnell in den Bronchien und der Lunge resorbiert. Schon 10 s nach der Inhalation ist es im Gehirn nachweisbar. Es wird rasch über oxidative Stoffwechselwege in der Leber abgebaut (biol. HWZ: 2 h). Hauptmetabolit ist das Cotinin. Aufgrund des schnellen Abbaus kommt es im Normalfall nicht zur Akkumulation einer tödlichen Dosis im Körper (50 mg Nicotin).
Nicotin wirkt wie der Neurotransmitter Acetylcholin (→**B**). Peripher erhöht es die Freisetzung von Adrenalin in der Nebenniere (Sympathikus-Aktivierung) und zentral von Noradrenalin im Hypothalamus. Dadurch werden im Wesentlichen Blutdruck und Pulsrate erhöht und es kommt zu Fett- und Glykogenabbau, wodurch der Glucosespiegel im Blut kurzfristig ansteigt. Nicotin wirkt über die Freisetzung von Vasopressin im Hypothalamus antidiuretisch. Ebenfalls erhöht werden Darmtätigkeit und die Sensibilität gegenüber Druck, Schmerz und Temperatur.

Chronische Toxizität von Tabakrauch (→B)

70–90% der durch Lungenkrebs bedingten Todesfälle werden auf Rauchen zurückgeführt. Weitere, häufig auftretende Krebsarten sind Kehlkopf-, Pankreas-, Blasen-, Nieren- und bei Frauen Gebärmutterkrebs. Für Blasenkrebs werden die Tabak-spezifischen aromatischen Amine verantwortlich gemacht.
Für starke Raucher erhöht sich ebenfalls das Risiko, an chronischer Bronchitis oder Lungenemphysemen zu erkranken. Erkrankungen des Herz-Kreislauf-Systems werden durch Rauchen verstärkt, insbesondere in Kombination mit weiteren Risikofaktoren wie hohem Cholesterinspiegel, Übergewicht, Bluthochdruck, Stress oder Alkoholgenuss. Starke Raucher (20–30 Zig./d) mit zusätzlich hohem *Alkoholkonsum* (> 40 g Alkohol) haben ein erhöhtes Risiko, an Mund- oder Speiseröhrenkrebs zu erkranken. Nach 5–10 Jahren Rauchabstinenz sinkt das Erkrankungsrisiko ehemaliger Raucher wieder auf das eines Nichtrauchers.
Passivrauchen: Einige Studien sehen ein leicht erhöhtes Risiko für Lungenkrebs durch Passivrauchen. Eindeutiger wird der Zusammenhang zwischen Passivrauchen und Atemwegserkrankungen bei Kindern gesehen (→**C**).
Rauchen und Schwangerschaft: Rauchende Frauen warten bis zu dreimal länger auf den Eintritt einer Schwangerschaft als nichtrauchende Frauen. Das Geburtsgewicht von Kindern rauchender Mütter kann um bis zu 200 g geringer sein als üblich.

A. Ausgewählte Schadstoffe im Hauptstromrauch (HSR) und Nebenstromrauch (NSR)

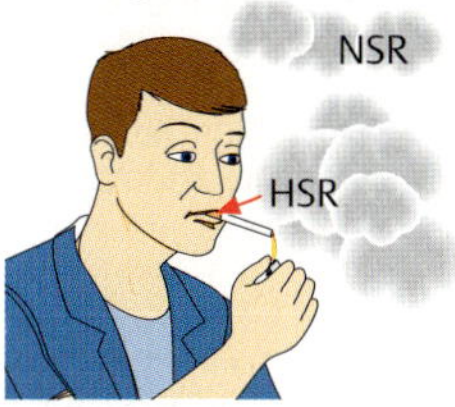

Schadstoffe	NSR	HSR
Benzo[*a*]pyren	70 – 140 ng	20 – 40 ng
Benzol	240 – 490 µg	30 – 50 µg
Cadmium	400 – 700 ng	100 – 120 ng
Formaldehyd	~1600 µg	20 – 90 µg
Nicotin	3,8 – 4,3 mg	1,3 – 1,8 mg
N-Nitrosodimethylamin	0,2 – 1,0 µg	0,01 – 0,1 µg
N-Nitrosonornicotin	0,1 – 6,1 µg	0,2 – 3,8 µg

B. Toxizität von Nicotin und Tabakrauch

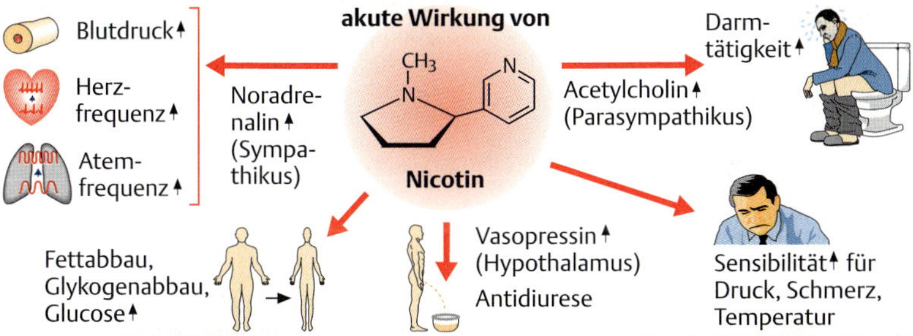

Raucherlunge 30 Zig./d für 20 Jahre

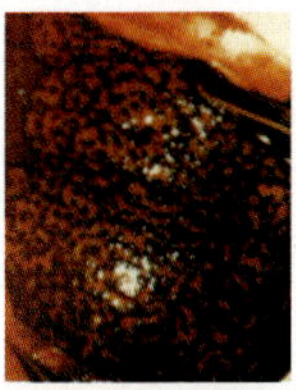

Nichtraucherlunge

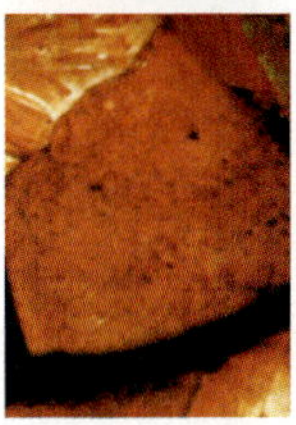

koronare Herzkrankheit (frische, die Lichtung der Koronararterien verschließende Thrombose)

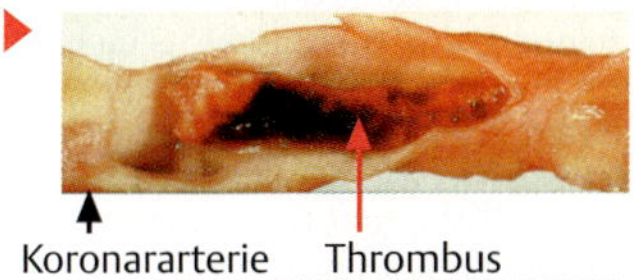

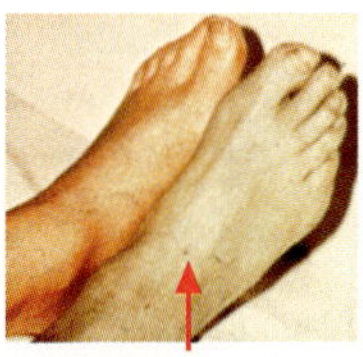

periphere Durchblutungsstörung (Raucherbein)

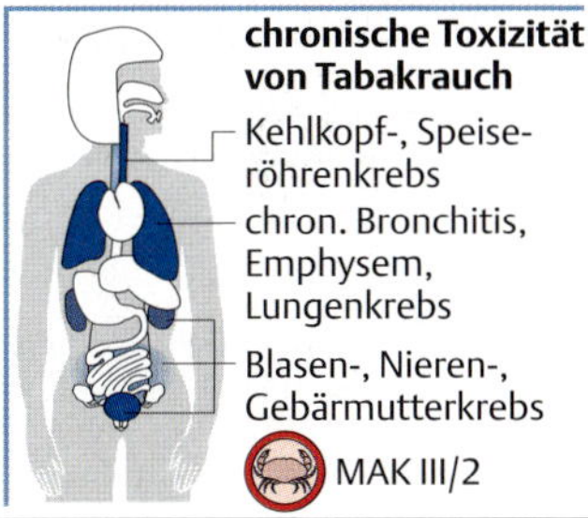

C. Gesundheitsstörungen von Kindern durch Passivrauchen

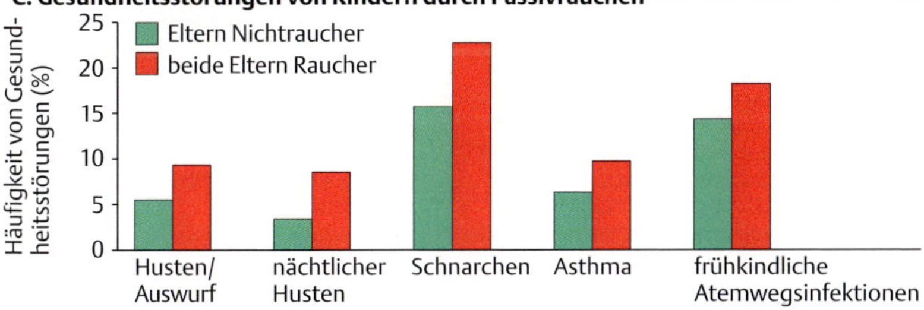

Außenluft

Grundlagen

Luft besteht hauptsächlich aus Stickstoff (78,08%), Sauerstoff (20,95%), Argon (0,94%), und CO_2 (0,03%). Täglich nimmt man bis zu 20 m³ (15 kg) Luft auf. Im Gegensatz zu anderen Umweltmedien kann sich der Mensch also der Luft nur schwer entziehen.

Luftverunreinigungen sind, nach dem Bundesimmissionsschutzgesetz (BImschG), Veränderungen der natürlichen Zusammensetzung der Luft, insbesondere durch Rauch, Ruß, Staub, Gase, Aerosole, Dämpfe und Geruchsstoffe, die für Menschen, Tiere, Pflanzen und Materalien schädlich sein können (→**A**).

Als *Emissionen* werden die von einer Quelle ausgehenden Luftverunreinigungen bezeichnet. *Immissionen* sind die auf Mensch, Tier, Pflanze und Materialien einwirkenden Schadstoffe. Unter *Transmission* wird die Verteilung von Luftverunreinigungen verstanden. Sie wird im Wesentlichen durch meteorologische Parameter (z. B. Windrichtung und -geschwindigkeit, thermische Schichtung, Niederschlag, Sonneneinstrahlung etc.) bestimmt.

Grenzwerte für langfristige, über ein Jahr gemittelte (IW1) und kurzzeitige, halbstündige Schadstoffbelastungen (IW2) beinhaltet die *Technische Anleitung Luft (TA Luft)*. Über das Bundesgebiet verteilt werden nach dem BImschG Messungen an staatlichen oder beauftragten Instituten durchgeführt und Immissionskarten erstellt.

Emissionsquellen

Außenluftverunreinigungen resultieren überwiegend aus der unvollständigen Verbrennung fossiler Brennstoffe wie Kohle oder Erdöl. Hauptemittenten vieler Schadstoffe (vor allem CO_2 und NO_x) sind Kraft- und Fernheizwerke sowie der Straßenverkehr (→**B**).

Zwar gingen in den letzten Jahren die Emissionen vieler Schadstoffe zurück: von CO, NO_x und NMVOC (flüchtige organ. Verbindungen ohne Methan) durch Einführung des geregelten Drei-Wege-Katalysators; von CO_2 und SO_2 durch neue Abgasreinigungstechniken und verminderten Braunkohleeinsatz in den neuen Bundesländern. Weil aber das Verkehrsaufkommen ständig zunimmt, ist der Trend zumindest für CO_2 eindeutig gegenläufig: 1996 entstammten 17,6% der CO_2-Emissionen dem Straßenverkehr, entsprechend + 7,3% gegenüber 1990. Auch 48,5% der NO_x und 28,5% der NMVOC hatten 1996 noch ihren Ursprung im Straßenverkehr.

Weitere wichtige Schadstoffemittenten sind Industrie, Gewerbe, Haushalte und Abfallverbrennungsanlagen (s. S. 126).

Smog

Das Wort Smog leitet sich aus den englischen Begriffen „smoke" für Rauch und „fog" für Nebel her. Smog entsteht, wenn sich hohe Schadstoffkonzentrationen durch fehlenden atmosphärischen Luftwechsel für längere Zeit an einem Ort halten können.

Der fehlende Luftaustausch während winterlicher Inversionswetterlagen kann zu einer extremen Anreicherung von SO_2- und Schwebstaub führen, dem **Wintersmog**. Ein Beispiel dafür war die Smogkatastrophe 1952 in London mit 4000 Todesfällen in einer Woche. In Deutschland verliert das Problem des Wintersmogs aufgrund der rückläufigen SO_2-Belastung immer mehr an Bedeutung (→**C**).

Als **Sommersmog** (photochemischer Smog) bezeichnet man einen Zustand mit hohen Werten von Ozon und anderen chemischen Oxidanzien, die durch das Zusammenwirken von NO_x und reaktiven Kohlenwasserstoffen in bodennahen Luftschichten entstanden sind (s. S. 92). Sommersmog tritt meist während sommerlicher Hochdruckwetterlagen auf.

Toxikologie

Die Resorption luftgetragener Schadstoffe ist abhängig von den chemischen Eigenschaften der Gase und Partikel, der Partikelgröße sowie der Funktionsfähigkeit von Lungenreinigungsmechanismen (s. S. 108).

Höhere körperliche Leistung bewirkt ein gesteigertes Atemvolumen. Dies führt bei gleicher Luftkonzentration zu einer höheren Schadstoffaufnahme. Die Inhaltsstoffe der eingeatmeten Luft treffen direkt auf Atemwege und Lunge und können dort lokal, aber auch nach metabolischer Umwandlung im Organismus schädigend auf Organe, Stoffwechsel und Zellen wirken. Zu den Risikogruppen zählen vorgeschädigte Personen (Allergiker, Asthmatiker), Kinder und alte Menschen (s. S. 290). Chronische Belastungen mit niedrigen Schadstoffkonzentrationen stehen im Vordergrund.

A. Typische Luftverunreinigungen

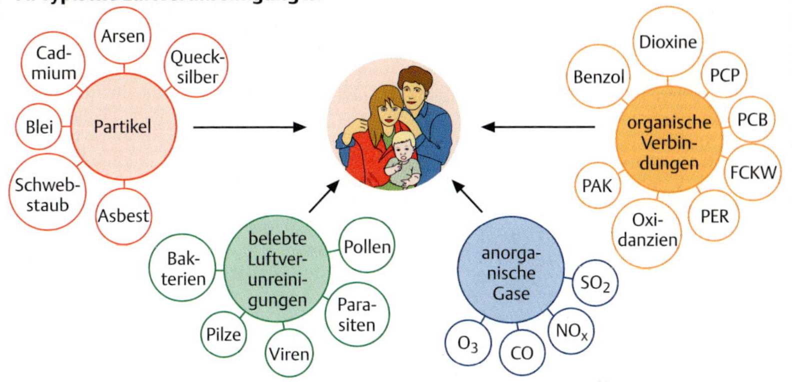

B. Emissionen und größte Emittenten in Deutschland

	Einheit	1990	1993[1)]	1996[1)]	größte Emittenten 1996	Anteil (%)
CO_2	Mio. t	1014	918	910	Kraft-/Fernheizwerke Straßenverkehr	37,6 17,6
SO_2	Tsd. t	5262	3082	1851	Kraft-/Fernheizwerke Industriefeuerungen	61,8 17,2
NO_x	Tsd. t	2677	2225	1859	Straßenverkehr Kraft-/Fernheizwerke	48,5 19,7
Staub	Tsd. t	2024	688	518	Schüttgutumschlag Industrieprozesse	37,3 21,2
NMVOC[2)]	Tsd. t	3178	2312	1868	Lösemittelverwendung Straßenverkehr	54,1 28,5

1)Vorläufige Angaben (Stand: Februar 1998)
2)Non methan volatile organic compounds (flüchtige organ. Verbindungen ohne Methan)

C. Rückgang der SO_2-Immissionen zwischen 1985 und 1995

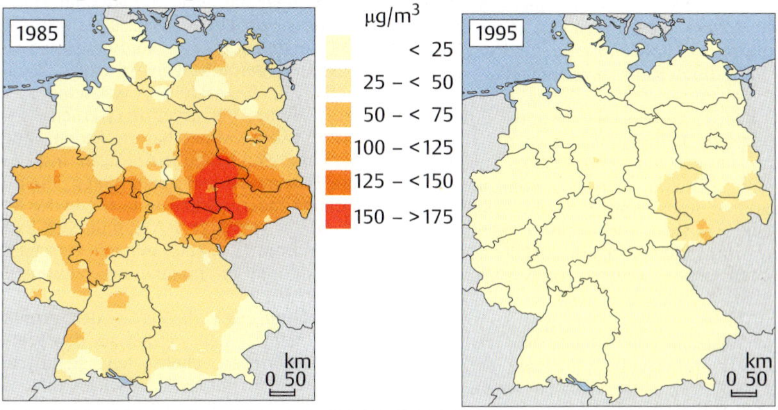

Innenraumluft

Grundlagen

Der Mensch verbringt mehr als 80% des Tages in Innenräumen. Damit gewinnt die Luftqualität in Innenräumen, die von verschiedenen Emissionsquellen bestimmt wird, eine entscheidende Bedeutung für die Gesundheit. Kleinkinder, kranke und alte Menschen sind hiervon besonders betroffen. Abdichtungsmaßnahmen, seit der Energiekrise in den 70er-Jahren vorangetrieben, haben zu einer Verringerung der Luftwechselrate von 1 auf 0,1–0,2 Luftwechsel/h geführt. Dadurch kann es zur Anreicherung von Schadstoffen kommen.

Emissionsquellen (→A)

Außenluft, Umgebung: Beim aktiven Lüften oder der passiven Diffusion durch undichte Bauteile (Fenster, Türen, Mauer) können Schadstoffe der Außenluft (s. S. 112) in den Innenraum dringen, z. B. in der Nähe verkehrsreicher Straßen, industrieller Emittenten oder chemischer Reinigungsbetriebe.

Aus uranhaltigem Bauuntergrund wird das radioaktive Gas *Radon* (^{222}Rn) emittiert (s. S. 140). Höchste Radonkonzentrationen finden sich in Kellerräumen. Überdurchschnittliche Radon-Werte ($> 40\ Bq/m^3$) wurden in den Gebieten der ostbayerischen Granite und der tertiären Vulkanite des Neuwieder Beckens gemessen.

Menschliche Aktivitäten: Hauptquelle der Luftverunreinigung in Innenräumen ist der Tabakrauch, der eine Vielzahl toxischer Stoffe enthält (s. S. 110). An Staubpartikel adsorbierte Mikroorganismen (Schimmelpilze, Bakterien, Milben etc.) finden sich innen in sehr viel höheren Konzentrationen als außen. Sie können durch Staubsaugen aufgewirbelt werden.

Befinden sich Heizungssysteme direkt im Raum wie bei Ofenheizungen, Gasthermen oder -herden, so ist aufgrund der unvollständigen Verbrennung fossiler Brennstoffe mit erhöhten Konzentrationen von CO, NO_x zu rechnen (s. S. 90), ebenso mit erhöhten Werten an SO_2, Staubpartikeln und polyzyklischen aromatischen Kohlenwasserstoffen (PAK, s. S. 74).

Aus Haushalts- und Hobbyprodukten können eine Vielzahl von Schadstoffen freigesetzt werden, insbesondere flüchtige organische Verbindungen (VOC, Volatile organic compounds, flüchtige organ. Verbindungen) und Stäube.

Baumaterialien, Raumausstattung: Aus Einrichtungsgegenständen und Baustoffen kann eine kontinuierliche Abgabe von Schadstoffen in den Innenraum erfolgen. Formaldehyd und über 50 verschiedene leicht flüchtige organische Verbindungen (z. B. Phenole, Isocyanate) können aus Möbeln und Inventar freigesetzt werden (s. S. 128). Bis vor einigen Jahren enthielten in Innenräumen verwendete Holzschutzmittel PCP (s. S. 66) und Lindan (s. S. 96), heute z. B. Pyrethroide (s. S. 98). Asbesthaltige Bauprodukte (s. S. 94) fanden bis Ende der 70er-Jahre Verwendung. Die heute verwendeten künstlichen Mineralfasern (KMF) sind ebenfalls nicht unproblematisch (s. S. 94).

Raumlufttechnische (RLT-)Anlagen, Raumklima: Temperatur und Luftfeuchtigkeit beeinflussen das Wohlbefinden in Innenräumen. Diese werden in modernen Büroräumen und Betrieben heute zunehmend durch RLT-Anlagen bestimmt. Über Filtersysteme wird die Luft gereinigt, angewärmt (20–22 °C) und befeuchtet (40–60%). Wird das Befeuchterwasser nicht regelmäßig gereinigt, so kommt es zur Ansiedelung von Bakterien und Pilzen, die in die Raumluft gelangen können. Desinfektionsmittel können nur bedingt eingesetzt werden, da sie selbst oft gesundheitsschädlich sind. In Krankenhäusern werden zusätzliche Filter zur Keimreduktion in die RLT-Anlagen eingebaut.

Toxizität von Innenraumschadstoffen (→B)

Flüchtige Schadstoffe (Formaldehyd, Diisocyanate, Staub, Tabakrauch, VOC) wie auch verschiedene Allergene im Hausstaub können Irritationen der Luftwege auslösen. Unspezifische Beschwerden wie Kopfschmerzen und allgemeine Befindlichkeitsstörungen können durch CO, Formaldehyd, Holzschutzmittel und Lösemittel hervorgerufen werden. Asbest und künstliche Mineralfasern, Radon, Tabakrauch und Staub sind kanzerogen. Insbesondere Tabakrauch und Radon potenzieren die Wirkung anderer Schadstoffe. Das in den letzten Jahren verstärkt auftretende Sick-Building-Syndrom (s. S. 226) soll mit verschiedenen Faktoren in Innenräumen zusammenhängen.

Maßnahmen zur Verbesserung der Luftqualität in Innenräumen werden auf den S. 298–301 beschrieben, ebenso wie Richt- und Grenzwerte für ausgewählte Schadstoffe. Spezielle Informationen zur Toxizität ausgewählter Stoffe finden sich in Abschnitt 2.1.

A. Schadstoffe und deren Quellen in Innenräumen

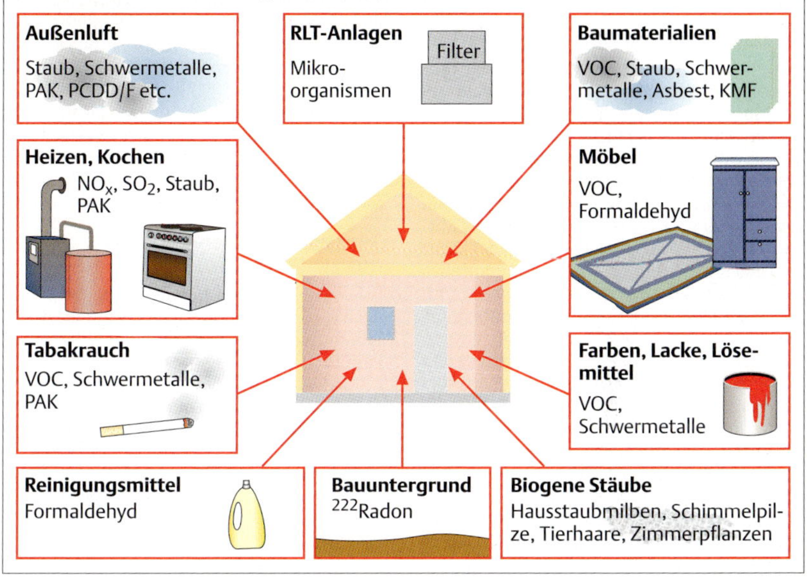

B. Toxizität typischer Schadstoffe in der Innenraumluft

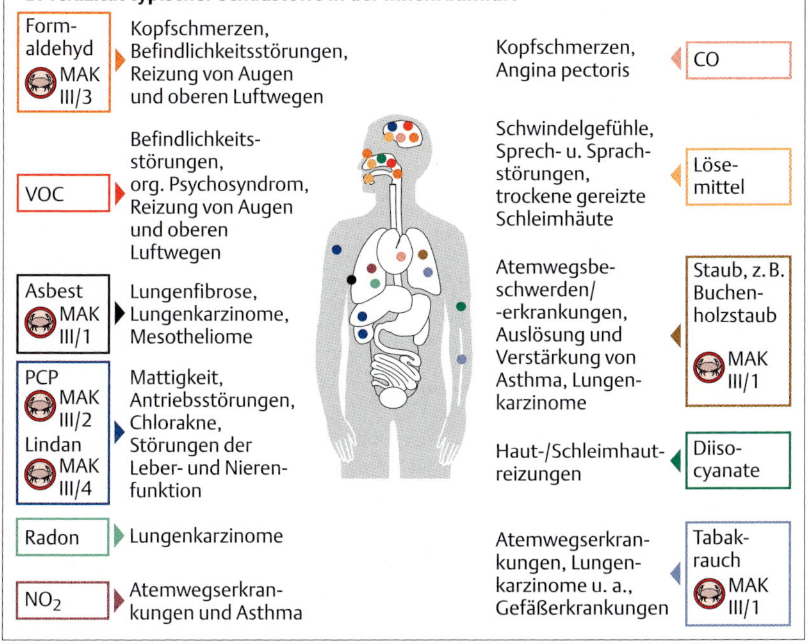

Wasser I

Grund-, Trink- und Oberflächenwasser

Grundlagen: Die Wasservorkommen der Erde unterliegen einem natürlichem Kreislauf aus Verdunstung, Niederschlag und Bildung von Grund- und Oberflächenwasser. Die größten Wasserreservoire stellen die Ozeane, gefolgt von Grundwasser, Seen und Flüssen (→**A**).

In Deutschland werden 46 Mrd. m^3 Wasser pro Jahr gefördert, davon ca. 60% als Kühlwasser von Wärmekraftwerken für die öffentliche Energieversorgung, 25% für den industriellen Bereich und 13% werden zu Trinkwasser für die öffentliche Wasserversorgung aufbereitet. Trinkwasser wird zu 72% direkt aus Grund- und Quellwasser gewonnen, das meist weder Aufbereitung noch Desinfektion bedarf. 22% des Trinkwassers werden aus Oberflächengewässern (Flüsse, Seen, Talsperren) und 6% aus Uferfiltrat gewonnen, das aufwendig aufbereitet und desinfiziert wird.

Der Mensch benötigt täglich 1–2 l Wasser zum Leben; der Wasserverbrauch liegt jedoch bei ca. 140 l pro Tag, davon der größte Teil zu hygienischen Zwecken (z. B. 6–9 l/Toilettenspülung, 40–80 l/Duschbad, s. S. 304). Dieses Gebrauchswasser besitzt in Deutschland Trinkwasserqualität.

Rechtsvorschriften: Trinkwasser sollte nach DIN 2000 weder krankheitserregende Keime noch gesundheitsschädliche, chemische Schadstoffe enthalten. Die Trinkwasserverordnung regelt Grenzwerte für verschiedenste Inhalts- und Schadstoffe, die mikrobiologische Qualität und physikalisch-chemische Parameter wie Färbung, Trübung, Temperatur und pH-Wert. Grenzwerte für chemische Stoffe finden sich in den Anlagen 2, 4 und 7. Für die in Anlage 2 genannten Stoffe sind Abweichungen für einen befristeten Zeitraum nach Genehmigung der zuständigen Behörde möglich, für die Substanzen in Anlage 4 nur aufgrund von Rechtsverordnungen der Landesregierung. Richtwerte der Anlage 7 sollten nicht überschritten werden. Normen zur Eigen- und Einzeltrinkwasserversorgung finden sich in der DIN 2001.

Belastungsquellen (→**B**): Unter den *anthropogenen Einflüssen* sind kleinflächige Verunreinigungsquellen wie Haushaltsabwässer, Industrieabwässer, Abfalllagerungen, Altlasten und Unfälle mit wassergefährdenden Stoffen zu nennen. Großflächige Schadstoffquellen entstehen in der Landwirtschaft durch Düngung, Aufbringung von Klärschlamm und Anwendung von Pflanzenschutzmitteln. Über die Atmosphäre werden anorganische (z. B. „saure“ Sulfate) und organische Schadstoffe (z. B. staubgebundene PAK) in das Wasser hineingetragen.

Daneben spielen *natürliche, geogene* Einflüsse eine Rolle, denn aus den Grundwasser-führenden Gesteinsschichten können z. B. Salze, Fluorid, Arsen, Eisen und Mangan herausgelöst werden.

Trinkwasseraufbereitung und -desinfektion

Folgende **Aufbereitungsverfahren** werden je nach Qualität des Rohwassers eingesetzt; Verfahren mit * sind in der Abbildung näher erläutert (→**C**):

- Vorklärung durch Absetzenlassen ungelöster Stoffe in Becken und Entfernung der Sedimente durch Rechen und Siebeinrichtungen,
- Belüftung mit Luftsauerstoff *,
- Entfernung von Eisen und Mangan *,
- Entsäuerung *,
- Ausflockung grob und fein verteilter Stoffe*,
- Filtrierung über verschiedene Filtertypen (Langsamsandfilter, Schnellfilter),
- Aktivkohlebehandlung zur Adsorption organischer Spurenstoffe wie Mineralöle, Lösungsmittel und Pestizide,
- Enthärtung *.

Zur **Desinfektion** von Trinkwasser sind Chlor, Chlorverbindungen sowie Ozon zugelassen. Chlor und Ozon wirken keimtötend über die Oxidierung organischer Substanzen durch freiwerdenden atomaren Sauerstoff, Chlor zusätzlich über die Bildung unterchloriger Säure (→**D**). Die Vorteile der Ozonisierung liegen in einer kürzeren Einwirkzeit, der zusätzlich Viren-abtötenden Wirkung sowie der Geruchs- und Geschmacksfreiheit. Nachteilig wirkt sich aus, dass Ozon wegen seiner Unbeständigkeit vor Ort hergestellt und nach dem Einsatz wegen seiner toxischen Eigenschaften wieder entfernt werden muss. Als Nebenprodukte der Chlorung entstehen toxische, halogenierte Kohlenwasserstoffe. Sie werden als adsorbierbare organische Halogene (AOX) über Aktivkohle-gestützte Verfahren analysiert (AOX-Summengrenzwert: 0,01 mg/l). Nach Desinfektion ist ein Restchlorgehalt von 0,1 mg/l vorgeschrieben, um die Wiederverkeimung des Trinkwassers zu verhindern.

A. Wasserkreislauf der Erde

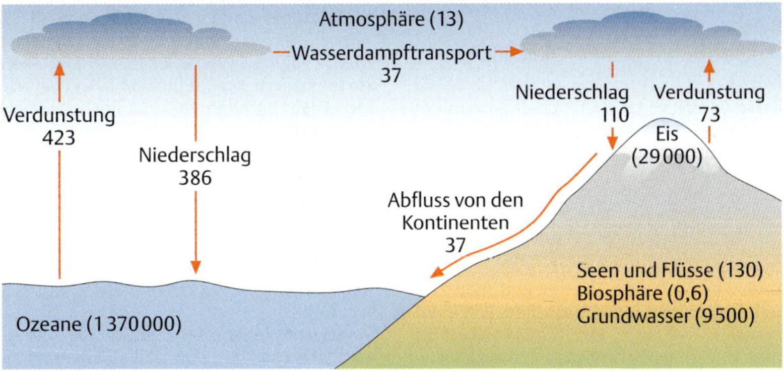

Alle Angaben in 10^3 km^3 Wasser pro Jahr; Angaben in Klammern bezeichnen Wasserreservoire; Angaben ohne Klammern den Wasserfluss zwischen den Reservoiren

B. Einflüsse auf die natürliche Grundwasserbeschaffenheit (Stand 1997)

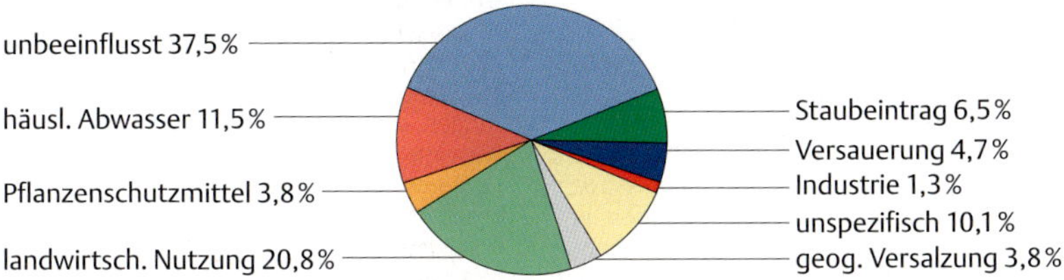

C. Chemische Verfahren der Trinkwasseraufbereitung

Verfahren	Maßnahmen
Belüftung	Anreicherung mit O_2, Entfernung von CO_2, H_2S, Geruchsstoffen
Enteisenung/ Entmanganung	Oxidation mit O_2, Ausfällung von Fe(III)-, Mn(IV)-Oxidhydraten
Entsäuerung	Entfernung von Kohlensäure durch Zusatz von $MgCO_3/CaCO_3$ oder Mg-/Ca-/Na_2CO_3
Ausflockung	Zusatz von Fe(II)sulfat-, Fe(III)chlorid- oder Al-Sulfat-Lösungen als Flockungsmittel
Enthärtung	Entfernung von Ca^{2+}/Mg^{2+}-Ionen durch Zugabe von $Ca(OH)_2$, Ionenaustauschverfahren, Säurekarbonisierung

D. Desinfektion

durch Chlor	$Cl_2 + H_2O \rightleftharpoons HOCl + HCl$
	$HOCl \rightleftharpoons HCl + O$
durch Ozon	$3O_2 \rightleftharpoons 2O_2 + 2[O] \rightleftharpoons 2O_3$

Wasser II

Schadstoffe im Grund-/Oberflächenwasser

Nitrate: Intensive Landwirtschaft geht mit einem hohen Nitrateintrag (ca. 100 kg Nitratüberschuss/ha Nutzfläche) in Wasser und Boden einher. Ein Überangebot der Nährstoffe Nitrat und Phosphor führt zu Eutrophierungserscheinungen in Gewässern. In deren Folge kann es zu Sauerstoffmangel kommen und aquatische Organismen sterben ab.
Nitrat wird in Boden, Wasser und menschlichem Organismus in das toxischere Nitrit umgewandelt (s. S. 102). Der EG-Grenzwert für Nitrat von 25 mg/l Trinkwasser (Deutschland: 50 mg/l) wird bundesweit in 75% aller Messwerte unterschritten (→**A**). Werte über 50 mg/l können in Gebieten mit intensiven Sonderkulturen wie Wein-, Gemüse- und Obstanbau erreicht werden.
Schwermetalle: Der Haupteintrag erfolgt über häusliche und industrielle Abwässer. Zusätzlich werden durch „sauren Regen" (s. S. 90) über die Verschiebung der Pufferkapazität des Bodens verstärkt Schwermetalle remobilisiert (s. S. 122). Schwermetalle kommen im Wasser vorwiegend an Schwebstoffe gebunden vor und können sich in der Nahrungskette anreichern. Die Konzentrationen von Quecksilber (s. S. 88) und Cadmium (s. S. 82) liegen in bundesdeutschen Oberflächengewässern meist unter der Nachweisgrenze. Die Gehalte an Blei (Pb), Cadmium (Cd), Chrom (Cr), Nickel (Ni) und Quecksilber (Hg) überschreiten in Rhein, Neckar und Donau (→**B**) derzeit ebenfalls nicht die Grenzwerte der Trinkwasserverordnung.
Durch Korrosion von Rohrleitungsmaterial, hauptsächlich in Altbauten und bei niedrigem pH-Wert, können Kupfer, Zink, Eisen, Cadmium und Blei in das Trinkwasser gelangen. Eine gesundheitliche Bedeutung kommt vor allem Kupfer (s. S. 84) und Blei (s. S. 80) zu.
Pestizide (s. S. 96–99): Sie werden in Landwirtschaft, Gärten und zur Unkrautbekämpfung an Straßenrändern und Gleisen eingesetzt. Sie haben eine hohe Persistenz und gelangen oft erst Jahre nach ihrem Aufbringen ins Grundwasser, wo sie kaum mehr abgebaut werden. Die Metaboliten der Pestizide sind oft wasserlöslicher, mobiler und toxischer als die Ausgangssubstanz. Eine größere Anzahl herbizider Wirkstoffe, z. B. das in Deutschland seit 1991 verbotene Atrazin, und einige insektizide Phosphorsäureester (z. B. Dimethoat) überschritten in den letzten Jahren den Trinkwassergrenzwert von 0,1 µg/l Einzelsubstanz und 0,5 µg/l Summe aller Pestizidwirkstoffe. Im Rhein lässt sich im Juni ein jährlicher Atrazin-„Peak" nachweisen (→**C**), der auf Einträge aus den Anrainerstaaten zurückgeht. Die Zielvorgaben der internationalen Kommission zum Schutze des Rheins (IKSR) liegen z. T. deutlich unter diesen Grenzwerten, denn einige der Pestizide wie Totalherbizide (z. B. das Harnstoffderivat Diuron), Phosphorsäureester, Lindan und Pyrethroide schädigen aquatische Lebensgemeinschaften schon bei < 0,1 µg/l.
Andere organische Schadstoffe: Sie gelangen im Sickerwasser von Abfalldeponien ins Grundwasser und durch industrielle Einleitungen (Einsatz vor allem als Lösungs- und Reinigungsmittel) in Oberflächengewässer. Für die leicht flüchtigen Chlorkohlenwasserstoffe mit den Leitsubstanzen 1,1,1-Trichlorethan, Trichlorethen, Tetrachlorethen und Dichlormethan (s. S. 62) besteht ein Summengrenzwert von 10 µg/l. Häufige Überschreitungen der Zielvorgaben in Oberflächengewässern wurden in den 90er-Jahren für die Kohlenwasserstoffe Chloroform (Trichlormethan) und Nitrobenzol gemessen, vereinzelte ergaben sich für Dichlormethan, Tetrachlormethan, Dichlorethan, Hexachlorbenzol und 4-Chloranilin.

Mikrobielle Kontamination des Trinkwassers

Im Trinkwasser enthaltene Mikroorganismen können durch Waschvorgänge auch auf Lebensmittel und Gebrauchsgegenstände übertragen werden. Oberflächengewässer können durch Abwassereinleitungen, landwirtschaftliche Fäkaldüngung und Altlasten mit Mikroorganismen verunreinigt sein; auch Tiere und Menschen können beim Baden in Seen und Flüssen dazu beitragen. Mikroorganismen gelangen erst bei unzureichender Desinfektion in den Wasseraufbereitungs- und -versorgungsanlagen ins Trinkwasser oder wenn ein unfallbedingter Kurzschluss zwischen Abwasser- und Wasserversorgungssystemen besteht. Lange Verweilzeiten und höhere Temperaturen im Leitungsnetz begünstigen die schnelle Vermehrung von Mikroorganismen.
Klassische Trinkwasser-vermittelte Infektionskrankheiten sind Cholera und Typhus. In Europa treten diese jedoch kaum mehr auf.

A. Nitratgehalte des Grundwassers in Deutschland 1995

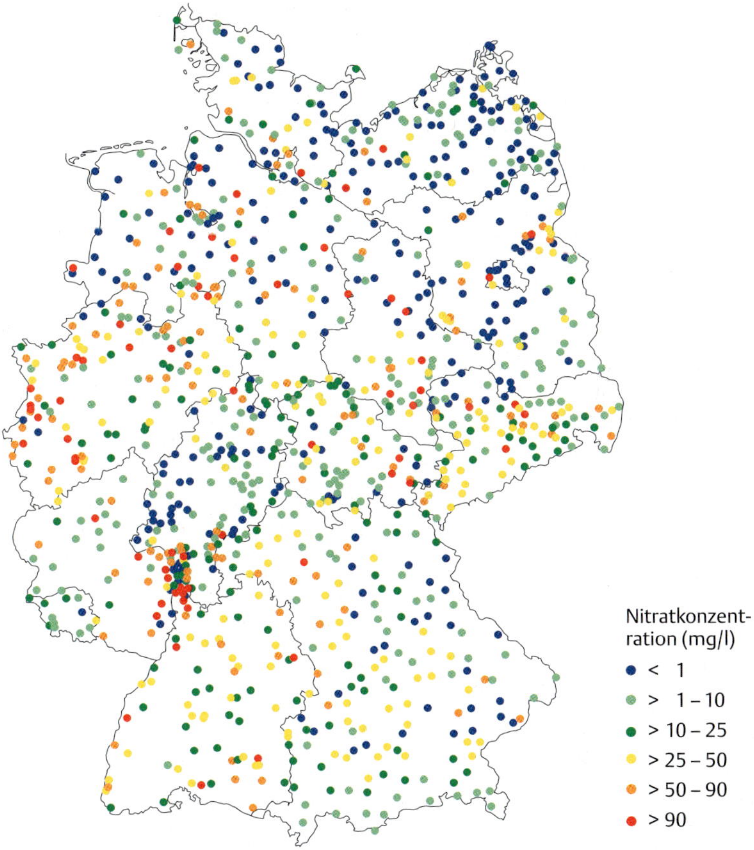

B. Schwermetallgehalte in Flüssen

Jahresmittelwerte 1995

Angaben in µg/l	Pb	Cd	Cr	Ni	Hg
Grenzwert der Trinkwasser-VO	40	5	50	50	1
Rhein (Karlsruhe)	0,7	<0,2	1,2	2,2	<0,05
Neckar (Mannheim)	1,7	<0,2	1,9	3,1	<0,05
Donau (Ulm)	0,6	<0,2	1,6	1,5	<0,05

C. Atrazin-„Peak" im Rhein

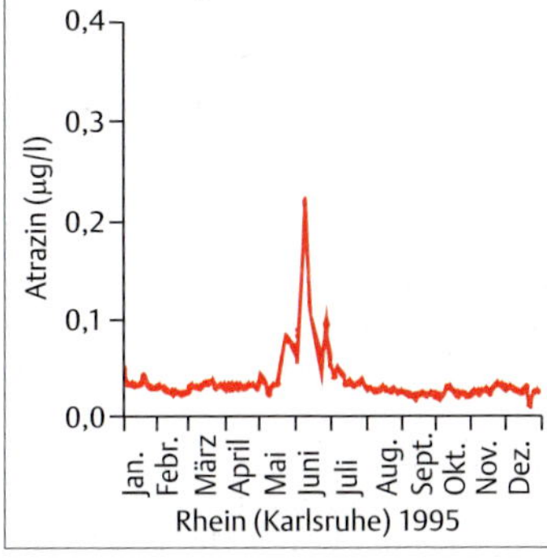

Wasser III

Badewasser

In *natürlichen Badegewässern* besteht die wesentliche Vorsorge darin, die Einleitung Gesundheits-beeinträchtigender Abwässer zu verhindern. Durch Nährstoffeintrag aus der Landwirtschaft kann es zu starkem Blau- und Grünalgenwachstum kommen, deren toxische oder allergene Stoffwechselprodukte zu Gesundheitsstörungen bei Badenden führen können. Wichtige Parameter zur Qualitätsbeurteilung (→**A**) sind die Anzahl der coliformen Keime (Grenzwert: 10 000/100 ml) und die Sichttiefe (1 m).

Künstlichen Schwimm- und Badebecken fehlt der natürliche Wasserzufluss und das Vermögen zur Selbstreinigung. Deshalb sollte durch Desinfektion, Umwälzung, Filtrierung und ständigen Zusatz frischen Wassers Trinkwasserqualität gewährleistet werden (→**A**). Der Eintrag von Verunreinigungen durch Badende und die Zahl der Badenden sollte eingeschränkt werden. Badewasserinfektionen in Deutschland sind selten. Durch ungenügend desinfiziertes Wasser oder kontaminierte Flächen können jedoch verschiedene Viren und Bakterien (Staphylokokken, Streptokokken, Pseudomonaden, Mykobakterien, Chlamydien) übertragen werden. Die Vermehrung von Pseudomonaden und Legionellen in *Whirlpools* (30–40 °C) kann durch einen höheren Chlorgehalt und stärkere Umwälzung verhindert werden.

Abwasser

Abwasser setzt sich aus Schmutz- und Niederschlagswasser zusammen. *Schmutzwasser* ist durch häuslichen, industriellen, landwirtschaftlichen oder sonstigen Gebrauch verunreinigt. *Niederschlagswasser* bezeichnet nur den Anteil, der über befestigte Flächen in die Kanalisation abfließt.

Das Abwasseraufkommen in Deutschland stieg in den 90er-Jahren auf über 8,5 Mrd. m^3 an (100–200 l/Einwohner und Tag). Hinzu kommen über 2 Mrd. m^3 Abwasser aus betriebseigenen Anlagen der Industrie. Mehr als 90% der bundesdeutschen Bevölkerung ist an öffentliche Kläranlagen angeschlossen: In den alten Bundesländern waren 1991 89%, in den neuen Ländern hingegen erst 37% mit biologischen Kläranlagen versorgt.

Rechtsvorschriften: Die Einleitung von Abwasser ist nach dem Wasserhaushaltsgesetz genehmigungspflichtig. Für die sog. *gefährlichen Stoffe oder Stoffgruppen* wird eine Abwasserreinigung nach dem Stand der Technik gefordert. Zu diesen zählen: Organische Halogenverbindungen und Stoffe, die im Wasser diese Verbindungen bilden können, organische Phosphor- und Zinnverbindungen, Stoffe mit kanzerogener Wirkung, Quecksilber- und Cadmiumverbindungen, beständige Mineralöle und aus Erdöl gewonnene beständige Kohlenwasserstoffe.

Mechanisch-biologische Kläranlagen (→B)

1. Reinigungsstufe: Mechanische Reinigung des Rohabwassers entfernt ca. 30% der Schmutzstoffe: Grobreinigung im Rechen (1), Absetzen der groben Sinkstoffe im Sandfang (2), Abnehmen von Öl, Fett und Benzin, Absetzen der Sink- und Schwebstoffe als Schlamm in einem Vorklärbecken (3), Absaugen und Eindicken des Rohschlamms (10), Beförderung in Faultürme (11).

2. Reinigungsstufe: Abwasser wird zu 90% von biologisch abbaubaren Stoffen gereinigt: aerobe Vermehrung der Mikroorganismen im Belebtschlammbecken (4) unter Umwandlung organischer Stoffe in anorganische Verbindungen, Gewinnung des Belebtschlamms im Nachklärbecken (5), Beförderung des Belebtschlamms in den Faulturm (11), Auffangen des Biogases (s. S. 126) in (12).

3. Reinigungsstufe: (nicht in allen Kläranlagen). Chemisch-physikalische Abwasserbehandlung soll problematische Stoffe verringern: Ausfällung von Phosphaten im Flockungsbecken (6, 7), in einigen Kläranlagen auch biologischer Abbau von Stickstoffverbindungen, Entfernung biologisch schwer abbaubarer Substanzen durch Aktivkohlefilter, Entfernung noch vorhandener Schwebstoffe durch Filter und Siebe, Absetzen des Schlammes im Nachklärbecken (8), danach Eindicken des Schlamms (10) und weitere Schlammentwässerung (13).

Als Rückstand der Abwasserklärung fallen jährlich über 3 Mio. t nährstoffreichen **Klärschlamms** an. Etwa ein Drittel davon wird in der Landwirtschaft eingesetzt, falls laut Klärschlammverordnung der zulässige Gehalt an Schwermetallen (→**C**) und organischen Schadstoffen (PCDD/F, PCB, PAK, Pestizide und Halogenverbindungen) nicht überschritten wird. Zwei Drittel des Klärschlamms wird auf Deponien gelagert, kompostiert oder verbrannt.

A. Qualitätsanforderungen an natürliche und künstliche Bäder (ausgewählte Parameter)

Parameter	Grenzwert natürliche Bäder	Grenzwert künstliche Bäder
Coliforme Keime /100 ml	10 000	nicht nachweisbar
E. coli/100 ml	2 000	nicht nachweisbar
Sichttiefe	1 m	einwandfrei über gesamten Beckenboden
pH	6–9	6,5–7,8

B. Aufbau einer mechanisch-biologischen Kläranlage

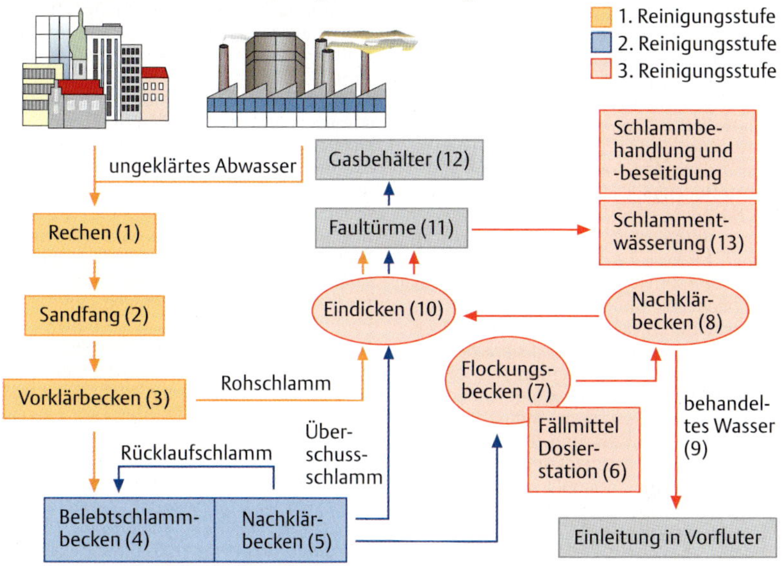

C. Schwermetallgehalte von Klärschlämmen in der deutschen Landwirtschaft

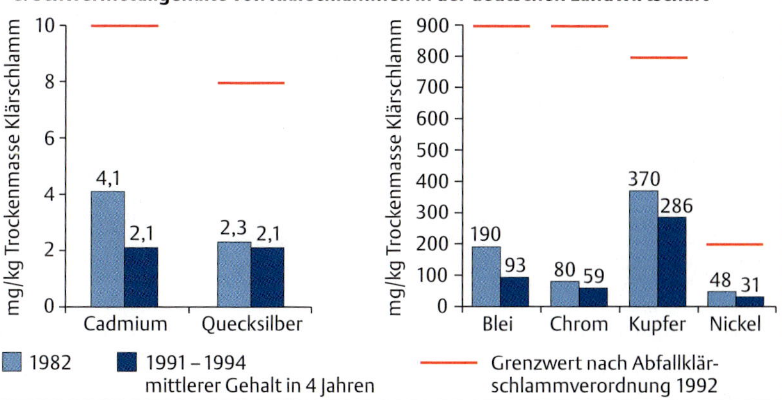

Boden I

Grundlagen

Boden ist ein komplexes Gemisch aus anorganischen und organischen Bestandteilen. Feste, flüssige und gasförmige Stoffe sowie pflanzliche und tierische Lebewesen bilden, beeinflusst von den klimatischen Verhältnissen (Temperatur, Niederschläge), ein sich ständig veränderndes Medium (→**A**). In vielen Fällen dient der Boden als Schadstoffsenke. Mobile Schadstoffe aus Luft und Wasser oder gezielt eingetragene Stoffe wie Altlasten werden hier deponiert. Schadstoffe kommen natürlicherweise in jedem Boden vor. Je nach Bodenart kann der geogene Grundgehalt höher sein als der betreffende Grenzwert, z. B. in der Klärschlammverordnung oder im neuen Bundesbodenschutzgesetz (→**B**).

Schadstoffquellen: Die Hintergrundbelastung eines Bodens setzt sich aus dem Grundgehalt und der *anthropogenen Zusatzbelastung* zusammen. Letztere wird durch den weiträumigen Lufteintrag (Niederschläge, Stäube) von Emissionen aus Kraftwerken bestimmt, die mit fossilen Brennstoffen oder Abfall heizen, der Metallerzeugung und Kohleverarbeitung. Diese Kontaminationen werden von lokalen und punktuellen Schadstoffanreicherungen wie Hauptverkehrsstraßen, Industrien, Abraumhalden, Altlasten und Landwirtschaft (Klärschlamm, Pestizideinsätze) überlagert. Deshalb ist auch kleinräumig mit großen Unterschieden in den Schadstoffgehalten des Bodens zu rechnen.

Schadstoffe

Von besonderer Bedeutung sind Schwermetalle und persistente organische Schadstoffe wie PCB, PAK, PCDD/F, chlorierte Pestizide (z. B. Atrazin, s. S. 118), Mineralöle und Benzol. Sie haben eine geringe Wasserlöslichkeit, akkumulieren und sind biologisch schwer abbaubar. Die Verweildauer von PCB, DDT und PCDD/F im Boden beträgt mind. 10 Jahre. Besonders stark belastet können die oberste Schicht von Waldböden (bis 0,05 mg/kg PCB) und urbane Gartenböden sein (bis 20 ng I-TEq/kg PCDD; 50–150 mg/kg Blei; 0,5 mg/kg Benzo[a]pyren [BaP]). Verstärkt kontaminiert sind auch Überschwemmungsgebiete. Durch erhöhten Pestizideinsatz zu Zeiten der DDR sind die Hintergrundkonzentrationen in den neuen Ländern höher.

Die Konzentrationen der Schwermetalle Cadmium, Blei, Zink, Quecksilber (Hg), Thallium, Kupfer, Nickel, Chrom und Arsen sind in früheren Klärschlamm- und Erzabbaugebieten ebenfalls erhöht. Wasserlösliche Nitrate, Phosphate, Sulfate und Chloride gelangen durch Düngemittelanwendungen in den Boden und in Folge in Grund- oder Oberflächenwasser (s. S. 118). Stoffe mit relativ hohen Dampfdrücken (Trichlorethen, Perchlorethen, Hg^0, s. S. 88) können aus den oberen Bodenschichten ausgasen (→**A**). Ferner befinden sich im Boden radioaktive Substanzen (z. B. Strontium, Cäsium, Radon) natürlicher und anthropogener Herkunft (Unfälle in Kernkraftwerken, Atomwaffenherstellung und -tests).

Schadstoffverhalten im Boden (→**A**): Es ist bestimmt von der physikalisch-chemischen Umgebung (pH, Redoxpotential, Bodenart) und den Charakteristika des Schadstoffs (fest, flüssig oder gasförmig; wasserlöslich oder hydrophob; Adsorptionsfähigkeit; Toxizität). Böden mit hohem Humus- und/oder Tongehalt speichern mehr Schadstoffe (sog. Sorptionsträger) als sandige Erde.

Direkt an der Bodenoberfläche kann es zur Photolyse durch UV-Licht kommen (z. B. Naphthalin). Die vorhandenen Mikroorganismen oder extrazelluläre Enzyme können zur chemischen Veränderung der Schadstoffe führen (erhöhte Wasserlöslichkeit, z. B. Oxidation von BaP zu BaP-diolepoxid [BaPDE]) sowie zu ihrem biologischen Abbau. Dabei können jedoch die Metaboliten auch toxischer sein als das Ausgangsmaterial (z. B. das Karzinogen BaPDE). Schadstoffe können durch Verflüchtigung (z. B. Dimethylquecksilber, s. S. 88) oder Erosion mobilisiert werden. Wasserlösliche Schadstoffe können vom Grund-/Oberflächenwasser weggetragen oder von Pflanzenwurzeln aufgenommen werden.

„Saurer Regen": Sulfate und Stickstoffverbindungen im „sauren Regen" ändern den pH-Wert des Bodenwassers. Dadurch werden Kationen im Boden ausgetauscht, vorhandene Aluminium- und Schwermetallionen remobilisiert und ins Grundwasser gespült. Hiervon sind besonders Böden mit geringer Pufferkapazität (geringer Calcium- und Magnesium-Gehalt) betroffen.

A. Schadstoffe im Boden

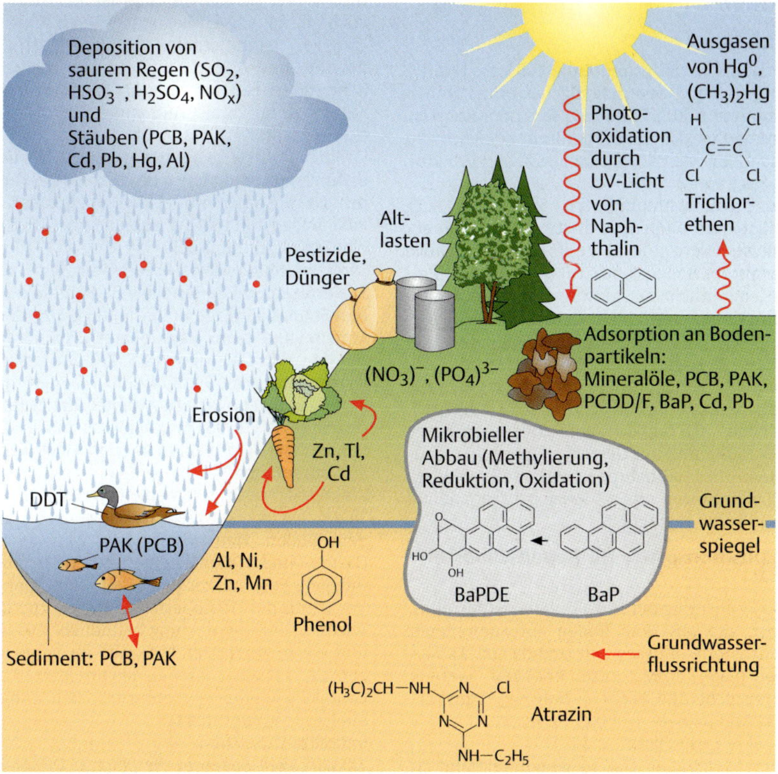

B. Zentrale Inhalte des Bundesbodenschutzgesetzes 1998[1)]

Bundesbodenschutzgesetz

- Sicherung der natürlichen und Nutzungsfunktionen des Bodens
- Vorsorgepflicht gegen schädliche Bodenveränderungen
- Sanierung von Altlasten und Böden
- Einrichtung eines bundesweiten Bodeninformationssystems

Ermächtigung der Bundesregierung, Rechtsverordnungen für z. B. folgende nutzungsbedingte Bodenwerte zu erlassen:

Bodenwerte	bei Überschreitung gilt:
Prüfwerte	nähere Bodenuntersuchung notwendig
Vorsorgewerte	schädliche Bodenveränderungen befürchtet
Maßnahmenwerte	Maßnahmen erforderlich

1) in Kraft seit 1.3.1999

Boden II

Altlasten

In Deutschland waren Ende 1995 ca. 170 000 Altlasten und -verdachtsflächen erfasst, hinzu kommen militärische und Rüstungsaltlasten. Bremen ist das Bundesland mit der höchsten Dichte an Altlastenverdachtsflächen pro km^2, gefolgt von Berlin. (→**A**).

Von den kontaminierten Standorten (z. B. stillgelegte Deponien [→**B**], industriell genutzte Grundstücke) geht eine potenzielle Gefahr für Boden- und Grundwasser aus. Bundeseinheitliche Grenzwerte für Bodenkontaminationen werden in den nächsten Jahren als Folge des neuen Bundesbodenschutzgesetzes erwartet (s. S. 123). Prüfwerte (→**C**) sind z. Z. abhängig von der Nutzung des Bodens: z. B. für Benzo[a]pyren auf Kinderspielflächen 0,5 mg/kg, auf Siedlungsflächen 2,5 mg/kg und auf Gewerbeflächen 10 mg/kg. Sanierungsmaßnahmen wie mikrobiologische Verfahren und Bodenaustausch sind auf S. 284–287 behandelt.

Expositionspfade für Bodenschadstoffe (→**D**)

Zur Ermittlung der individuellen Expositionsdosis der aus dem Boden aufgenommenen Schadstoffe müssen alle möglichen Expositionspfade bzw. -orte erwogen werden: pflanzliche und tierische Nahrung, Trinkwasser, Arbeitsplatz, Hobbys, Sport etc.

Direkte Exposition:

Orale Aufnahme: Die so genannte Hand-zu-Mund Aktivität kann besonders bei Kleinkindern (1–6 Jahre) eine signifikante Belastungsquelle sein: Ablutschen von Spielzeug, Steinen, Holz und Fingern, In-den-Mund-stecken von Erde, Staub und Sand. Bei abnormem Verhalten (Picasyndrom) können mehrere Gramm auf einmal aufgenommen werden. Eine Quantifizierung der mittleren täglichen Bodenaufnahme hat sich als sehr schwierig erwiesen. Oft wird für Kinder 100–200 mg/d angenommen, für Erwachsene 100 mg/d (US-Behörde EPA). Entscheidend ist, welcher Anteil des Schadstoffes im GIT resorbiert wird: z. B. Blei 5–30%, anorganisches Quecksilber 7–15%, Methylquecksilber > 90%; anorganisches trivalentes Arsen > 90%; Cadmium 5%.

Inhalation: Die Inhalation von flüchtigen Schadstoffen, die aus dem Boden ausgasen (z. B. Tetrachlorethen oder Dimethylquecksilber nach mikrobiellen Reaktionen) stellt aufgrund der sofortigen Verdünnung nach Austritt wahrscheinlich keine große Belastungsquelle dar. Auch die Belastung durch lungengängige, kontaminierte Stäube (Partikeldurchmesser 0,01–0,1 µm) ist um mehrere Zehnerpotenzen geringer als ein möglicher Eintrag durch orale Aufnahme. Bei sportlichen Aktivitäten (z. B. Fußballspielen) ist allerdings das Atemvolumen stark erhöht und dadurch auch die Menge des inhalierten Staubes. Die Resorption über die Lunge kann für viele Schadstoffe höher sein als im GIT: z. B. Blei 50%; Cadmium 90%.

Direkter Hautkontakt: Arbeiter im Bau- und Sanierungsbereich können mit kontaminiertem Staub oder Erde in Verbindung kommen: Monate und Jahre nach einem Dioxinunfall wurden z. B. Chlorakne (s. S. 71) und assoziierte systemische Symptome bei Sanierungsarbeitern diagnostiziert. Arbeiter, die Pestizide wie DDT (s. S. 96) mischen oder anwenden, können von diesen allein über die Haut bis zu 90% aufnehmen.

Kleinkinder verbringen einen großen Teil des Tages liegend, krabbelnd oder spielend auf dem Boden. Hautkontakt mit Staub, Erde, Garten- und Haushaltschemikalien ist dann möglich. Eine stärker permeable Haut, hohes Verhältnis der Hautoberfläche zum Körpergewicht, in der Entwicklung befindliche Organe und ein höherer Metabolismus im Vergleich zum Erwachsenen können den direkten Hautkontakt zu einer signifikanten Belastungsquelle für Kinder machen.

Indirekte Exposition:

Transfer vom Boden in die Pflanze: Dieser ist vor allem von der Wasserlöslichkeit der jeweiligen Substanz abhängig und stellt den Eintritt der Schadstoffe in die Nahrungskette dar. Der Transferfaktor beschreibt das Verhältnis des Schadstoffgehaltes in der Pflanze zum Bodengehalt. Komplexe organische Stoffe wie PCDD/F haben zwar sehr niedrige, angenommene Transferfaktoren von 0,01–0,1, können sich jedoch aufgrund ihrer hohen Lipophilie in die wachsreiche Blattoberfläche einlagern. Pflanzen werden allerdings hauptsächlich über Ablagerungen von Stäuben auf der Blattoberfläche (z. B. PAK, PCB, Schwermetalle) kontaminiert.

Transfer wasserlöslicher Schadstoffe ins Grund- und/oder Oberflächenwasser: Dieser führt zur Belastung Trinkwasser-führender Schichten (z. B. Nitrateintrag, Bodenversauerung und Schwermetallmobilität) bzw. Kontamination des aquatischen Nahrungsnetzes (z. B. Speisefische).

A. Altlastenverdachtsflächen im Vergleich (1995)

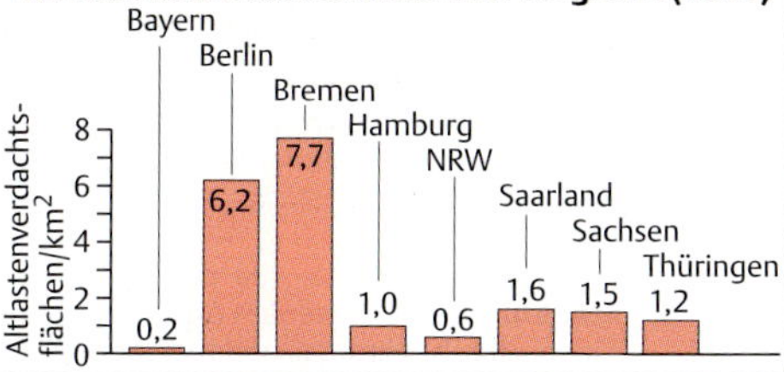

B. Altlastenstandort

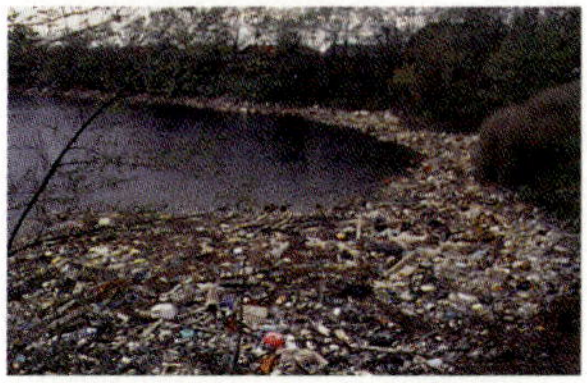

Müllkippe am See (Brandenburg 1996)

C. Persistente Schadstoffe im Boden

Schadstoffe (anorganisch)	Hintergrund-werte[1] mg/kg	Prüfwerte[2] mg/kg	Schadstoffe (organisch)	Hintergrund-werte[1] mg/kg	Prüfwerte[2] mg/kg
Arsen	6 – 17	40	Benzo[a]pyren	<0,1	0,5
Blei	25 – 55	300	PCB	<0,001 – 0,01	3
Cadmium	0,2 – 1,0	2	PCDD/F	<5 ng I-TEq/kg	5 – 40 ng I-TEq/kg
Chrom	20 – 90	100			
Nickel	15 – 100	100	Organochlor-pestizide	<0,01 – 0,1	0,2
Quecksilber	0,05 – 0,2	2			
Thallium	0,2 – 0,7	1			

Werte beruhen auf der „Niederländischen Liste“, dem Bodenschutzgesetz von Baden-Württemberg und dem ehem. Bundesgesundheitsamt.

[1] Bei Überschreitung kann von Bodenverunreinigung ausgegangen werden.

[2] Bei Überschreitung Überprüfung des Bodens bzw. Maßnahmen zur Verhinderung einer möglichen Gesundheitsgefährdung empfohlen.

D. Expositionspfade für Bodenschadstoffe (Beispiele in Klammern)

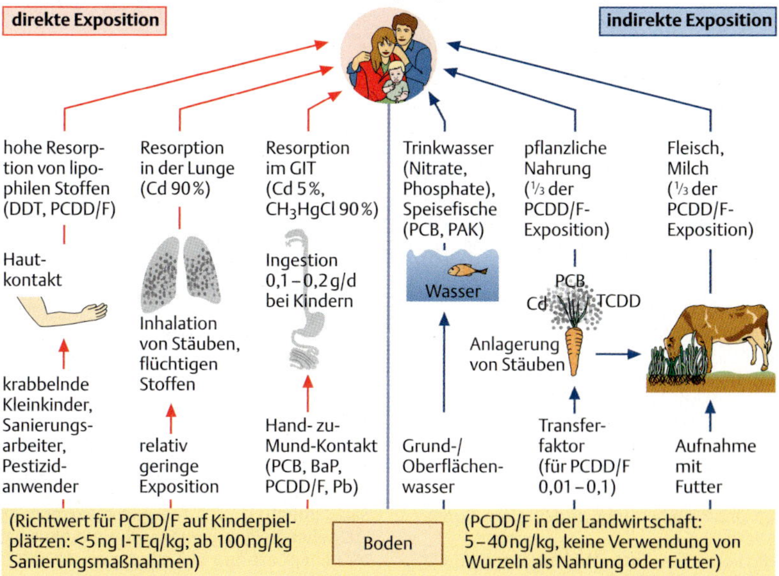

Abfall

Grundlagen

Abfälle sind nach dem Kreislaufwirtschafts- und Abfallgesetz (1994) alle bewegliche Sachen, derer man sich entledigen will. Die Abfallvermeidung soll oberstes Prinzip sein; bei der Abfallentsorgung ist die Verwertung der Beseitigung vorzuziehen (s. S. 306).

Man unterscheidet Siedlungsabfälle (Hausmüll, hausmüllähnliche Abfälle, Sperrmüll) von produktionsspezifischen Abfällen (Bauabfälle, nicht verwertbare Stoffe aus Produktionsprozessen), die in Industrie und Gewerbe anfallen. Sonderabfälle („besonders überwachungsbedürftige Abfälle") erfordern wegen ihrer gesundheits- und umweltschädigenden Wirkung eine spezielle Behandlung.

Das jährliche *Abfallaufkommen* der BRD liegt bei ca. 340 Mio. t. Davon entfallen ca. 30 Mio. t Abfall auf die privaten Haushalte, entsprechend > 400 kg/Einwohner jährlich. Der Verwertungsanteil liegt bei produktionsspezifischen Abfällen mit ca. 60% höher als bei Siedlungsabfällen mit (35%). 1993 wurden 73% des Siedlungsabfalls auf Deponien, 23% in Verbrennungs- und 4% in sonstigen Anlagen entsorgt (→**A**).

Abfallentsorgung

Deponien: Bis Anfang der 70er-Jahre existierten in Deutschland noch häufig sog. *ungeordnete Deponien* (Müllkippen, s. S. 125), von denen eine erhebliche gesundheitliche Beeinträchtigung für die Bevölkerung ausgehen konnte. Heute wird der Abfall überwiegend auf ca. 470 *geordneten Deponien* abgelagert. Hier tragen Sicherheitsmaßnahmen wie Basisabdichtung, Auffangen des Deponiesickerwassers und Deponiegasbehandlung dazu bei, die Belastung für die Bevölkerung durch Boden-, Wasser- und Luftimmissionen zu minimieren (→**B**).

Die *Deponieabdichtung* verhindert weitgehend, dass über das Sickerwasser Nitrate, Sulfate, Chloride, Schwermetalle und organische Substanzen in das Grundwasser gelangen. Drainagesysteme leiten das Sickerwasser nach Vorbehandlung in die öffentliche Kanalisation. 1995 besaßen 164 der 202 Deponien in den neuen Bundesländern noch keine Abdichtung, verglichen mit 32 von 270 Deponien ohne Abdichtung in den alten Bundesländern (→**C**).

Deponiegas (ca. 50% Methan, ca. 50% CO_2), entsteht bei der Zersetzung organischer Bestandteile durch Mikroorganismen. 1993 wurde es auf 127 von 270 Deponien in den alten und auf nur 7 von 180 Deponien in den neuen Bundesländern aufgefangen. Methan ist (wie CO_2) ein klimarelevantes Gas und kann zu Wachstumsstörungen bei Pflanzen führen.

Kompostierung: In ca. 490 deutschen Kompostierungsanlagen werden organische Materialien durch aeroben mikrobiellen Abbau zersetzt. Umweltmedizinisch relevant sind die hohe Geruchsbelästigung (Vermeidung durch Biofilter bei geschlossenem System) und die Gefahr der Verbreitung von Pilzsporen und Bakterien bei der Anwendung des sog. Fertigkomposts. Die Qualität des Komposts, z. B. der Schwermetallgehalt (→**D**), wird überwacht.

Abfallverbrennungsanlagen: Die Abfallverbrennung dient der Volumen- und Gewichtsreduktion, dem Abbau organischer Verbindungen, der Zerstörung chemischer Schadstoffe und der Abtötung von Krankheitserregern. Die frei werdende Wärmeenergie kann zwar genutzt werden, jedoch entstehen bei der Verbrennung von 1 t Hausmüll 300–400 kg feste Verbrennungsrückstände und 5000–7000 m^3 Rauchgase.

Schlacke und Schrott werden z. T. im Straßenbau wiederverwertet (→**E**). Rauchgasreinigungsrückstände und Restschlacke werden als Sonderabfall (z. B. Untertagedeponien) gelagert, Filterstäube und -asche z. T. in stillgelegten Bergwerken als Versatzstoffe genutzt.

Im Rauchgas sind SO_2, NO_x, HCl, HF, CO, CO_2 und Staub enthalten. Besonders problematisch sind die toxischen PCDD/F (s. S. 68–71), PAK (s. S. 74) und PCB (s. S. 72), die z. B. bei unvollständiger Verbrennung und Anwesenheit halogenierter organischer Substanzen in der Abkühlphase bei 270–470 °C entstehen.

In Deutschland existieren z. Z. 51 Verbrennungsanlagen, die bei einer Mindestbetriebstemperatur von 850 °C und entsprechender Rauchgasreinigungstechnik die Emissionsgrenzwerte einhalten (→**F**). Im Normalfall sollte daher keine gesundheitliche Gefährdung von den Emissionen der Müllverbrennung ausgehen.

Alternativ wird z. Z. das *Pyrolyseverfahren* zur thermischen Abfallbeseitigung erprobt. Bei 500 °C werden organische Substanzen unter Sauerstoffausschluss thermisch zersetzt. Das entstehende Pyrolysegas verbrennt ohne weitere Energiezufuhr vollständig bei 1200 °C.

A. Entsorgung von Siedlungsabfall

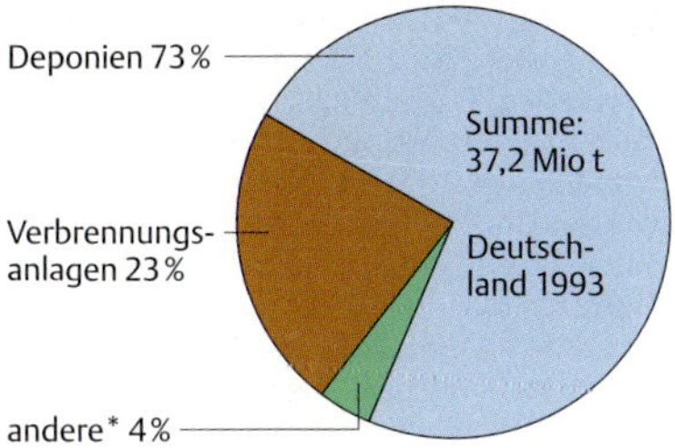

* Kompostierung, Sortierung, Bauschuttaufbereitung, chemisch-physikalische Behandlung

B. Aufbau einer geordneten Deponie

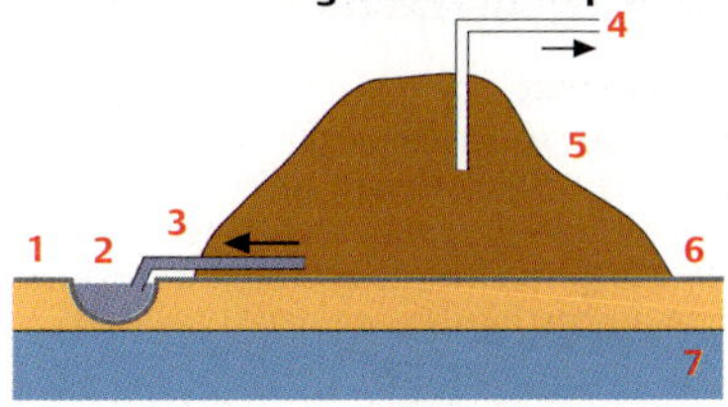

1 Basisabdichtung (Folie)
2 Sickerwassergraben
3 Drainagerohr zur Sickerwasserableitung
4 Entgasung
5 Deponiekörper (z. B. einer Hausmülldeponie)
6 Basisabdichtung (Ton)
7 Grundwasserspiegel

C. Deponien mit Basisabdichtung (1995)

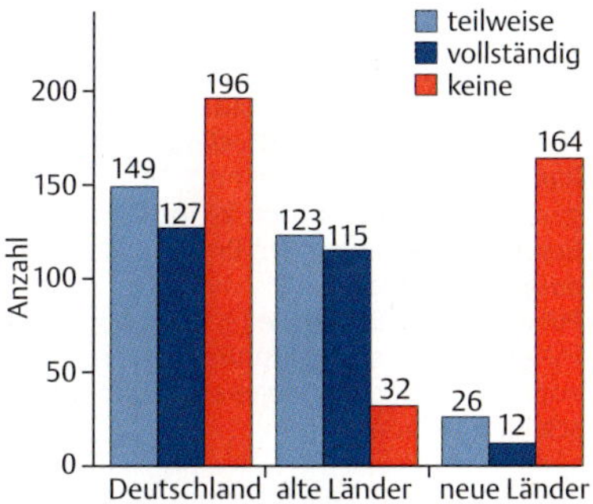

D. Fertigkompost[1)]

Richtwerte für Schwermetallgehalte

Schwermetall	mg/kg TS[2)]
Blei	150
Chrom	100
Nickel	50
Zink	400
Cadmium	1,5
Kupfer	100
Quecksilber	1

1) Deutsches Institut für Gütesicherung und Kennzeichnung e. V. (RAL)

2) TS - Trockensubstanz, bezogen auf Kompost mit 30 % organischer Substanz

E. Schadstoffentsorgung

bei der Abfallverbrennung

Abgas: SO_2, NO, HCl, HF, CO, C_nH_m, PCB, PAK, PCDD, PCDF, Staub, Schwermetalle

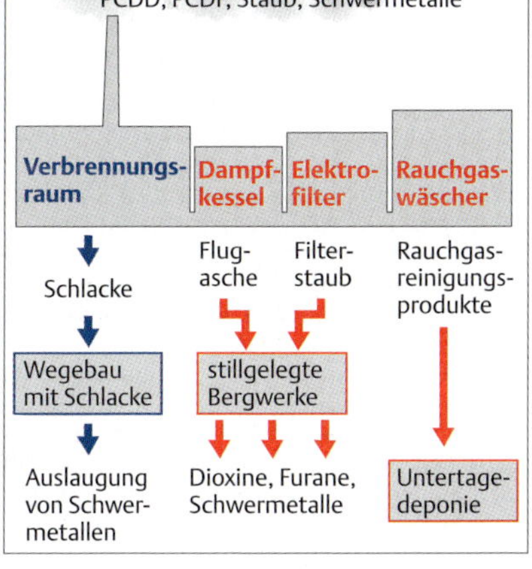

F. Emissionen bei Verbrennung

MVA Borsigstraße, Hamburg, 1996

Parameter	Einheit	Mittelwerte	17. BImSchV TMW
Staub	mg/Nm^3	0,2	10
SO_2	mg/Nm^3	5,6	50
HCl	mg/Nm^3	0,03	10
HF	mg/Nm^3	0,1	1
NO_x	mg/Nm^3	92,7	200
CO	mg/Nm^3	2,7	50
Gesamt C	mg/Nm^3	0,1	10
Cd, Tl	mg/Nm^3	0,000003	0,05
Hg	mg/Nm^3	n. n.	0,05
Sb, As, Pb, Sn	mg/Nm^3	0,003	0,05
PCDD/F	ng/Nm^3	0,024	0,1

Nm^3 Norm m^3 bei 20 °C und 1013 mbar
BImSchV Bundesimmissionsschutzverordnung
TMW Tagesmittelwert
n. n. nicht nachweisbar

Bedarfsgegenstände

Grundlagen

Da Bedarfsgegenstände oft Substanzen enthalten, die toxikologisch nicht unbedenklich sind, können beim Menschen bei häufigem Kontakt gesundheitliche Beeinträchtigungen nicht ausgeschlossen werden.
Quellen für Schadstoffe sind z. B. Kleidung, Baumaterialien, Möbel, Bodenbeläge, Dichtungsmassen, Kosmetika, Haushaltschemikalien, Geschirr, Schmuck, Kinderspielzeug und Rauch (→**A**).

Textilien

Schadstoffe können aus Textilien über die Haut in den Körper gelangen. Etwa 8000 Textilhilfsstoffe sind in Deutschland gebräuchlich. Rund ein Drittel aller Deutschen reagiert allergisch auf Textilinhaltsstoffe. Die Hautverträglichkeit von Textilien ist durch das Material bestimmt sowie durch die Substanzen, mit denen die Faser behandelt wurde (→**B**). Bei starkem Schwitzen oder mechanischer Beanspruchung verstärkt sich die Gefahr von gesundheitlichen Beeinträchtigungen durch fremde Substanzen (z. B. Kontaktallergien durch Azofarbstoffe). **Azofarbstoffe**, die als Dispersionsfarbstoffe verwendet werden, stehen im Verdacht, kanzerogene aromatische Amine (z. B. das Benzidin) abzuspalten.
Um beim Lagern den Befall durch Schimmelpilze (Stockflecken) oder Mottenfraß zu verhindern, werden Textilien oft mit **Salicylsäure, Formaldehyd, Metallsalzen** oder **Sulfonamiden** behandelt. Schon mit Insekten befallene Textilien können ohne Chemikalien behandelt werden, indem man sie einen Tag in den Kühlschrank legt. Die Kälte tötet die Eier und Larven ab. Empfindliche Personen (z. B. Allergiker) können gesundheitliche Beeinträchtigungen vermeiden, indem sie z. B. keine gefärbte Unterwäsche tragen oder Kleidung vor dem ersten Tragen waschen. Lederbekleidung, die aus Nicht-EG-Ländern importiert wurde, kann zum Gerben mit **Chromsalzen** und **Azofarbstoffen** oder zur Konservierung mit **PCP** (s. S. 66) behandelt worden sein. **Paraffin**-Emulsionen machen die Textilien Wasser-abweisend, können aber bei längerem Kontakt Hautirritationen auslösen. Textilien, die einen niedrigen **Formaldehyd**-Gehalt aufweisen, können das Europäische Umweltzeichen erhalten (→**C**).

Baumaterialien

Asbest (s. S. 94) wurde zur Verstärkung in Kunststoffen und zur Dämmung (Lärm, Hitze) verwendet. Es kann nach Inhalation Lungenkrebs bzw. Asbestosen auslösen.
Formaldehyd (s. S. 64) kommt u. a. in Spanplatten, Holzleimen, Lacken und Tabakrauch vor. Bei häufigem Kontakt können Schleimhautreizungen, Kopfschmerzen und allergische Reaktionen die Folge sein.
Isocyanate sind in Bodenbelägen und in Polyurethan-Schäumen enthalten. Starke Inhalation kann zu Augenreizungen, Schädigungen der Lungenbläschen, Allergien und sogar zum Isocyanat-Asthma führen.
Lösemittel (z. B. Kohlenwasserstoffe) werden für die Herstellung von Klebstoffen, Textilien, Lacken, Kunstleder u. a. verwendet und führen bei häufigem Kontakt zu verschiedenen gesundheitlichen Störungen.
Das aus Gestein (z. B. Baumaterial) austretende radioaktive Edelgas **Radon** (s. S. 104, 140) wird zwar in niedriger Dosierung bei der Behandlung von Rheumatismus, Gicht u. a. eingesetzt. Bei hohen Dosen können jedoch GIT-Beschwerden und sogar Bronchialkarzinome ausgelöst werden.
Polychlorierte Biphenyle (s. S. 72) kommen in PVC-Fußbodenbelägen und Dichtungsmassen vor und können bei längerem Kontakt Leberschäden verursachen.

Kosmetika

Nitromoschusverbindungen (z. B. in Haarpflegemitteln, Parfums) gelten als krebsverdächtig. Färbemittel wie z. B. **p-Phenylendiamin** oder **Toluylendiamin** können zu Hautreizungen und allergischen Reaktionen führen.

Stoffe aus weiteren Quellen

Ozon (s. S. 92) wird z. B. aus Laserdruckern freigesetzt. Es kann Augenreizungen verursachen.
Phenole kommen in Kunstharzen (z. B. auf Holzspielzeug) vor. Häufiger Kontakt kann zu Leber- und Nierenschädigungen führen.
Polyzyklische aromatische Kohlenwasserstoffe (kanzerogen) finden sich im Tabakrauch und in Verbrennungsgasen (s. S. 74).
Zur Schadstoffminderung in Räumen ist es wichtig, regelmäßig zu lüften. Dem Schadstoffträger Schwebstaub ist durch feuchtes Wischen am Besten beizukommen, da das Staubsaugen nur zur Aufwirbelung feiner Stäube führt.

A. Schadstoffe in Bedarfsgegenständen und in Wohn- bzw. Arbeitsräumen

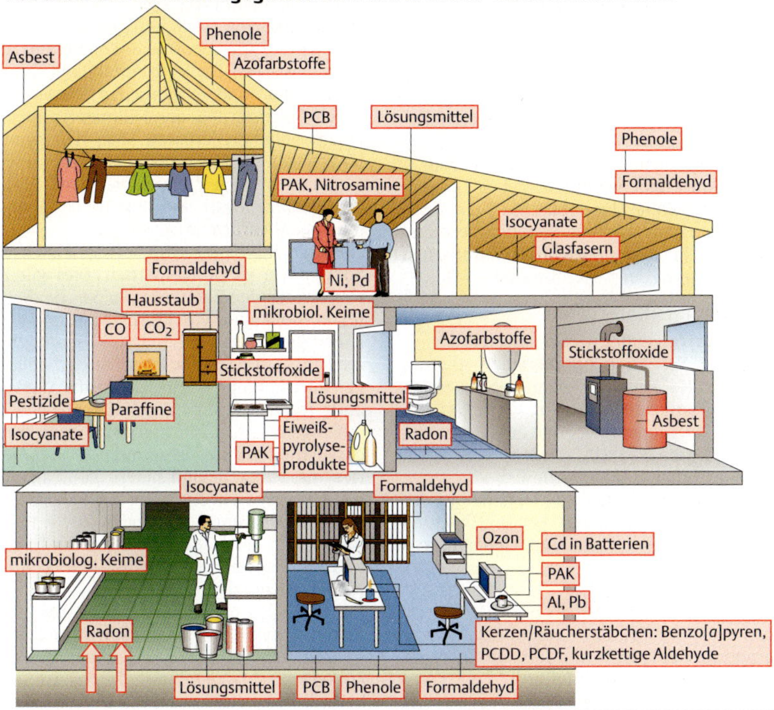

B. Behandlungsmöglichkeiten von Baumwolle bis zum fertigen Produkt

Nitrate
Pestizide

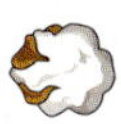

ertragreiche Rohstoffprodukte

Farbstoffe/
H_2O_2

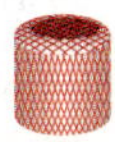

färben/ bleichen

Kunststoffe, Formaldehyd, Kunstharze	Fette, Öle, Wachse	alkylierende Substanzen	Alkylsäuren, Kunstharze	Salicylsäure, Formaldehyd, Sulfonamide, Metallsalze, PCP	Paraffine
Verfestigung	weich machen	Veredelung	Pflegeerleichterung	Konservierung	Imprägnierung

C. Europäisches Umweltzeichen

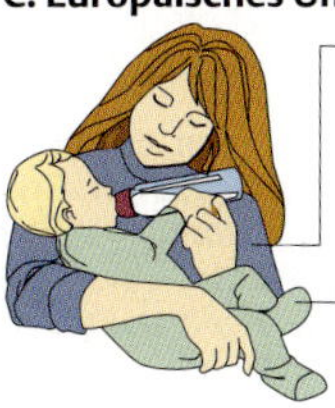

<75 ppm Formaldehyd bei Textilien für Erwachsene

<30 ppm Formaldehyd bei Textilien für Säuglinge

Textilien können das Europäische Umweltzeichen bekommen, wenn die Konzentration an freiem Formaldehyd im Gewebe einen sehr niedrigen Wert nicht überschreitet.

Iatrogene Belastungen I

Belastungen iatrogener Art (iatrós [gr.] = Arzt) können durch ärztliche Behandlung entstehen. Im Vordergrund stehen Zahnfüllungsmaterialien; daneben spielen medizinische Implantate wie z. B. Silicone (plastische Chirurgie), Fluorpolymere (Herzklappen), Polyalkene (Pessare) oder Polymethacrylate (Augenlinsen) eine Rolle. Unerwünschte Reaktionen des Organismus können Fremdkörper- und allergische Reaktionen bis hin zu fibrotischen Abkapselungen der Implantate sein (→**A**).

Zahnfüllungsmaterialien

Sie werden folgendermaßen eingeteilt:

1. d*irekte Restaurationsmaterialien,* die im Mund des Patienten verarbeitet werden (z. B. Komposite, Amalgam, Versiegler);
2. i*ndirekte Materialien,* die außerhalb des Mundes angefertigt werden (z. B. Inlay, Krone, Brücke, Zahnprothese);
3. *Hilfsmaterialien,* die zur Herstellung der indirekten Materialien benötigt werden (z. B. Abdruck-, Form- und Klebematerialien).

Kunststoffe (Komposite)

Erst die Entwicklung zahnmedizinischer Komposite durch R. Bowen 1962 eröffnete Alternativen zur Amalgamfüllung (s. u.). Komposite sind Kunststoffe (→**B**), die aus einer organischen Matrix mit eingebetteten anorganischen Füllmaterialien bestehen. Als Monomere werden meist (Di-)Methacrylate (z. B. TEGDMA, Bis-GMA) verwendet, die in schwere Basismonomere und leichte Comonomere unterteilt werden können. Letztere werden den Kompositen als „Verdünner" zugesetzt, um eine bessere Verarbeitung der viskosen Basismonomere zu ermöglichen. Die Kompositmatrix enthält außerdem Photoinitiatoren oder thermische Initiatoren, die in Kombination mit geeigneten Coinitiatoren (Beschleuniger oder Akzeleratoren) die radikalische Polymerisation der Methacrylate starten. Zugesetzte Photostabilisatoren gewährleisten die Farbkonstanz der Füllung und geringe Mengen Inhibitoren eine gute Haltbarkeit. Daneben können noch andere organische Komponenten wie z. B. Weichmacher enthalten sein. Anorganische Füllmaterialien sind fein gemahlene Quarze oder Gläser, sog. Makrofüller, und pyrogene Siliciumdioxidpartikel, sog. Mikrofüller. Die Kombination von Makro- und Mikrofüllern führt zu den Hybridkompositen. Durch Beimischung von Pigmenten und schweratomigen Verbindungen können verschiedene Farbtöne sowie Röntgenopazität erzeugt werden. Die feste Verbindung von anorganischer und organischer Phase wird durch Silanisierung der Füllmaterialien mit einem polymerisierbaren Silan-Haftvermittler erreicht. Als Einkomponentensystem wird die Kompositpaste direkt in die Kavität (Zahnhöhle) eingebracht und dort durch Bestrahlung mit Weißlicht ausgehärtet.

Toxizität: Die biologische Verträglichkeit von Kompositen ist problematisch. Dies gilt besonders für den Zahnnerv (Pulpa), da die direkte Applikation von Kompositen im pulpanahen Bereich zur Zahnnerventzündung führen kann (→**C**). Studien über Pulpaschädigungen durch Kompositfüllungen stufen die Wirkung je nach Komposit von leicht bis stark schädigend ein. Diskutiert wird zum einen, dass herausgelöste Restmonomere und Additive die Pulpa devitalisieren. Zum anderen werden Pulpaschädigungen auf Sekundärkaries zurückgeführt, entstanden durch Bakterien, die in den Randspalt zwischen Füllung und Zahn einwandern und dort Komposite als Nährstoffe nutzen.

Neben Abrasion und Verschleiß können Monomere etc. durch Speichelzutritt und durch Nahrung bzw. Getränke (z. B. Alkohol) aus der Füllung ausgelaugt werden. Abradierte Partikel mit einer Größe von 50–100 µm können sogar inhaliert und über die Lunge in die Blutbahn gelangen. Einige Kompositinhaltsstoffe wirken zytotoxisch und besitzen allergisierende Eigenschaften. Allergien gegen Kunststoffe sind häufiger als gegen Amalgam. Bei Zahnärzten ist mit einer Zunahme der Allergien gegen bestimmte Kunststoffe zu rechnen.

Goldfüllungen

Sie enthalten auch Zusätze wie Kupfer (s. S. 84, 106), Palladium, Platin und Iridium (s. S. 86, Pt-Metalle) sowie Silber. Allergische Reaktionen gegen Goldfüllungen sind bekannt.

Keramik-Inlays

Füllungen aus Keramik werden mit Befestigungskompositen eingesetzt. An der Grenzfläche zum Zahn (Dentinwunde) müssen Kunststoffe verwendet werden. Ferner können in Keramik geringe Mengen an radioaktiven Substanzen enthalten sein.

A. Iatrogene Belastungen

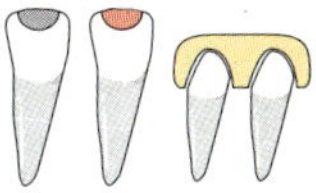

Amalgam; Komposite (Zahnrestaurationsmaterialien)

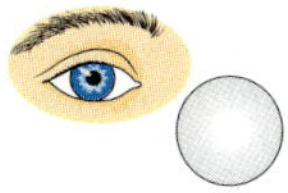

Polymethylacrylat (Augenlinsen)

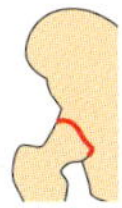

Polyethylen (Gleitschicht in Hüftgelenksprothesen)

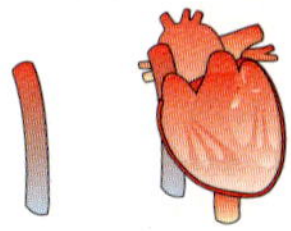

Polytetrafluorethylen; Polypropylen (künstl. Herzklappen und Gefäße)

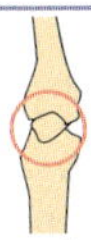

Polypropylen (Gelenkersatz)

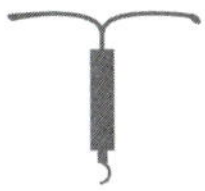

Polyethylen (Intrauterinpessare)

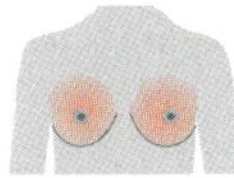

Siliconverbindungen (plast. Chirurgie, Gelenkersatz)

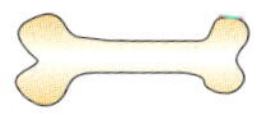

Polytetrafluorethylen (Knochenersatz)

B. Inhaltsstoffe von Kompositzahnfüllungen

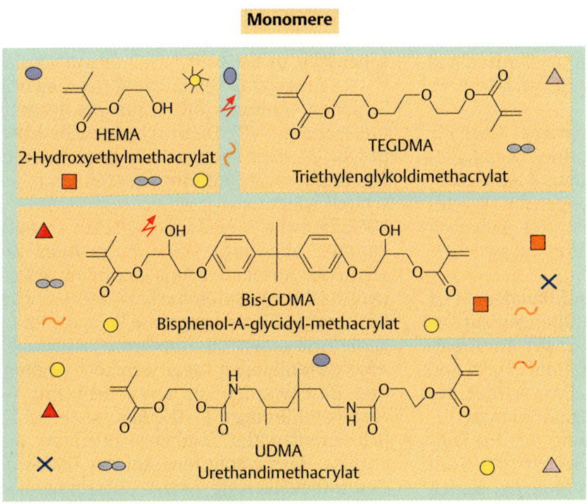

weitere Inhaltsstoffe in Kompositfüllungen:

- Photoinitiatoren (z. B. Campher-Chinon)
- thermische Initiatoren (z. B. Peroxide)
- Akzeleratoren (z. B. Amine)
- Photostabilisatoren (z. B. Benzotriazole)
- Inhibitoren (z. B. Phenol-Derivate)
- Weichmacher (z. B. Poly-vinyl-butyral)
- Quarze
- Siliciumdioxid
- Farbpigmente (z. B. Eisenoxid-Pigmente, Yttrium-Fluorid)
- Silan-Haftvermittler

C. Toxizität von Kompositen

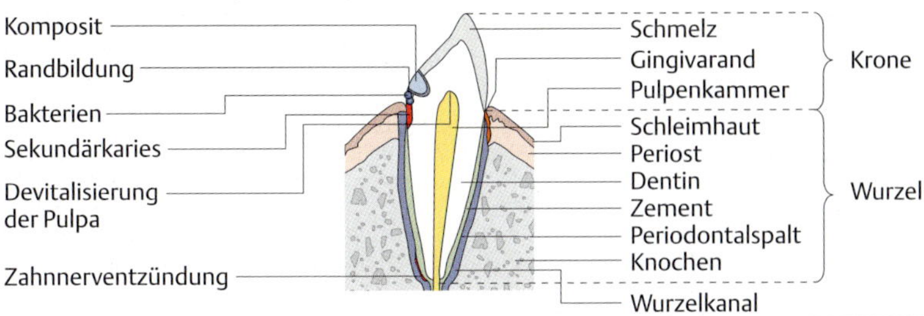

Iatrogene Belastungen II

Amalgam

Grundlagen: Bereits 23 n. Chr. beschreibt Gajus Plinius d. Ä. die Trennung von Gold und Silber durch Quecksilber (Hg). 1528 wurde erstmals eine Amalgam-Rezeptur für Zahnfüllungen beschrieben, die der Ulmer Stadtarzt Johann Stocker entwickelt hatte. Das Wort Amalgam ist abgeleitet vom griechischen „amalos" für weich und „gamos" für Vereinigung. Die älteste Amalgamfüllung der Welt wurde in einem Backenzahn von Prinzessin Anna Ursula von Braunschweig (1573–1601) bei Ausgrabungsarbeiten in Crailsheim/Deutschland entdeckt. Zahn-Amalgam ist eine Legierung aus Hg mit einem Legierungspulver (Alloy). Alloy besteht aus anderen Metallen, z. B. Silber, Kupfer und Zink (Mischungsverhältnis Hg : Alloy 1 : 1).

Etwa 90% der deutschen Bevölkerung sind Amalgamträger. Jährlich werden (noch) ca. 35 Millionen Amalgamfüllungen in Deutschland gelegt. Dies entspricht einer Hg-Verarbeitung von fast 18 t Hg/Jahr.

In den Medien wird immer wieder über die gesundheitliche Gefährdung durch Amalgamfüllungen berichtet und daraus eine Bedrohung der Volksgesundheit abgeleitet. Die toxikologische Beurteilung hat sich hingegen auf wissenschaftlich erfassbare und gesicherte Fakten zu stützen.

Hg-Belastung durch Amalgamfüllungen: Es ist unbestritten, dass Amalgamfüllungen zur Exposition mit Hg beitragen (s. S. 88). Aus Amalgamfüllungen werden Hg-Dampf (Hg^0) und Hg-Ionen (Hg^{2+}) freigesetzt. Das Ausmaß der Exposition mit Hg^0 aus Amalgamfüllungen ergibt sich aus der Bestimmung der Hg-Konzentration in der intraoralen Luft (0,2–5 µg/m³). Bereits nach 10-minütigem Kauen kommt es zu einem Anstieg der Hg-Konzentration auf bis zu 30 µg/m³. Unter Berücksichtigung dieser gesteigerten Freisetzung von Hg^0 errechnet sich eine Resorption von Hg^0 über das Lungenepithel von im Mittel 0,2–8 µg/d. Hg^{2+} kann über den GIT resorbiert werden (0,5–6 µg/d). Mit der aufgenommenen Nahrung resorbieren Deutsche zusätzlich ca. 8 µg Hg/d (vorwiegend organisches Methyl-Hg), Japaner aufgrund ihres hohen Fischkonsums bis zu 20 µg/d. Fettreiche Fische weisen den höchsten Gehalt an Methyl-Hg auf (→**A**).

Toxikologie (s. S. 88): Der MAK-Wert für Hg^0 liegt bei 100 µg/m³. Die WHO legt einen Grenzwert der Aufnahme an Gesamt-Hg von 50 µg/d fest; davon sollen nicht mehr als 33 µg/d organisches Hg sein. Die von der WHO angegebene kritische Aufnahmemenge des sehr giftigen Methyl-Hg mit der Nahrung liegt bei 400 µg/d. Der WHO-Grenzwert für den Hg-Gehalt im Blut liegt bei 20 µg/l. Der BAT-Wert für Hg liegt bei 50 µg/l Blut. Aus Massenvergiftungen (z. B. in Minamata/Japan 1956) beim Menschen ist bekannt, dass erste Anzeichen einer Methyl-Hg-Vergiftung ab einer Hg-Konzentration von ca. 300 µg/l Blut auftreten.

Toxizität (→**B**): In sehr seltenen Fällen kann es bei Amalgamträgern (aber auch bei Trägern aller anderer Füllungsmaterialien) zu unerwünschten Reaktionen kommen. Hg-Dämpfe, die beim Legen oder Entfernen aus Amalgamfüllungen freigesetzt werden, können bei sehr empfindlichen Personen zur Entwicklung von Hg-Exanthemen und ulzerierenden Läsionen der Gingiva (Lichen planus) führen (→**C**). Versehentlich in die Mundschleimhaut implantiertes Amalgam (z. B. durch Verletzung beim Schleifen, Bohren) führt zur Amalgampigmentierung (→**C**). Diese schwärzliche Läsion provoziert aber keine schädigende Reaktion. Sie muss nicht entfernt werden und heilt schnell wieder ab.

Umfangreiche epidemiologische Studien konnten allerdings keine Korrelation zwischen der Anzahl der Amalgamfüllungen und der Anzahl der Symptome bzw. der Häufigkeit bestimmter Einzelsymptome belegen. Im Gegenteil: So gaben z. B. Frauen mit 20 und mehr Amalgamfüllungen sogar weniger Symptome und Beschwerden an als Frauen mit 0–4 Amalgamfüllungen (→**D**). Alle wissenschaftlich anerkannten Studien kamen zu dem Schluss, dass wenigstens auf der Ebene der Gesamtbevölkerung kein Zusammenhang zwischen der Anzahl der Amalgamfüllungen und dem Auftreten bestimmter Beschwerden besteht (s. a. Amalgam-Syndrom, S. 224).

Schlussfolgerungen:

1. Die Verwendung von Hg im menschlichen Organismus ist grundsätzlich nicht unbedenklich.
2. Amalgamfüllungen tragen messbar, aber nur geringfügig zur Gesamtbelastung des Menschen mit Hg bei.
3. Zur Auslösung einer Hg-Vergiftung reicht das aus den Amalgamfüllungen freigesetzte Hg nicht aus.

A. Hg-Gehalte von Nahrungsmitteln

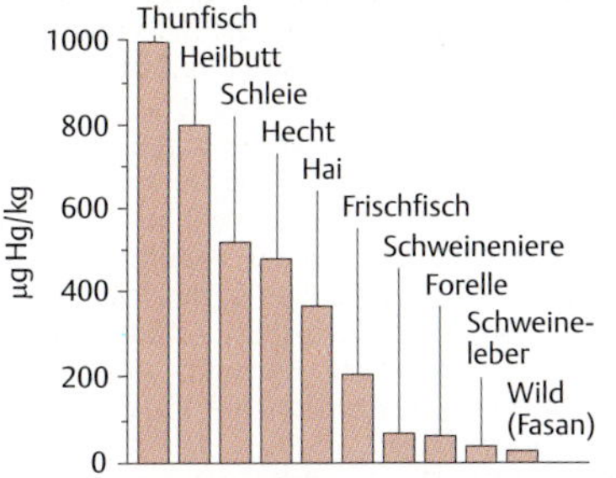

B. Toxizität von Amalgam

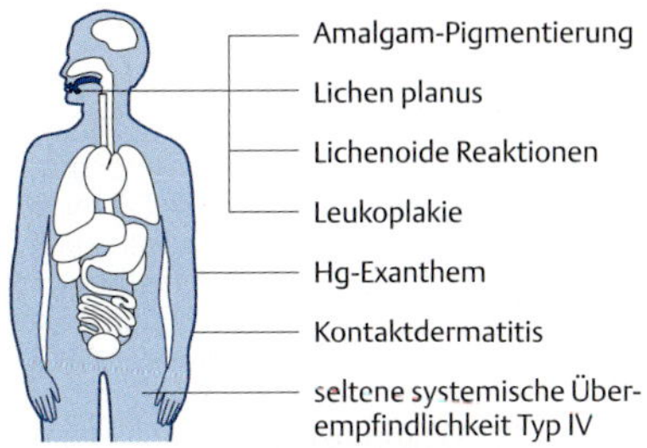

C. Unerwünschte Reaktionen bei Amalgamträgern

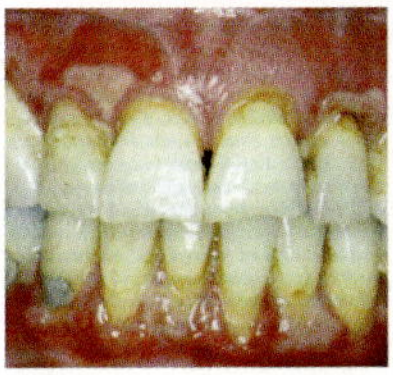

Lichen planus der Mundhöhle: Ulzerierende Läsionen der Gingiva

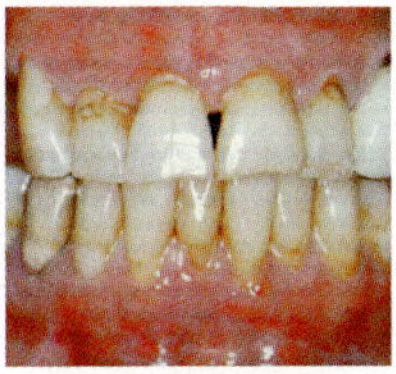

Der gleiche Patient nach professioneller Plaqueentfernung: Vollständige Remission der ulzerierenden Läsionen. Allein durch Änderung der Mundhygiene kann eine Besserung eintreten

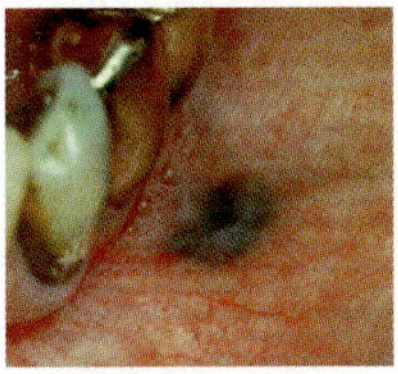

Schwärzliche harmlose **Amalgampigmentierung:** Amalgampartikel dringen meist nach Verletzung der Schleimhaut ein, z. B. beim Schleifen oder wenn der Bohrer bricht

D. Typische Symptome bei Amalgamträgern

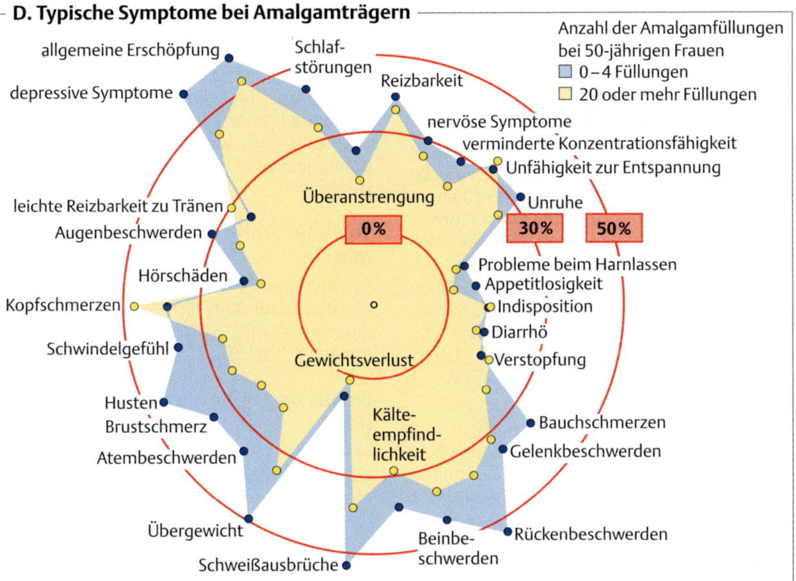

Gifte und Schadstoffe in Lebensmitteln I

Toxine und Bakterien

Fast 90% aller Lebensmittel(LM-)Vergiftungen werden durch bakterielle Toxine verursacht. Das Salmonellentoxin aus Salmonella enteritidis führt z. B. nach 6–8 h zu starkem Fieber und Brechdurchfall. Aufnahmequellen sind oft unzureichend erhitzte Eiprodukte (70 °C/10 min zerstört das Toxin) oder Geflügelfleisch (→**A**).

Weitere LM-Vergiftungen (Durchfallerkrankungen) werden durch Aufnahme von Campylobacter jejuni (in roher Milch oder unzureichend erhitztem Geflügelfleisch) verursacht. Auch EHEC-Bakterien (EHEC = **e**nterohämorrhagisches **E**scherichia **c**oli) werden über rohe Milch und nicht durchgegartes Rinderhackfleisch aufgenommen. EHEC-Infektionen nehmen weltweit zu. Sie äußern sich in blutigen Darmgeschwüren und starken Diarrhöen (hämorrhagische Colitis), bei Kindern in Nierenversagen. 10% dieser Infektionen enden tödlich. Bei fast 95% aller Magen-Darm-Geschwüre ist Helicobacter pylori beteiligt. Aufnahmequellen sind verunreinigte medizinische Geräte, Oberflächenwasser und die Fruchtfliege Drosophila melanogaster.

Mykotoxine

Zu diesen zählen u. a. das von Aspergillus flavus (wächst vorwiegend auf Nüssen, Soja, Getreide, Gewürzen) gebildete hepatotoxisch und kanzerogen wirkende Aflatoxin. Penicillium expansum bildet in faulem Obst, Säften und Brot das kanzerogene Patulin. Die von Claviceps purpurea vor allem in ungereinigtem Roggen und Weizen gebildeten Mutterkornalkaloide (Ergotalkaloide, →**B**) können nach Aufnahme Kopfschmerzen auslösen. Das von manchen Aspergillus- und Penicillium-Arten wie A. ochraceus, P. viridicatum auf Getreide, Getreideprodukten und Nüssen gebildete, kanzerogene und nierenschädigende Ochratoxin A findet sich sogar in Bier und Kaffee.

Pflanzliche Schadstoffe

Man unterscheidet zwischen Schadstoffen, die schon bei normalen Verzehrgewohnheiten toxisch wirken können, und sekundären Pflanzenstoffen (bioaktiven Substanzen), die erst bei extremer Überdosierung die Gesundheit des Menschen beeinträchtigen.

Schon bei normalem Verzehr wirkt Solanin, (z. B. in grünen Kartoffeln) toxisch. Es führt zu Kopfschmerzen, Erbrechen und Durchfällen bis hin zu Gehirnödemen. Oxalsäure z. B. in Rhabarber, Spinat und Sellerieknollen kann zu Hämaturie sowie Nierensteinbildung (Calciumoxalat) führen und hemmt die Calciumaufnahme. Blausäure in bitteren Mandeln blockiert die Zellatmung. Saponine in Rote Beete und Spargel haben hämolysierende Eigenschaften. Glycyrrhizin in Lakritze kann zu erhöhtem Blutdruck, Kochsalz- und Wasserretention sowie Abnahme des Kaliumgehaltes im Serum führen.

Sekundäre Pflanzenstoffe: Bei normalem Verzehr überwiegen hier die gesundheitsfördernden Wirkungen. Es sind Nahrungsinhaltsstoffe ohne Nährstoffcharakter, zu denen auch die Ballaststoffe zählen. Beispiele sind Protease-Inhibitoren (z. B. Hämagglutinine in Bohnen) und strumigene Substanzen (z. B. Glucosinolate in Kohl), die nach der AVR-Regel (→**C**) aufgenommen werden sollten. Die therapeutischen und protektiven Eigenschaften reichen von entzündungshemmend bis antikanzerogen (→**D**).

Nitrat und Nitrit

Der Nitratgehalt eines LM ist artenspezifisch und genetisch bedingt. Feuchtwarmes Klima und stickstoffreiche Düngung begünstigen die Nitrateinlagerung. Einige Pflanzen (z. B. Salate) reichern Nitrat bis zu 7000 mg/kg an. Nach Aufnahme von nitrathaltigen LM können im sauren Magenmilieu kanzerogene Nitrosamine/amide entstehen (s. S. 100–103). Ascorbinsäure und Tocopherol hemmen, Chlorogensäure aus Kaffee stimuliert Nitrosierungen.

Toxische Stoffe in tierischen Lebensmitteln

Sie werden meist von Mikroorganismen (z. B. Dinoflagellaten) im Tier gebildet, z. B. Saxitoxin (Muscheln), Anatoxin (Krabben) und Maitotoxin (Fischen).

Bovine spongiforme Enzephalopathie (BSE)

Als infektiöses Agens der Rinderseuche BSE gilt ein Prion (verändertes Protein). Es kann, oft erst 20 Jahre nach der Aufnahme, zu Verhaltens- und Bewegungsstörungen durch Nervenzellschäden führen. Ein Zusammenhang zwischen BSE und der menschlichen Creutzfeld-Jakob-Krankheit ist wahrscheinlich.

A. Aufnahme und Wirkung von Salmonellentoxin

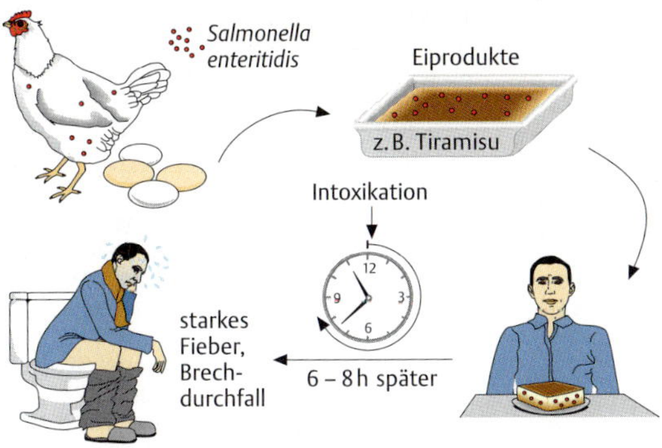

B. Mutterkorn

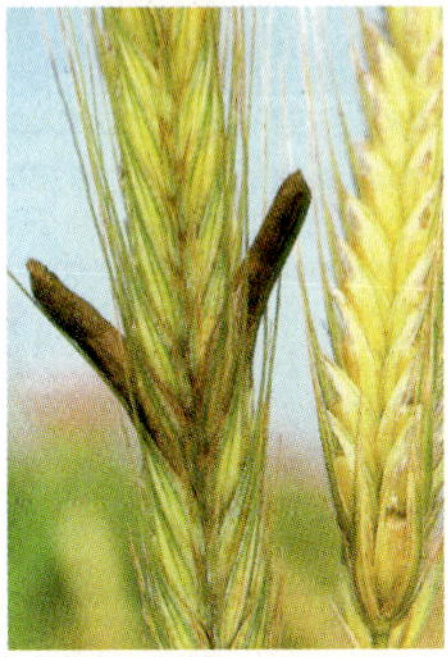

Befall durch *Claviceps purpurea*

C. AVR-Regel für den Verzehr sekundärer Pflanzenstoffe

möglichst abwechslungsreich

Frühling	Rettich, Spinat, Salat, Rhabarber, Spargel, Spitzkohl
Sommer	Tomate, Gurke, Bohnen, Zucchini, Aubergine
Herbst	Zwiebel, Mais, Erbsen, Rote Beete, Endivien
Winter	Kohl, Lauch, Champignons, Quitte, Äpfel, Birnen

zur Wirkstoffaufnahme wichtig: Obst- und Gemüsearten nach Jahreszeit abwechseln!

viel hilft viel!

400 – 500 g/d Gemüse, Rohkost, Obst; 5 – 6 Portionen am Tag!

- morgens: z. B. Müsli mit Früchten
- vormittags: z. B. Fruchtsaft
- mittags: z. B. Gemüseauflauf und Salat
- nachmittags: z. B. Obstteller
- abends: z. B. Brotzeit und Rohkost
- spät: z. B. Joghurt mit Früchten

möglichst roh

Rohkost/Salat

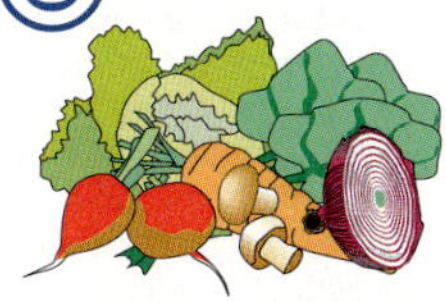

zerkochtes Gemüse

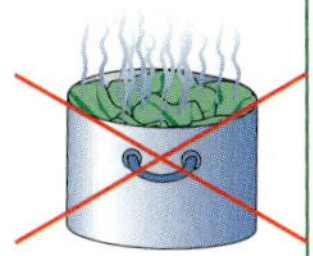

D. Sekundäre Pflanzenstoffe (bioaktive Substanzen)

Stoff	Wirkung	Vorkommen
Flavonoide	entzündungshemmend, antioxidativ, antikanzerogen, antimikrobiell, gerinnungshemmend	Kopfsalat, Broccoli, Rotkohl, Tomaten, Zwiebeln, Kirschen, Pflaumen, Beeren
Carotinoide	antioxidativ, antikanzerogen, stimulieren die Immunantwort, hemmen die Mutagenese, verhindern Zellkernschädigungen	Aprikosen, Pfirsich, Broccoli, Rosenkohl, Grünkohl, Spinat, Kürbis, Karotten, Tomaten
Phytosterine	Cholesterinspiegel-senkend	Sonnenblumenkerne, Sesamsamen, Sojabohnen
Saponine	antikanzerogen, antimikrobiell, Cholesterinspiegel-senkend, immunmodulierend, entzündungshemmend	Kichererbsen, Sojabohnen, grüne Bohnen, Linsen
Sulfide	antikanzerogen, antimikrobiell, antioxidativ, entzündungshemmend, gerinnungshemmend	Knoblauch, Lauch, Zwiebeln
Protease-Inhibitoren	entzündungshemmend, antioxidativ, antikanzerogen, Blutglucose-regulierend	Sojabohnen, Erbsen, Erdnüsse, Kartoffeln, Reis, Mais, Hafer, Weizen
Phenolsäuren	antikanzerogen, antimikrobiell, antioxidativ	Grünkohl, Weizenvollkorn, Radieschen, Weißkohl, grüne Bohnen
Glucosinolate	antikanzerogen, antimikrobiell	Senf, Meerrettich, Kohl, Sauerkraut, Kresse

Gifte und Schadstoffe in Lebensmitteln II

Schadstoffe in Lebensmitteln (→A)

Die Toxizität der folgenden Schadstoffe wird ausführlich in Abschnitt 2.1 beschrieben.

Polyzyklische aromatische Kohlenwasserstoffe (PAK), s. S. 74): PAK gelangen beim Räuchern in Lebensmittel (LM). Sie entstehen auch beim Grillen, wenn Fett auf glühende Holzkohle tropft. Gemüse und Getreide können PAK aus dem Boden und der Luft anreichern.

Schwermetalle (s. S. 80–83): Sie gelangen meist über das Futter in die Tiere und somit in die LM („Carry over"). Sie können nach Aufnahme verschiedene Wirkungen auslösen.

Organochlor-Verbindungen: Polychlorierte Biphenyle (PCB, z. B. in Farben, s. S. 72) gelangen meist über die LM-Verarbeitung und Tierfutter in LM.

Tierarzneimittel/Futtermittelzusatzstoffe: Nach Einsatz von Antibiotika, Chemotherapeutika oder sedierenden Psychopharmaka bestehen Risiken für den Menschen (Entwicklung von Allergien und Resistenzen) nur, wenn die vorgeschriebenen Wartezeiten nicht eingehalten oder illegale Applikationen durchgeführt werden.

Rückstände aus Verpackungsmaterialien: Aus LM-Verpackungen können z. B. Vinylchlorid, Weichmacher (z. B. Phosphate) oder andere Hilfsstoffe (z. B. Peroxide) in LM übertreten (= Migration).

Pestizide (s. S. 96–99): Fungizide (z. B. Dithiocarbamate) und Insektizide (z. B. Pyrethroide) bilden den Hauptanteil schädlicher Rückstände in Obst und Gemüse.

Reinigungs- und Desinfektionsmittel: Unfälle oder mangelnde Sorgfalt können hier zu Kontaminationen von LM führen. Tenside erhöhen z. B. die Permeabilität der Darmwand, sodass allergisierende Stoffe in die Blutbahn treten können.

Lebensmittel-Zusatzstoffe (→B)

Sie unterliegen einem strengen Zulassungsverfahren. Dennoch sind für einige Schädigungen bekannt geworden. Sie werden durch die EG-weit gültigen E-Nummern gekennzeichnet.

Stabilisatoren: Polyphosphate steigern das Wasserbindungsvermögen in Brühwürsten. In Käse verhindern sie z. B. die Koagulation von Eiweiß. Phosphate hemmen die Calciumaufnahme und lösen bei einigen Kindern Hyperaktivität aus.

Farbstoffe: Sie sollen in LM für ein appetit- und verkaufsförderndes Aussehen sorgen. Häufig täuschen sie bessere Qualität vor, z. B. einen Fruchtanteil in Joghurt. Einige synthetische Farbstoffe (z. B. Azorubin) können beim Menschen Allergien auslösen.

Säuerungsmittel: In Backpulver bewirkt Phosphorsäure durch Freisetzung von CO_2 aus Bikarbonat die Teiglockerung. Orthophosphorsäure wird z. B. Cola-Getränken zugesetzt. Phosphorsäure hemmt die Calciumresorption.

Verdickungsmittel: Alginate binden Wasser in LM (z. B. in Pudding) und hemmen die Aufnahme essenzieller Elemente wie Kobalt, Mangan, Eisen und Zink. Carrageenan wird LM (z. B. Pudding) zur Veränderung der Konsistenz zugesetzt. Es kann durch seine immunsuppressorische Wirkung die Entstehung von Tumoren fördern.

Geschmacksverstärker: Glutamate intensivieren den Geschmack von LM. Ein Zusammenhang zwischen dem Verzehr glutamathaltiger LM und Symptomen wie Kopfschmerzen und Übelkeit („China-Restaurant-Syndrom") konnte wissenschaftlich nicht belegt werden.

Konservierungsstoffe: Schwefel konserviert Wein (20–50 mg SO_2/l Wein), Kartoffelfertigprodukte und Trockenobst. Empfindliche Personen reagieren schon bei Aufnahme von 20 mg mit Übelkeit, Kopfschmerzen und Durchfall. Nitrat und Nitrit schützen Fleischwaren vor dem Verderb. Nitrit hemmt beim Menschen den O_2-Transport. 0,5 g führen zu leichten, 1–2 g zu schweren und 4 g zu tödlichen Vergiftungen. Aus Nitraten können kanzerogene Nitrosamine entstehen (s. S. 100–103). Benzoesäure und Benzoate wirken in sauren LM (z. B. Essiggurken) antimykotisch und bakteriostatisch. Sie können Zellwände durchdringen, Enzyme hemmen und Allergien auslösen. Die vorwiegend antimykotisch wirkenden Ester der p-Hydroxybenzoesäure (pHB-Ester) werden z. B. in Füllungen von Backwaren eingesetzt. pHB-Ester können gefäßerweiternd wirken und Allergien auslösen. Oberflächenbehandlungsmittel für Zitrusfrüchte und Bananen (Phenyle und Thiabendazol) sollen den Verderb durch Schimmelbefall einschränken. Sie wirken im Tierversuch kanzerogen und teratogen. Beim Bearbeiten der Früchte können bis zu 12% der Rückstände auf den essbaren Teil übertragen werden.

A. Wirkungen von Schadstoffen in Lebensmitteln

Polyzyklische aromatische Kohlenwasserstoffe (PAK)

Räucherschinken: bis 3 µg/kg
Grillgut: bis 50 µg/kg
Gemüse u. Getreide: bis 20 µg/kg

↓

z. B. Benzo[*a*]pyren wirkt mutagen und kanzerogen

MAK III/2

Schwermetalle

Pilze: bis 3 mg Cd/kg; 6 mg Hg/kg
Aal: bis 1 mg Hg/kg
Fische: bis 0,5 mg Hg/kg
Wild: bis 10 mg Pb/kg

↓

Hg: Audio- u. visuelle Defekte, Ataxie
Pb: Blei-Enzephalopathie, Magenschmerzen
Cd: Atemwegserkrankungen, Nierenschäden, Osteoporose

Organochlor-Verbindungen

Wild: bis 0,02 mg PCB/kg
Rinderleber: bis 0,03 mg PCB/kg

↓

- Kopfschmerzen
- Haarausfall
- Hautveränderungen (Chlorakne)
- Tumoren
- Diarrhö
- Polyneuropathien

MAK III/3

Tierarzneimittel und Futtermittel-zusatzstoffe

Kalbfleisch: z. B. β-Sympathomimetika (z. B. Clenbuterol bis 2,5 µg/kg)

↓

- Allergien
- Resistenz gegen Antibiotika

Rückstände aus Verpackungsmaterialien

Margarine: Vinylchlorid

↓

- lebertoxisch
- kanzerogen

MAK III/1

Pestizide

Obst, Gemüse: z. B. Pyrethroide

↓

- Tremor
- Ataxie
- erhöhte Erregbarkeit
- Choreoathetose
- Salivation

Die Diätverordnung legt bei allen Nahrungsmitteln für Säuglinge und Kleinkinder eine Höchstmenge von 0,01 mg fest. Dies gilt für sämtliche Pflanzenschutzmittel.

Reinigungs- und Desinfektionsmittel

z. B. Tenside, unter normalen Umständen kein Vorkommen in Lebensmitteln

↓

Allergien

B. Vorkommen von Lebensmittel-Zusatzstoffen

Stabilisatoren

Brühwürste (z. B. Wiener)

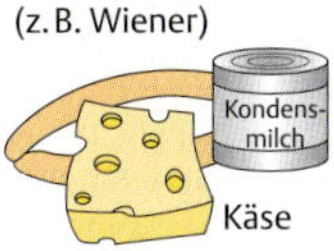

Polyphosphat (E450 a–c)

Farbstoffe

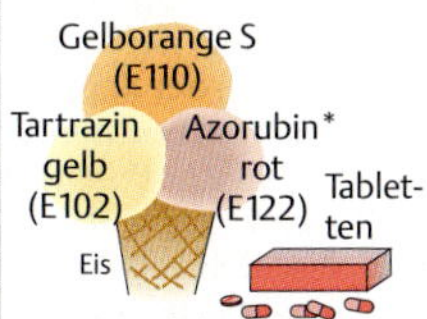

Amaranth (E123)

*in der BRD nicht zugelassen

Säuerungsmittel

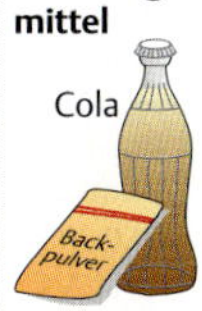

Orthophosphorsäure (E338)

Verdickungsmittel

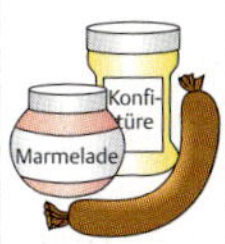

Alginate (E 400–406)

Geschmacksverstärker

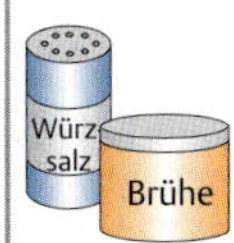

Glutaminsäuren (E620–625)

Konservierungsstoffe

Kartoffelfertigprodukte

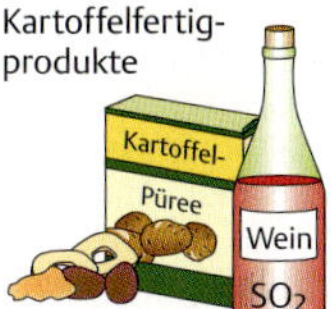

Trockenobst

Schwefeldioxid (E220)

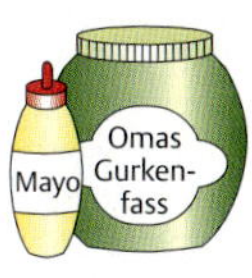

p-Hydroxybenzoesäure (E210)

Pudding

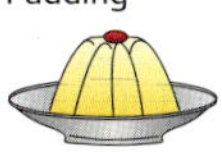

L-Carrageenan (E407)

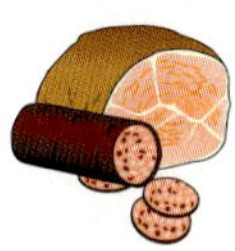

Natriumnitrit und -nitrat in Pökelsalz (E250–251)

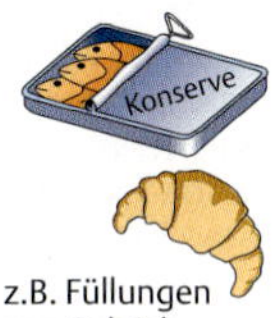

z.B. Füllungen von Gebäck

PHB-Ester (E214–219)

Novel Food und Lebensmittelbestrahlung

Novel Food

Unter Novel Food werden neuartige Lebensmittel (LM) zusammengefasst. Dazu zählen LM, die gentechnisch veränderte Organismen enthalten oder mit gentechnischen Verfahren hergestellt wurden. Zum anderen werden darunter LM verstanden, die bisher nicht auf dem europäischen Markt verfügbar waren.

Gentechnisch hergestellte oder veränderte LM: Die Gentechnik im Lebensmittelbereich hat folgende Ziele:

1. Herstellung z. B. von Enzymen oder Süßstoffen, z. B. für die Bier-, Brot- und Salamiproduktion;
2. Ertrags- und Resistenzsteigerung von Nutzpflanzen, z. B. gegen Pestizide oder Krankheitserreger;
3. Steigerung von Fleischansatz und Milchleistung von Nutztieren;
4. Verbesserung ernährungsphysiologischer Eigenschaften von LM, z. B. Vermehrung von mehrfach ungesättigten Fettsäuren. Gentechnisch veränderte Organismen sind z. B. Herbizid-tolerante Sojabohnen und transgene Tomaten „Flavr-Savr-Tomate" mit verlängerter Haltbarkeit (→**A**).

Risiken für den Menschen bestehen, wenn gentechnisch veränderte LM weniger Vitamine und Mineralstoffe oder mehr Fett und Salz enthalten als herkömmliche LM. Neben gewollten gentechnischen Veränderungen können auch unerwartete Effekte auftreten (z. B. andere Proteinveränderungen). Auch Allergien können ausgelöst werden. Ein Nachweis der gentechnischen Manipulation ist nur indirekt möglich. Hierzu kann z. B. eine veränderte Proteinbiosynthese der gentechnisch veränderten Organismen oder ein abnormer Gehalt von Vitaminen oder Fettsäuren herangezogen werden.

Neue LM auf dem europäischen Markt: Zu LM, die bisher nicht auf dem europäischen Markt verfügbar waren, zählen Schimmelpilzprodukte (z. B. „Quorn") als vegetarischer Fleischersatz oder Fettersatzstoffe (FES, z. B. „Olestra" oder „Simplesse"), die zwar wie Fett schmecken aber keine Kalorien haben (→**B**). Bei normalem Fett (Triglyceriden) können enzymatisch bis zu drei Fettsäuren von einem Glycerinmolekül abgespalten und aus dem Darm resorbiert werden (physiologischer Brennwert von Fett: 39 KJ/g = 9,1 kcal/g). Beim FES „Olestra" besteht das Zentralmolekül aus Saccharose, an das sternförmig angeordnet 6–8 Fettsäurereste binden können. Diese sind den Lipasen nicht zugänglich und können daher nicht abgespalten und vom Darm resorbiert werden (Brennwert von FES: 0 KJ/g). Nach Genuss von FES soll es zur verminderten Aufnahme der lipophilen Vitamine A, D, E und K sowie durch die vermehrte „Schmierung" des Darmes zu Diarrhö („Anal leakage") kommen. FES können bisher biologisch nicht abgebaut werden und gelten daher (noch) als „Sonderabfall".

Lebensmittelbestrahlung (LMB)

Sie gilt als die modernste Konservierungsmethode; sie verlängert die Reifedauer und damit die Lagerfähigkeit von LM (→**C**). Ungeziefer wie z. B. Käfer in Getreide werden vernichtet. Pflanzliche LM (z. B. Kartoffeln, Knoblauch) keimen nicht aus. Schimmelpilze und Bakterien, z. B. Salmonellen in Hähnchen, werden abgetötet. Aus bestrahltem Obst kann mehr Saft gewonnen werden. Eine schädigende Wirkung durch den Verzehr bestrahlter LM ist bisher nicht belegt. Bei sachgerechter Anwendung entstehen im LM keine radioaktiven Isotope. Einige Vitamine (z. B. A, B_1, E, C) reagieren jedoch strahlenempfindlich. Freie Radikale können entstehen und ungesättigte Fettsäuren durch LMB ihre schützende Wirkung verlieren.

Durch LMB werden nicht alle Keime abgetötet. Resistente Arten, z. B. das Sporen-bildende Bakterium Clostridium botulinum, können überleben. Verderbnisanzeichen wie Schimmelbildung, der faulige Geruch von LM oder das Öffnen der Kappen bei Champignons werden allerdings unterdrückt. Dadurch täuschen bestrahlte LM Frische vor, obwohl ein Teil der Vitamine schon abgebaut ist (→**D**). Nach europäischem Recht dürfen sogar verkeimte LM (z. B. Flüssigei) nach der LMB auf den Markt gebracht werden, obwohl sie bereits verdorben waren. Alternativen zur Entkeimung von LM ohne Bestrahlung bestehen z. B. in der Wasserdampfentkeimung bei Gewürzen oder in der Sprühkühlung von Geflügelfleisch.

Zur LMB werden bevorzugt Gammastrahlen benutzt (s. S. 141). Sie haben eine hohe Durchdringungskraft und sind kostengünstig. Bei den meisten LM kann eine Strahlenbehandlung eindeutig nachgewiesen werden, da strahlenspezifische, identifizierbare Metaboliten entstehen.

A. Haltbarkeitsverlängerung

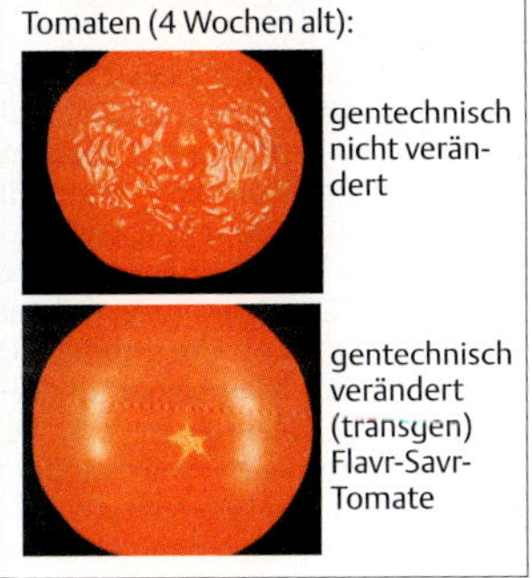

B. Wirkung von Fett und Fettersatzstoffen

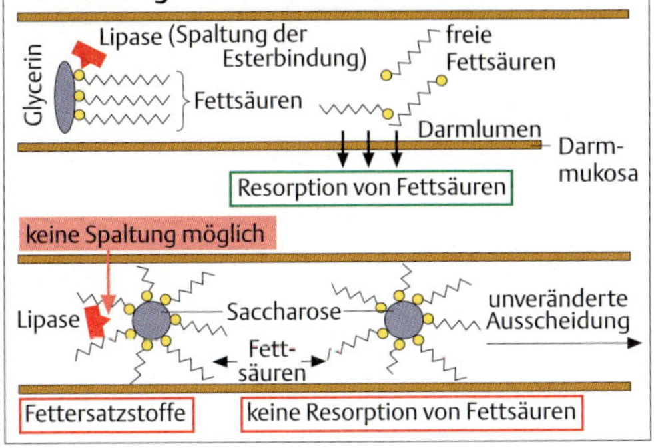

C. Vor- und Nachteile der Lebensmittelbestrahlung

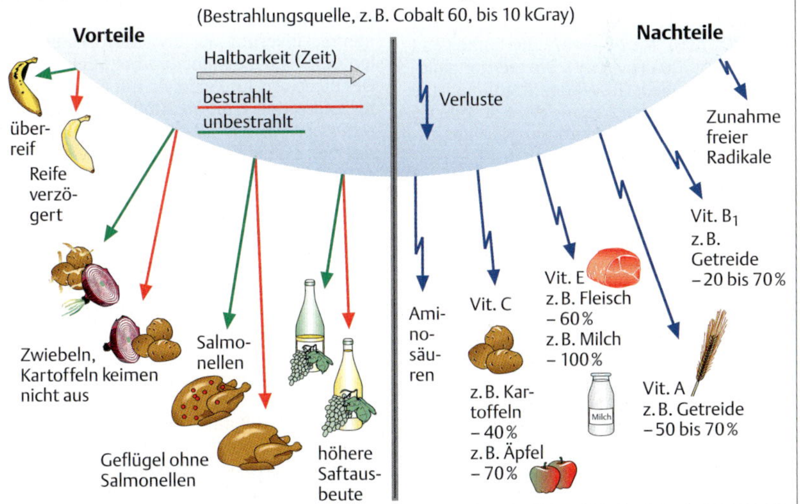

D. Bestrahlung täuscht Frische vor

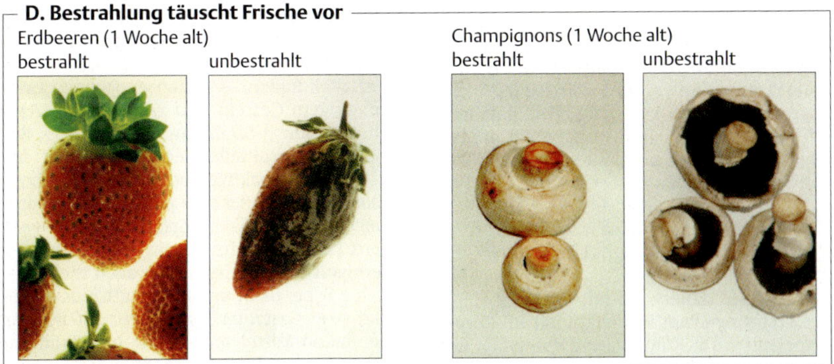

Ionisierende Strahlung I

Grundlagen

Ionisierende Strahlung lässt sich in Teilchenstrahlung (z. B. α-, β-Partikel, Protonen, Neutronen) und elektromagnetische Strahlung (z. B. Röntgen-, γ-Strahlung) unterteilen. Alle diese Strahlungsarten enthalten so viel Energie, dass sie Elektronen aus der Elektronenhülle der Moleküle freisetzen können, auf die sie treffen. Nicht-ionisierende Strahlungen (UV, IR, Laser, elektrische und magnetische Felder) rufen keine Ionisation hervor (s. S. 144).

Definitionen: Materie kann die Energie der auftreffenden Strahlung absorbieren. Die *Energiedosis D* in J/kg = Gray (Gy) beschreibt, wie viel Energie (J) pro kg Materie absorbiert wird. Vor 1986 wurde für Gy die Einheit rad verwendet (100 rad = 1 Gy). Die *relative biologische Wirksamkeit* (RBW) der Strahlung ist je nach Strahlungsart (z. B. α-, β-, γ-Strahlung) verschieden. So ist die *Ionisierungsdichte* (Anzahl der Ionisierungen entlang des Partikelweges, auch *linearer Energietransfer* genannt) z. B. bei α-Partikeln sehr hoch, bei β-Strahlung niedrig (→**A**). Dagegen durchdringen β- und γ-Strahlen das Gewebe viel tiefer als α-Partikel. Um dennoch die verschiedenen Strahlungsarten vergleichen zu können, wurden *Qualitätsfaktoren Q* eingeführt, mit denen die Energiedosis multipliziert wird: Q=1 für Röntgen-, γ- und β-Stahlen; Q=20 für α-Teilchen und Protonen. Die *Äquivalentdosis H*, gemessen in Sievert (Sv) (vor 1986 auch rem: 100 rem = 1 Sv), ist dann definiert: H = D x Q. Um die Strahlenempfindlichkeit unterschiedlicher Gewebe zu berücksichtigen, wird die Äquivalentdosis mit einem weiteren *Wichtungsfaktor F* multipliziert: z. B. Gonaden 0,25; Brust 0,15; Lunge 0,12. Daraus resultiert die *effektive Äquivalentdosis* (H_{eff} = D x Q x F, gemessen in Sv). Die *Zerfallsaktivität A* eines radioaktiven Stoffes wird in Becquerel (Bq) angegeben (1 Bq = 1 Zerfall/s). Die *physikalische Halbwertszeit (HWZ)* $t_{1/2phys}$ gibt an, wie lange es dauert, bis die Hälfte eines radioaktiven Stoffes zerfallen ist. Die biologische HWZ ($t_{1/2biol}$) umfasst die Zeit, bis die Hälfte eines Elementes aus dem Körper eliminiert oder metabolisiert worden ist (Urin, Schweiß, Fäzes). Die *effektive HWZ* ($t_{1/2eff}$) kennzeichnet, wie lange es dauert, bis nur noch die Hälfte der ursprünglichen Radioaktivität im Körper gemessen wird (Kombination von $t_{1/2biol}$ und $t_{1/2phys}$). Die *Halbwertschichtdicke* (*HWS*) bezeichnet die Materialschicht (→**A**), die benötigt wird, um die Strahlungsintensität zu halbieren.

Strahlenmesstechnik: Die *Personendosis* ist die Äquivalentdosis, die an einer repräsentativen Stelle der Körperoberfläche mit *passiven Dosimetern* (z. B. Filmplaketten) ermittelt wird. Die akkumulierende Strahlung trifft auf einen Film, der sich bei der Entwicklung schwarz färbt. *Aktive Dosimeter* (z. B. Geiger-Müller-Zählrohr) geben bei Überschreitung der Schwellenwerte ein Warnsignal ab. Zur Abschätzung der Äquivalentdosis, z. B. bei Ganzkörperbestrahlung aus unbekannten Quellen, werden auch die Lymphozytenzahl im Blut bzw. die Chromosomenaberrationen in den Lymphozyten herangezogen (→**B**).

Strahlenschutzverordnung: Ab 2000 beträgt der Grenzwert für die Belastung der Allgemeinbevölkerung aus zivilisatorischen Quellen (s. u.) 1,0 mSv/Jahr (vorher 1,5 mSv/Jahr). Der Richtwert für Personen mit berufsbedingter Exposition wird ab 2000 auf 20 mSv/Jahr reduziert (vorher 50 mSv/Jahr). Generell ist das Ziel, die Exposition so niedrig wie möglich zu halten (ALARA - as low as reasonably achievable).

Quellen ionisierender Strahlung

Die Bevölkerung ist mit einer mittleren, jährlichen effektiven Dosis von ca. 4 mSv belastet (→**C**). Diese setzt sich aus natürlichen (60%, 2,4 mSv/Jahr) und zivilisatorischen (40%, 1,6 mSv/Jahr) Expositionsquellen zusammen. Zu den *natürlichen Quellen* zählen kosmische Strahlung (Meereshöhe: 0,3 mSv/Jahr; 3000 m: 1 mSv/Jahr), terristrische Strahlung radioaktiver Stoffe (0,4 mSv/Jahr), in den Körper integrierte Radionuklide (0,3 mSv/Jahr) und Radonfolgeprodukte (1,4 mSv/Jahr). *Zivilisatorische Quellen* sind vor allem medizinische Anwendungen (1,5 mSv/Jahr); kerntechnische Anlagen, Fall-out etc. tragen minimal dazu bei.

Spezialfall Radon: ^{222}Radon entsteht in radiumhaltigem Gestein und zerfällt unter Aussendung von α-Strahlung. Eingeatmetes Radongas wird großteils wieder ausgeatmet; angelagerte, radioaktive Tochternuklide führen jedoch bei chronischer Exposition zur Schädigung des Bronchialepithels und zu Lungenkrebs (z. B. bei Arbeitern in Uranminen). In niedrigen Dosen wird Radon auch therapeutisch z. B. bei Gicht und Rheumatismus eingesetzt (Bad Gasteiner Heilstollen: 250 Bq/m³). Die Radon-Mittelwerte in Deutschland im Freien betragen 10 Bq/m³, in Innenräumen ca. 50 Bq/m³.

A. Ionisierungsdichten im Gewebe

Strahlungsart	Strahlungsquelle (Beispiele)	Reichweite im Gewebe (Punkte sind Ionisierungen)	Halbwertschichtdicke
α	210-Polonium	0,037 mm	ges. Abschirmung durch 1 Blatt Papier, mehrere Zellen
β	32-Phosphor	maximal 8 mm	0,6 mm Aluminiumschicht
γ	60-Cobalt	mittlere Distanz zur 1. Ionisierung 164 mm; Photon	1,6 cm Bleischicht

B. Bestimmung der Äquivalentdosis nach akuter Ganzkörperbestrahlung

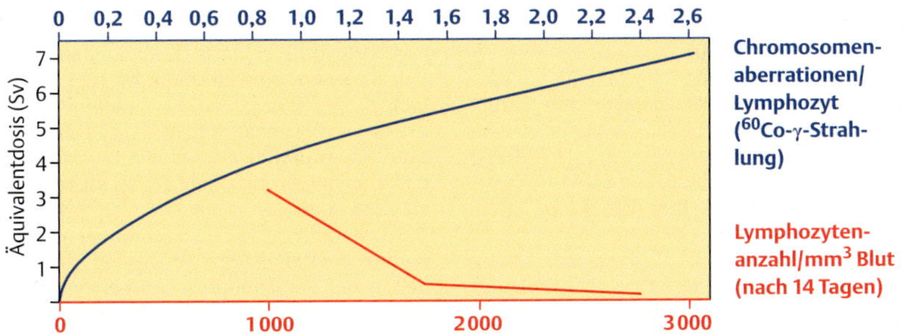

C. Belastung aus natürlichen und künstlichen Strahlungsquellen in Deutschland

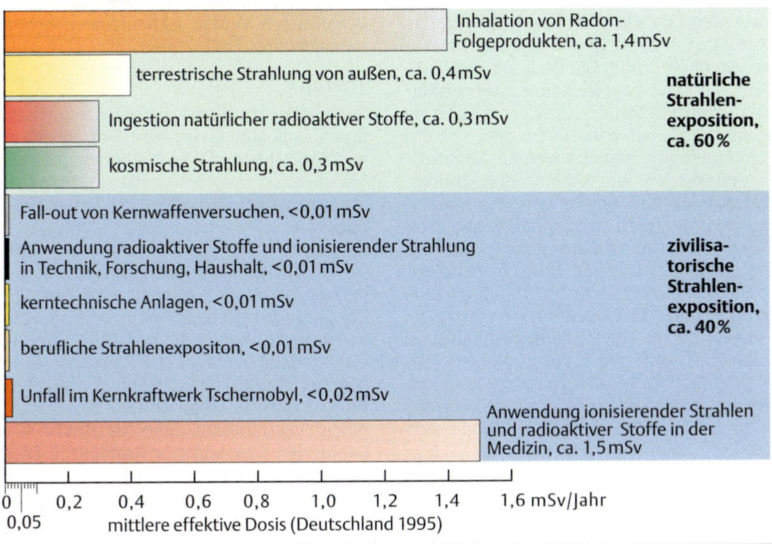

Ionisierende Strahlung II

Biologische Wirkungen

Man unterscheidet deterministische und stochastische Effekte aufgrund ihrer unterschiedlichen Dosis-Wirkungs-Beziehungen. *Deterministische Wirkungen* treten erst oberhalb einer Schwellendosis auf, wenn bereits viele Zellen geschädigt sind (z. B. deutliche Absenkung der Lymphozytenzahl erst ab 0,25 Gray [Gy] akuter Ganzkörperbestrahlung). Bei *stochastischen Effekten* beinhaltet auch noch die kleinste Dosis ein Schädigungsrisiko, d. h. theoretisch reicht die Schädigung der DNA nur *einer* einzigen Zelle aus, um eine maligne Erkrankung entstehen zu lassen. Die Wahrscheinlichkeit einer Schädigung nimmt proportional zur Dosis zu.

Somatische Frühschäden (nach einigen Wochen) werden von *Spätschäden* (nach Jahren, Jahrzehnten) unterschieden (→**A**). Genetische Strahlenschäden manifestieren sich durch Mutationen in der DNA. Ist die DNA der Keimzellen betroffen, entstehen vererbbare Schäden.

Atome und Moleküle (→**B**): Freie Elektronen, die durch elektromagnetische- oder Teilchenstrahlung entstehen, können *direkt* mit kritischen Molekülen (DNA, RNA, Proteine, Zellmembran) reagieren (z. B. Einzelstrangbruch der DNA). *Indirekt* führen solche freien Elektronen, wenn sie auf Wassermoleküle treffen, zur Bildung von OH•-Radikalen. Die Präsenz von Sauerstoff erhöht die Reaktion von Radikalen mit Makromolekülen („Sauerstoffeffekt"). Proteine können ihre enzymatische Aktivität verlieren, denaturiert oder mit anderen Molekülen vernetzt werden. Genotoxische Wirkungen wie Chromosomenbrüche, -aberrationen und Mutationen (Punktmutation, Deletion, Insertion) werden beobachtet.

Zellen: Absorption von Strahlung mit hohem linearen Energietransfer (z. B. α-Strahlung, s. S. 140) kann direkt zum Zelltod führen. Eine Fraktionierung (die Gesamtdosis wird in viele Teildosen geteilt, die in zeitlichem Abstand verabreicht werden) minimiert die Zellschäden in den überlebenden Zellen: Die Reparaturmechanismen der Zelle kommen bei jeder Dosisfraktion zur Wirkung. Eine Stunde nach Exposition können ca. 90% der Einzelstrangbrüche und Basenschäden repariert sein. Deshalb werden in der *Strahlentherapie* hochfraktionierte Dosen eingesetzt, die maligne Zellen töten, aber dem umliegenden Gewebe eine Erholung ermöglichen. Nicht-reparierte Mutationen können akkumulieren. Spätfolgen (Krebs) zeigen sich oft erst nach einer Latenzzeit von Jahrzehnten.

Organe: Die Inkorporation von Radionukliden (s. S. 104) kann organspezifische, stochastische Schäden hervorrufen, oftmals durch langjährige Exposition: z. B. Osteosarkoma (Radium-226, -228: Zifferblattmalerinnen); Lungenkrebs (Radon-222: Arbeiter in Uranminen); Leukämie (Strontium-90: Hiroshima/Nagasaki-Opfer). Deterministische Spätschäden treten z. B. im Bindegewebe auf (Lungenfibrosen); sie zeigen einen progressiven Verlauf und sind schwer heilbar.

Organismus/Mensch: Die Symptome des akuten Strahlensyndroms nach Ganzkörperbestrahlung treten dosis- und zeitabhängig auf (→**C**). Ausdifferenzierte Körperzellen (Muskel, Knochen, Nervenzellen) werden relativ wenig geschädigt. Das strahlenbedingte Krebs- und Leukämierisiko von Feten und Kindern ist größer als das von Erwachsenen, da bei ersteren noch viele Zellen im Teilungsstadium sind.

Ökosystem: Ionisierende Strahlung und die daraus entstehenden Mutationen der DNA haben bei der Evolution des Lebens mitgewirkt. In welcher Weise die relativ niedrigen anthropogenen Zusatzbelastungen (z. B. Anreicherung, Anwendung und Lagerung von radioaktivem Material) das Ökosystem „Erde" beeinflussen werden, ist heute noch nicht abzuschätzen.

Therapie

Nach hoher Strahlenexposition des Menschen durch radioaktive Partikel („Hot spots", z. B. nach Strahlenunfällen) können folgende Maßnahmen getroffen werden: 1. äußere Dekontamination (Abduschen); 2. innere Dekorporierung (Laxantien, Magenspülung). Die Einnahme von Chelatbildnern wie DTPA (Diethylentriaminpentaessigsäure) kann innerhalb der ersten Stunden nach Exposition zur Bindung und beschleunigten Elimination von z. B. Plutonium führen. Eine Gabe von nicht-radioaktivem Jod (für Radiojod), Kalium (für rad. Cäsium) und Calcium (für rad. Strontium) kann die Inkorporation dieser Radionuklide vermindern. Eine spezifische Maßnahme bei Ganzkörperbestrahlungen ist die Knochenmarktransplantation. Unterstützende Maßnahmen sind die Gabe von Antibiotika, Sterilpflege, Blutplättchentransfusionen und Elektrolytersatz.

A. Somatische Früh- und Spätschäden

Frühschäden

Zellteilungsraten der profilierenden Gewebe (Haut, Knochenmark, Schleimhäute) sind vermindert (ab 0,25 Gy)

akutes Strahlensyndrom (ab 1 Gy Ganzkörperbestrahlung; s. Abb. C)

Strahlendermatitis, Früherythem (ab 3 Gy Ganzkörperbestrahlung)

Strahlenpneumonitis (ab 40 Gy Lungenbestrahlung)

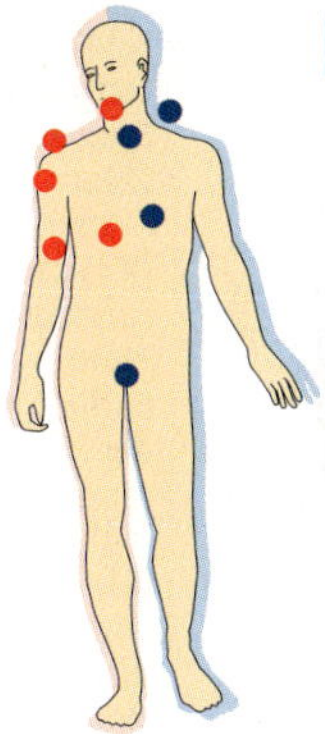

Spätschäden

Strahlenkrebs (Leukämie, Schilddrüsentumoren)

Strahlenfibrose (Lungenfibrose)

Sterilität

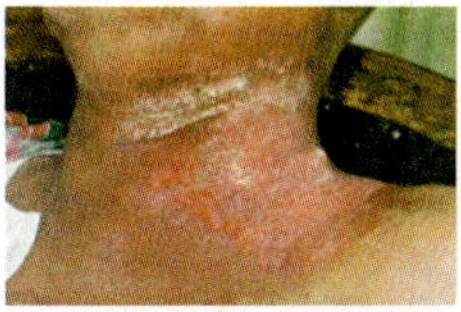

Feuchte Strahlenreaktion auf der Haut nach hoch dosierter Strahlenbehandlung (45 Gy Oberflächendosis)

B. Effekte ionisierender Strahlung auf Atom-, Molekül- und Zellebene

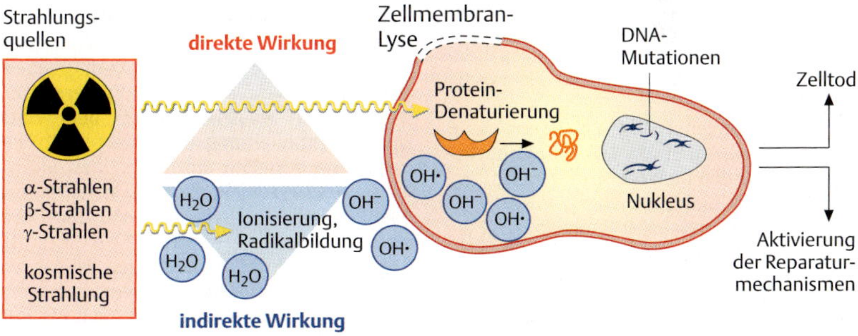

C. Akutes Strahlensyndrom (Strahlenkrankheit) nach Ganzkörperbestrahlung

Strahlendosis (Gy)	Symptome innerhalb von Stunden nach Exposition	Symptome innerhalb von Tagen bis Wochen nach Exposition	Wahrscheinlichkeit der Mortalität innerhalb von 30 Tagen (%)
9–10			100 %
8–9	Zerstörung von Gewebe		100 %
7–8	Fieber		100 %
6–7	Blutungen		50–100 %
5–6	evtl. Schock	Durchfälle, Infektionen	50–100 %
4–5			50–100 %
3–4	Lymphozytenzahl ↓	Thrombozytenzahl ↓ Granulozytenzahl ↓ Haarausfall, Fieber	1–50 %
2–3	Übelkeit, Erbrechen		1–50 %
1–2		Lymphozytenzahl ↓	0 %
1	kritische Dosis		0 %
0–1			0 %

Nicht-ionisierende Strahlung

Ultraviolett-(UV-)Strahlung

UV-Strahlung setzt sich aus UV-A (315–400 nm), UV-B- (280–315 nm) und UV-C-Strahlung (200–280 nm) zusammen. UV-B und UV-C werden zum größten Teil von der stratosphärischen Ozonschicht absorbiert (s. S. 92).

UV-A-Strahlung führt zur Sofortpigmentierung der Haut; bei empfindlichen Personen können Erytheme (Sonnenbrand) und Sonnenallergie ausgelöst werden (→**A**). Exzessive UV-A-Exposition kann Hautkrebs (epitheliale Tumoren, maligne Melanome) bewirken (→**B**). UV-A zerstört die elastischen und kollagenen Fasern der Lederhaut, wodurch die Haut vorzeitig altern kann (auch durch Solarien). **UV-B-Strahlung** kann hochdosiert Erytheme, sekundäre Pigmentierung, Immunschwächung, Aktivierung von Herpesviren, akuten Augenerkrankungen und Hautkrebs auslösen.

Nimmt die schützende Ozonschicht um 1% ab, steigt der UV-B-Anteil um 1,3–1,5%. Dem Anstieg der malignen Melanome in Deutschland zwischen 1970 und 1992 von 2–4 auf 8–10 Neuerkrankungen/100 000 Einw./Jahr liegt jedoch wahrscheinlich eine erhöhte Sonnenexposition in der Freizeit zugrunde. Schutzmaßnahmen gegen Sonnenbrand sollten in Abhängigkeit vom UV-Index erfolgen. Kinder sind besonders gefährdet: Sie verfügen noch nicht über schützende Lichtschwielen und über nur wenig Melanin; ihr Reparatursystem für UV-induzierte DNA-Mutationen ist noch ungenügend.

Laserstrahlung

Laserstrahlung ist monochromatisches Licht (180–1000 nm), das in gebündelter Form hohe Leistungsdichten erzielt. Laserstrahlen werden bevorzugt in der Medizintechnik eingesetzt (z. B. Koagulation von Blutgefäßen). In bestrahltem Gewebe können durch Erwärmung Nekrosen hervorgerufen werden (Netzhaut des Auges). Die Strahlenschutzkommission (1997) verbietet deshalb den Gebrauch von Laserpointern mit einer Leistung von mehr als 1 Milliwatt.

Elektromagnetische Felder

Die Stärke des elektr. Feldes E wird in Volt/Meter (V/m) gemessen. Ein Magnetfeld wird durch die magn. Induktion B (früher magn. Flussdichte) in Tesla (T) oder durch die magn. Feldstärke H in Ampere/Meter (A/m) charakterisiert.

Statische Felder: Die Stärke des elektr. oder magn. Feldes bleibt in einem bestimmten Zeitraum unverändert. Quellen für elektr. Felder sind z. B. Gewitteraufladungen (bis 10 kV/m) oder Fernsehgeräte (in 30 cm Abstand 30–7000 V/m). Magn. Felder findet man bei U-Bahnen (80 μT), beim geomagn. Feld oder in der Medizin (z. B. Kernspinresonanz-Tomographie 4 T).

Biologische Wirkungen: Statische elektr. Felder führen zu Entladungen, die nur die Hautoberfläche reizen. Statische magn. Felder durchdringen den Körper ungehindert; schädliche Wirkungen sind wissenschaftlich nicht belegt.

Wechselfelder: Elektr. und magn. Feld bedingen sich gegenseitig. Dabei ändert sich die Amplitude der Felder über einen Zeitraum (1 Schwingung/s = 1 Hertz [Hz]). *Niederfrequente elektromagn. Felder* (bis 30 kHz) werden z. B. von kleinen Haushaltsgeräten oder Hochspannungsfreileitungen emittiert (→**C**). Beispiele für Quellen *hochfrequenter elektromagn. Felder* sind Radio (300 MHz), Fernsehen, Radar, Mobiltelefone (450–1800 MHz) und Mikrowellen (900 MHz–30 GHz). Die Verordnung über elektromagn. Felder von 1997 legt Grenzwerte für magn. und elektr. Felder fest (→**D**). Diese sollen auch bei Handys eingehalten werden. Zusätzlich wird bei Handys die Abstrahlleistung begrenzt: C-Netz (0,5 W), D-Netz (2 W), E-Netz (1 W).

Biologische Wirkungen: Elektr. Wechselfelder haben wahrscheinlich keine schädlichen Wirkungen (Vibration der Körperhaare ab 1 kV/m). Magn. Wechselfelder induzieren im Körper elektrische Ströme. Die Wirkungen sind gut dokumentiert (→**E**), z. B. Störung eines implantierten Herzschrittmachers.

Hochfrequente elektromagn. Wechselfelder wie Mikrowellen werden im Gewebe in Wärme umgewandelt. Besonders gefährdete Organe sind Augen (Kataraktbildung) und männliche Keimdrüsen. Untersuchungen über andere, nicht-thermische Wirkungen sind nicht abgeschlossen. Körpereigene Ladungsträger wie K^+, Na^+ oder Cl^- werden im elektromagn. Feld bewegt. Daraus entstehende Spannungsdifferenzen an den Zellmembranen können Signalübertragung und Regulation der Biosynthese beeinträchtigen. Mutagene, teratogene oder karzinogene Wirkungen sind nicht bekannt.

A. Wirkungen der UV-Strahlung auf den Menschen

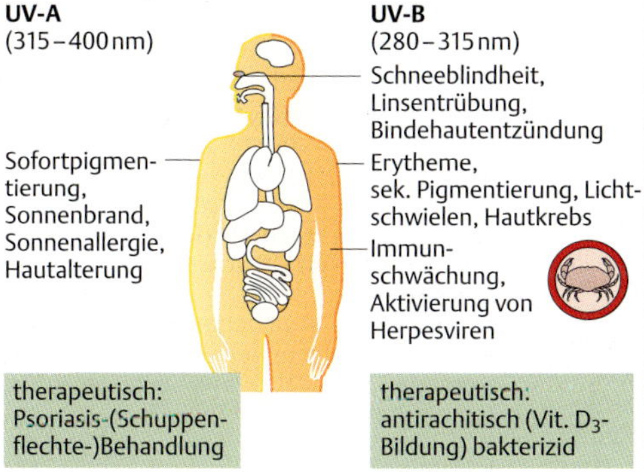

B. Maligne Melanome

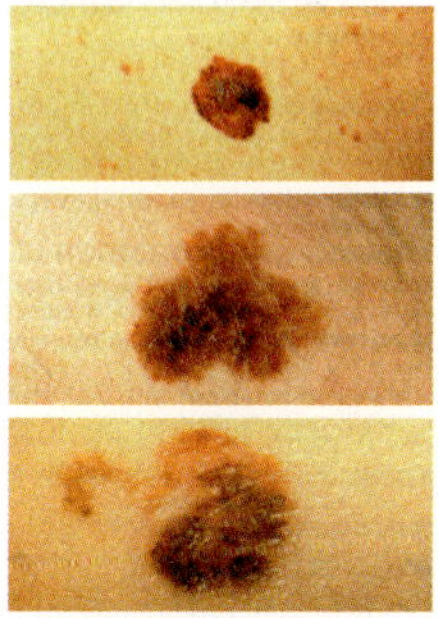

unterschiedliche klinische Formen des malignen Melanoms

C. Elektromagnetische Wechselfelder

Emittenten niederfrequenter Wechselfelder (50 Hz)

	elektr. Feldstärke (V/m) im Abstand von 3 cm/30 cm	**magn. Feldstärke (μT) im Abstand von 3 cm/30 cm**
Heizdecke	4000/500	40/0,2
Handmixer	200/10	20/1
Haartrockner	1000/100	2000/10
Fernseher	900/100	50/0,8
Hochspannungsleitung (380 kV)	unter der Trasse: 5000–6000	10–40
	in 25 m Abstand: 1000	8

D. Grenzwertempfehlungen

Verordnung über elektromagnetische Felder (BRD, 1997)

Grenz-/Basiswerte	**elektr. Feldstärke (bei 50 Hz)**	**magn. Feldstärke (bei 50 Hz)**
am Arbeitsplatz	10 kV/m	500 μT
Allgemeinbevölkerung	5 kV/m	100 μT

E. Biologische Wirkungen magnetischer Wechselfelder

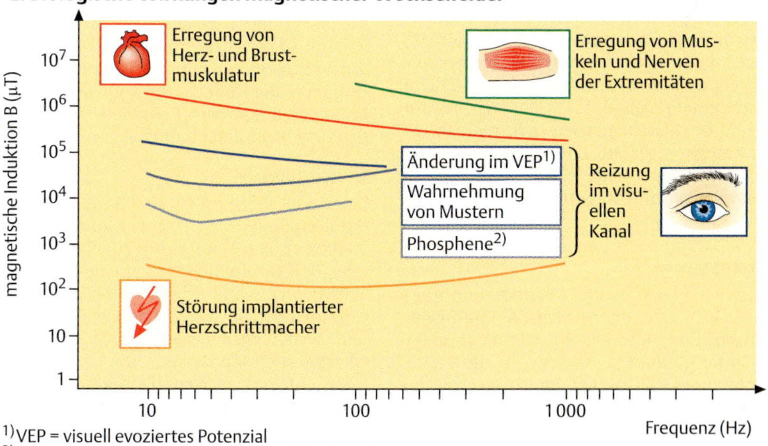

1) VEP = visuell evoziertes Potenzial
2) Flimmererscheinungen an der Sehfeldperipherie

Sinnesvermittelte Umweltfaktoren I

Grundlagen

Sinnesvermittelte Umweltfaktoren sind Faktoren, die von Sinnesorganen (z. B. Ohr, Nase, Auge) wahrgenommen werden können. Zu ihnen zählen physikalische und chemische Umweltfaktoren anthropogenen Ursprungs, die verschiedene Effekte auslösen können.

Belästigung: Faktoren wie z. B. mittelgradiger Lärm, unangenehmer Geruch oder diffuse Lichtquellen können eine reizgebundene, vorübergehende affektive Reaktion verursachen, ohne deutliche Leistungseinbußen für die Betroffenen. Gerüche stehen an erster Stelle bei den von den Gewerbeaufsichtsämtern registrierten Belästigungen (→**A**). In den Niederlanden ergaben Erhebungen, dass sich 14% der Personen gelegentlich und 6% häufig durch Geruch belästigt fühlen. Für Deutschland hochgerechnet müsste man von 4–5 Mio. häufig geruchsbelästigten Bürgern ausgehen.

Belastung: Umweltfaktoren, wie z. B. Tieffliegerlärm, Geruchsbelastungen mit Beeinträchtigung der Atemfunktion oder schädigende (blendende) Lichtquellen, können kurzzeitig oder anhaltend stark die psychischen Leistungen der Betroffenen beeinträchtigen. Wie stark die Betroffenen den stressenden Umweltfaktor empfinden ist abhängig von der affektiv-kognitiven Verarbeitung jedes Einzelnen.

Stabile externale Kausalattribution: Hier führen Personen ihre subjektiven Befindlichkeitsstörungen auf Umweltfaktoren zurück, obwohl dafür objektiv wenig Belege gegeben sind. Umweltstress entsteht ohne sinnliche Wahrnehmung, allein durch das Wissen um bestimmte Belastungen wie z. B. radioaktive Kontamination. Daraus können sich umweltbezogene funktionelle Symptomkomplexe („Umweltsyndrome") entwickeln (s. S. 222–232).

Geruchsstoffe

Meist sind es organische, flüchtige und wasserlösliche Stoffe, die Geruchsempfindungen auslösen. Eine ausreichende Lipidlöslichkeit der Stoffe garantiert, dass sie in die Lipidmembran der Riechzellen eindringen können (→**B**).

Die Messung geruchsintensiver Immissionen mittels chemisch-analytischer Verfahren ist nur schwer möglich, weil 1. Geruchsempfindungen schon unterhalb von Nachweisgrenzen liegen können, 2. die qualitative und quantitative Bestimmung von Geruchsstoffgemischen meist unmöglich ist und 3. der Geruchsstoff-Konzentration der Wirkungsbezug fehlt, also der Bezug zur Geruchsempfindung, der nur empirisch herstellbar ist. Aus diesen Gründen haben sich heute sensorische Methoden zur Geruchsmessung durchgesetzt. Immissionen von Geruchsstoffen objektiv zu bewerten ist schwierig, denn erst die subjektiv gefärbte Wahrnehmung führt zu Störungen des Wohlbefindens. Vom Gesetzgeber werden diese (analog dem Lärm) als Belästigung behandelt.

Geruchsschwellen (→C)

Man unterscheidet verschiedene Schwellen:

1. Empfindungs- bzw. Detektionsschwelle: Es ist die Konzentration eines Stoffes, bei der ein riechender Mensch in der Hälfte der Darbietungen eine Geruchsempfindung angibt.

2. Erkennungsschwelle: Bei dieser Konzentration kann ein Stoff bereits erfasst werden, ohne dass eine Empfindung auftritt. Die Empfindungsschwelle liegt im Mittel um den Faktor 2–3 höher als die Erkennungsschwelle.

Bei andauernder Exposition gegenüber einem Geruchsstoff nimmt die Empfindung der Geruchsstärke (Intensität) ab. Dieser Prozess heißt *Adaption* (→**D**).

Geruchswirkungen (→E)

Physiologische Reaktionen äußern sich z. B. in Pupillenerweiterungen. Psychologische Geruchswirkungen stellen sich als Befindlichkeitsstörungen bzw. Belästigungen dar, die drei Komponenten umfassen. Daneben klagen Personen, die in der Nähe von Geruchsemittenten (z. B. Klärwerk) wohnen, oft über somatische Beeinträchtigungen.

Gleichgewicht

Schwindel (Vertigo) ist eine Störung, bei der die Betroffenen den Eindruck haben, sie bewegten sich im Raum (subjektiver Schwindel) oder Objekte drehten sich um sie (objektiver Schwindel). Echter Schwindel beruht, im Unterschied zu Schwächeanfällen oder Verwirrtheitszuständen, auf Störungen eines Teils des Gleichgewichtsapparates, die z. B. otogen (Otitis media), exogen (Reisekrankheit), toxisch (Alkohol) oder psychisch (Hysterie) bedingt sein können.

A. Häufigkeit von subjektiv empfundenen Belästigungen

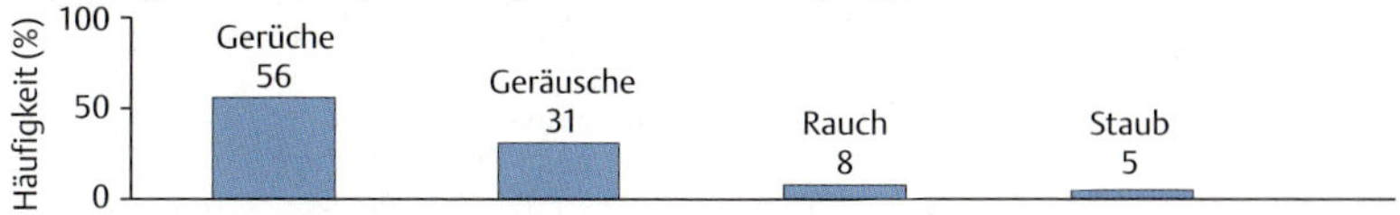

Anzahl der von Gewerbeaufsichtsämtern registrierten Belästigungen (Deutschland 1997)

B. Geruchs- bzw. Empfindungsschwellen ausgewählter Stoffe

Stoff	Empfindungsschwellen-konzentration (mg/m^3)	Stoff	Empfindungsschwellen-konzentration (mg/m^3)
Trimethylamin	0,0005	Essigsäure	2,5
Schwefelwasserstoff	0,003	Methanol	5,3
Buttersäure	0,004	Benzol	16,2
Formaldehyd	0,1	Ethanol	19,1
Phenol	0,2	Aceton	48,0
Ameisensäure	1,9	Tetrachlorkohlenstoff	640,0
Ammoniak	1,9	Dichlormethan	706,0

C. Empfindungs- und Erkennungschwelle

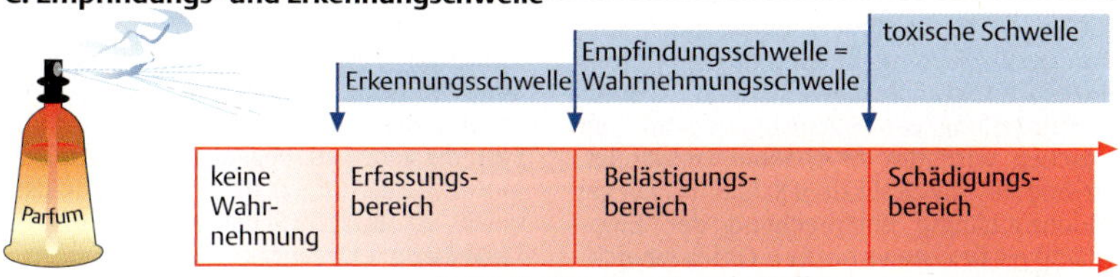

D. Adaption und Readaption bei Schwefelwasserstoff (2 Konzentrationsstufen)

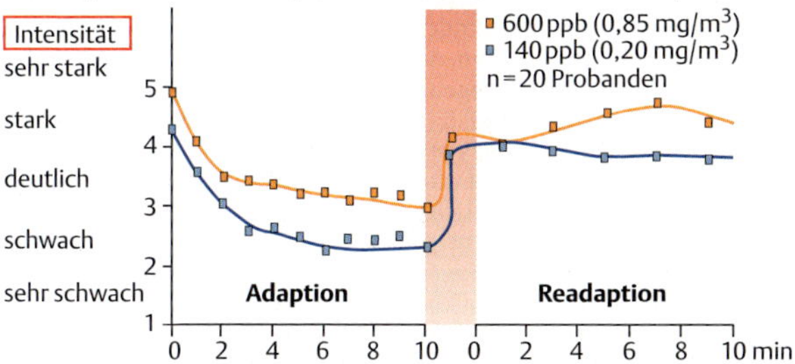

Die Expositionsdauer in der Adaptionsphase betrug 10 min. Nach einer Pause von 30 s wurden die Personen nur noch im 2-Minuten-Takt mit Schwefelwasserstoff konfrontiert (Readaptionsphase). Die Stärke ihrer Empfindung gaben die Personen auf einer Skala von 0–5 an.

E. Geruchswirkungen

physiologische Reaktionen

Pupillenerweiterung

periphere Gefäßverengungen

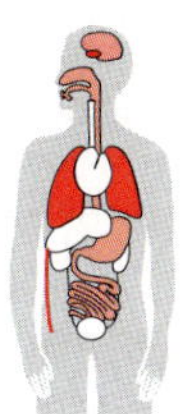

psychologische Wirkungen

- emotionale Komponente: z. B. Gefühl der Verärgerung
- Interferenzkomponente: z. B. Behinderung der Entspannung
- somatische Komponente: z. B. Übelkeit, Erbrechen, Durchschlafstörungen, Kopfschmerzen, Atembeschwerden

Sinnesvermittelte Umweltfaktoren II

Lärm

Grundlagen: Lärm ist unerwünschter Schall. Schall besteht aus Schwingungen der Luft, von Flüssigkeiten oder Festkörpern und ist durch Frequenz und Intensität objektiv charakterisierbar. In Anlehnung an die logarithmische Schallwahrnehmung im Ohr wird als Maß der Schallintensitätspegel in *Dezibel* (dB) verwendet, d. h. das logarithmische Verhältnis zwischen gemessener Intensität und einem Bezugsschalldruck. Jede Erhöhung des Pegels um 10 dB entspricht einer linearen Vergrößerung der Intensität um den Faktor 10. Ein Geräusch mit 80 dB überträgt demnach nicht doppelt soviel Energie wie eines mit 40 dB, sondern das 10 000fache (10^4).

Das menschliche Ohr nimmt Schwingungen von 16–20 000 Hz wahr; im Bereich von 1000–3000 Hz ist es besonders empfindlich. Die Hörschwelle liegt im Bereich besten Hörens bei 0 dB, die Schmerzschwelle bei ca. 130 dB. Zur Beurteilung von Schallsignalen für den Menschen wird die *dB(A)-Skala* verwendet. Hier sind die physikalischen Schalldruckpegel frequenzabhängig entsprechend der Empfindlichkeit des menschlichen Ohres gewichtet. Lautstärkeangaben in *phon* entsprechen dem Schalldruckpegel in dB eines gleich laut empfundenen Reintons bei 1 kHz.

Lärmquellen (→**A**): Die wesentlichen Umweltlärmquellen finden sich im Verkehr (Straßen-, Flug-, Schienen-), in Gewerbe und Industrie sowie im Wohn- (Kinderspielzeug, Küchengeräte etc.) und Freizeitbereich (Walkman, Diskotheken, Schusswaffen, Sportanlagen etc.). Tagsüber sind etwa 16% der Bevölkerung mit Pegeln von > 65 dB(A) aufgrund des Straßenverkehrs belastet. Rund 70% der Bevölkerung fühlen sich von Straßenverkehrslärm belästigt, 22% empfinden die Belastung durch Verkehrslärm als stark (→**B**). In der Bewertung folgen Fluglärm mit 42% und Schienenverkehr mit 21%. Die Spitzenpegel des Fluglärms liegen mit 110 dB(A) deutlich über denen des Straßenverkehrs mit 80 dB(A). Musikhören über Kopfhörer oder Diskothekenbesuche setzen das Ohr Schalldruckpegeln bis zu 110 dB(A) aus; Schusswaffen und Kracher erreichen bis 140 dB(A).

Rechtsvorschriften: Das Bundesimmissionsschutzgesetz (BImSchG) von 1998 enthält Richtwerte für Geräuschimmissionen (→**C**). Zur Beurteilung gewerblichen Lärms wird die Technische Anleitung Lärm (TA Lärm) herangezogen.

Lärmwirkungen (→**A**): Grundsätzlich wird zwischen Wirkungen auf das Gehör (aural) und auf den übrigen Organismus (extraaural) unterschieden. Aurale Lärmwirkungen mit irreversiblen Innenohrschäden treten nach einmaliger Lärmexposition von > 130 dB(A) oder nach jahrelanger täglicher Schallbelastung von > 85 dB(A) auf. Die sog. Lärmschwerhörigkeit kam in der Vergangenheit praktisch nur am Arbeitsplatz vor, wird heute jedoch auch nach intensivem Walkmanhören und Diskothekenbesuchen festgestellt.

Der Hauptanteil der umweltlärmbedingten Störungen ist extraaural und nur schwer nachweisbar. Ihnen liegt eine unspezifische Aktivierung des zentralen (Formatio reticularis) und peripheren, vegetativen (Sympathikus) Nervensystems zugrunde, wie sie auch von anderen Stressfaktoren hervorgerufen werden kann.

Akut kann es stressbedingt zu einem Anstieg von Adrenalin, Noradrenalin, ACTH und Cortisol mit Beeinflussung des kardiovaskulären Systems kommen. Vegetativ bedingte Durchblutungsänderungen treten im Wachzustand bei 60–70 dB(A), im Schlaf bei 35–40 dB(A) auf.

Chronische extraaurale Lärmwirkungen gehen meist mit einer bewussten negativen Bewertung einher. Ab 45 dB(A) in Innenräumen werden Konzentrations- und Leistungsverminderung beschrieben. Einige Studien zeigen, dass Verkehrslärm mit Tagesimmissionspegeln von 65–70 dB(A) außen bzw. 40–50 dB(A) innen zu einer leichten Erhöhung des relativen Risikos (RR = 1,1–1,3) von ischämischen Herzkrankheiten (Myokardinfarkt, Angina pectoris) führen kann. Bei nächtlichen Pegelspitzen von 40 dB(A) in Innenräumen können lärmbedingte Schlafstörungen auftreten, die sich in Aufwach- und Einschlafstörungen sowie Störungen der Schlafstruktur mit Verkürzung der Tiefschlaf- und Traumschlaf-(REM-)Phasen manifestieren. Schlafstörungen werden bei Umfragen als häufigste Lärmfolge angegeben.

Lärmschutz: Man unterscheidet zwischen:

- aktivem Schallschutz an der Emissionsquelle (z. B. lärmarme Motoren),
- Abschwächung der Schallausbreitung (z. B. Schallschutzwände);
- passivem Schallschutz am Immissionsort (z. B. schallisolierende Fenster, Ohrenschutz).

A. Schalldruckpegel im Alltag und ihre Wirkungen auf den Menschen

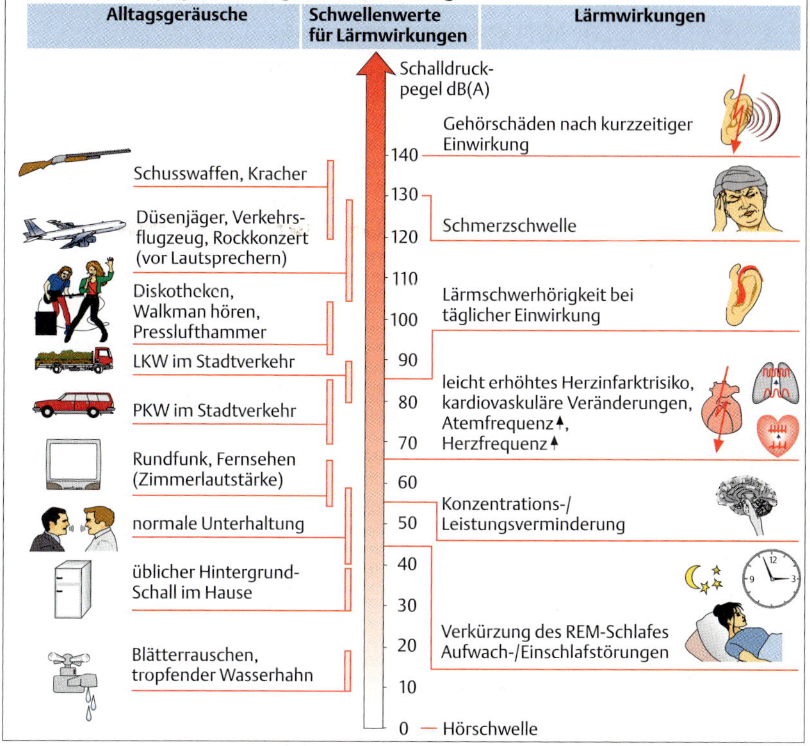

B. Subjektiv empfundene Lärmbelästigung in Deutschland (1994)

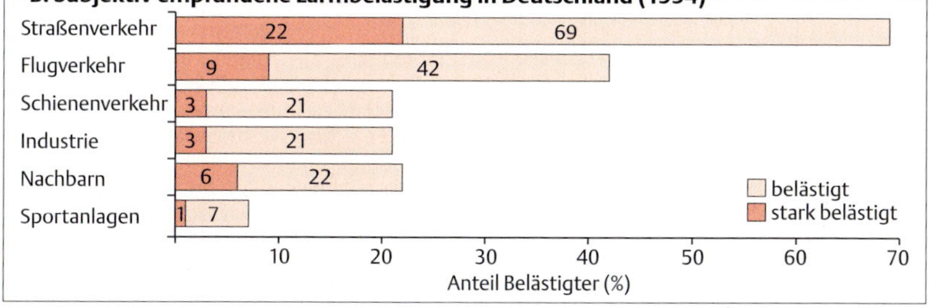

C. Richtwerte für Lärmimmissionen (nach BImSchG 1998)

Gebiete	Immissionsrichtwerte in dB (A) 6.00–22.00 h	22.00–6.00 h
Straßenverkehr	70	70
Gewerbegebiete	65	50
Mischgebiete	60	45
Wohngebiete	50	35
Krankenhäuser, Kurheime, Pflegeanstalten	45	35

Wetter und Klima

Beeinflussende Faktoren

Wetter und Klima werden kurz- bzw. langfristig durch die meteorologischen Bedingungen Sonneneinstrahlung, Luftdruck, Wind, Feuchtigkeit und Bewölkung geprägt; Klima zusätzlich durch die geographischen Gegebenheiten. Wetter und Klima erfordern vom Organismus ständige Anpassungsreaktionen zur Aufrechterhaltung der Homöostase. Nur unter extremen Bedingungen sind sie Auslöser von Krankheiten, sie können jedoch bei verminderter Anpassungsfähigkeit eine starke modulatorische Funktion erhalten (meteorotrope Reaktionen). Die Biometeorologie unterscheidet drei *atmosphärische Wirkungskomplexe* (WK, →**A**):

Aktinischer WK (**Sonnenstrahlung**): Von der Sonne gelangen UV-Strahlung (5%), sichtbares Licht (40%) und wärmende Infrarotstrahlung (55%) auf die Erde. Das sichtbare Licht wirkt unspezifisch als Zeitgeber und als Stimulator endokriner Systeme (Hypothalamus-Hypophysen-System, Keimdrüsen, Schilddrüse und Nebenniere). In Abhängigkeit von der Expositionszeit kann es vor allem durch UV-B-Strahlung zu einer Gesundheitsgefährdung kommen (s. S. 144).

Thermischer WK (**Wärmeabgabe**): Die Körpertemperatur wird von Lufttemperatur, Windgeschwindigkeit, Sonneneinstrahlung, körpereigener Stoffwechselrate und Bekleidung bestimmt. Wärmeproduktion und -abgabe sollten sich zur Aufrechterhaltung einer konstanten Körpertemperatur im Gleichgewicht befinden. Hohe Wärme- oder Kältebelastung erfordern eine stärkere Anpassungsleistung des Herz-Kreislauf-Systems.

Die komplexen Bedingungen der Wärmeabgabe werden für Deutschland auf einer *Bioklimakarte* zusammengefasst, die vom Deutschen Wetterdienst auf der Grundlage der Wärmebelastungen im Sommer und der Kältereize im Winter erstellt wird. Anhand dieser Karte und unter Berücksichtigung der individuellen Klimaverträglichkeit kann ein „geeignetes" Bioklima für Kur-, Urlaubsort oder ständigen Wohnsitz ausgesucht werden.

Lufthygienischer WK (**Luftbelastung**): Eine Belastung für den Organismus stellen anthropogen bedingte, hohe Konzentrationen mit Luftschadstoffen (s. S. 112–115) sowie natürliche Luftinhaltsstoffe wie z. B. Staub (s. S. 108), vulkanische Gase und Pollen dar.

Meteorotrope Reaktionen

Bei verminderter Anpassungsfähigkeit (Alter, Krankheit etc.) kann ein Wetterwechsel zur sog. *Wetterfühligkeit* führen: Subjektive Beschwerden wie Konzentrationsstörungen, Müdigkeit, Nervosität, Schwindel, Schlaflosigkeit und depressive Verstimmungen treten auf. Bei der sog. *Wetterempfindlichkeit* ist die Anpassungsfähigkeit des Organismus soweit reduziert, dass Erkrankungen wetterabhängig ausgelöst (z. B. obstruktive Bronchitis) oder verstärkt werden (z. B. Herz-Kreislauf-Erkrankungen).

Hochdruckwetterlagen ohne Zufuhr fremder Luftmassen beeinflussen das Herz-Kreislauf-System positiv. Als typische Auslöser von Beschwerden (→**B**) gelten hingegen Warmluft-zuführende Tiefvorderseiten (z. B. von Depression) und Kaltluft-zuführende Tiefrückseiten (z. B. von rheumatoider Arthritis).

Wetterfühlige Menschen leiden besonders bei *Föhn* unter Kopfschmerzen, schlechtem Schlaf, verminderter Leistungsfähigkeit und Hypotonie (→**C**). Beim Föhn handelt es sich um einen warmen, trockenen Fallwind, der durch die langsame Abkühlung warmer und feuchter Luftmassen am Alpensüdhang (0,6 °C/100 m) und deren schnellere Erwärmung auf der Alpennordseite (1 °C/100 m) entsteht.

Klimaveränderungen

Die Emission klimarelevanter Gase wie CO_2, Methan, FCKW, N_2O u. a. hat zu einer stärkeren Absorption der von der Erde reflektierten Wärmestrahlung geführt. In den letzten 100 Jahren stieg die Temperatur deshalb um 0,3–0,6 °C an *(Treibhauseffekt)*. Bei Fortsetzung dieser Entwicklung käme es nach Angaben des IPCC (Intergovernmental panel on climate change) zu einer durchschnittlichen Temperaturerhöhung um 2 °C bis zum Jahr 2100 und einer Erhöhung der Meeresspiegel um 50 cm. Hierdurch würden Gesundheit und Überleben der Menschen direkt (Überschwemmungen, Hitzewellen) und indirekt (Verbreitung von Parasiten und Krankheitserregern, Nahrungsmittel- und Trinkwasserversorgung, Wanderungsbewegungen von Menschen etc.) beeinträchtigt (→**D**). So würde z. B. ein Anstieg der Malariainfektionen von 300 auf 500 Millionen bis zum Jahre 2100 erwartet.

A. Atmosphärische Wirkungskomplexe

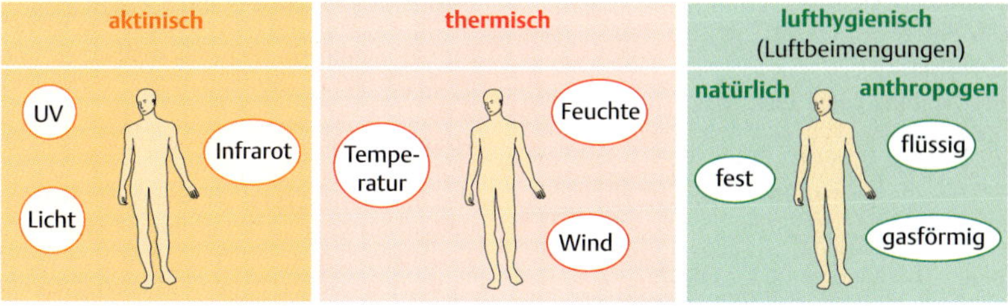

B. Tiefdruck-assoziierte Beschwerden

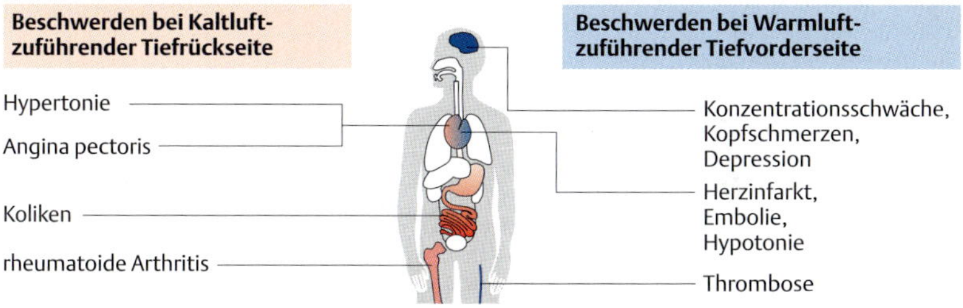

C. Föhn-Entstehung und Föhn-assoziierte Beschwerden

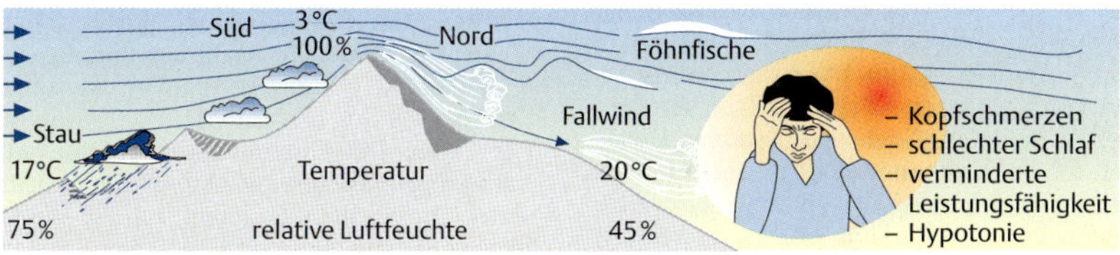

D. Mögliche Auswirkungen des Treibhauseffektes auf die menschliche Gesundheit

	vermittelnder Prozess	Auswirkungen auf die Gesundheit
direkter Einfluss	Hitzewellen, Kälteperioden	Herz-Kreislauf-Erkrankungen, Todesfälle
direkter Einfluss	Überschwemmungen, Stürme etc.	Verletze, psychische Erkrankungen, Todesfälle
indirekter Einfluss der Klimaveränderungen	Verbreitung und Aktivität von Zwischenwirten und Parasiten	parasitenübertragene Infektionskrankheiten
indirekter Einfluss der Klimaveränderungen	lokale Ökologie wasser-/nahrungsmittelgetragener Infektionen	Durchfallerkrankungen und andere Infektionskrankheiten
indirekter Einfluss der Klimaveränderungen	veränderte Nahrungsmittelproduktion	regionale Mangelernährung führt zur Schwächung von Wachstum und Entwicklung v.a. bei Kindern
indirekter Einfluss der Klimaveränderungen	Meeresspiegel-Anstieg ➤ Wanderungsbewegungen von Menschen	erhöhtes Risiko für Infektionskrankheiten
indirekter Einfluss der Klimaveränderungen	Luftverschmutzung, Pollen- und Sporenverbreitung	Asthma, allergische Erkrankungen, akute und chronische Atemwegsinfekte

Ökotoxikologie

Grundlagen

Die Ökotoxikologie beschäftigt sich mit den Auswirkungen von Umweltchemikalien auf die belebte Umwelt. Dabei steht nicht der Mensch im Vordergrund, sondern die Beeinflussung ganzer Ökosysteme. Als multidisziplinäre Wissenschaft integriert sie Umweltchemie, Toxikologie und Ökologie (→**A**).

Weltweit sind über 80000 Chemikalien in Gebrauch, davon allein 500 Pestizide; jährlich kommen 500–1000 neue Chemikalien hinzu. Für die Mehrzahl dieser Stoffe sind die ökotoxikologischen Auswirkungen nicht bekannt. Besonders kritische Chemikalien sind biologisch hochaktive Stoffe mit akuter und chronischer Toxizität (z. B. PCDD/F, HCN, viele Pestizide), persistente Chemikalien mit hoher Bioverfügbarkeit (z. B. Tetrachlorethen) und lipophile, persistente Chemikalien mit hohem Potenzial zur Bioakkumulation (z. B. DDT, Lindan, PCB).

Zu unterscheiden ist der Einfluss akuter hoher Schadstoffkonzentrationen, wie sie bei Chemieunfällen oder ökoterroristischen Anschlägen vorkommen (z. B. Abfackeln von Erdöl im Irak-Kuwait-Krieg 1991), von der chronischen Wirkung geringerer Schadstoffkonzentrationen (z. B. Einleiten schadstoffhaltiger Abwässer in Oberflächengewässer). Letztere sind wegen ihrer Häufigkeit von hoher Umweltrelevanz.

Ökosysteme mit hoher genetischer Vielfalt und Artendiversität sind toleranter gegenüber Schadstoffeinwirkungen als bereits vorgeschädigte, artenarme Systeme.

Ökotoxikologische Methoden

Standardisierte, komplexe Ökosysteme sind im Labor nur mit hohem Aufwand herzustellen. Zwar wurden in den letzten Jahren z. B. künstliche Teichsysteme in sog. Mikro- und Mesokosmenstudien unter Laborbedingungen entwickelt. In der Praxis werden Chemikalien jedoch vorwiegend an Einzelorganismen in vivo und in vitro getestet (standardisiert nach den Richtlinien der Organization for Economic Cooperation and Development, OECD). Letztere verursachen geringere Kosten, sind schnell verfügbar und gut reproduzierbar. Die Ergebnisse auf das Freiland zu übertragen, ist allerdings oft schwierig. Meist wird zwischen Laborergebnissen auf der Basis der NOEC (No observed effect concentration: höchste Stoffkonzentration ohne Effekt) und Daten aus Freilandökosystemen extrapoliert. Drittes Standbein der Ökotoxikologie sind multidisziplinär durchgeführte Umweltstudien.

Beispiele: Die folgenden ökotoxikologischen Tests werden zur Bestimmung der akuten und chronischen Toxizität in terrestrischen (1,2) und aquatischen (3,4) Systemen eingesetzt:

1. Untersuchung der Mortalität des Regenwurms Eisenia foetida auf chemikaliengetränktem Filterpapier (akut), in einem Substratbehälter mit der Prüfsubstanz (chronisch) oder der Reproduktionsrate (chronisch) (→**B**).
2. Bestimmung der Mortalität (akut) und Reproduktion (chronisch) von Vögeln wie z. B. Wachteln, Tauben oder Gänsen nach Aufnahme chemikalienhaltiger Nahrung.
3. Beobachtung der Immobilität bzw. Mortalität (akut) und Reproduktion (chronisch) des Wasserflohs Daphnia spec., auch als biosensorischer Test z. B. in Kläranlagen.
4. Bestimmung der LC_{50} (Letal concentration: 50% der Individuen sterben) und des NOEC am z. B. Zebrabärbling als Vertreter höher entwickelter Organismen. Untersuchungen an frühen Entwicklungsstadien werden meist gegenüber Tests am gesamten Lebenszyklus bevorzugt.

Die Larven-Deformationsrate hat eine gute Voraussagekraft für die chronische Toxizität vieler Chemikalien. So haben z. B. Cyanobakterien-(Blaualgen-)Toxine wie die Substanz Mueggelone deutliche Effekte auf die Entwicklung des Zebrabärblings (→**C**). Zur exzessiven Blaualgenblüte kommt es in nährstoffangereicherten (eutrophierten) Gewässern unter dem Einfluss hoher Wassertemperaturen. Cyanobakterien-Toxine im Trink- oder Badewasser können beim Menschen gastrointestinale Störungen hervorrufen.

Ökobilanzen

Sie erfassen quantitativ den gesamten Lebenszyklus eines Produktes von der Rohstoffgewinnung, der Produktherstellung, dem Gebrauch bis zur Entsorgung. Zur Bewertung des ökotoxikologischen Potenzials werden Energie-, Material- und Emissionswerte bestimmt (Vertikalanalyse) und jeder Schritt mit umweltrelevanten Daten belegt (Horizontalanalyse), z. B. Vergleich von Einwegverpackung und Mehrwegsystemen.

A. Integrative Wissenschaften der Ökotoxikologie

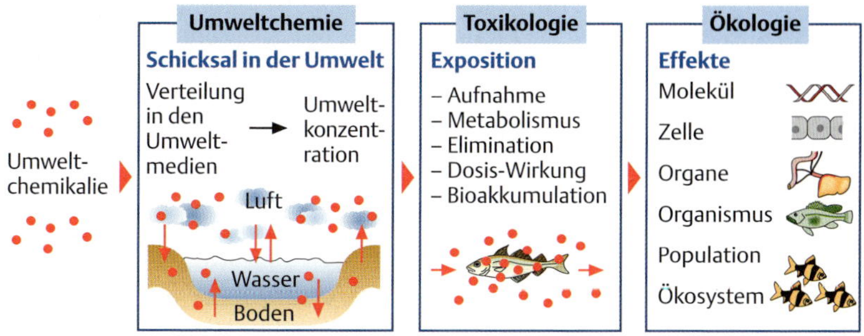

B. Ökotoxikologische Tests an Regenwürmern

akuter Test: Mortalität

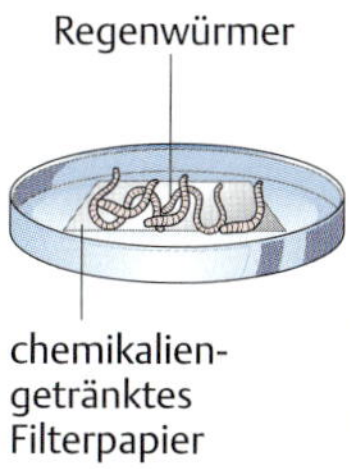

chronischer Test: Mortalität

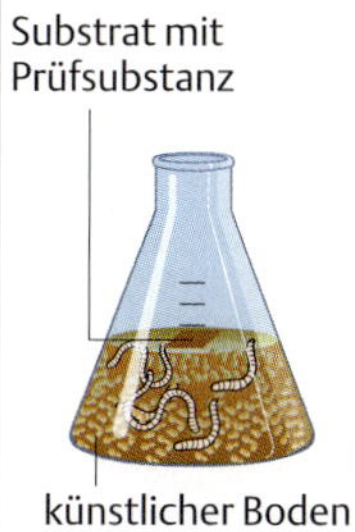

chronischer Test: Reproduktionsrate

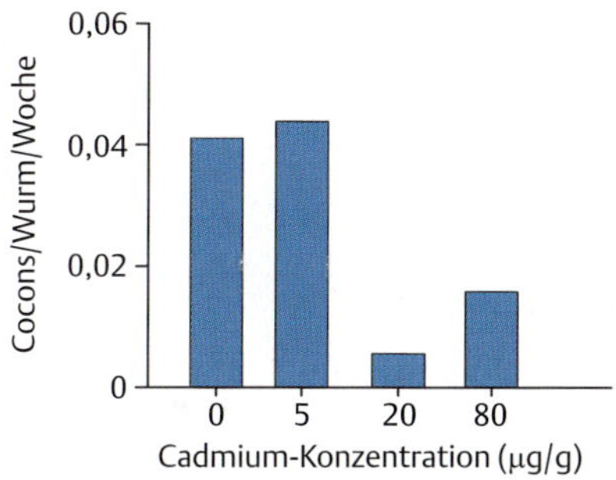

C. Larven-Deformationsrate als Toxizitätstest

Wirkung eines Cyanobakterien-Toxins auf die Zebrabärbling-Entwicklung

Kontrolle	1 mg/l Mueggelone

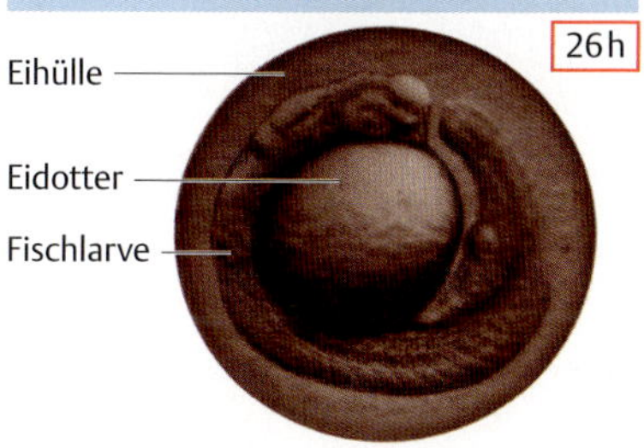

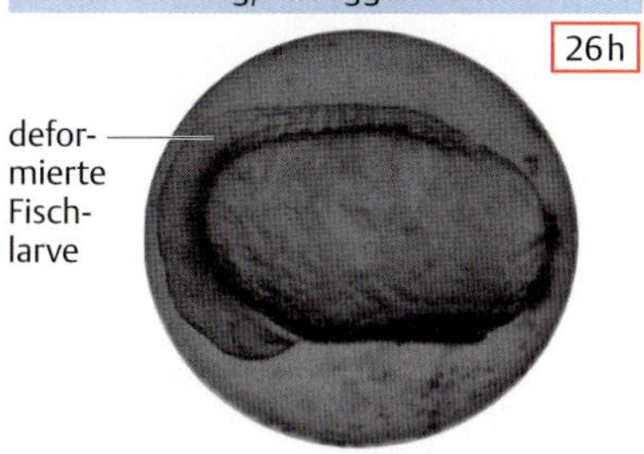

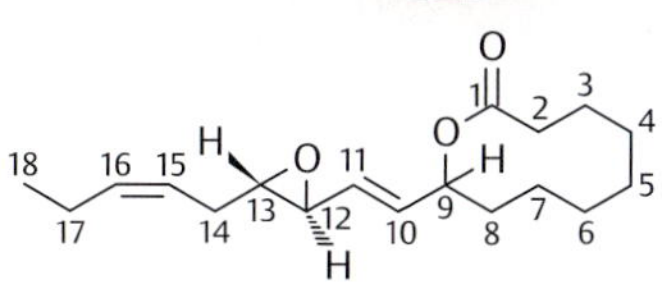

Strukturformel von Mueggelone (isoliert aus dem Cyanobakterium *Aphanizomenon flos-aquae*)

3

Diagnostik in der Umweltmedizin

Anamnese

Grundlagen

Die Anamnese ist Grundlage des ärztlichen Handelns. Damit alle nötigen Details erfasst werden können, muss sie strukturiert verlaufen. Unabhängig vom Fachbereich, sollte ein genügend großer Zeitrahmen zur Verfügung stehen. Darüber hinaus ist Einfühlungsvermögen und Erfahrung in der gezielten Gesprächsführung für ein optimales Ergebnis unerlässlich.
In der Praxis werden die vermeintlichen Hauptsymptome des Patienten häufig nur schlagwortartig diskutiert (→**A**). Zwangsläufig resultiert aus diesem Verhalten zwar eine kostengünstige Behandlung, aber auch die Gefahr von Fehldiagnosen.

Spezielle umweltmedizinische Anamnese

Sie stellt besonders hohe Anforderungen an die Untersuchenden. Menschenkenntnis, Einfühlungsvermögen und Techniken der Gesprächsführung müssen erlernt werden (→**B**). Neben fundierten Kenntnissen der Inneren Medizin und allen möglichen Differenzialdiagnosen ist eingehendes Wissen über alle arbeitsmedizinisch relevanten Substanzen und Inhaltsstoffe (z. B. in Nahrungsmitteln, Körperpflegeartikeln, Möbeln) sowie der Dosis-Wirkungs-Beziehungen bis hin zu den Ursachen psychischer Störungen nötig. Um einen hohen Informationsstand halten zu können, müssen die Untersuchenden heute Zugang zu Datenbanken mit aktualisierten Forschungsergebnissen haben.
Als eine wichtige einführende Information für die Untersuchenden in umweltmedizinischen Belangen kann eine gute Basisdokumentation (z. B. des Hausarztes) dienen. Sie sollte Daten über die allgemeine Krankengeschichte des Patienten enthalten und kann so, z. B. über die psychische Bewältigung von Erkrankungen, einen ersten Einblick in die Persönlichkeit des Patienten geben. Ideal wäre eine enge Zusammenarbeit mit den Vorbehandelnden.
Eine umweltmedizinische Anamnese ist sehr umfangreich und vielschichtig. Sie sollte sich daher auf mehrere Sitzungen erstrecken. Der Erstkontakt mit dem Patienten kann zunächst nur dem Ziel gewidmet sein, in einer ungezwungenen Atmosphäre Vertrauen zu schaffen, die es ermöglicht, wichtige Nebeninformationen z. B. über Ängste zu gewinnen. Ganz wichtig ist, dass sich der/die Kranke ernst genommen fühlt.

Umweltfragebogen (→**C**)

Dem Patienten kann ein spezieller Fragebogen mitgegeben werden, den er zu Hause bearbeiten kann, und der in anschließenden Sitzungen mit dem Patienten gemeinsam besprochen werden sollte. Für den Patienten hat dies den Vorteil, dass er sich in Ruhe mit den z. T. ungewohnten Fragestellungen beschäftigen kann. Nicht selten geraten damit fast vergessene Ereignisse in ein völlig neues Licht und können Anhaltspunkte zur Diagnosefindung geben.
Solch ein Fragebogen sollte zunächst Fragen zur *allgemeinen Anamnese* beinhalten, z. B. zu momentanen Beschwerden und Kinderkrankheiten. Die *umweltorientierte Anamnese* beschäftigt sich darüber hinaus mit Fragen nach dem zeitlichen und örtlichen Zusammenhang zu dem Auftreten von Symptomen, nach deren Qualität (dauernd oder schubweise) sowie nach dem Modus der Besserung. Hier sind für den Patienten Fragen hilfreich wie: Besserung bei Wärme, Besserung im Freien, Besserung durch Bewegung oder in Ruhe? Kommt es überhaupt zu einer Besserung? Was geschieht bei einer Karenz zum vermeintlichen Auslöser, was bei einer Reexposition?
Differenzialdiagnostisch ist abzuklären, ob es im Verlauf der Erkrankung zu einer Veränderung der ursprünglichen Symptomatik gekommen ist. Auch die Frage nach Vortherapien und deren Erfolg ist zu stellen.
Selbstverständlich sollte eine körperliche Untersuchung, verbunden mit einem Routinelabor nicht fehlen. Es kann dann weiter nötig sein, z. B. die Wohnumgebung, den Arbeitsplatz (s. S. 192, 194) und den mitexponierten Personenkreis zu explorieren. Gegebenenfalls müssen noch Untersuchungen anderer Fachrichtungen eingeleitet werden, z. B. hämatologische Untersuchungen (s. S. 164).
Ein abschließendes Gespräch sollte die Ergebnisse werten und die Therapiemöglichkeiten aufzeigen. Um dem Patienten gerecht zu werden, ist eine enge interdisziplinäre Zusammenarbeit wünschenswert.

A. Anamnese als Grundlage des ärztlichen Handelns

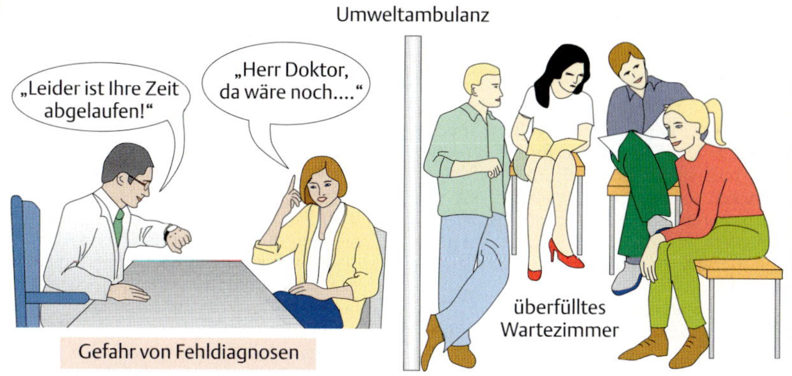

B. Umweltmediziner als „Superdoktoren“

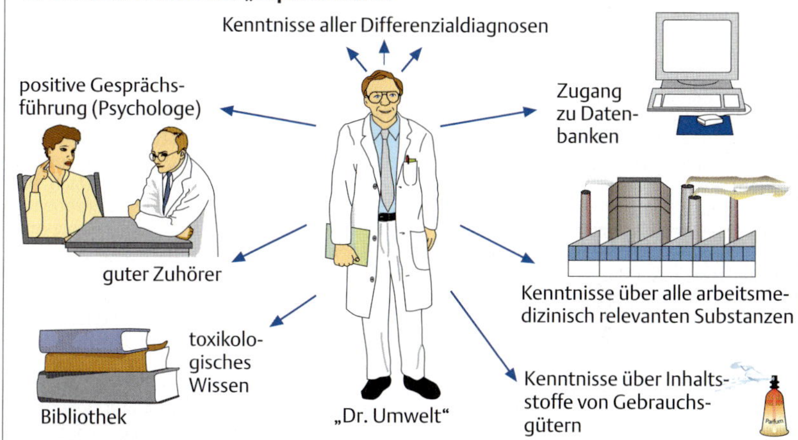

C. Umweltfragebögen (Schlagwörter, Beispiele)

Allgemeine Anamnese	Umweltanamnese
– Daten des Patienten – jetzige Beschwerden – frühere Operationen/Unfälle – Vor- und Begleiterkrankungen – Einnahme von Medikamenten – Alkohol/Drogen – Familienanamnese – Kinderkrankheiten – Impfungen	– Symptome „wo?“ „wann?“ „wie?“ „was tritt zusätzlich auf?“ „was kann die Symptome beeinflussen?“ Symptome nur zu Hause/Urlaub – vermutete Auslöser; erklärlich für den Patienten? – Wohnumgebung – Arbeitsplatz – Überempfindlichkeiten (z. B. Allergien) – Spezialuntersuchungen

Grundlagen und allergologische Diagnostik

Grundlagen

Die umweltmedizinische Diagnostik beinhaltet neben der allgemeinen auch eine spezifische eingehende **Anamnese**, für die verschiedene (teils standardisierte) Erhebungsbögen entwickelt worden sind. Daran schließt sich eine orientierende bzw. gezielte körperliche Untersuchung an. Wenn indiziert, werden dann **spezielle diagnostische Verfahren** eingesetzt:

- Klinisch-chemische Parameter
- Messung von Schadstoffen, Schadstoffmetaboliten und Wirkungsindikatoren in Körperflüssigkeiten und Geweben (Human-Biomonitoring, s. S. 164)
- Immunologische Diagnostik
- Allergologische Diagnostik
- Lungenfunktionsdiagnostik (s. S. 160)
- Neurologische Diagnostik (s. S. 162)
- Endokrinologische Untersuchungen und Fertilitätsdiagnostik
- Dermatologische Untersuchungsverfahren
- Mikrobiologische und serologische Diagnostik
- Hämatologische Diagnostik
- Zytogenetische Diagnostik
- Neuropsychologische und psychiatrische Untersuchungsverfahren

Praktisch und vor allem differenzialdiagnostisch wichtige Verfahren der allergologischen Diagnostik, der Lungenfunktionsprüfung sowie der neurologischen Diagnostik werden nachfolgend skizziert.

Allergologische Diagnostik

Allergische Erkrankungen können sich hinter einer Vielzahl von Symptomen verbergen, die nicht immer sofort eine allergische Pathogenese vermuten lassen, wie z. B. chronischer Hustenreiz oder Diarrhö. Andere Symptome, wie z. B. das Auftreten von Kontaktekzemen, deuten oft auf eine allergische Erkrankung hin (→**A**). Wichtige Anamnesekriterien sind der Expositionsbezug (örtlich, zeitlich u. a.) der Symptome, Erkrankungsbeginn in der Jugend und eine positive Familienanamnese. Differenzialdiagnostisch wird stufenweise vorgegangen (→**B**).

Bei Hauttests auf *Soforttyp-Allergien* (Typ I, IgE-vermittelt) werden auf der Innenseite des Unterarms native Testmaterialien in die Haut eingerieben (**Reib-Test**), verdünnte Extrakte eingespritzt (**Intrakutan-Test**) oder als Tropfen aufgebracht und die darunter liegende Haut eingestochen (**Prick-Test**) bzw. angeritzt (**Scratch-Test**). Bei positiver Reaktion entsteht nach 15–20 min eine juckende Quaddel mit umgebender Rötung (Erythem). Die Bestimmung allergenspezifischer IgE-Antikörper, z. B. mittels **RAST** (Radio-Allergo-Sorbent-Test = RIA-Variante), ist manchmal alternativ (z. B. Hauttest zweifelhaft oder nicht durchführbar) oder in Ergänzung zur Hauttestung sinnvoll. Eine weitere Alternative ist, das nach Allergenzugabe zu Vollblut oder isolierten Leukozyten freigesetzte Histamin zu messen (**Histamin-Release-Test**). In der Regel korreliert die Histamin-Freisetzung gut mit der Hautreaktion bzw. dem allergenspezifischen IgE. Der Gesamt-IgE-Spiegel ist dagegen ein unsicherer Parameter, Erhöhungen finden sich in der Regel nur bei Mehrfachsensibilisierungen vom Typ I (Ausnahmen: allergische bronchopulmonale Aspergillose, IgE-Myelom, Hyper-IgE-Syndrom).

Spättyp-Allergien (Typ IV, T-Zellen-vermittelt) im Sinne eines allergischen Kontaktekzems werden im **Epikutan-Test** (Patch-Test) erfasst. Mit Allergenlösung getränkte Testpflaster werden auf den Rücken geklebt. Nach zwei Tagen lassen sich allergische Reaktionen als Bläschen, Rötung oder Schwellung ablesen.

Der Nachweis einer Sensibilisierung ist nicht beweisend für die klinische Relevanz eines bestimmten Antigens. Diese lässt sich z. B. durch einen *Karenzversuch* eruieren (z. B. Beschwerdefreiheit im Urlaub im Falle einer häuslichen Allergie).

Im Zweifelsfall kann, nachdem das verdächtige Antigen gemieden wurde und sich die Beschwerden gebessert haben, eine kontrollierte Reexposition (*Reexpositionsprobe*) vorgenommen werden. Eine weitere Möglichkeit zur Prüfung der klinischen Bedeutung einer Sensibilisierung ist der *Antigen-Provokations-Test*. Der Test wird unter kontrollierten Bedingungen an dem Organ durchgeführt, das im Vordergrund der Reaktion steht (konjunktivaler, nasaler, bronchialer Provokationstest). Für den Provokations-Test wird außerdem eine strikte Indikation vorausgesetzt.

A. Symptomatik allergischer Erkrankungen

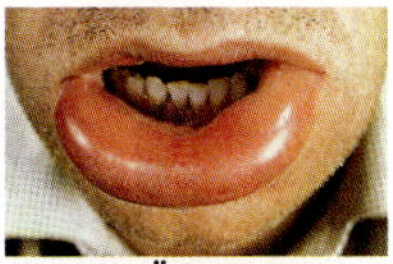

Quincke-Ödem

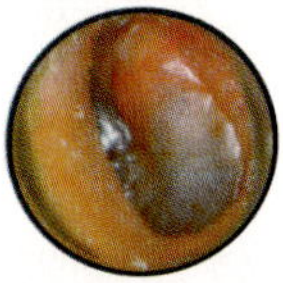

Allergische Otitis media
Paukenerguss

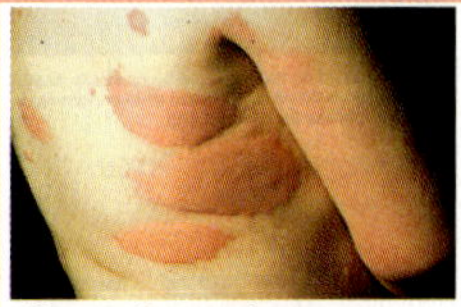

Allergische Urtikaria
Juckreiz, Erythem, Quaddel

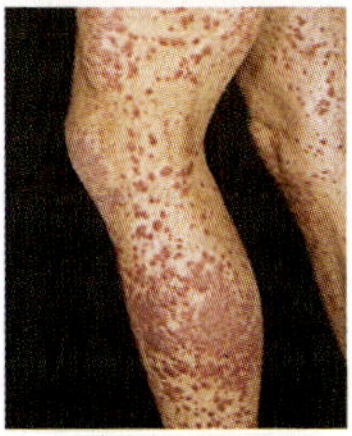

Vasculitis purpura

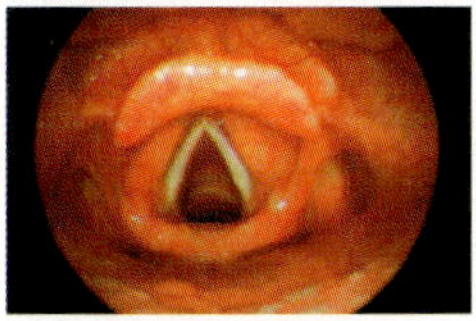

Allergische Laryngitis
Heiserkeit, Glottisödem

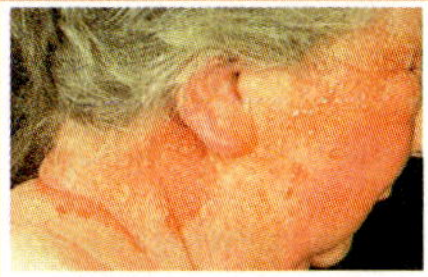

Kontaktekzem
schuppende, gerötete Effloreszenzen

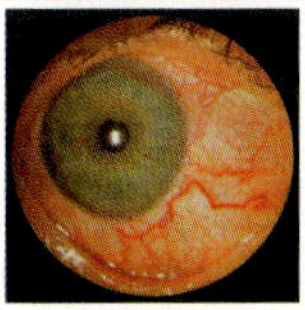

Keratoconjunctivitis epidemica
Augenentzündung durch bestimmte Stäube

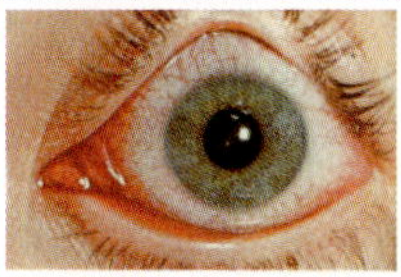

Allergische Konjunktivitis
Tränenfluss, Rötung, Infektion der Bindehaut

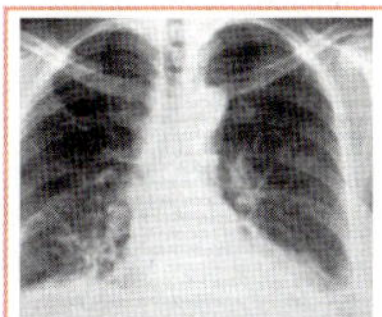

Exogen-allergische Alveolitis
Fieber, Rasselgeräusche, restriktive Ventilationsstörung

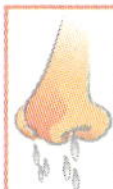

Allergische Rhinitis
Schnupfen, Niesanfälle, Schleimhautschwellung

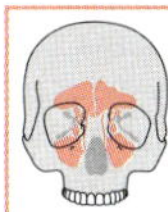

Allergische Sinusitis
Nasennebenhöhlen-Klopfschmerz

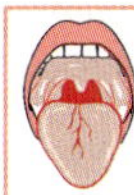

Allergische Pharyngitis
Gaumenschwellung

B. Allergologische Diagnostik

Anamnese
Fragebogen, körperliche Untersuchung

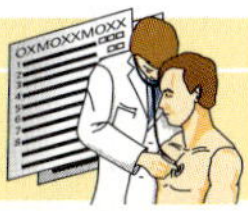

evtl. Spezialdiagnostik
z.B. HNO, Lungenfunktion

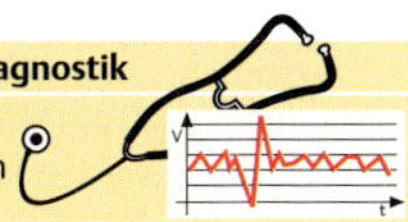

Hauttests

Soforttyp-Allergie

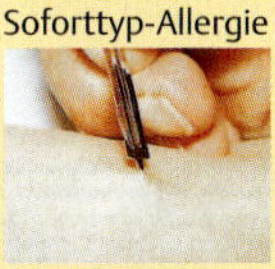

Prick-Test

Spättyp-Allergie

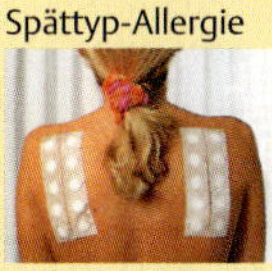

Epikutan-Test

Bluttests
- spezifische Antikörper (RAST)
- Immunelektrophorese
- Histamin-Release

Provokationstest

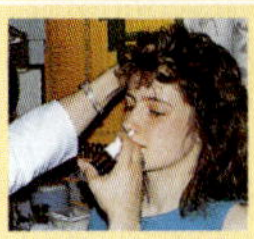

Einatmen des verdächtigen Antigens

Karenzversuch
Reexpositionsprobe

Lungenfunktionsprüfung

Spirometrie (SP, →A)

Verschiedene Lungenfunktionsparameter können durch Verdrängung der Luft in einer Spirometerglocke bestimmt werden:

- Atemzugvolumen (V_T): ein- und ausgeatmetes Volumen,
- Vitalkapazität (VC): max. Atemzugvolumen,
- inspiratorische Vitalkapazität (VK_i): max. einatembares Luftvolumen,
- Einsekundenkapazität (FEV_1): forciertes exspiratorisches Volumen in der 1. Sekunde,
- Residualvolumen (RV): nach max. Ausatmung verbleibendes Gas in der Lunge,
- exspiratorisches Residualvolumen (ERV): nach normaler Ausatmung noch ausatembares Volumen,
- funktionelle Residualkapizität (FRC): RV + ERV: entspricht normalerweise dem Lungenvolumen in Atemruhelage.

Die sog. „kleine Spirometrie" (VK_i, FEV_1 und FEV_1/VK_i) erlaubt die funktionelle Differenzialdiagnose obstruktiver, restriktiver und kombiniert restriktiv-obstruktiver Lungenfunktionsstörungen.

Pneumotachographie

Die Atemstromstärke (Atemfluss) wird z. B. in einem Rohr direkt am Mund gemessen. Durch Integration des Flusses über die Zeit kann das zugehörige Volumen bestimmt werden. Durch simultane Aufzeichnung von Atemfluss und Volumen erhält man sog. *Flussvolumenkurven* (→**B**). Üblich ist die Bestimmung der maximalen exspiratorischen Flussvolumenkurve (MEFV), aus welcher der Fluss bei 25, 50 bzw. 75% der forcierten Vitalkapazität (FVK) abgelesen werden kann (MEF_{25}, MEF_{50} bzw. MEF_{75}). Der Atemfluss ist eine Funktion der Elastizität des Lungenparenchyms und der Stabilität der kleinen Atemwege (mechanische Eigenschaften der Lunge). MEFV-Kurven schwanken interindividuell sehr stark und eignen sich deshalb weniger zur quantitativen als vielmehr zur qualitativen Beurteilung einer Obstruktion (extra-, intrathorakal) und zur Emphysemdiagnostik.

Der *„Peak exspiratory flow" (PEF)* ist die bei forcierter Ausatmung maximal erreichbare Atemstromstärke (exspiratorischer Spitzenfluss). Einfache Geräte zur PEF-Messung eignen sich zur Therapiekontrolle obstruktiver Atemwegserkrankungen (→**C**).

Ganzkörperplethysmographie (GP, →D)

Der Proband befindet sich in einer abgedichteten Kammer. Die atemsynchronen Druckschwankungen werden als Kammerdruck P_k registriert. Gleichzeitig wird pneumotachographisch der Atemfluss gemessen. Registriert man simultan Druckänderungen in der Kammer und Atemfluss, erhält man die sog. *Druckflusskurve*, die direkt die Strömungswiderstände beschreibt (Resistance-Schleife). Zur Bestimmung intrathorakaler Gasvolumina atmet der Proband gegen das verschlossene Mundstück. Die Volumina werden über Mund- und Kammerdruckänderungen berechnet. Die GP ermöglicht insbesondere die von der Mitarbeit des Patienten weitgehend unabhängige Bestimmung des Atemwegswiderstandes (Resistance, R_{aw}) und der FRC.

Compliance

Je mehr die Lunge mit Luft gefüllt ist (ΔV), desto stärker sind die Lungenwände gedehnt. Abhängig davon nimmt die transmurale (Lunge–Thorax) Druckdifferenz (ΔP) zu. Dieser Zusammenhang wird als Compliance C oder Dehnbarkeit der Lunge bezeichnet ($C = \Delta V / \Delta P$). Die *statische Compliance* wird in Ruhe durch SP oder GP bestimmt (Strömung annähernd gleich null). Die statische Compliance ist niedrig („steife" Lunge) bei Lungenfibrosen oder Pleuraschwarten und hoch („schlaffe" Lunge) beim Emphysem.

Durch Messung der Compliance während schneller Atmung (*dynamische Compliance*) werden auch Strömungswiderstände in den kleinen Atemwegen erfasst (dabei steigt P, die Compliance wird also scheinbar kleiner!). Ist der durch GP gemessene Atemwegswiderstand, in den die kleinen Atemwege nur mit 10% eingehen, normal und fällt die Compliance unter steigender Atemfrequenz ab, so kann von einer Widerstandserhöhung in den kleinen Atemwegen ausgegangen werden („Small airways disease").

Blutgasanalyse

Sie dient zur Beurteilung des Gasaustausches in der Lunge. Ist der arterielle Sauerstoffpartialdruck PO_2 erniedrigt, spricht man von *respiratorischer Insuffizienz*; ist PCO_2 gleichzeitig erhöht von Globalinsuffizienz; ist PCO_2 normal von Partialinsuffizienz.

A. Spirometrie

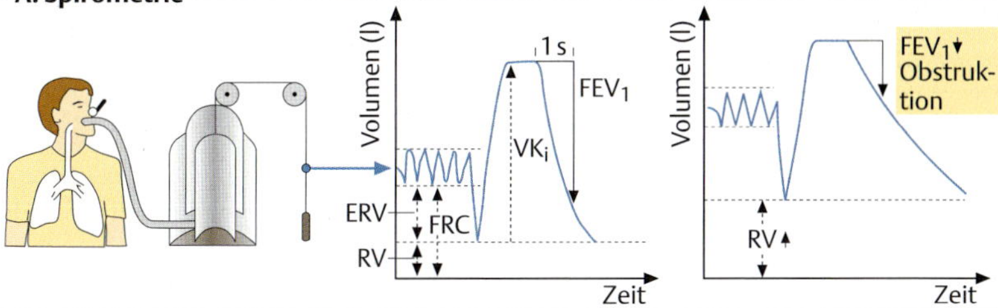

B. Flussvolumenkurve

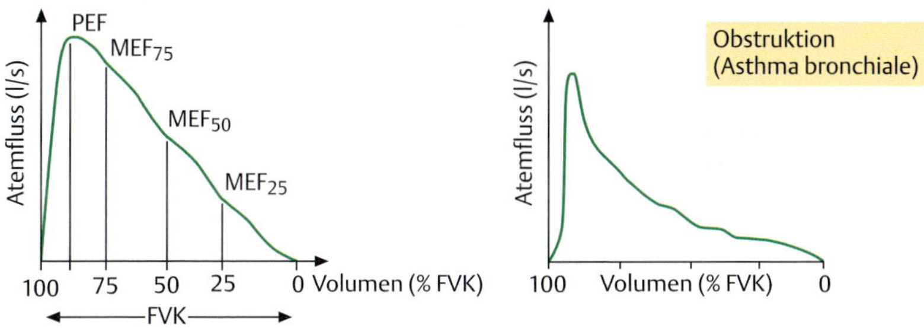

C. Verlaufskontrolle

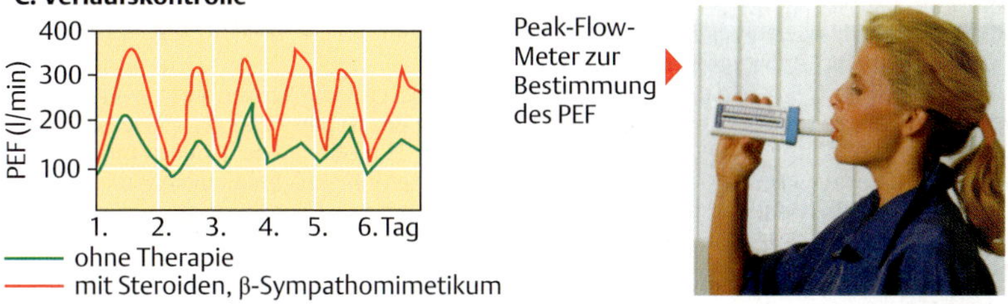

D. Ganzkörperplethysmographie

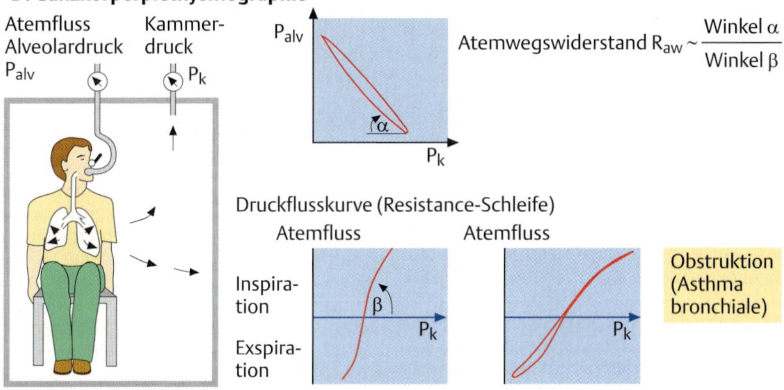

Neurologische Diagnostik

Neurotoxische Schadstoffe können Funktion und Struktur (morphologisch nachweisbar) des Nervensystems beeinflussen. Trotz einer Vielzahl inzwischen zur Verfügung stehender technischer Möglichkeiten stehen *Anamnese und klinische Erhebung des Neurostatus* im Mittelpunkt der Diagnostik: Vegetative, sensible und motorische Funktionen sowie Reflexe, Sensibilität, Koordination, Tonus und Trophik der Muskulatur u. a. werden geprüft (→**A**).

Elektroneurographie (→B)

Zur Bestimmung der motorischen und sensiblen Nervenleitgeschwindigkeit (NLG) peripherer Nerven werden Reiz- und Ableitelektroden auf der Haut angebracht. Gemessen wird, wie schnell sich das Potenzial zwischen Reiz- und Ableitelektrode ausbreitet. Schädigungen der Markscheiden (demyelinisierende Läsionen) führen zu verlangsamten NLG, während bei axonalen Läsionen keine oder nur geringe Verlangsamungen, dafür aber Erniedrigungen des abgeleiteten Potenzials auftreten.

Elektromyographie (EMG)

Mit einer Nadelelektrode wird die elektrische Muskelaktivität in Ruhe und bei einer Kontraktion bestimmt. Sog. pathologische Spontanaktivität am ruhenden Muskel (z. B. Fibrillationen) wird bei neurogenen, aber auch myogenen Störungen gefunden. Unter (sub-) maximaler Willkürinnervation lassen sich neuro- und myopathische Läsionsmuster differenzieren.

Elektronystagmographie

Hierbei wird die Funktion des vestibulären Systems durch Registrierung des spontanen oder eines experimentell ausgelösten Nystagmus (Augenfolgebewegung) untersucht.

Elektroenzephalographie (EEG, →C)

Die bioelektrische Aktivität der verschiedenen Hirnregionen wird über mehrere Elektroden abgeleitet, die auf der Schädeloberfläche platziert werden. Die abgeleiteten Signale werden verstärkt und fortlaufend registriert.

Der physiologische Grundrhythmus des wachen, entspannten Gehirns wird von Alpha-Wellen (Frequenz 8–13 Wellen/s) v.a. über den hinteren Hirnabschnitten und von Beta-Wellen (14–30 Wellen/s, niedrigere Amplitude) über den vorderen Hirnabschnitten bestimmt. Die langsameren Theta- (4–7 Wellen/s) und Delta-Wellen (0,5–3 Wellen/s) treten physiologischerweise in den verschiedenen Schlafstadien auf.

Das EEG dient der Differenzialdiagnostik epileptischer Erkrankungen (Spikes, Spike-and-Wave-Komplexe, Sharp waves). Neurotoxische Effekte können sich z. B. in einer Zunahme der Beta-Aktivität oder verstärkter Theta-/Delta-Aktivität im Wachzustand zeigen.

Die Anwendung in der umweltmedizinischen Diagnostik erfordert große Erfahrung, v.a. um Artefakte zu erkennen und auszuschließen. Besonders anfällig für Artefakte ist das *Brain-Mapping*, eine Weiterentwicklung der EEG-Methode, bei der die Frequenzmuster über den verschiedenen Hirnregionen quantifiziert und als Farbmuster abgebildet werden. Aktive Funktionen, wie z. B. Sinneswahrnehmungen des ZNS, werden anhand *evozierter Potenziale* (*EP*) untersucht. So lösen unterschiedliche visuelle, akustische oder somatosensorische Stimuli-EPs aus, die sich in ihrer Latenz, Polarität, Amplitude aufeinander folgender Peaks sowie ihren typischen Wellenformen unterscheiden. Artefakte können z. B. aufgrund von Bewegung oder Muskelaktivität entstehen.

Kraniale Computertomographie (CCT, →D)

Bei diesem Röntgenverfahren werden Strukturen des Kopfes (graue und weiße Hirnsubstanz, Hirnoberfläche, Liquorräume, Schädelknochen) in Schichten abgebildet.

Magnetische Resonanztomographie (MRT, →E)

Detektiert wird die Ablenkung von Atomkernen (i.d.R. Wasserstoffkerne) in einem starken äußeren Magnetfeld. Die MRT erlaubt eine z. T. wesentlich empfindlichere Darstellung von Gewebeveränderungen als die CCT. Eine Strahlenbelastung entfällt.

Single-Photon-Emissions-Computer-Tomographie (SPECT)

Neueres bildgebendes Verfahren, bei dem unter Verwendung radioaktiv markierter Pharmaka (z. B. Hexamethyl-Propyl-Propylen-Aminoxin, HMPAO) der zerebrale Blutfluss schichtweise dargestellt wird. Die Methode wird zur Untersuchung regionaler Veränderungen der Hirndurchblutung bei Epilepsien und zerebrovaskulären Erkrankungen benutzt. Der Einsatz zur Diagnostik neurotoxischer Effekte von Umweltschadstoffen ist umstritten.

A. Neurologische Untersuchung

Hirnnerven
Geruch, Visus, Augen-, Zungen-, Gesichtsmuskulatur etc.

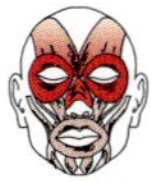

Koordination
Stand und Gang, Ataxie etc.

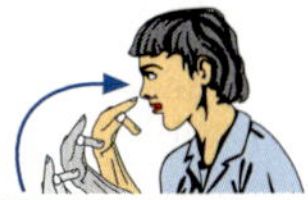

Motorik
Muskelzustand, Bewegungsmuskulatur, etc.

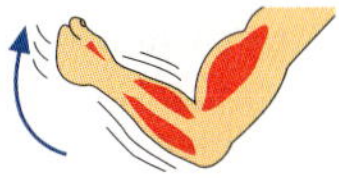

Sensibilität
Licht, Berührung, Schmerz, Temperatur, Tiefensensibilität

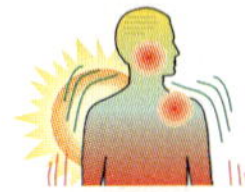

Reflexe
Eigen-, Fremdreflexe, Pyramidenbahnzeichen

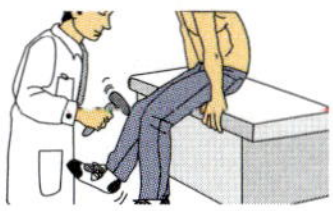

Bewusstsein
Orientierung, Konzentration, Merkfähigkeit

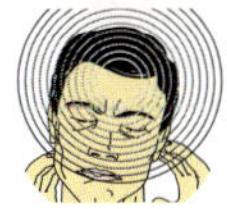

B. Elektroneurographie

Bestimmung der motorischen Nervenleitgeschwindigkeit des N. medianus

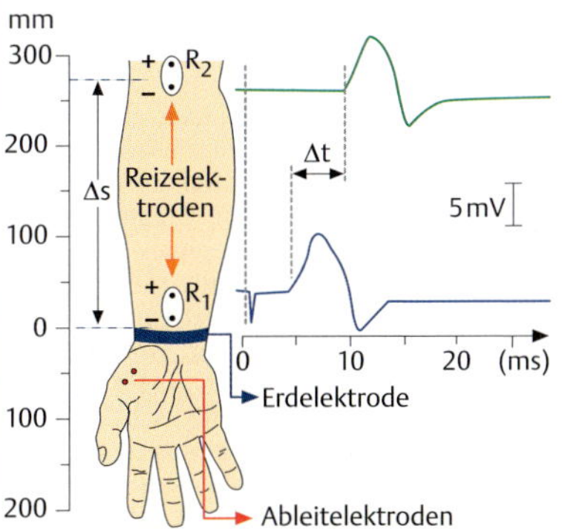

$$\text{Leitgeschwindigkeit } v = \frac{\Delta s}{\Delta t} = \frac{280\,\text{mm}}{5\,\text{ms}} = 56\,\text{m/s}$$

C. Elektroenzephalographie (EEG)

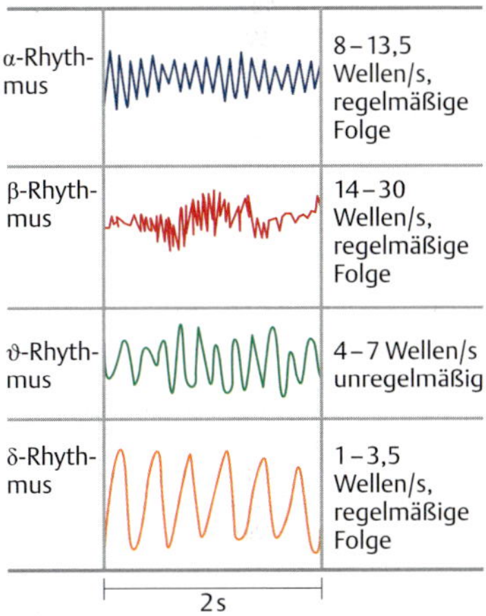

D. Kraniale Computertomographie

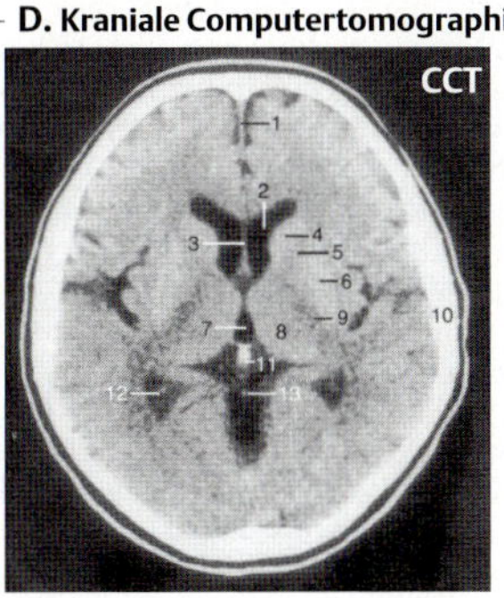

Die Zahlen kennzeichnen relevante Strukturen im Gehirn

E. Magnetische Resonanztomographie

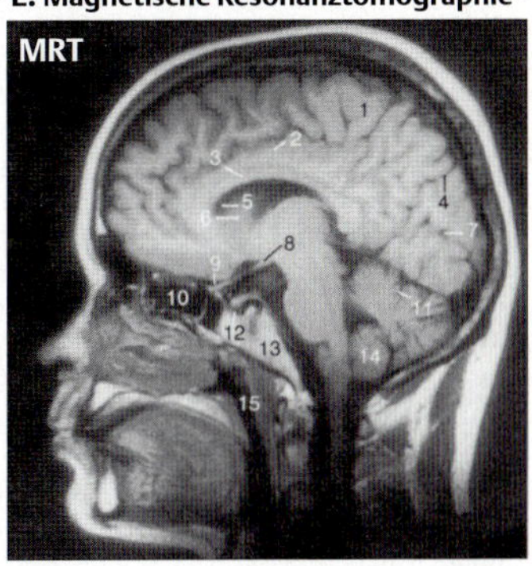

Grundlagen

Während beim Umweltmonitoring (s. S. 12) die äußere Belastung (äußere Exposition) des Organismus mit Umweltschadstoffen ermittelt wird, hat das Human-Biomonitoring die Bestimmung der inneren Belastung (innere Exposition) des Menschen sowie ggf. hierdurch ausgelöster biologischer Wirkungen zum Ziel.

Das Human-Biomonitoring wird unterteilt in:

- **Belastungsmonitoring:** Messung der Konzentration von Stoffen oder deren Metaboliten in humanbiologischen Materialien (z. B. in Urin, Blut)
- **Effektmonitoring:** Messung biologischer Parameter, die aus einer Belastung resultieren („Wirkungsparameter", z. B. Leukozytenanstieg). Diese können auch als Ausdruck einer „Beanspruchung" gewertet werden (Belastungs-Beanspruchungs-Konzept, →**A**).

Anwendungsbereiche

Das Human-Biomonitoring ist für die Individual- und die Bevölkerungsmedizin von Bedeutung. Beim Individuum reflektiert es die Gesamtbelastung durch den untersuchten Stoff. Dafür werden alle möglichen Quellen und Aufnahmepfade (oral, inhalativ, dermal) sowie individuelle Faktoren wie Aufnahmemenge, Resorption, Stoffwechsel und Ausscheidung in das Ergebnis einbezogen (→**B**). Das Human-Biomonitoring ist somit gesundheitsrelevanter als das Umweltmonitoring und erlaubt eine bessere Beurteilung des Gesundheitsrisikos jedes Einzelnen.

Im Rahmen von Querschnittsstudien kann durch den Vergleich von Personengruppen mit unterschiedlicher äußerer Exposition die Bedeutung bestimmter Expositionsquellen und -pfade ermittelt werden (z. B. Bewohner holzschutzmittelbelasteter Innenräume im Vergleich zu nichtexponierten Personen). Durch Beobachtung der Belastungssituation über längere Zeiträume (Longitudinalstudien) lassen sich Entwicklungstrends erfassen. So kann auch der Erfolg bestimmter Umweltschutzmaßnahmen überprüft werden (z. B. Abnahme der Blutbleibelastung bei Kindern seit Inkrafttreten des Benzin-Blei-Gesetzes.

Das Human-Biomonitoring ist prinzipiell nicht bzw. nur bedingt anwendbar bei Substanzen, die vor allem lokal Haut oder Schleimhaut reizend wirken (z. B. SO_2, Ozon, NO_X, Halogenwasserstoffe, Asbest). Ebenso ist es ungeeignet bei Stoffen, die selbst oder deren Metaboliten physiologischerweise bereits in hohen Konzentrationen vorkommen (z. B. Ameisensäure im Urin als Indikator einer Formaldehyd-Belastung).

Untersuchungsmaterial

Die Auswahl des Untersuchungsmaterials und der Zeitpunkt der Probennahme hängen von den Eigenschaften der untersuchten Stoffe (z. B. Löslichkeit, Flüchtigkeit, Kinetik) und der Fragestellung im Einzelfall ab (z. B. akute oder chronische Belastung).

Blut, Urin: Blut und Urin werden häufig untersucht, weil Probennahme, -transport und -aufbereitung relativ einfach sind.

Alveolarluft: Sie wird zum Nachweis von flüchtigen Stoffen verwendet, die durch Abatmung ausgeschieden werden. De facto wird Alveolarluft nur selten gemessen, da sich Entnahme, Transport und Aufbereitung der Probe schwierig darstellen.

Muttermilch: Sie dient einerseits zur Abschätzung der Belastung gestillter Säuglinge und stellt andererseits einen Indikator für die Belastung des mütterlichen Organismus dar, insbesondere durch lipophile Substanzen (aufgrund des hohen Fettanteils der Milch).

Haar: Der diagnostische Wert von Haaruntersuchungen ist relativ gering. Trotzdem werden sie häufig eingesetzt, um die Belastung durch toxische Metalle einzuschätzen oder den Status der Spurenelemente zu beurteilen („Multielement-Analysen"). Der Gehalt an Spurenelementen wird durch zahlreiche endogene und exogene Faktoren (z. B. Kontamination von außen) beeinflusst und variiert stark zwischen einzelnen Personen (interindividuell) und über einen großen Bereich. Außerdem stehen die im Haar gemessenen Konzentrationen an Spurenelementen nicht notwendigerweise in direktem Zusammenhang zu anderen Gewebegehalten.

Nach derzeitigem Diskussionsstand können Haar- (wie auch Zahn-)Analysen für Vergleiche von ausreichend großen Kollektiven, z. B. bei Untersuchungen zur Schwermetallbelastung von Bevölkerungsgruppen und im Rahmen der öffentlichen Gesundheitsvorsorge von gewissem Wert sein. Auf individueller Ebene sind sie jedoch keine geeigneten Indikatoren von Umweltbelastungen.

A. Umwelt- und Human-Biomonitoring (Belastungs-Beanspruchungs-Konzept)

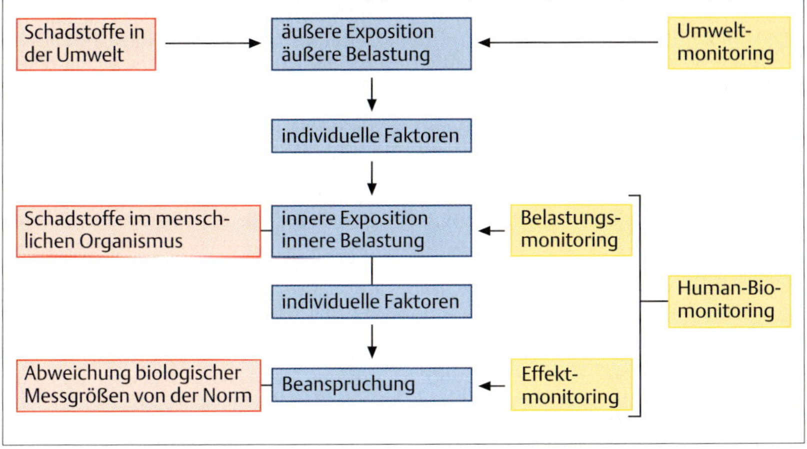

B. Individuelle Einflussfaktoren

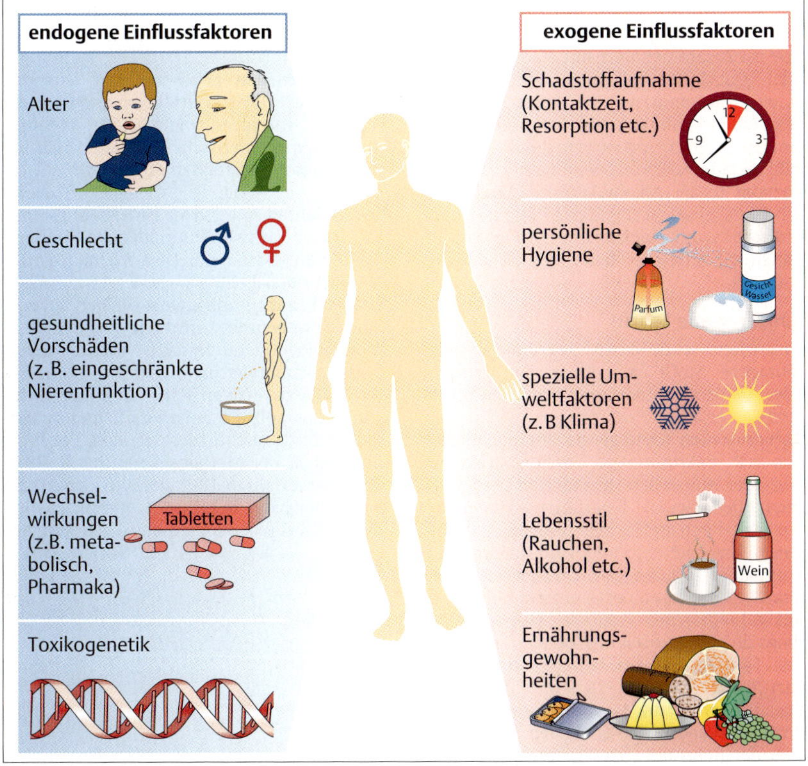

Analyseverfahren

Belastungsmonitoring

Die Analyseverfahren sind im Kapitel „Umweltanalytik" beschrieben (s. S. 12). Die Analysen sollten nur von anerkannten und bewährten Labors durchgeführt werden (zu belegen durch Zulassungen, Zertifikate und andere Nachweise der Qualitätssicherung). Externe Qualitätskontrollen wie die Ringversuche der Deutschen Gesellschaft für Arbeits- und Umweltmedizin e.V. ergeben, dass mehr als ein Drittel der teilnehmenden Laboratorien nicht den geforderten Qualitätskriterien entsprechen (→**A**).

Effektmonitoring

Spezifische Parameter sind bisher nur in wenigen Fällen bekannt, z. B. Parameter des Porphyrinstoffwechsels bei Bleibelastung, Aktivität der Acetylcholinesterase bei Exposition gegenüber Organophosphaten oder Carbamaten, Carboxyhämoglobin bei CO-Exposition. Andere Wirkungsparameter wie z. B. Proteinurie im Zusammenhang mit einer Cadmium- oder Quecksilberbelastung oder Leberenzyme (Transaminasen, γ-GT) bei Exposition gegenüber Chlorkohlenwasserstoffen sind wenig spezifisch und werden durch eine Vielzahl anderer Faktoren beeinflusst (z. B. Leberenzyme durch Alkoholkonsum). Zu unterscheiden sind geringfügige Effekte ohne Krankheitswert (*subklinische Effekte*) von Effekten, die Anzeichen einer Organschädigung sind.

Kanzerogene Stoffe

Angestrebt wird, durch kanzerogene oder mutagene Stoffe ausgelöste biochemische oder zelluläre Veränderungen möglichst frühzeitig zu erfassen.

Chromosomen schädigende Wirkungen können z. B. mikroskopisch anhand strukturell und/oder numerisch veränderter Chromosomen (Aberrationen) in peripheren Lymphozyten oder durch andere **zytogenetische Methoden** (Schwesterchromatidenaustausch, Mikronukleus-Test, s. S. 36) nachgewiesen werden. Diese Verfahren erfassen zwar eine Vielfalt genotoxischer Einflüsse, sie sind allerdings nicht spezifisch und besitzen einen hohen Hintergrundwert (Überlagerung durch „natürliche" Effekte).

Spezifischer ist die **Messung von DNA- und Protein-Addukten**. Sie entstehen durch Reaktion der Substanz (bzw. eines Metaboliten) mit DNA-Basen bzw. Aminosäuren in Proteinen (z. B. Lysin, Histidin, Valin, Cystein).

Viele Stoffe binden an das Protein *Hämoglobin* (z. B. Ethylenoxid, aromatische Amine, Aflatoxine). Bei chronischer Belastung zeigt das Ausmaß der Hämoglobinbindung die durchschnittliche Exposition über ca. 4 Monate (Lebensdauer der Erythrozyten) an.

Serumalbumin ist ein weiteres leicht zugängliches Protein. Es wird in der Leber synthetisiert, wo auch viele Fremdstoffe metabolisiert werden, sodass höhere Adduktspiegel und eine größere Nachweisempfindlichkeit, insbesondere der reaktiven Metaboliten zu erwarten sind, als bei der Hämoglobin-Addukt-Analyse. Allerdings ist die Lebensdauer des Albumins kürzer (3–4 Wochen), sodass eher eine kurz zurückliegende Exposition erfasst wird. Unter der Annahme, dass die Reaktionsprodukte des Fremdstoffs mit Protein und DNA in einem konstanten Mengenverhältnis zueinander stehen, können Protein-Addukte auch als Indikatoren für die methodisch schwieriger zu erfassende DNA-Addukt-Bildung dienen.

Zur **analytischen Erfassung** von Addukten werden u.a flüssigkeitschromatographische (LC/MS), gaschromatographische (GC/MS), massenspektrometrische (MS/MS) und immunologische Methoden eingesetzt (s. S. 14–18).

Ein Verfahren mit großer Anwendungsbreite und hoher Nachweisempfindlichkeit (bis zu 1 Addukt/10^{10} Basen) für DNA-Addukte ist die **^{32}P-DNA-Postlabelling-Technik** (→**B**): Isolierte DNA (z. B. aus Lymphozyten, Leukozyten oder einer Gewebeprobe) wird enzymatisch zu 3'-Mononukleotiden verdaut. Diese können nach Phosphorylierung in der 5'-Position unter Verwendung von [^{32}P]ATP dünnschichtchromatographisch aufgetrennt und autoradiographisch quantifiziert werden. Die Empfindlichkeit der Methode kann durch Anreicherungsverfahren (Butanol-Extraktion bzw. Behandlung mit Nuclease P1 gesteigert werden (z. B. bei PAK oder aromatischen Aminen).

A. Erfolgsquote der Teilnehmer an Ringversuchen

Ringversuche der Deutschen Gesellschaft für Arbeitsmedizin und Umweltmedizin e. V.

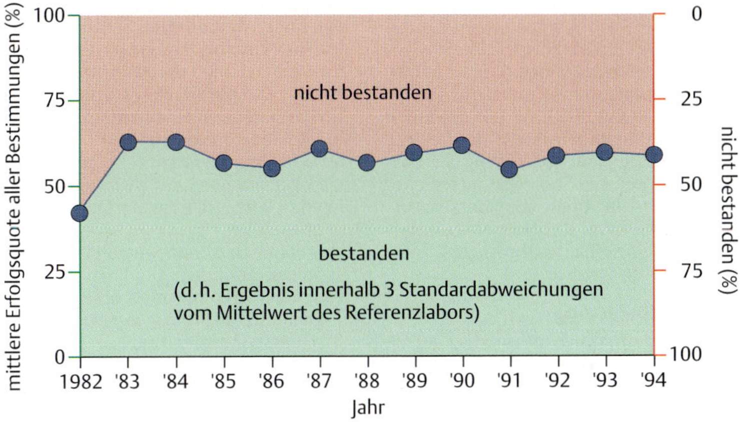

B. ^{32}P-Postlabelling von DNA-Addukten

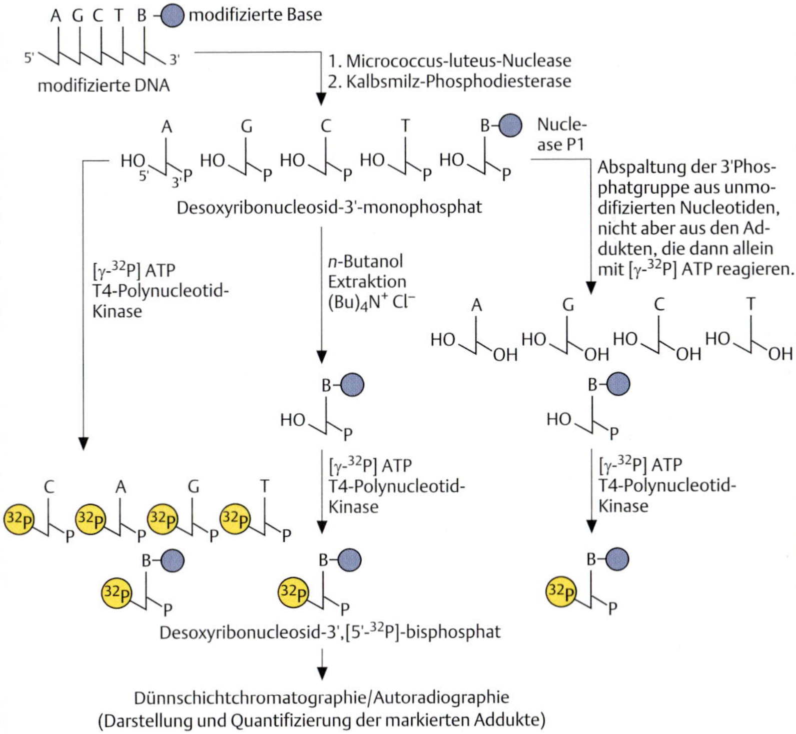

Bewertung

Wie auch andere Laborparameter stellen Ergebnisse des Human-Biomonitorings Einzelbefunde dar, die aus ärztlicher Sicht nicht isoliert bewertet werden können. Sie sind immer im Zusammenhang mit anamnestischen Angaben über gesundheitliche Beschwerden und andere klinische Befunde (körperliche Untersuchung etc.) unter Beachtung der Toxikologie des jeweiligen Stoffes zu interpretieren. Alleine aus der Über- oder Unterschreitung von Grenz- oder Richtwerten kann primär nicht auf eine schadstoffbedingte Erkrankung geschlossen werden.

Hintergrundbelastung

Die Bewertung stützt sich oft zunächst auf die mehr oder weniger unvermeidbare Belastung aufgrund des ubiquitären Vorkommens vieler Schadstoffe.

Der sog. *Referenzbereich* basiert auf der Untersuchung einer möglichst großen Zahl repräsentativ ausgewählter Proben. Aus der Häufigkeitsverteilung aller Werte wird in der Regel die 95. Perzentile als *Referenzwert* angegeben (s. S. 32). Referenzwerte sind nicht gesundheitlich begründet, eine Überschreitung weist nicht zwangsläufig auf eine gesundheitliche Gefährdung hin. Sie dokumentiert zunächst einmal nur eine, über dem üblichen liegende Belastungssituation. Aus einem erhöhten Wert kann auch nicht unmittelbar auf bestimmte Expositionsquellen oder -pfade geschlossen werden. Bei der Klärung dieser Frage müssen alle denkbaren Expositionspfade und die individuellen Einflussfaktoren (Alter, Geschlecht, Beruf, Lebensgewohnheiten etc.) berücksichtigt werden. In einigen Fällen existieren bezüglich stoffspezifischer Einflussfaktoren eigene Referenzwerte (z. B. Cadmium im Blut von Rauchern, Blei im Blut von Kindern und Erwachsenen).

Toxikologische Kriterien

Die BAT-Werte der Arbeitsmedizin (s. S. 52) können lediglich zur Orientierung über gesundheitlich relevante Konzentrationsbereiche benutzt werden. Sie sind für die 8-stündige Exposition gesunder Erwachsener am Arbeitsplatz bestimmt und daher prinzipiell nicht für umweltmedizinische Bewertungen geeignet. *Gesundheitlich begründete Richtwerte* müssen in weiten Bereichen der Umweltmedizin noch erarbeitet werden. Nach dem Konzept der *kritischen Konzentration* wird versucht, durch möglichst sensitive und spezifische biochemische, physiologische, immunologische und genetische Parameter, diejenige Konzentration eines Schadstoffes zu finden, bei der (bei besonders Empfindlichen) erste biologische (toxische) Reaktionen auftreten. Entsprechende Werte liegen für Schwermetalle (Blei, Cadmium, Quecksilber) und Kohlenmonoxid vor (→**A**).

Bei den *Orientierungswerten zur Beurteilung von Metallgehalten des ehemaligen BGA* wurden drei Kategorien unterschieden (→**B**):

1. unauffällig;
2. erhöht, aber ohne erkennbare Gesundheitsgefährdung;
3. deutlich erhöht, sodass eine Gesundheitsgefährdung auf längere Sicht nicht ausgeschlossen werden kann.

Kommission „Human-Biomonitoring“ des Umweltbundesamtes

Sie befasst sich derzeit damit, auf der Basis von arbeits- und umweltmedizinisch-toxikologischen Untersuchungen wissenschaftlich begründete biologische Expositionsgrenzwerte, sog. Human-Biomonitoring-Werte (HBM-Werte), für relevante Umweltschadstoffe abzuleiten (→**C**):

- **HBM-I-Wert:** Er grenzt den Bereich unbedenklicher Werte gegen einen Bereich kontrollbedürftiger Werte ab.
- **HBM-II-Wert:** Bei Überschreitung ist eine relevante gesundheitliche Beeinträchtigung des Betroffenen möglich. Medizinische Betreuung, expositionsmindernde Maßnahmen und ggf. spezifische weiterführende Diagnostik (Effektmonitoring) sind angezeigt.

Kanzerogene Stoffe

Die Bildung prämutagener DNA-Addukte gilt als erster bedeutsamer Schritt der chemischen Kanzerogenese. Addukt-Analysen (s. S. 166) für umweltmedizinische Fragestellungen sind derzeit noch weitgehend im Stadium der wissenschaftlichen Erforschung. In den meisten Fällen wurden auch hier Hintergrundwerte festgestellt, die nur selten bekannten Quellen zugeordnet werden konnten.

A. Kritische Konzentrationen von Blei, Cadmium und Quecksilber

Metall	Material	Referenzbereich	kritische Konzentration	biologischer Effekt
Blei	Blut	2–12 µg/100 ml	25 µg/100 ml	Verminderung der Intelligenzleistung bei Kindern
Cadmium	Urin,	<2 µg/g Kreatinin	5–10 µg/g Kreatinin	tubuläre Proteinurie
	Nebennierenrinde	<50 µg/g Gewebe	200 µg/g Gewebe	
Quecksilber				
– metallisch, anorganisch	Blut	<5 µg/l	10–20 µg/l	Tremor, Koordinationsstörungen, Proteinurie
	Urin	<5 µg/g Kreatinin	50 µg/g Kreatinin	
– organisch	Blut	<5 µg/l	30 µg/l	Parästhesien

B. Orientierungswerte zur Beurteilung von Metallen (BGA)

Metall	Material	Kategorie		
		I unauffällig	II Wert erhöht, Gesundheitsgefährdung nicht erkennbar	III Wert deutlich erhöht, Gesundheitsgefährdung auf längere Sicht nicht auszuschließen
Arsen	Haar	<1 µg/l	<1 µg/l	–
	Urin	<15 µg/l	<15–40 µg/l	>40 µg/l
Blei	Blut			
	Frauen, Kinder	<15 µg/100 ml	15–25 µg/100 ml	>25 µg/100 ml
	sonstige	<15 µg/100 ml	15–35 µg/100 ml	>35 µg/100 ml
	Haar	<20 µg/g	>20 µg/g	–
Cadmium	Blut			
	Kinder	<1 µg/l	1–3 µg/l	>3 µg/l
	Erwachsene	<2 µg/l	2–5 µg/l	>5 µg/l
Quecksilber	Blut	<3 µg/l	3–10 µg/l	>10 µg/l
	Urin	<5 µg/l	5–20 µg/l	>20 µg/l

C. Human-Biomonitoring-Werte (HBM)

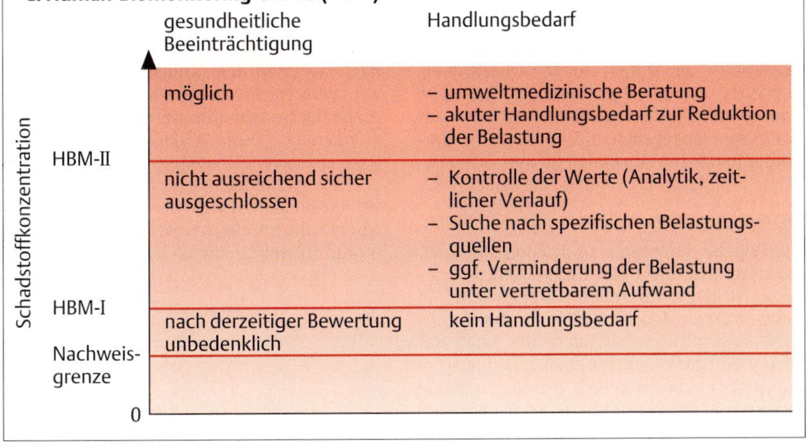

Grundlagen

Beweggründe des Patienten

Patienten suchen die umweltmedizinische Sprechstunde in der Regel aus vier verschiedenen Gründen auf (→**A**):

1. Der Patientin/dem Patient ist bewusst geworden, dass sie mit einer oder mehreren Umweltgiften in Kontakt gekommen ist, ohne dass bisher Krankheitssymptome aufgetreten sind.
2. Sie/er führt bereits bestehende Symptome, die bisher unerklärlich waren, auf eine Umweltbelastung zurück.
3. Sie/er entwickelt nach einer akuten Belastung durch Umweltgifte Symptome, die nicht mehr verschwinden, obwohl die Belastung beendet ist.
4. Sie/er sucht eine Erklärung für eine unheilbar manifeste und von der Medizin definierte Erkrankung.

Man nimmt an, dass entweder die Angst vergiftet zu werden, krank macht oder, dass bereits bestehende Symptome, die bisher von der Medizin nicht erklärt werden konnten, vom Patienten subjektiv einer Ursache zugeordnet werden.

Man hat es also einerseits mit einer krankmachenden Angst zu tun. Diese Besorgnis, die durch Wissen entstanden ist, ist Argumenten nicht zugänglich. Andererseits hat man es mit Erkrankungen zu tun, die primär ihre Ursache in der Psyche des Patienten haben. So werden z. B. ungelöste Konflikte, die zu körperlichen Symptomen geführt haben, für den Patienten nach außen abreagierbar.

Die Patienten schreiben, verstärkt noch durch manche Protagonisten unter den Ärzten bzw. Heilpraktikern, vielen Umweltgiften eine krankmachende Potenz zu. Die Quecksilberbelastung aus Amalgamfüllungen hat nach wie vor den höchsten Anteil (→**B**). Die am häufigsten angegebenen Symptome in Umweltambulanzen (unabhängig vom Giftnachweis) sind Kopfschmerz und Schwindel (→**C**).

Historie

Psychogene Symptome sind schon seit Jahrhunderten bekannt und unterliegen dem jeweiligen soziokulturellen Hintergrund. Sie haben sich an den Wissensstand der Organmedizin angepasst. Nachdem für einen bestimmten Beschwerdekomplex eine klare organische Diagnose möglich wurde, wurde die entsprechende Symptomatik vom Patienten deutlich seltener produziert. Als Beispiel mag hierfür die hysterische Lähmung gelten. Seitdem mittels EEG eine organische Ursache auszuschließen ist, wurde diese Erkrankung viel seltener.

Auch ist der Pool an Symptomen psychogener Erkrankungen abhängig von den Krankheitsvorstellungen eines bestimmten Kulturkreises. Zu dem seit Jahrhunderten im Abendland verfügbaren Bestand gehören Symptome wie Kopfschmerz, Abgeschlagenheit und ziehende Schmerzen in den Extremitäten. Andere Symptome, wie das Gefühl, „der Penis verschwindet im Bauchraum", werden nur im asiatischen Kulturkreis gefunden (Koro). Um nicht als psychisch krank zu gelten, wurde schon immer von den Patienten an der Organogenese festgehalten. Als Auslöser wurden häufig in der jeweiligen Zeit auftretende Erkrankungen angesehen. So wurde die multiple Sklerose für die hysterische Lähmung bemüht und die Neurosyphilis als organische Ursache von Verhaltensauffälligkeiten gesehen. Dieselben Beschwerden, die heute von Patienten als Symptome einer „chronischen Umweltvergiftung" angesehen werden, wurden seit den 30er-Jahren auf eine chronische Brucellose zurückgeführt (→**D**).

Gegenwärtige Entwicklung

Unterstützt von den Medien und der Darstellung einzelner Patientenschicksale durch Journalisten und Ärzte, wurde der oben beschriebene Symptomenpool für die Umwelterkrankungen reaktiviert.

Sehr empfindliche Messmethoden ermöglichen heute, schon kleinste Spuren von Umweltgiften bei den betroffenen Personen aufzuspüren. Daher ist es für die moderne Medizin oft unmöglich, den Beweis zu erbringen, dass zwischen dem Krankheitsbild und seinen vermeintlichen Auslösern kein Zusammenhang besteht. Das strenge und allgemein anerkannte Dosis-Wirkungs-Prinzip kann jetzt angezweifelt werden. Mit dem Hinweis auf unterschiedliche Empfindlichkeiten einzelner Individuen wird der Vergleich mit Gesunden, die bei gleicher Belastung keine Symptome aufweisen, oft als illegitim abgetan.

A. Beweggründe eines Patienten für das Aufsuchen einer umweltmedizinischen Praxis

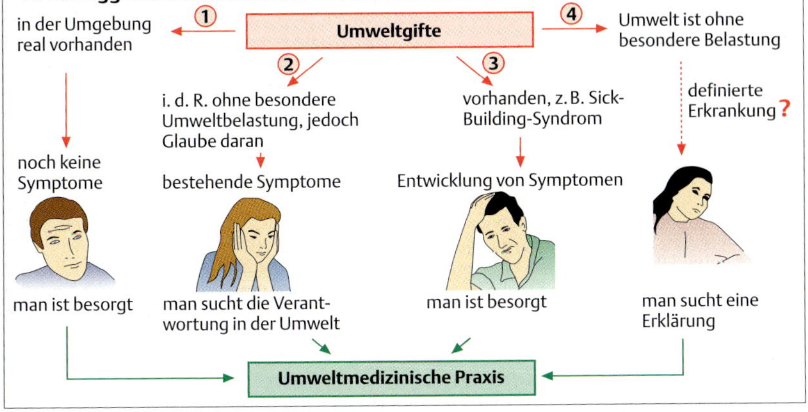

B. Häufigkeit der „Gift-Belastungen“ in Umweltambulanzen (München bis 1996)

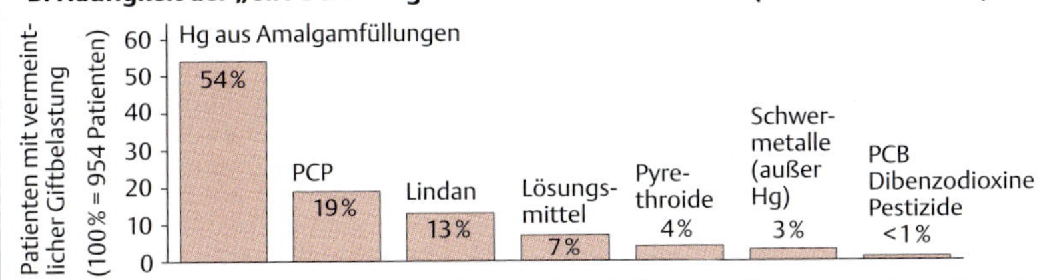

C. Häufige Symptome bei Umwelterkrankungen

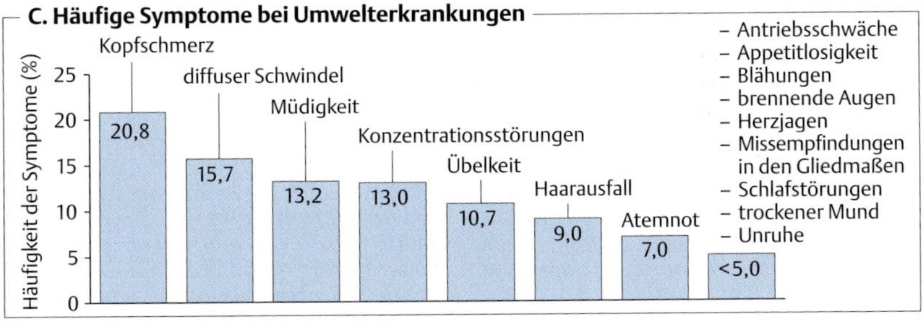

D. Historie der psychosomatischen Erkrankungen

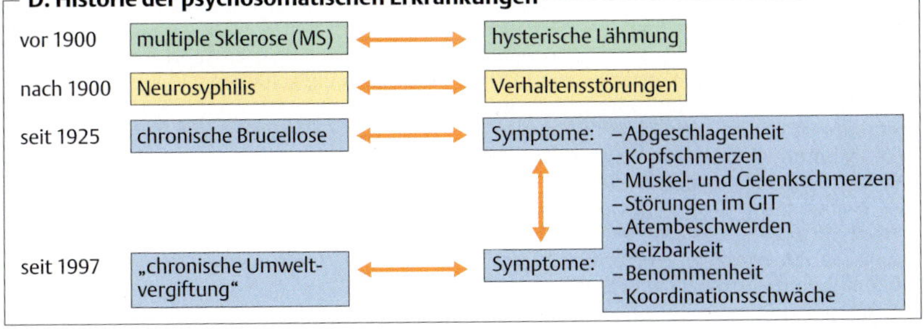

Umwelt- bzw. Vergiftungsangst I

Historie

Die Angst vor Vergiftungen scheint archaischer Natur zu sein, d. h. sie ist in allen Menschen als tiefe Urangst verwurzelt. Teleologisch mag das sinnvoll sein: Als der Mensch sich noch aus der Natur ernährte, musste er fähig sein, zwischen giftigen und ungiftigen Nahrungsmitteln zu unterscheiden. Wenn er vermeintlich giftige Nahrung aufgenommen hatte, musste es einen Mechanismus geben, diese wieder loszuwerden. Die allgemeine Reaktion bestand in Ekel, Übelkeit und schließlich Erbrechen, wodurch das Gift wieder aus dem Körper befördert wurde (→**A**).
Shakespeare hat dies trefflich im Wintermärchen beschrieben. König Leontes von Sizilien sagt dort: „Wohl kann sich eine Spinne verkriechen in dem Becher und man trinkt, man geht und spürt kein Gift; nicht angesteckt war das Bewusstsein: Aber hält uns einer die ekelhafte Zutat vor und sagt uns, was wir getrunken, sprengt man Brust und Seiten mit heftigem Würgen."
Eine solche Angstreaktion macht augenscheinlich Sinn und mag die akute Situation bereinigen. Sie kann immer dann auftreten, wenn einem plötzlich bewusst wird, dass man einem vermeintlichen Gift gegenüber exponiert war.

Massenhysterie (→B)

Handelt es sich bei den Betroffenen um eine Gruppe von Menschen, so kann sich die Angstreaktion in einer psychogenen Massenreaktion mit akuten Krankheitssymptomen ausdrücken (Mass psychogenic illness).
Im Folgenden werden vier ausgewählte Beispiele aus den Berichten und Erfahrungen von Ärzten in Umweltambulanzen bzw. toxikologischen Zentren dargestellt:

Beispiel 1 (→**B1**): Ein Chor von Jugendlichen gab ein Konzert in einer frisch gestrichenen Halle, die deshalb nach Farben und Lösemitteln roch. Während des Konzertes wurde eine Schülerin ohnmächtig, vermutlich aufgrund des langen Stehens. Daraufhin reagierte die gesamte Gruppe mit Übelkeit, Herzjagen und Hyperventilation. Noch vier Stunden, nachdem die Gruppe aus der kontaminierten Umgebung entfernt wurde, wurden sieben Patienten hyperventilierend vorgefunden. Eine Dosis Diazepam für jeden löste das Problem.

Beispiel 2 (→**B2**): Ein Bus, der eine Schülergruppe von Mädchen vom Schullandheim nach Hause transportierte, musste an einer Autobahnraststätte anhalten, weil es mehreren Mädchen schlecht geworden war. Es kam der Verdacht auf, Kohlenmonoxid sei ins Businnere gelangt. Als Ärzte unter der Vorstellung einer Massenvergiftung dort eintrafen, fanden sie auf Tragen gelagert eine Gruppe von Mädchen, die hyperventilierten und deutliche Zeichen von Angst zeigten. Eine Kohlenmonoxid-Vergiftung lag jedoch nicht vor. Tatsächlich hatte unter den Mädchen ein Konflikt bestanden, der von zwei Gruppen ausgetragen wurde und von einem Mädchen mit Hyperventilation und Übelkeit beantwortet wurde. Daraufhin fühlte sich die gesamte Gruppe „vergiftet" und reagierte entsprechend.

Beispiel 3 (→**B3**): Bei einer Weihnachtsfeier hatten etwa 100 Jugendliche zusammen Gulaschsuppe gegessen. Plötzlich trat bei den meisten Jugendlichen Übelkeit auf. Einige zeigten ein hoch rotes Gesicht, erweiterte Pupillen, Pulsbeschleunigung und Hyperventilation. Man denkt sofort an eine Massenlebensmittelvergiftung. Niemand hatte jedoch wirklich Erbrechen oder Durchfall. 25 Patienten wurden in die Klinik gebracht. Einer erzählt, dass jemand behauptet habe, es seien Schlangen, Kröten und Stierhoden in die Gulaschsuppe gemischt worden.

Beispiel 4: Auch bei eher chronischer psychischer Belastung wie z. B. nach dem Reaktorunfall in Three Miles Island in England im Jahre 1983, bei dem keine nachweisbar erhöhte Radioaktivität in die weitere Umgebung freigesetzt wurde, kam es bei einem Teil der Bevölkerung zu somatischen Reaktionen aufgrund der angenommenen Bedrohung. Es wurde bei den betroffenen Personen ein erhöhter Sympathikotonus mit vermehrter Katecholamin-Konzentration im Urin, einhergehend mit gesteigerter Angst und depressiver Verstimmung gefunden.

Fazit: Alle Beispiele zeigen eindrücklich, dass allein die Angst, vergiftet worden zu sein, zu akuten psychogenen Reaktionen führen kann.

A. Archaische Angst vor Vergiftungen

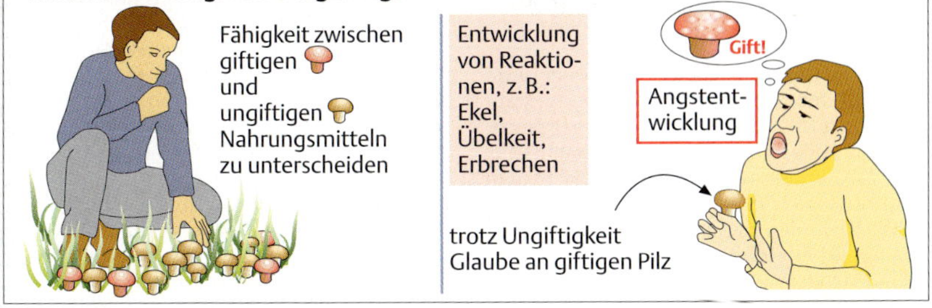

B. Psychogene Massenreaktionen mit akuten Krankheitssymptomen (Beispiele)

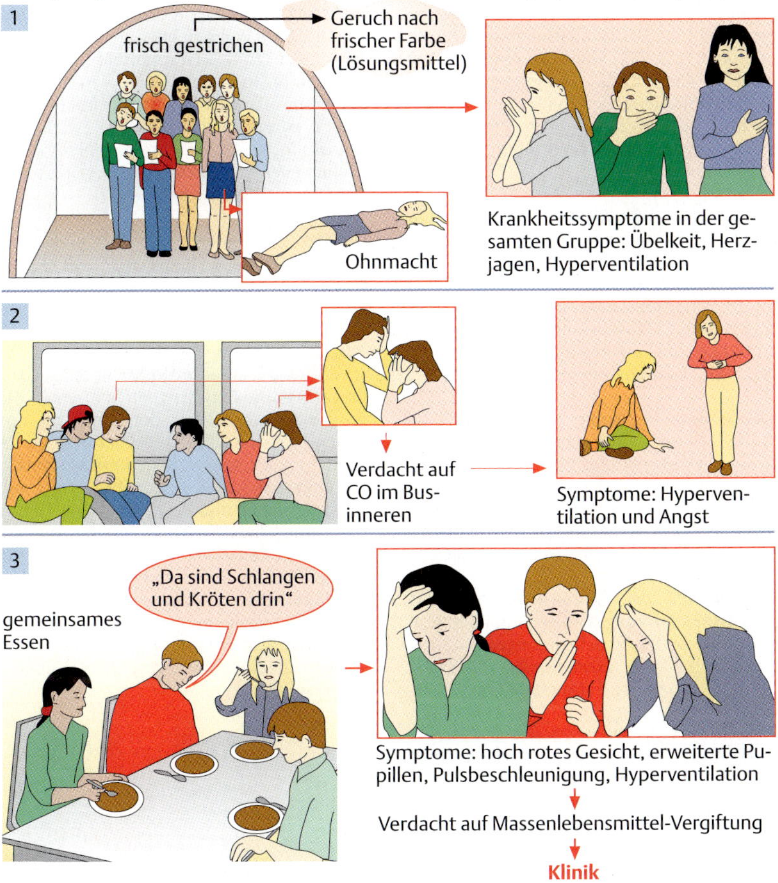

Fazit: Angst vor akuten Vergiftungen kann zu psychogenen Reaktionen führen

Umwelt- bzw. Vergiftungsangst II

Toxikopie (→A)

Definition: Unter Toxikopie (nach Kofler) wird das Auftreten manifester Symptome verstanden, die solchen bei Vergiftungen vergleichbar sind, ohne dass jedoch eine relevante Giftbelastung erfasst werden könnte. Die Toxikopie drückt sich in der Angst aus, chronisch vergiftet worden zu sein, z. B. durch Chemikalien am Arbeitsplatz.
Als ursächlich können psychogene Bewertungsprozesse angesehen werden, wie sie für traditionelle Stressreaktionen schon lange allgemein anerkannt werden. Im Gegensatz zu den beschriebenen sympathikotonen Angstreaktionen (s. S. 172) weist die Toxikopie keine solche akut auftretende Symptomatologie auf. Die Prävalenz der Symptome ist vergleichbar mit den Symptomen, die auch für die chronisch umweltvergifteten Patienten beschrieben werden.

Symptomatik (→**B**): Als häufigste Symptome werden Kopfschmerzen (66%), Reizungen des Halses (66%), der Augen (53%), der Nase (52%) und der Atemwege (52%) angegeben. Ebenso werden Übelkeit (37%) und unspezifische Angstgefühle (37%) genannt. Weitere typische Symptome sind Reizungen im Mund- und Rachenraum (19%) und der Haut (10%).

Psychogenese: Toxikopie trat bisher vor allem bei Bediensteten von genehmigungspflichtigen Anlagen und bei Anwohnern solcher Anlagen auf. Auslösend war oft die Umstellung eines Prozessablaufes oder eine nicht erklärbare Geruchsbelästigung. Drei Arten von Bedrohungen wurden dabei identifiziert (→**C**):

1. *Die Bedrohung der substanziellen Integrität:* Angst vor Einwirkung des Giftes auf den Körper und körperlichen Schädigungen.
2. *Bedrohung der existenziellen Integrität:* Angst, chronisch zu erkranken und z. B. Invalide zu werden.
3. *Die Bedrohung der psychosozialen Integrität:* Angst, den Arbeitsplatz zu verlieren oder schlechte Bezahlung trotz gefährlicher Arbeit.

Therapieansätze: Bei den zuerst genannten Bedrohungsmechanismen ist durch Aufklärung und kognitive Bearbeitung, die die Ungefährlichkeit der Situation klar darstellen kann, Abhilfe zu schaffen.

Bei der psychosozialen Bedrohung wird die Vergiftungssituation „benutzt", um soziale Ungerechtigkeiten zu kompensieren. In solchen Situationen kann durch die Abstellung des Missstandes, etwa durch die Beseitigung der Geruchsbelästigung, keine Heilung erzielt werden. Die Betroffenen fühlen sich nach wie vor krank. Sie misstrauen den Behörden, die ihrer Meinung nach nur abwiegeln. Sie glauben weiterhin vergiftet zu werden, ohne dass dies wahrnehmbar ist. Zu dieser Art der Bedrohungsbewältigung kommt es, wenn subjektiv für die Betroffenen keine Lösungsmöglichkeit besteht, d. h. der/die Beschäftigte muss aus sozialen Gründen weiter in der Nähe der Fabrik wohnen oder weiter dort arbeiten, obwohl er/sie sich vergiftet fühlt. Ein Ausweichen in „Kranksein" (Flucht in die Krankheit), um öffentliche Aufmerksamkeit zu erlangen, ist die einzige Lösung dieses Konfliktes. Das folgende typische Beispiel für die Bedrohung der psychosozialen Integrität soll die Situation verdeutlichen.

Beispiel: *Arbeiterinnen in einer Schuhfabrik.* In einer Schuhfabrik, in der viele schlecht bezahlte Arbeiterinnen angestellt sind, herrscht eine angespannte Atmosphäre. Die Arbeiterinnen fühlen sich unter großem Druck. Obwohl sie sich eine bessere Bezahlung wünschen, wagen sie ihre Wünsche nicht vorzubringen, da sie Entlassungen befürchten. Nun wird die Produktion in der Fabrik auf einen neuen Klebstoff umgestellt, der eine geringe Geruchsbelästigung mit sich bringt. Plötzlich erkrankt die ganze Belegschaft, trotz aller Versicherungen und Nachweise, dass kein giftiger Werk- bzw. Klebstoff vorliegt. Während ein Teil der Belegschaft langsam gesund wird, bleiben andere chronisch krank. Die Symptome, bestehend aus Kopfschmerzen, Übelkeit sowie Reizerscheinungen, treten bei jedem Arbeitsversuch erneut auf, so dass daraus schließlich eine dauerhafte Arbeitsunfähigkeit resultiert.

A. Toxikopie

genehmigungspflichtige Anlagen

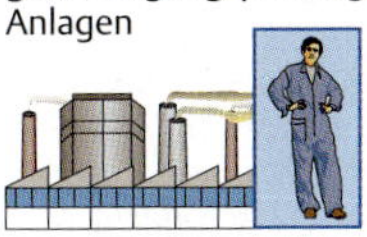

Anwohner und Arbeiter dieser Anlagen

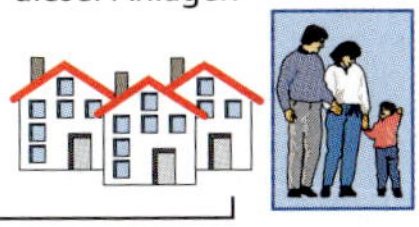

eigentliche Ursache: psychogene Bewertungsprozesse

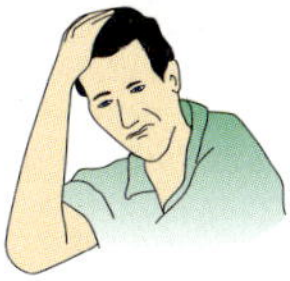

„Was passiert mit mir?"

vermeintlich „chronisch exponiert" →

jedoch keine Giftbelastung nachweisbar

(nur Geruch oder optische Wahrnehmung verändert, z. B. Rauch)

Entwicklung manifester Symptome →

(= vergleichbar den Symptomen bei echten Vergiftungen)

typische Symptome

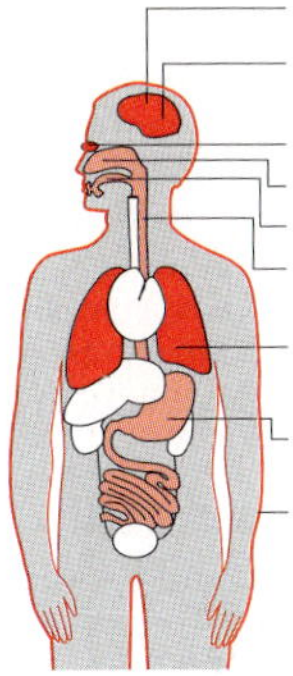

B. Häufigkeit der Symptome bei Toxikopie

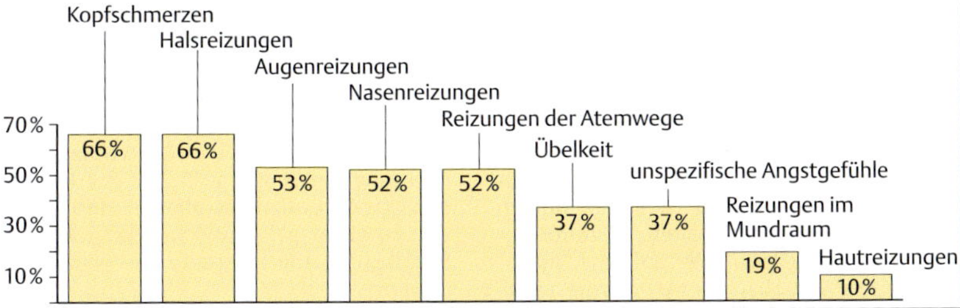

C. Bedrohungen, die Toxikopien auslösen können

Bedrohungen

substanzielle Integrität	existenzielle Integrität	psychosoziale Integrität
vermeintliches „Gift"	vermeintliche chronische Belastung	vermeintliche chronische Belastung
Angst vor körperlichen Schäden, Todesangst	Angst vor chronischer Erkrankung und dadurch Existenzverlust	Angst vor Verlust sozialen Ansehens
z. B. Krebserkrankungen, Organschäden	z. B. Invalide, Rente unsicher, Versorgung der Familie bedroht	z. B. Angst vor Arbeitsplatzverlust (trotz schlechter Bezahlung und Gefährdung am Arbeitsplatz)

Lösungsansatz:

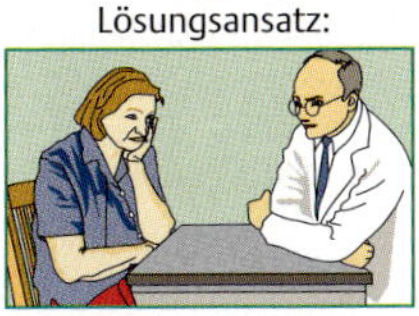

Aufklärung durch den Therapeuten

keine Lösung:

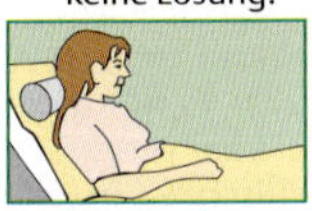

Flucht in das „Kranksein", um öffentliche Aufmerksamkeit zu erlangen

Informationsstand und Persönlichkeit

Einfluss der Medien (→A)

Wann immer ein bestimmtes Gift und seine Auswirkungen in der Presse aufgegriffen werden, nehmen die Anfragen von Patienten, die sich dadurch vergiftet fühlen, bei den Giftnotrufzentren rapide zu. Störfälle (z. B. in einer chemischen Fabrik) bewegen auch dann die Gemüter, wenn die Menge an freigesetztem Schadstoff nachgewiesenermaßen unbedenklich ist.

Einfluss der Persönlichkeit (→B)

Wie stark die Reaktion des einzelnen Betroffenen ist, hängt von seiner Persönlichkeit, dem Informationsstand und seiner Weltanschauung ab. Handelt es sich um eine ängstliche Person mit Halbwissen und ökologischer Weltanschauung, so ist die Wirkung besonders stark.

Der Wertewandel der letzten Jahre hat die Gesellschaft in eine Zwickmühle gebracht. Einerseits ist die Gesundheit ein hoher Wert – ihre Erhaltung ist nicht zuletzt im Grundgesetz verankert. Andererseits ist der gesundheitliche Wohlfahrtsstaat nur bei hohem Wohlstand aufrechtzuerhalten. Letzterer basiert heute in hohem Maße auf einer industrialisierten Wirtschaft, die vielfach die natürlichen Grundlagen der Gesundheit beeinträchtigt.

Katastrophenmeldungen in den Medien, die sich generell gut verkaufen lassen, und die sinnliche Wahrnehmung der Umweltzerstörung (z. B. Baumsterben) führen dazu, dass anfällige Personen ihre eigenen Beschwerden mit der Umweltbelastung in Zusammenhang bringen.

Persönliche Bewältigungsstrategien

Solche Patienten haben oftmals keine sichere individuelle Bewältigungsmöglichkeit und erleben diese Situationen deshalb als besonders stressreich. Zur persönlichen Betroffenheit und Unsicherheit über die angemessenen Bewältigungsmöglichkeiten gesellen sich negative Emotionen, wie z. B. Angst und Wut (→C). Gelingt die Bewältigung der subjektiven Belastung und Verunsicherung nicht, so ist mit psychischen, psychosomatischen und/ oder mit rein somatischen Folgen zu rechnen. Dieser krankmachende Stress wird mit der Umweltbelastung assoziiert und macht sich an einzelnen Schadstoffen fest. Nicht zu bewältigende Angst kann also krank machen, obwohl der Angstauslöser beseitigt ist oder selbst nicht krankheitsauslösend sein konnte. Die folgenden Beispiele verdeutlichen diese Zusammenhänge anhand von somatopsychischen Reaktionen vor und nach der gesundheitlichen Aufklärung von Betroffenen bzw. vor und nach der Altlastensanierung (→D).

Beispiel 1 (→**D1**): *Radonbelastung im Erzgebirge.* Die Bewohner bestimmter Orte im Erzgebirge wurden sich 1990 plötzlich der Gefahr bewusst, dass sie dem Lungenkrebs erzeugenden Radongas ausgesetzt waren (Boden mit starkem Uranvorkommen; natürliche Belastung).

Beim Vergleich unbelasteter und belasteter Bevölkerungspopulationen stellte sich heraus, dass Beschwerden, die nicht vom Radon kommen konnten, dennoch dem Radon angelastet wurden (z. B. Herz-Kreislauf-Störungen, Potenzstörungen). Die generelle Angst, an Krebs zu erkranken, war zunächst sehr stark. Die Aufklärung über die Möglichkeiten, sich vor der Radonbelastung zu schützen, führte bei zwei Dritteln der Befragten zu einem Rückgang der Angst. Je höher der Informationsstand bei den Betroffenen, desto geringer war die Angst. Somit kann ein Großteil der Bevölkerung Angst kognitiv überwinden.

Beispiel 2 (→**D2**): *Altlastenstandort Dorstfeld.* Die Bewohner des Wohngebietes Dorstfeld erfuhren, dass ihre Wohnungen auf einem Altlastengebiet erbaut worden waren (anthropogene Belastung) und so ihre Gesundheit gefährdet sein könnte.

Die Bewohner im Altlastengebiet zeigten im Vergleich zu Bewohnern im Kontrollkollektiv stärkere psychosomatische Befindlichkeitsstörungen. Nach der Sanierung hatten sich die psychosomatischen Beschwerden nicht wesentlich gebessert. Dabei korrelierte das Ausmaß der Beschwerden weniger mit der Tatsache und Dauer der chronischen Belastung als vielmehr mit der primären Einschätzung der Gefährdung und dem mangelnden Vertrauen in die verantwortlichen Behörden. Eine nicht behebbare psychische Traumatisierung hatte stattgefunden, die aber nicht auf die Schadstoffe zurückzuführen war.

A. Einfluss der Medien auf die Entstehung von Umweltkrankheiten

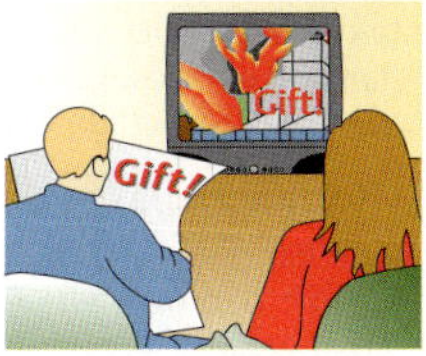

Glaube an Vergiftungssituation → Anstieg der Besuche in den Umweltpraxen

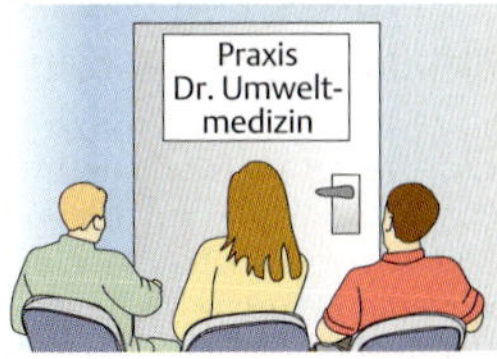

B. Abhängigkeit der Reaktion eines Betroffenen

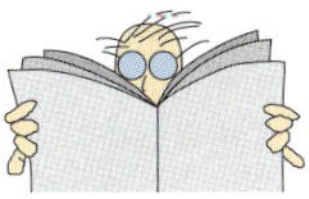

Persönlichkeit → ängstlich

Informationsstand → Halbwissen

Weltanschauung → ökologisch

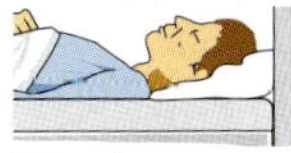

Erkrankung

C. Übertragung der Umweltbelastung auf den eigenen Körper

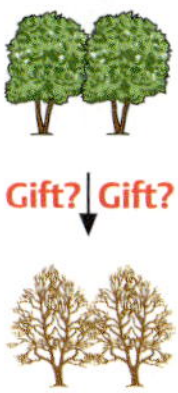

Übertragung auf den eigenen Körper:

„Zuerst stirbt der Wald - dann der Mensch"

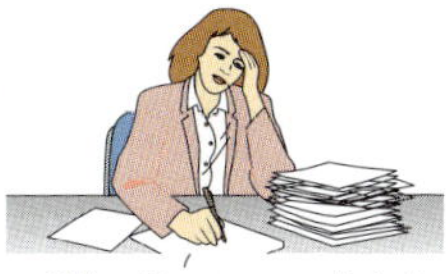

anfällige Personen, z. B. keine Bewältigungsmöglichkeit (= krankmachender Stress)

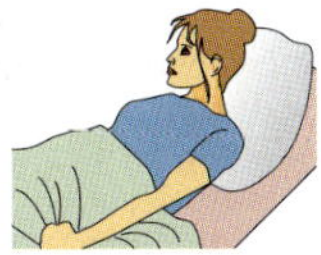

Erkrankung mit Wut, Ärger, Angst, Niedergeschlagenheit

D. Unbewältigte Angst als Auslöser von Krankheitssymptomen

D1 Erzgebirge

natürliche Belastung durch Radonfreisetzung

gesundheitliche Beschwerden **vor** Aufklärung:

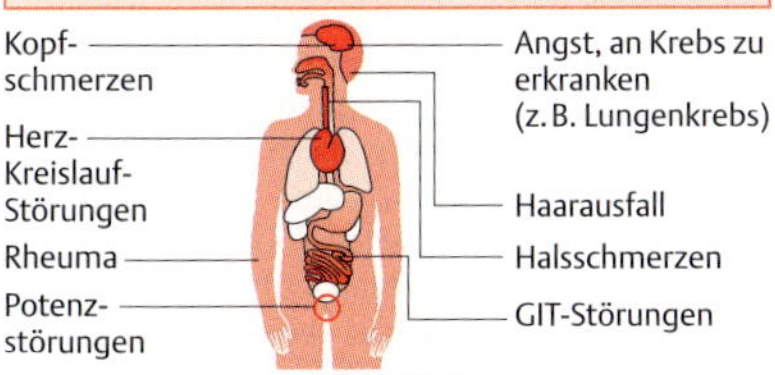

persönliche Aufklärung durch Untersucher (z. B. Psychologe)

gesundheitliche Beschwerden **nach** Aufklärung:

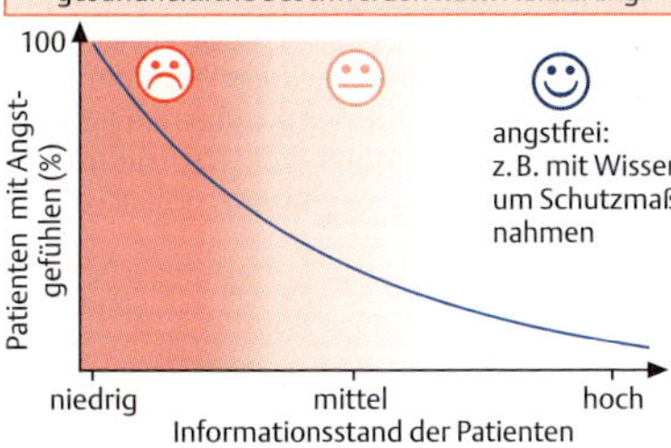

D2 Dorstfeld

anthropogene Belastung durch Altlasten im Boden

gesundheitliche Beschwerden bei Bekanntwerden der Belastung und **vor** der Sanierung

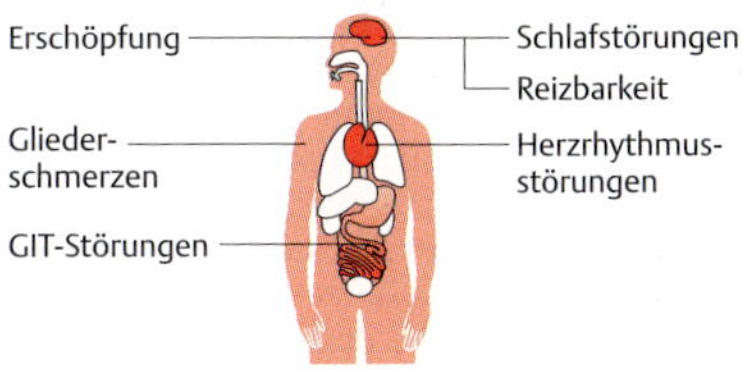

Protest gegen Behörden

Sanierung des Bodens; auch erhebliche Belästigung (z. B. Lärm) während des Sanierens

Entwicklung eines hohen Gefährdungspotentials; Vertrauensverlust in Behörden

psychische Traumatisierung

keine Besserung der Beschwerden **nach** Sanierung

Psychogene Störungen I

Projektion auf Umweltgifte (→A)

Viele Patienten einer umweltmedizinischen Sprechstunde weisen keine subakute oder akute Giftbelastung auf. Meist werden weder in der toxikologischen Analytik Überschreitungen der Referenzwerte gesehen noch sind die Patienten objektiv einer höheren Belastung ausgesetzt als solche, die sich völlig gesund fühlen.

Es ist aus der psychoanalytischen Lehre bekannt, dass Triebregungen und aggressive Regungen durch Projektion abgewehrt werden können. Nach psychoanalytischer Erfahrung sind derartige Projektionsmechanismen sehr häufig, in experimentell-psychologischen Untersuchungen konnten diese allerdings nicht nachgewiesen werden.

Projektionen können sich, wenn sie gegen Personen gerichtet werden, in der Verteufelung einer anderen Person äußern, bei der man genau diese Triebhaftigkeit oder Aggressivität vermutet, die man bei sich selbst unterdrückt. Die andere Person wird dann zum „Sündenbock" gemacht und mit ihr Probleme bekämpft, die man mit sich selber hat.

Solche Projektionen können sich auch gegen Institutionen richten. Patienten werten dann z. B. die Industrie, die Gesundheitsbehörden oder die Ärzteschaft sehr stark ab und auf der anderen Seite die Aktivisten gegen diese Institutionen auf. Der Verdacht auf eine Projektion liegt umso näher je stärker die Abwertung ist.

Besonders geeignet für Projektionen sind alle Arten von Giften. Gift wird mit „böse und unrein" assoziiert und kann leicht abgewertet werden, da es von allen Menschen für schlecht gehalten wird. Wenn die Abwertung eines Giftes also gesellschaftlich angeboten wird, kann dieses als Blitzableiter für Projektionen verwendet werden. Diese Projektion allein muss sich noch nicht in Krankheitssymptomen äußern, vielmehr kann sie den Betroffenen veranlassen, sehr aktiv und aggressiv z. B. gegen Behörden, gegen die Hersteller von Giften und gegen einzelne Personen wie Ärzte oder Hausbesitzer vorzugehen. Da sich die angegriffenen Institutionen oder Personen meist zur Wehr setzen, kann es zu lang anhaltenden Prozessen kommen, die mit entsprechenden Kosten verbunden sind, wie z. B. für Umzüge, Sanierung, Neuanschaffung von giftfreier Kleidung, Möbel oder Ernährungsumstellung. Den Patienten kann ein solches Vorgehen einerseits in die Isolierung, andererseits in finanzielle Schwierigkeiten bringen. Manche Patienten gehen dabei so weit, dass sie sich selbst finanziell und gesellschaftlich ruinieren (Michael-Kohlhaas-Syndrom).

Angststörungen – Toxikophobie (→B)

Zwanghaften Charakter kann die Beschäftigung mit dem Umweltgift dann annehmen, wenn die Patienten anfangen, ihr ganzes Leben so zu organisieren, dass jeglicher Giftkontakt gemieden wird. Dies kann sich z. B. darin ausdrücken, dass sie sich nur noch in wenigen Räumen aufhalten, nur ausgewählte Speisen essen und nur bestimmte Waschpulver verwenden können.

Hinter Umweltängsten können sich auch phobische Störungen verbergen. Die Angst, vergiftet zu werden, ist dann wenig real begründet. Zugrunde liegen können Triebwünsche, die oft schon seit der Kindheit mit strikten Verboten belegt sind.

Psychoanalytisch gesehen, wird die unbewusste Angst davor, die Triebimpulse könnten den Patienten überwältigen, auf andere Ängste verschoben. Diese unbewusste Angst kann sich dann in Angst vor schwerer Erkrankung äußern, z. B. in einer Herzphobie, Karzinophobie, AIDS-Phobie oder auch in einer Toxikophobie (Angst, vergiftet zu sein). Damit einhergehende Symptome können z. B. Atemnot, Übelkeit, Schmerzen oder Zittern sein (→**B**). Diese Zustände treten in der Regel als Attacken auf und führen dazu, dass Angst auslösende Situationen vermieden werden.

Bei einem „Umweltkranken" wäre eine Angst auslösende Situation dann gegeben, wenn beim Betreten bestimmter Räume, die vermeintlich Gift enthalten, oben beschriebene körperliche Symptome auftreten. In Folge kann dann z. B. in einer Wohnung das Schlafzimmer oder bei der Arbeit ein bestimmtes Büro nicht mehr betreten werden.

Durch diesen Ansatz lassen sich nur manche Formen von „Umweltvergiftungen" erklären. Wenn die Symptome bei dem Patienten nicht anfallsweise auftreten, sondern ein ständiges Krankheitsempfinden besteht bzw. eine Reihe von Symptomen immer wieder auftreten, so liegen wahrscheinlich andere neurotische Störungen oder Somatisierungsstörungen (s. S. 182) vor.

A. Projektion auf Umweltgifte (psychoanalytischer Ansatz)

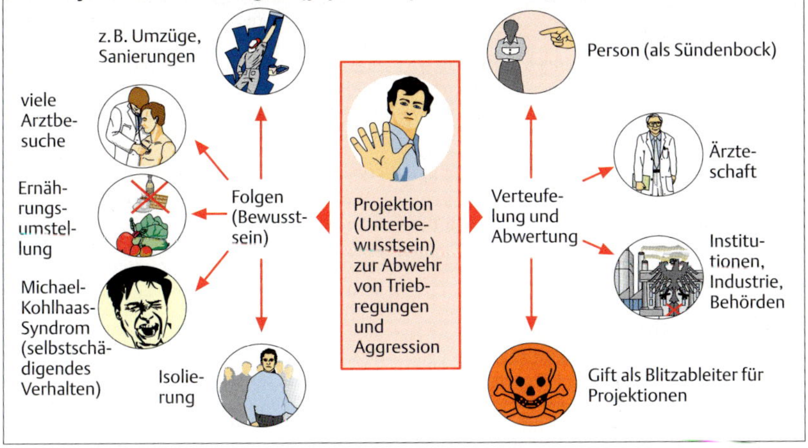

B. Angststörungen – Toxikophobie

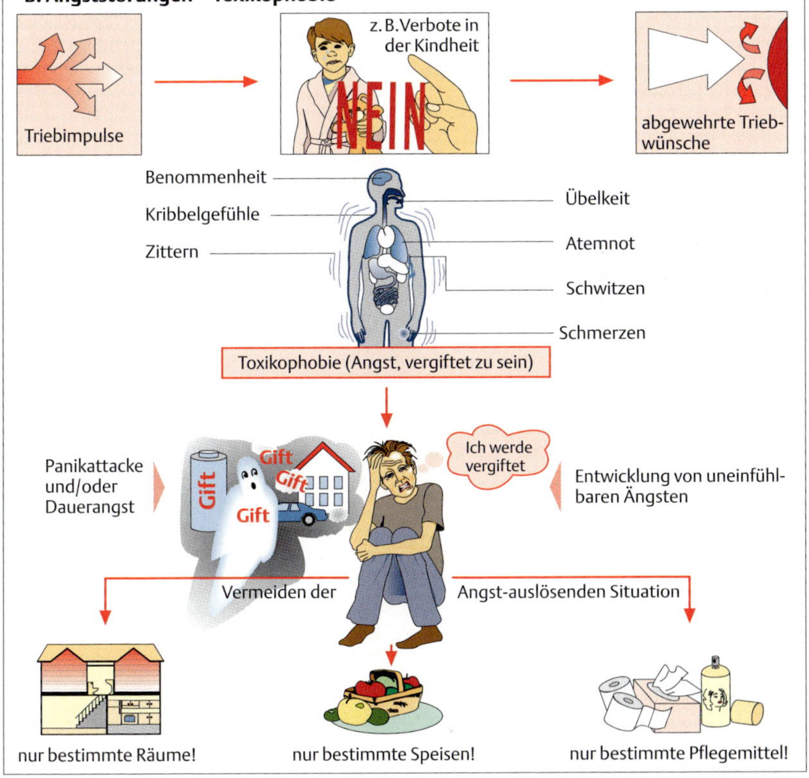

Psychogene Störungen II

Umweltneurosen

Bei den neurotischen Störungen unterscheidet man die hypochondrische Neurose, die depressive Neurose (Dysthymie) und die hysterische Neurose.

Obwohl der Begriff der Neurose von der modernen deskriptiven Psychiatrie nicht weiter verwendet wird, erscheint seine Verwendung im Zusammenhang mit den umweltmedizinischen Erkrankungen nach wie vor sinnvoll, da diese Erkrankungen durch reine Deskription nicht erfasst werden können.

Hypochondrische Neurose (→A)

Bei der hypochondrischen Neurose ist der Patient damit beschäftigt, alle körperlichen Befindlichkeitsstörungen als schwere fortschreitende körperliche Erkrankung zu deuten. Die Kranken halten an ihrer Überzeugung fest, schwer erkrankt zu sein, auch wenn alle somatischen Untersuchungen negativ ausfallen. Dabei ist die Angst, erkrankt zu sein, auf ein oder zwei Organsysteme beschränkt. Der Patient führt allerdings in der Regel keine spezifischen auslösenden Faktoren für die Erkrankung an. Eine hypochondrische Neurose liegt also immer dann vor, wenn die Angst besonders uneinfühlbar ist und der Patient ständig sämtliche körperlichen Missempfindungen als schwere Krankheit deutet.

Ein typisches Beispiel: Ein Patient wird mit einer geringen und ungefährlichen Strahlendosis geröntgt. In Verbindung mit anderen Einflüssen (z. B. Umweltgiften) entwickelt er Befindlichkeitsstörungen (z. B. Störungen im Magen-Darm-Trakt oder Übelkeit), körperliche Missempfindungen (z. B. Gliederschmerzen oder Haarausfall) und starke Angstgefühle. Er ist nun der festen Überzeugung, dass sich darin eine schwere Erkrankung (z. B. Tumor) manifestiert.

Depressive Neurose (→B)

Bei der depressiven Neurose (Dysthymie) handelt es sich um ein depressives Zustandsbild, das früher auch häufig als *larvierte Depression* bezeichnet wurde. Dabei kann es zu somatischen Beschwerden kommen, die sich auf eine Vielzahl von Organen beziehen, ohne dass eine erkennbare organische Ursache gefunden würde. Die Patienten leiden, zusätzlich zu ihren somatischen Beschwerden, unter Antriebsarmut und trauriger Verstimmung, als deren Ursache sie oft die körperlichen Beschwerden angeben. Ihr Denken ist eingeengt, die Denkinhalte sind von Pessimismus geprägt. Hintergrund für diese Art der Depression sind häufig Verlusterlebnisse, verdrängte Schuldgefühle und verdrängte Aggressivität sowie Selbstwertprobleme aufgrund von ungerechtfertigten Kränkungen.

Hysterische Neurose (→C)

Die klassische Hysterie oder Konversionsneurose wird bei Umweltpatienten selten gesehen. Jedoch können körperliche Symptome wie Schmerzen in den Extremitäten, nicht objektivierbarer Kopfschmerz, Bauchkrämpfe, Erbrechen oder auch Seh- und Hörstörungen von hysterischen Patienten produziert werden. Diese Symptomatik wird meist durch ein vorwurfsvoll agierendes Verhalten unterstrichen und betont. Die Patienten versuchen dadurch Aufmerksamkeit und Zuwendung zu erheischen.

Bei der Hysterie werden sexuelle Wünsche verdrängt: Es kommt zu einer Verschiebung vom Genitale auf andere Körperteile. So kann z. B. die nicht abgeführte sexuelle Energie die oben angeführten Körpersymptome verursachen. Dabei werden diese Symptome als das geringere Übel in Kauf genommen, um das größere Übel, nämlich die sexuellen Triebwünsche und die damit verbundenen Konflikte, nicht wahrzunehmen. Die jeweils produzierten Symptome haben sich im Lauf der Jahre gewandelt. Sie folgen nicht den Gesetzmäßigkeiten der Neurologie, sondern den gängigen populären Vorstellungen von Körperfunktionen.

A. Hypochondrische Neurose

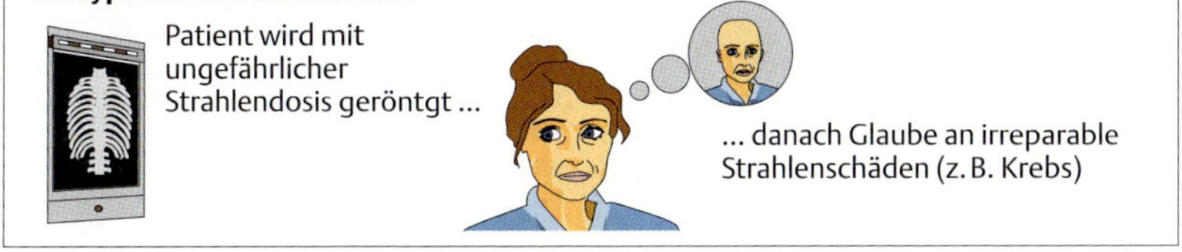
Patient wird mit ungefährlicher Strahlendosis geröntgt ...
... danach Glaube an irreparable Strahlenschäden (z. B. Krebs)

B. Depressive Neurose (Dysthymie)

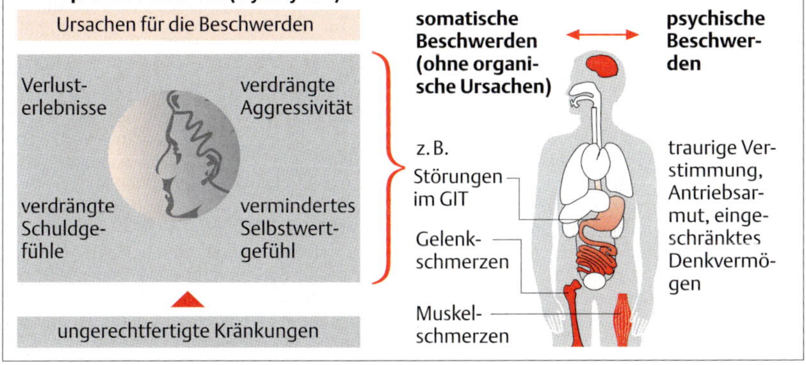

C. Hysterische Neurose

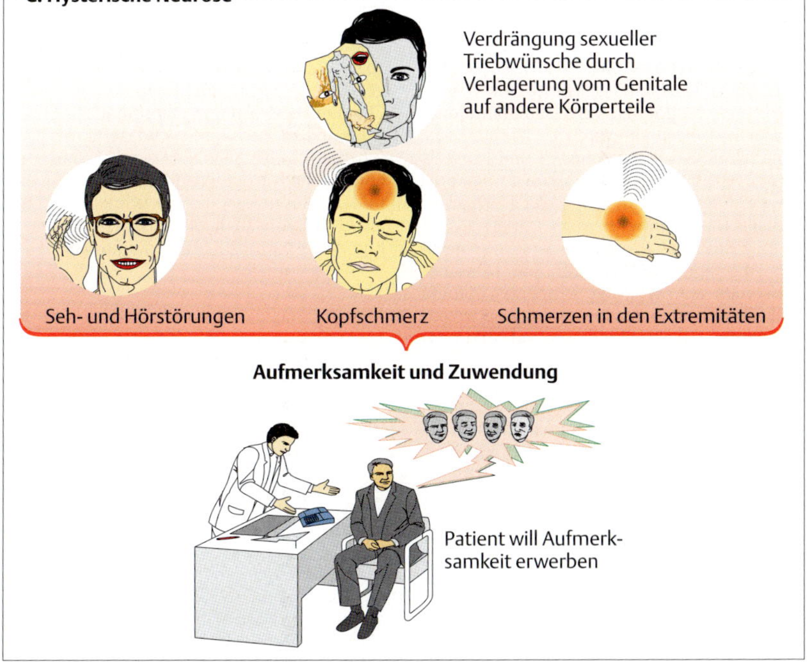

Psychogene Störungen III

Somatisierungsstörungen (→A)

Definition: Somatisierungen sind psychische Erkrankungen, die vage, vielfältige und verwirrende somatische Symptome zeigen, z. B. Schmerzen in den Extremitäten, Taubheitsgefühl, Übelkeit und Amnesie.
Patienten mit vermeintlich umweltbedingten Vergiftungen klagen weitgehend über die gleichen Symptome wie solche mit Somatisierungsstörungen. Bei Letzteren handelt es sich um komplexe funktionelle Beschwerden ohne somatische Ursachen. Viele dieser Patienten haben einen langen und komplizierten Krankheitsverlauf hinter sich. Fälle, in denen Patienten innerhalb ihres Krankheitsverlaufs mehr als 50 verschiedene Ärzte aus den unterschiedlichsten medizinischen Disziplinen aufsuchten, sind beschrieben. Der Verlauf der Störung ist chronisch, fluktuierend und häufig mit einer lang andauernden Störung des sozialen, zwischenmenschlichen und familiären Verhaltens verbunden.
Somatisierungsstörungen sind häufiger bei Frauen als bei Männern und beginnen meist im frühen Erwachsenenalter.

Symptomatik: Charakteristisch sind gastrointestinale Symptome wie Bauchschmerzen, Aufstoßen, Übelkeit, gelegentliches Erbrechen und pseudoneurologische Symptome wie Jucken, Brennen, Prickeln, Taubheitsgefühl, Schwindel, Gehstörungen und Muskelschwäche. Es treten psychosexuelle Symptome wie Brennen in den Geschlechtsorganen, sexuelle Gleichgültigkeit oder Impotenz und kardiopulmonale Symptome wie das Gefühl der Atemnot, Herzklopfen und Atembeschwerden auf. Typische Schmerzsymptome sind Schmerzen in den Extremitäten, Rückenschmerzen, Gelenkschmerzen und Miktionsbeschwerden.

Psychosomatische Genese: Ein Teil der oben beschriebenen Symptome findet sich auch bei der sog. vegetativen Dystonie oder vegetativen funktionellen Störung. Diese Störungen sind sehr verbreitet und werden nicht immer mit Umweltgiften assoziiert. 50% der Patienten, die eine allgemeinärztliche Praxis aufsuchen, klagen über eines oder mehrere dieser Symptome. Wenn sie hartnäckig anhalten und ein zeitlicher Zusammenhang zu sog. „Life events" (Schlüsselerlebnissen) besteht wie z. B. Kränkungen, Verlusterlebnisse, Trennungserlebnisse und Enttäuschungen, so liegt eine psychosomatische Genese nahe.
Bei den psychosomatisch gestörten Patienten liegt ein existenziell bedrohlicher Konflikt vor. Dieser Basiskonflikt wird deshalb so stark abgewehrt, weil er eine Bedrohung im Sinne einer Vernichtung, dem Verlust der Existenz oder sogar dem Verlust des Lebens bedeutet. Deshalb ist es so schwierig, diese Patienten davon zu überzeugen, dass eine Psychotherapie für sie eine wertvolle Hilfe bedeuten könnte.
Hintergrund solcher ungelösten Konflikte kann z. B. sein, dass den Patienten in früher Jugend nicht die Möglichkeit gegeben wurde, sich den eigenen Körper nach und nach anzueignen und in Besitz zu nehmen, da die Mutter das Kind in besitzergreifender Weise in Beschlag nahm. Von der Mutter werden die körperlichen Funktionen des Kindes oft ängstlich beobachtet und normale Funktionen oft als Fehlfunktionen gedeutet, wie z. B. die Angst, das Kind könnte nicht rechtzeitig den Stuhl ausscheiden und dadurch eine Bedrohung oder Gefährdung der Gesundheit erleiden.
Ein weiteres pathogenes Beziehungsmuster ist die Nicht-Beziehung. Sie besteht darin, dass das Kind nicht beachtet, missachtet oder sogar verachtet wird. Das Kind fühlt sich ungeliebt oder sogar verstoßen.
Charakteristisch für psychosomatisch kranke Patienten ist auch ihre vorwiegend mechanische Denkweise. Sie haben wenig Fantasie, sie können sich in andere Menschen nicht einfühlen. Diesen Zustand bezeichnet man auch als Alexithymie, d. h. die Patienten sind unfähig, Worte für ihre Gefühle zu finden.

A. Somatisierungsstörungen

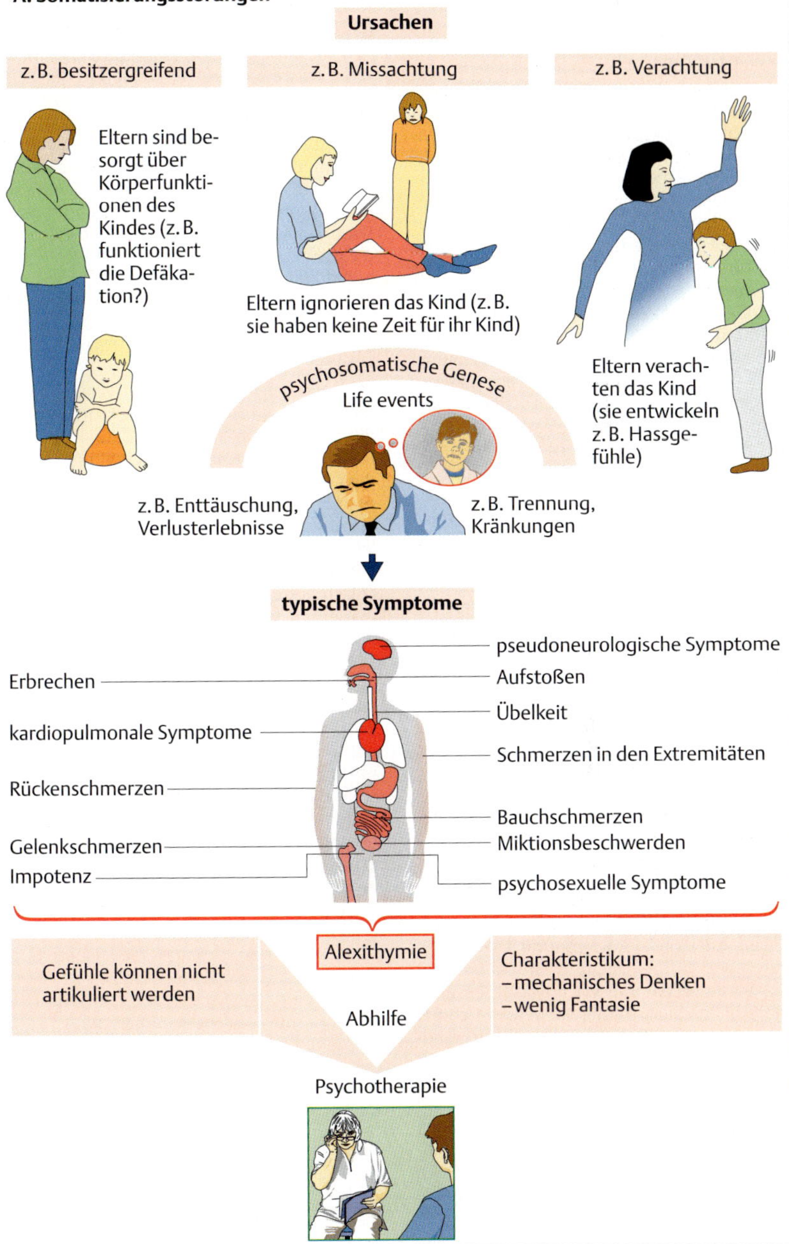

Psychogene Störungen IV

Neurasthenie (→A)

Bei der Neurasthenie unterscheidet man zwei Hauptformen: Bei der ersten Form wird über vermehrte Müdigkeit nach geistiger Anstrengung geklagt, häufig einhergehend mit abnehmender Arbeitsleistung. Die geistige Ermüdbarkeit wird typischerweise als „unangenehmes Eindringen ablenkender Assoziationen oder Erinnerungen“ beschrieben. Dies tritt kombiniert mit Konzentrationsschwäche und uneffektivem Denken auf.

Die zweite Form ist charakterisiert durch das Gefühl körperlicher Schwäche und Erschöpfung nach geringer körperlicher Anstrengung. Sie ist begleitet von muskulären oder anderen Schmerzen und der Unfähigkeit, sich zu entspannen. Beide Formen der Neurasthenie haben eine ganze Reihe von unangenehmen körperlichen Empfindungen gemeinsam.

Da die Neurasthenie eine Diagnose ist, die bereits lange vor der allgemeinen Besorgnis über Umweltgifte existierte und sie früher nicht mit Umweltgiften in Zusammenhang gebracht wurde, ist sie streng genommen nicht auf Umweltpatienten anzuwenden. Allerdings sollte im Einzelfall geprüft werden, ob nicht manche neurasthenischen Patienten die Ursachen für ihre Beschwerden neuerdings auf Umweltbelastungen zurückführen.

Paranoide Entwicklung, Umweltwahn (→B)

Eher selten, aber in der Regel differenzialdiagnostisch gut abzuklären, sind Störungen aus dem psychotischen Formenkreis, d. h. bei weitreichender Beeinträchtigung des Realitätsbefindens mit Wahn und Halluzination.

Diese Erkrankten verdächtigen meistens in uneinfühlbarer Weise eine bestimmte Institution oder Person, sie zu vergiften. Die Art und Weise der Giftbeibringung ist dabei nicht nachzuvollziehen und oft physikalisch auch gar nicht möglich. Häufig handelt es sich um ältere Patienten. Dabei ist die Wahnvorstellung isoliert, d. h. geht nicht mit sonstigen psychotischen Störungen oder desorganisiertem Verhalten einher.

Manchmal ist es schwierig, solche paranoiden Störungen von somatoformen zu unterscheiden (s. S. 182), insbesondere dann, wenn noch keine Wahngewissheit besteht und die Patienten somatische Reaktionen auf die vermutliche Giftbeibringung angeben.

Organisches Psychosyndrom (→C)

Bei organisch bedingten psychischen Störungen, die auch bei tatsächlich chronisch Vergifteten auftreten können, werden in der Regel auffällige Persönlichkeitsveränderungen beobachtet. Hierzu zählen Affektlabilität, Aggression, Wutausbrüche, Apathie, Gleichgültigkeit oder Argwohn. Ferner kann es zu Störungen des Kurz- und Langzeitgedächtnisses, Delir, Demenz, Wahn, Halluzinose und affektiven Störungen kommen. In der Regel treten diese Störungen aber nur nach schweren Intoxikationen und bei Alkohol- bzw. Drogenentzug sowie nach Hypoxämien oder Hypoglykämien auf. Sie sind temporärer Natur, sehr auffällig und ausgeprägt. Die Noxe ist meist bekannt.

Dennoch beanspruchen viele „Umweltvergiftete“ diese Störungen für sich und werden darin noch von manchen Neurologen und Psychiatern unterstützt. Obwohl die Theorie, dass Umweltnoxen zu organisch bedingten psychischen Störungen führen (noch) nicht zu beweisen ist, finden viele Patienten auf diese Weise eine gute Erklärung für ihre oft psychogenen Störungen. Der Patient ist zwar psychisch erkrankt, hat daran aber keinen eigenen Anteil, sondern wurde vergiftet. Eine Heilung ist nicht möglich, da die Noxe meist nicht gemieden werden kann. Ist die Elimination der Noxe doch möglich, so wird der bereits gesetzte Schaden als so groß empfunden, dass er kaum mehr zu beheben ist. Dies mag entlastend für den Patienten sein. Einer Heilung mit psychotherapeutischen Maßnahmen steht diese Auffassung jedoch im Wege.

Patienten mit organischem Psychosyndrom organisieren sich häufig in Geschädigtengruppen und werden lobbyistisch aktiv. Es werden Prozesse geführt, die von den „Umweltopfern“ z. T. sogar gewonnen werden (→D). Der Solidargemeinschaft entsteht dadurch ein großer Schaden. Dies ist wohl der Preis, den die moderne Gesellschaft für die zunehmende „Chemisierung“ und „Energisierung“ unseres Lebens bezahlen muss.

A. Neurasthenie

1. Form

körperliche Schwäche nach erhöhter geistiger Anstrengung
↓
- Konzentrationsschwäche
- uneffektives Denken

typische Symptome

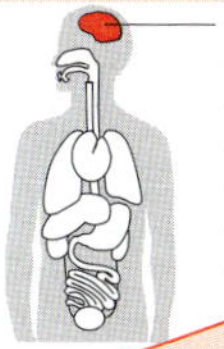

- Schwindelgefühle
- Spannungskopfschmerzen
- Freudlosigkeit
- Angst
- allgemeine Unsicherheit
- Reizbarkeit
- leichte Depression

?
Umweltbelastung

2. Form

körperliche Schwäche nach geringer körperlicher Anstrengung
↓
- Schmerzen
- Unfähigkeit zur Entspannung

B. Paranoide Entwicklung

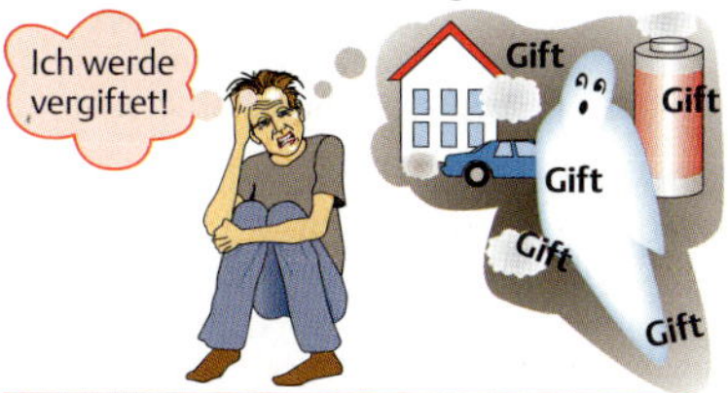

Umweltwahn,
Vergiftungswahn ohne wirkliche Vergiftung

C. Organisches Psychosyndrom

akustische und optische Halluzinationen

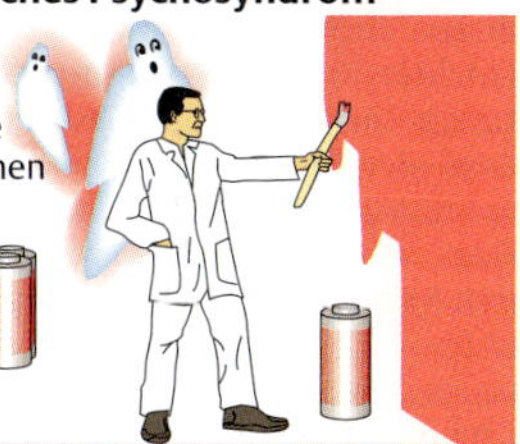

Symptome des organ. Psychosyndroms ≙ den Symptomen bei chronischer Vergiftung, z. B. durch Lösungsmittel

Affektlabilität | Aggression | Wutausbruch | Apathie | Störungen des Kurzzeitgedächtnisses | Delir | Demenz

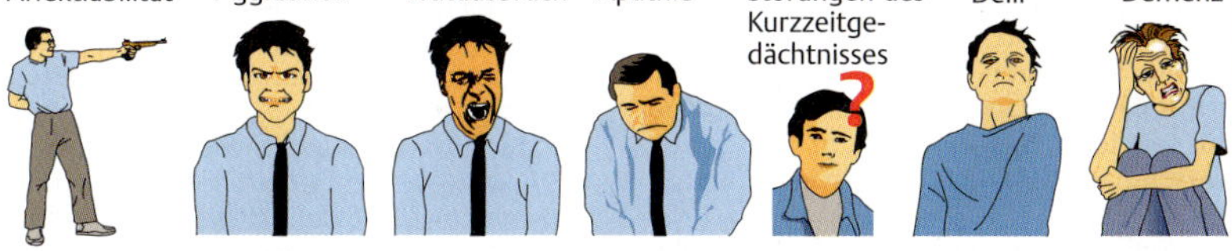

D. Probleme der Rechtsprechung bei „Umweltgeschädigten“

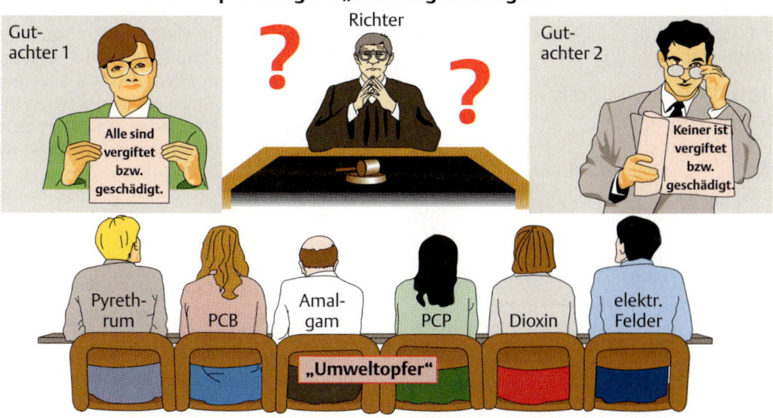

Komplementärmedizin

Geschichte der Naturheilverfahren

Bereits im assyrischen Reich (2000–700 v. Chr.) wurde eine Sammlung von medizinisch relevanten Materialien in Keilschrift auf Tontafeln erstellt, eine sog. „Materia medica", die ca. 250 pflanzliche und 120 mineralische Drogen enthielt.

Das Heilkonzept des römischen Leibarztes Galenos (129–199 n. Chr.) baute auf der *Qualitäten- und Säftemischungslehre* des Hippokrates (ca. 460–370 v. Chr.) auf und entwickelte sich zur Theorie der *Humoralpathologie*: Ein schlechter Zustand (fehlerhafte Zusammensetzung, Unreinheit und Disharmonie = Dyskrasie) der Körpersäfte (Blut, Lymphe, Verdauungssäfte) wurde als Ursache für Krankheiten verantwortlich gemacht und sollte durch Reinigung und Entgiftung ausgeglichen werden. Im 19. Jh. lieferte das Werk von Jean-Jacques Rousseau (1712–1778) die philosophische Grundlage der *Naturheilbewegung*, die in den folgenden Jahren von Prießnitz, Schroth, Hahn, Kneipp und anderen unterstützt wurde (→**A**).

Aufgerüttelt durch die zunehmende Industrialisierung kam es Anfang des 20. Jh. zu einer „Lebensreformbewegung", in der die Naturheilkunde immer mehr Befürworter fand. Die unerwünschten Nebenwirkungen durch chemische Medikamente und die zunehmend unpersönliche „Apparatemedizin" ließen den Wunsch nach natürlichen Heilweisen immer größer werden.

Die Naturheilkunde befasst sich mit komplexen Regelkreisen innerhalb des Körpers bis hin zum Gesamtorganismus einschließlich der Psyche und des sozialen Umfelds (ganzheitliche Behandlung).

Möglichkeiten und Grenzen der Naturheilverfahren

Im naturheilkundlichen Sinne wird Krankheit definiert als Störung körpereigener Regelsysteme, deren selbstständige Wiederherstellung durch den Organismus blockiert ist. Im Gegensatz zur Schulmedizin, bei der die Heilung „von außen" herbeigeführt wird (z. B. durch Unterbrechung von Stoffwechselwegen), aktivieren Naturheilverfahren durch natürliche, gut dosierte und dem Krankheitsstadium angepasste Reize die Selbstheilungskräfte „von innen" her (→**B**).

Aufgrund dieser unterschiedlichen Wirkmechanismen sind die verschiedenen medizinischen Methoden nicht als Konkurrenten zu sehen, denn im akuten Krankheitsfall sind typische schulmedizinische Verfahren meist unerlässlich. Komplementär eingesetzt können die Naturheilverfahren die therapeutischen Möglichkeiten jedoch erweitern („Komplementärmedizin", →**C**). Eine systematische Bewegungstherapie ist z. B. neben der Pharmakotherapie einer arteriellen Verschlusskrankheit durchaus nützlich oder sogar unerlässlich.

Anwendbar sind Naturheilverfahren vor allem bei chronischen Krankheiten, Befindlichkeits- und funktionellen Störungen. Aber auch bei akuten Erkrankungen können sie unterstützend (adjuvant) zum Einsatz kommen.

Wirkfaktoren und Prinzipien natürlicher Heilweisen

Naturheilmittel sind der natürlichen Umwelt entnommene Materialien oder physikalische Reize wie Wärme und Kälte, Licht, Luft, Wasser und Heilerden (Peloide). Zu ihnen zählen auch Änderungen im Lebensstil in Form von Bewegung oder Ruhe, Ernährung oder Nahrungsenthaltung sowie Heilpflanzen und andere heilsame seelische Einflüsse (→**D**). Diese Heilreize werden als „genuine Naturfaktoren" bezeichnet, und ihr Einsatz zielt auf Anregung und aktive Beteiligung der dem Organismus innewohnenden Ordnungs- und Heilkräfte ab (Autoregulation).

Die dosierte Belastung und Entlastung (Reize bzw. keine Reize) fördert die Selbstordnung (Gesundheit), also den natürlichen Selbstheilungsprozess (sog. „Reiz-Reaktions-Prinzip"). Nach der Gesetzmäßigkeit Schonung–Entlastung–Reizsetzung ermöglicht das Reiz-Reaktions-Prinzip die Beeinflussung körpereigener Regelkreise und führt zu einer Steigerung des Wohlbefindens. Hierbei ist zu beachten, dass zu schwache Reize eher schwächen und zu starke Reize eher schaden. Anzustreben ist also eine leichte bis mittlere Reizstärke, die anregen bzw. kräftigen soll.

A. Begründer von Naturheilverfahren

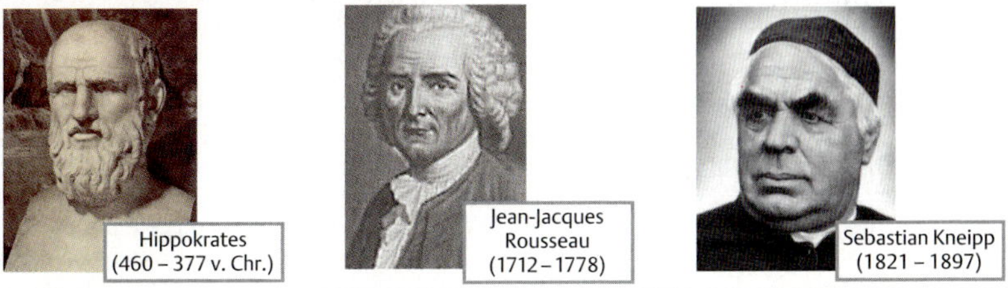
Hippokrates
(460 – 377 v. Chr.)
Jean-Jacques
Rousseau
(1712–1778)
Sebastian Kneipp
(1821 – 1897)

B. Naturheilverfahren und Schulmedizin

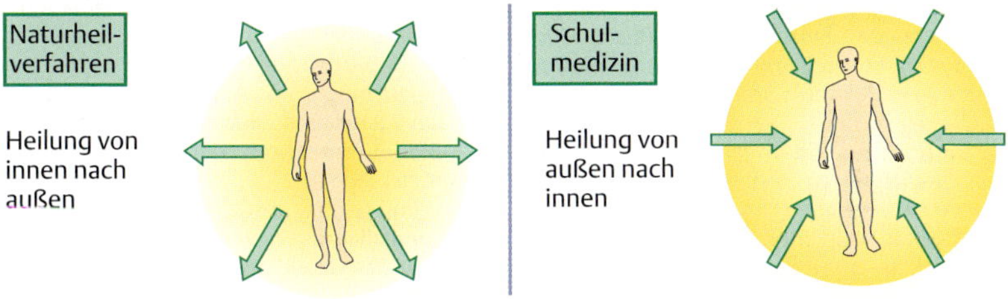

C. Prinzipien von Schulmedizin und Naturheilverfahren (Komplementärmedizin)

	Ziel	Wirkung	Körpereigene Regulationsfähigkeit	Therapieeinsatz	Therapeutische Instanz	Hochschulausbildung
Schulmedizinische, „künstliche" Therapie	Substitution, selektive Toxizität (z.B. Antibiotika, Chemotherapeutika)	direkt, primär, sofort, kurz, dosisabhängig	keine Voraussetzung	symptomorientiert	Klinik, Krankenhaus, Arzt, Facharzt	Voraussetzung
Komplementärmedizinische, „natürliche" Therapie	erhöhte Anpassungsfähigkeit bei Belastung, Behandlung des „Krankheits-Terrains"	indirekt, sekundär, sofort, meist nicht dosisabhängig, präventiv, prophylaktisch, langanhaltend	Voraussetzung	organübergreifend, vegetativ. Einbeziehung des sozialen Umfeldes	oft Laien, Heilpraktiker, naturheilkundlich informierter Arzt	bisher minimal

D. Naturheilmittel (genuine Naturfaktoren)

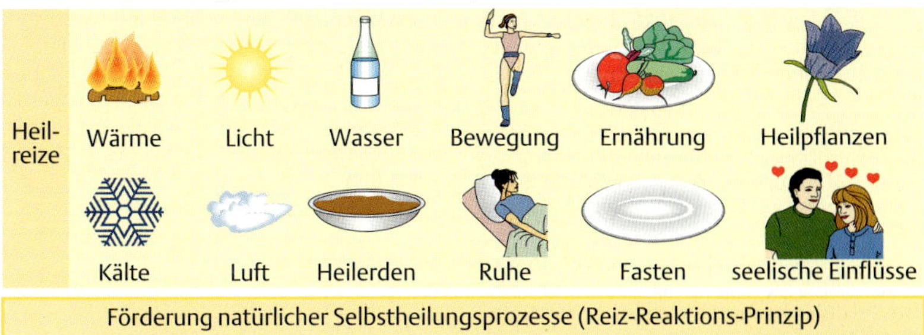
Heil-
reize
Wärme
Licht
Wasser
Bewegung
Ernährung
Heilpflanzen
Kälte
Luft
Heilerden
Ruhe
Fasten
seelische Einflüsse
Förderung natürlicher Selbstheilungsprozesse (Reiz-Reaktions-Prinzip)

Komplementärmedizinische Diagnostik I

Nach Meinung von Naturheilexperten können durch geeignete diagnostische Verfahren Krankheiten oder Krankheitsdispositionen früher erfasst werden als mit den üblichen klinischen oder laborchemischen Untersuchungen.

Humoralpathologische Diagnostik

Falsche Ernährung, mangelnde Ausscheidung, unzureichende Flüssigkeitsaufnahme oder Zufuhr Diurese steigernder Getränke (Kaffee, Schwarztee, Alkohol) können zu einem Ungleichgewicht der Körpersäfte Blut und Lymphe führen. Diese *Dyskrasie* des Stoffwechselgleichgewichtes ist bislang durch klinisch-chemische Methoden (noch) nicht nachweisbar. Sie zieht jedoch typische Veränderungen nach sich, die mit einfachen Mitteln feststellbar sein sollen:

Hautfarbe: Die rosige Gesichtsfarbe des gesunden Europäers ändert sich nach gelb, grün, braun, blau oder grau. Flecken treten auf.

Hauttemperatur: Kühle Areale weisen auf Kapillarspasmen hin, die vor Säuren schützen sollen.

Turgor (Tonus): Die Haut sollte auch im Alter glatt anliegen. Zur Überprüfung eignen sich der Jochbogenprüfgriff (→**A**) und die Beobachtung der Mundwinkelstellung.

Hautoberfläche: Sie ist beim Gesunden weich, glatt und rein. Pathologisch veränderte Haut ist schuppig, verquollen, faltig, trocken, seborrhoisch (mit erhöhter Absonderung von Talg aus den Talgdrüsen).

Hautanhangsgebilde: Haarausfall, stumpfe und spröde Haare sowie brüchige und verformte Nägel weisen auf Stoffwechselstörungen hin.

Augen: Die Verfärbung der weißen Skleren lässt auf Ablagerung von toxischen Substanzen schließen. Eine blasse Bindehaut weist auf Anämie, eine Rötung auf Entzündungen hin. Die Augenwinkel sind bei nächtlicher Ausscheidung von toxischen Substanzen über die Tränenflüssigkeit bräunlich verfärbt.

Zunge: Pathologische Zungenveränderungen können Beläge, Einrisse oder Zerklüftungen sein, die teilweise bestimmten Abschnitten des Magen-Darm-Traktes zuzuordnen sind.

Geruch: Über die Haut ausgeschiedene toxische Substanzen können zu einer Veränderung des Körpergeruchs führen.

Muskulatur: Mit dem Säuregriff (→**B**) sind säurebedingte Myogelosen (Muskelverhärtungen) nachweisbar.

Diagnostik nach F. X. Mayr

In der Störung der Verdauung sah der österreichische Arzt Franz Xaver Mayr (1875–1965) die Ursache zahlreicher Erkrankungen und entwickelte auf der Grundlage einer *Dysbiose* (Störung des Gleichgewichtes der Darmflora) sowie Fäulnis- und Gärungsprozessen im Darm die „Diagnose der Gesundheit". Sie umfasst neben einer humoralpathologischen Diagnose auch die Untersuchung von Abdomen, Körperhaltung und Muskulatur:

Untersuchung von Abdomen und Thorax: Durch Tastuntersuchung (Palpation) und Beklopfen (Perkussion) der Körperoberfläche werden Konsistenz, Druckempfindlichkeit, Lage und Größe der Organe untersucht.

Haltungsdiagnostik (→**C**)**:** Mayr unterscheidet auf der Grundlage insuffizienter Verdauungsvorgänge (verstärkte Gasbildung, verlangsamter intestinaler Transport) den Gas- oder Kotbauch und damit einhergehende Haltungstypen. Hyperlordosen im Bereich der Hals- und Lendenwirbelsäulen sollen auf pathologische Veränderungen im Bauchraum hinweisen. Ein beidseitiger Schulterhochstand kann eine Kranialverlagerung des Atemraums, ein rechtsseitiger Schulterhochstand eine Erkrankung von Leber oder Gallenblase signalisieren.

Succussionen (→**D**): Eine Weiterentwicklung der Mayr-Diagnostik stellen die Succussionen dar (Succussio [lat.] = Erschütterung). Nach Beklopfen des Abdomens in abgestufter Intensität werden mögliche Schmerzreaktionen im Mundwinkel des Betroffenen registriert. Schon geringe Beeinträchtigungen von Leber, linker Kolonflexur, Harnblase, Dünndarm und Magen können dabei erfasst werden.

Mayr-Kur: Mit Hilfe der nach Mayr benannten Entschlackungs- und Regenerationskur sollen eine Vielzahl gesundheitlicher Störungen behandelt bzw. verhindert werden können. Durch die Mayr-Kur sollen nicht nur Verdauungssystem und Atmung verbessert, sondern auch Wirbelsäule und Gelenke entlastet werden. Blut und Lymphkreislauf sollen gefördert, das Immunsystem gestärkt werden.

A. Jochbogengriff

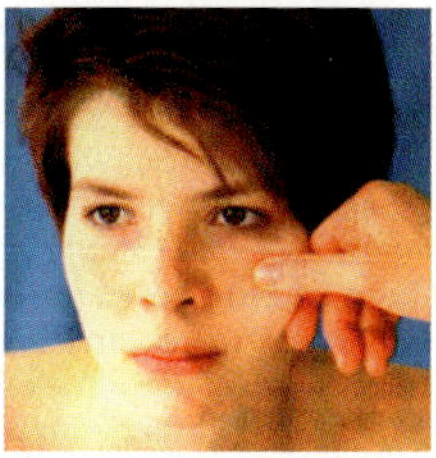

Prüfung des Haut- und Unterhauttonus

B. Säuregriff

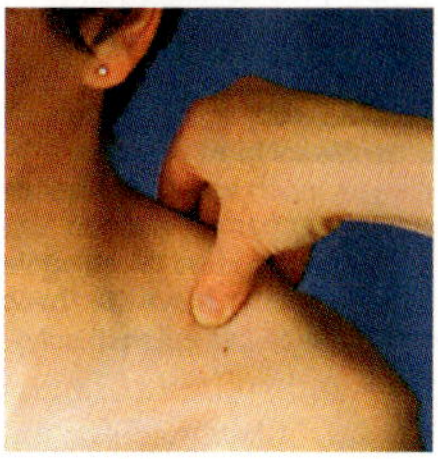

Prüfung des Trapezius-Randes auf Konsistenz und Schmerzhaftigkeit

C. Charakterisierung von Haltungstypen nach F. X. Mayr

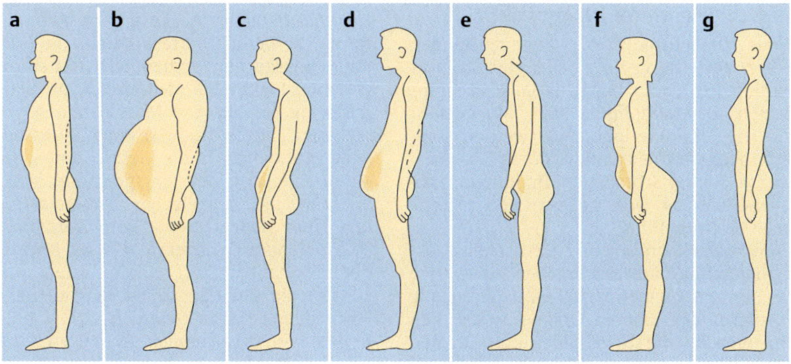

a Gasbauch: Habt-Acht-Haltung

b Kombination mit Kotbauch: zunächst beginnender eiförmiger Gas-Kot-Bauch, später Großtrommelträgerhaltung

c schlaffer Kotbauch: lässige Haltung

d schlaffer Kotbauch: Sämann-Haltung

e schwacher Kotbauch: bei Muskelschwachen, Anlaufhaltung

f um die Unterleibsorgane vor dem vermehrten intraabdominalen Druck zu schützen: Entenhaltung (häufig bei Frauen)

g normale Haltung

D. Succussionen

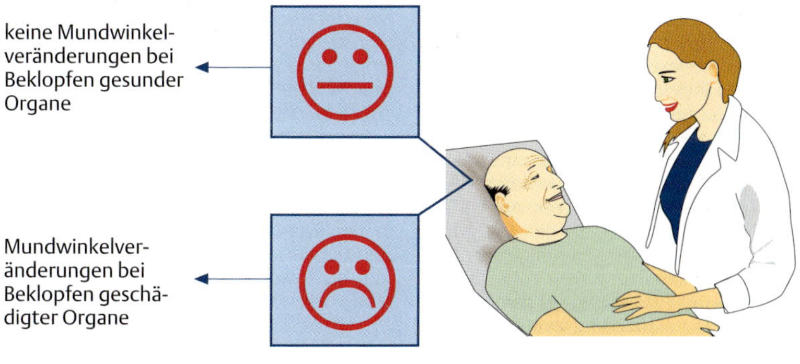

Komplementärmedizinische Diagnostik II

Untersuchung des Säure-Basen-Haushaltes

Auf eine Störung des Säure-Basen-Haushaltes weisen veränderte pH-Werte im Urin bzw. Blut hin. Der pH-Wert im Urin wird mittels Indikatorpapier bestimmt und sollte im Tagesverlauf mindestens zweimal über pH 7 liegen. Andernfalls liegt möglicherweise eine Gewebsazidose vor.

Topisch orientierte Diagnostik

Lokale Diagnostik: Bei Schmerzzuständen sollten zunächst die lokal beteiligten Strukturen durch Palpation auf Funktionseinschränkungen, Druckempfindlichkeit, Myogelosen und Triggerpunkte untersucht werden. Triggerpunkte sind Reizpunkte, deren Druckreizung zu starker Schmerzempfindung und gegebenenfalls zu einer reflexartigen motorischen Reaktion führt.

Segmentale Diagnostik (→**A**): Zwischen Hautsegmenten und inneren Organen sollen enge Wechselbeziehungen bestehen. Funktionelle Störungen der inneren Organe lassen sich entsprechend durch Veränderungen in den zugehörigen Reflexzonen nachweisen. Die kutiviszeralen bzw. viszerokutanen Reflexe werden in der Diagnostik folgendermaßen genutzt:

Untersuchung der Kibler-Hautfalte: Zwischen Daumen, Zeige- und Mittelfinger am Rücken zusammengedrückte Hautfalte. Dünne Falte = Normalbefund; dicke, teigige Falte = Verklebung von Subkutis und Kutis = pathologischer Befund.

Fußreflexzonen (→**B**): Eine Veränderung innerer Organe resultiert in einer erhöhten Schmerzsensibilität in der empirisch zugeordneten Fußreflexzone. Rhythmische Druckimpulse *(Fußreflexzonenmassage)* sollen reflektorisch die zugehörigen Organe beeinflussen.

Irisdiagnostik (→**C**): Sie ist sehr umstritten. Mittels eines speziellen Stereomikroskops soll der erfahrene Heilpraktiker aus Verfärbungen und Veränderungen der Iris Rückschlüsse auf organische Fehlfunktionen ziehen können. Augendiagnostiker entwickelten eine „Landkarte" (Iriszirkel), aus dem die Zuordnung einer Veränderung zum jeweiligen Organ- bzw. Funktionssystem abgelesen werden kann.

Bioresonanz: Jede Materie ist durch ein bestimmtes Muster an elektromagnetischen Schwingungen gekennzeichnet, die mit einem speziellen Gerät registriert werden können. Beim Gesunden sollen diese Schwingungen im Körper harmonisch sein, bei Krankheit sind sie disharmonisch. Bei der (häufig zur Behandlung von Allergien eingesetzten) *Bioresonanztherapie* werden die „krankmachenden" Schwingungen durch Applikation exakt entgegengesetzter, „heilender" Schwingungen neutralisiert. Diese umstrittene biophysikalische Methode kann auch diagnostisch genutzt werden.

Elektroakupunktur: An bestimmte Akupunkturpunkte werden mittels Nadeln, die in die Haut eingestochen werden, oder mittels aufgeklebter Elektroden niederfrequente Wechselströme geleitet. Die Messspannung wird registriert. Im Zustand der Entzündung oder Degeneration weicht die Messspannung zwischen einer an einem entsprechenden Akupunkturpunkt aufgelegten Punktelektrode und einer Handelektrode vom Normalwert ab. Problematisch dabei ist, dass die Messung durch Metalle gestört werden kann. Auch können die Befunde keiner diagnostischen Hierarchie zugeordnet werden.

Regulationsthermographie: Bei einigen Krankheiten (z. B. Migräne, rheumatoide Arthritis) tritt häufig eine gestörte Wärmeregulation auf. Nach einer Wärmeadaptation erfolgt die Temperatur-Erstmessung, nach Abkühlung bzw. Kältereiz die Zweitmessung. Informationen ergeben sich aus Vergleichen von absoluten Messwerten zu Idealwerten, aus dem Vergleich der Messwerte beider Körperseiten sowie aus der Reaktion auf den Kältereiz. Die Regulationsthermographie gibt Aufschluss über die Gesamtregulationsfähigkeit (ggf. Regulationsstarre) sowie über pathologische Konstellationen. Der wissenschaftliche Beweis für die Wirksamkeit dieser Methode ist (noch) nicht erbracht.

Störfeld orientierte Diagnostik: Als Störfeld wird ein neurohumorales Reizzentrum des Organismus bezeichnet, das krankhafte Prozesse auslöst bzw. unterhält. Diese Irritationszone entsteht durch die gestörte Übertragung in den Reflexwegen zwischen Haut und inneren Organen und muss erst beseitigt werden, um die durch ein Störfeld bedingte Erkrankung behandeln zu können.

A. Segmentale Diagnostik

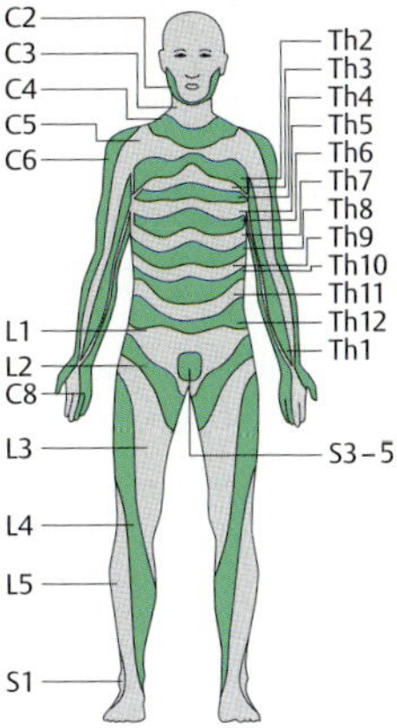

Körpersegmente (Headzonen)	
C1 – C8	Cervikalsegmente
Th1 – Th12	Thorakalsegmente
L1 – L5	Lumbalsegmente
S1 – S5	Sakralsegmente

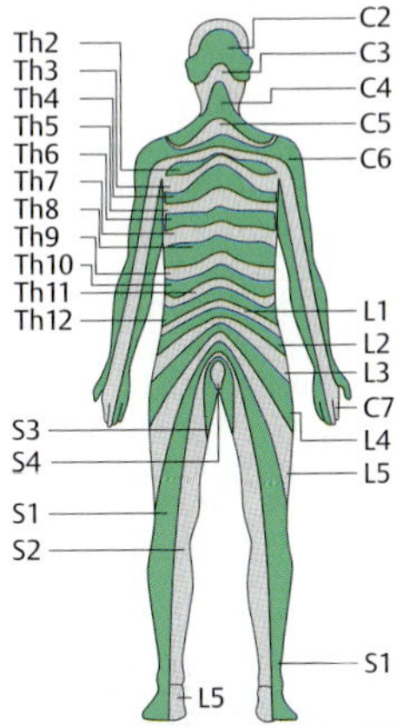

Organ	Lokalisation am Integument	Organ	Lokalisation am Integument
Herz	Kopfzonen, C1–4, C8–Th8 li.	Ileum	Th10–11 re.
Lungen, Bronchien	Kopfzonen, C3–8, Th1–9 re. bzw. li.	Colon asc./desc.	C3–4, Th11–L1 re. bzw. li.
Ösophagus	Th3–5 bds.	Rektum	L2–3 bds., S2–5 li.
Magen	Kopfzonen, C3–4, Th5–9 li.	Nieren, Ureter	C4, Th10–L2 re. bzw. li.
Duodenum	C3–4, Th8–10 re.	Harnblase	Th11–L3, S2–4 bds.
Pankreas	C4, Th7–9 li.	Hoden, Nebenhoden	Th12–13 re. bzw. li.
Milz	Kopfzonen, C3–4, Th7–11 li.	Uterus	Th12–L3 bds.
Jejunum	Th9–11 li.	Adnexe	Th10–L3 re. bzw. li.

B. Fußreflexzonenmassage

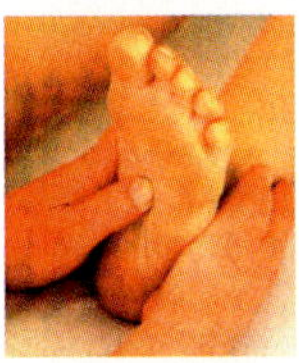

← praktizierte Fußreflexzonenmassage →

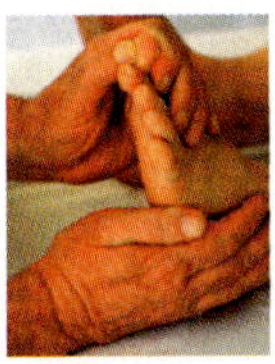

Beispiele für Reflexzonen am Fuß

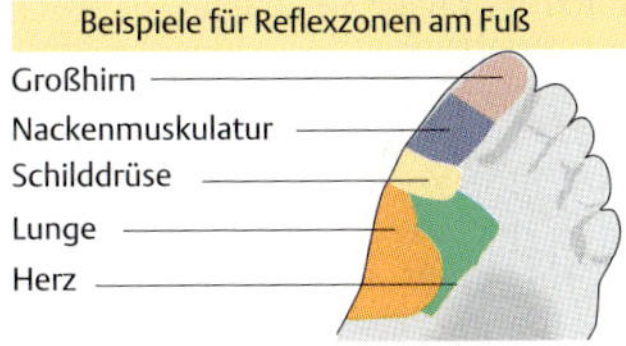

C. Irisdiagnostik

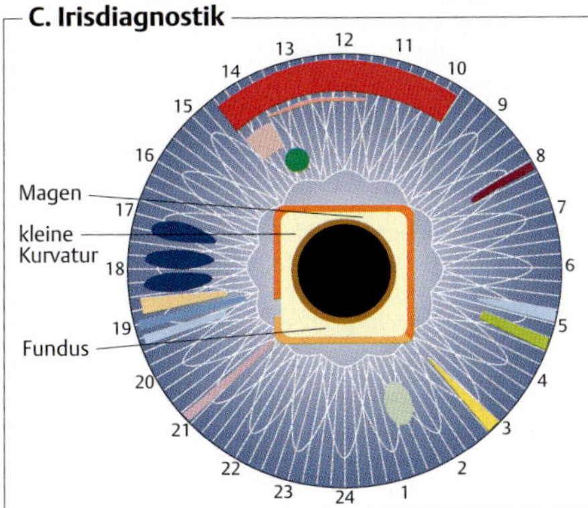

von Schulmedizinern heftig abgelehnt, von der Mehrheit der Naturheilärzte praktiziert

Beispiele für Diagnosezonen (24 Segmente)

- Gehirn
- weiche Hirnhaut
- Kleinhirn
- Rückenmark
- Oberkiefer und Zahnfleisch
- Harnblase
- Uterus
- rechte Lunge
- Großes Lungenfell
- Rippenfell
- Zwerchfell
- Brustbein
- Gebiet des Nervus vagus und des Sympathikus
- von hier aus Ernährung aller Nerven
- rechter Leberlappen

Grundlagen und Methoden I

Grundlagen

Emittenten sind Verursacher von Emissionen. Da der Mensch in Industriestaaten ca. 90% seiner Zeit in Innenräumen verbringt, kommt der Innenraumluft in Wohnungen und am Arbeitsplatz besondere Bedeutung zu (s. S. 114). Die Luftqualität in Innenräumen ist abhängig von den geographischen (z. B. Stadt/Land) und klimatischen (z. B. trocken/feucht) Gegebenheiten. So wird z. B. an warmen Sommertagen viel häufiger gelüftet als in der kalten Jahreszeit. Sommerliche Temperaturen begünstigen wiederum die Freisetzung flüchtiger Schadstoffe in Innenräumen.

Die Schadstoffquellen lassen sich nach ihrer räumlichen Wirksamkeit unterscheiden. Als Punktquellen für Schadstoffe wären z. B. Gasöfen (Erdgas) und als flächenhafte Quellen z. B. Spanplatten (Formaldehyd) zu nennen.

Gemäß der „Konzeption der Bundesregierung zur Verbesserung der Luftqualität in Innenräumen“ vom September 1992 zählen zu den Innenräumen alle Räume in Gebäuden, die nicht nur zum vorübergehenden Aufenthalt von Menschen bestimmt sind, wie Privatgebäude, Büros, Theater, Kindergärten und Fahrzeuginnenräume. Ausgenommen sind hierbei die Arbeitsräume, für die spezifische Arbeitsschutzregelungen bestehen.

Der Belastung der Innenraumluft mit (Schad-)Stoffen, die aus Baumaterialien, Möbeln, Heimtextilien, Haushaltschemikalien, Tabakrauch, Koch- oder Heizprozessen stammen können, kommt eine wichtige Rolle zu (s. S. 114). Dies ist darauf zurückzuführen, dass zunehmend dichter schließende und damit energiesparende Fenster den Austausch mit der Außenluft vermindern.

Eine weitere Ursache der Luftverunreinigung in Innenräumen kann auf Umwelteinflüsse beruhen, die sowohl geogenen als auch anthropogenen Ursprung haben können.

Neben den geogen bedingten Hintergrundbelastungen durch radioaktive Strahlung, wie z. B. Radonquellen (s. S. 140), können aus dem Boden auch Gase, Dämpfe und Wässer austreten, die eine erhebliche Geruchbelästigung hervorrufen (z. B. Emissionen von schwefelhaltigen Verbindungen im Bereich von Heilquellen).

Geruchsbelästigungen bis hin zur Gefährdung der menschlichen Gesundheit können auch auf anthropogene Einflüsse bzw. Unfälle und Katastrophen (s. S. 4) zurückzuführen sein, wie z. B. Ölschadensfälle (Gefahr der Grundwasserbelastung durch Versickerung von Öl im Boden), Einleiten von Industrieabwässern in nahe liegende Flüsse/Seen oder durch Altlasten (s. S. 124).

Die analytischen Methoden zum Nachweis von (Schad-)Stoffen in Boden, Wasser oder Luft unterscheiden sich im Allgemeinen nur in der Probennahme.

Methoden I: Aktiv- und Passivsammler

Bei der Probennahme von (Schad-)Stoffen unterscheidet man zwischen der aktiven und der passiven Probennahme sowie der Probennahme mit und ohne Anreicherung.

Bei den *Aktivsammelmethoden* erfolgt z. B. ein aktiver Lufttransport (durch Pumpen) mit anschließender Anreicherung der zu bestimmenden Substanz (→**A**).

Bei den *Passivsammelmethoden* erfolgt die Sammlung durch Diffusion oder Permeation des Stoffes bzw. Gases (→**B**).

Für die Probennahme *mit Anreicherung* durch Adsorption stehen als Adsorbenzien Aktivkohle und Polydiphenylphenylendioxid („TENAX“) zur Verfügung. Die Aktivkohle ist nicht geeignet zur Anreicherung von stark polaren Substanzen wie Alkoholen, Phenolen, Pentachlorphenol, Karbonsäuren oder für leicht flüchtige Substanzen. Gut geeignet ist sie hingegen für die Adsorption von schwach bis stark polaren Substanzen.

Für die Passiv-Probennahme sind kommerzielle Passivsammler oder scheibenförmige sog. *„Batch-Sammler“* verfügbar (→**C**). Passivsammler haben eine große Streubreite und eignen sich daher mehr für Übersichtsuntersuchungen (Screening-Methode). Die Untersuchungsergebnisse können auch vom Aufstellungsort abhängen (Zugluft). Für die Probennahme *ohne Anreicherung* wird ein Gas-Sammelbeutel im Handel angeboten.

„Vor Ort“ können tragbare Gaschromatographie-Massenspektrometrie- (GC/MS-) Geräte (→**D**) (s. S. 14, 16) eingesetzt werden. Die Geräte eignen sich vor allem zur Bestimmung organischer (Schad-)Stoffe und sind prädestiniert für den Einsatz bei Störfällen sowie für Geruchsmessungen aller Art. Messungen der Innenraumluft in stationären Räumen können ebenso durchgeführt werden wie in bewegten Objekten, z. B. in Autos.

A. Aktivsammelmethode

Langzeit-/Mittelwertmessungen

- Tages-, Nacht-, 24 h-, 48 h- oder Wochen-Mittel
- kontinuierliche, aktive Probennahme
- Probesysteme netzunabhängig

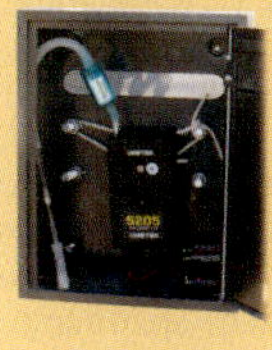

Konstantfluss-Pumpe mit Sammelröhrchen in verschließbarer Überwachungsbox

Vier Systeme (→Hauptwindrichtungen, sensibelste Schutzzonen) grenzen das Sanierungsgelände ein

Einsatzzweck

→ Überwachung der Immissionen im Sanierungsgrenzbereich zu sensiblen Schutzgütern (Anwohner; Straße, Fußgängerzone, Kindergarten, etc.)

→ Vergleichsmöglichkeit zwischen latenter (16 h-Nachtmittel) und aktivitätsbezogener (8 h-Tagesmittel) Immission

→ Beweissicherung

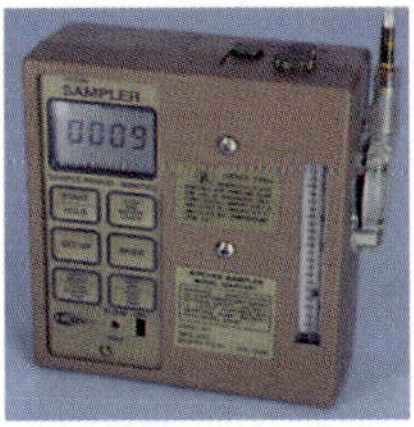

Digitalanzeige für Sofortbestimmungen

B. Passivsammelmethoden

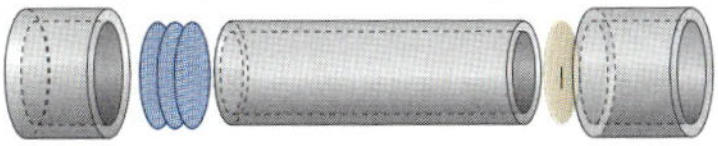

NO_2-Passivsammler nach Palmes (modifiziert), PE = Polyethylen

Bestimmung des Schwermetall- und Staubniederschlages

- Bergerhoff-Verfahren, an geeigneten Messpunkten eines Messrasters (Messpunktabstand: 250 m) um den Emittenten herum; Hg-Niederschlag wird an einer $K_2Cr_2O_7$-Vorlage fixiert.
- Durchschnittliche Monatsbelastung durch Schwermetall- bzw. Staubniederschlag auf der Beurteilungsfläche gibt die Gesamtdeposition an.

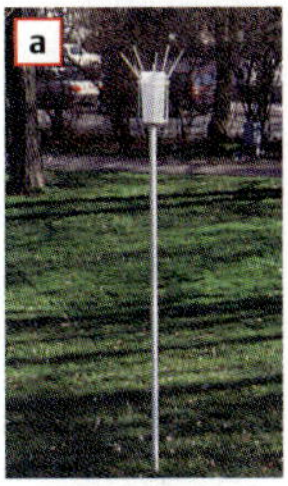

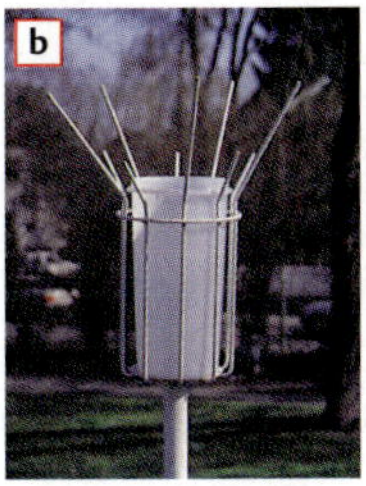

Sammelbehälter

a für Staubniederschlag

b für luftgetragene Schwermetallfrachten (Fixierflüssigkeit: $K_2Cr_2O_7$)

Einsatzzweck

→ Bewertung der Schwermetall-Verfrachtung ausgehend vom Emittenten

→ beweissichernde Messungen zur Sanierungsmaßnahme

C. Passivsammler

scheibenförmige Passivsammler („Batch"-Sammler)

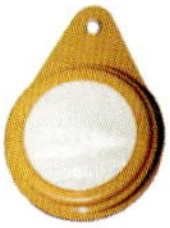

Batch-Sammler enthalten Adsorbenzien (z. B. Aktivkohle oder Polyurethanschaum) zum Sammeln von z. B. PCB, PAK, PCDD/PCDF

D. Tragbare Geräte zur Bestimmung von Schadstoffen

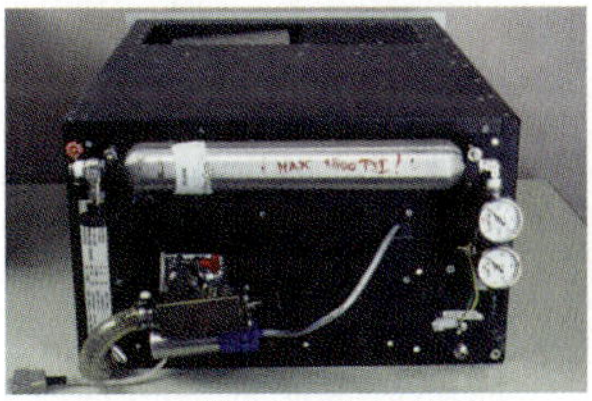

tragbares GC/MS-Gerät zur Bestimmung von organischen Schadstoffen

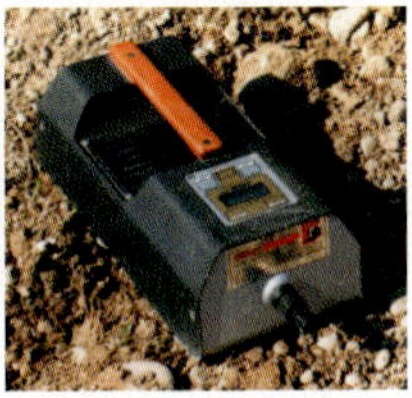

tragbarer Handmonitor zur Bestimmung von z. B. dampfförmigem Quecksilber (Hg^0)

Methoden II: Biosensoren

Erst seit jüngster Zeit sind sog. Biosensoren verfügbar, die über eine biochemische Reaktion (Färbung) den Schadstoffgehalt anzeigen.

Bestimmung organischer (Schad-)Stoffe

Formaldehyd (→**A**): Der Biosensor für die Formaldehyd-Bestimmung ist ein Passivsammler (s. S. 192), der zwei Stunden der Raumluft ausgesetzt werden muss. Danach kann die Konzentration von Formaldehyd in der Raumluft direkt durch farbliche Veränderung (Rötung) einer Membran und Vergleich mit dem Farbcode eines beigefügten Teststreifens abgelesen werden. Der Passivsammler kann über Apotheken bezogen werden und ist auch von Laien problemlos zu handhaben.

Pentachlorphenol (→**B**): Der Biosensor zur Bestimmung von Pentachlorphenol (PCP) ist ebenfalls ein Passivsammler. Er dient zur orientierenden Messung der PCP-Freisetzung (z. B. aus Möbeln, Holzverkleidungen oder Leder) und wird wie eine Art „Pflaster" selbstklebend auf der zu untersuchenden Materialfläche angebracht (→**B**). Das System sammelt die Menge an PCP, die innerhalb eines Zeitraums von 24 Stunden austritt. Die Ergebnisse werden anschließend in einem Labor analysiert (meist vom Hersteller angegeben) und dem Absender mitgeteilt. Hauptvorteil dieser Methode besteht darin, dass Oberflächen untersucht werden können, ohne dass sie bei der Probennahme zerstört werden.

Bestimmung anorganischer (Schad-)Stoffe

Anorganische Stoffe bzw. Gase wie Kohlendioxid (CO_2), Kohlenmonoxid (CO), Schwefeldioxid (SO_2), Stickoxide (NO_X) oder Ruß entstehen hauptsächlich bei Verbrennungsprozessen und sind vorwiegend in Kfz-Abgasen und Rauchgasen enthalten. Ozon (O_3) kann aus Laserdruckern und Faxgeräten freigesetzt werden.

Ozon: Unter den vielen Methoden zur Ozon-Bestimmung ist die Technik der UV-Photometrie die häufigste. Ihr liegt zugrunde, dass Ozon UV-Licht bei einer Wellenlänge von 254 nm absorbiert. Damit ist auch eine Absolutmessung von Ozon möglich, weshalb sie von der EU als Referenzverfahren zur Kalibrierung von Messgeräten vorgeschrieben wurde.
Weiterhin wird zur Ozonbestimmung häufig eine *Passivsammelmethode* (s. S. 192) eingesetzt (→**C**). Ozon oxidiert bei dieser Methode ein Reagens (Indigo) zu einem Farbstoff (Isatin), der anschließend photometrisch bestimmt werden kann. Als *Bioindikatoren* können bestimmte Pflanzen eingesetzt werden, die besonders empfindlich (Zellmembranschäden) reagieren (→**D**).

Quecksilber: Gasförmiges Quecksilber Hg^0 (auch aus Zahn-Amalgam) kann über ein tragbares Mess-System bestimmt werden (s. S. 192). Das Hg^0 reagiert mit einer dünnen Goldfolie zu Goldamalgam. Die Veränderung der angelegten elektrischen Spannung ist proportional der Hg^0-Konzentration.

Metalle: Zur Bestimmung von Metallkonzentrationen kann luftgetragenes oder an Staub gebundenes Metall in einem sog. „Bergerhoff-Gefäß" gesammelt und anschließend der Metallgehalt mittels z. B. Atomabsorptionsspektrometrie (s. S. 14) quantifiziert werden.

Mehrfach-Messgeräte (→E)

Mittels Schnelltestverfahren (Akutmethoden) in Mehrgas-Messgeräten können innerhalb weniger Minuten Aussagen über die Stoffgehalte sowohl in der Außen- als auch der Innenraumluft getroffen werden.

Einige Hersteller haben automatische Mess-Systeme zur „Vor-Ort-Messung" entwickelt. Es handelt sich um tragbare, batteriebetriebene Geräte mit Direktanzeige und eingebautem Chip-Mess-System. Solche Geräte eignen sich dazu, die momentane Konzentration von bekannten Gasen und Dämpfen im Raum zu bestimmen. Pro (Schad-)Stoff wird ein Chip mit je 10 Messkapillaren eingesetzt und das zu untersuchende Gas (Luft) mit einem Pumpsystem durch eine Messkapillare gesaugt. Durchflussrate und Gasvolumen sind programmierbar. Die (Schad-)Stoffkonzentration kann direkt auf dem Display abgelesen werden.

Des Weiteren können Prüfröhrchen mit Direktanzeige eingesetzt werden. Im Röhrchen reagiert der (Luft-)Schadstoff mit einem Reagens zu einem Farbstoff. Die Länge der verfärbten Zone im Prüfröhrchen ist ein Maß für die jeweilige (Schad-)Stoffkonzentration.

Prüfröhrchen sind kommerziell für fast jeden anorganischen oder organischen (Luft-)Schadstoff und für unterschiedliche Konzentrationsbereiche erhältlich.

A. Bestimmung von Formaldehyd in der Raumluft

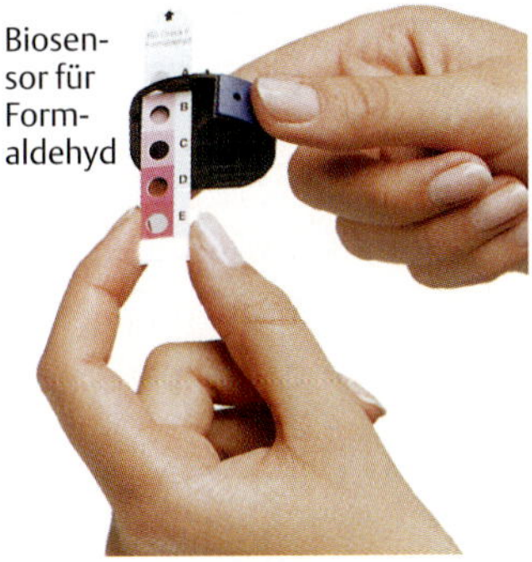

B. Bestimmung von PCP auf Oberflächen

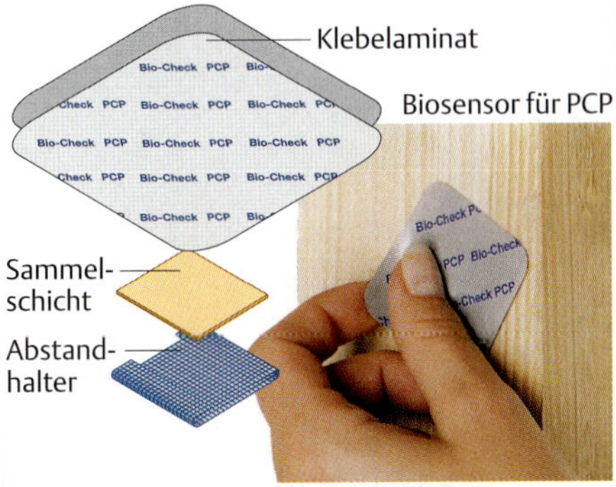

C. Indigoverfahren zur Ozon-Bestimmung

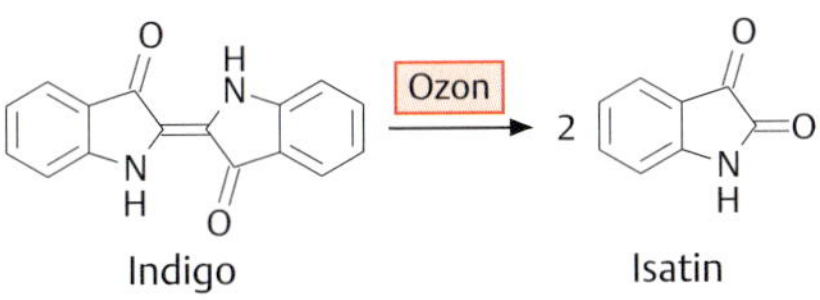

- Ein mit Indigo (bzw. wasserlöslichem Derivat) imprägniertes Papier wird über definierten Zeitraum Luft ausgesetzt
- Vorhandenes Ozon oxidiert Indigo zu Isatin
- Isatin wird mit Ethanol eluiert, dann photochemisch quantifiziert

D. Bioindikator für Ozon

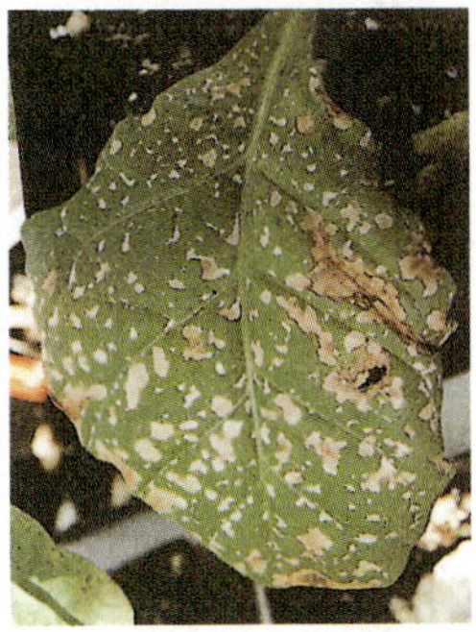

Die speziell gezüchtete Tabaksorte BEL W3 ist ein äußerst empfindlicher Bioindikator für Ozon-Wirkungen

E. Mehrfach-Messgeräte für Schadstoffe

über Messkapillaren und Ablesungen am Display

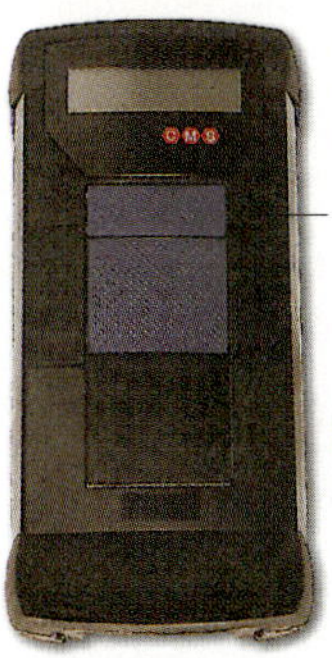

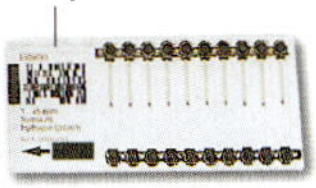

über direkt anzeigende Prüfröhrchen

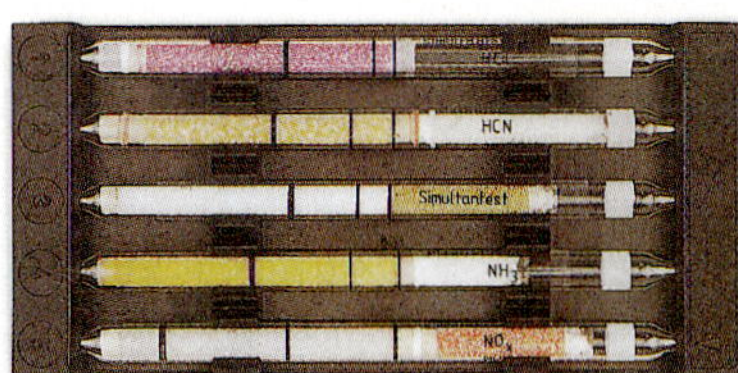

Simultantest-Set , z. B. für organische Brandgase

4

Umweltbedingte Störungen beim Menschen

Respirationstrakt I

Grundlagen

Die Inhalation stellt den wesentlichen Aufnahmeweg für die innere Belastung des Körpers mit gasförmigen oder partikelgebundenen Substanzen einschließlich Staub dar. Ein Erwachsener atmet täglich ca. 15000 l Luft ein (Ruhebedingung). Die Konzentration, die Expositionsdauer, die Löslichkeit von Gasen und die Reagibilität mit biologischen Komponenten bestimmen den Ort und den Umfang der Aufnahme im Respirationstrakt.

Der Respirationstrakt gliedert sich in (→**A**):

1. **Nasopharyngealer Bereich** (obere Atemwege): Hier wird die Luft aufgewärmt und befeuchtet.
2. **Tracheobronchialer Bereich** (mittlere Atemwege, bestehend aus Trachea, Bronchien und Bronchiolen): Dazu gehören die Goblet-Zellen, die Mucus (Schleim) absondern, sowie zilientragende Zellen, die eingedrungene Schadstoffe z. B. über den Zilientransport (mukoziliäre Clearance) wieder aus dem Atemtrakt entfernen.
3. **Alveolärer Bereich** (tiefe Atemwege, bestehend aus den respiratorischen Bronchiolen, den Alveolargängen und den Alveolen, die von Blutkapillaren umgeben sind): In den Alveolen (Durchmesser ca. 200 µm, →**B**) findet der Gasaustausch statt. Die Luft-Blut-Schranke besteht aus dem alveolären Epithel, der Basalmembran, dem Interstitium, dem vaskulären Endothel (Dicke ca. 0,4–2,5 µm) und Pneumozyten. Letztere sezernieren den aus Lipiden und Proteinen bestehenden Surfactant, der zur Verringerung der Oberflächenspannung beiträgt. Sauerstoff diffundiert durch diese dünne Schicht, Kohlendioxid in umgekehrter Richtung.

   Die gesamte Gasaustauschfläche beträgt beim Erwachsenen ca. 100m² und ist somit 50-mal größer als die Oberfläche der Haut. Wandernde alveoläre Makrophagen können inhalierte Partikel und infektiöse Keime phagozytieren.

Unter *Deposition* versteht man die Ablagerung von festen und flüssigen Teilchen im Atemtrakt (s. S. 108). Werden deponierte Partikel oder Gase in den Atemwegen zurückgehalten, spricht man von *Retention.*

Teilchen mit einem Durchmesser > 100 µm werden bereits im Nasen-Rachen-Raum abgefangen (→**A**). Folgen luftgetragene Partikel bei einer Richtungsänderung aufgrund der Trägheitskräfte nicht der Luftströmung, werden sie an den Wänden abgeschieden (Impaktion = Aufprall; vorwiegend bei Partikeln mit einem Durchmesser > 5 µm). Bei stärkerer Verengung der Atemwege (bronchialer Bereich) kommt es bei Teilchen von 1–5 µm, bedingt durch die Gravitation, zur Sedimentation; bei Teilchen von < 0,5 µm zur Diffusion (s. S. 109 B).

Partikel von < 1 µm können von Zellen in der Lunge über Phagozytose, Pinozytose und Endozytose aufgenommen und direkt ins Lymphsystem transportiert werden. Faserförmige Stoffe (z. B. Asbest, s. S. 94) richten sich in strömenden Medien vorzugsweise in Längsrichtung aus und werden dann durch Interzeption im Atemtrakt abgeschieden.

Lungenfunktionsstörungen

Störungen der Lungenfunktion (z. B. durch toxische Stoffe) können durch Lungenfunktionstests ermittelt werden (z. B. Messungen des Atemwegswiderstandes, Vitalkapazität, s. S. 160). Toxische Stoffe können zur Erhöhung des Tonus der Atemmuskulatur führen (Einengung der Luftwege). Eine Erhöhung des Atemwegswiderstands kann die Folge sein (*obstruktive Lungenwegserkrankung*). Eine Verminderung der Dehnungsfähigkeit der Lunge, z. B. durch eine Lungenfibrose, bezeichnet man als *restriktive Ventilationsstörung*.

Inhalierte Gase gelangen in das Gewebe durch Diffusion. Gase und Dämpfe mit hoher Wasserlöslichkeit (z. B. Formaldehyd, s. S. 64) können im oberen Atemtrakt resorbiert werden und die Schleimhäute schädigen. Bei geringer Wasserlöslichkeit (Ozon, s. S. 92) gelangen Gase in die tieferen Bereiche der Lunge und können in den Bronchiolen und Alveolen Schädigungen hervorrufen. Es können sowohl lokale als auch systemische Schädigungen auftreten. Lokale Irritationen können durch Fremdstoffe hervorgerufen werden, die aufgrund ihrer hohen Reaktivität und Wasserlöslichkeit eine direkte Wirkung auf den Respirationstrakt ausüben (z. B. NH_3, Halogene, SO_2). Andere inhalierte Fremdstoffe können spezifische Reakionen im Körper auslösen (→**C**).

A. Anatomie der Lunge

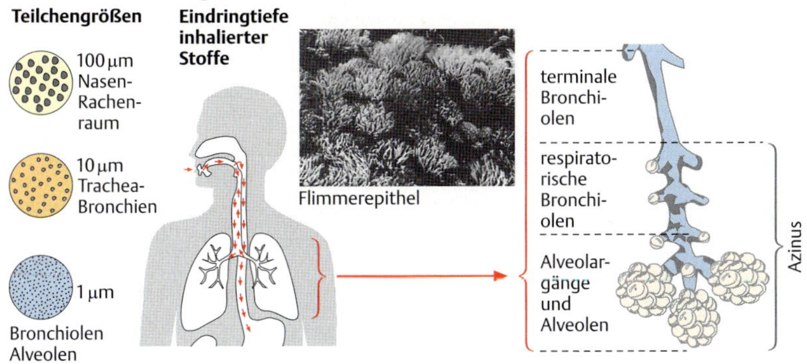

B. Feinbau des Lungengewebes

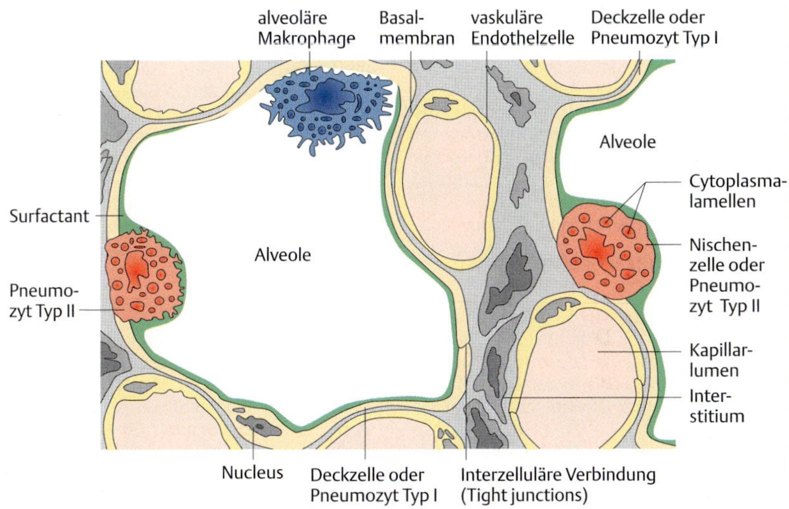

C. Toxische Effekte von Fremdstoffen (Xenobiotika)

Fremdstoffe	wichtige Reaktionen
CO, HCN	Beeinflussung der Sauerstoffaufnahme bzw. Zellatmung
Diethylether, chlorierte KW	Wirkung auf das ZNS
CS_2	neurotoxische Wirkung
Trichlormethan ($CHCl_3$)	lebertoxische Wirkung
Vinylchlorid, Bis(chlormethyl)ether, SO_2	tumorerzeugende Wirkung
NO	Methämoglobinbildung, Thrombozytenaggregation
org. Phosphorverbindungen z. B. Tabun, Sarin, Soman, VX	Hemmung der Acetylcholinesterase (AChE)

Respirationstrakt II

Entzündliche Reaktionen der Lunge

Diese sind erste Anzeichen einer Lungenschädigung, die nach Einwirkung toxischer Konzentrationen von Fremdstoffen beobachtet werden. Dabei kommt es zum vermehrten Einstrom von Makrophagen, Granulozyten und Lymphozyten aus dem Interstitium oder aus dem vaskulären System in die Atemwege. Die immunkompetenten Zellen produzieren daraufhin als Schutzmechanismus reaktive Sauerstoffspezies oder Proteasen, die jedoch bei überschießender Reaktion selbst Schäden im Respirationstrakt verursachen können. Im Normalfall verlaufen die entzündlichen Reaktionen aber kontrolliert und werden über komplizierte Mechanismen einreguliert.

Reaktionen im Nasopharynx

Nase und Mund stellen wichtige Eintrittspforten von Aerosolen, partikelgebundenen Substanzen, Staub, Gasen und Dämpfen dar (Dämpfe liegen bei Raumtemperatur als Flüssigkeit oder Feststoff vor). Bei Belastung mit Allergenen (z. B. Pollen) oder irritierenden Gasen (z. B. Chlor) kann die nasale Membran anschwellen und eine starke Sekretion (z. B. Nasenlaufen) oder Austrocknung auftreten.

Reaktionen im tracheobronchialen Bereich

Hier stehen Einflüsse von Schadstoffen auf die Bronchokonstriktion (erhöhter Atemwegswiderstand, ausgelöst z. B. durch SO_2, NH_3 und HCl-Dämpfe) und die Hypersekretion von Schleim (z. B. durch Tabakrauch) im Vordergrund.

Asthmatische Reaktionen: Inhalierte Allergene wie Pollen, Hausstaub, Tierepithelien, Milbenkot können asthmatische Reaktionen auslösen (s. S. 158, 244). Beruflich bedingtes Asthma wird nach Exposition von Diisocyanat, Chromsalzen (s. S. 84) und organischen Phosphorverbindungen beschrieben.

Chronische Bronchitis: Als Hauptverursacher einer durch Schadstoffe ausgelösten chronischen Bronchitis gilt Tabakrauch (s. S. 110), gefolgt von Staub (s. S. 108) und SO_2 (s. S. 90).

Reaktionen im alveolären Bereich

Toxisches Lungenödem: Im 1. Weltkrieg spielten lungenschädigende Gifte wie Phosgen ($COCl_2$) und Chlorgas eine große Rolle und waren für ca. 80% aller Todesfälle durch chemische Kampfstoffe verantwortlich. Diese Stoffe und z. B. Ozon (s. S. 92) führen zur Permeabilitätserhöhung der Kapillarwand. Plasma tritt ins Interstitium, Ödemflüssigkeit in die Alveole. Der dort durch die Atmung gebildete Schaum behindert den Gasaustausch (toxisches Lungenödem). Der Erstickungstod ist die Folge.

Emphysem: Die Zerstörung von Alveolen und Lungensepten kann zur irreversiblen Vergrößerung des Luftraums distal der terminalen Bronchiolen führen (→**A**). Emphyseme treten relativ häufig bei Patienten unter 40 Jahren auf (v.a. bei Rauchern), meist aufgrund von Alpha-1-Antitrypsinmangel. Von Tod durch Emphysem sind Raucher ca. 20-mal häufiger als Nichtraucher betroffen.

Fibrosen

Eine Lungenfibrose entsteht durch einen bindegewebig-narbigen Umbau des Lungengerüstes (Proliferation von Fibroblasten) meist als Endzustand einer chronisch-entzündlichen Lungenerkrankung. Aktivierte alveoläre Makrophagen können Mediatoren bilden (z. B. reaktive Sauerstoffspezies, Interleukin-1, Fibronektin), die zur Vermehrung und abnormen Vernetzung von Kollagen und dann zur Reduzierung der Dehnbarkeit (Versteifung) der Lunge führen. Auslösende Reize zur Bildung von Fibrosen können z. B. Bestrahlungen sein (→**B**).

Tumoren

Bereits 1775 berichtete Pott über das gehäufte Auftreten des Schornsteinfegerkrebses. Zu den Stoffen, die beim Menschen Lungentumoren verursachen können, gehören z. B. Asbest (s. S. 94) und Staub (→**B**). Das Wirkungsspektrum von Staub ist entsprechend der chemischen Zusammensetzung (z. B. Metallstäube) und Konzentration der Partikel in der Atemluft vielfältig (s. S. 108). Neben akut reizenden, allergenen und fibrotischen Wirkungen der Stäube sind die kanzerogenen Eigenschaften von Holz- und Faserstäuben von Bedeutung. Auch überadditive Wirkungen mit Staub sind möglich. So führen polyzyklische aromatische Kohlenwasserstoffe (PAK) aus Pyrolyseabgasen zusammen mit Rußpartikeln im Tierversuch vermehrt zu Tumoren (Kombinationswirkung).

80% aller Lungentumoren beim Menschen sollen durch das Rauchen verursacht werden. Tabakrauch enthält eine Vielzahl humankanzerogener Substanzen (s. S. 110), die alle in der MAK- und BAT-Liste aufgeführt sind.

A. Entstehung eines Lungenemphysems

gesunde Lunge

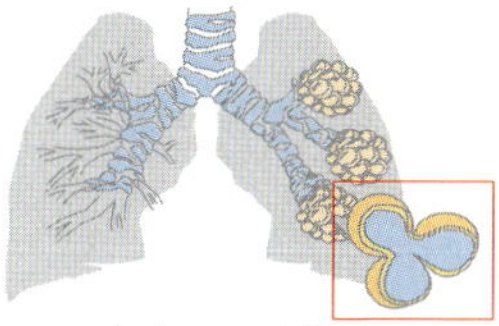

normale Lungenbläschen

chronische Bronchitis

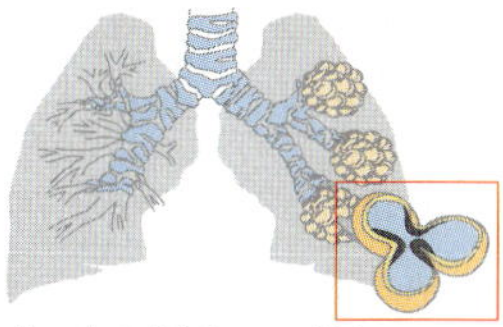

durch Schleim und Vernarbung verengte Lungenbläschen

Lungenemphysem

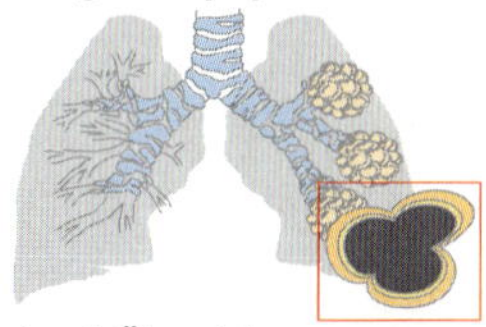

durch Überdehnung verschmolzene Lungenbläschen

Normalerweise werden proteolytische Enzyme in der Lunge durch Antiproteasen inhibiert. Tabakrauch reduziert jedoch die Alpha-1-Antiprotease-Aktivität. Weil das proteolytische Enzym „Elastase“ nicht ausreichend inhibiert wird, kann es zur Entstehung eines Emphysems kommen. Bei Nichtrauchern kommt es nur selten zur Bildung eines Emphysems.

Lungenemphysem, Querschnitt

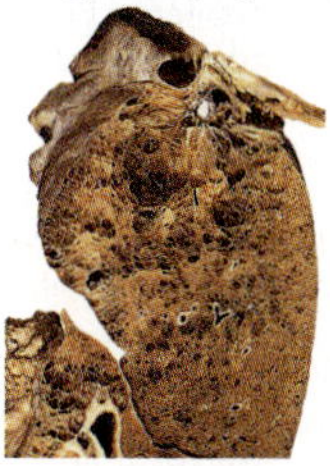

groß- und kleinblasiges Lungenemphysem, durch Überdehnung vergrößerte Lungenbläschen

Lungenemphysem bei einem Raucher

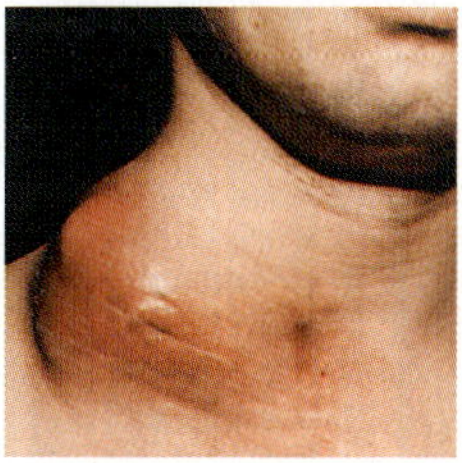

Folge eines Lungenemphysems, äußerlich sichtbare Ausdehnung der Lunge

B. Auslösende Reize für die Bildung von Fibrosen und Tumoren in der Lunge

Fibrosen	**Tumoren**
– Bestrahlungen – Einnahme bestimmter Medikamente, z. B. Nitrofurane, Zytostatika – Inhalation von Reizgasen – Quarze – schwerlösliche Parikel – Ruß aus Dieselmotoren – Titandioxid – Toner für Kopiergeräte – Staub, z. B. Staublunge bei Arbeitern im Kohlenbergbau	– Asbest – polyzyklische aromatische Kohlenwasserstoffe (PAK), z. B. Benzo[*a*]pyren, Dibenz-[*a*,*h*]-anthracen – einige Fluorchlorkohlenwasserstoffe (FCKW), z. B. Chlorfluormethan (MAK III/2) und 2,2-Dichlor-1,1,1-trifluorethan (MAK III/3) – Staub, z. B. Metallstäube aus Nickel, Cadmium, Arsen; Holzstäube (Buche, Eiche, MAK III/1) – Tabakrauch, z. B. tabakspezifische Nitrosamine; auch Passivrauch (MAK III/1)

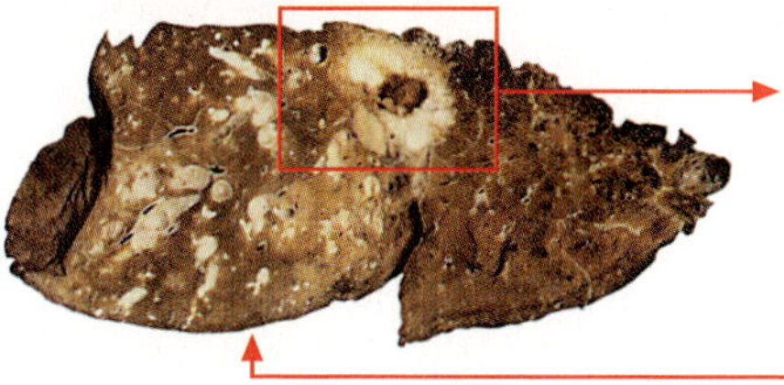

Lungenkarzinom

zentrales Bronchialkarzinom

Der Tumor wächst infiltrierend in die Umgebung; im Unterlappen eine schwere eitrige Bronchitis als Folge von Sekretstauung und sekundärer Infektion

Blut und Blut-bildende Organe

Grundlagen

Das Blutvolumen des Erwachsenen beträgt ca. 8% des Körpergewichts. Ein Mikroliter Blut enthält beim Mann ca. 5 Mio. Erythrozyten (Frau 4,5 Mio.), 4000–10 000 Leukozyten und 150 000–300 000 Thrombozyten. Von den Leukozyten sind ca. 67% Granulozyten, 27% Lymphozyten und 6% Monozyten. Blut ermöglicht den Stoffaustausch zwischen den Organen, bewältigt Abwehr- und Reparaturprozesse und ist bei Biotransformationen von Fremdstoffen beteiligt. Eine führende Rolle bei der Blutbildung (Hämatopoese) hat das Knochenmark.

Knochenmark

Zur Stammzellverminderung (Panzytopenie) kann es nach Einwirkung von Fremdstoffen kommen (→**A**): Ursache z. B. der Benzolwirkung dürfte die Bildung reaktiver Metaboliten sein, die z. B. an DNA binden (s. S. 60). Bei Arbeitern, die Benzol ausgesetzt waren, wurden myeolische Leukämien beschrieben. Chloramphenicol bindet hingegen an die mitochondrialen Ribosomen und kann so die Proteinbiosynthese in den Zellen unterbinden. Säuglinge metabolisieren Chloramphenicol viel langsamer als Erwachsene und sind deshalb besonders betroffen.

Granulozyten

Sinkt die Zahl der Granulozyten im strömenden Blut unter 500 Zellen pro µl Blut, spricht man von Agranulozytose. Diese wird fast immer durch Arzneimittel (z. B. Paracetamol, Diclofenac, D-Penicillamin) verursacht. Aktivierte Granulozyten können Fremdstoffe (z. B. Benzol, Phenylbutazon) oxidativ aktivieren und z. B. reaktive Radikale bilden.

Thrombozyten

Diese enthalten vasoaktive Substanzen, die sehr rasch für Blutstillungsreaktionen (Hämostase) bereitgestellt werden können. Durch Schädigung der Thrombozytenmembran (z. B. durch Penicillin G bzw. Chinin, auch in Getränken) oder durch Hemmung der Thrombozytenaggregation (z. B. durch Acetylsalicylsäure, Ethanol) kann es zur Beeinträchtigung der Thrombozytenfunktion kommen. Die aus Studien abgeleitete Vermutung, dass mäßiger Alkoholgenuss (< 50 g/Tag) vor ischämischen Herzkrankheiten schützt oder die nach toxischen Alkoholdosen auftretende verstärkte Blutungsneigung, könnte auf der verminderten Thrombozytenreagibilität beruhen.

Hämostase

Wird die Synthese der Gerinnungsfaktoren gehemmt, kann es zu Störungen in der Blutstillung kommen. Durch Einschwemmung gerinnungsauslösender, thromboplastinartig wirkender Substanzen in die Blutbahn kann eine disseminierte intravasale Gerinnung (Koagulopathie) ausgelöst werden (z. B. durch Säuren, Laugen, Tetrachlorkohlenstoff, Knollenblätterpilztoxin, Methanol, Schlangengifte).

Erythrozyten

Die Hauptfunktion der Erythrozyten (Erys) ist der O_2- und CO_2-Transport. Dazu dient das Hämoglobin (Hb): Mann 160 g Hb/l Blut; Frau 145 g Hb/l (→**B**). Die Lebensdauer der Erys beträgt ca. 120 Tage. Nicht immer können die wirksamen Schutzsysteme (→**C**) Schädigungen durch Oxidationsreaktionen verhindern.

Bei Anlagerung von CO anstelle von O_2 entsteht nicht das lebenswichtige OxyHb (Fe^{2+}), sondern COHb (Fe^{2+}). Wird Schwefel an Hb gebunden (z. B. bei der Schwefelwasserstoffvergiftung) entsteht SulfHb. Andere Substanzen (z. B. Anilin) können das im Hb vorhandene Fe^{2+} (FerroHb) in Fe^{3+} (MetHb = FerriHb) oxidieren. In Gegenwart von MetHb und Blausäure (Cyanide) entsteht MetHb-Cyanid. Alle diese Hb-Derivate können kein O_2 mehr transportieren.

Als *Methämoglobinämie* bezeichnet man eine Vermehrung von Hb im Blut. Sie kann durch Einwirkung folgender Substanzen entstehen (→**D**): 1. Stoffe, die Ferro(Fe^{2+})Hb direkt oxidieren (z. B. Nitrit, s. S. 100). 2. Stoffe, die Ferri(Fe^{3+})Hb in Gegenwart von O_2 bilden (z. B. Phenylendiamin) und 3. Stoffe, die nur nach vorheriger Biotransformation FerriHb bilden (z. B. Anilin).

Weitere Störungen können sein: Glucose-6-Phosphat-Dehydrogenase-(G6PDH-)Mangel.

Bei Patienten mit G6PDH-Mangel wurden nach Genuss der Saubohne (Vicia faba, →**E**) hämolytische Anämien beobachtet (Favismus), die durch freigesetztes Divicin verursacht wurden (FerriHb-Bildung). Durch oxidativen Stress (z. B. Schäden an Ionenpumpen oder Membranen) kann es auch zur toxischen Hämolyse oder zur Verminderung der Verformbarkeit der Erys kommen (→**F**).

A. Auslöser

von Stammzellverminderungen oder -schädigungen

Alkylanzien (Loste)	Trinitrotoluol
Arsenverbindungen	Phenothiazine
Benzol	Thiamazol
Chloramphenicol	Sulfonamide
Goldsalze	ionisierende Strahlung
Hydantoinderivate	

1,3-Butadien, Styrol, Ethylenoxid, Vinylchlorid } Verdacht auf Auslösen von myeloischer Leukämie

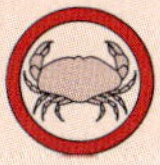

B. Hämoglobin

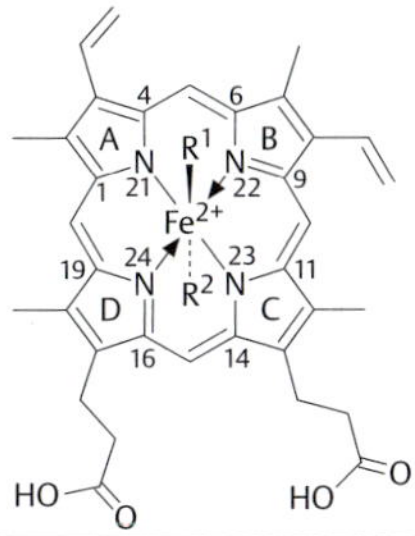

Hämoglobin mit Fe^{2+}

R^1, R^2 = Globin (His)

C. Wirksame Schutzsysteme in Erythrozyten vor oxidativen Schädigungen

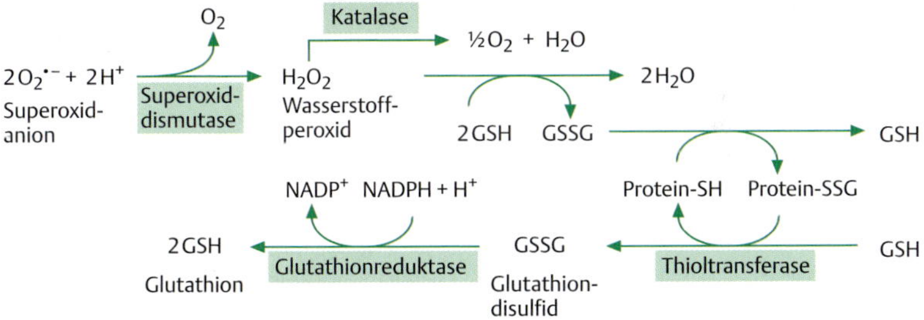

Andere Oxidationsmittel (z. B. Radikale, Chinone) können z. B. durch α-Tocopherol (Vit. E) und Ascorbinsäure reduziert werden.

D. Stoffe, die Ferri-Hämoglobinbildung bewirken

oxidieren direkt Ferro(Fe^{2+})Hb	**bilden Ferri(Fe^{3+})Hb in Gegenwart von O_2**	**bilden Ferri(Fe^{3+})Hb nach Biotransformation**
Ferricyanid, Kupfer(II)-Salze, H_2O_2, Chlorat, Nitrit, NO, NO_2, NF_3, Tetranitromethan, chinoide Farbstoffe	Methylaminophenol (Entwickler), Phenylendiamin (Haarfärbemittel), Hydroxyharnstoffderivate (Herbizide)	Anilin, Toluidin, Benzidin, Naphthylamine, Azofarbstoffe, Nitroverdünner, Trinitrotoluol

E. Favismus

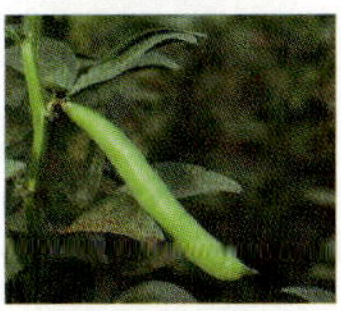

◂ Saubohne (*Vicia faba*)

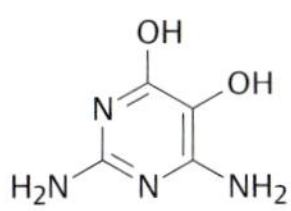

Divicin

Divicin bewirkt Freisetzung von H_2O_2, Glutathionoxidation und Ferri-Hb-Bildung

↓

hämolytische Anämie

F. Beeinflussung der Erythrozytenfunktion

Stoffe, die oxidativen Stress auslösen:

Anilin	Nitrobenzole
Arsine	Pyridium
Bleisalze	Trinitrotoluol
Kupfer	

Verminderung der Verformbarkeit der Erythrozyten

durch Phenylendiamin, Hydrochinon, Aminophenol

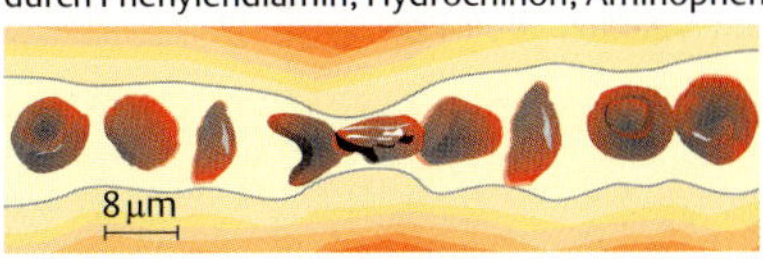

Bei der Passage eines kleinen Blutgefäßes werden Erythrozyten reversibel deformiert.

Herz und Kreislauf

Grundlagen

Durch das Herz-Kreislauf-System wird die Versorgung der Zellen mit Sauerstoff und Nahrungsstoffen, der Abtransport von Metaboliten, Kohlendioxid und Wärme sowie der Transport von Signalstoffen und die Regulation des Wasser- und Elektrolythaushaltes gewährleistet.

Unter den 45- bis 75-jährigen Männern ist der prozentual höchste Anteil aller Sterbefälle auf Herz-Kreislauf-Erkrankungen (HKE) zurückzuführen. Neben den veränderten psychosozialen Bedingungen (z. B. Lebensweise, Ernährung) der industrialisierten Gesellschaften spielt auch die verstärkt belastete Umwelt eine Rolle in der Genese dieser Erkrankungen. Erworbene, nicht angeborene HKE lassen sich in drei Gruppen einteilen: entzündliche, arteriosklerotische und toxische Erkrankungen. Die Beteiligung umweltrelevanter Substanzen an kardiotoxischen und arteriosklerotischen Prozessen ist belegt. Am Beginn arteriosklerotischer Prozesse stehen Endothelschädigungen, die z. B. durch entzündliche Reize, mechanische Überbeanspruchung oder durch lokal schädigende Faktoren verursacht werden können. Blutbestandteile können dann in die Wand eindringen und schließlich zur irreversiblen Wandverdickung (Atheromatose) führen (→**A**). Einengungen des Gefäßlumens mit mangelnder Sauerstoffversorgung von Geweben sowie die Bildung von Thromben sind dann oft die Ursache der akuten klinischen Manifestation als Organinfarkt.

Es können Symptome auftreten, die von leichten pektanginösen Beschwerden bis hin zum Herzinfarkt oder Apoplex (Gehirninfarkt) reichen (→**B**). Zu den atherogenen Risikofaktoren (→**C**) zählen z. B. das Zigaretten-Rauchen, die arterielle Hypertonie oder der Einfluss von Umweltfaktoren (s. u.). Epidemiologische Studien belegen den Zusammenhang zwischen diesen Faktoren und den HKE.

Bei der Betrachtung des Zusammenhangs zwischen Umweltfaktoren und HKE muss zwischen primär toxischen Wirkungen von Umweltschadstoffen und der Wirkung von Umweltfaktoren unterschieden werden, die als Modifikatoren in den schädigenden Prozess eingreifen.

Umweltfaktoren mit primär toxischer Wirkung

Karbondisulfid (CS_2): Systematische Beobachtungen (z. B. in USA, Finnland) erbrachten ein fünffach höheres Sterberisiko an HKE bei Arbeitern (z. B. in der Viskosefaserherstellung), die länger als 15 Jahre CS_2 exponiert waren.

Aliphatische Nitrate: Sie werden bei der Herstellung von Pharmazeutika und von Explosivstoffen verwendet. Die kardiotoxische Wirkung äußert sich in koronar-spastischen Reaktionen.

Lösemittel: Bei Exposition z. B. gegenüber Trichlorethan kann es zur Beeinflussung der Erregungsleitung und der myokardialen Kontraktilität kommen. Lösemittelmissbrauch in Form des „Schnüffelns“ kann auch zum plötzlichen Herztod führen.

Arsen (As): Aus Berichten über deutsche Winzer, die As-belasteten Wein tranken und über Menschen in Taiwan, die mehr als 50 Jahre As-haltiges Wasser zu sich nahmen, ist bekannt, dass As zu Schädigungen der peripheren Arterien führt. As gilt als Auslöser der Schwarzfuß-Krankheit, die mit einer systematischen Arteriosklerose, gefolgt von Gangrän assoziiert ist.

Kohlenmonoxid (CO): Als Spätfolgen einer CO-Vergiftung (Bildung von COHb) werden Kardiomyopathien und Störungen in der Erregungsbildung beschrieben.

Andere Faktoren: Expositionen gegenüber Cobalt, Thallium, Blei oder Cadmium können z. B. zu EKG-Veränderungen, Extrasystolen, Hypertonien oder Arrhythmien führen.

Umweltfaktoren und klassische Risikofaktoren

Aktuelle biomedizinische und epidemiologische Evidenzen schätzen das relative Risiko für die Entstehung von HKE durch nicht-berufliche, alltägliche Bleibelastung (z. B. aus Autoabgasen) oder tägliche Exposition gegenüber Verkehrslärm eher gering ein.

Studien zu kardiovaskulären Auswirkungen des Passivrauchens legen dagegen eine Erhöhung der relativen Risiken stärker exponierter Personen nahe (→**D**). Maßnahmen eines aktiven Nichtraucherschutzes scheinen deshalb sinnvoll.

A. Entwicklung einer Arteriosklerose

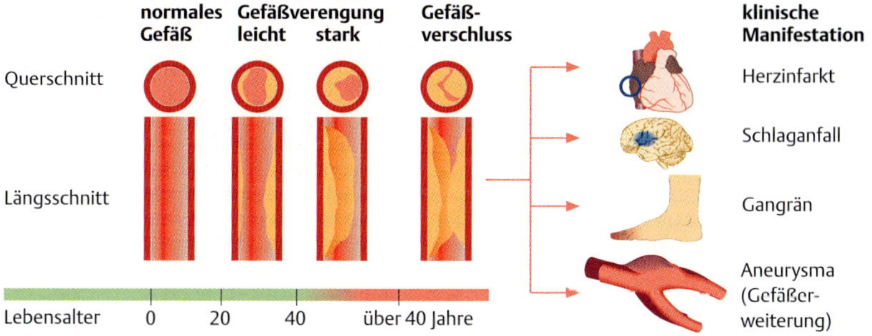

B. Symptome von Herz-Kreislauf-Erkrankungen (HKE)

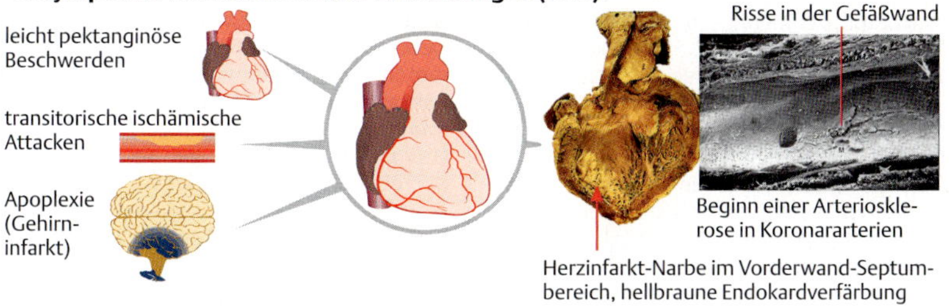

C. Atherogene Risikofaktoren

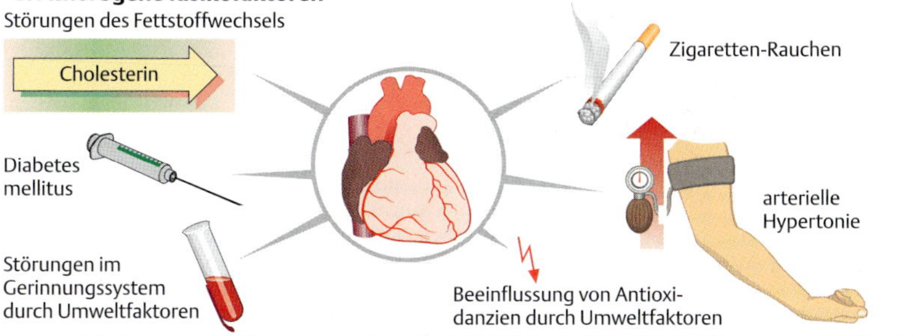

D. Risiken bei Aktiv- und Passivrauchern

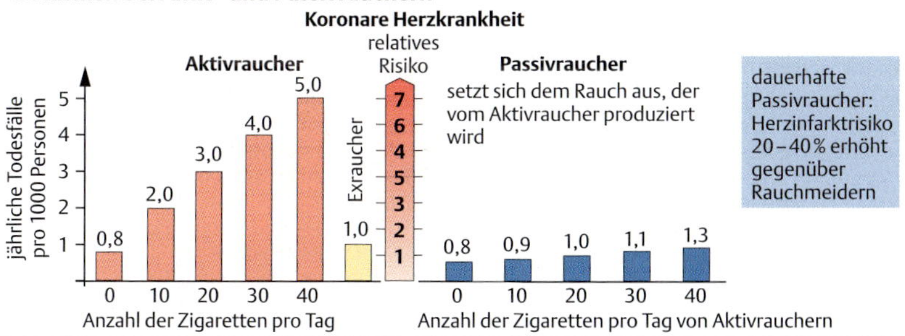

Gastrointestinaltrakt (GIT)

Grundlagen

Das Verdauungssystem des Menschen beginnt im Mundraum und endet im Rektum (→**A**). Der Dünndarm des Erwachsenen ist 5–7 m lang. Die Oberfläche wird durch Ausbildung von Kerckring-Falten, Krypten und Zotten sowie durch Mikrovilli 600fach auf ca. 200 m^2 vergrößert. Damit bietet der Darm die größte Kontaktfläche des Körpers mit der Umwelt.

Schutzmechanismen

Zu den *unspezifischen* Schutzmechanismen im Darm zählt das präepitheliale Grenzschichtkompartiment, eine dünne Wasserschicht mit einer Dicke von 200–600 µm, die für viele Stoffe eine Diffusionsbarriere darstellt. Der Mukosa liegt eine etwa gleich dicke Mucus-Schicht auf, die in die darunter liegende Oberfläche der Bürstensaummembran (Glycokalyx) übergeht. Die Mukosa zählt zu den Geweben mit den höchsten Zellumsatzraten. Enthält der Nahrungsbrei zytotoxische Substanzen, werden Enterozyten vermehrt und schnell in das intestinale Volumen abgeschilfert und so die Expositionsdauer verkürzt.

Zu den *spezifischen* Entgiftungssystemen zählen z. B. P-450-abhängige Enzymsysteme, die auch in den Metabolismus toxischer und kanzerogener Stoffe eingreifen. Neben Entgiftungs- sind auch Giftungsreaktionen im GIT bekannt (→**B**).

Resorption (→C)

Die Resorption kann durch Diffusion, erleichterte Diffusion, Wassertransport bzw. „Solvent Drag“ oder durch aktiven Transport erfolgen. Große Moleküle oder Partikel können durch Abschnürung kleiner Vakuolen durch die Membran transportiert werden (z. B. Phagozytose, Persorption).

Immunsystem

Die Darmwand enthält lymphatisches Gewebe (**G**ut **a**ssociated **l**ymphoid **t**issue, GALT), das aus den Peyer-Plaques (subepitheliale Lymphfollikel), den intraepithelialen Lymphozyten (vorwiegend T-Lymphozyten) und den lymphoretikulären Zellen (vorwiegend Plasmazellen) besteht und eng mit dem Immunsystem verbunden ist. Vom GIT werden alle Klassen von Immunglobulinen freigesetzt, vorwiegend IgA, um z. B. Fremdkörper zu markieren und sie als Antigene zu präsentieren. Über dieses assoziierte Immunsystem können z. B. Nahrungsmittelallergene Asthmaanfälle oder Inhalationsantigene allergische Reaktionen im GIT hervorrufen. Kreuzallergien sind z. B. für Birkenpollen und Apfel sowie für Beifußpollen und Sellerie bekannt. Die Permeabilität der Darmschleimhaut des Säuglings ist für Makromoleküle erhöht. Bekommt er in den ersten Lebensmonaten vorwiegend Kuhmilch (Fremdeiweiß) kann es zur Entwicklung von Allergien über das GALT kommen. Mütter sollten deshalb mindestens sechs Monate stillen.

Krankheiten im GIT

Nach der Todesursachenstatistik sind in Deutschland ca. 25% aller Todesfälle auf Tumoren zurückzuführen. Davon entfallen ca. 25% auf Tumoren im GIT. Tumoren in Mund und Ösophagus sind häufiger bei Männern; Dickdarmtumoren häufiger bei Frauen (→**D**). Verzehr von frischem Obst (Vit. C als Radikalfänger) sowie Kaffeegenuss (reduzierter Gallefluss) haben einen Schutzeffekt im GIT. Die größten Risikofaktoren für Tumoren im Mundraum und im Ösophagus sind Tabak und Alkohol (→**E**).

Epidemiologische Studien zeigen ein bis zu 6-fach höheres Magentumorrisiko für Personen mit häufigen Infektionen z. B. mit Helicobacter pylori oder für Personen mit erhöhter Exposition gegenüber polyzyklischen aromatischen Kohlenwasserstoffen (z. B. bei Kraftwagenfahrern).

Pflanzliche Nahrung enthält oft endogene Toxine und Pestizide, die die Pflanze zu ihrem Schutz produziert (z. B. Solanin in der Kartoffel), die aber bei häufiger Aufnahme beim Menschen Schäden im GIT verursachen.

Ballaststoffe reduzieren die Bioverfügbarkeit von kanzerogenen heterozyklischen aromatischen Aminen (s. S. 102) durch Adsorption im Dickdarm. Olivenöl (ungesättigte Fettsäuren) soll das Risiko für Kolontumoren senken, ebenso Bewegung. Freiwillige Bewegung von Tieren in einem Laufrad führte zur Verringerung des Tumorrisikos, während erzwungenes Laufen (Stress) sogar das Risiko erhöhte.

Pflanzen können antikanzerogene Substanzen enthalten (→**F**). Tumorsuppressive Eigenschaften zeigen auch Bakterien der Darmflora, wie z. B. Laktobazillen.

A. Oberflächenvergrößerung im Verdauungssystem des Menschen

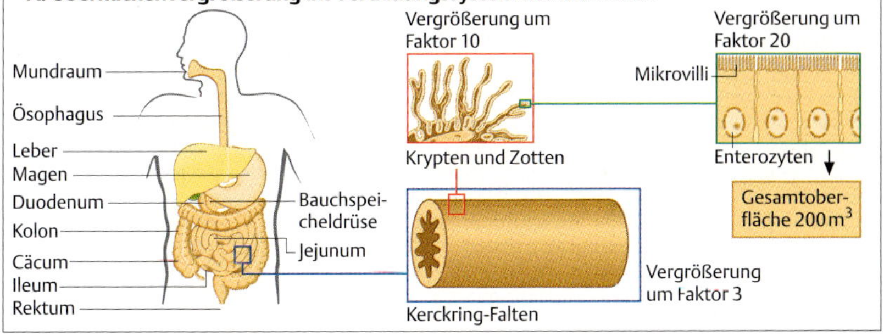

B. Giftungsreaktion im Darm

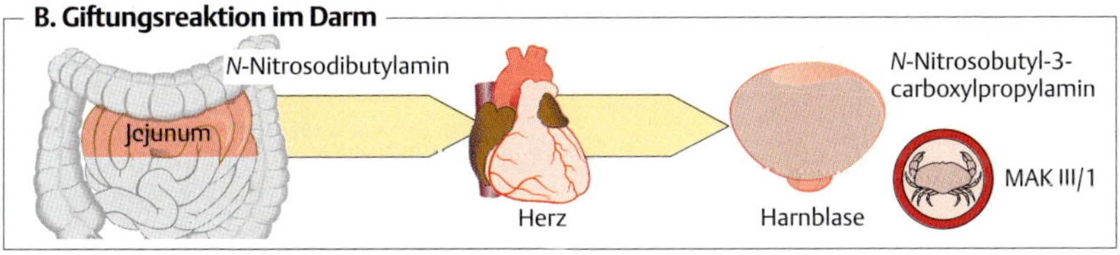

C. Resorptionsmechanismen im Darm

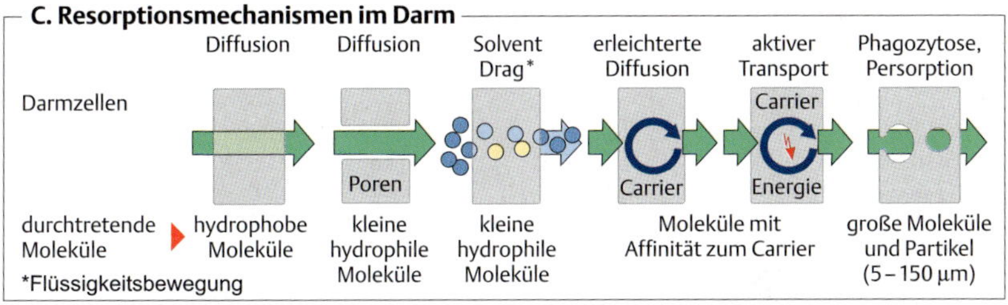

D. Todesfälle durch Tumoren im GIT

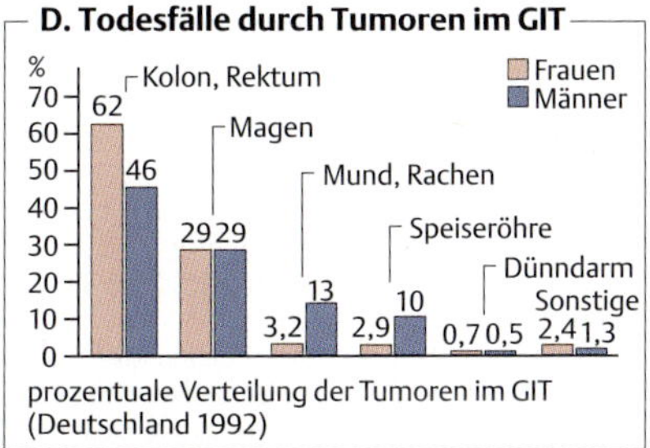

E. Risiko von Alkohol- u. Tabakgenuss

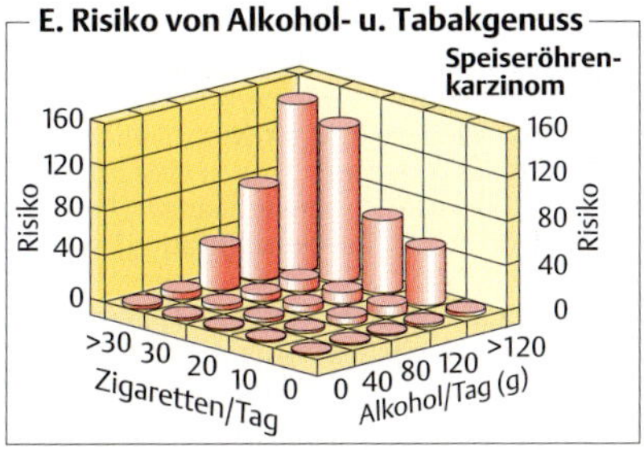

F. Substanzen mit antikanzerogener Wirkung und Vorkommen

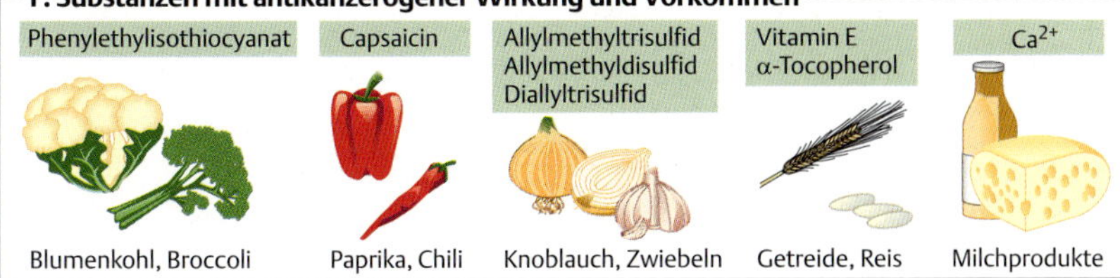
Phenylethylisothiocyanat
Blumenkohl, Broccoli
Capsaicin
Paprika, Chili
Allylmethyltrisulfid
Allylmethyldisulfid
Diallyltrisulfid
Knoblauch, Zwiebeln
Vitamin E
α-Tocopherol
Getreide, Reis
Ca²⁺
Milchprodukte

Leber

Grundlagen

Vom Darm resorbierte Nähr- und/oder (Schad-)Stoffe gelangen mit dem Pfortaderblut als erstes in die Leber. Der Leber kommt aufgrund ihrer reichen Enzymausstattung die wichtigste Rolle bei der Entgiftung von (Umwelt-)Schadstoffen zu.

Der Stoffaustausch in der Leber erfolgt durch das gefensterte Endothel der Sinusoide, durch die Moleküle bis 250 kDa in den interstitiellen Raum zwischen Endothel und Hepatozyten (Disse-Raum) gelangen (→**A**). Die in den Hepatozyten gebildete Gallenflüssigkeit sammelt sich in interzellulären Spalten (Gallekapillaren). Die Leber besteht aus ca. 200 Mrd. Hepatozyten. Die Lebensdauer eines Hepatozyts beträgt ca. 30 Jahre.

Biotransformation von Xenobiotika

Ziel der Biotransformation ist es, eine Substanz schneller biliär (fäkal) oder renal auszuscheiden. Hierbei spielen Phase-I- und -II-Reaktionen eine wichtige Rolle (s. S. 28). Cytochrom P-450, das wichtigste Fremdstoff-abbauende Enzymsystem, kann aus Xenobiotika nicht nur ungiftige Metaboliten, sondern auch toxischere Substanzen bilden, die entweder durch Abwehrsysteme wie Glutathion entgiftet werden oder aber zu Zellschäden führen.

Leberschädigungen

Durch Umweltfaktoren verursachte Lebererkrankungen unterscheiden sich i.d.R. nicht von den natürlich vorkommenden oder z. B. durch Arzneimittel induzierten Hepatopathien. Deshalb ist es nur schwer möglich, die Ätiologie des Prozesses genau festzulegen und/oder kausale Zusammenhänge (besonders bei niedriger Stoffkonzentration) nachzuweisen.

Eine permanente Schädigung von Leberzellen (z. B. durch Schadstoffe, Infektionen) manifestiert sich in einer erhöhten Membranpermeabilität der Hepatozyten, die zum Austritt von intrazellulären Enzymen (z. B. Transaminasen) führt. Veränderte Leberwerte deuten zwar auf eine Hepatopathie hin, können sie aber nicht beweisen, da ca. 8% der normalen Bevölkerung abnormale Leberfunktionswerte haben. Übergewicht oder Alkoholgenuss haben z. B. einen hohen Einfluss auf die Leberenzyme. Diese Faktoren müssen bei Personen unbedingt berücksichtigt werden, die mit (Umwelt-)Schadstoffen in Kontakt kamen. Genetische Störungen der Leberfunktion wie Hämochromatose oder virale Hepatitiden lassen sich hingegen zuverlässig diagnostizieren. Patienten mit Alkoholismus bekennen sich häufig nicht zu ihrer Krankheit und verdrängen diese. Eine Mehrfachbestimmung von Leberenzymen kann dem Arzt dabei helfen, die Erkrankung dennoch nachzuweisen: Hierfür sind die Leberenzyme **G**lutamat-**P**yruvat-**T**ransaminase (GPT), γ-**G**lutamyl-**T**ranspeptidase (γGT) sowie das **m**ittlere **k**orpuskuläre **V**olumen (MCV der Erythrozyten) und das **C**arbohydrate **d**eficient **t**ransferrin (CDT) besonders geeignet (→**B**). Sind alle diese Parameter erhöht, so liegt eindeutig eine Alkoholabhängigkeit vor.

Zu den internistischen Folgeerkrankungen bei erhöhtem Alkoholkonsum zählt u. a. die Leberzirrhose. Auch wiederholte Gaben kleiner Dosen Tetrachlorkohlenstoff und Dimethylnitrosamin führten im Tierexperiment zur Entwicklung einer Zirrhose.

Die mikrovesikuläre Steatose ist typisch für eine Vergiftung mit Hypoglycin, dem toxischen Inhaltsstoff der unreifen Akee-Frucht in Jamaika; Läsionen der kleinen Gallenwege sind charakteristisch für eine Paraquat-Vergiftung (→**C**). Eine Fibrose ohne zirrhotischen Umbau (hepatoportale Sklerose), die zu nichtzirrhotischer portaler Hypertonie führt, ist nach Arsen- und Vinylchlorid-Exposition aufgetreten. Primär vaskuläre Läsionen können durch pflanzliche Pyrrolidizin-Alkaloide auftreten, die häufig über Teeaufgüsse aufgenommen werden. Hier kommt es zur obliterierenden Endophlebitis und zum thrombotischen Verschluss der kleinen Lebervenen. Dies kann zur hämorrhagischen Lebernekrose, portaler Hypertonie und Aszites führen.

Typische Zeichen des akuten Leberversagens sind: Aszites, Ikterus, Enzephalopathie, gastrointestinale Blutungen und erhöhte Transaminase-Werte.

Da Lebertumoren auch ohne Schadstoffexposition häufig sind, ist es sehr schwierig, eine kausale Beziehung zwischen (Umwelt-)Schadstoff und Tumorentstehung herzustellen.

A. Anatomie, Blutversorgung und Morphologie der Leber

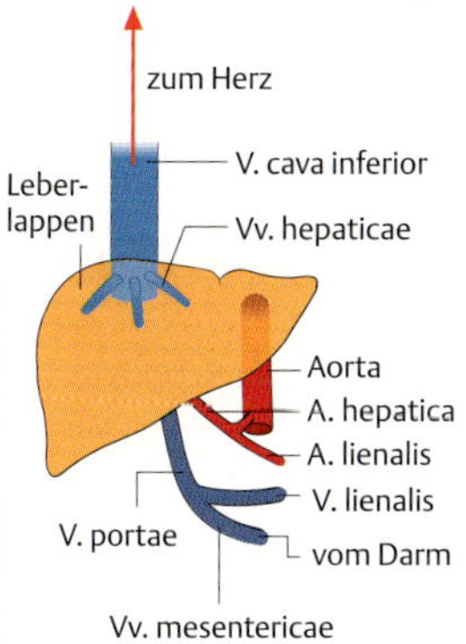

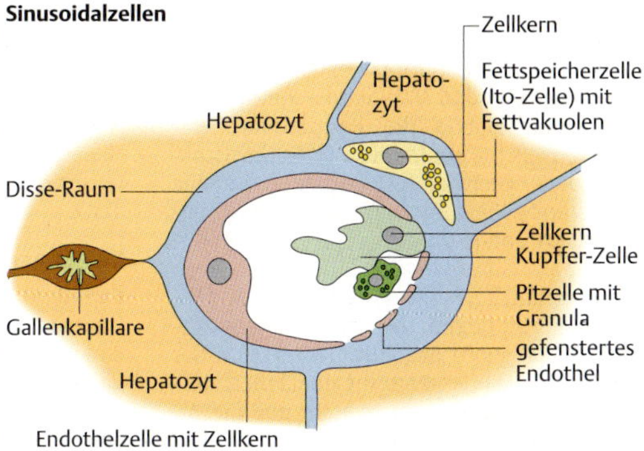

B. Biochemische Parameter zur Diagnose einer Alkoholabhängigkeit

Testparameter	Normalwerte	Alkoholabhängigkeit
GPT	bis 23 units/l	>30 units/l
MCV	77 – 91 femto Liter	>92 femto Liter
γGT	bis 28 units/l	>30 units/l
CDT	bis 25 units/l	>25 units/l

C. Wirkungen umweltrelevanter Stoffe auf die menschliche Leber

Stoff	Verwendung/ Vorkommen	Wirkung	Leberschädigung
Ketone, Ester, Ether, Dimethylformamid	Lösungsmittel, z.B. Malerfarben	Transaminasen-erhöhung	Steatose
Trichlormethan (Chloroform)	früher Narkose, heute Ausgangsprodukt für chlorhaltige Chemikalien	Bildung des toxischen Phosgens	zentrilobuläre Lebernekrose
Paraquat, Diquat	Herbizide	Bildung von Sauerstoff-radikalen	Verschwinden der kleinen Gallengänge, Cholestase
Polychlorierte Biphenyle (PCB)	Hydraulik- und Schmieröl	Enzyminduktion, Immunsuppression	Ikterus, Leberfunktions-störungen
Vinylchlorid	Kunststoffe	Bildung reaktiver Metaboliten	Leberfibrose, Angiosarkome
Nitrosamine	Tabakrauch, Nahrungs-mittel	Bildung reaktiver Metaboliten	Lebertumoren (in Tieren)
Arsen	Herbizide in Entwick-lungsländern	Enzymhemmungen	Leberzirrhose, Angiosar-kome
Mykotoxine (Aflatoxin)	Pilze	Hemmung der DNA-abhängigen-RNA-Poly-merase II	Leberzellnekrose
Pyrrolizidin-Alkaloide	Pflanzen	Bildung reaktiver Meta-boliten	Lebernekrose, Aszites

Niere

Grundlagen

Die wesentliche Funktion der Niere besteht darin, die Salz- und Wasserausscheidung zu kontrollieren sowie die Endprodukte des Stoffwechsels zu eliminieren (z. B. Harnstoff, Harnsäure). Gleichzeitig werden wertvolle Blutbestandteile (z. B. Glucose, Aminosäuren) konserviert und Hormone (z. B. Renin) produziert.

Die menschliche Niere enthält ca. 1,2 Mio. Nephrone. Am Beginn des Nephrons (im Glomerulus, →**A**) wird das Blut gefiltert und der Primärharn gebildet. Proteine und Zellen werden dort zurückgehalten; Wasser und die gelösten Teilchen gelangen in den Tubulus (Harnkanälchen). Von dort wird der größte Teil dieses Filtrats wieder durch die Tubuluswand zurück ins Blut transportiert (Resorption), der Rest mit dem Urin ausgeschieden (Exkretion).

Die Gesamt-Nierendurchblutung beträgt ca. 1700 l/Tag, das sind 25% des Herzzeitvolumens.

Weil hoch toxische Fremdstoffe z. T. die Transportsysteme des proximalen Tubulus mitbenutzen, können sie in den Tubulusepithelzellen konzentriert werden.

Funktionsprüfung der Niere

Zur Erkennung von Nierenfrühschäden eignen sich die immunochemische Bestimmung von spezifischen Harnproteinen und von Tubuluszellmembran-Antigenen im Urin mit monoklonalen Antikörpern. In der Klinik werden meist die Kreatinin-Konzentration im Harn (und/oder Plasma, →**B**), Gesamteiweiß, Albumin und IgG bestimmt. Nierensonographie und Ausscheidungsurographie sind weitere mögliche Diagnostika.

Toxische Nephropathien

Mehr als 100 nephrotoxische Substanzen wurden bisher in Mensch und Tier identifiziert (→**C**). Im Vordergrund toxischer Nephropathien stehen akutes und chronisches Nierenversagen sowie nephrotisches Syndrom (→**D**). Die klinische Symptomatik akuter Tubulusschäden reicht von Proteinurie bis oligurisch-anurisches Nierenversagen.

Chronisches Nierenversagen ist charakterisiert durch interstitielle Fibrosierung bis hin zur Niereninsuffizienz.

Das nephrotische Syndrom kann durch Schwermetalle oder Medikamente ausgelöst werden. Dabei steht die primäre Schädigung der Glomeruli im Vordergrund. Die Symptomatik kann von Proteinurie bis zum Vollbild eines nephrotischen Syndroms reichen.

Epidemiologische Untersuchungen erbrachten bisher kein gesichertes erhöhtes Risiko für Nierentumoren bei Exposition gegenüber verschiedenen (Schad-)Stoffen am Arbeitsplatz.

Relevante nierentoxische Schadstoffe

Cadmium (s. S. 82): Es kann an einen Metallothionein-Komplex gebunden und im proximalen Tubulus angereichert werden, wo es nach dem Proteinabbau wieder freigesetzt und dort toxische Schäden verursachen kann.

Blei (s. S. 80): Die chronische Vergiftung äußert sich meist in einer reduzierten Rückresorption im proximalen Tubulus, mit erhöhter Ausscheidung von Peptiden und Glucose.

Quecksilber (s. S. 88): Bei chronischer Exposition am Arbeitsplatz ist eine erhöhte Inzidenz subklinischer Proteinurie mit Ausscheidung von Plasmaproteinen beschrieben.

Halogenierte Alkane, Alkene und verzweigtkettige Kohlenwasserstoffe: Einige dieser Substanzen können im Körper toxische Stoffe bilden (z. B. Glutathionkonjugate), die z. B. mit Proteinen reagieren und dann Nierenschäden auslösen.

Mykotoxine: Die Mykotoxine Ochratoxin und Citrinin kommen über Schimmelpilze in menschlichen Nahrungsmitteln vor (z. B. Nüsse, Getreide) und sollen für die erhöhte Tumorbildung in der Niere und den Harnwegen bei Personen in bestimmten Gegenden in Rumänien und Bulgarien (Balkan-Nephropathie) mitverantwortlich sein.

Heroin: Etwa 10% aller Fälle chronischen Nierenversagens sind auf Heroinabusus zurückzuführen.

Risikofaktoren in der Genese von Nephropathien

Die meisten, durch toxische Stoffe induzierten Nephropathien lassen sich nur schwer oder gar nicht von Nephropathien nicht-chemischen Ursprungs differenzieren. Individuelle Risikofaktoren wie höheres Lebensalter, vorgeschädigte Niere, Diabetes oder Bluthochdruck, Ernährungsgewohnheiten und Übergewicht spielen in der Genese von Nephropathien eine wichtige zusätzliche Rolle.

A. Anatomie der Niere

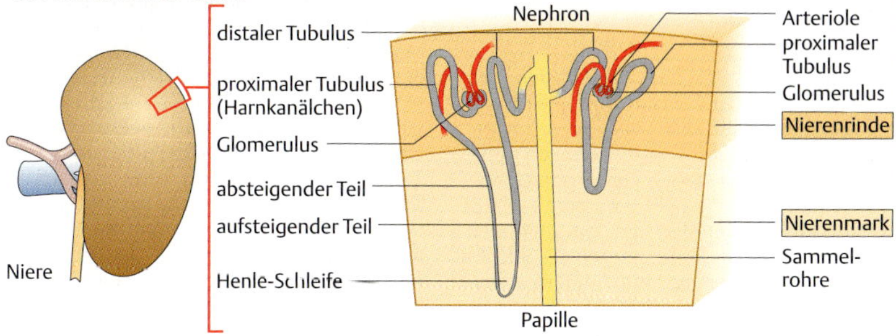

B. Plasma-Kreatinin und Kreatinin-Clearance

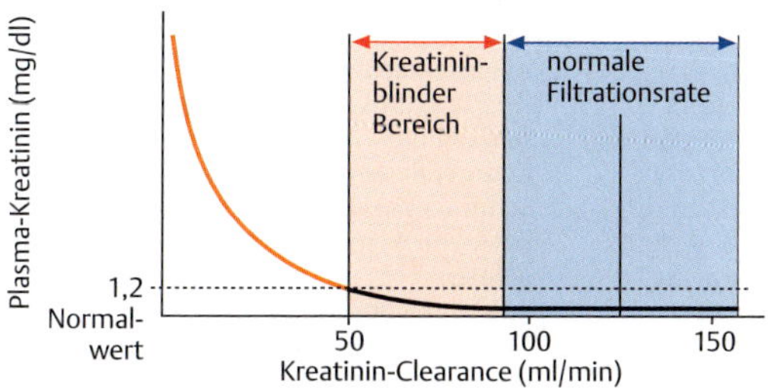

Hyperbolischer Zusammenhang zwischen Plasma-Kreatinin und Clearance

„Kreatinin-blinder Bereich": Plasma-Kreatinin noch normal, Nierenfunktion schon eingeschränkt

C. Toxische Nephropathien und ihre häufigen Ursachen

	Krankheitsbild	**auslösendes Agens**
akutes Nierenversagen	akuter direkt toxischer Tubulusschaden	Schwermetalle (Hg-Salze, Blei, Wismut), Aminoglykosidantibiotika
	akute tubulo-interstitielle Nephritis (meistens immunologisch bedingt)	Penicilline, Cephalosporine, Rifampicin
chronisches Nierenversagen	chronische tubulo-interstitielle Nephropathie	Cadmium, Blei, *cis*-Platin, Cyclosporin, Analgetika
nephrotisches Nierenversagen	primäre Schädigung der Glomeruli	Quecksilber, Gold, Wismut, Penicillamin, Penicillin G, Captopril, Sulfonamide

D. Symptomatik toxischer Nephropathien

akutes Nierenversagen

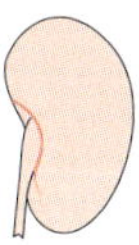

- zelluläre Überempfindlichkeit
- Zellinfiltration
- Tubuluszellnekrose
- interstitielle Nephritis
- Proteinurie
- Glukosurie
- Enzymurie
- non-oligurisches oder oligurisch-anurisches Nierenversagen

chronisches Nierenversagen

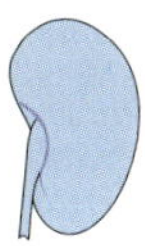

- dialysebedürftige Niereninsuffizienz
- Glomerulär- und Tubulärproteinurie
- renale Hypertonie, interstitielle Fibrosierung
- tubuläre Atrophie
- Infiltration des Nierengewebes mit mononuklearen Entzündungszellen

nephrotisches Syndrom

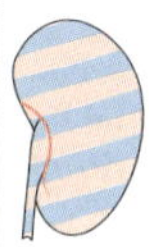

- leichte Proteinurie
- reversibles nephrotisches Syndrom mit Ödemen, Hypoproteinämie und Hyperlipidämie

Immunsystem

Grundlagen

Das Immunsystem (IS) hat die Aufgabe, den Organismus vor der Invasion von infektiösen und neoplastischen Agenzien zu schützen. Dabei kann ein intaktes IS gut zwischen fremdem und körpereigenem Material unterscheiden. Das IS setzt sich aus dem humoralen (z. B. Antikörper, Komplement) und dem zellulären IS zusammen (z. B. Makrophagen, T- und B-Zellen). Zu den Organen mit immunkompetenten Zellsystemen zählen: Knochenmark, Thymus, Lymphknoten, Milz u. a. (→**A**).

Die möglichen Eintrittspforten (z. B. Lunge, Darm) für pathogene Erreger und immuntoxische Stoffe werden meist von immunkompetenten Zellen besetzt. Dadurch kann das IS möglichst früh auf Fremdstoffe reagieren.

Das IS kann durch Chemikalien oder Therapeutika aktiviert, aber auch supprimiert werden. Die Suppression kann zur Herabsetzung der natürlichen Resistenz führen (z. B. gegen Viren, Bakterien). Eine Aktivierung kann auch eine Überreaktion hervorrufen, die im schlimmsten Fall gegen den eigenen Körper gerichtet ist (Autoimmunkrankheit). Alle Allergieformen sind das Resultat einer überschießenden Immunantwort (s. auch Diagnostik und Therapie von Allergien, S. 158, 244).

Immuntoxikologische Prüfmethoden

Mit Hilfe der Bestimmung der Erythrozyten- und Leukozytenzahl, des Hämoglobingehaltes und des Blut-Differenzialbildes können Rückschlüsse auf die immuntoxische Wirkung einer Substanz gezogen werden. Etablierte Methoden für die Bestimmung funktioneller Parameter sind z. B. die Messung des Antikörper-Gehaltes im Blut und der Sekretion von Cytokinen. Dazu werden Testsysteme wie ELISA oder Northern Blot zum Nachweis von mRNA angewandt (s. S. 16).

Eine Testmethode zum Nachweis von Allergenen stellt z. B. die „In-vitro-Mastzell-Methode" dar. Hier werden zu isolierten Mastzellen erst IgE-Antikörper und dann die zu prüfende Substanz gegeben. Kann in vitro eine Histamin-Freisetzung (Typ-I-Allergie) nachgewiesen werden, so wird von einer allergenen, immuntoxischen Substanz ausgegangen.

Immuntoxisch relevante Stoffe

Immuntoxische Substanzen beeinflussen meist nicht nur das IS, sondern häufig auch andere Zellsysteme, die sich durch eine hohe Replikationsrate und Proteinsynthese auszeichnen (z. B. in Leber- und Darmzellen).

Ein Schadstoff kann das IS vielfältig beeinflussen. Grundsätzlich kann es zur Zellabtötung kommen, z. B. aufgrund von nekrotischen Gewebsveränderungen oder programmiertem Zelltod (Apoptose). Dies setzt eine direkte Einwirkung auf die Zielzelle voraus (→**B**). Daneben können Schadstoffe aber auch Antworten des IS provozieren, z. B. Mediatoren freisetzen. Diese indirekte Funktionsänderung kann durch die Bindung der Schadstoffe an extra- oder intrazelluläre Rezeptoren vermittelt werden.

Immuntoxische Soffe lassen sich in drei Gruppen einteilen (→**C**):

1. **Allergie-auslösende Stoffe:** Sie führen zur Überreaktion des IS, was sich in einer Zellschädigung niederschlagen kann (z. B. Kontaktekzem bei Tragen Nickel-haltigen Schmucks). Kontaktallergien werden oft auch von Arzneimitteln wie Penicillin ausgelöst.
2. **Immunsuppressiva:** Sie wirken toxisch und führen primär zur Schwächung der Immunantwort. Nach Transplantationen (Abstoßungsreaktion) oder Autoimmunkrankheiten ist gerade dieser Effekt gewünscht. Cyclosporin hemmt z. B. die Freisetzung von Interleukinen aus T-Helfer-Zellen.
3. **Umweltchemikalien:** Von besonderer immuntoxischer Bedeutung sind hier das 2,3,7,8,-Tetrachlordibenzo-p-dioxin, TCDD (s. S. 68, 70) und die polychlorierten Biphenyle, PCB (s. S. 72), die zur Funktionsstörung im Thymus führen.

Neben seiner hohen Allergenität hat Formaldehyd auch eine Allergie-verstärkende Wirkung. Formaldehyd verbessert z. B. die Penetration von Stoffen durch die Haut, sodass andere Allergene schneller und intensiver wirken können.

Auch Metalle (z. B. Platin, Zinn) können immuntoxisch wirken: Cis-Platin (Cytostatikum) hemmt z. B. die starke Proliferationsneigung von Tumoren, hemmt aber auch proliferierende T- und B-Zellen. Bei Arbeitern in der Herstellung von Platin-beschichteten Autokatalysatoren lag der Anteil von Platin-Allergien bei bis zu 70%.

A. Organe mit immunkompetenten Zellsystemen

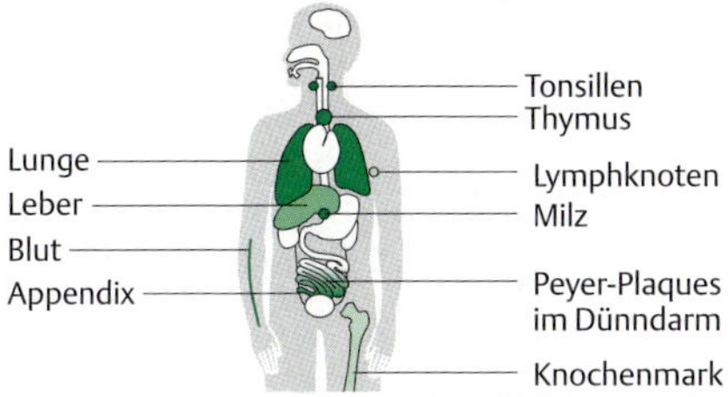

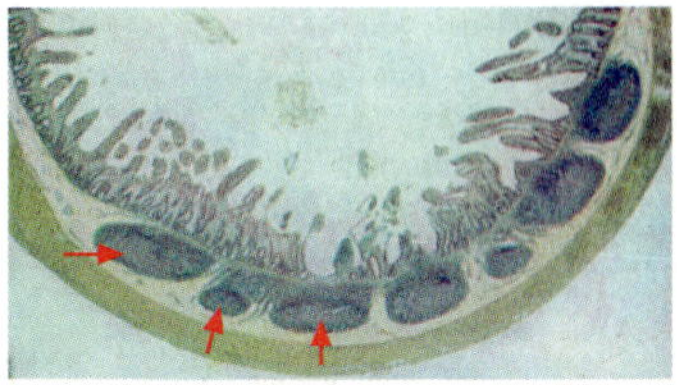

B. (Schad-)Stoffeinwirkungen auf immunkompetente Zellsysteme

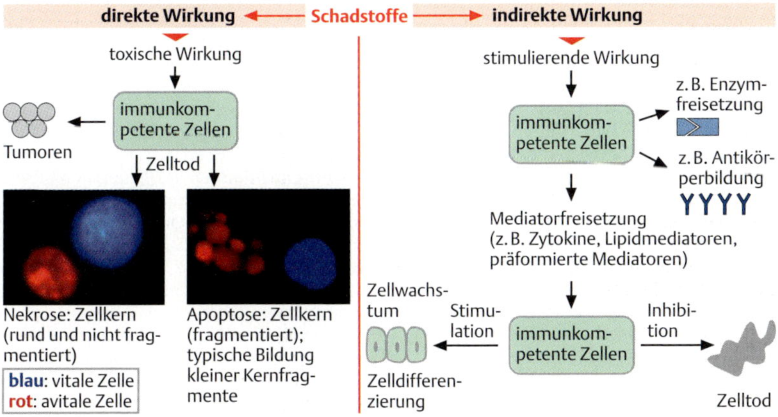

C. Immuntoxische Stoffe: Beispiele und Hauptwirkungen

Allergie-auslösende Stoffe	Wirkungen
Arzneimittel (z. B. Neomycin, Procain, Sulfonamide, Penicillin, Benzocain)	Kontaktallergien
Tartrazin (Lebensmittelfarbstoff), Terpentin (Lösemittel), Thiuramverbindungen (Gummi), Nickelsulfat (Schmuck), Kaliumdichromate (Farben), *p*-Phenylendiamin (Haarfärbemittel), 4-Hydroxybenzoesäureester (Lebensmittel-Konservierung), Triethylenglycoldimethacrylat (Kunststoffzahnfüllung)	Kontaktallergien

Immunsuppressiva	Wirkungen
Azothioprin	Hemmung der RNA- und DNA-Synthese in Immunzellen
Cyclosporin	Hemmung der Freisetzung von Interleukinen aus T-Helfer-Zellen
Glucocorticoide	Hemmung der Freisetzung von Interleukin-1 aus Makrophagen
Cyclophosamid	alkylierendes Cytostatikum

Umweltchemikalien	Wirkungen
TCDD (für Biozidherstellung) PCB (Öle, Kleber)	Immunstörung im Thymus; Hemmung der Proliferation der Stammzellen im Knochenmark
Benzo[*a*]pyren	Entwicklungsstörung von B-Zellen
Formaldehyd (Desinfektionsmittel)	Kontaktdermatitis, Allergie-verstärkende Wirkung
Metalle (z. B. Gold, Quecksilber, Kobalt, Selen, Beryllium, Cadmium, Arsen, Blei, Zink, Zinn, Platin)	Abfall der Interleukin-2-Produktion der T-Lymphozyten; Thymus-Atrophie, anorg. Platin-Salze führen zu Kontaktdermatitiden, Auslösung von Bronchialasthma

Haut

Grundlagen

Die Haut (Oberfläche 1,5–2 m^2, Gewicht ca. 4 kg) dient dem physikalischen, chemischen und immunogenen Schutz sowie der Wärmeregulation und zur Aufnahme von Sinnesreizen. Sie besteht aus mehreren Schichten (→**A**). Eine Besonderheit ist ihr direkter Kontakt mit der Umwelt, weshalb sie oft sehr empfindlich auf sich ändernde Umweltfaktoren reagiert.

Auf der Haut finden sich Lipide (einschließlich Talg), weshalb lipophile Stoffe im Allgemeinen gut penetriert werden können. Die Schwere von Hautreaktionen ist vor allem bedingt durch die Stoffkonzentration, die Dauer der Einwirkung und die Dosis.

Die Wirkung von (Schad-)Stoffen kann beeinflusst werden z. B. durch Hitze, Kälte, Feuchtigkeit, Druck, Trauma, Behaarung, Wind, Vibration, Strahlung, aber auch durch Infektionen. Schutzmechanismen in der Haut wie z. B. Schweißdrüsen, metabolische Entgiftungsreaktionen, phagozytierende Zellen, Melaninbedingte Pigmentierung oder Ausbildung von Hornschwielen können durch genetische Faktoren, aber auch durch lokale oder systemische Erkrankungen moduliert werden.

Bei den Berufskrankheiten stehen die Berufsdermatosen an erster Stelle.

Hautfunktionen

Stoffe können von der Haut resorbiert werden. Das Ausmaß der Resorption ist abhängig von der Menge des applizierten Stoffes, von der Diffusionskonstanten und vom Verteilungskoeffizienten zwischen Fremdstoff und Vehikel sowie von der Dicke des Stratum corneum.

Mit zunehmender Alterung weist die Haut erhöhte Trockenheit, veränderten Lipidgehalt und geringere Durchblutung auf. Beim Säugling ist die Haut für Fremdstoffe viel permeabler und besitzt im Vergleich zur Größe des Körpers eine größere Fläche als die Haut von Erwachsenen (s. S. 290).

Die Ausscheidung von Stoffen über die Haut kann durch Zellabschilferung, Haarausfall, Nagelentfernung, Schweiß, Tränen und Milch erfolgen.

Umweltbedingte Hauterkrankungen (→**B**)

Irritative Kontaktdermatitis: Hier kommt es ohne Beteiligung von Allergen-spezifischen Reaktionen des Immunsystems zu Hautreizungen. 60–80% aller Formen von Kontaktdermatitis sind irritative Kontaktdermatitiden. Nach (Schad-)Stoffeinwirkung können sie durch Freisetzung von Entzündungsmediatoren wie Histamin, Prostaglandine, Leukotriene, Kinine, Komplementfaktoren oder Sauerstoff-Radikale ausgelöst werden.

Allergische Kontaktdermatitis: Hier kommt es zu Allergen-spezifischen Reaktionen des Immunsystems. Für betroffene Patienten sind diese oft schwer wiegend, da die Sensibilisierung irreversibel ist und bei erneuter (Schadstoff-)Exposition (z. B. mit Nickel, →**C**) selbst bei niedrigsten Konzentrationen mit einem Rezidiv zu rechnen ist (s. auch Diagnostik und Therapie von Allergien, S. 158, 244).

Kontakturtikaria: Hier handelt es sich fast immer um eine IgE-vermittelte allergische Reaktion mit anschließender Freisetzung von Entzündungsmediatoren (z. B. bei Kontakt mit Latex, Bacitracin, Steinobst). Symptome wie Rötung, Juckreiz und Quaddelbildung stehen im Vordergrund.

Nekrose: Führen Stoffe (z. B. Säuren, Laugen) zur direkten Gewebezerstörung (Verätzung), entsteht eine Nekrose.

Phototoxische und photoallergische Reaktionen: Durch UV-Licht können auf die Haut aufgetragene Stoffe (z. B. Zusatzstoffe in Kosmetika) aktiviert und dann phototoxische Reaktionen oder Allergien auslösen.

Radiodermatitis: Hier kann es 2–3 Wochen nach Exposition hoher Dosen ionisierender Strahlung zur Erythembildung und nach weiterer Exposition zur Atrophie, Teleangiektasie (Erweiterung der Endstrombahngefäße, z. B. Arteriolen), Fibrose, Depigmentierung und zur Bildung maligner Tumoren kommen.

Sklerodermie-artige Syndrome: Sie können auftreten durch ständige Hautvibrationen (Raynaud-Phänomen, z. B. bei Presslufthammerarbeiten), aber auch durch Umweltchemikalien wie Vinylchlorid oder Silicium-Verbindungen.

Weitere Hauterkrankungen: *Porphyrie* (Blasenbildung z. B. durch chlorierte Kohlenwasserstoffe), *Lichenifikation* (z. B. durch Metalle), *Hypo- und Hyperpigmentierungen* (z. B. durch Psoralene im Bergamottöl), *Akne* (z. B. durch Vitamin B_6, Steroide, polyhalogenierte Kohlenwasserstoffe), *Tumoren* (z. B. durch UV-Licht, s. S. 144).

A. Anatomie der Haut

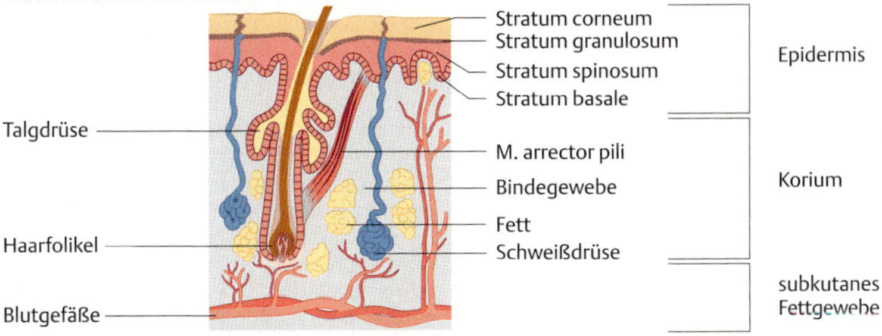

B. Umweltbedingte Hauterkrankungen

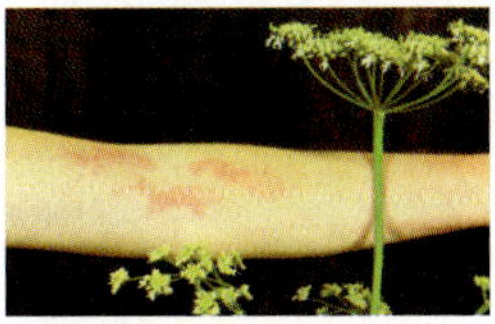
Phytophototoxische Reaktion (Wiesengrasdermatitis 24 h nach Exposition)

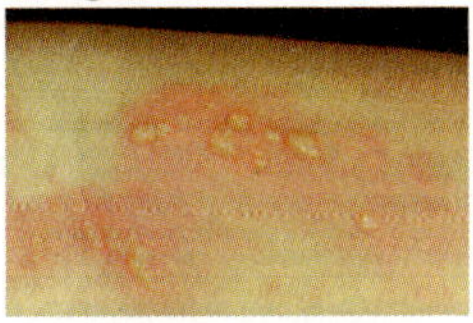
2 Tage später mit deutlicher Blasenbildung

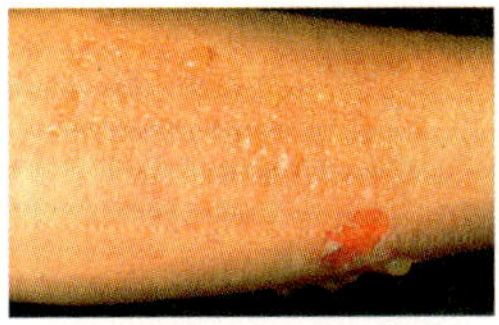
Irritative Kontaktdermatitis bei einem Chemiearbeiter

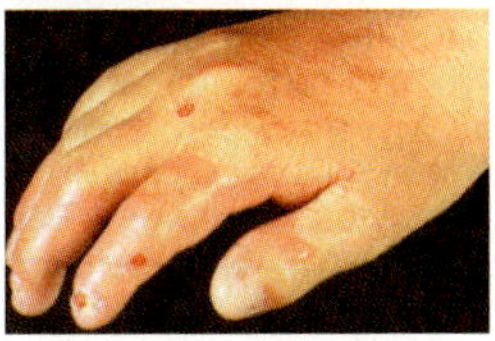
Porphyrie: Hautveränderungen ausgelöst von Schadstoffen durch Störung der Biosynthese von Häm

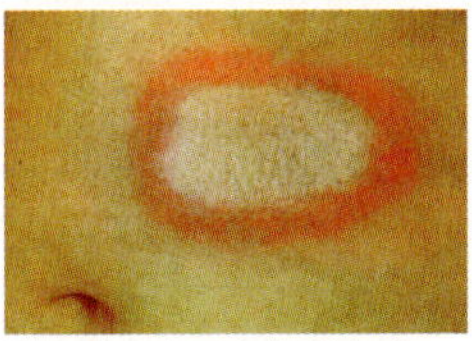
Sklerodermie: entzündliche Erkrankung des Gefäß- und Bindegewebesystems

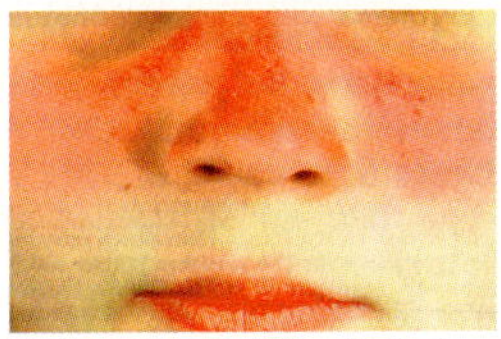
Phototoxische Reaktion: Veränderungen der Haut infolge von Lichteinwirkung

C. Häufigkeit von Kontaktallergien bei verschiedenen Allergenen

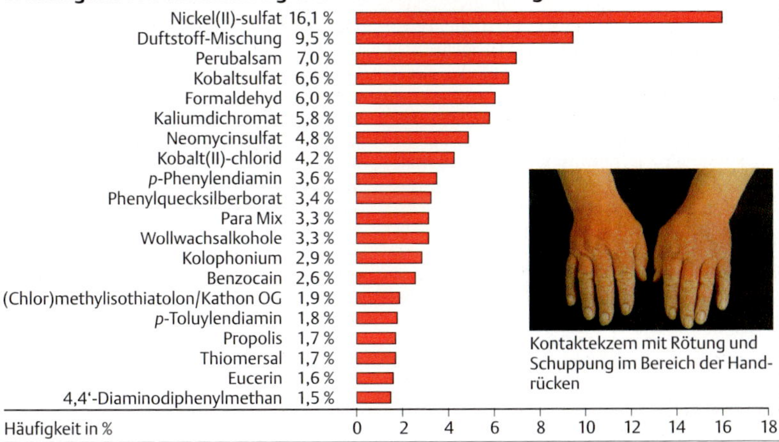

Kontaktekzem mit Rötung und Schuppung im Bereich der Handrücken

Haut

Nervensystem

Grundlagen

Das Nervensystem (NS) ist ein komplexes Netzwerk zellulärer Verbindungen, in dem elektrochemische Prozesse ablaufen. Die Informationsverarbeitung in diesem Netzwerk ermöglicht erst Funktionen wie Erkennen, Wahrnehmung, Gedächtnis, Sprache, Lokomotion, Empfindung sowie hormonale und autonome Abläufe. Das zentrale NS (ZNS) besteht aus Gehirn, Rückenmark und Sehnerven.

Das periphere NS untergliedert sich in das somatische und das periphere autonome (vegetative) NS. Das somatische NS besteht aus den Hirnnerven (Ausnahme: Fasciculus opticus), den Spinalnervenwurzeln, Dorsalwurzelganglien, peripheren Nervensträngen sowie motorischen und sensorischen Endigungen. Das autonome NS setzt sich aus parasympathischem und sympathischem NS zusammen. Wichtige zelluläre Elemente des NS sind die Neuronen mit ihren charakteristischen Fortsätzen (Dendriten), den Axonen (mit Myelinscheiden) und die Synapsen. Prä- und postsynaptische Rezeptoren erlauben dort die chemische Kommunikation. Allein lipidlösliche Stoffe können die dichte Verbindung zwischen den Endothelzellen (Tight junction; Blutnervenschranke) zum ZNS ohne zusätzlichen Transportmechanismus überwinden.

Prüfung auf Neurotoxizität

Methoden aus folgenden Fachgebieten werden eingesetzt:

- *Verhaltenstoxikologie:* z. B. Einfluss toxischer Stoffe auf Stimmung, Persönlichkeit, Aufmerksamkeit, Lernen und Gedächtnis.
- *Elektrophysiologie:* z. B. Messung der Nervenleitfähigkeit;
- *Neuropathologie:* z. B. Lichtmikroskopie von Neuron-Läsionen;
- *Biochemie:* z. B. Bestimmung der Aktivität der β-Glukuronidase (guter Indikator für neuronale Degenerationen); In-vitro-Tests (z. B. mit neuralen Zelllinien).

Neurotoxische Effekte (→A)

Sämtliche Teile des NS können Angriffspunkte für (Umwelt-)Schadstoffe sein. Die Mechanismen der Neurotoxizität können auf Interferenzen z. B. mit metabolischen Prozessen (z. B. Energiestoffwechsel), biochemischen Abläufen (z. B. Myelinsynthese), Axontransport, Membranpermeabilität oder mit synaptischer Übertragung beruhen. Neurotoxische Effekte können folgendermaßen unterteilt werden:

Neuronopathien: Sie sind gekennzeichnet durch Schädigung oder irreversiblen Verlust von Neuronen. Sie können nach dem Angriffspunkt des Schadstoffs untergliedert werden (Methylquecksilber schädigt z. B. das Cytoplasma). Neuronale Schäden äußern sich häufig in einer diffusen Enzephalopathie. Nach Aufnahme von z. B. ca. 1,5 g Glutamat (Geschmacksverstärker in Lebensmitteln) können beim Menschen Parästhesien im Gesicht, Nacken und Oberkörper auftreten („China-Restaurant-Syndrom").

Axonopathien: Hier stehen distale retrograde Axondegenerationen im Vordergrund. Klinisch äußert sich dies meist in sensorischen Abnormitäten und in Parästhesien an Händen und Füßen. Der Verlust der Vibrationsempfindung kann auf die Denervierung der Pacini-Körperchen hindeuten. Die Denervierung von Muskelfasern führt zu Muskelschwäche und Muskelatrophie. Gangstörungen sind oft die Folge. Schädigungen in den Nervi optici oder der Corpora mammillarea z. B. durch Methanol führen zu Seh- und Gedächtnisstörungen.

Myelinopathien: Myelinschäden verlangsamen die Impulsweiterleitung, sodass die Impulse sogar auf andere Nervenfasern überspringen können (Kurzschluss; Ephasie). Demyelinisierende Stoffe wie Hexachlorophen und Triethylzinn entkoppeln die oxidative Phosphorylierung. Sie führen zur Ödembildung und Vakuolisierung des Myelins.

Neurovaskulopathien: Die Permeabilität der vaskulären Endothelzellen kann durch (Umwelt-)Schadstoffe beeinflusst werden. Cadmium kann z. B. zur Zerstörung des Gefäßendothels im Bereich der Dorsalwurzeln und so zum Übertritt von Erythrozyten in den Extrazellulärraum und zur Degeneration von Ganglienzellen führen. Triethylzinn und Blei können zu Hämorrhagien führen.

Synaptopathie: Stoffe (z. B. Tiergifte) können auch die Signalübertragung beeinflussen.

Anoxie: Neuronen reagieren sehr empfindlich auf Sauerstoffmangel. Eine Hypoxie über nur wenige Minuten (z. B. durch Kohlenmonoxid, Cyanide) führt zu schweren Hirnschäden.

Absender:

Name, Vorname: ....

Straße: ....

PLZ/Ort: ....

e-Mail: ....

Bitte unbedingt ausfüllen:

- ❐ In Ausbildung zur/zum..................................(....Sem.)
- ❐ Beruf (Fachrichtung) ....
- ❐ Funktion: ....
- ❐ Studienort: ....

Bei welcher Buchhandlung haben Sie dieses Buch gekauft (Name/Ort):

....

Sehr geehrte Leserin, sehr geehrter Leser,

für Ihre Mühe möchten wir uns mit einer **Verlosung** (jeweils zum 30.6. und zum 31.12.) bedanken. Zu gewinnen sind 3 Buchgutscheine à DM 200,– und 20 Buchgutscheine à DM 50,–. Der Rechtsweg ist ausgeschlossen. Wir freuen uns auf Ihre Antwort, die wir selbstverständlich vertraulich behandeln. Die Namen der Gewinner werden im Internet veröffentlicht. (http://www.thieme.de/aktionen/buchkarten)

Programmplanung Medizin

J. Lüthje

1,- DM, falls Marke zur Hand

Umfrageantwort

Georg Thieme Verlag
Programmplanung Medizin
Dr. med. habil. J. Lüthje
Postfach 301120

D-70451 Stuttgart

A. Neurotoxische Effekte (Beispiele)

		Schadenstyp				
		Neuronopathie	**Axonopathie**	**Myelinopathie**	**Neurovaskulopathie**	**Synaptopathie**
geschädigte Struktur	im Nervensystem	neuronale Zellkörper	Axon	Myelinzellen	Neurovaskulatur	Synapse
	spezifischer Angriffspunkt	Cytoplasma, Nukleus, postsynaptische Membran	proximal, distal	Schwannsche Zellen, Oligodendrozyten, Myelinscheiden	vaskuläre Endothelzellen, Ganglienzellen	prä- und postsynaptische Rezeptoren, Transmitter
Substanz		Methylquecksilber, Aluminium, Doxorubicin, Glutamat, Hydroxidopamin	Schwefelwasserstoff, Acrylamid, *n*-Hexan, Tri-*o*-kresylphosphat, Ethanol, Acrylamid	Triethylzinn, Hexachlorophen, Diphtherietoxin, Organozinn, Methyl-Quecksilber, Blei, Thorium, Tellur	Cadmium, Triethylzinn, Blei	Tetanus-Toxin, Botulinus-Toxin, Tetrodotoxin, Cocain, Glutamat, Methyl-Aspartat

intaktes Neuron

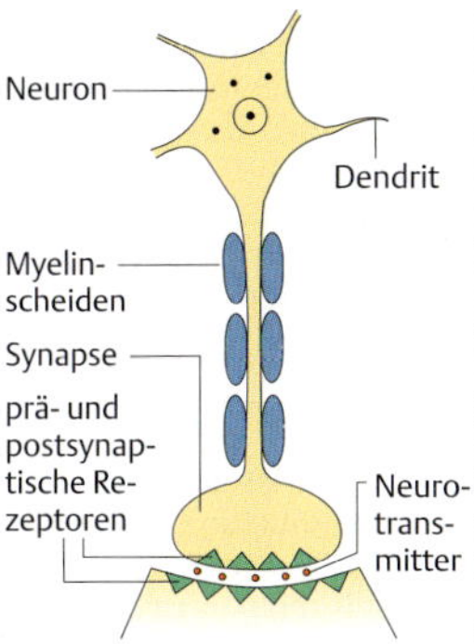

Neuronopathie

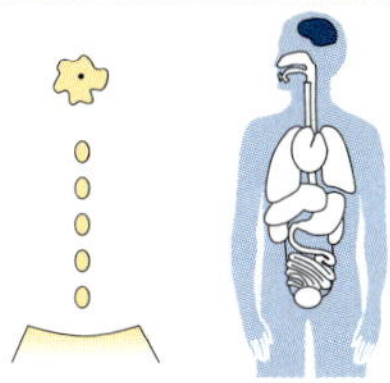

- diffuse Enzephalopathie
- Parästhesien (Glutamat, Methylquecksilber)
- selbstmutilatorisches Verhalten = Selbstverstümmelung (Hydroxidopamin) = Lesch-Nyhan-Syndrom

Axonopathie

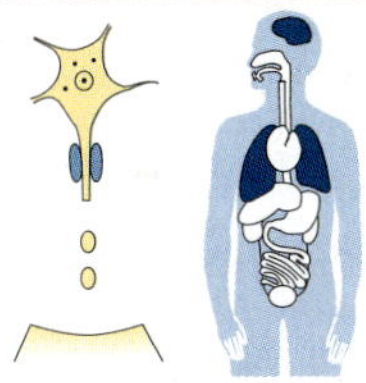

- Seh- und Gedächtnisstörungen (Methanol, Glutamat)
- Parästhesien, Muskelschwäche, Muskelatrophie (Methanol, Glutamat)
- periphere Neuropathie (Ethanol, Acrylamid, *n*-Hexan)
- Atemlähmung (Organophosphate)

Myelinopathie

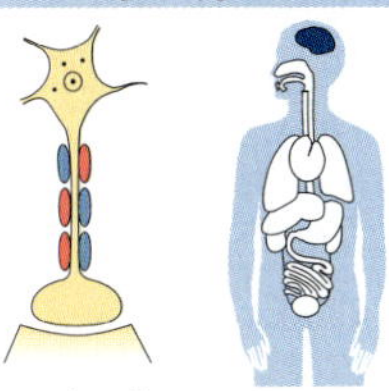

- Hirnschwellung
- Intramyelinisches Ödem (Hexachlorophen)
- Schwäche, Konfusion, Krämpfe (Hexachlorophen)
- Gangstörungen (Methyl-Hg)
- Enzephalopathie (Blei)

Neurovaskulopathie

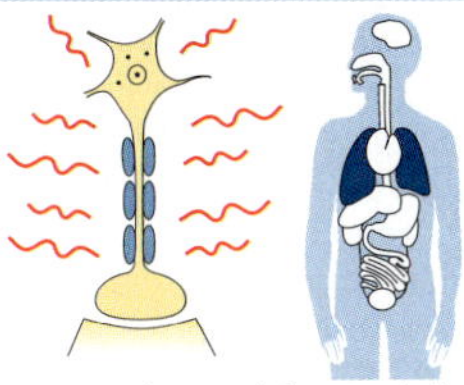

- Hämorrhagien (Blei, Triethylzinn)
- Hyposmie, Anosmie (Cadmium)
- Atemwegserkrankungen (Cadmium)

Synaptopathie

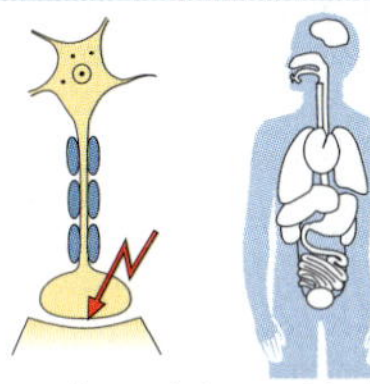

- Dauerkontraktionen, Muskelstarre (Tetanus-Toxin)
- Lähmung (Botulinus-Toxin)
- Ischämie (Glutamat)
- Ödem (Methyl-Aspartat)

Sinnesorgane

Grundlagen

Sinnesorgane sind auf die Aufnahme von spezifischen Reizen spezialisierte Organe: Auge (Sehen), Ohr (Hören), Nase (Riechen), Haut (Tasten), Zunge (Schmecken). Der jeweilige Sinnesreiz wird von spezialisierten Sinneszellen aufgenommen und vermittelt.

Auge (→**A**)

Zur Aufrechterhaltung der Sehkraft müssen sowohl die optischen Systeme des Auges, die Photorezeptoren als auch die weiterleitenden Nerven optimal zusammenwirken. Die Tränenflüssigkeit schützt das Auge vor Austrocknung und Infektionen. Wird der Tränenfluss durch akute toxische Einwirkung vermindert, kann es zur Ulzeration der Hornhaut bis hin zu ihrer Zerstörung und vollständigem Sehverlust kommen. Weiterhin können Augenentzündungen ausgelöst werden, d. h. reversible, meist mit Rötung der Bindehäute einhergehende Reaktionen des Auges und benachbarter Schleimhäute.

Augen-schädigende Stoffe

Alkalische Verbindungen: Sie können zur Bildung von Hornhautödemen, Verlust der kornealen Glucosaminoglykane, Vaskularisierung, zur Narbenbildung sowie Konjunktivitis und Uveitis führen.
Schwache Säuren: Sie können oberflächliche Erosion, Schwellung und Hämorrhagie der Bindehäute auslösen; starke Säuren führen zu Nekrosen.
Detergenzien: Quaternäre Ammoniumsalze wie Benzalkoniumchlorid können zu schweren Augenschädigungen führen.
Organische Lösungsmittel: Bei starker Exposition gegenüber auch im Haushalt häufig verwendeten Lösungsmitteln wie Ethanol, Ethylether, Aceton, Ethylacetat oder Benzol kann es zum Verlust epithelialer Zellen und so zu Hornhauttrübungen kommen. Reizungen der sensitiven Nervenendigungen der Hornhaut lösen Schmerzreaktionen aus.
Augenreizstoffe: Sie führen bereits in geringen Mengen zur Tränenbildung (→**B**). Gezielt verwendet wird Tränengas (z. B. Chloracetophenon). Bei starker Exposition kann es zur Hornhauttrübung kommen. Durch Ozon, Stickoxide, UV-Licht (z. B. Sommersmog) kann ebenfalls Tränenfluss ausgelöst werden.

Sensibilisierende Stoffe (→**C**): Diese sind häufig in Kosmetika enthalten und können zu Sensibilisierungen am Auge führen.

Ohr

Hörsturz: Dies ist eine plötzlich auftretende, meist einseitige Schallempfindungsschwerhörigkeit bis hin zur Taubheit mit Tinnitus aurium. Die Ursache soll in der Störung der Mikrozirkulation des Innenohrs liegen und/oder autoimmun bedingt sein. Zu den endogenen Ursachen zählen Stoffwechselkrankheiten (z. B. Diabetes mellitus, Hypercholesterinämie), Hypertonie, Otosklerose und Ohrentzündungen. Exogene Ursachen sind z. B. Mineralstoffmangel, Stress und Lärm. Die Therapie kann durch Gabe von Plasmaexpandern, Pentoxifyllin oder Naftidrofuryl erfolgen; Noxen (z. B. Stress) meiden. Meist ist ein Hörsturz reversibel; in 85% der Fälle erfolgt eine Spontanheilung.
Tinnitus aurium: Darunter versteht man konstante, intermittierende, anfallsweise oder progredient auftretende Geräusche (z. B. Sausen, Brummen, Rauschen), die als subjektive Ohrgeräusche nur vom Patienten wahrgenommen werden oder als objektive Geräusche auch auskultatorisch nachweisbar sind. Zur Therapie siehe Hörsturz.

Gleichgewichtsorgan (Vestibularapparat)

Kinetose (→**D**): Kinetose ist der Oberbegriff für eine wiederholte Stimulation des Vestibularapparates (v.a. durch schnelle Bewegungen), eingeleitet durch reflektorische Verbindungen zwischen Vestibularapparat und Hirnstamm. Vegetative Symptome sind z. B. Blässe, Übelkeit und Erbrechen, wie sie häufig auf Reisen auftreten. Fast 90% der Bevölkerung sollen empfindlich reagieren. Die Therapie (→**E**) besteht in der Flachlagerung mit Ruhigstellung des Kopfes, evtl. Antiemetikagabe. Eine toxische Kinetose kann durch Alkohol, Nikotin oder Medikamente verursacht werden.

Nase

Im Vordergrund steht das Auftreten der allergischen Rhinitis (s. S. 158). Darüber hinaus können Schadstoffe eine Reihe von Schädigungen in der Nase verursachen: z. B. Schwefeldioxid (Epithelschäden), Ozon (Membranschäden), Kohlenwasserstoffe und Stäube (Schleimhautreizungen).

A. Aufbau des Auges

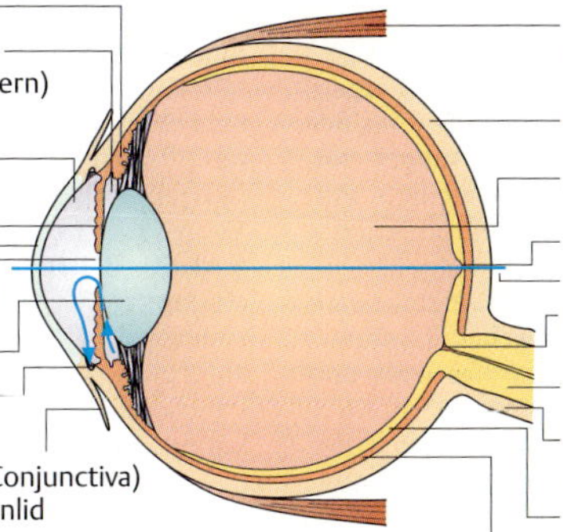

B. Substanzen im Tränengas, die Tränenfluss auslösen

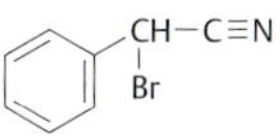

Bromphenylacetonitril

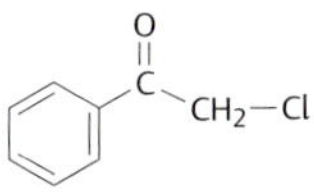

ω-Chloracetophenon

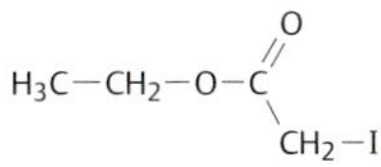

Ethyliodacetat

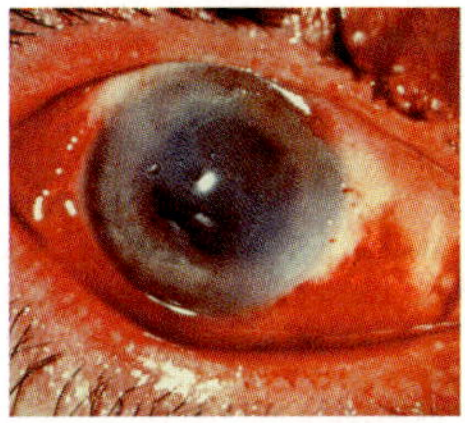

Verletzung am Auge nach Beschuss aus kurzer Entfernung mit einer Gaspatrone, die Chloracetophenon enthielt

C. Stoffe, die zu Sensibilisierungen am Auge führen

Konservierungsmittel	Antioxidanzien	Harze	Arzneimittel
Phenylquecksilberacetat Na-EDTA Sorbinsäure Thiomersal	Butylhydroxyanisol Butylhydroxytoluol	Lanolin Propylenglykol	Atropinsulfat (Mydriatikum) Bacitracin (Antibiotikum) Na-Chromoglykat (Antihistaminikum) Procain (Anästhetikum)

D. Symptome einer Kinetose

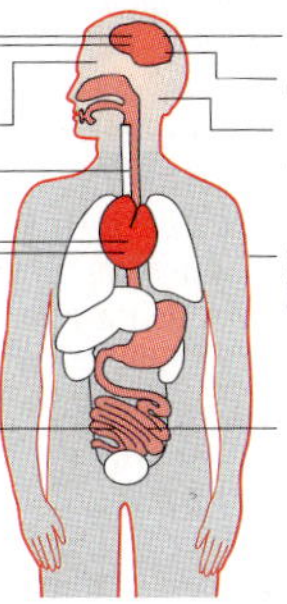

z. B. Reisekinetose

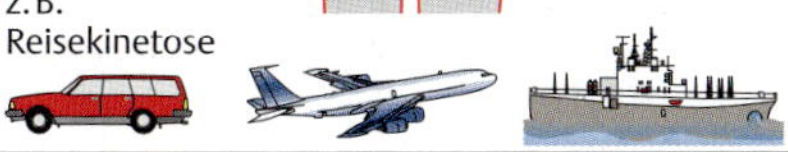

E. Therapie einer Kinetose

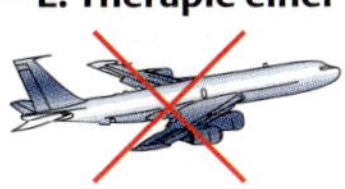

Vermeidung der Situation

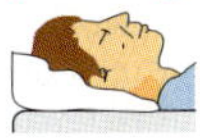

Ruhigstellung des Kopfes

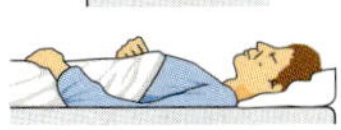

Flachlagerung des Körpers

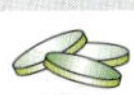

Antiemetikagabe

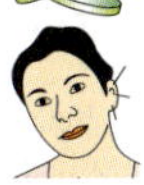

evtl. Akupunktur

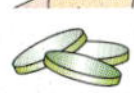

evtl. Placebogabe

Reproduktion

Grundlagen

Die Thalidomid-Katastrophe (Contergan, 1959–1962) war die „Geburtsstunde" der Reproduktionstoxikologie. Für Zulassungen von Arzneimitteln und Umweltchemikalien sind seitdem Untersuchungen zur Reproduktionstoxikologie obligatorisch.
Unter Reproduktionstoxikologie versteht man die Untersuchung aller toxischen Einflüsse, die sich prä- und postnatal manifestieren und vor oder nach der Geburt ausgelöst werden. Schädigungen können sich deshalb von der Befruchtung bis zum Lebensende manifestieren.
Als Embryo bezeichnet man den Keim bis zum Abschluss der Organogenese; danach bis zur Geburt spricht man von Fetus (→**A**).
Die Summe aller ausgeprägten, bei der Geburt erkennbaren, spontanen Fehlbildungen einschließlich funktioneller Abnormitäten wird weltweit mit ca. 10% angegeben. Sie ist abhängig vom Lebensalter der Eltern (→**B**), dem sozialen Status, den vorhergehenden Geburten, der Erstversorgung der Frühgeborenen und anderen Faktoren.

Fertilität

Fertilitätsstörungen sind Beeinträchtigungen der Fortpflanzungsfähigkeit bei Mann und Frau. Sie reichen von verminderter Libido bis zur Zeugungsunfähigkeit. Arbeiter, die das Nematozid Dibromchlorpropan (DBCP) herstellten, zeigten z. B. eine um mehr als 50% erniedrigte Spermienzahl nach DBCP-Exposition (→**C**).

Teratogenität

Darunter versteht man die Fähigkeit eines Agens, eine grobstrukturelle Abnormität (Fehlbildung) auszulösen. Sie stellt einen besonderen Aspekt der Embryotoxizität dar. Der bekannteste humanteratogene Stoff ist das in den 50er-Jahren als Schlafmittel eingesetzte Thalidomid (→**D**). Diese Substanz weist eine sehr geringe akute Toxizität auf, führt aber bereits in geringen Mengen zu schweren Extremitätenmissbildungen (weltweit betroffene Personen ca. 7000). Die Besonderheit von Thalidomid ist die ausgeprägte Speziesspezifität der teratogenen Wirkung: Bei Nagern können z. B. selbst bei höchsten Konzentrationen keine Fehlbildungen ausgelöst werden. Da Thalidomid entzündungshemmend und immunsuppressiv wirkt, gilt es heute als bevorzugtes Mittel bei der Behandlung von Lepra und der Graft-versus-host-Reaktion nach Knochenmarkstransplantationen beim Menschen.
Bei Fehlen oder Überdosierung von Vitamin A (empfohlene Dosis 5000 IE Vit. A) werden teratogene Effekte beobachtet. Derivate des Vit. A (z. B. Isotretinoin, →**D**) werden heute noch zur Behandlung von Psoriasis und Akne eingesetzt. Die Einnahme von Vit. A. oder Isotretinoin während der Schwangerschaft ist aufgrund der teratogenen Wirkung streng kontraindiziert (→**E**). Auch Glucocorticoide können bei hoher Dosierung Abnormitäten (z. B. Gaumenspalten-Bildung) auslösen.
Alkoholabusus kann zur abnormen pränatalen Entwicklung führen (Alkoholembryopathie). Ein typisches Symptom bei Alkoholembryopathie ist die Dystrophie (→**F**). Das Risiko für Kindesfehlbildungen bei mäßigem Alkoholkonsum während der Schwangerschaft ist gering.

Peri- und postnatale Manifestationen

Oft manifestieren sich pränatal induzierte Abnormitäten erst nach der Geburt (z. B. Verhaltensstörungen). Bei hoher intrauteriner Exposition z. B. mit polychlorierten Biphenylen (Yusho-Krankheit, s. S. 72) wurden bei Kindern funktionelle ZNS-Veränderungen beobachtet. Die Gabe von ACE-Hemmern während der Schwangerschaft führte bei Neugeborenen zur Blutdruckminderung und Anurie.
Aus Massenvergiftungen mit Methylquecksilber in Minamata/Japan 1960 bei Personen, die Hg-kontaminierten Fisch verzehrten (s. S. 88), ist bekannt, dass eine pränatale Hg-Vergiftung bei Kindern eine spastische Zerebralparese mit motorischen Ausfällen und Verhaltensänderungen auslöst.
Weitere Beispiele für Fremdstoffe und unerwünschte Effekte, die erst postnatal ausgelöst werden, sind: Geistige Retardierung und erhöhtes Tumorrisiko (transplazentare Kanzerogenese) bei den in-utero-exponierten Opfern von Atombombenabwürfen, z. B. in Hiroshima; Fluorochinoline (Gyrasehemmer: Schädigung des Knorpels); Diethylstilboestrol (Östrogen: Scheidenkarzinom); DDT (Insektizid: ZNS-Schäden); PCDD/F (Chemikalien: Polyneuropathien).
Einige Studien bringen auch Erkrankungen wie Diabetes Typ I, Atopien und Hypertonien mit pränatalen (Schad-)Stoffexpositionen in Verbindung.

A. Entwicklungsstadien des Menschen

Entwicklungsstadien	Tage	Größe (mm)
Zygote	1	–
2–16 Zellstadien	2–3	0,1
freie Blastozyste	4	0,1
Anheftung der Blastozyste im Uterus	5–6	–
Implantation, zwei Keimblätter	7–11	–
Primitivstreifen	13	0,2
erste Somiten	20	2–3
Verschmelzung der Neuralfalten, Herz schlägt	22	4
Verschmelzung des rostralen Neuroporus	24	3–5
vordere Extremität erscheint	26	5
4 Extremitätenknospen, Ohrbläschen	28	4–6
vordere Extremität mit Handplatte, Augenlinse	37	8–11
weitgehend entwickelt, Gaumenfalten berühren sich	56	26–30
weitere Entwicklung	255–275	bis 400

Präimplantationsphase
Primitiventwicklung
Organogenese
Embryonalzeit
Fetalzeit
Geburt

B. Chromosomenaberrationen

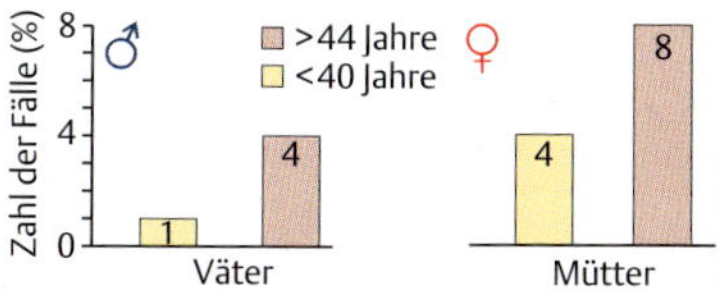

Einfluss des Alters auf die Häufigkeit aller Chromosomenaberrationen in der 16. Gestationswoche (pränatale Diagnostik)

C. Einfluss von DBCP auf die Spermienzahl

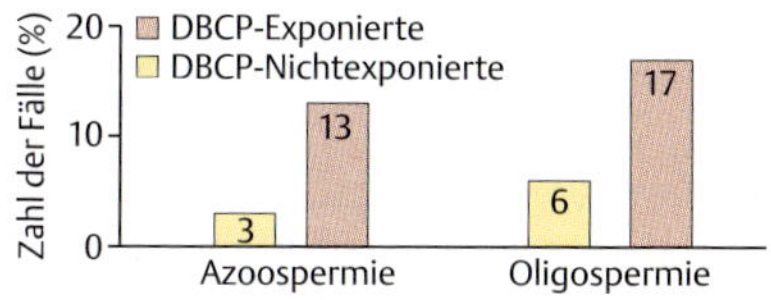

Normalwerte: >40 Mio. Spermien/ml Ejakulat
Oligospermie: <20 Mio. Spermien/ml
Azoospermie: 0–1 Mio. Spermien/ml

D. Strukturformeln von Thalidomid, Retinol und Isotretinoin

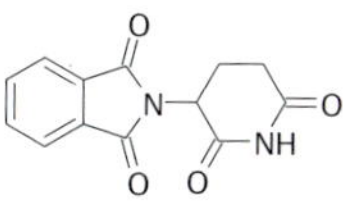

Thalidomid (Contergan®)

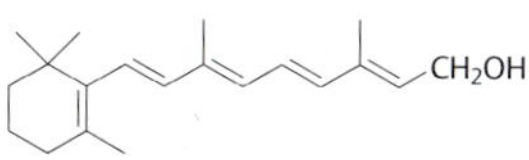

Retinol (Vit. A_1)

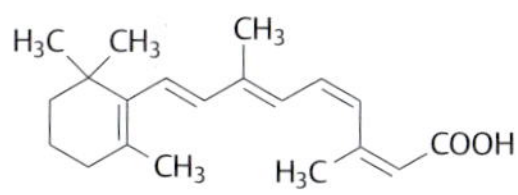

Isotretinoin

E. Fehlbildungsmuster

bei 21 Neugeborenen mit Abnormitäten nach Isotretinoin-Exposition (prospektive Auswertung von 36 Isotretinoin-exponierten Mutter-Kind-Paaren)

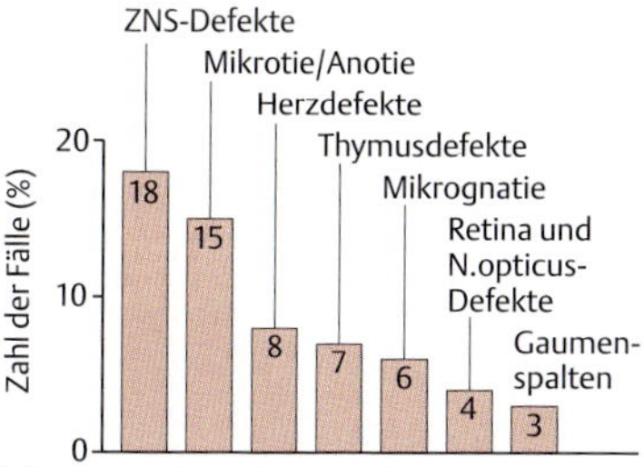

F. Symptome bei Alkoholembryopathie

- Dystrophie
- kraniofaziale Dysmorphien
- statomotorische und geistige Retardierung
- Mikrozephalie
- Handlinienveränderungen
- Hyperaktivität
- Muskelhypotonie
- Skelett-(Extremitäten-)fehlbildungen,
- Herzfehler
- Hernia inguinalis
- Hämangiome

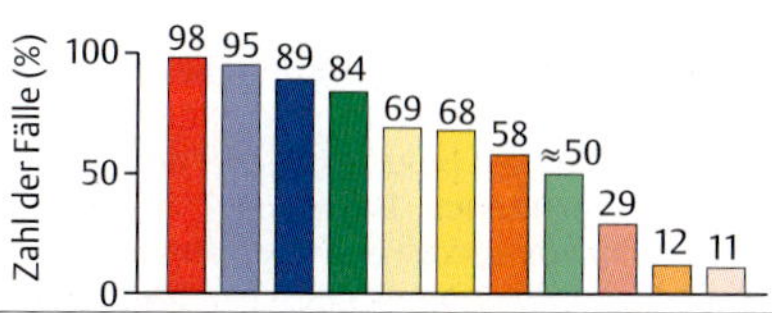

Umweltmedizinische Symptomkomplexe I

In diesem Kapitel werden umweltmedizinische Symptomkomplexe (US) vorgestellt, die mit Umweltfaktoren, insbesondere Chemikalien, in Verbindung gebracht werden. Charakteristisch für alle US ist, dass sie sich den Regeln der Klassischen Medizin entziehen. Sie sprengen bewährte pharmakologisch-toxikologische Gesetzmäßigkeiten, meist auch die Konzepte der Klassischen Allergologie. Allgemein anerkannte Theorien oder valide Kriterien für die Klinische Diagnostik liegen bis heute nicht vor. Nichtsdestotrotz haben sich für diese US gesicherte Kausalitäten und Krankheitsentitäten vortäuschende Bezeichnungen etabliert, wie z. B. „Multiple chemical sensitivity" (MCS, s. S. 228), Sick-Building-Syndrom (SBS, s. S. 226) oder Amalgam-Syndrom (s. S. 224).
In Deutschland wird seit den 80er-Jahren, nicht zuletzt durch den Einfluss der Medien, zunehmend von unter US leidenden Patienten berichtet. Es entstand ein Netzwerk einschlägig arbeitender Selbsthilfegruppen. Die Thematik bewegt Wissenschaftler, Gutachter, Richter und Politiker.

Historie

Grundlage der US ist das Gedankengut der *Klinischen Ökologie*, das Anfang des 20. Jh. von den amerikanischen Ärzten Rowe, Randolph und Rinkel entwickelt wurde. Sie postulierten *„Allergien"* gegen täglich konsumierte Nahrungsmittel als Ursache chronischer somatischer und psychiatrischer Erkrankungen. Ähnlich wie bei Suchterkrankungen sollen diese über Stadien der Stimulation und des Entzugs entstehen, sofern dem Organismus nicht seine individuelle tägliche Erhaltungsdosis zugeführt wird. Eine Nahrungsmittelallergie würde sich demnach nur in ihrem Schweregrad von einer Drogensucht unterscheiden (→**A**). Es entstand das Konzept des *„Spezifischen Anpassungssyndroms"*, dem Vorläufer der MCS. Dieses gilt als Endstadium aller mit Chemikalien in Verbindung gebrachten Beschwerdekomplexen.
Unter *„Allergie"* wird in der Klinischen Ökologie eine im Laufe der Zeit auftretende, individuelle Reaktion auf Nahrungsmittel oder Umweltstoffe verstanden. Diese soll – abhängig von der *Anpassungslage des Organismus* – ein mehr oder weniger breites Beschwerdespektrum hervorrufen, das vom Weichteilrheumatismus bis zur tiefsten Depression reicht (→**B**). Der Begriff *„Anpassung"* steht für die vermutlich genetisch determinierte „Fähigkeit eines Organismus, seine Organfunktionen den Einwirkungen seiner Umwelt entsprechend zu modifizieren" (→**C**).

Grundlagen

Bei den US gehen *spezifische Beschwerdebilder mit konkretem Umweltbezug* wie Kopfschmerzen und Schleimhautreizungen in Neubauten mit z. B. Formaldehyd- und Lösemittelausdünstungen (Building related illness, BRI, s. S. 226) fließend in *unspezifische, diffuse Beschwerdekomplexe* wie das SBS über.
Die unspezifischen Beschwerdekomplexe überwiegen (s. S. 224, 226). Sie sind in ihrer zentralen Symptomatik (Müdigkeit, Konzentrations- und Gedächtnisstörungen, Adynamie, Leistungsknick) erfahrungsgemäß nahezu identisch. Typische klinisch-chemische oder gerätetechnische Befunde fehlen im Allgemeinen ebenso wie ein positives Human-Biomonitoring. Insgesamt betrachtet lassen sie sich auch nicht ohne weiteres einer der bekannten somatischen, psychosomatischen oder psychiatrischen Erkrankungen zuordnen. Zu berücksichtigen ist jedoch, dass sich die eine oder andere organische Erkrankung (z. B. eine Hypothyreose) möglicherweise erst nach Jahren als solche entpuppt.
Das Vorhandensein einer psychischen Komponente wird immer seltener bestritten. Ihr Ausmaß und die Frage, ob primär oder sekundär, psychosomatisch oder somatopsychisch, wird jedoch kontrovers diskutiert (→**D**). Die Patienten leiden unter ihren Beschwerden, nicht selten aber auch unter via „Doktorshopping" erworbenen Diagnosen (→**E**), welchen meist *nicht ausreichend validierte* Untersuchungs- und Testmethoden zugrunde liegen, wie z. B.:

- Vergiftungen, die über Messung der Bioresonanz oder der Elektroakupunktur nach Voll (s. S. 190, 278) ermittelt wurden;
- vermeintlich erhöhte Schadstoffbelastungen, die infolge willkürlich gesetzter Referenzwerte oder der Gabe des Metalle-mobilisierenden Chelatbildners Dimercaptopropansulfonat (DMPS, s. S. 240) gemessen wurden.

A. Suchtpyramide nach Randolph (Klinischer Ökologe)

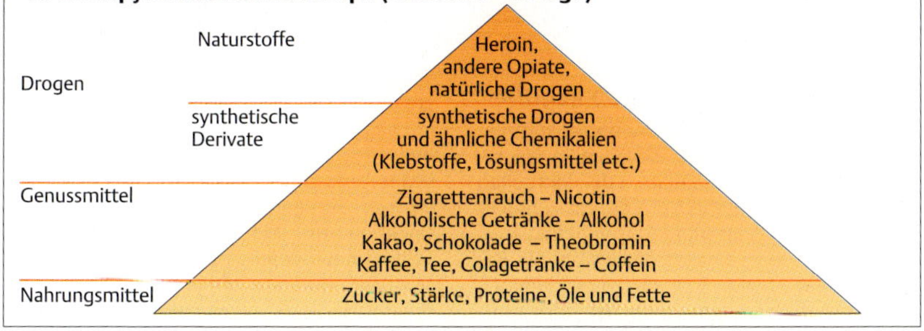

B. Mögliche Folgen einer „Allergie" aus der Sicht Klinischer Ökologen

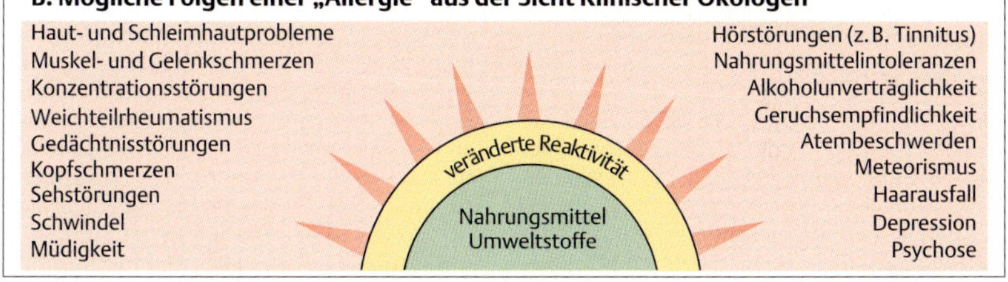

C. Anpassung aus klinisch-ökologischer Sicht

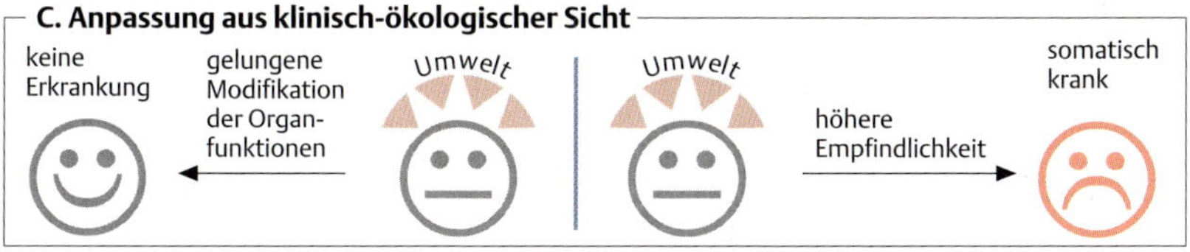
keine Erkrankung
gelungene Modifikation der Organfunktionen
Umwelt
Umwelt
höhere Empfindlichkeit
somatisch krank

D. Umweltmedizinische Symptomkomplexe (US) und die Psyche

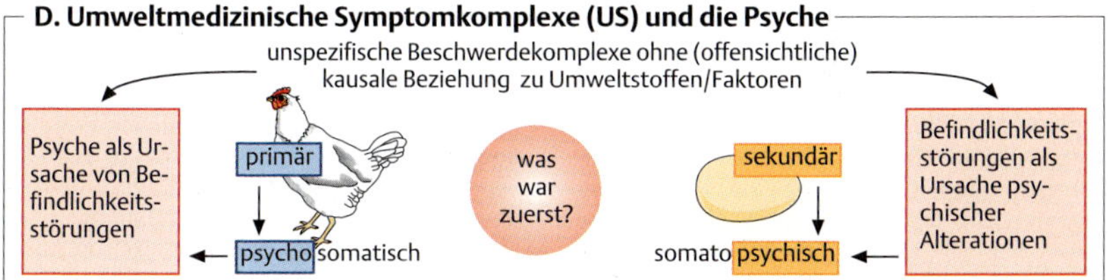
unspezifische Beschwerdekomplexe ohne (offensichtliche) kausale Beziehung zu Umweltstoffen/Faktoren
Psyche als Ursache von Befindlichkeitsstörungen
primär
psychosomatisch
was war zuerst?
sekundär
somatopsychisch
Befindlichkeitsstörungen als Ursache psychischer Alterationen

E. „Doktorshopping": Odyssee eines umweltmedizinischen Patienten

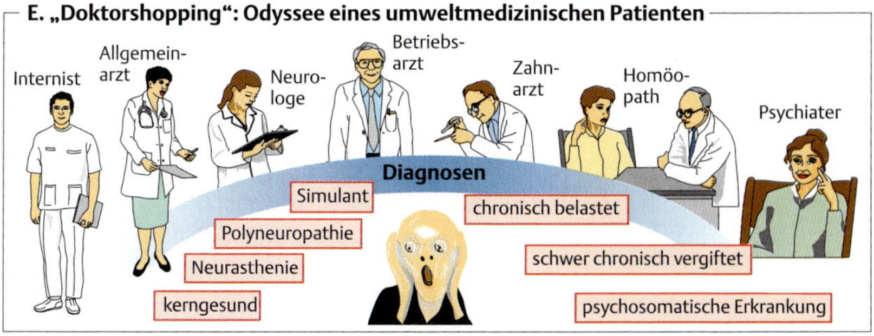

Umweltmedizinische Symptomkomplexe II

Häufige umweltmedizinische Begriffe

Die umweltmedizinischen Symptomkomplexe (US) lassen sich grob einteilen in solche, die mit einer vergangenen oder aktuellen Schadstoffexposition in Verbindung gebracht werden, und solche ohne klaren Schadstoffbezug (→**A**). Eine Charakterisierung der Begriffe, unter denen sich die verschiedenen Problemstellungen etablierten, ist jedoch nur bedingt möglich, da die US nicht scharf voneinander abgrenzbar, vielfältig interpretiert und in stetem Wandel begriffen sind.

Amalgam-Syndrom (→B)

Unter der Bezeichnung Amalgam-Syndrom werden multiple Beschwerden zusammengefasst, die mit ehemaligen – oder noch vorhandenen Amalgamfüllungen in Verbindung gebracht werden. Als besonders gefährdet betrachten sich nicht selten Patienten mit einer – meist nicht-fachärztlich ermittelten – Amalgam-/Quecksilber-Allergie. Es ist bekannt, dass der Vertrieb unzureichend geprüfter Testsubstanzen für die Epikutan-Testung auf Amalgam Mitte der 90er-Jahre vorübergehend zu einer Häufung falsch-positiver Hauttest-Ergebnisse führte. Tatsächlich liegt die Prävalenz klassischer allergischer Reaktionen auf Amalgam und Quecksilber (Hg) in der Bevölkerung unter 1%. Eine signifikante Häufung positiver Testreaktionen wurde bei oralem Lichen ruber planus, lichenoiden Läsionen und Leukoplakien beobachtet (s. S. 133).

Belastung mit Hg (→**C**): Die Belastung des Organismus mit Hg aus Amalgamfüllungen resultiert aus der Aufnahme von Hg-Dampf (Hg^0) über die Lunge und der Resorption anorganischen Quecksilbers (Hg^{2+}) über den Gastrointestinaltrakt. Unter Berücksichtigung der erhöhten Freisetzung während des Kauens wird die Hg^0-Resorption mit bis zu 8 µg/d angegeben, die Hg^{2+}-Resorption mit bis zu 6 µg/d. Mit der Nahrung (insbesondere Fisch) werden in Deutschland im Mittel 8 µg Hg/d als organisches Methyl-Hg aufgenommen (→**D**). Die in Abhängigkeit vom Zahnstatus ermittelten Hg-Konzentration im Blut bzw. Urin sind in nebenstehender Tabelle zusammengefasst.

Von der WHO wurden 20 µg Hg/l Blut bzw. 50 µg Hg/l 24h-Urin als Schwellenwerte festgelegt, unterhalb derer auch mit subtilsten Testmethoden keine präklinischen neurologischen oder renalen Funktionsstörungen auftreten (→**C**). Die *umweltmedizinischen Hg-Referenzkonzentrationen* im Nativ-24h-Urin liegen bei Nicht-Amalgamträgern im Mittel bei < 1 µg/l Urin, bei Amalgamträgern im Mittel bei < 5 µg/l Urin.

DMPS-Test: DMPS ist ein Komplexbildner. Es wird zunehmend häufig peroral oder via i. v.-Injektion zur Mobilisation intrakorporaler Schwermetalldepots im Rahmen der Diagnostik und Ausleitungstherapie Amalgam-bedingter Hg-Belastungen eingesetzt. Dies führt zu einem vorübergehenden Anstieg der Hg-, aber auch der physiologischen Kupfer- und anderer Schwermetall-Konzentrationen im Urin. 30–45 min nach i. v.-Applikation werden im Spontanurin z. T. Werte von > 1000 µg Hg/l nachgewiesen, die aber schnell wieder zu den Ausgangswerten vor DMPS-Gabe zurückkehren. Dies scheint einer Standardisierung des Tests in der Praxis entgegenzustehen. Valide DMPS-Hg-Referenzwerte gibt es weder für den p.o.- noch für den i. v.-DMPS-Test. Zur Beurteilung der Hg-Belastung von Amalgamträgern sollte ausschließlich der 24h-Sammelurin herangezogen werden.

Auch im Sinne einer Nutzen-/Risiko-Abwägung sollte sich der Einsatz von DMPS trotz relativer Nebenwirkungsarmut (→**E**) auf die zugelassenen Anwendungsgebiete klinisch manifester Hg- und chronischer Bleivergiftungen beschränken. Dies trifft umso mehr zu, als eine vorübergehende oder anhaltende signifikante Besserung der Beschwerden nach einer umweltmedizinischen DMPS-Diagnostik oder Ausleitungstherapie nicht belegt ist.

Speicheltest: Mit diesem wird die Hg-Konzentration in Speichelproben vor und nach dem Kauen von Kaugummi verglichen. Zuverlässige Aussagen über die Qualität von Amalgamfüllungen oder die Hg-Gesamtbelastung des Organismus werden auf diese Weise nicht gewonnen.

Amalgamentfernung: Abgesehen von den oben erwähnten dermatologischen Patienten ist es wissenschaftlich nicht belegt, dass es die Entfernung von Amalgamfüllungen zu einer Linderung oder gar Beseitigung der mit Amalgam in Verbindung gebrachten unspezifischen Beschwerden führt.

A. Übersicht über die umweltmedizinischen Symptomkomplexe (US)

US mit vergangenem oder aktuellem, konkret benanntem Umweltbezug	US mit weniger konkret benanntem Umweltbezug
unspezifische Beschwerdekomplexe (z. B. Amalgam-Syndrom, Holzschutzmittel-Syndrom, SBS, MCS, Nahrungsmittelallergie)	unspezifische Beschwerdekomplexe mit hervortretenden Symptomen (z. B. CFS, Fibromyalgie-Syndrom)
spezifische Beschwerdekomplexe (z. B. BRI)	unspezifische Beschwerdekomplexe ohne hervortretende Symptome (z. B. IEI, MCS, CHS)

B. Amalgam-Syndrom

unspezifischer Beschwerdekomplex

- Bein-, Rücken-, Gelenkbeschwerden
- Bauchschmerzen
- Kälteempfindlichkeit
- Schweißausbrüche
- Übergewicht
- Atembeschwerden
- Husten, Schwindel, Übelkeit
- Seh- und Hörschäden

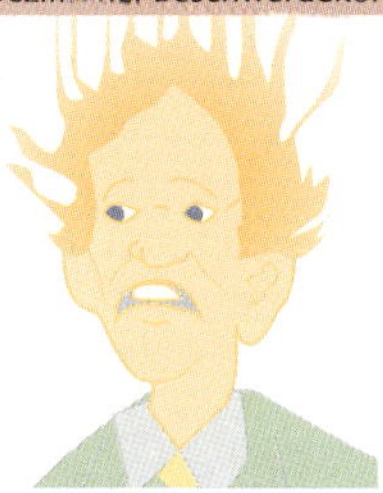

- Haarausfall
- Depression
- Erschöpfung, Schlafstörungen
- Reizbarkeit
- Unruhe
- verminderte Konzentrationsfähigkeit
- Diarrhö
- Obstipation

C. Gesamt-Hg-Belastung bei Amalgamträgern

		Anzahl der Füllungen aus Amalgam			Grenzwerte (Abkürzungen siehe Glossar)		erste Symptome
		0–2	3–12	>12			
Hg^0-Konzentration in der intraoralen Luft	µg/m³	0,2	3–14	5–30	MAK 100	–	2000[a]
resorbiertes Hg^0	µg/d	0,2	5	8	–	–	–
resorbiertes Hg^{2+}	µg/d	0,5	4	6	–	–	–
resorbiertes Hg (Nahrung)	µg/d	8	8	8	–	–	–
Σ res. Hg^0 + Hg^{2+} + Hg (Nahrung)	µg/d	~9	~17	~22	WHO 50/33[b]	krit. Menge MeHg 400[c]	–
Blut	µg/l	0,3	2	3	WHO 20	BAT 50	300[d]
Urin	µg/l	0,3	7	12	WHO 50	BAT 200	–

[a] Aus dokumentierten Vergiftungsfällen beim Menschen mit Hg^0 ergeben sich die ersten Symtptome einer Vergiftung bei etwa 2000 µg Hg^0/m^3 Luft.
[b] Für die Aufnahme an Gesamt-Hg legt die WHO folgenden Grenzwert fest: PTWI-Wert = Provisional tolerable weekly intake; ADI-Wert = Acceptable daily intake. Die WHO verwendet den 7fach höheren PTWI-Wert. Auf den Tag gerechnet sollen nicht mehr als 50 µg Gesamt-Hg, davon nicht mehr als 33 µg organische Hg-Verbindungen aufgenommen werden.
[c] Die von der WHO angegebene kritische Aufnahmemenge mit der Nahrung des sehr giftigen Methyl-Hg liegt bei 400 µg/d.
[d] Aus Massenvergiftungen bei Menschen, die Hg-kontaminierte Nahrungsmittel verzehrten, ist bekannt, dass die ersten Anzeichen der Vergiftung mit Hg bei einem Hg-Gehalt im Blut von 300 µg Hg/l Blut auftreten.

D. Hg-Resorption aus Nahrungsmitteln

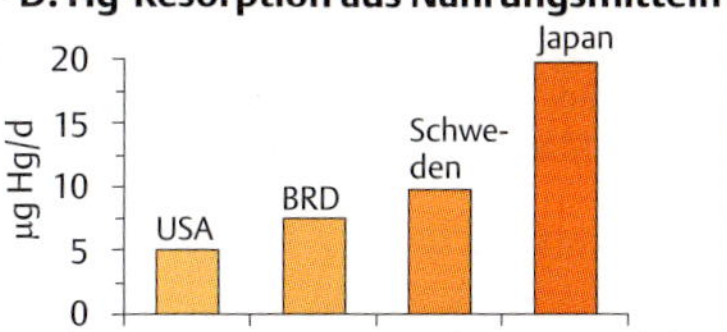

mittlere Hg-Resorption aus Nahrungsmitteln bei Personen in verschiedenen Ländern

E. Unerwünschte Wirkungen von DMPS

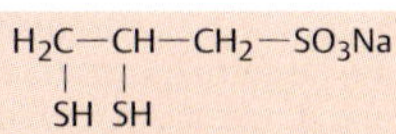

2,3-Dimercapto-propansulfonsäure Natriumsalz

- Schüttelfrost, Fieber, Juckreiz, Transaminasenerhöhung, allergische Hautreaktionen
- vermehrte Ausscheidung lebenswichtiger Mineralstoffe (z. B. Zn,Cu)

Umweltmedizinische Symptomkomplexe III

Holzschutzmittel-Syndrom

Das Holzschutzmittel-Syndrom kann als eine konkretere Variante des Sick-Building-Syndroms (SBS, s. u.) verstanden werden. Entscheidend ist, dass ein Holzschutzmittel als Beschwerde-auslösendes Agens vermutet wird. Im Vordergrund steht die Sorge um eine Belastung mit Pentachlorphenol (PCP, s. S. 66), dessen Herstellung und Anwendung in Deutschland seit 1989 verboten ist. Heute ist das Holzschutzmittel-Syndrom häufig zu einem Bestandteil des SBS (s. u.) geworden.

Building related illness (BRI, →A)

Unter diesem Begriff wurden ursprünglich eindeutig mit einem Gebäude im Zusammenhang stehende Erkrankungen zusammengefasst, wie z. B. die Befeuchterlunge oder die 1976 erstmals beschriebene Legionärskrankheit. Aus dem Kreis der umweltmedizinischen Symptomkomplexe (US) kommen hier eng mit einem Gebäude korrelierende, *spezifische* Beschwerdekomplexe hinzu, wie z. B. Raumluft-bedingte Reizerscheinungen der Augen und des oberen Respirationstraktes, die nach Betreten eines Raumes bzw. Gebäudes einsetzen und nach dessen Verlassen schnell wieder zurückgehen (→**A**). In der Praxis ist eine Abgrenzung zum SBS häufig nicht möglich.

Sick-Building-Syndrom (SBS, →B)

Auch das SBS bezieht sich auf Symptome, die in Zusammenhang mit Gebäuden auftreten. Im Unterschied zur BRI handelt es sich beim SBS um überwiegend *unspezifische* Beschwerdekomplexe, über die seit der energiesparenderen Bauweise nach der Ölkrise 1973 häufiger berichtet wird. Diese wurden *zunächst* vorwiegend in Verbindung mit modernen, gut isolierten, klimatisierten Bürogebäuden beobachtet (Tight-Building-Syndrom, TBS). Die Funktion raumlufttechnischer Anlagen wurde als häufigster beeinträchtigender Parameter ermittelt. Psychosoziale Faktoren, Stress und Geschlecht erwiesen sich als nicht zu vernachlässigende Begleitparameter.

Im Vordergrund der Beschwerden des SBS im Sinne des TBS stehen trockene Schleimhäute, rasche Ermüdbarkeit, Kopfschmerzen, Konzentrationsstörungen und Benommenheit. Darüber hinaus wird über Nasenbluten, Hautrötungen, Reizhusten, Übelkeit oder Schwindel geklagt.

Mit dem Auftreten TBS-artiger Beschwerden in öffentlichen Gebäuden wie Schulen und Kindergärten und zunehmend auch in privaten Häusern und Wohnungen, gewannen Verunreinungen der Innenraumluft durch Baumaterial und Einrichtungsgegenstände an Bedeutung. Die beklagten Beschwerdebilder wurden diffuser (→**B**).

Als auslösende Agenzien werden in erster Linie Formaldehyd, Lösemittel, Holzschutzmittel und Pyrethroide genannt, gegenüber welchen eine Exposition vermutet wird, besteht oder bestand. Das Human-Biomonitoring ergibt in der Regel keine Belastung, die über die durchschnittliche innere Schadstoffbelastung der Allgemeinbevölkerung hinausgeht.

Idiopathic environmental illness (IEI, →C)

Der Begriff wurde im Februar 1996 auf einem von der WHO organisierten Fachgespräch in Berlin als Erweiterung der Arbeitshypothese MCS geprägt. IEI soll auch nicht-chemische Einflüsse bei der Auslösung unspezifischer Beschwerdekomplexe mit einbeziehen. Hierzu gehören physikalische – (z. B. elektromagnetische Strahlung), biologische – (z. B. Schimmelpilze, Bakterien) und psychosoziale Faktoren.

IEI soll quasi als Oberbegriff der US alle mit Umweltfaktoren in Verbindung gebrachten, unspezifischen Beschwerdekomplexe subsummieren. Der Begriff IEI ist noch in der Bewährungsphase.

Die WHO definierte IEI 1996 als erworbene, nicht durch eine bekannte somatische, psychosomatische oder psychiatrische Störung erklärbare, chronische Störung mit vielen rezidivierenden Symptomen. Diese werden im Zusammenhang mit vielen Umweltfaktoren gesehen, die von der Mehrheit der Bevölkerung toleriert werden.

Das IEI-Klientel ist sehr heterogen. Die Zuordnung beruht notgedrungenermaßen in erster Linie auf Selbstberichten der Patienten. Nicht selten leiden diese unter diagnostizierten, aber nicht angenommenen Erkrankungen; manchmal auch unter Folgen selbst zugeführter Noxen oder nicht-akzeptierten Erscheinungen physiologischen Alterns.

A. Building related illness (BRI)

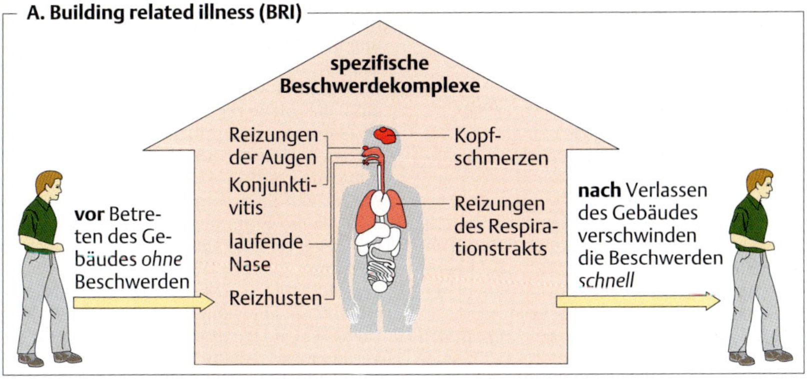

B. Sick-Building-Syndrom (SBS)

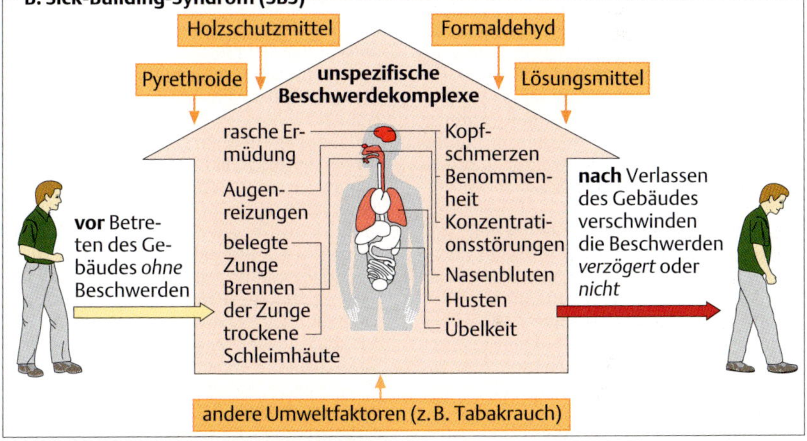

C. Idiopathic environmental illness (IEI)

mögliche Einflüsse für unspezifische Beschwerdekomplexe bei IEI		
chemische Faktoren	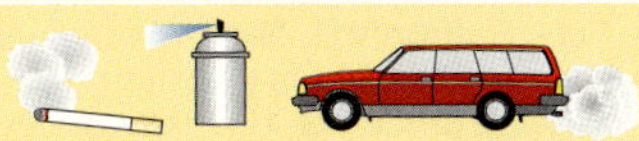	Umweltstoffe (z. B. Insektizide, Pestizide, Haushaltschemikalien, Parfüms, Tabakrauch, Autoabgase)
physikalische Faktoren	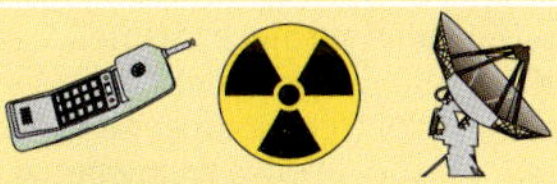	Strahlung, Lärm (z. B. elektromagnetische Strahlung, Radioaktivität, Autolärm)
biologische Faktoren	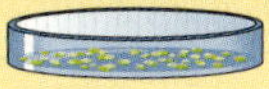	Lebewesen (z. B. Schimmelpilze, Bakterien)
psychosoziale Faktoren	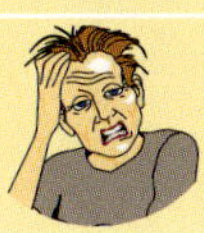	Psyche (z. B. Angst vor Umwelteinflüssen, drohende Arbeitslosigkeit, traumatisierende Ereignisse)

Umweltmedizinische Symptomkomplexe IV

Multiple chemical sensitivity (MCS)

Historie: Das Phänomen MCS ist schon lange unter Bezeichnungen wie Cerebral allergy, Toxic encephalopathy, Total allergy syndrome, 20th century disease oder Chemical AIDS bekannt (→**A**). Diese beschrieben chronische, unspezifische Beschwerdebilder, die mit einer erhöhten Empfindlichkeit (→**B**) gegenüber einer Vielzahl von Substanzen in der Umwelt in Verbindung gebracht wurden.

Definition: Der Arbeitsmediziner M.R. Cullen stellte 1987 nach Beobachtungen an Chemiearbeitern eine Arbeitshypothese zur Aufklärung des Phänomens MCS auf. Er definierte MCS als eine Störung, die über eine dokumentierte Exposition erworben wurde. Die Symptome der MCS sollten an mehr als einem Organsystem auftreten und durch Exposition gegenüber voraussagbaren Stimuli rezidivieren. Sie sollten durch Substanzen unterschiedlichster chemischer Struktur und toxikologischer Wirkungsmechanismen hervorgerufen werden.

Die Konzentrationen der chemischen Substanzen, die MCS-Symptome auslösen, sollen weit unterhalb derer liegen, die in der Allgemeinbevölkerung Gesundheitsstörungen verursachen. Darüber hinaus sollten sie mit keinem der üblichen Organ-Funktionstests zu erfassen sein. Klassische Allergien und bekannte chronische Erkrankungen sollten ausgeschlossen werden.

Aktuelle Situation: Die von M.R. Cullen aufgestellten Kriterien erwiesen sich als zu streng. Der Mangel an validen Diagnosekriterien leistete einer großzügigen Einstufung und damit einem sehr heterogenen MCS-Klientel Vorschub. Es sind mehr Frauen als Männer betroffen. Ein Zusammenhang zwischen Exposition und Symptom konnte bisher nicht eindeutig nachgewiesen werden. Möglicherweise ist er auch nicht nachweisbar, da, gemäß dem Konzept der Klinischen Ökologie, eine Substanz bei jedem Betroffenen, in Abhängigkeit von seiner momentanen Reaktionslage, eine andere Reaktion hervorruft.

Bekannt ist, dass bei bis zu 75% der Patienten, die unter multiplen Beschwerden leiden, psychiatrische Krankheiten vorliegen (→**C**). Dies steht im Einklang mit Ergebnissen einer Studie zum Thema Chronic-Fatigue-Syndrom (CFS, s. S. 230).

Inwieweit kognitive Prozesse oder eine durch Konditionierung ausgelöste Reizgeneralisierung bei der MCS eine Rolle spielen, ist noch nicht geklärt. Untersuchungen haben gezeigt, dass die bloße Erwartung einer toxischen Testsubstanz bei der Mehrzahl gesunder Versuchsteilnehmer MCS-ähnliche diffuse Beschwerden auslöst. Das Spektrum der Hypothesen und Spekulationen um MCS ist breit (→**D**). In der deutschen Laienpresse wird MCS bevorzugt für eine neurotoxische Erkrankung gehalten.

Symptomatik (→**D**): Häufig beklagte Beschwerden sind: Kopfschmerzen, Müdigkeit, Schwindel, Konzentrations- und Gedächtnis-, Verdauungs-, Seh- und Hörstörungen, Haut- und Schleimhautreizungen, Depressionen, Muskel- und Gelenkschmerzen, Nahrungsmittelintoleranzen, Alkoholunverträglichkeit und Geruchsempfindlichkeit. Die Patienten berichten, dass ihre Symptome nach Exposition gegenüber verschiedensten Substanzen erst nach einer gewissen Latenzzeit auftreten und bei Expositionsvermeidung oft nur zögerlich zurückgehen. An ein Initialereignis können sie sich häufig nicht erinnern.

In der klinisch-ökologisch orientierten Literatur wird der Verlauf der MCS als prozesshaft beschrieben. Einer initialen, die MCS auslösenden Exposition gegenüber einer Chemikalie soll eine Generalisierung der die MCS auslösenden Triggersubstanzen folgen. Als Beschwerde-induzierende Agenzien werden in Deutschland in erster Linie Holzschutzmittel, Pyrethroide, Lösemittel, Autoabgase und Tabakrauch genannt.

Pathogenese (→**E**): Die wichtigsten Theorien zur Pathogenese der MCS beinhalten Störungen des Immunsystems, des olfaktorisch-limbischen Systems und psychopathologische Prozesse. Nach Vorstellung der Klinischen Ökologie manifestiert sich die MCS als Ausdruck der Überladung des Organismus mit Umweltnoxen. Körpereigene Abwehr und Regulationsmechanismen sollen überfordert sein („Fassmodell"). Die Vorstellung einer induzierten neurogenen Entzündung hat sich bisher ebenso wenig bestätigt wie die Theorie der Organschädigung durch erhöhte Konzentration freier Radikale.

A. Multiple Chemical Sensitivity (MCS)

als Synonyme von MCS verwendete Begriffe

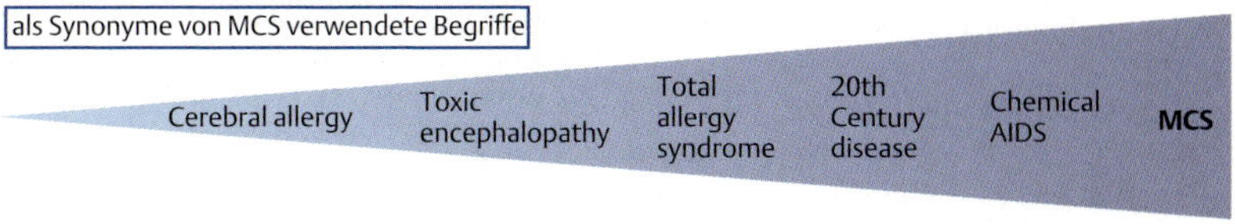

B. Hypothetische Dosis-Wirkungs-Kurven für verschiedene Bevölkerungsgruppen

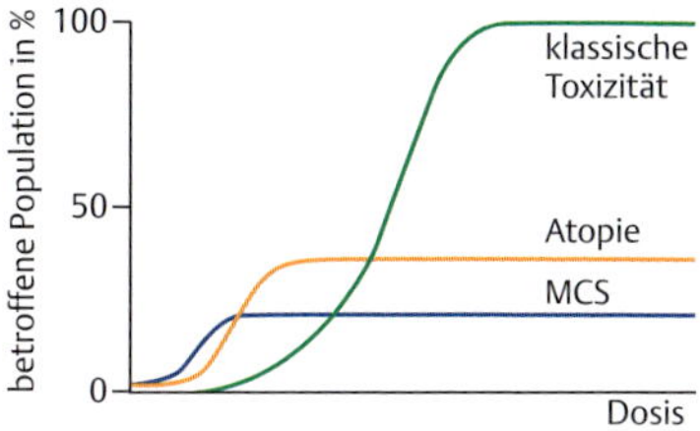

kumulative Dosis-Wirkungs-Kurve in der klassischen Toxikologie, z. B. für Blei oder Lösungsmittel

kumulative Kurve für den Anteil der Bevölkerung mit einer Sensitivität für Allergene

kumulative Kurve für MCS-Personen, die mit ihrer erworbenen Empfindlichkeit schon auf sehr kleine Dosen reagieren

C. Häufigkeit psychiatrischer Diagnosen bei Patienten mit multiplen Beschwerden

Patienten mit MCS

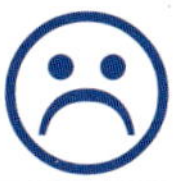

25%	75%
multiple Symptome	multiple Symptome + psychiatrische Erkrankung

D. Symptome und Hypothesen von MCS

Triggersubstanzen (z.B. Pyrethroide)

Bereits die Erwartung einer Chemikalie (ohne Kontakt) kann vergleichbare, diffuse Beschwerdebilder auslösen

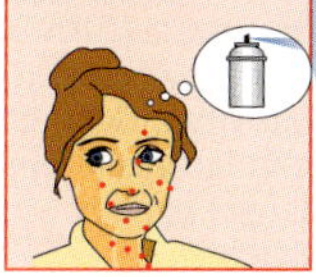

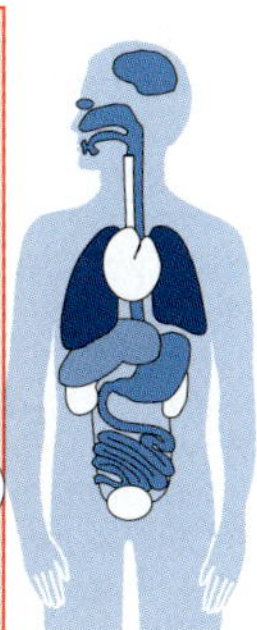

MCS-Symptome:
- Kopfschmerzen
- Müdigkeit
- Schwindel
- Konzentrations-, Gedächtnisstörungen
- Seh-, Hörstörungen
- Atemstörungen
- Magen-, Darm-, Haut-, Schleimhautreizungen
- Depressionen
- Muskel-, Gelenkschmerzen
- Alkoholunverträglichkeit
- Geruchsempfindlichkeit
- Nahrungsmittelintoleranz

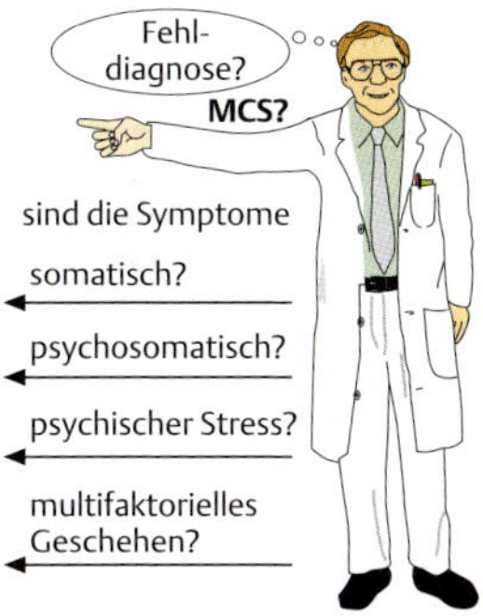

Fehldiagnose?
MCS?
sind die Symptome
somatisch?
psychosomatisch?
psychischer Stress?
multifaktorielles Geschehen?

E. Theorien zur Pathogenese von MCS

diskutierte Hypothesen der Schulmedizin

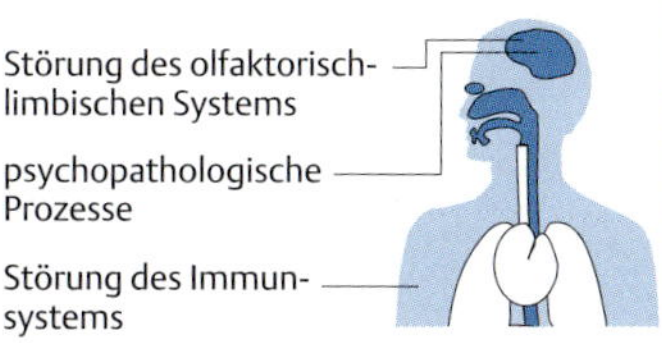

Vorstellung der Klinischen Ökologie

Überladung mit Umweltnoxen; Abwehr und Regulationsmechanismen sind überfordert

Das Fass läuft über („Fassmodell“)

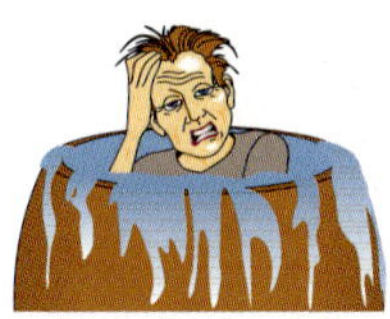

Umweltmedizinische Symptomkomplexe V

Chronic-Fatigue-Syndrom (CFS)

Historie: Abgeschlagenheit und Müdigkeit sind die Kernsymptome der unter diesem Begriff zusammengefassten Beschwerdebilder, die sich unter aufschlussreichen Bezeichnungen wie Chronisches Ebstein-Barr-Virus-(EBV-)Syndrom, Chronische Mononucleose, „Yuppi Flu", Postvirales Syndrom, Posthepatitis-Syndrom, Myalgische Enzephalomyelitis, Iceland disease, Chronische Brucellose, Da Costa's Syndrom, Neurasthenie oder Febricula bis ins 18. Jahrhundert zurückverfolgen lassen. Sowohl sporadisches als auch epidemisches Auftreten wurde beobachtet. Betroffen sind insbesondere leistungsorientierte, 20- bis 40-jährige Frauen. Aufgrund der letztendlich ungeklärten Genese erhielt das CFS 1987 vom „Center of Disease Control" (USA) seinen heutigen symptomorientierten Namen.

Definition (→**A**): Das CFS wurde definiert als eine über mind. sechs Monate anhaltende, neu aufgetretene Müdigkeit oder leichte Erschöpfbarkeit, die nicht durch Bettruhe verschwindet und die durchschnittliche Aktivität um mehr als 50% reduziert. Das Hauptsymptom Müdigkeit ist phänomenologisch nicht differenziert. Als Nebenkriterien werden subfebrile Temperaturen, nicht-eitrige Pharyngitis, schmerzende zervikale oder axilläre Lymphknoten, Muskelschwäche, Myalgien, wandernde Arthralgien oder neuropsychologische Symptome wie Photophobie, Konzentrationsstörungen, exzessive Irritabilität und Schlafstörungen aufgeführt (→**A**). Die Symptomatik muss sich anamnestisch im Bereich weniger Stunden bis Tage entwickelt haben.

Der strenge Ausschluss aller organischen und psychiatrischen Erkrankungen wurde 1992 revidiert. Als Ausschlusskriterien gelten seither chronische Hepatitiden und AIDS, psychotische Depressionen, bipolare Psychosen, Schizophrenien und Toxikomanien.

Es wird berichtet, dass 40–80% der CFS-Patienten unter psychiatrischen Erkrankungen, insbesondere Depressionen, aber auch an Angst- oder somatoformen Störungen leiden (→**B**). Bei 20–45 % der Patienten konnten organische Erkrankungen diagnostiziert werden. Bei bis zu 65% der Betroffenen wird von einer allergischen Diathese berichtet. Bei 30–60% der CFS-Patienten sind Überempfindlichkeitsreaktionen gegenüber Chemikalien beschrieben (chemically related chronic fatigue syndrome). Überlappungen mit dem Fibromyalgie-Syndrom (s. u.) kommen vor.

Pathogenese: Ätiologisch und pathophysiologisch wird dem CFS nach heutigem wissenschaftlichen Kenntnisstand ein multifaktorielles Geschehen zugrunde gelegt. Untersuchungen zur Pathogenese verfolgen in erster Linie infektiologische, immunologische und psychiatrische Ansätze.

Fibromyalgie-Syndrom (→**C**)

Historie: Das Beschwerdebild des Fibromyalgie-Syndroms wurde schon Mitte des letzten Jahrhunderts beschrieben. 1904 wurde es unter dem Begriff „Fibrositis" dem psychogenen Rheumatismus zugeordnet.

Definition: Im Zentrum des Fibromyalgie-Syndroms stehen, neben *nicht*-entzündungsbedingten Schmerzen in Muskeln und Gelenken, Schlafstörungen mit Morgensteifigkeit, Müdigkeit und eine allmählich zunehmende Erschöpfbarkeit. Ferner wird von Empfindungsstörungen, Kopfschmerzen, Konzentrationsstörungen, Angstzuständen oder depressiven Verstimmungen und Allergien berichtet.

Die von dem „American College of Rheumatology" (USA) 1990 festgelegten Kriterien fordern für diesen Symptomenkomplex chronische, weitgehend symmetrische, die obere und untere Körperhälfte einschließende, generalisierte Schmerzen sowie 11 von 18 festgelegten schmerzhaften Druckpunkten. Die Prävalenz in allgemeinmedizinischen Praxen wird mit ca. 2% angegeben.

Pathogenese: Die Ätiopathogenese des Fibromyalgie-Syndroms ist noch nicht geklärt. Der Beginn der Symptomatik soll häufig im Zusammenhang mit viralen Infekten oder Lifeevents stehen. Auch Veränderungen eines medikamentösen Behandlungsregimes wurden als Initialereignis beobachtet.

A. Symptome des Chronic-Fatigue-Syndroms (CFS)

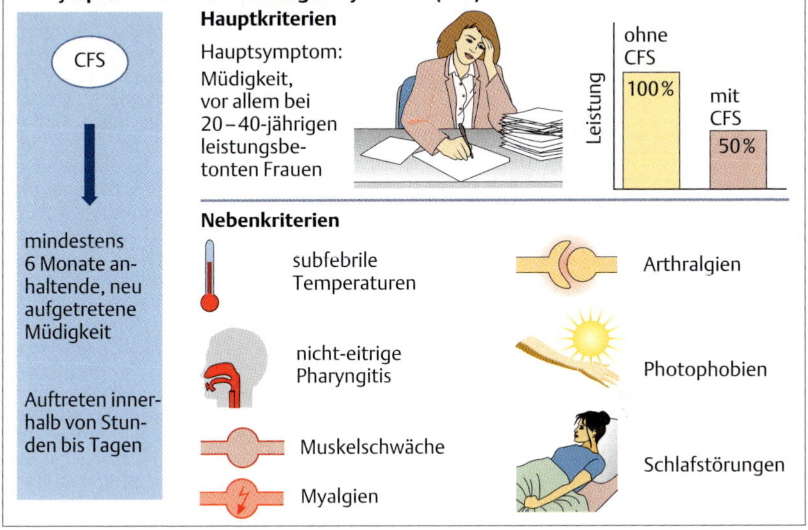

B. Weitere zusätzliche Beschwerden bei CFS-Patienten

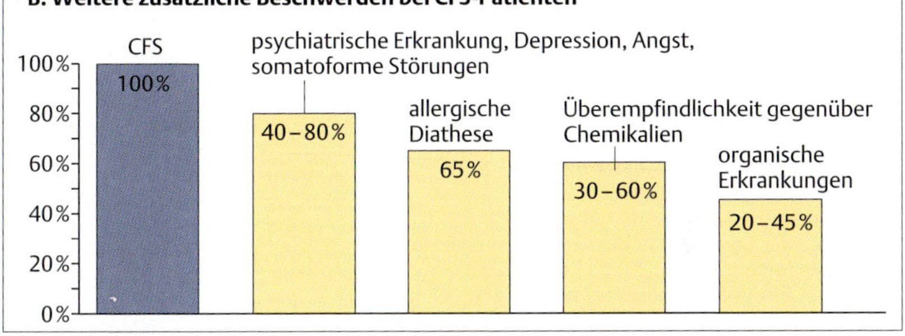

C. Fibromyalgie-Syndrom

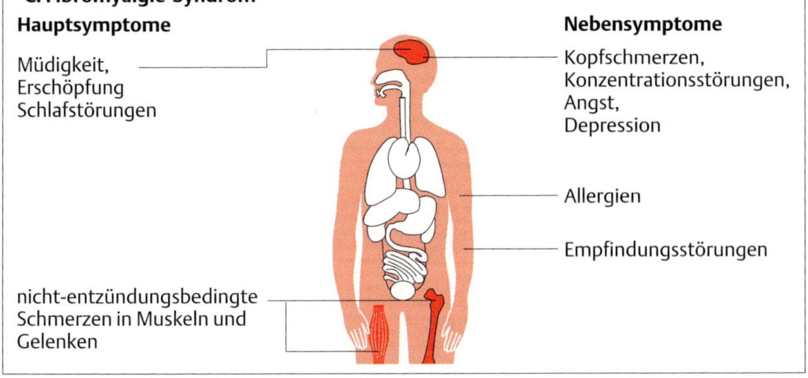

Umweltmedizinische Symptomkomplexe VI

Candidiasis-Hypersensitivity-Syndrom (CHS)

Historie: Das CHS beruht auf Beobachtungen, die der Klinische Ökologe Truss Ende der 70er-Jahre an wiederholt mit Antibiotika oder Corticosteroiden behandelten Patienten machte. Diese litten unter Gesundheitsstörungen, die Truss auf den Hefepilz Candida albicans zurückführte.

Definition (→**A**): Im Vordergrund der mit Hefepilzen der Spezies Candida in Verbindung gebrachten Beschwerdekomplexe stehen bei den umweltmedizinischen Symptomkomplexen (US) unklare Abdominalbeschwerden und rezidivierende Vaginalmykosen. Als typisches Candidose-Merkmal gilt in der Klinischen Ökologie der Heißhunger auf die Pilznahrung Zucker.

Die Bestätigung eines kausalen Zusammenhangs zwischen Beschwerdebild und pathologischem Candida-Befall ist nach Auffassung Klinischer Ökologen nur durch einen therapeutischen Behandlungsversuch möglich (Kohlenhydrat-arme Pilzdiät; Antimykotika). Einem quantitativen Candida-Nachweis im Stuhl wird eine untergeordnete Bedeutung beigemessen, da im Darm „Candida-Nester" postuliert werden, die womöglich zu falschnegativen Befunden führen könnten.

Pathogenese (→**B**): Pathophysiologische Grundlage des Syndroms sollen in Pilzreservoiren gebildete „Candida-Toxine" sein. Diese sollen das Immunsystem supprimieren. Von den Hefepilzen gebildete Proteasen und Lipasen sollen über eine Schädigung des Schleimhautepithels der systemischen Ausbreitung Vorschub leisten.

Anmerkung: Es ist bekannt, dass dem alleinigen Nachweis von Candida im Stuhl keine pathologische Bedeutung zukommt und dass bei (aus der Normalität herausragenden) Befunden von $> 10^6$ Keimen/g Stuhl mit entsprechenden Beschwerden eine möglicherweise bestehende Grunderkrankung ausgeschlossen werden muss. Kontrovers diskutiert wird hingegen, welcher Stellenwert kontrollierten Stuhlbefunden von $>10^{4-6}$ Keimen/g Stuhl ohne weitere Differenzierung der Erreger und deren spezifischer Pathogenitätsfaktoren bei (nach derzeitigem wissenschaftlichen Kenntnisstand) gesunden, immunkompetenten Personen zukommt.

Nahrungsmittelallergie (NMA)

Definition (→**C**): Im Bereich der US wird die NMA häufig im Sinne der Klinischen Ökologie als eine „Änderung der Reaktionsfähigkeit des Organismus in zeitlicher, qualitativer und quantitativer Hinsicht" verstanden. Funktionelle Störungen, Unverträglichkeiten, metabolische Störungen und pseudoallergische Reaktionen werden unter der NMA subsummiert. Der Begriff NMA wird häufig synonym verwendet mit dem Begriff Nahrungsmittelintoleranz oder Nahrungsmittelunverträglichkeit. Auf diese Weise wird Laien eine nicht der Realität entsprechende Häufigkeit des Auftretens einer NMA vorgespiegelt.

Echte Nahrungsmittelallergien kommen bei 1–5% der bundesdeutschen Bevölkerung vor, bevorzugt bei Atopikern. Sie werden am häufigsten durch pflanzliche Nahrungsmittel ausgelöst und treten bevorzugt in Form einer Typ-I-Allergie im oberen (orales Allergie-Syndrom) und unteren Gastrointestinaltrakt in Erscheinung.

Abgesehen von den versteckten Nahrungsmittelallergenen bereiten die NMA, die erst in Kombination mit anderen Faktoren auftreten, ein Problem (multifaktorielle NMA). 80–90% aller Patienten mit einer NMA gegen native Lebensmittel pflanzlicher Herkunft haben gleichzeitig eine Pollenallergie (Pollen-assoziierte NMA).

Diagnostik: Die prädiktive Genauigkeit positiver Hauttests wird als unter 50% liegend angegeben. Bei Atopikern wird von bis zu 65% falsch-positiven Hautreaktionen berichtet. Der serologische RAST-Test gilt als hoch spezifisch aber gering sensitiv (s. S. 158).

Die Schwierigkeit der NMA-Diagnostik (s. S. 248) insgesamt und die große Nachfrage einer verunsicherten Bevölkerung geben Raum für die Anwendung nicht-validierter Testmethoden, die zu wissenschaftlich noch nicht interpretierbaren Befunden führen. Umfassend angelegte IgG-Antikörper-Screening-Testsysteme bei vermuteter Nahrungsmittelunverträglichkeit enden nicht selten in einer extrem einseitigen Ernährung. Dies hat für den Patienten häufig neben somatischen auch psychosoziale (Isolation) Auswirkungen, die das Befinden negativ beeinflussen. Ein Circulus vitiosus beginnt (→**C**).

A. Candidiasis-Hypersensitivity-Syndrom (CHS)

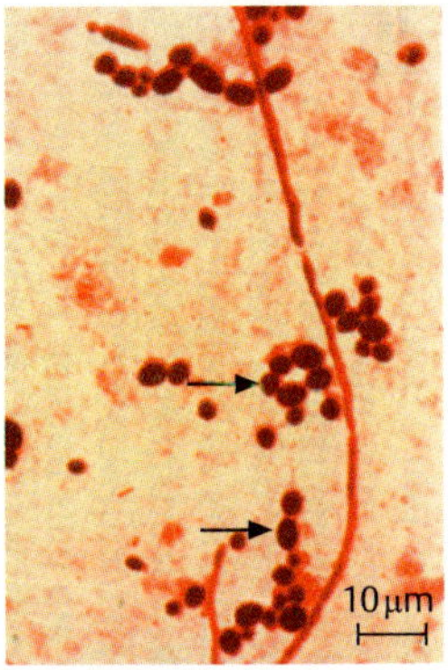

Candida albicans
Gramfärbung von Sputum

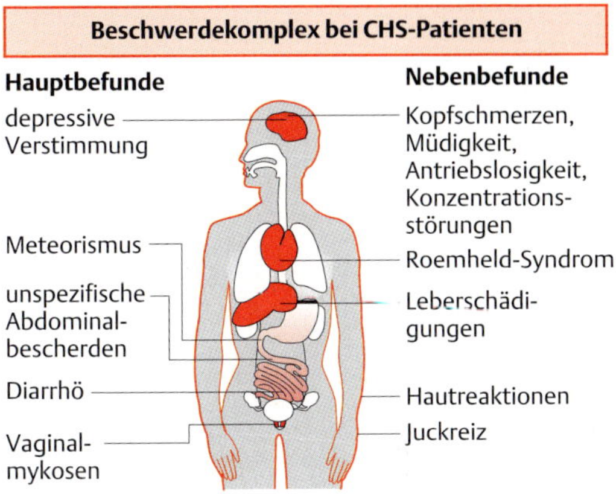

B. Klinisch-ökologische Vorstellungen zur Pathophysiologie des CHS

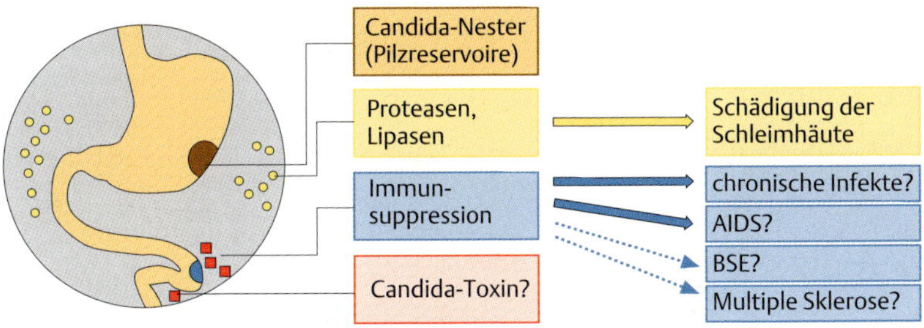

C. Nahrungsmittel-Allergie im Sinne der Klinischen Ökologie

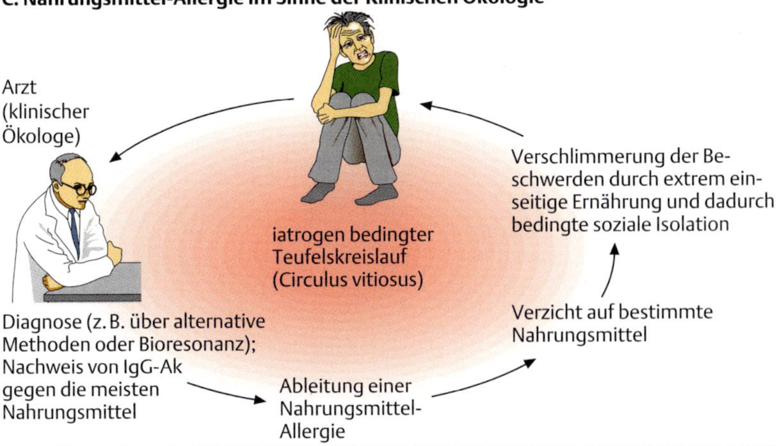

5

Therapie in der Umweltmedizin

Kausaltherapie in Schul- und Alternativmedizin

Unter Kausaltherapie (causa [lat.] = Ursache) wird die Behandlung der *Ursache* einer Krankheit verstanden – eine einfache und logische Forderung, die aber mehrere Fragen aufwirft. Gibt es wirklich nur eine einzige Ursache? Wie definiert sich Ursache? Die Antworten sind keineswegs so eindeutig.
Im Gegensatz zur Kausaltherapie steht die symptomatische Behandlung, worunter die Behandlung einer Krankheit nach den einzelnen *Erscheinungen*, also nicht nach der Ursache verstanden wird (→**A**).

Kausaltherapie in der Schulmedizin (→A)

Die Schulmedizin definiert Kausaltherapie als Behandlung einer Krankheit, die z. B. durch ein „von außen" in den Körper eingedrungenes Agens entsteht. Der Einsatz von spezifischen Therapeutika steht hier im Vordergrund. So werden z. B. Bakterien oder (Umwelt-)Gifte als auslösende Ursachen von Erkrankungen angesehen. Unter der schulmedizinischen Therapie wäre z. B. die Gabe eines Antibiotikums zu verstehen, das die eingedrungenen Bakterien tötet oder ein Antidot, das den Giftstoff neutralisiert. Dadurch wird zwar z. B. die Vermehrung der Bakterien unterbunden oder die Entstehung weiterer Schäden im Körper durch das Gift vermindert. Oft kann es aber durch diese Maßnahmen sogar zur weiteren Schwächung der körpereigenen Abwehr kommen.

Kausaltherapie in der Alternativmedizin (→B)

Die Naturheilkunde oder Alternativmedizin definiert Ursache anders. Auch sie kennt als Ursache der Erkrankung ein Agens „von außen". Für sie ist aber die Basis der Zustand des Körpers und seines Geistes, in oder auf dem sich die Krankheit ausbreiten kann. Unter diesem Aspekt ist auch die Anzahl der „Feinde von außen" nur von bedingtem Interesse. Der Therapieansatz liegt hier in der Konsolidierung der Eigenfunktionen des gesamten Organismus. Für die oben erwähnten Beispiele könnte dies z. B. bedeuten, das Immunsystem zu stärken. Hier geht man davon aus, dass ein voll funktionstüchtiges Immunsystem durch seine kurze Reaktionszeit und seine Omnipotenz in der Lage ist, z. B. jedes eindringende Bakterium oder (Umwelt-)Gift oder jede fehlprogrammierte Zelle, die vielleicht zum Karzinom wird, zu isolieren und zu eliminieren. Die Optimierung der Eigenfunktionen beinhaltet aber mehr als die Stärkung des Immunsystems. Wie diese Eigenfunktionen durch Medikamente oder andere Maßnahmen „von außen" zu stärken sind, darüber herrscht in der Naturheilkunde oft keine einheitliche Aussage. Vielmehr scheint es vom Wissen und Einfühlungsvermögen der Behandelnden abzuhängen, welche Methode bei welchem Patienten und welcher Erkrankung der Vorzug gegeben wird. Die Vergleichbarkeit leidet hier meist in erheblichem Maße.

Ursachenfindung in der Umweltmedizin (→C)

In der Umweltmedizin ist die Ursachenfindung oft noch schwieriger. Die Kompensationsfähigkeit des Körpers auf (Umwelt-) Schadstoffe ist oft (noch) nicht ausreichend bekannt. Wann tritt z. B. tatsächlich ein Schaden auf? In der alljährlich erscheinenden MAK- und BAT-Werteliste (s. S. 52) wird versucht, weitere Klarheit zu schaffen. Hier werden neue Ergebnisse über die Wirkungen relevanter (Schad-)Stoffe publiziert und evtl. neue Grenzwerte festgelegt. Dennoch: Wie sind z. B. Interaktionen von Schadstoffen zu beurteilen? Oder: Sind die evtl. aufgetretenen Schäden reversibel? Was geschieht bei einer erneuten Aufnahme des Schadstoffes auch nur in geringsten Mengen? Gibt es eine Art Sensibilisierung? Dies sind Fragen, die die Wissenschaft auch heute meist noch nicht beantworten kann.

Kausaltherapie durch (Schad-)Stoffmeidung (→D)

Ursachentherapie bedeutet nicht nur, die (Schad-)Stoffe aus dem Körper zu eliminieren. Aus schulmedizinischer Sicht wäre unter einer Ursachentherapie auch eine Schadstoffmeidung zu verstehen. Dies ist aber oft ein schwieriges Unterfangen, da der Mensch (unbewusst) ständig z. B. mit belasteter Luft, Wasser oder Lebensmitteln konfrontiert wird.

Fazit

Es ist nicht zu leugnen, dass beide Ursachendefinitionen – schul- und alternativmedizinische – und die sich daraus ergebenden Therapieansätze in der Auswirkung auf die Genesung des Patienten ihre Stärken und Schwächen haben. In der Umweltmedizin werden sich die Therapien häufig darauf beschränken müssen, nur Symptome zu lindern.

A. Kausale und symptomatische Therapie

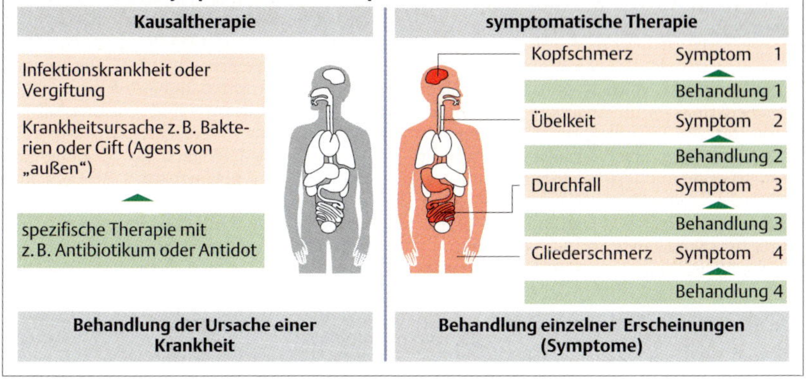

B. Kausaltherapie in der Alternativmedizin

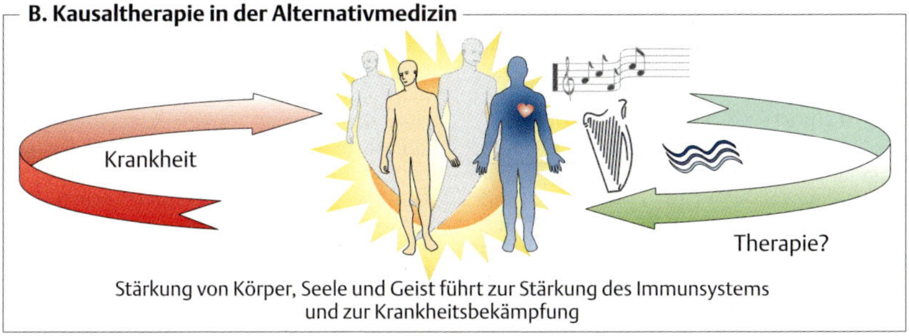

C. Schwierigkeiten der Ursachenfindung in der Umweltmedizin

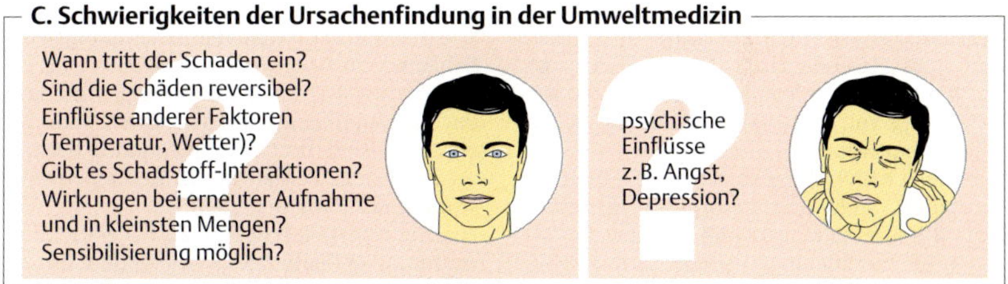

D. Kausaltherapie durch (Schad-)Stoffmeidung

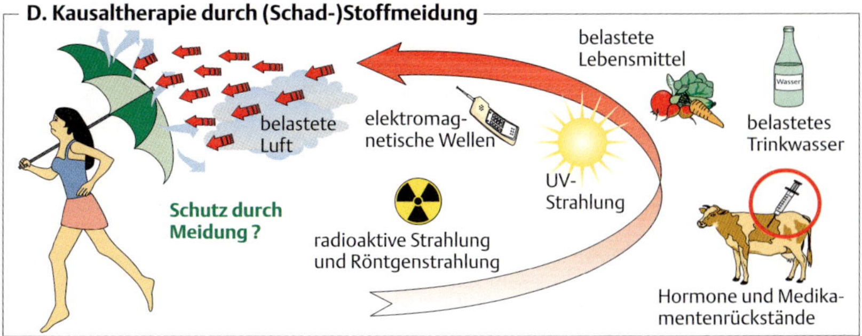

Grundlagen medikamentöser Therapie

Umwelteinflüsse werden in zunehmendem Maße als Ursache für Gesundheitsstörungen betrachtet. Die Toleranzgrenze und die Empfindlichkeit gegenüber Schadstoffen scheint beim Menschen unterschiedlich zu sein. Deshalb haben Umwelt- und Arbeitsmediziner große Schwierigkeiten, verbindliche Grenzwerte für schädigende Stoffe festzulegen.
Um die Schad- bzw. Giftwirkung von Umweltstoffen zu lindern, kann die Gabe von Medikamenten nötig werden.
Die Wirkung jeder Substanz ist abhängig von der Stoffart, der aufgenommenen Menge, der Dauer der Aufnahme und dem Gewicht der betreffenden Person (→**A**). Man unterscheidet zwischen einer *akuten* und einer *chronischen* Belastung bzw. Vergiftung.

Akute Vergiftungen

Die Diagnose einer akuten Vergiftung fällt im Allgemeinen leichter, da die äußeren Begleitumstände (z. B. Arbeitsplatz) und das Muster der Organschädigung oft deutliche Hinweise geben. Im Vordergrund der Therapie stehen hier zunächst die üblichen Maßnahmen zur Sicherung der *Vitalfunktionen*. Diese werden in der Schulmedizin als **ABC-Regel** bezeichnet, wobei *A* für *A*temwege freihalten, *B* für Beatmung und *C* für Circulation, also Kreislauf-stabilisierende Maßnahmen, steht (→**B**). Für die weitere Behandlung ist dann die Asservierung von Material zur toxikologischen Analyse notwendig.
Um die Schadwirkung so gering wie möglich zu halten, sollte die Resorption verringert (z. B. durch eine Magenspülung) und die Elimination beschleunigt werden (z. B. mittels forcierter Diurese).

Chronische Vergiftungen

Diese sind im Bereich der Umweltmedizin bedeutender als akute Vergiftungen bzw. Belastungen. Weil die Symptomatik oft unklar ist, ist auch die Diagnosestellung meist problematisch. Nicht selten werden solche Patienten nicht ernst genommen und ihre Beschwerden als psychosomatisch bedingt oder als nicht behandelbar abgestempelt (s. S. 222, 256). Selbst wenn der Verdacht auf eine chronische Schadwirkung besteht, ist es oft äußerst schwierig, die verursachende Noxe aufzufinden. Von zahlreichen Stoffen ist das Symptomenbild ihrer chronischen Schadwirkung nicht oder nur bruchstückhaft bekannt. Hinzu kommt, dass in der Regel mehrere Stoffe auf den Patienten einwirken. Die Interaktion von Schadstoffen und ihre Auswirkungen auf den Organismus sind wissenschaftlich (noch) zu wenig untersucht (→**C**).
Die Therapiebedürftigkeit zu beurteilen, ist sowohl für den behandelnden Arzt als auch für den Patienten schwierig. Dies soll an einem Beispiel verdeutlicht werden.
Beispiel: Ein Stadtbewohner ist mit erhöhten Werten von Ozon und Schwefeldioxid belastet. Außerdem raucht er, kauft sich für seine Wohnung öfter ein Möbelstück und hat gesundheitliche Probleme am Arbeitsplatz. Wenn dieser Patient über eine chronische Bronchitis klagt, kämen als mögliche Ursache mehrere Faktoren in Frage: Nicotin, Ozon oder Schwefeldioxid. Hat er Herzbeschwerden, könnte Ozon oder auch eine psychosomatische Störung die Ursache sein. Fühlt er zusätzlich eine starke Antriebslosigkeit, könnte dies von der Formaldehydbelastung neu erworbener Möbel kommen oder ebenfalls psychosomatisch begründet sein (→**D**).

Therapeutische Ansätze

Für den größten Teil der chronisch schädigenden Umweltstoffe fehlen im Krankheitsfall (noch) wissenschaftlich anerkannte, medikamentöse Therapien. Häufig wird auf das weite Spektrum der alternativen Behandlungsmöglichkeiten zurückgegriffen (s. S. 280). Dies geschieht umso mehr, als die Nebenwirkungen der schulmedizinischen Therapien zum Teil erheblich sind, und ihre Anwendung deshalb oft in keinem Verhältnis zur Befindlichkeitsstörung der Patienten steht.
Für die Substanzgruppen der Chelatbildner, Antidota, Radikalfänger sowie andere Einzelsubstanzen (s. S. 240, 242) konnte eine spezifische Wirksamkeit nachgewiesen werden. Die Gabe von bestimmten Vitaminen und Spurenelementen bei Umweltbelasteten scheint einen positiven Effekt zu haben, ebenso wie der Versuch, das Immunsystem Betroffener zu stabilisieren.

A. Schad- bzw. Giftwirkung einer Substanz in der Umwelt

$$\text{Dosisrate (Schad- bzw. Giftwirkung)} = \frac{\text{Stoffart} \cdot \text{Menge}}{\text{Zeitraum der Exposition} \cdot \text{Gewicht des Individuums}} \quad \left[\frac{\text{mg}}{\text{Tag} \cdot \text{kg KG}}\right]$$

B. ABC-Regel bei Vergiftungen

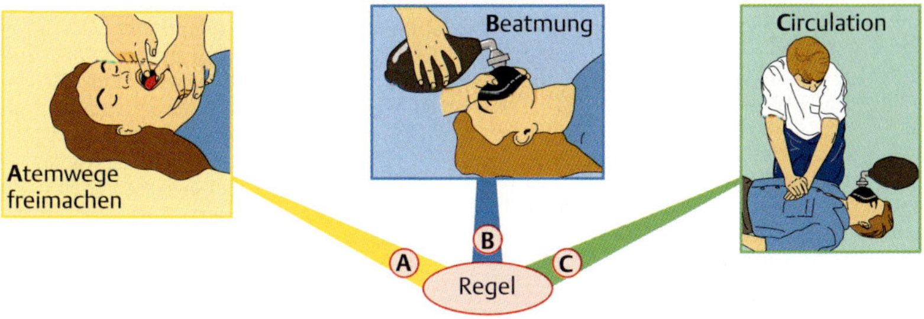

C. Interaktionen von Umweltschadstoffen beim Menschen

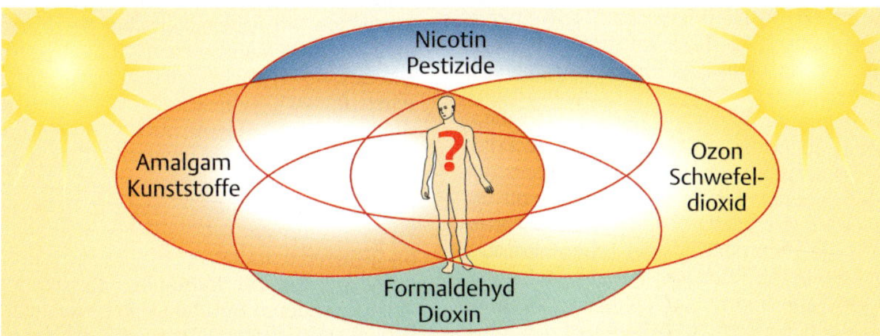

D. Ursachen von gesundheitlichen Beschwerden

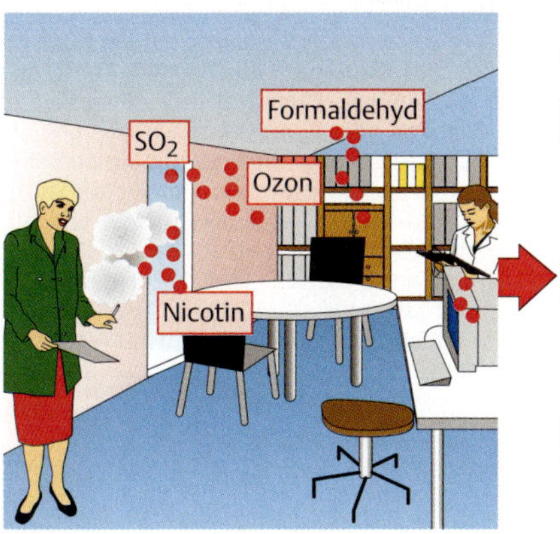

gesundheitliche Beschwerden und mögliche Auslöser

Antriebslosigkeit

z. B. durch Formaldehyd oder psychosomatisch bedingt

Herzbeschwerden

z. B. durch Ozon oder psychosomatisch bedingt

Bronchitis (Husten)

z. B. durch SO_2, Nicotin, Ozon

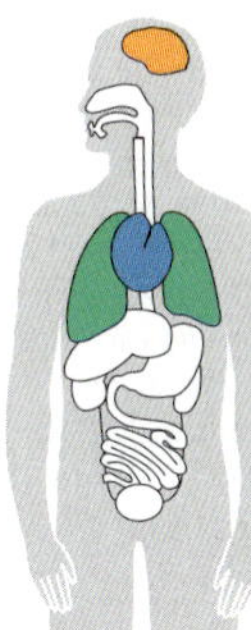

Antidota I: Chelatbildner

DMPS (Dimercaptopropansulfonsäure)

DMPS wird bei Schwermetallintoxikationen eingesetzt (→**A**). Es bindet Metalle an seine Sulfhydrylgruppen, wodurch eine renale Ausscheidung möglich wird. Folgende Metalle können durch DMPS mobilisiert werden: Antimon (Sb), Arsen (As), Blei (Pb), Cadmium (Cd), Chrom (Cr), Eisen (Fe), Kobalt (Co), Kupfer (Cu), Quecksilber (Hg) und Zink (Zn). Einige umweltrelevante Metalle und die durch sie ausgelösten Leitsymptome werden im Folgenden spezifiziert (→**B**):

As: Beim Menschen kann es zu einer Anreicherung mit As über die Nahrungskette aus Bodenkontaminationen (Altlasten) kommen (s. S. 78). Leitsymptome der chronischen As-Toxizität sind Hautnekrosen und typische Mees-Streifen.

Cd: Es ist vermehrt in den Emissionen von Müllverbrennungsanlagen und in Nahrungsmitteln wie Krustentieren und Schweinenieren enthalten (s. S. 82). Eine chronische Schädigung beim Menschen mit Cd tritt zuerst in den Nieren auf.

Cu: Die chronische Vergiftung mit Cu ist heute selten. Als Aufnahmequelle gelten Lötstellen von Trinkwasserrohren und Küchenutensilien (s. S. 84). Eine Vergiftung äußert sich oft unspezifisch mit Übelkeit, Reizung der Schleimhäute, Polyneuropathie oder Lebernekrose.

Hg: Zu einer erhöhten Hg-Aufnahme kann es durch Zahnfüllungen (Amalgam) kommen (s. S. 88, 224). Weniger bekannt ist die starke Belastung durch Emissionen von Müllverbrennungsanlagen und von Lebensmitteln wie Fisch und Pilzen. Bei einer Vergiftung mit Hg steht die ZNS-Symptomatik mit feinschlägigem Tremor und Polyneuropathie im Vordergrund.

Für DMPS sind schwer wiegende Nebenwirkungen beschrieben, wie Fieber, allergische Reaktionen, Erythema exsudativa multiforme, Anstieg der Transaminasen bis hin zum Herzkreislaufversagen (→**C**). Für den Einsatz von DMPS muss daher eine strenge Indikationsstellung gefordert werden. Keinesfalls sollte es nur zum Nachweis einer Schwermetallbelastung Verwendung finden. Die Anwendung sollte nur bei Intoxikationen und unter kontrollierten, stationären Bedingungen erfolgen (→**C**).

DMSA (Dimercaptobernsteinsäure)

DMSA wird wie DMPS bei Schwermetallvergiftungen eingesetzt (→**A**).

D-Penicillamin

Anwendung findet diese Substanz vorrangig als Antirheumatikum. Weitere Indikationen stellen Schwermetallvergiftungen mit Blei, Zink, Quecksilber und Kupfer dar. Aus diesem Grund ist D-Penicillamin auch bei der Erkrankung der Kupferspeicherkrankheit (Morbus Wilson) ins therapeutische Konzept mit eingebunden. Bei dieser Krankheit wird, aufgrund eines genetischen Defekts, Kupfer vermindert über die Leber ausgeschieden und in den Geweben abgelagert.

Umweltmedizinisch relevant war bisher die Belastung mit Blei durch den KFZ-Verkehr. Durch die Einführung des Katalysators unter Verwendung von bleifreiem Benzin ist die Belastung mit Blei jedoch drastisch zurückgegangen. Vergiftungen treten nur noch durch Exposition am Arbeitsplatz, bei der Herstellung von Farben und verschiedenen Legierungen auf. Ein typisches Zeichen einer chronischen Bleivergiftung ist die Verfärbung der Gingiva (Bleisaum, →**B**). Häufig leiden diese Patienten unter einer unspezifischen Hypertonie.

Auch bei D-Penicillamin sind die Nebenwirkungen zahlreich (→**C**): z. B. akute Überempfindlichkeitsreaktionen, Störung der Hämatopoese bis hin zur Immunkomplexnephritis. Wie die anderen Antidota sollte also auch D-Penicillamin nur bei lebensbedrohlichen Vergiftungen zum Einsatz kommen.

Natriumthiosulfat ($Na_2S_2O_3$)

$Na_2S_2O_3$ findet Anwendung bei Vergiftungen, z. B. mit Blausäuren aus Auspuffgasen, Nitroverbindungen, chemischen Grundstoffen wie Cyaniden oder Kampfstoffen wie S- Lost und L-Lost. Eine Kontamination mit diesen Stoffen ist aber mehr im Zusammenhang mit Störfällen und weniger im Rahmen einer allgemeinen Umweltbelastung zu sehen.

$Na_2S_2O_3$ ist toxisch. Eine Kreuzreaktion bei Sulfitüberempfindlichkeit ist gegeben (→**C**). Vorsicht ist auch bei Patienten mit Asthma geboten.

A. Indikationen wichtiger Antidota

Antidota		Indikationen
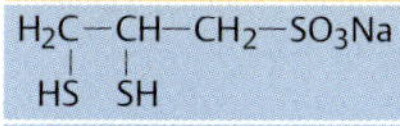	DMPS	Metallvergiftungen: As, Pb, Cd, Cu, Hg, Sb, Zn
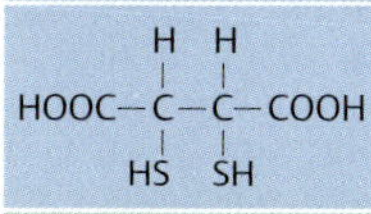	DMSA	Metallvergiftungen: As, Pb, Cu, Hg
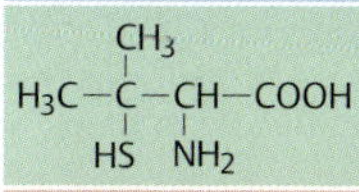	D-Penicillamin	Antirheumatikum, Metallvergiftungen: Pb, Cu
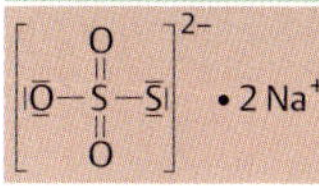	$Na_2S_2O_3$	Blausäuren, Nitrovergiftungen, chemische Kampfstoffe

B. Zielorgane chronischer Schwermetallvergiftungen

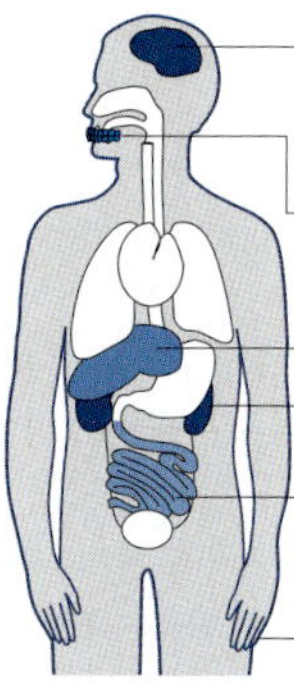

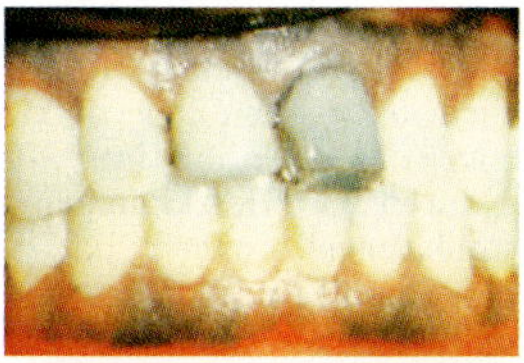

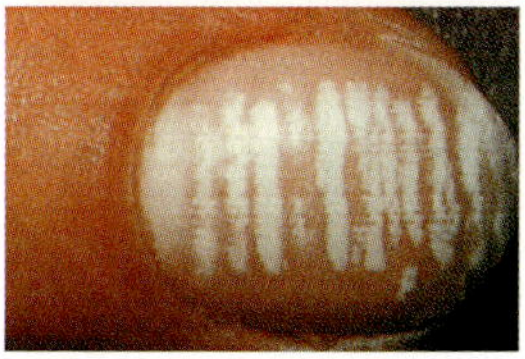

C. Unerwünschte Wirkungen wichtiger Antidota

DMPS	Schüttelfrost, allergische Hauterscheinungen, Erythema exs. multif., Steven-Johnson-Syndrom, Transaminasen ↑↑, kardiovaskuläre Reaktion
Penicillamin	Nephrotoxisch Übelkeit, Geschmacksverlust, Schweißausbruch, akute Überempfindlichkeitsreaktion, Agranulozytose
$Na_2S_2O_3$	Cave bei Sulfitüberempfindlichkeit, Bereithaltung eines Cortisonpräparates als Antidot; Brechreiz, Durchfall, Asthmaanfall Bewusstseinsstörung, Schock

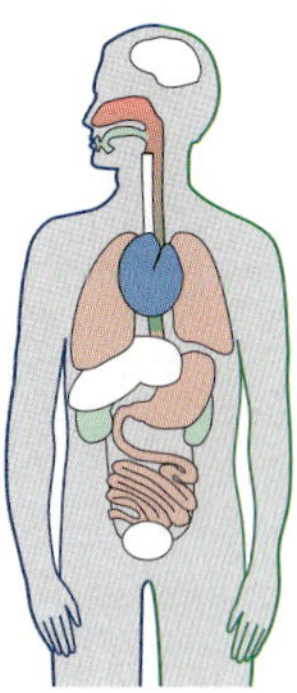

Antidota II und andere Medikationen

Antidota II (→A, B)

Toluidinblau: Toluidinblau wird bei akuten Vergiftungen mit Methämoglobinbildnern wie Nitraten und Nitriten eingesetzt. Diese können im Trinkwasser, aber auch in Fisch und Wurstwaren enthalten sein. Säuglinge und ältere Menschen sind bei erhöhter Nitrit-/Nitrataufnahme besonders gefährdet (s. S. 100). Als Hauptsymptome treten flache Atmung und Zyanose auf. Toluidinblau ist arm an Nebenwirkungen, allergische Reaktionen kommen aber vor.

Disulfiram: Hauptanwendungsbereiche von Disulfiram sind der Alkoholentzug und die Nickel-(Ni-)Vergiftung. Ni kommt z. B. vermehrt in Nahrungsmitteln, in Auspuffgasen und Zigarettenrauch vor. Die chronische Toxizität von Ni ist gekennzeichnet durch das Auftreten von Allergien (z. B. durch Ni-haltigen Schmuck) oder Asthma bronchiale (s. S. 86). Bei koronarer Herzkrankheit, zerebralen Durchblutungsstörungen und Thyreotoxikose ist Disulfiram kontraindiziert.

Atropin: Das Anticholinergikum Atropin ist der Wirkstoff der Tollkirsche (→**C**). Es findet häufig Anwendung in der Anästhesie, Intensivmedizin und bei Phosphorsäureestervergiftungen, z. B. mit Schädlingsbekämpfungsmitteln (s. S. 98). Leitsymptome einer Intoxikation, z. B. mit E 605, sind erhöhter Speichelfluss, Erbrechen, Miosis, Tachykardie und faszikuläre Muskelzuckungen. Die Atropin-Dosis muss an die Vagussymptomatik, die der Patient entwickelt, angepasst werden.

Antioxidanzien

Diese Substanzen neutralisieren freie Radikale, die durch Oxidation Zell- und Enzymsysteme schädigen können. Antioxidanzien wie Vitamin C, E und A oder Glutathion stellen somit einen Zellschutz dar. Eine Einnahme als Prophylaxe, z. B. vor verstärkter Sonneneinstrahlung (und eventuell auftretenden Hautschäden), kann deshalb sinnvoll sein.

Andere Medikationen

Asthmatherapie: Die hohe Umweltbelastung mit Schwefeldioxid (SO_2) führt, gerade bei Kindern, zum manchmal dramatischen Krankheitsbild des Pseudokrupp und Asthma. SO_2 entsteht bei der Verbrennung von Kohle, Heizöl und Treibstoff (s. S. 90). Therapiert wird (schulmedizinisch) mit Glucocorticoiden, Sympathomimetika und Theophyllin. In der Dauermedikation weicht man heute oft auf alternative Behandlungsformen aus (s. S. 278).

Immunstimulation: Zur Stärkung des Immunsystems können Echinacea- und Mistelpräparate eingesetzt werden (→**D**). Man geht davon aus, dass ein intaktes Immunsystem mögliche Noxen daran hindert, ihre schädigende Wirkung in vollem Umfang zu entfalten. Die deutliche Zunahme von Allergien wird u. a. auf eine Immunstörung der Betroffenen zurückgeführt.

Allerdings kann die Immunlage des Organismus auch allein durch z. B. Sport, Sauna, richtige Ernährung oder eine positive Lebenseinstellung (s. auch alternative Therapien, S. 266) verbessert werden. Als weitere Maßnahme wird oft die Einnahme von Spurenelementen, z. B. Selen- und/oder Zinkpräparate, empfohlen.

Alternative Medikationen

Die Alternativmedizin hat eine Fülle von Medikamenten und Behandlungsmethoden zu bieten (s. S. 266, 280). Nicht alle sind gleichermaßen valide, und manche Wirkung scheint eher spekulativ zu sein. So finden z. B. tibetische Heilpflanzenrezepturen bei der Pharmazie zunehmendes Interesse, da sie sogar bei Strahlengeschädigten in Tschernobyl mit Erfolg eingesetzt worden sein sollen.

Expositionsstopp-/minderung (→E)

Für gesundheitliche Störungen durch zahlreiche problematische Umweltstoffe, wie z. B. Formaldehyd, Ozon oder elektromagnetische Strahlung und Lärm, gibt es keine wissenschaftlich anerkannte, medikamentöse Therapie. Die einzige Möglichkeit, eine weitere Schädigung des Organismus zu verhindern, bestünde im Expositionsstopp. Diesen umzusetzen, ist aber oft nicht möglich. Einfache Lösungen, wie z. B. Ohrstöpsel bei Lärm, bieten sich nur selten an.

Wirtschaft und Technik sind hier gleichermaßen gefordert, neue Wege zur Minimierung von Umweltbelastungen einzuschlagen.

A. Häufig angewandte Antidota

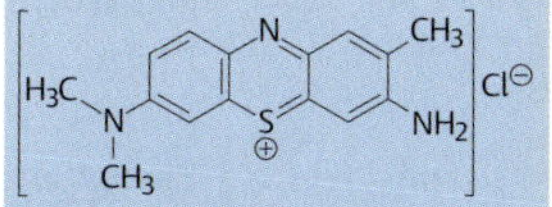

Toluidinblau O

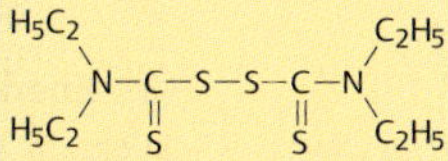

Disulfiram

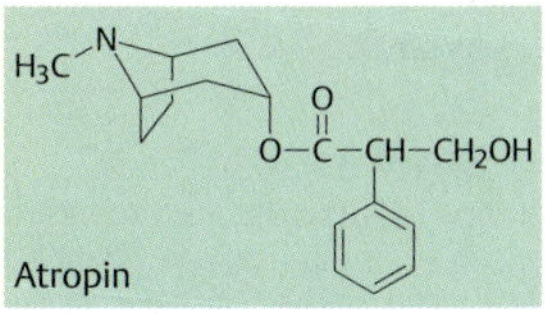

Atropin

B. Anwendungen und Nebenwirkungen von Antidota

Anwendungsbeispiele

Toluidinblau O	bei Nitratvergiftung; Vergiftungssymptome: flache Atmung, Zyanose
Disulfiram	bei Nickelvergiftung; Vergiftungssymptome: Hautallergie, Asthma bronchiale
Atropin	bei Phosphorsäurevergiftung; Vergiftungssymptome: Erbrechen, Speichelfluss, Miosis, Tachykardie, fasz. Muskelzuckungen

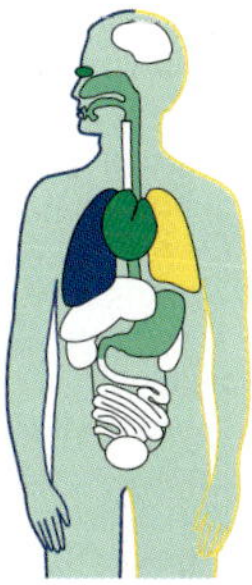

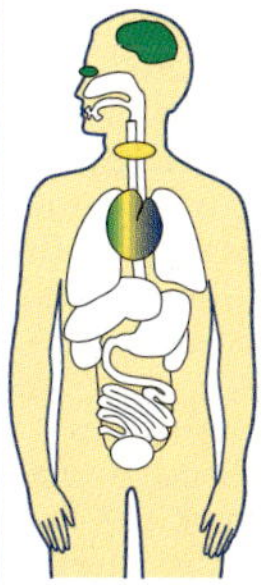

Nebenwirkungen

Toluidinblau O	Allergie, Blutdruckabfall, Blaufärbung der Haut
Disulfiram	kontraindiziert bei koronarer Herzkrankheit, zerebraler Durchblutungsstörung, Thyreotoxikose; Disulfiram führt zu Alkoholunverträglichkeit
Atropin	Herzfrequenz ↓, Mydriasis, Vagus

C. Tollkirsche

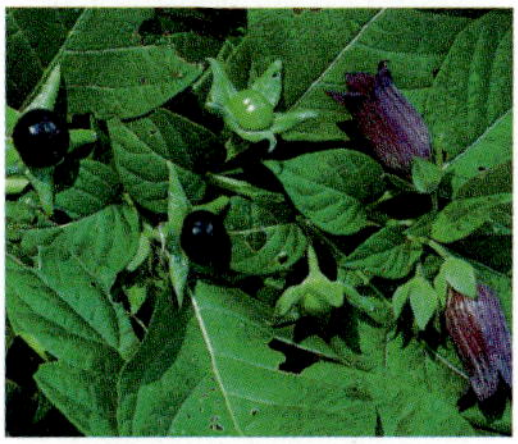

Atropa belladonna

D. Präparate zur Immunsystemstimulation

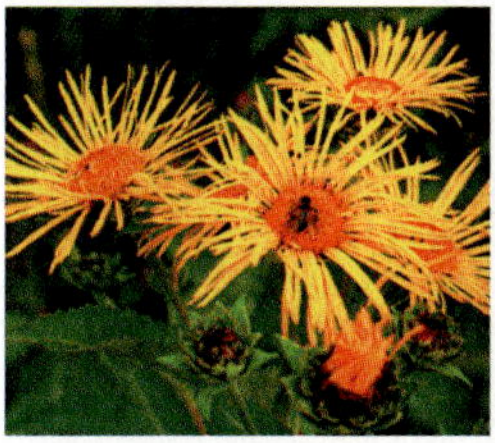

Sonnenhut (*Ecchinacea sp.*)

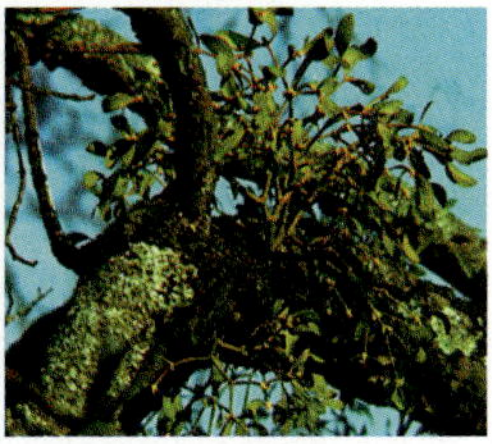

Mistel (*Viscum album*)

E. Expositionsstopp

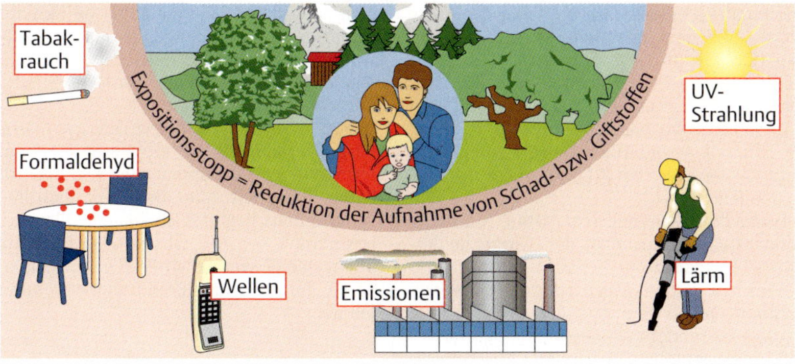
Tabakrauch
UV-Strahlung
Formaldehyd
Expositionsstopp = Reduktion der Aufnahme von Schad- bzw. Giftstoffen
Wellen
Emissionen
Lärm

Allergien I: Grundlagen und Ursachen

Grundlagen

Allergie bedeutet „anders reagieren" (allos [griech.] = anders; ergon [griech.] = Tätigkeit). Der Körper schützt sich gegen das Eindringen von Fremdstoffen (z. B. Allergene) durch Bildung von Abwehrstoffen (z. B. Antikörper).
Dringt ein Allergen in den Körper ein, koppelt es zunächst an TH2-Lymphozyten, die dann Immunbotenstoffe produzieren. Angeregt von den TH2-Lymphozyten, produzieren die B-Lymphozyten Immunglobulin E (IgE). IgE aktiviert die Mastzellen und Granulozyten, die u. a. Histamin ausschütten. Histamin verteilt sich im Körper und bindet an bestimmte Rezeptoren im Gewebe. Die Folge ist eine allergische Entzündungsreaktion (→**A**).
Allergien vom *Soforttyp* vollziehen sich in wenigen Minuten, Allergien vom *Spättyp* erst nach Stunden oder Tagen. Aufgrund der Pathomechanismen unterteilt man die allergischen Reaktionen in vier Gruppen (→**B**): Bei den Allergien vom *Typ I-III* sind im Serum des Patienten Antikörper gegen die auslösende Substanz nachweisbar, bei den *Typ IV*-Allergien bestehen zelluläre Abwehrreaktionen von Lymphozyten gegen die entsprechenden Allergene. Voraussetzung für das Entstehen einer Allergie ist, dass bereits früher ein Kontakt mit dem Allergen stattgefunden hat.
Beispiel Kuhmilchunverträglichkeit: Die kurzfristige Gabe von Kuhmilch an Säuglinge kann dazu führen, dass das Immunsystem des Säuglings (wie bei einer Impfung) Antikörper gegen Kuhmilcheiweiß bildet. Wird die nächsten 5–6 Monate voll gestillt, wirkt die nächste Flasche mit Kuhmilch wie eine Wiederauffrischung mit einem starken Anstieg der Antikörper und dem Ausbruch der allergischen Reaktion, z. B. als Neurodermitis.
Häufigkeit: In Deutschland leiden 25 Mio. Menschen an Allergien, jeder 7. hat Heuschnupfen, 5 Mio. haben Neurodermitis, jedes 10. Kind ist Asthmatiker. Diese Krankheiten nehmen vor allem bei Kindern in Europa und Australien zu (→**C**).
Die meisten Allergene (ca. 20 000 sind bekannt) stammen nicht aus der „Giftküche der Chemie", sondern sind Moleküle in Naturprodukten wie Pollen, Milch oder Getreide. Sie gehören keiner einheitlichen chemischen Gruppe an, sondern können aus Kohlenhydraten oder Proteinen bestehen. Theoretisch kann jede Substanz Allergien auslösen. Die größte allergene Potenz haben aber Proteine (z. B. in Pollen, Wolle).

Ursachen

Allergien sind keine „typische Zivilisationskrankheit". Schon in der Antike berichtete Hippokrates über Fälle von Kuhmilchunverträglichkeit. Die Entstehung von Allergien ist noch nicht restlos geklärt. Die meisten Theorien gehen von einer Kombination mehrerer Ursachen aus:
Umwelt: Ob die vermehrte Luftverschmutzung (z. B. Autoabgase), Belastung von Wohnräumen (z. B. Formaldehyd) oder anderen chemischen Stoffen (130 000 sind allein in der EU im Handel) in Haushalt und Beruf für die Zunahme von Allergien verantwortlich ist, wird von Wissenschaftlern unterschiedlich beurteilt.
Lebensgewohnheiten: Hygiene und Versorgung des Menschen haben sich in den letzten 200 Jahren stark verändert. Viele Krankheiten, wie Parasitenbefall z. B. durch Würmer, sind selten geworden. Damit haben auch – die der Allergie sehr ähnlichen – Immunreaktionen gegen Parasiten abgenommen. Manche Forscher vermuten daher, die Allergie könnte auf eine Art „Langeweile" des Immunsystems zurückzuführen sein. Für diese Hypothese spricht auch eine Studie, die einen geringeren Anteil an allergischen Reaktionen bei Kindern in Halle (hohe Luftverschmutzung!) gegenüber Münchner Kindern festgestellt hat; der Anteil der Infektionskrankheiten war dagegen in Halle größer (→**D**). Infektionen im Kindesalter können also offensichtlich ebenso wie Impfungen das Allergierisiko vermindern.
Psyche: Häufiger Stress in Familie oder Beruf und Depressionen stehen im Verdacht, Allergien auszulösen. Eine allergische Reaktion kann sogar ohne Allergenkontakt ausgelöst werden: z. B. kann ein Heuschnupfenkranker bereits auf das Bild einer blühenden Wiese mit Symptomen reagieren.
Genetik (→**E**): Nur die Disposition zur Allergie wird vererbt, nicht aber die spezielle Allergieform wie Heuschnupfen oder Asthma. Sind beide Elternteile Allergiker (mit denselben Symptomen), liegt das Risiko, eine Allergie zu bekommen, bei 70%. Ob sie tatsächlich ausbricht, hängt von vielen Einflüssen, wie z. B. Stress, Infekten und Ernährungsgewohnheiten ab.

A. Mechanismus der Allergie-Entstehung am Beispiel einer Neurodermitis

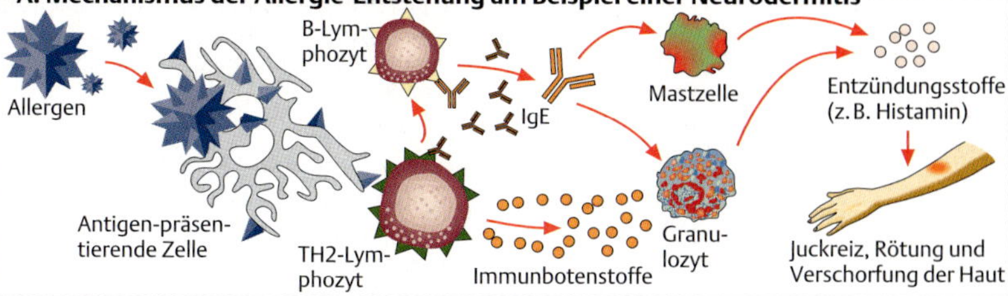

B. Allergische Reaktionstypen

Typ	Immunreaktion	Reaktionszeit	Klinische Ausprägung
I	IgE	sofort	z. B. Anaphylaxie
II	IgG, IgM	Stunden bis Tage	z. B. hämolytische Anämie
III	IgG, IgM	6–8 Stunden	z. B. allergische Vaskulitis
IV	T-Lymphozyten	24–72 Stunden	z. B. Kontaktekzem

C. Zunahme der Häufigkeit von Allergien bei Kindern

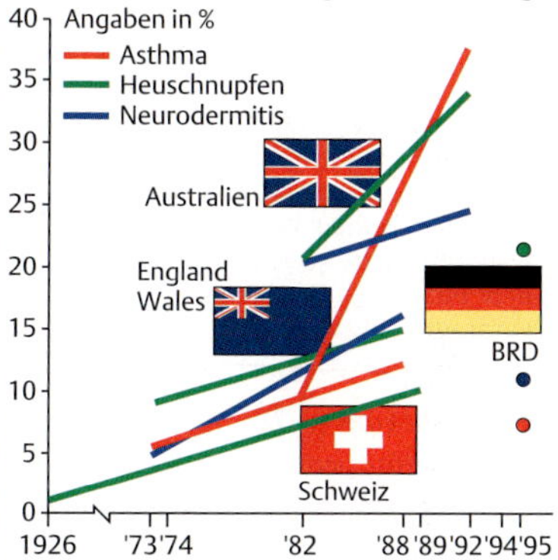

Australien (Sydney)
Der Anteil Asthmakranker erhöht sich bei 8–10-jährigen Kindern innerhalb von zehn Jahren von 9,1 auf 37,7%

Großbritannien (Wales)
Erkrankungsraten bei 12-jährigen Schülern in Wales zwischen 1973 und 1988

Schweiz (Zürich)
Die Uniklinik errechnete für 1989: 10% der 6–15-jährigen leiden an Heuschnupfen; 1926 waren es 1,2%

Deutschland (Münster)
Im Rahmen der ISAAC-Studie (1994/95) wurden mehr als 3700 Schüler (7.–9. Klasse) befragt

D. „Schmuddelkinder"-Hypothese

Lebensgewohnheiten als Ursache für Allergien und Infektionskrankheiten im Ost-West-Vergleich

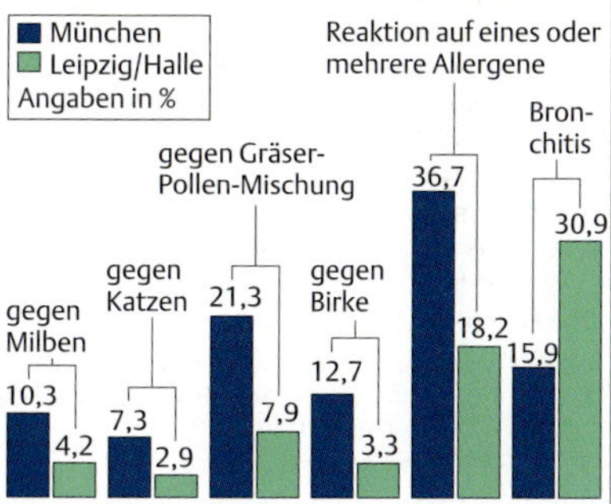

E. Disposition zur Allergie

Zusammenhang von Allergierisiko und Familiengeschichte bei Neugeborenen

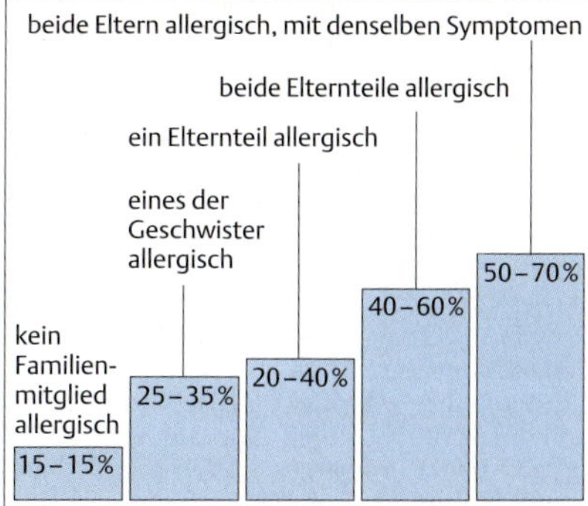

Allergien II

Pollenallergie („Heuschnupfen")

Diese wird ausgelöst durch Pollen von Bäumen, Sträuchern, Gräsern usw., die in Größe (0,005–0,030 mm), Gewicht (ca. 0,5 µg) und Form variieren können (→**A**). Von Januar bis Oktober (→**B**) fliegen Pollen hunderte Kilometer weit (max. Flughöhe 2000 m). Ab ca. 20 Pollen/m³ Luft kann der Mensch allergisch reagieren (→**B**). Unter Pollenallergien leiden ca. 50 % der Allergiker.

Maßnahmen:

1. Meiden des Allergens: Meiden von Wiesen und Feldern; nur spät abends lüften; Fenster nachts schließen (höchste Pollenkonzentration gegen 5 Uhr früh); täglich Pollen von z. B. Teppichen saugen (Mikrofilter); Autos mit Pollenfiltern ausstatten; abends die Haare waschen; in der Zeit des stärksten Pollenfluges in Gegenden ohne Pollen verreisen. Vorsicht beim Einsatz von Naturheilmitteln: Kamilledampfbäder und harmlose Naturprodukte wie Propolis (Bienenkittharz) in Kosmetika können u.U. heftige allergische Reaktionen auslösen.
2. Medikamente (s. S. 254).

Hausstauballergie

Im Hausstaub können mikroskopisch kleine Milben leben (→**C**), deren Kot (als Feinstaub eingeatmet) beim Menschen allergische Reaktionen auslösen kann (→**D**). Milben sind 0,1–0,3 mm groß und gehören zur Gattung der Spinnentiere (Arachnida). Die Hausstaubmilbe lebt (Lebensdauer 2–4 Monate) z. B. in Matratzen und Federbetten (ca. 4000 Milben/g Bettstaub), ernährt sich u. a. von Hautschuppen und bevorzugt Temperaturen von 20–30 °C bei 65–80% Luftfeuchtigkeit. Ein Erwachsener schilfert 1,5 g Haut pro Tag ab – Nahrung für 1 Mio. Milben. Die Milbenwachstumsgrenze liegt bei 1200 m (Hochgebirge). Auf Milbenkot reagieren ca. 25 % der Allergiker.

Maßnahmen:

1. Der Hausstaubmilbe den Lebensraum entziehen: Zimmer und Betten (ohne Federn) oft und gründlich lüften; Bettwäsche wöchentlich wechseln und bei 60 °C waschen; Schlafanzüge verhindern, dass Hautschuppen direkt ins Bett gelangen; Staubfänger wie offene Regale, Vorhänge, Teppichböden (durch Parkett ersetzen) und Raufasertapeten entfernen; nicht selbst Staub saugen (Mikrofilter); Encasings (Allergen-undurchlässige Hüllen für Betten) verwenden.
2. Strahlungsheizungen (z. B. Grundöfen) bevorzugen.
3. Medikamente (s. S. 254).

Insektenstichallergie (→D)

Ausgelöst durch Stiche z. B. von Bienen und Wespen, kann es, besonders bei Menschen mit Herz-Kreislauf-Beschwerden, zu allergischen Reaktionen kommen. In den USA sterben ca. 50 Menschen pro Jahr an Insektenstichen.

Maßnahmen:

1. Stiche vermeiden! Nach einem Stich vorsichtig den Stachel aus der Haut kratzen, nicht herausziehen, da sonst noch vorhandenes Gift in die Haut gedrückt wird; in Begleitung einen Arzt aufsuchen. Notfallapotheke und Allergiepass stets mit sich tragen.
2. Vorbeugung: Picknicks (Nahrungsmittelgeruch lockt Insekten an), schweißtreibende Arbeiten und Sport im Freien, weite, fliegende Kleidung in grellen Farben und anlockende Gerüche (Parfüm, Haarspray usw.) vermeiden; auf Wiesen nie barfuß gehen; Mülleimer, Obstbäume, usw. meiden; nicht nach Insekten schlagen; an Fenstern und Türen Fliegengitter anbringen.
3. Medikamente (s. S. 254).

Tierhaarallergie (→D)

Auslöser hierfür sind nicht die Tierhaare, sondern Hautschuppen bzw. Körpersekrete (z. B. Speichel, Tränenflüssigkeit) von z. B. Katze, Kaninchen, Hamster oder Vögel. Diese Stoffe haften an Tierhaaren oder schweben z. T. über Monate als Feinstaub in der Luft. Die Reizschwelle zur Auslösung der Allergie ist niedrig (oft reicht der Kontakt mit einem Tierhalter), das Erkrankungsrisiko hingegen hoch (ca. 20% der Tierhalter erkranken). Landen Tierhaarallergene auf den Schleimhäuten des Menschen kann es zur Auslösung von typischen allergischen Reaktionen kommen (→**F**). Auf Tierepithelien reagieren ca. 20 % der Allergiker.

Maßnahmen:

1. Kontakt mit dem Tier auf ein Minimum beschränken; Schlafzimmer tierfrei halten; täglich saugen (Staubsauger mit Mikrofilter).
2. Meistens hilft nur, sich von dem betreffenden Tier zu trennen.
3. Vorsicht im Zoo und Zirkus.
4. Medikamente (s. S. 254).

A. Beispiele für Pollen unter dem Elektronenmikroskop (coloriert)

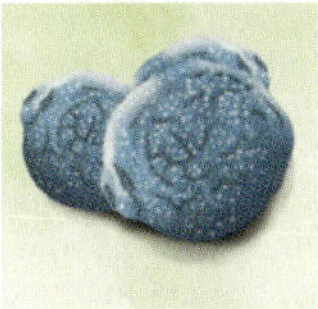
Birke

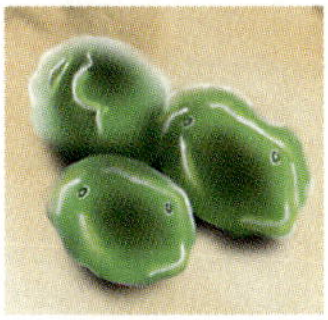
Hainbuche

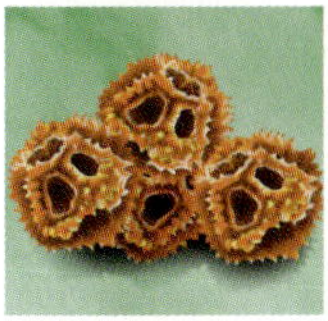
Löwenzahn

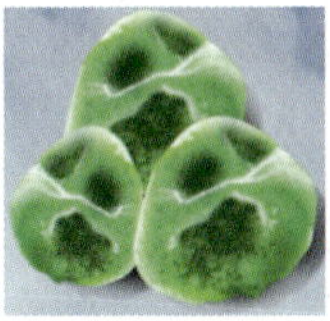
Gras

B. Pollenflugkalender

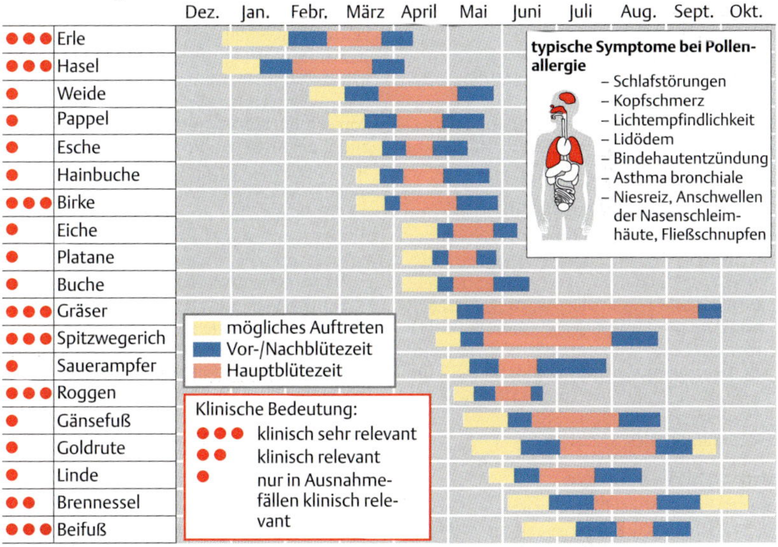

C. Hausstaubmilbe mit Kot

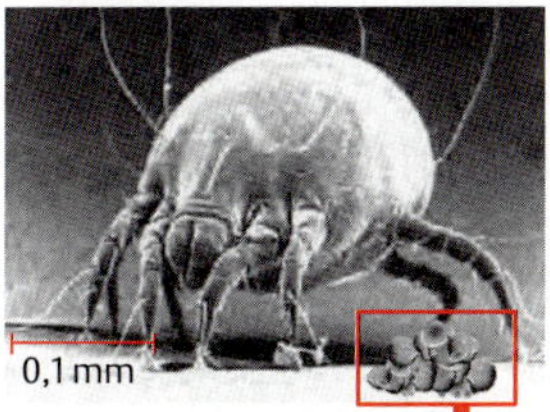

Hausstaubmilbe (*Dermatophagoides pteronyssinus*)

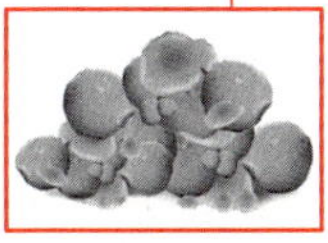

Milbenkot
Auslöser von Asthma und Neurodermitis bei Allergikern

D. Insektenstich- und Tierhaarallergien

typische Symptome:

bei Insektenstich

- Quaddeln an der Einstichstelle
- Ausschläge am ganzen Körper
- Übelkeit, Erbrechen, Koliken, Fieber
- Allergischer Schock, Kreislaufkollaps

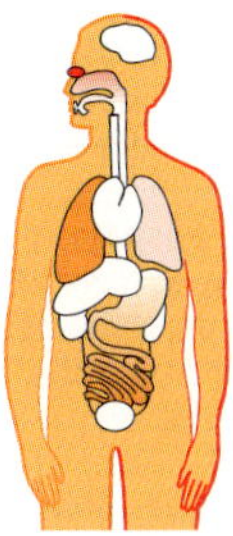

bei Tierhaar- und Hausstauballergien

- Rötung, Tränen, Jucken der Augen (Bindehautentzündung)
- Niesreiz, Anschwellen der Nasenschleimhäute, verstopfte oder laufende Nasen (Fließschnupfen)
- Lichtempfindlichkeit
- Lidödem
- evtl. Husten, Atemnot
- Asthma bronchiale
- evtl. Urtikaria
- Bronchitis (Wellensittich-Lunge)

Allergien III

Schimmelpilzallergie

Schimmelpilze (z. B. Aspergillus fumigatus, Penicillium notatum und Cladosporium, →**A**) bevorzugen warmes Klima mit ca. 80% Luftfeuchtigkeit und kommen z. B. in Kompost, Matratzen, Blumentopferde, Nahrung und Feuchträumen (Badezimmer, →**B**) vor. Sie geben Sporen ab, die über die Luft in die Atemwege oder über die Nahrung in den Körper gelangen. Die beim Menschen ganzjährig oder saisonal auftretenden Symptome können Niesreiz, Schnupfen, Husten, Asthma bronchiale, Magen-Darm-Beschwerden, Urtikaria, Migräne, Konzentrations- und Gelenkprobleme sein. Nur 4–8% der Allergiker reagieren allein auf Schimmelpilze; jeder Dritte reagiert zusätzlich auf andere Allergene.

Maßnahmen:

1. Günstige Wachstumsverhältnisse für Schimmelpilze vermeiden: Badezimmer oft lüften; Feuchtschäden sanieren; Luftbefeuchter und Hydrokulturen entfernen; Klimaanlage regelmäßig warten; Pflanzen nicht zu oft gießen (schimmelnde Erde); abgestorbene Pflanzenteile (z. B. Laub) meiden; verderbliche Lebensmittel kühl lagern; Suchdiät (→**C**), um kritische Nahrungsmittel zu finden.
2. Medikamente (s. S. 254).

Nahrungsmittelallergie

Jedes Nahrungsmittel kann Allergien auslösen. Säuglinge und Kinder reagieren am häufigsten auf Kuhmilch, Soja und Ei. Erwachsene auf Gemüse, Obst, Gewürze, Milch, Ei und Nüsse.

Probleme beim Ermitteln der Allergie-auslösenden Stoffe ergeben sich durch die Fülle der in- und ausländischen Lebensmittel und die Zunahme der Verwendung von Zusatzstoffen. Ein Bezug zum auslösenden Nahrungsmittel ist oft schwer herzustellen, da sich die Symptome häufig erst nach Tagen zeigen. Sie sind nicht auf bestimmte Organe begrenzt (→**D**) und können bis hin zum anaphylaktischen Schock (meist auf Erdnüsse, Samen, Meeresfrüchte, Eier und Käse) gehen. 1–5% der Bundesbürger leiden unter Nahrungsmittel- und Pseudoallergien (s. u., s. S. 244).

Es wird eine Zunahme an Nahrungsmittelallergien befürchtet wegen der vermehrt in den Handel kommenden Lebensmittel und -zutaten, die aus oder mit *gentechnisch veränderten Organismen (GVO)* gewonnen werden (s. S. 138). Der gentechnische Transfer allein verändert das allergene Potenzial eines Lebensmittelproteins aber nicht. Enzyme, die bisher konventionell gewonnen wurden und keine Allergien auslösten, werden voraussichtlich auch nach der gentechnischen Modifizierung keine Allergien induzieren. Da aber in Zukunft vermehrt neue, bislang nicht verwendete Enzyme mit GVO gewonnen werden, könnten evtl. neue Allergien auftreten.

In speziellen Fällen kann das Erkennen des spezifischen Allergens erschwert sein, falls keine hinreichende Kennzeichnung der Lebensmittel erfolgt. *Pseudoallergische Reaktionen* treten 10–30 Minuten nach Aufnahme des Nahrungsmittels auf und sind in ihrer Klinik von echten, IgE-vermittelten Nahrungsmittelallergien nicht zu unterscheiden. Es finden sich aber keine Antikörper gegen *Allergie-auslösende Substanzen* wie z.B Konservierungsstoffe (Benzoate, Propionate), Emulgatoren, Antioxidanzien, Farbstoffe, Glutamate („China-Restaurant-Syndrom"), Sulfite, natürliche, in Nahrungsmitteln vorkommende Salicylate (z. B. in Nüssen, Kräutern, Erdbeeren), vasoaktive Substanzen wie Histamin, Tyramin, Serotonin (in Wein, Schokolade, Bier, Käse, Sauerkraut usw.) und Aflatoxine. Auch psychogene Intoleranzen (Abneigungen gegen Nahrungsmittel wie Fisch, Lauch, Äpfel) sind klinisch nicht von Allergien zu unterscheiden, aber nicht IgE-vermittelt.

Maßnahmen:

1. Die Mithilfe der Patienten ist wichtig! Sie sollten ein *Ernährungstagebuch* führen, da Haut- und Labortests (s. S. 158) die Allergene oft nicht nachweisen können.
2. *Suchdiät* (→**C**) zur Allergen-Bestimmung durchführen und anschließend Meiden (Karenzdiät) der Allergene; dazu Allergiekochbücher verwenden; vollwertig ernähren (aber: Erhitzen Allergen-haltiger Nahrung erhöht oft die Verträglichkeit); in Restaurants darum bitten, bei der Speisenzubereitung auf Allergenträger zu verzichten.
3. Acht geben auf *Kreuzallergien und -reaktionen* (→**E**), denn Genuss von kreuzallergenen Nahrungsmitteln kann z. B. typische Heuschnupfensymptome verschlimmern, zu Schluckbeschwerden und akuter Atemnot führen. Auch Magenprobleme und Hautausschlag wurden beobachtet.

A. Schimmelpilz Cladosporium

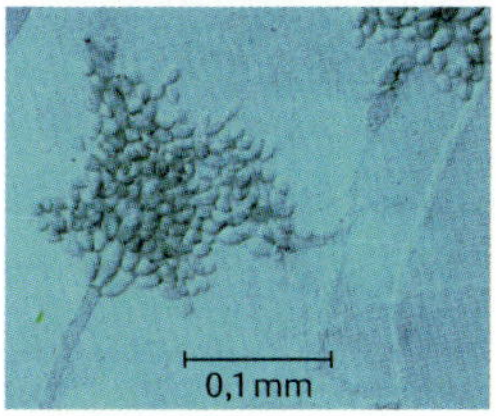

Cladosporium
im Lichtmikroskop

B. Cladosporium im Badezimmer

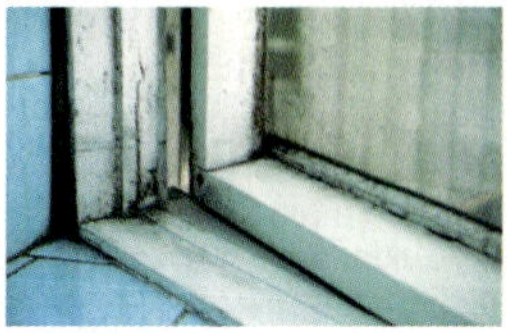

typisches Cladosporium-Biotop:
feuchtes Badezimmer

C. Suchdiät

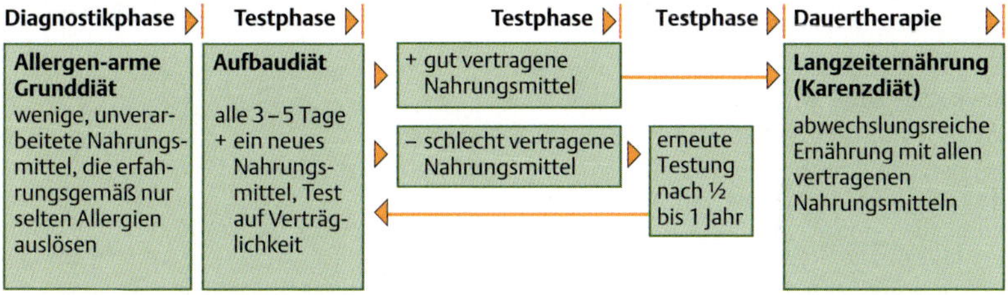

D. Typische Symptome einer Nahrungsmittelallergie

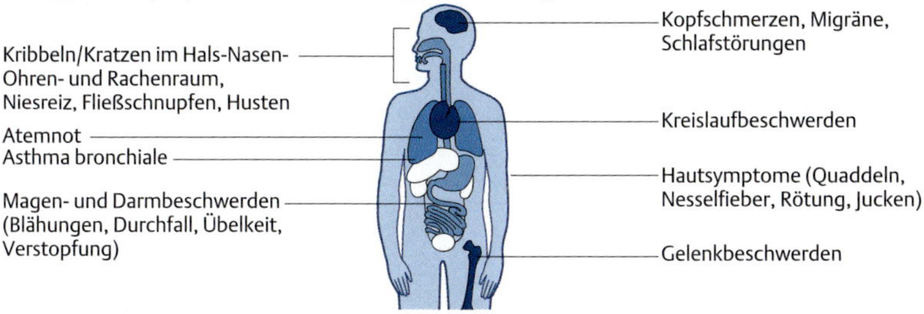

E. Kreuzreaktionen bei Nahrungsmittelallergien

Kreuzallergie: Botanisch verwandte Nahrungsmittel und Pflanzen mit ähnlicher biochemischer Struktur können gleich allergen wirken

Allergie gegen:	**folgende Lebensmittel sind zu meiden:**
Frühblütler (Hasel, Erle, Birke)	Steinobst, Kernobst, Kiwis, Kartoffeln, Karotten und Sellerie, Nüsse
Gräser	Sojabohnen, Erdnüsse (gehören botanisch zu den Hülsenfrüchten), Tomaten, Kartoffeln, Sellerie, Weizen und Roggen (botanisch mit den Gräsern verwandt), Petersilie, Kümmel, Thymian
Korbblütler (Beifuß, Kamille, Sonnenblumen)	Karotten, Sellerie, Petersilie, Dill, Fenchel, Gewürze (Anis, Kümmel, Paprika, Pfeffer und Senf)
Kohl	alle Kohlarten
Spargel	Lauch, Schnitt- und Knoblauch, evtl. Zwiebeln
Bohnen	alle Bohnen, auch Sojabohnen, evtl. Erbsen und Linsen
Scholle	Flunder, Heilbutt, Karpfen (oft werden alle Fische nicht vertragen)
Schinken	Ei

Vorsicht und Zurückhaltung beim Genuss dieser Nahrungsmittel in der gefährlichen Jahreszeit!

Allergien IV

Medikamentenallergie

Häufig führen Antibiotika (z. B. Penicilline), Acetylsalicylsäure (z. B. in Aspirin), Röntgenkontrastmittel, Sulfonamide, chininhaltige Medikamente oder Impfstoffe zum sog. Arzneimittel-Exanthem. Es äußert sich in Münz- bis Handflächen-großen Hautrötungen an den Händen. Auch Asthmaanfälle, Störungen des Allgemeinbefindens, Gliederschmerzen und Migräne sind möglich.

Maßnahmen: Medikamente meiden und Alternativen finden.

Allergenes Kontaktekzem (Kontaktallergie, →A)

Das allergene Kontaktekzem kann durch Metalle (z. B. Nickel), Kosmetika, Waschmittel, Chemikalien und Pflanzen ausgelöst werden und äußert sich in typischen Symptomen wie Rötung, Juckreiz, Knötchen, Bläschen und Urtikaria. Juckreiz, evtl. Nässen und Verkrusten treten meist erst 1–2 Tage nach Kontakt mit dem Allergen auf. Häufiges Waschen und Pilzerkrankungen begünstigen die Entstehung.

Maßnahmen: 1. Allergen vom Hautarzt bestimmen lassen (s. S. 158). 2. Kontakt mit dem Allergen vermeiden. 3. Medikamente (s. S. 254); 4. Vorbeugung: andere Kosmetika, Waschmittel verwenden; „Allergen-freien" Schmuck kaufen; evtl. Beruf wechseln.

Berufsallergie (→B)

Sie wird durch unterschiedliche Stoffe ausgelöst. Zu den Symptomen zählen Hautrötungen und -jucken, Knötchen, Bläschen (Urtikaria), Magen-Darm-Beschwerden, Migräne, Konzentrations- und Gelenkbeschwerden. Häufig verschwinden die Beschwerden am Wochenende und im Urlaub, treten aber meist bei Wiederaufnahme der Arbeit erneut auf; Behandlungsmaßnahmen bringen nur kurzfristige Erfolge.

Maßnahmen: Möglichst Berufswechsel.

Sonnen-(Photo-)allergie (→C)

Sie kann ausgelöst werden durch Sonneneinwirkung (UV-A-Strahlen, „Mallorca-Akne") in Verbindung mit Stoffen wie z. B. fetthaltigen Sonnencremes, Antibiotika, hormonellen Kontrazeptiva, Parfüms, optischen Aufhellern in Waschmitteln (als Rückstände auf der Kleidung), Süßstoffen und Pflanzenteilen (z. B. von Bärenklau), die beim Sonnenbaden auf einer Wiese auf die Haut gelangen können. Begünstigt wird die Sonnenallergie durch Pigmentmangel. Die Symptome (Rötung, Schwellung und Juckreiz an Dekolletee, Armen und Gesicht) klingen meist nach einigen Tagen ab.

Maßnahmen: 1. Bei den ersten Anzeichen Sonne meiden. 2. Vorbeugung: Die Haut langsam an die Sonne gewöhnen; fettfreie Sonnenschutzmittel mit hohem Lichtschutzfaktor (ab 12) verwenden. Auf Parfüms, Deos usw. verzichten.

Neurodermitis (endogenes Ekzem, →D)

Die Haut des Neurodermitikers reagiert oft auf Reize wie Wärme, Kälte, intensive Düfte, bakterielle oder virale Entzündungen, mechanische Irritationen durch Kleidungsstücke oder Kratzen, Kontakt mit tierischen Produkten wie Wolle, Federn, Leder oder Felle. Folgende Symptome treten auf: Trockene, schuppige Haut, Juckreiz, rötliche knötchenformige Hautverdickungen, besonders an Arm- und Kniebeugen. Bei der Neurodermitis handelt es sich um keine reine Allergie, die Betroffenen leider aber häufig unter allergischen Begleiterkrankungen (z. B. Asthma, Heuschnupfen). Meist sind erste Symptome beim Säugling bereits in Form von Milchschorf auf dem Kopf feststellbar. Ein erhöhter IgE-Wert kann ein weiterer Hinweis auf eine mögliche Entwicklung von Neurodermitis sein. Ekzeme wachsen sich bei Kindern oft nicht aus; bei zwei Dritteln bleibt die Neurodermitis auch im Erwachsenenalter bestehen. Fast 5 Mio. Deutsche leiden derzeit (2000) an Neurodermitis.

Maßnahmen: 1. Richtige Ernährung („Suchdiät", s. S. 248). 2. Sanfte Pflege der entzündeten Hautstellen mit öligen, entspannenden Cremes bzw. Badezusätzen, z. B. mit Kaliumpermanganatlösung; evtl. Bestrahlung mit UV-B- und Orangelicht. 3. Reizende Umgebungsfaktoren ausschalten: evtl. Kleidung aus Wolle und Seide vermeiden; langsames Aus- und Anziehen, um die Reibung zu verringern; Kleidungsstücke vor dem ersten Tragen zweimal waschen (keine Weichspüler); Fingernägel kurz halten, um Kratzverletzungen zu vermeiden, evtl. nachts Handschuhe tragen; Schlafräume kühl halten. 4. Medikamente (s. S. 254).

Allergie auf Tabakrauch

In fast 50% der Haushalte mit Säuglingen wird geraucht. Säuglinge aus solchen Haushalten zeigen eine höhere Rate an Atemwegsallergien als Säuglinge von Nichtrauchern.

A. Allergene Kontaktekzeme (Beispiele)

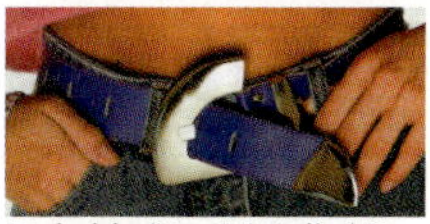

Nickel-haltige Metalle können Allergien auslösen (z. B. Gürtelschnallen)

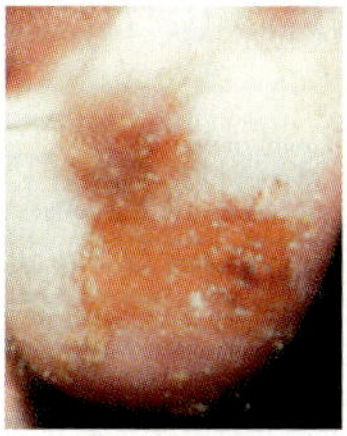

Kontaktekzem am Ohrläppchen durch Nickel-haltigen Schmuck

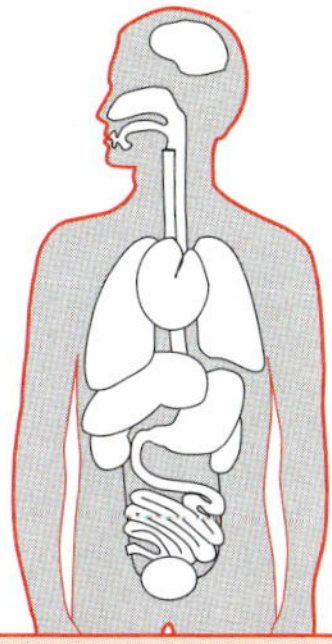

an der mit dem Allergen in Kontakt getretenen Haut:
- Rötung
- Juckreiz
- Knötchen
- Bläschen
- Urtikaria
- evtl. Nässen und Verkrusten

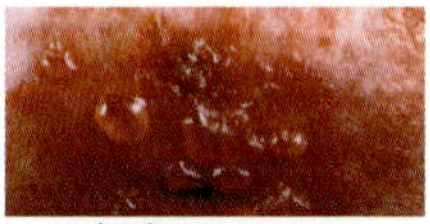

Kontaktekzem

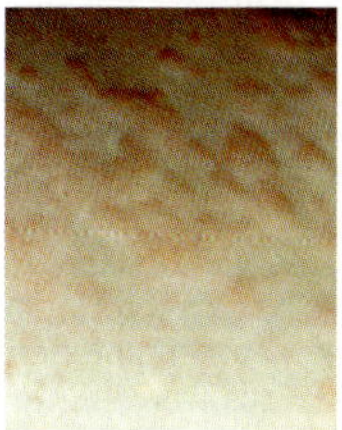

Quaddeln treten bei einer Allergie vom Sofort-Typ auf (z. B. Weichspüler)

B. Auslöser von Berufsallergien

Beruf	Allergene
Bäcker	Mehlstaub, Sauerteig, Hirschhornsalz, Aromen, Benzoesäure
Büroangestellte	Tinte, Druckfarben, Klebstoffe, Paus- und Kopierpapier
Druckerei	Gummi arabicum, Lösungsmittel
Elektriker	Isoliermaterial, Gummi arabicum, Gummihilfs- und Kunststoffe
Friseur	Färbe-, Haarwasch-, Bleich-, Fixiermittel, Duftstoffe, Kaltwellenmittel (Thioglykolsäurederivate)
Gärtner	Pflanzenschutzmittel, Primeln, Chrysanthemen, Tulpen, Narzissen, Hyazinthen
Hausfrauen	Wasch- und Reinigungsmittel, Schuhcreme, Backmittel, Hautschutzcremes, Terpentin
Holzindustrie	Holzstaub, Lösungsmittel
Imker	Insektengift
Kunststoffindustrie	Kunst- und Hilfsstoffe zur Herstellung
Landwirtschaft	Pflanzenschutz-, Schädlingsbekämpfungsmittel, Kunstdünger, Schmier-, Dieselöle, Kalkfette
Metallindustrie	Reinigungs-, Lösungsmittel, Metalle
Maler	Farbe, Lacke, Lösungsmittel
Pflegepersonal	Desinfektionsmittel, Chemotherapeutika, Antibiotika
Textilarbeiter	Naturseide, Farbstoffe, Metalle, Imprägnierungsmittel, Beizen, Appreturen

C. Sonnenallergie

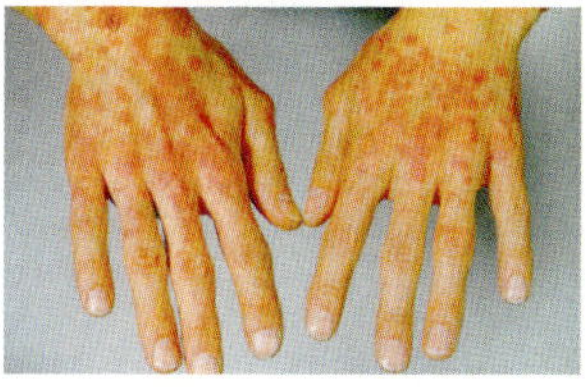

Sonnenlicht in Verbindung mit chemischen Stoffen kann eine Sonnenallergie auslösen

D. Neurodermitis

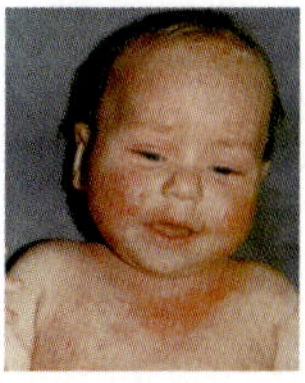

chronische, oberflächliche, juckende Entzündung der Haut

Allergien V

Therapeutische Grundlagen

Der wirksamste Schutz gegen eine Allergie besteht meist darin, das entsprechende Allergen zu meiden. Welche Auslöser (z. B. in Nahrungsmitteln) häufig zur Allergie führen, ist nicht immer leicht herauszufinden (Diagnostik, s. S. 248). Rauchen, Magen-Darm-Krankheiten (z. B. Gastritis, Pilzbefall), Stress, Alkohol und scharfe Gewürze erleichtern Allergenen, die Schleimhautbarriere zu passieren. Eine ausreichende Magensäureproduktion durch ballaststoffreiche Kost, frische Kräuter und Rohkost vor dem Essen helfen, Allergene leichter zu inaktivieren bzw. zu denaturieren. Die Ernährung sollte abwechslungsreich und vollwertig sein, damit sie ausreichend Vitamine und Mineralstoffe, aber möglichst wenig Schadstoffe enthält. In Gegenwart von Allergikern sollte auf das Rauchen verzichtet werden. Bewegung, Saunen etc. können zusätzlich die Widerstandskräfte stärken (→**A**).

Patientenschulung (→B)

Der Patient lernt, mit der Erkrankung eigenverantwortlich umzugehen, die allergische Erkrankung anzunehmen und sie zu verstehen, da die Psyche (z. B. Angst) das Auslösen von Allergien beeinflussen kann. Neben dem Umgang mit Medikamenten und Inhalationsgeräten kann sich der Patient in Selbstwahrnehmung und -beurteilung üben. Atemgymnastik und Entspannungsmethoden wie Yoga oder autogenes Training helfen gegen Stress und nervliche Überbeanspruchung (→**B**). Um koordiniertes Atmen bei Atemnot zu erlernen, die Lungen von Schleim zu befreien und den Brustkorb zu lockern, wird die physikalische Therapie eingesetzt (z. B. autogene Dränage).

Vorbeugende Maßnahmen für Familien mit erhöhtem Allergierisiko:

1. Auf *Haustiere* verzichten.
2. In der *Schwangerschaft* sollten weitgehend Hauptnahrungsmittel-Allergene in der Ernährung gemieden werden (z. B. in Kuhmilch, Soja, Eier, Fisch, Nüsse, exotische Früchte). Auf Rauchen sollte verzichtet, Passivrauchen soweit möglich eingeschränkt werden.
3. *Säuglinge* sollten möglichst 4–6 Monate voll gestillt werden; erst danach schrittweise Einführung der Breikost; während der ersten Lebensjahre häufige Nahrungsmittelallergene (s. o.) vermeiden; neue Nahrungsmittel schrittweise einführen, um allergische Reaktionen sofort erkennen zu können; sparsam würzen.
4. *Teppiche* und *Polstermöbel* auf das unbedingt nötige Maß reduzieren, regelmäßig und gründlich lüften.

Hyposensibilisierung

Sie ist eine häufig angewandte und wirksame Therapieform in der Allergologie und bedeutet „unempfindlich machen“. Dabei wird dem Körper wiederholt (anfangs 1–2, später alle 4 Wochen, als Tropfen oder Injektion) ein Allergen in steigender Dosierung (bis zum 100–1000fachen der Ausgangsdosis) zugeführt, um den Körper langsam an die allergene Substanz zu gewöhnen. Jede Behandlungslösung wird individuell für den Patienten hergestellt. Die Gesamtdauer der Behandlung hängt von der Dauer und der Stärke der Beschwerden, Alter des Patienten und Art des Allergens ab (ca. 3 Jahre).

Die Hyposensibilisierung wird bei Allergien z. B. gegen Bienen- und Wespengift, Tierhaare, Pollen und manche Berufsallergene (z. B. bei Mehlen) angewandt. Am erfolgreichsten ist die Behandlung bei Kindern und Jugendlichen und bei neu aufgetretenen Allergien in den ersten Jahren. Gute Ergebnisse zeigen sich bei Insektengiftallergien (→**C**). Bei Heuschnupfen ist die Hyposensibilisierung wichtig, da sich in rund 30% der Fälle ein „Etagenwechsel“ vollzieht, d. h. der Heuschnupfen weitet sich auf die unteren Atemwege aus, Asthma bronchiale entsteht.

Begleiterscheinungen der Hyposensibilisierung können lokale Hautreaktionen sein, in seltenen Fällen treten binnen 30 min. schwerere Nebenwirkungen bis hin zum anaphylaktischen Schock auf (am häufigsten bei Insektengiftallergien, →**D**). Zeigen sich beim Patienten spätere Reaktionen, sollte er den Arzt beim nächsten Besuch informieren, damit die Dosis nicht gesteigert wird. An den Einstichstellen der Spritze kann es zu kleinen Gewebeverhärtungen kommen, die oft erst nach mehreren Jahren wieder verschwinden.

A. Vorbeugende Maßnahmen zur Minderung der Allergieentstehung

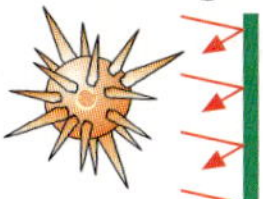

Allergen

- weniger Rauchen
- weniger Alkohol
- Ruhe
- keine scharfen Gewürze
- viel Bewegung an frischer Luft
- Trockenbürstenmassagen
- Wasseranwendungen
- ballaststoffreiche Ernährung
- mäßig Sonne
- Allergene meiden (verreisen bei Pollenflügen)

B. Patientenschulung

Desensibilisierung (psychologisch): Durchbrechen der Reiz-Reaktions-Kette Betrachtung von Blumen, Gräsern etc. ➛ Angst ➛ Ausbrechen allergischer Symptome

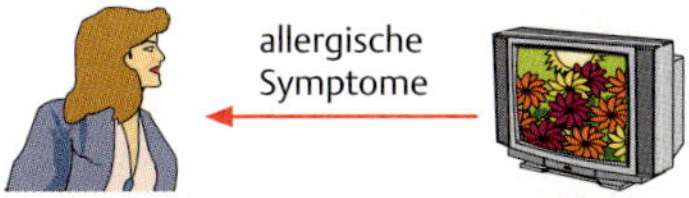

Bekämpfung von Angst, Stress und Unruhe

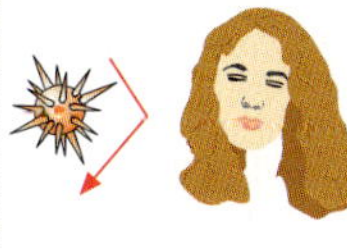

autogenes Training

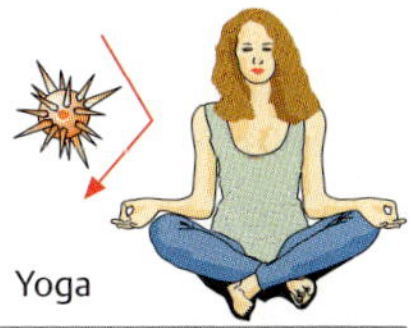

Yoga

physikalische Therapie (Atemtechniken)

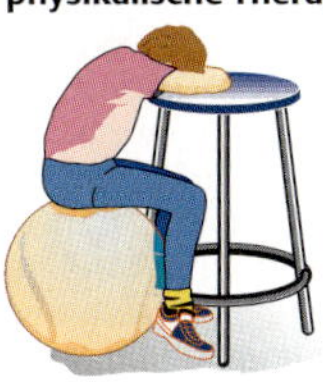

im Sitzen kann der Kopf auf die Arme gelegt werden

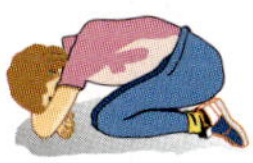

Päckchensitz

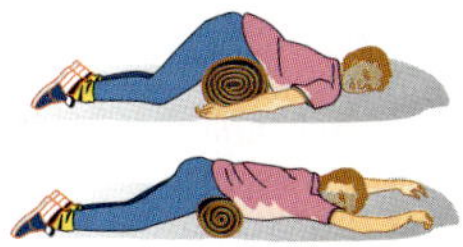

Bauchlage über einer Rolle

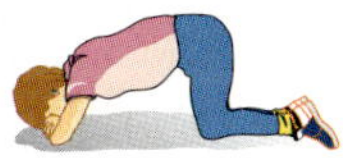

Hängebauchlage

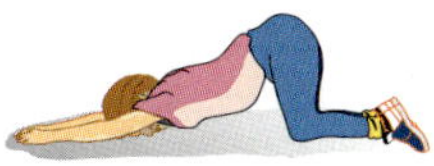

Rutschhalte

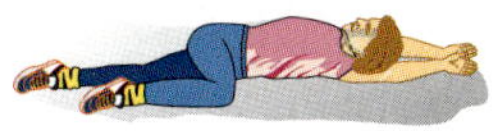

Lockerung des Brustkorbs

C. Behandlungserfolge durch Hyposensibilisierung

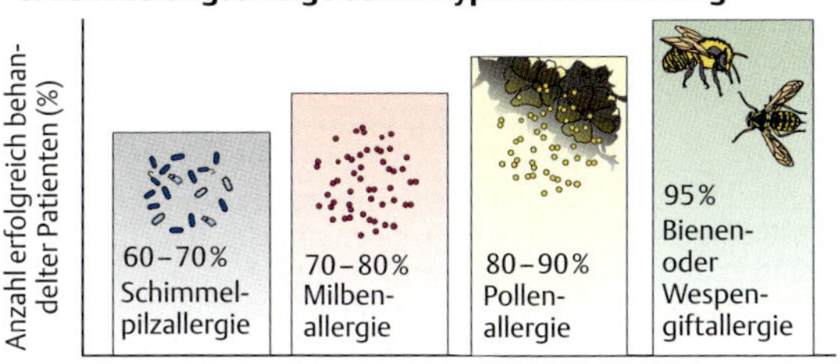

prozentuale Anzahl der Patienten, die durch die Behandlung tatsächlich symptomfrei geworden sind oder einen deutlichen Rückgang der Symptome verzeichneten

D. Sofortmaßnahmen bei schweren anaphylaktischen Reaktionen (Schock)

bei ersten Anzeichen (Schweißausbruch, Übelkeit, Zyanose):

- Injektion/Infusion unterbrechen, Kanüle in der Vene belassen
- Kopf-Oberkörper-Tieflage
- Atemwege freihalten
- Beatmung
- medikamentöse Sofortmaßnahmen:

  sofort: Epinephrin-Lösung (Adrenalin, 1:10 000) langsam i. v. injizieren; Achtung: Gefahr von Herz-Rhythmus-Störungen

  danach: Volumensubstitution i. v., z. B. mit Vollelektrolytlösung

  anschließend: Glucocorticoide i. v., evtl. Gabe wiederholen

weitere Therapiemaßnahmen: künstliche Beatmung, Sauerstoffinhalation und Antihistaminika

! Wer schockgefährdet ist, sollte einen Allergiepass und Notfallmedikamente immer bei sich tragen **!**

Allergien VI

Medikamentöse Therapie

Medikamente, die bei Allergien eingesetzt werden, können nur die Symptome bekämpfen, nicht aber die Ursache der Erkrankung.

Antiallergika (→**A**): Diese prophylaktischen Medikamente wie z. B. Dinatriumcromoglycat (DNCG) hemmen die Freisetzung von Histamin und anderen Wirkstoffen aus den Mastzellen. Die Behandlung sollte daher *vor* der Pollenflugsaison beginnen. DNCG ist in Form von Tropfen, Pulver und Aerosolspray erhältlich und auch bei jahrelanger Behandlung ohne größere Nebenwirkungen gut verträglich.

Abschwellmittel (→**B**). Hierzu zählen z. B. Theophyllin-Derivate. Sie bewirken einen Rückgang der Schwellung z. B. der Nasenschleimhaut. Sie helfen bei verstopfter Nase (unabhängig davon, ob die Ursache eine Erkältung oder Heuschnupfen ist). Entscheidend für den Therapieerfolg ist eine genügend hohe Konzentration des Theophyllins im Blut (10–15 mg/l Serum).

Man unterscheidet zwei Darreichungsformen: Tabletten mit verzögerter Wirkstoff-Freisetzung (sog. Retard-Präparate) und Lösungen zur Infusion als Notfallmedikament bei schweren Asthmaanfällen.

Beta-2-Sympathomimetika (→**C**): Sie werden bei leichten bis mittelschweren Asthmaanfällen verwendet. Sie führen eine Erschlaffung der Bronchialmuskulatur herbei und wirken auf diese Weise bronchienerweiternd und entkrampfend.

Bei Kleinkindern werden sie in Form von Druckinhalatoren, bei Jugendlichen und Erwachsenen als Tabletten oder Dosieraerosol eingesetzt. Nebenwirkungen können Erhöhung der Herzfrequenz und Übererregbarkeit der Skelettmuskulatur sein. Die Patienten fühlen sich wie nach dem Genuss von starken Kaffee und leiden oft unter Einschlafstörungen.

Anticholinergika: Sie blockieren die Wirkung des Acetylcholins auf die Bronchialmuskulatur, haben geringe Nebenwirkungen und sind daher für Säuglinge und Kleinkinder gut geeignet.

Antihistaminika (→**D**): Diese Medikamente sind als Tabletten, Nasenspray, Inhalator oder Augentropfen erhältlich und werden bei Heuschnupfen eingesetzt, wenn die Wirkung von DNCG nicht ausreicht.

Sie blockieren die Wirkung von Histamin. Laufende Nase, Niesen, Tränenfluss und Juckreiz der Augen werden unterbunden. Ältere Medikamente (Antihistaminika der ersten Generation: z. B. Chlorphenamin, Clemastin) rufen oft starke Müdigkeit, Schwächegefühl, verminderte Konzentrations-, Reaktions- und Koordinationsfähigkeit (sedierende Wirkung) hervor (→**D**). Bei den neuen Medikamenten (Antihistaminika der zweiten Generation: z. B. Astemizol, Cetirizin) treten diese Nebenwirkungen in therapeutischen Dosen nur noch sehr selten auf.

Glucocorticoide (→**E**): Beispiele sind Cortison und Hydrocortison (Cortisol). Glucocorticoide können bei schweren allergischen Reaktionen eingesetzt werden. Bei Heuschnupfen werden sie als Nasenspray oder Augentropfen, bei Asthma zur Inhalation oder bei Neurodermitis als Salbe angewandt.

Corticoide wirken entzündungshemmend. Als Nebenwirkung langfristiger Corticoid-Anwendung kann es z. B. zu Osteoporose, Bluthochdruck, Gewichtszunahme (Cushing-Syndrom, Vollmondgesicht), Diabetes, Hautveränderungen (Akne), Gastritis und erhöhtem Infektrisiko kommen.

Für Asthmapatienten stellt daher die Inhalationstherapie (mit lokal begrenzter Wirkung) eine entscheidende Verbesserung gegenüber systemischen Therapien dar, denn sie kommt mit viel niedrigeren Dosen aus.

Expektoranzien: Sekret-verflüssigende Substanzen helfen bei der Expektoration des zähen Bronchialsekretes.

Alternative und zukünftige Therapieformen

1. Der Einsatz von **Akupunktur** soll akute Beschwerden bei Allergien lindern helfen.
2. Neue synthetische **Sexuallockstoffe** sollen die Hausstaubmilbenweibchen aus den Betten locken; die Vermehrung der Milben könnte so eingedämmt werden.
3. **Interleukin-4-Inhibitoren** blockieren am Interleukin-4 die Bindungsstelle für die B-Lymphozyten. Die Produktion von IgE und die Ausschüttung von Histamin aus den Mastzellen wird auf diese Weise unterdrückt.
4. Neue **Immunglobuline**, die an IgE binden und so die Ausschüttung von Histamin und anderen Mediatorstoffen verhindern, stellen weitere zukünftige Therapiemöglichkeiten dar.

A. Antiallergika

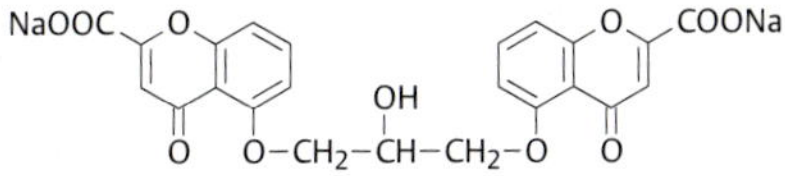

Dinatriumcromoglicinat (DNCG)

Wirkung

Prinzip:
Hemmung der Freisetzung von Histamin aus Mastzellen

Nebenwirkung

DNCG kann Konservierungsstoffe (z. B. Benzalkoniumchlorid) enthalten, die bei Anwendung als Augentropfen Kontaktlinsen schädigen können

B. Abschwellmittel

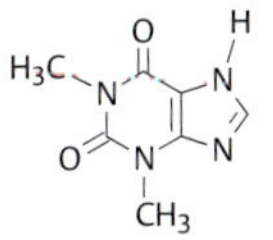

z. B. Theophyllin-Derivate

Theophyllin
(Vorkommen in Teeblättern)

Wirkung

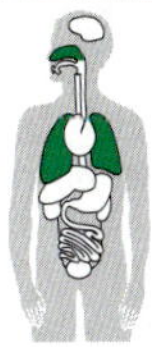

Prinzip:
Kompetitiver Antagonismus am Adenosin-Rezeptor

Rückgang der Schwellung der Nasenschleimhaut bei Asthma

Nebenwirkung

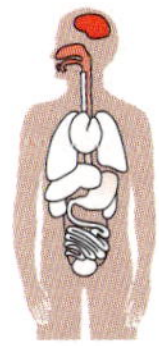

- Anorexie
- Nausea
- Erbrechen
- Kopfschmerz
- Angst
- Krämpfe

C. β_2-Sympathomimetika

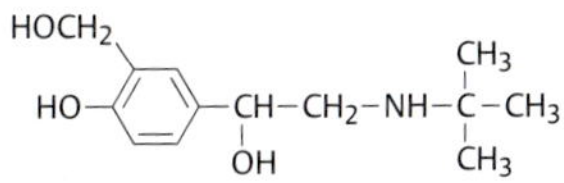

Salbutamol

Wirkung

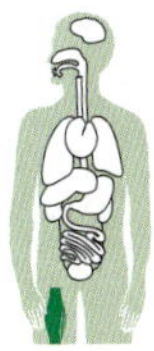

Prinzip:
Hemmung der Histamin-Freisetzung über Erhöhung des cAMP-Gehaltes

Erschlaffung der Muskulatur

Entspannung bei Krämpfen

Nebenwirkung

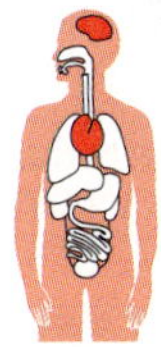

- Einschlafstörungen
- Tachykardie
- Übererregung der Skelettmuskulatur

D. Antihistaminika

Wirkstoffe der 1. Generation	Wirkstoffe der 2. Generation
Chlorphenamin	Astemizol
Clemastin	Cetirizin
Diphenhydramin	Ebastin
Hydroxyzin	Loratadin

Wirkung

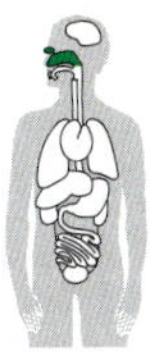

Prinzip:
Blockade der Histamin-Wirkung

verhindern:
laufende Nase
Niesen,
Tränenfluss
Juckreiz

Nebenwirkung

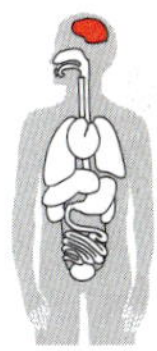

- Sedation
- mangelnde Koordinationsfähigkeit
- Müdigkeit
- Schwäche
- Konzentrationsschwäche
- vermindertes Reaktionsvermögen

E. Glucocorticoide

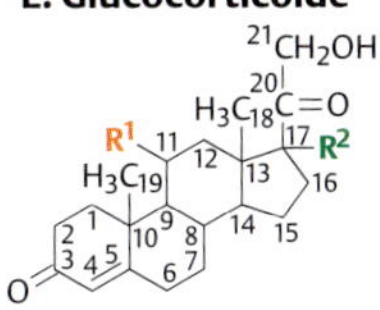

	R^1	R^2
Hydrocortison (Cortisol)	–OH	–OH
Cortison	=O	–OH
Desoxycorticosteron	–H	–H

Wirkung

entzündungshemmende Wirkung

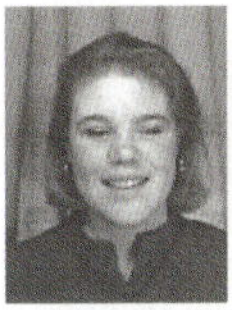
9 Monate nach Absetzen der Glucocorticoide

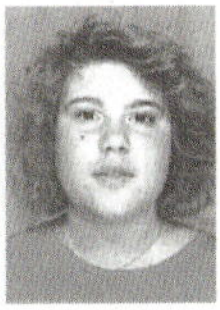
Vollmondgesicht

Nebenwirkung

- Hautveränderungen
- Gastritis
- erhöhtes Infarktrisiko
- Osteoporose
- Bluthochdruck
- Diabetes
- Gewichtszunahme (Cushing-Syndrom) nach langfristiger Glucocorticoid-Anwendung

Grundlagen

Psychotherapie ist die Behandlung von psychischen und körperlichen (psychosomatischen) Störungen und (Umwelt-)Krankheiten durch gezielte seelische Einflussnahme (Behandlung mit seelischen Mitteln) unter bewusster Ausnutzung der Beziehung zwischen Therapeut und Patient.
Die Art der Psychotherapie kann nicht für alle psychisch bedingten Umwelterkrankungen die gleiche sein. Bis heute ist nicht klar, welche exakte Störung hinter dem Phänomen steckt, dass Patienten sich durch Stoffe aus der Umwelt in ihrer Gesundheit mehr oder minder stark beeinträchtigt fühlen.
Hinter einer sog. Umwelterkrankung können allgemeine Beunruhigungen, unterschiedliche Formen von Neurosen, Somatisierungen oder sogar wahnhaft psychotische Störungen stecken (s. S. 170–184). Wahrscheinlich können alle anerkannten Formen der Psychotherapie bei diesen Umwelterkrankungen greifen, sofern der Patient imstande ist, sich darauf einzulassen.

Voraussetzungen für den Therapieerfolg

Um eine erfolgreiche Psychotherapie durchführen zu können, sollten sowohl Patient als auch Arzt bzw. Psychotherapeut verschiedene Voraussetzungen mitbringen:
Aufseiten des Patienten (→**A**):
1. Therapiemotivation (Leidensdruck),
2. Introspektions-(Einsichts-)Fähigkeit,
3. Fähigkeit zur kritischen Selbstprüfung (Reflexionsfähigkeit),
4. Mindestmaß an Frustrationstoleranz,
5. Konfliktbereitschaft,
6. Ausdauer und
7. Beziehungsfähigkeit.

Aufseiten des Therapeuten (→**B**):
1. Empathie: Einfühlendes Verstehen; der Therapeut sucht die innere Welt des Patienten mit ihren Bedeutungen und Gefühlen, so wie sie der Patient erlebt, wahrzunehmen und zu verstehen, so als ob er sie selber erleben würde.
2. Emotionale Wärme: Zuwendung und positive Einstellung des Therapeuten gegenüber dem Patienten unabhängig von dessen Verhalten.
3. Echtheit des Verhaltens (Selbstkongruenz). Dies beinhaltet, dass der Psychotherapeut er selbst ist, so dass seine Äußerungen mit seinem inneren Erleben „kongruent“ sind (übereinstimmen).

Qualifizierte Psychotherapie setzt eine mehrjährige Weiterbildung mit Supervision und Selbsterfahrung voraus. Kein Patient sollte sich einem selbst ernannten Psychotherapeuten anvertrauen. Die meisten Psychotherapieverfahren haben das Ziel, dem Patienten bei der Entwicklung von Bewältigungsstrategien, dem Aufbau sozialer Kompetenz sowie der Steigerung des Selbstwertgefühls zu helfen.

Einteilung psychotherapeutischer Verfahren (→C):

Es werden zahlreiche Psychotherapieverfahren beschrieben, aber nur wenige sind als wissenschaftlich gesichert anzusehen.
Rein **formal** lassen sich die anerkannten Psychotherapieverfahren einteilen nach:
1. *Zahl* der behandelten Personen (z. B. Einzel-, Paar-, Partner-, Familien- und Gruppentherapien).
2. *Medium*, in welchem die Therapie stattfindet (z. B. Gespräch/Dialog, Gruppenprozess, künstlerische Aktivitäten wie Musik, kreatives Gestalten, Rollenspiel).
3. *Dauer:* Kurzzeit- oder Langzeittherapie. Die Kurzzeittherapien eignen sich besonders zur Bewältigung von Krisen im Sinne einer Krisenintervention. Langzeittherapien helfen dem Patienten dabei, unbewusste, schädigende Verhaltensweisen abzubauen, indem diese langsam begreifbar gemacht werden.

Inhaltlich lassen sich im Hinblick auf Behandlungstechniken und Ziele folgende Psychotherapieverfahren unterscheiden:
1. *„Zudeckende“*, stützend-(„supportive“) Psychotherapien,
2. *„Aufdeckende“* Psychotherapien: Sie werden oft unter dem Begriff „tiefenpsychologisch fundiert“ subsumiert. Hier ist die Annahme, dass wesentliche Emotionen und Impulse dem Individuum unbewusst sind und dass der Hauptgrund für die Störung bzw. (Umwelt-)Erkrankung ein latenter intrapersoneller Konflikt ist.
3. *Verhaltenstherapien* (auf Verhaltensänderung abzielend).

Daneben gibt es zusätzliche Verfahren, die auf eine allgemeine Entspannung abzielen. Dazu gehören u. a. das autogene Training nach Schulz, die progressive Muskelrelaxation nach Jacobson, die moderne Hypnose und Biofeedback-Verfahren.

A. Voraussetzungen beim Patienten für eine erfolgreiche Psychotherapie

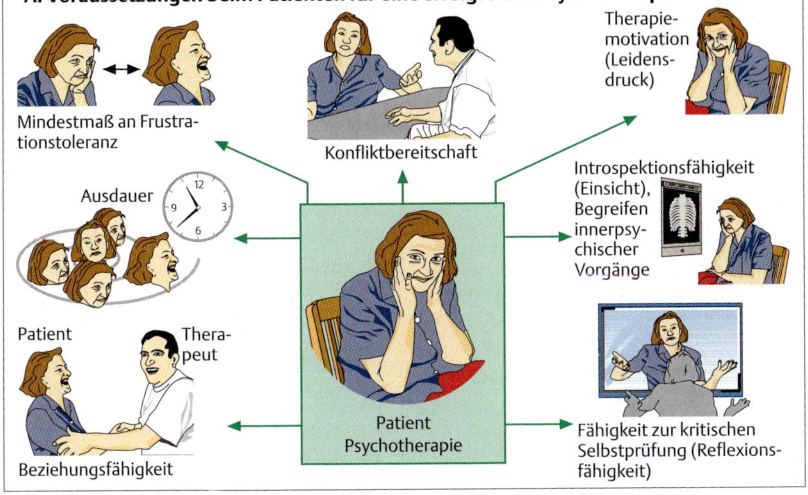

B. Voraussetzungen beim Therapeuten für eine erfolgreiche Psychotherapie

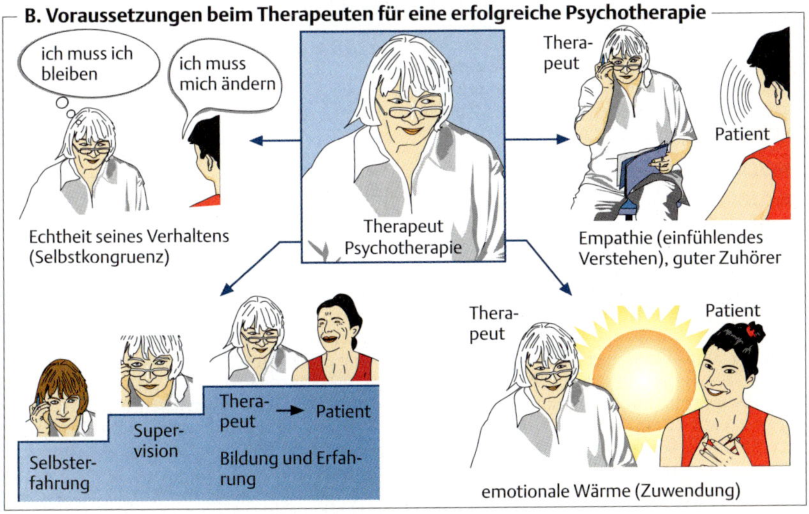

C. Einteilung von psychotherapeutischen Verfahren

Zahl der behandelten Personen	Medium	Dauer	Behandlungstechnik und Ziele	Entspannungstherapien
Einzel-, Paar-, Partner-, Familien-, Gruppentherapie	– Gespräch – Dialog – Gruppenprozess – Musik – kreatives Gestalten – Rollenspiel	Kurzzeit-, Langzeittherapie	– „zudeckende“-, stützende- („supportive“) Therapien – aufdeckende Psychotherapien – Verhaltenstherapie	– autogenes Training – progressive Muskelrelaxation – moderne Hypnose – Biofeedback-Verfahren

Psychotherapeutische Verfahren I

Autogenes Training (→A)

Das autogene Training soll gelassen, aber nicht gleichgültig machen. Ziele sind die Dämpfung überschießender Affekte, Entspannung, eine vegetative Umstimmung, Verbesserung des Konzentrationsvermögens sowie Vertiefung der Selbsterkenntnis. Diese Selbstentspannung wird durch bestimmte Körperhaltungen und Übungen innerhalb der Körperfühlsphäre erzielt (z. B. Schwere-, Wärme- und Atemübung). Nach anfänglicher Anleitung mit standardisierten Vorsatzformeln können die Übungen selbstständig durchgeführt werden.

Progressive Muskelrelaxation (→B)

Bei der progressiven Muskelrelaxation (nach Jacobson) werden, meist in liegender Position, nacheinander bestimmte Muskelgruppen angespannt und wieder entspannt. Die Entspannung wird schrittweise über den ganzen Körper ausgebreitet. Spannung und Entspannung werden zeitlich genau festgelegt. Die Übungen werden mehrmals wiederholt. Ziel dieser Muskelrelaxation ist, über die Entspannung der Skelettmuskeln eine innere Entspannung zu erreichen.

Moderne Hypnose (→C)

Bei der Hypnose wird der Patient durch Fremdsuggestion in einen Zustand versetzt, den er als Dissoziation vom gewohnten Ich-Gefühl empfindet. Nicht selten berichten die Patienten von einem Schwebezustand. Voraussetzung dafür ist die Suggestibilität des Patienten.

Monoton und bildhaft vorgetragene Vorstellungen des Hypnotiseurs führen dazu, dass das Bewusstsein eingeschränkt, die Muskulatur erschlafft (Gefühl der Schwere) und die Hautgefäße erweitert werden (Gefühl der Wärme). Der Gesprächskontakt bleibt erhalten und der Patient wird aufgefordert, sein Symptom fallen zu lassen.

Hypnosen eignen sich für die Akuttherapie von Schmerzen, von Konversionssymptomen (z. B. psychogene Lähmung), hypochondrischen Symptomen und neurotischen Fehlhaltungen. Sie wäre somit für viele Symptome der Umweltvergifteten einzusetzen. Ihre Wirkdauer ist jedoch nur sehr kurz. Heilung kann kaum erzielt werden.

Biofeedback (→D)

Eine weitere Methode, mit der die willentliche Kontrolle über vegetative Körperfunktionen erlangt werden kann, ist das Biofeedback. Über technische Hilfsmittel (z. B. Elektromyograph, Pulsmesser), die den aktuellen physiologischen Zustand rückmelden, lernt der Patient, unwillkürlich ablaufende physiologische Prozesse (z. B. Muskelanspannung, Pulsrate) willentlich zu beeinflussen. Der Erfolg kann auf der Anzeige des Geräts abgelesen werden.

Stützende adaptive Psychotherapie (→E)

Manchmal steht ein Mensch vor Problemen, für die er keine Abhilfe kennt. Bei solchen Patienten kann der Arzt, sofern die Probleme objektiv lösbar sind, mit einer psychagogischen Behandlung helfen (z. B. konkrete Anweisung oder Vermittlung). Er kann dem Patienten eine gelassenere Haltung vermitteln und dazu beitragen, dass der Patient eine größere Distanz zu seinen Sorgen entwickelt. Dieses psychagogische Vorgehen ist nur bei realen Problemen möglich, die nicht aus dem Unbewussten kommen. Übertragen auf die Umweltvergiftungsangst bedeutet dies, dass dem Patienten mit konkreten Ratschlägen zu einer schadstoffärmeren Lebensweise dazu verholfen wird, sich von seiner Besorgnis zu befreien.

Klienten-zentrierte Gesprächspsychotherapie (→F)

Die Klienten-zentrierte Gesprächstherapie (nach Rogers) steht zwischen der stützenden, adaptiven Psychotherapie und den tiefenpsychologisch orientierten Therapieformen (s. S. 260). Sie zielt darauf ab, dass der Patient seine positiven selbst- und lebensbejahenden Kräfte aktiviert. Hierfür wurde eine spezielle Gesprächstechnik entwickelt. Der Gesprächstherapeut vermittelt mit seinem Gesprächsverhalten unbedingte Akzeptanz, emotionale Wertschätzung, Echtheit und Empathie. Der Therapeut hat ein optimistisches Menschenbild. Er betont die Fähigkeit des Menschen, sich und seine Situation zu ändern. Dem Patienten wird geholfen, Dinge, die er an sich selbst nicht akzeptiert, in ein Selbstbild zu integrieren. Die Entstehungsgeschichte der psychischen Störung wird nicht analysiert. Es wird von einer freien Willensentscheidung jedes Menschen ausgegangen, die es dem Menschen ermöglicht, eine Klärung seiner eigenen Gefühle, Wünsche und Wertvorstellungen zu erreichen.

A. Autogenes Training

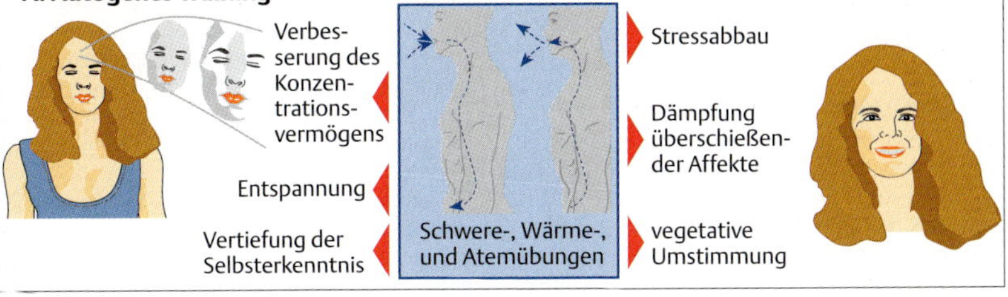

B. Progressive Muskelrelaxation

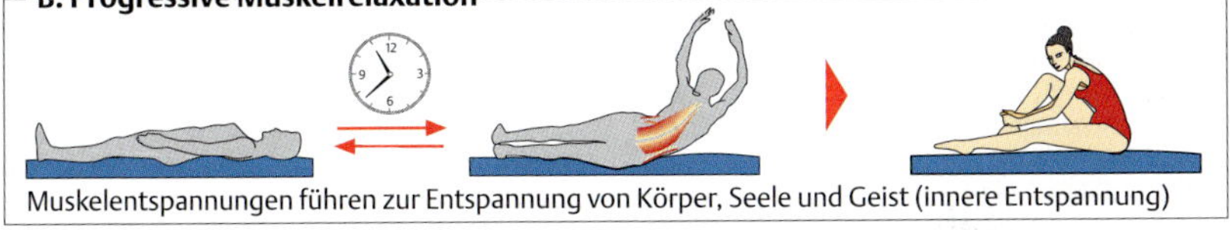

C. Moderne Hypnose

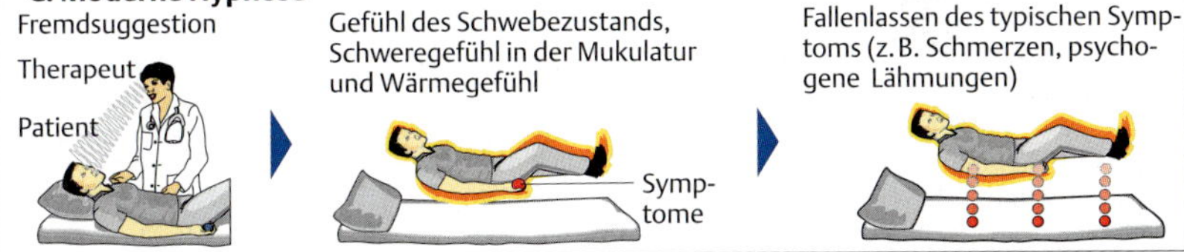

D. Biofeedback

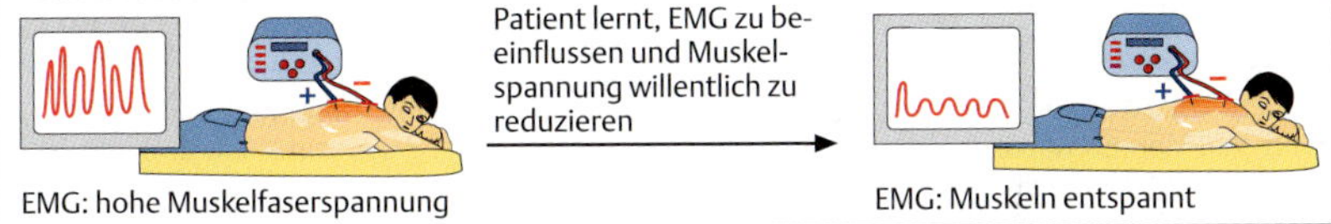

E. Stützende adaptive Psychotherapie

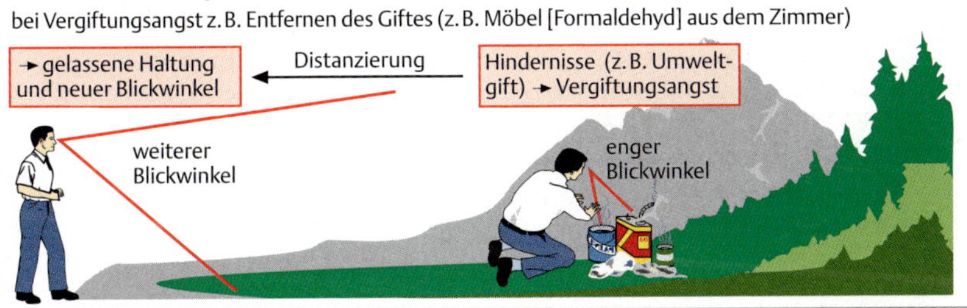

F. Klienten-zentrierte Gesprächstherapie

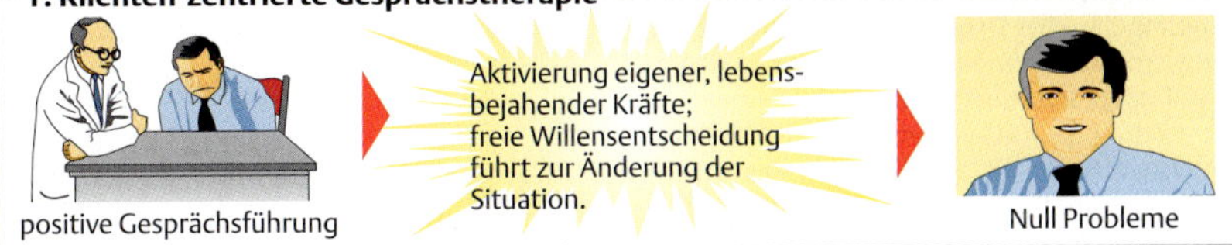

Psychotherapeutische Verfahren II

Interpersonale Psychotherapie (→A)

Diese Kurzzeittherapie dient vor allem der Depressionsbehandlung. Folgende Techniken kommen zum Einsatz: Klärung der Emotionen des Patienten, Realitätsprüfung seiner Wahrnehmung und Verhaltensweisen zur Verbesserung seiner Kommunikation, Fokussierung auf aktuelle Probleme im Hier und Jetzt. Es werden drei Behandlungsphasen unterschieden und zeitlich streng eingehalten:
Anfangsphase: 1–3 Sitzungen; sie dient der Anamneseerhebung mittels strukturiertem Interview.
Mittlere Phase: 4–13 Sitzungen; sie dient den Problembewältigungsstrategien.
Endphase: 14–16 Sitzungen; sie thematisiert und fasst die Erfolge zusammen und dient dem Abschied vom Therapeuten.

Aufdeckende Psychotherapie-Verfahren (→B)

Die wichtigste Art dieser Therapieform ist die **Psychoanalyse**. Sie bezeichnet einerseits eine Theorie zur Erklärung psychologischer und psychopathologischer Phänomene, andererseits ein psychotherapeutisches Verfahren. Sie wurde vom Wiener Nervenarzt Sigmund Freud (→C) zwischen 1890 und 1939 ausgehend von der Erkrankung der Hysterie entwickelt. Das klassische Verfahren wird unter festgelegten äußeren Rahmenbedingungen durchgeführt („Setting"). Der Patient liegt auf der Couch (→C), der Analytiker sitzt hinter dem Patienten.
Eine Störung des Ablaufes der frühkindlichen Libidoentwicklung wird als entscheidende Ursache von Neurosen angesehen. Die neurotischen Symptome, also z. B. die Angst vor Umweltvergiftung, wird als misslungener Verarbeitungsversuch, als Ersatz für einen verdrängten Konflikt betrachtet. Dieser unterbewusste Konflikt soll aufgedeckt, verarbeitet und eine Nachreifung eingeleitet werden.
In jeder Therapie entwickeln sich *Widerstände* gegen das Aufdecken dieser unbewussten Probleme (→D). Diese Widerstände müssen langsam überwunden werden. Der Widerstand zeigt sich in Abwehrmechanismen wie Projektionen, Rationalisierung, Konversion, Sublimierung, Verschiebung, Regression, Identifikation und Reaktionsbildung. Alle diese Mechanismen können auch bei Umweltpatienten erkannt werden, wie die folgenden Beispiele verdeutlichen sollen (→D):
Projektion: Eigene, vom Ich nicht akzeptierte, aggressive Impulse werden nach außen verlagert. Nicht ich bin aggressiv, sondern ich werde von der Gift-produzierenden Industrie angegriffen (Gift = Aggression).
Rationalisierung: Wenn ich z. B. meinen Erwartungen nicht entspreche, liegt das nicht an mir, sondern an dem Gift (z. B. Dentalamalgam), das meine Leistungsfähigkeit verhindert.
Konversion: Ich müsste autonom werden und auf eigenen Beinen stehen, aber ich bin zu schwach, weil das Gift mich so krank macht, dass ich wie gelähmt bin.
Sublimierung: Obwohl ich eigentlich selbst ein Umweltverschmutzer bin, muss ich meine eigene Schandtat dadurch rechtfertigen, dass ich besonders strengen Wert auf eine gesunde Umwelt lege.
Regression: Weil ich so vergiftet werde, muss ich mich wie ein Kleinkind benehmen, das bei der Mutter oder dem Arzt Schutz vor der Vergiftung sucht.
Identifikation: Ich suche mir einen Arzt, der sich meiner Meinung anschließt, dass alles vergiftet ist. Ich muss nicht gegen die Identifikation mit dieser Person ankämpfen, die mich eigentlich krank macht und die ich ablehnen sollte.
Reaktionsbildung (Überkompensation): Obwohl ich den Arzt, der mir die Krankheit suggeriert, eigentlich schlecht finden sollte, kehre ich diese Aggression ihm gegenüber um und halte ihn für den Besten aller Ärzte.
Alle diese Mechanismen muss der Patient in der Psychoanalyse durch freie Assoziation bei sich selbst erkennen. Der Analytiker hört unsichtbar zu und deutet Äußerungen, die aus dem Unterbewussten kommen, so dass der Patient sie versteht. Es findet eine Übertragung statt, d. h. der Analytiker wird als primäre Bezugsperson erlebt. Durch Erinnern, Wiederholen und Durcharbeiten wird eine Rekonstruktion der Entstehungsgeschichte der Störung möglich, die dann therapeutisch bearbeitet werden kann.

A. Interpersonale Psychotherapie

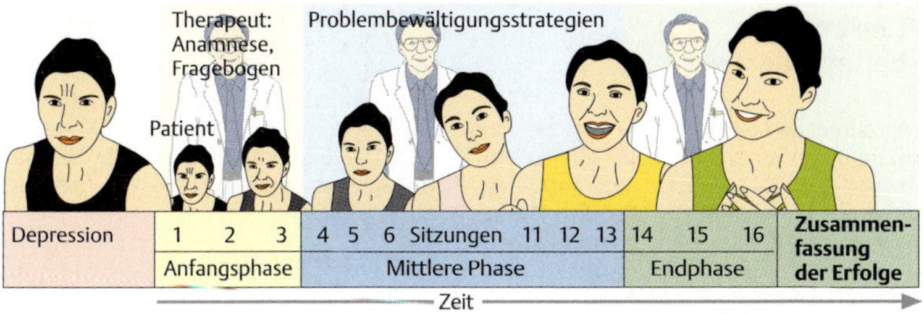

B. Aufdeckende Psychotherapie-Verfahren

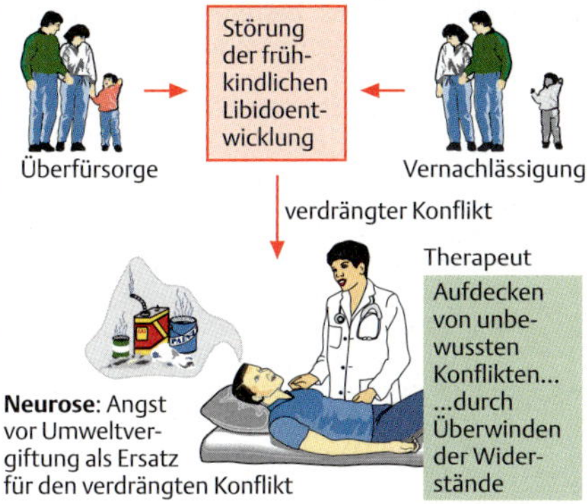

C. Begründer der Psychoanalyse

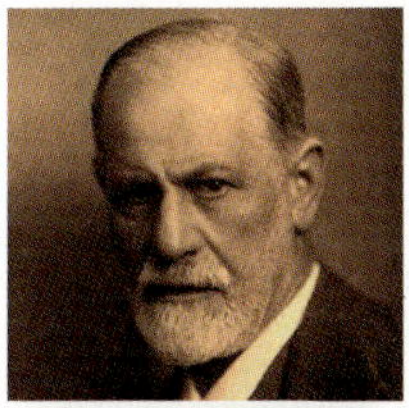

Sigmund Freud (1856–1939)

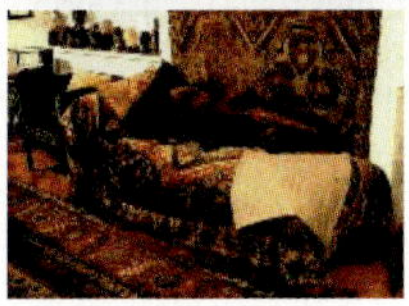

Original-Couch im Behandlungszimmer von Sigmund Freud

D. Widerstände von Patienten bei aufdeckenden Psychotherapie-Verfahren

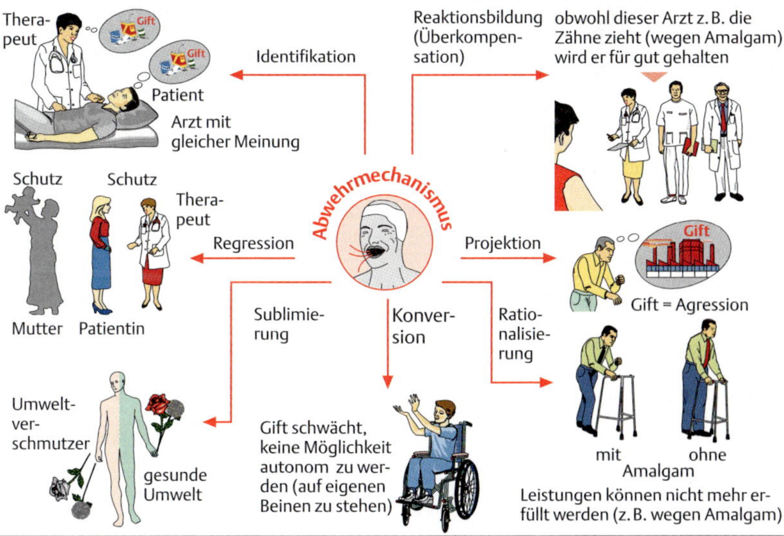

Psychotherapeutische Verfahren III: Verhaltenstherapie I

Als Verhaltenstherapie wird eine Gruppe von Behandlungsverfahren bezeichnet, die auf experimental-psychologischen Erkenntnissen basieren, insbesondere der Lernforschung. Zur Anwendung kommen an der empirischen Psychologie orientierte Verfahren, die sich auf experimentell überprüfte Lerntheorien gründen. Als wichtigste Ursache für krankhaftes Verhalten werden Stress und Konditionierung aufgefasst.

Klassische Konditionierung (→**A**)

Hier wird ein ursprünglich neutraler Reiz zum spezifischen Auslöser. Im Versuchsansatz von Pawlow ist dies die Glocke, die nach mehrmaliger Paarung mit der Nahrung, schließlich alleine den Speichelfluss beim Hund auslöst.
Ein Beispiel für umweltbedingte Konditionierung beim Menschen wäre (→**B**): Eine Person, die gerade an Übelkeit oder Erbrechen leidet, kommt in eine Umgebung, in der z. B. ein unangenehmer Geruch nach frischer Farbe herrscht. Der zunächst neutrale Reiz „Geruch nach Farbe“ kann durch zeitliche Paarung mit dem Unwohlsein (das eine andere Ursache hatte) zu einem Reflex-auslösenden Reiz werden. Hat eine Konditionierung stattgefunden, dann wird die Person bei erneutem Auftreten eines ähnliches Geruches wieder an Übelkeit leiden.

Operantes Lernen (→**C**)

Diese Form des Lernens, auch operante Konditionierung, positive Verstärkung oder Lernen am Erfolg genannt, spielt eine wichtige Rolle in der Verhaltenstherapie. Wird ein Verhalten nach seinem Auftreten belohnt oder bestraft, so wird dadurch die Häufigkeit seines künftigen Auftretens beeinflusst. Führen die Konsequenzen einer Verhaltensweise dazu, dass die Häufigkeit des Auftretens des betreffenden Verhaltens zunimmt, so wird von Verstärkung gesprochen. Zu den positiv verstärkenden Konsequenzen zählen insbesondere soziale Verstärkungen (z. B. Lob, Zuwendung), materielle Verstärker (z. B. Geld, Süßigkeiten) sowie positiv verstärkende Aktivitäten (z. B. dem Patienten wird eine attraktive Tätigkeit ermöglicht). Diese operante Konditionierung kann direkt geschehen, indem z. B. der Arzt den Patienten tröstet, die Schwester beim Auftreten von Schmerzen sofort eine Tablette bringt oder Freunde den Patienten bemitleiden. Hier besteht die Gefahr, dass Krankheitsverhalten („sich krank verhalten“) verstärkt wird und ein „sekundärer Krankheitsgewinn“ (z. B. verlängerte Krankschreibung) resultieren kann. Für die Verhaltenstherapie ist nun eine konkrete Therapieplanung notwendig.

Therapieplanung

In der Umweltmedizin erscheint die Verhaltenstherapie dann sinnvoll, wenn phobische Momente im Vordergrund stehen, d. h. wenn der Patient durch bestimmte Situationen, bei denen Umweltgifte eine Rolle spielen können, in Panik gerät.
Zu Beginn der Therapie wird das Problem beschrieben und eine Problem- oder Verhaltensanalyse mit dem Ziel durchgeführt, verursachende oder aufrechterhaltende Bedingungen von Reaktionen zu ermitteln, die zu unerwünschten Verhaltensweisen führen. Hier wird die Abhängigkeit des Verhaltens von bestimmten Reizbedingungen erfasst, indem die Funktionskette „Auslösung – Verhalten – Konsequenz“ aufgedeckt wird.
Anschließend wird das Behandlungsziel definiert, das in kleinen Schritten erreicht werden soll. Im Vordergrund stehen Angstreduktion und die Aufgabe, Angst-auslösende Situationen zu vermeiden. Der Therapeut erklärt die Behandlungsprinzipien und legt die Evaluierung fest. Üblich sind zum einen Fragebögen, sog. psychophysiologische Indikatoren, zum anderen Instruktionen in Form von „Hausaufgaben“. So kann z. B. in einem „Paniktagebuch“ auf einer Skala von 0–100 die Angst notiert werden, die in einer bestimmten Situation auftritt.
Kernpunkt der Verhaltenstherapie ist somit eine strukturierte, geplante Analyse der Störung und deren Veränderung, die im Zusammenspiel zwischen Patient und Therapeut erarbeitet wird. Ist das Problem einmal genau beschrieben, können verschiedene Behandlungsmethoden angewendet werden. Hierzu zählen Aneignungstechniken (z. B. Lernen am Modell, operante Konditionierung, Selbstsicherheitstraining), Beseitigungstechniken (z. B. systematische Desensibilisierung, Reizüberflutung) und kognitive Therapieverfahren.

A. Klassische Konditionierung (Pawlowscher Hund)

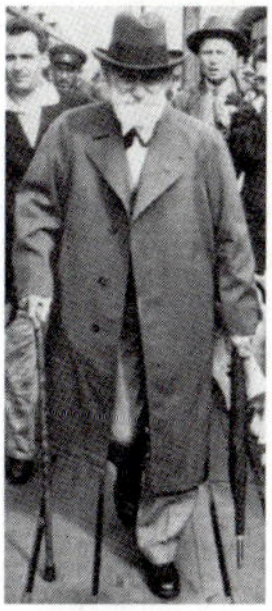

Iwan P. Pawlow (1849–1936), russ. Physiologe; Nobelpreis für Medizin 1904

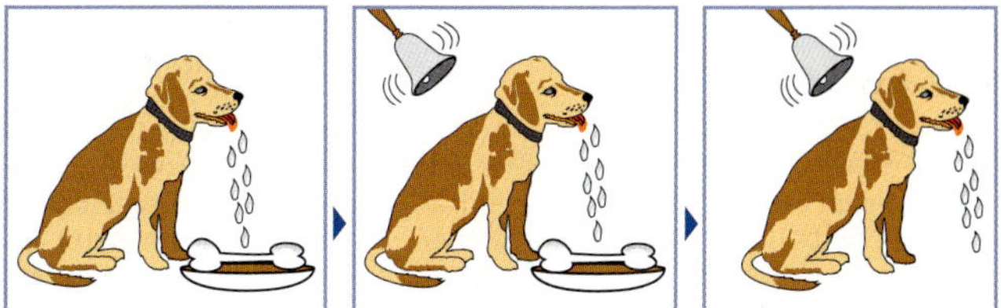

Fressen: Speichelproduktion	Fressen und Klingelzeichen: Speichelproduktion	Klingelzeichen (ohne Futterangebot): Speichelproduktion = bedingter Reflex

klassische Konditionierung →

Pawlow entdeckte, dass sich die während der Nahrungsaufnahme zu beobachtende Speichelabsonderung auch dann einstellt, wenn lediglich ein vorher mit der Fütterung gekoppeltes Signal ertönt (→bedingter Reflex).

B. Reaktion nach einem erlernten Reflex-auslösenden Reiz

Übelkeit

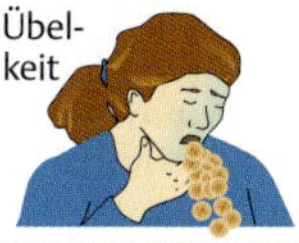

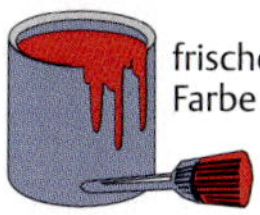

frische Farbe

bestehende Übelkeit fällt zeitlich (zufällig) zusammen mit Geruch nach frischer Farbe in einem Raum

klassische Konditionierung (umweltbedingt) →

frisch gestrichen

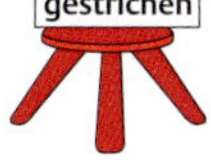

Geruch →

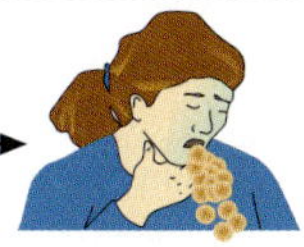

auftretende Übelkeit bei erneuter Wahrnehmung dieses Geruchs (aufgrund des erlernten Reflex-auslösenden Reizes)

C. Operantes Lernen

direkte operante Konditionierung

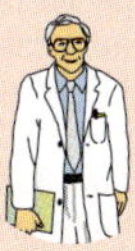

Trost vom Arzt

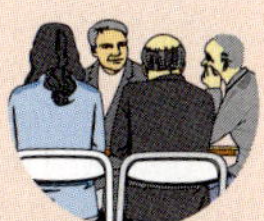

Mitleid von Freunden

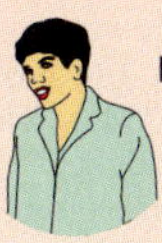

Schwester holt sofort Schmerzmittel

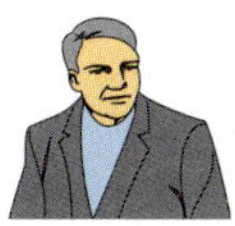

Gefahr der Verstärkung des Krankheitsverhaltens! (sekundärer Krankheitsgewinn)

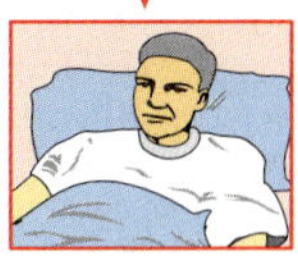

Therapie ↓

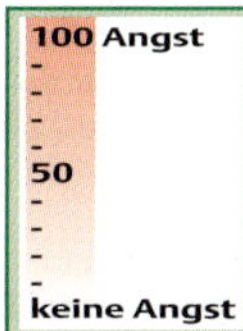

Paniktagebuch

Verhaltensanalyse
- Auslösung
- Verhalten
- Konsequenz

← Angstreduktion ← Reduktion des Vermeidungsverhaltens

Behandlungsmethoden →
- Aneignungstechniken
- Beseitigungstechniken
- kognitive Therapieverfahren

Psychotherapeutische Verfahren IV: Verhaltenstherapie II

Systematische Desensibilisierung (→A)

Bei ihr handelt es sich um das älteste und am weitesten verbreitete verhaltenstherapeutische Konzept. Sie erfolgt, indem die Angst-auslösenden Stimuli gestuft dargeboten werden. Zunächst wird nur ein Angstauslöser in der Vorstellung aktiviert, während der Patient möglichst entspannt ist. Dann wird zur nächst stärkeren Angst übergegangen, bis sich schließlich der Patient sämtliche Angst-auslösenden Situationen angstfrei vorstellen kann. Der Patient lernt also, dass im Zustand der Entspannung keine Angstreaktion auf den sonst Angst-auslösenden Reiz erfolgt, da Entspannung und Angst physiologisch inkompatibel sind.

Reizüberflutungstherapie (**Flooding**, →**B**)

Diese kann sich an die systematische Desensibilisierung anschließen. Hier wird der Patient sofort dem maximal Angst-auslösenden Reiz ausgesetzt (Expositions- oder Reizkonfrontationsbehandlung), z. B. Exposition in einem mit Umweltgiften belasteten Raum. Er wird dann motiviert, so lange in der Situation zu bleiben, bis die Angst nachlässt. Hierdurch kommt es zur Löschung der Koppelung von Angstreiz und Angstreaktion, und das Vermeidungsverhalten des Patienten (Meiden der angstauslösenden Situation) wird umgangen.

Kognitives Therapieverfahren (→C)

Es zählt zu den grundsätzlichen Verfahren in der Verhaltenstherapie. Hier besteht die Grundannahme, dass die Entstehung und Aufrechterhaltung von psychischen Störungen mit gelernten, realitätsinadäquaten, unlogischen, verzerrten und übergeneralisierten Denkmustern und Bewertungsprozessen zusammenhängt. Diese bezeichnet man als *disfunktionelle Annahmen*. Hierzu zählen z. B.: „Ein Unglück oder auch eine Vergiftung der Umwelt kommt immer von außen und ich kann wenig oder gar nichts gegen meine Situation bzw. Nöte tun".
In der Therapie wird eine *kognitive Umstrukturierung* angestrebt. Die Umstrukturierung erfolgt durch Distanzierung, d. h. durch positive Umdeutung und durch Herausforderung. Auf die Umweltgiftbelastung bezogen wäre eine Distanzierung z. B.: „Vor 20 Jahren waren hier noch viel mehr Gifte als heute". Eine positive Umdeutung wäre: „Dies ist zwar nun eine schwere Belastung, aber es besteht die Kraft, diese schwierige Situation zu bewältigen" oder „Diese Situation ist eine Herausforderung und ich selbst habe die Kraft, einen Weg zu finden, sie zu lösen".
Als Vorteile der Verhaltenstherapie können gelten: Sie stellt keine besonderen Anforderungen an intellektuelle Verbalisierungs- oder Introspektionsfähigkeit des Patienten. Die Durchführung der Therapie ist auch bei relativ geringer Motivation des Patienten möglich und ihr Aufwand ist eher gering. Für sie spricht auch die strikt empirisch-wissenschaftliche Vorgehensweise.

Analytische Gruppenpsychotherapie (→D)

Da die Gruppe ein viel realistischeres Abbild der äußeren sozialen Situation des Patienten ist, erhält er eine unmittelbare Rückmeldung durch die direkten und indirekten Reaktionen der Mitpatienten. Die Übertragung erweitert sich auf alle Mitpatienten. Der Patient gerät in Konflikt- und Spannungssituationen, die dem realen Leben sehr ähnlich sind. Die Gruppe hält dem Einzelnen den Spiegel vor, stützt ihn aber gleichzeitig. „Geteiltes Leid ist halbes Leid."
Die Gruppe hat den Vorteil, dass vielen gleichzeitig geholfen werden kann. Sie erlaubt es auch, Familienkonstellationen zu reaktivieren, indem Mechanismen auf verschiedene Personen übertragen werden können. Eine Gruppe für Umweltvergiftete hätte den Vorteil, dass sich alle verstanden fühlen würden und die anderen ihre eigene neurotische Reaktion eher begreifen würden.
Bisher sind allerdings noch keine Gruppentherapien für Umweltvergiftete bekannt geworden.

Schlussbetrachtung

Alle oben beschriebenen Therapieverfahren können bei Patienten mit dem Umweltgiftsyndrom eingesetzt werden. Steht eine neurotische Symptomatik im Vordergrund, so würde sich eine aufdeckende Psychotherapie anbieten. Sind die Symptome mehr phobischer Natur, erscheint eine Verhaltenspsychotherapie indiziert.

A. Systematische Desensibilisierung

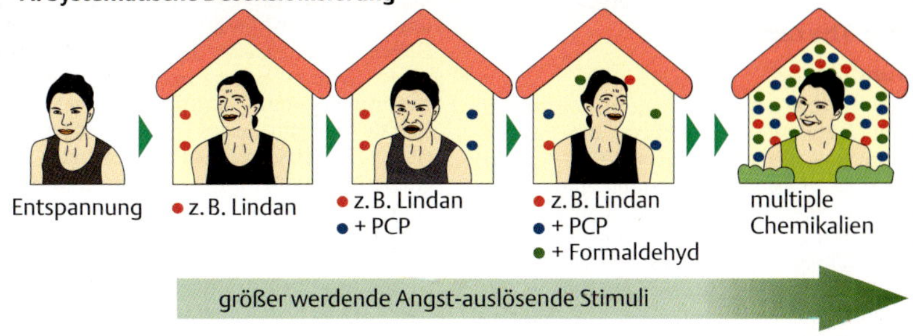

B. Reizüberflutungstherapie

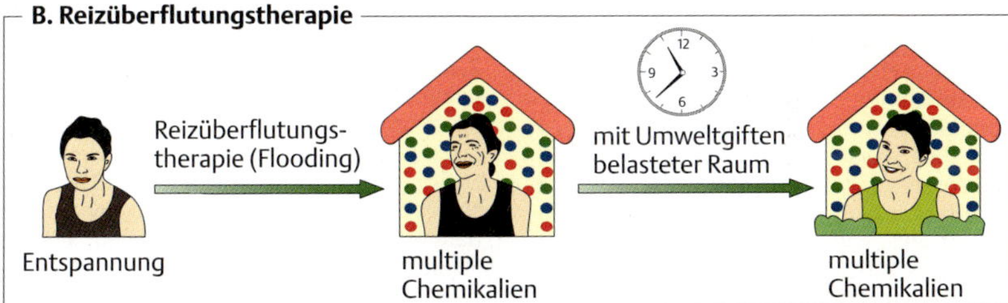

C. Kognitive Therapieverfahren

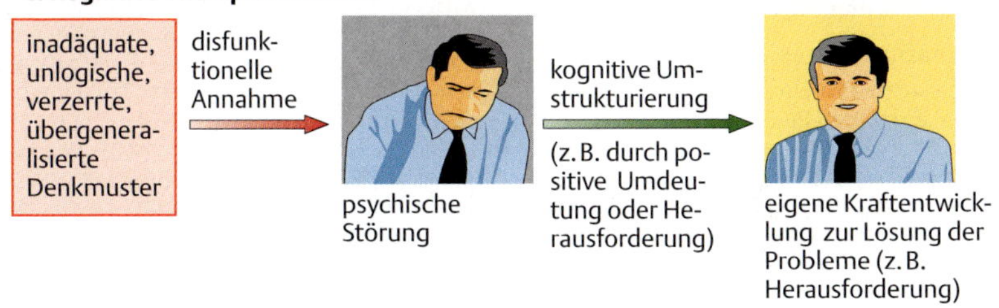
inadäquate, unlogische, verzerrte, übergenera-lisierte Denkmuster
disfunk-tionelle Annahme
psychische Störung
kognitive Um-strukturierung
(z. B. durch po-sitive Umdeu-tung oder He-rausforderung)
eigene Kraftentwick-lung zur Lösung der Probleme (z. B. Herausforderung)

D. Analytische Gruppentherapie

„Geteiltes Leid ist halbes Leid"

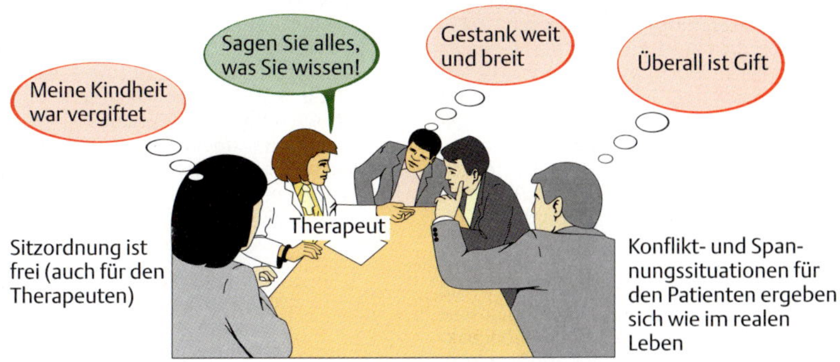
Meine Kindheit war vergiftet
Sagen Sie alles, was Sie wissen!
Gestank weit und breit
Überall ist Gift
Therapeut
Sitzordnung ist frei (auch für den Therapeuten)
Konflikt- und Spannungssituationen für den Patienten ergeben sich wie im realen Leben

Alternative und schulmedizinische Therapieansätze

Grundlagen

Eine kausale Therapie ätiopathogenetisch nicht geklärter, meist diffuser Beschwerdekomplexe kann es nicht geben. Eine symptomatische Behandlung kommt infolge der Vielzahl der Symptome selten in Betracht. Ambulante oder im Rahmen einer klassischen Kur erfolgte physikalisch-therapeutische Maßnahmen zeigen, für sich genommen, keine anhaltende Wirkung.

Zum Beispiel bewirkten trizyklische Antidepressiva in nicht-kontrollierten Studien zum Fibromyalgie-Syndrom (s. S. 230) eine Besserung der Leitsymptome Schlafstörungen und Muskelschmerzen. An unterschiedlichen Hypothesen zum Chronic-Fatigue-Syndrom (s. S. 230) ansetzende Doppelblind-Placebo-kontrollierte Untersuchungen verbesserten das Krankheitsbild hingegen nicht: Nach Einnahme von Aciclovir, Immunglobulin G, essenziellen Fettsäuren, Magnesium oder Rinderleberextrakt/Folsäure/Cyanocobalamin ergaben sich keine signifikanten Unterschiede zwischen Verum- und Placebogruppe.

Alternative Therapiemöglichkeiten

Zu beobachten ist eine Zunahme oft kostspieliger Maßnahmen und Behandlungsverfahren wie „Expositionsvermeidung", „Giftausleitung" und „Stärkung des geschwächten Immunsystems", die die Patienten nicht selten sozial gefährden bis ruinieren (z. B. Haussanierungen) und/oder ihre körperliche Unversehrtheit (z. B. Zahnextraktionen) beeinträchtigen (→**A**). Sie finden Akzeptanz, weil den Beschwerden nach derzeitigem wissenschaftlichen Kenntnisstand in keinster Weise nachvollziehbare, umweltbedingte organische Erkrankungen zugrunde gelegt werden (Nocebo-Effekt), die mit herkömmlichen Methoden nicht zu behandeln sind.

Klinisch-ökologisch orientierte kurmedizinische Einrichtungen werben mit Behandlungskonzepten wie „Die zehn Säulen der kurmedizinischen Entgiftung" (→**B**) oder bieten „Kompakt-Entgiftungsprogramme" an. Diese beruhen auf einer (häufig parenteralen) antioxidativen „Detoxifikation" mit Mineralien und Vitaminen und einer „Entgiftung" des Magen-Darm-Trakts durch Trinkkuren und Hydro-Kolon-Therapie, der eine probiotische Behandlung mit Laktobazillen und Bifidobakterien zum Wiederaufbau der Darmflora folgt. Maßnahmen, die sich in der Rehabilitations- und Kurmedizin bewährt haben, wie spezielle Diäten, Thermalbäder, Saunatherapien, Massagen, Gymnastik, Yoga sowie verhaltenstherapeutische und entspannungstechnische Verfahren, ergänzen das Therapiekonzept. Berichtete Erfolge sind mangels fehlender kontrollierter Studien nicht auf ein signifikantes Abweichen von Placebo-Effekten (s. S. 268) überprüfbar.

Es könnte sein, dass Maßnahmen, für die viel Geld aus eigener Tasche bezahlt werden muss, längerfristig zumindest eine Linderung bringen und Beschwerden, denen eine körperliche Ursache zugesichert wurde, leichter zu ertragen sind. Darüber hinaus könnte eine Rolle spielen, dass eine psychotherapeutische Behandlung ohne das Stigma einer primären Psychiatrisierung auf fruchtbaren Boden fällt. Schulmedizinisch orientierte Studien zur Multiple chemical sensitivity (s. S. 228) weisen darauf hin, dass Patienten positiv auf verhaltenstherapeutische Maßnahmen ansprechen.

Schulmedizinische Therapieansätze

Voraussetzung für die Annahme schulmedizinischer Therapieansätze ist, das Vertrauen der Patienten zurückzugewinnen. Gerade Patienten mit unspezifischen Beschwerdekomplexen bedürfen im besonderen Maße einer empathischen und zugewandten ärztlichen Führung. Es gilt, ihre Sorge und Angst vor gesundheitlichen Beeinträchtigungen durch Umweltstoffe ernst zu nehmen und ihren Blick dafür zu schärfen, was möglich und was eher unwahrscheinlich ist. Anschaulich präsentierte, glaubwürdige Aufklärungsarbeit bietet den Patienten zudem eine Basis, das reichhaltige umweltmedizinisch-diagnostische und -therapeutische Angebot kritisch zu filtern.

Darüber hinaus ist es wichtig, die Zusammenhänge zwischen Körper und Seele verständlich zu machen und ihnen zu zeigen, dass sie nicht Opfer eines bedrohlichen Vergiftungsmodells sein müssen, sondern mittels qualifizierter psychotherapeutischer Begleitung ihre Beschwerden selbst positiv beeinflussen können (→**C**).

A. Maßnahmen, Behandlungsverfahren und Auswirkungen für den Patienten mit unspezifischen Beschwerdekomplexen

Maßnahmen und Behandlungsverfahren		
Expositionsvermeidung	Giftausleitung – Giftentfernung	Stärkung des Immunsystems
z. B. Haussanierungen; Neukauf von Möbeln; Vermeidung der Exposition gegenüber elektrischen Feldern	z. B. Zahnextraktionen; Trinkkuren; Medikamenteneinnahme	z. B. mit teuren Präparaten; Frischzellen-Therapien

Psychosoziale und gesundheitliche Auswirkungen auf die Patienten

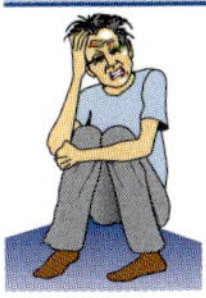

z. B. Angst, die pathologisch wird

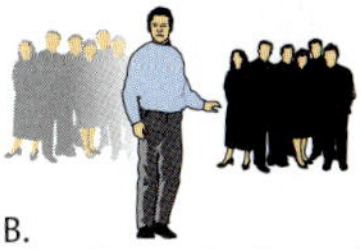

z. B. Verlust des alten Bekanntenkreises – Suche nach Mitbetroffenen

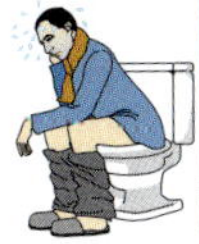

z. B. gesundheitliche Beschwerden, wiederkehrende Zahnschmerzen; Diät; Änderungen der Essgewohnheiten (Obstipation)

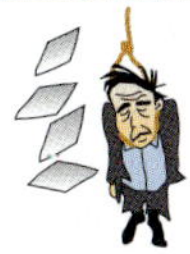

z. B. Arztrechnungen; innerer und äußerer Bankrott

B. Die 10 Säulen der ökologisch-kurmedizinischen „Entgiftung“

1. **Sauna**: Stoffwechselbeschleunigung durch Erhöhung der Körpertemperatur
2. **Niacinamid**: Stoffwechselbeschleunigung durch Gabe dieses Coenzyms
3. **Trinkkur**: „Giftelimination“ durch forcierte Diurese
4. **Mundspülung mit Speiseölen**: Ausscheidung fettlöslicher Stoffe durch Diffusion durch die Mundschleimhaut
5. **Thermal-Mineralbäder**: Verbesserung des Nierenplasmastroms
6. **Bewegungstherapie**: Stoffwechselbeschleunigung durch Aktivierung des Kreislaufes
7. **Schulungsprogramme**: Verminderte Exposition durch verbesserte Information des Patienten
8. **Intrakutantestung**: ggf. Einleitung einer Hyposensibilisierung
9. **Psychologische Betreuung**: Abbau von Angst
10. **Antioxidative Medikation**: Begrenzung der Zellschädigung durch Schadstoffe

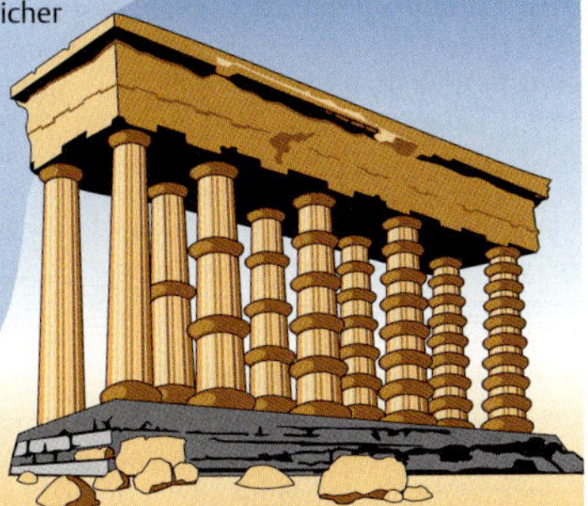

C. Voraussetzungen für die Annahme schulmedizinischer Therapieansätze

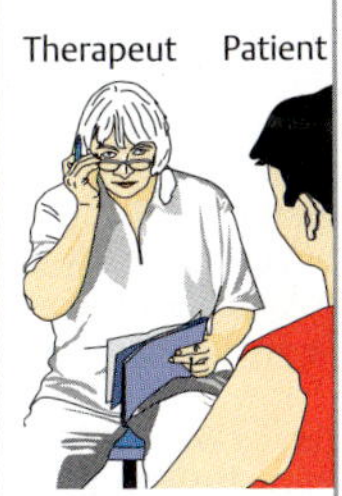

Vertrauensgewinn, Empathie, Therapeut als guter Zuhörer

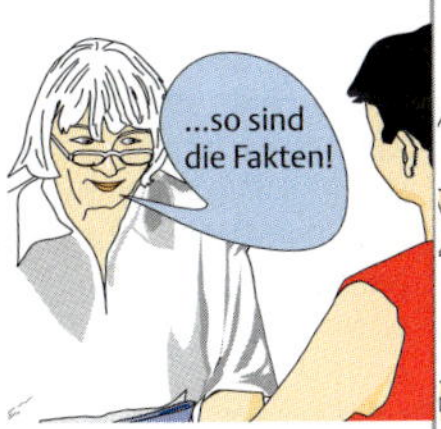
...so sind die Fakten!

überzeugende Aufklärungsarbeit; den Patienten ernst nehmen

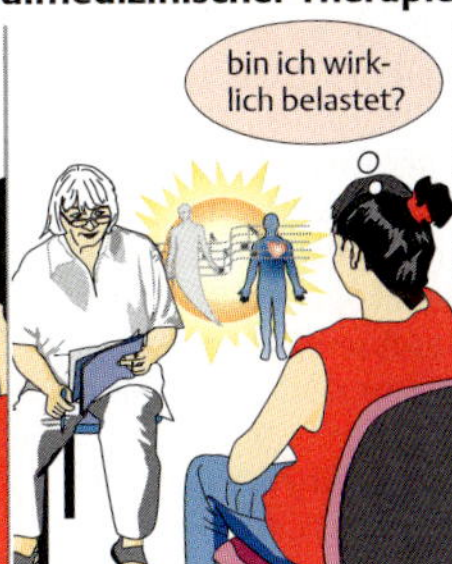
bin ich wirklich belastet?

Vermittlung der Zusammenhänge zwischen Körper-Seele-Geist; Abkehr von Vergiftungsvorstellungen

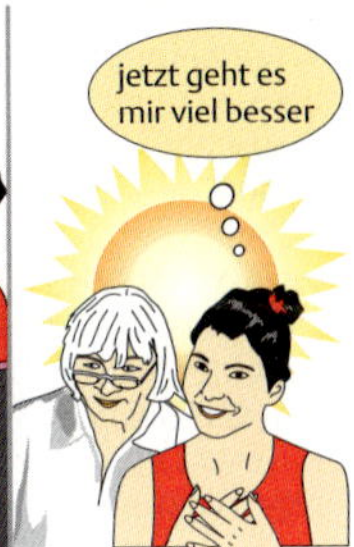
jetzt geht es mir viel besser

qualifizierte Psychotherapie

Placebo

Grundlagen

Historie: Das Wort „Placebo" findet sich bereits in der hebräischen Bibel als erstes Wort des Psalms 114: Placebo domino in regione vivorum = ich werde wohlgefällig sein dem Herrn im Land der Lebenden (placebo [lat.] = ich werde gefallen). Dieser Psalm wurde im 12. Jh. als Einleitung zur Totenmesse in der Kirche gesungen. Später wurde das *Placebo-Singen* eine Tätigkeit berufsmäßiger Totenwächter, was dazu führte, dass die Bezeichnung „Placebo" im 14. Jh. als Synonym für Heuchler, Lügner oder Intriganten gebraucht wurde. 1787 findet sich erstmals der Begriff Placebo im englischen „Quincy's Dictionary". Dort wird es als ein Vorgehen oder eine Arznei definiert, die Patienten mit dem Ziel verabreicht wird, sie für eine Zeit lang zufrieden zu stellen.

Heutige Definition: Heute versteht man unter Placebo ein Scheinmedikament, das in Form, Farbe, Geschmack und Aussehen, einem echten Arzneimittel (Verum) gleicht und aus einer pharmakologisch unwirksamen indifferenten Substanz (z. B. Milchzucker, Stärke oder NaCl-Lösung) besteht. Placebo wird z. B. im Doppelblindversuch als Kontrollmittel eingesetzt, um die echte Arzneiwirkung von den psychischen Wirkungen unterscheiden zu können (→**A**).

Phamakologie der Placebos

Placebos teilen die wesentlichen Merkmale pharmakologisch wirksamer Arzneimittel:

1. *Zeitabhängige Wirkung* mit entsprechendem Wirkungsmaximum: Der zeitliche Verlauf der Placebo-Wirkung und der Wirkung von Analgetika (z. B. Acetylsalicylsäure beim postpartalem Schmerz, →**B**) ist nahezu identisch.
2. *Dosisabhängige (kumulative) Wirkung:* Tuberkulöse Patienten, die unter Appetitlosigkeit und Niedergeschlagenheit litten, wurden mehrtägige Gaben von Placebo als „Stärkungsmittel" verabreicht. Eine Steigerung des Wohlbefindens und des Appetits wurden beobachtet.
3. Eine von der *zirkadianen Rhythmik abhängige Wirkung:* So zeigte z. B. die schmerzstillende Wirkung eines Placebos eine dem Analgetikum Metamizol identische zirkadiane Rhythmik. Hierzu wurde folgendes Schmerzmodell herangezogen: An Personen mit gesunden Zähnen wurde ein schmerzhafter Kältereiz getestet. Sowohl Placebo als auch das Analgetikum Metamizol setzten die gemessene Schmerzschwelle herauf. Bei beiden lag das Wirkungsmaximum bei 14 Uhr und das Wirkungsminimum während der Nacht.
4. Ferner ist bekannt, dass nach Einnahme von Placebo Toleranz, Abhängigkeit und Entzugserscheinungen auftreten können.

Therapeutische Wirksamkeit (→C)

Bei einigen medizinischen Indikationen kann der Einsatz von Placebo sogar eine sehr hohe Erfolgsquote erreichen: bei Kopfschmerzen bis zu 70%, bei chronischer Arthritis bis zu 80%, bei Ulcus ventriculi und duodeni bis zu 88%.

Placebos können wie Arzneimittel auch unerwünschte Wirkungen haben (Nebenwirkungen). Unter den beklagten Beschwerden sind Benommenheit mit 50% und Kopfschmerzen mit 25% am häufigsten. Als objektive Störungen nach Placebo-Gabe können u. a. Diarrhö, Erbrechen und Tachykardie auftreten.

Mechanismus der Placebo-Wirkung

Während als Basis des Placebo-Effektes Unterschiede in Intelligenz, Alter, Geschlecht oder Rasse auszuschließen sind, scheint eine gewisse Ängstlichkeit und Suggestibilität (Erwartungshaltung) vom Behandelten für die Placebo-Reaktion von Bedeutung zu sein. Die Beteiligung des endorphinen Systems an der Placebo-Wirkung ist nachgewiesen. Die wesentlichste Determinante der Placebo-Wirkung ist jedoch der Arzt. Je qualifizierter der Arzt, desto geringer ist die Bedeutung des Arzneimittels („der Arzt als Droge").

Einflüsse auf die Placebo-Wirkung (→D)

Placebo als Injektion ist jeder anderen Darreichungsform überlegen. Einen deutlichen Einfluss auf die Placebo-Wirkung hat die Farbe und Größe von Placebos. Sogar der Ort der Einnahme ist entscheidend für den Erfolg.

Placebo-Wirkungen sind ein Bestandteil jeder (Arznei-)Behandlung und lassen sich therapeutisch nutzen. Der Erfolg ist dabei abhängig vom Vertrauen, das der Patient in den Arzt setzt. Ein erkanntes Placebo ist (in der Regel) unwirksam. Eine unbedachte Äußerung über den Wert des verordneten Medikaments greift in die Trias Arzt-Patient-Arzneimittel ein und zerstört so eine der ältesten Therapieformen, die zudem billig und vor allem sicher ist.

A. Doppelblindversuch

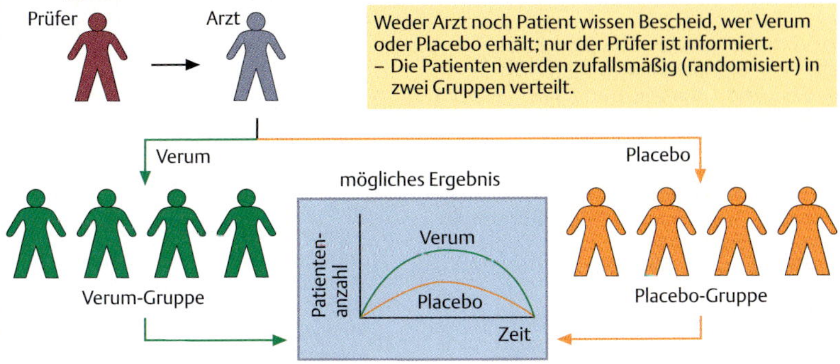

Weder Arzt noch Patient wissen Bescheid, wer Verum oder Placebo erhält; nur der Prüfer ist informiert.
- Die Patienten werden zufallsmäßig (randomisiert) in zwei Gruppen verteilt.

B. Verum- und Placebo-Wirkung

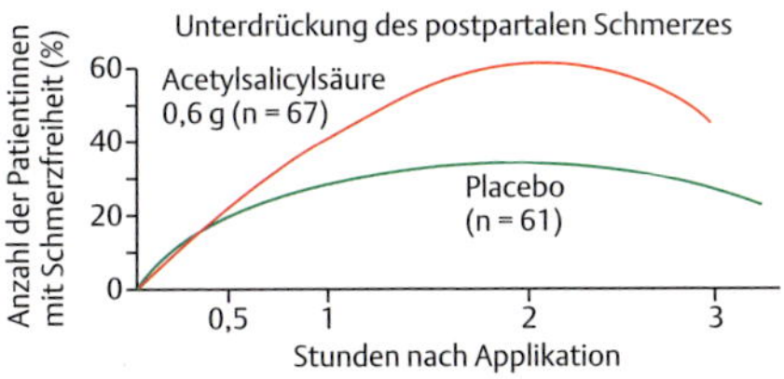

Unter Anwendung von Placebo geben nach 2 h 30 % der getesteten Patientinnen Schmerzfreiheit an: Placebo-Effekt. Acetylsalicylsäure führt bei etwa 60 % zu Schmerzfreiheit. Die Wirkung der Acetylsalicylsäure-haltigen Tabletten ist also zum Teil psychisch bedingt, zum Teil beruht sie auf dem in ihnen vorhandenen Wirkstoff.

C. Therapeutische Wirksamkeit und Nebenwirkungen von Placebos

therapeutische Wirksamkeit von Placebo

Indikation	Therapeut. Erfolg (%)
Migräne	33
Migräne-Prophylaxe	50
rheumatische Beschwerden	50
Beschwerden im Bereich des Magen-Darm-Traktes	50 – 60
Angina pectoris	20 – 60
Beschwerden bei Hypertonie	58 – 61
Kopfschmerzen	50 – 70
chronische Arthritis	80
Schlaflosigkeit	49 – 81
Ulci ventriculi et duodeni	53 – 88

Häufigkeit unerwünschter Wirkungen von Placebo

unerwünschte Wirkungen	Patienten in %
Wallungen	8
Mundtrockenheit	9
Schwäche	9
Übelkeit	10
Schläfrigkeit	10
Konzentrationsschwäche	15
Müdigkeit	18
Schweregefühl	18
Kopfschmerzen	25
Benommenheit	50

objektive Störungen nach Gabe von Placebo

Organ	Reaktion
Blut	Eosinophilie
Haut	Exanthem, Urtikaria
Magen-Darm	Diarrhö, Erbrechen
Herz-Kreislauf	Herzjagen, Tachykardie, Blutdruckänderung
Leber	Änderung der Leberwerte

D. Einflüsse auf die Placebo-Wirkung

Größe

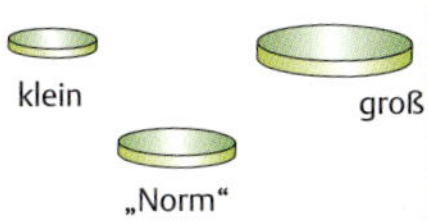

Einer sehr kleinen und sehr großen Darreichungsform wird eine höhere Wirksamkeit zugeschrieben als der „Normgröße".

Farbe

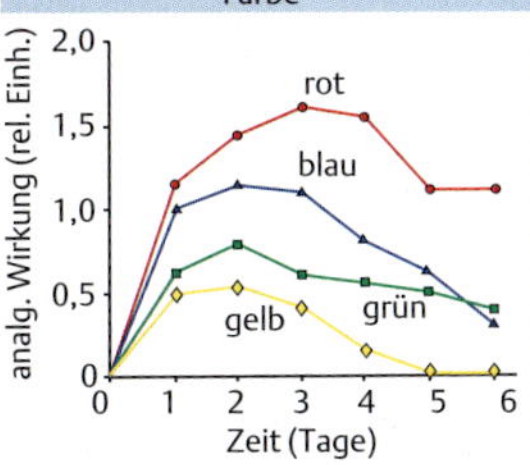

Ort

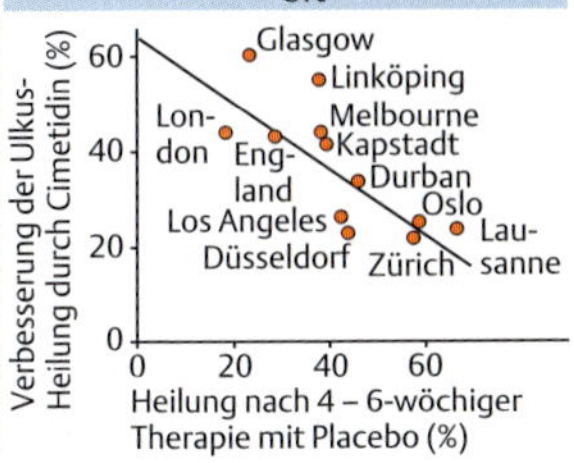

Placebo

Naturheilverfahren

Die Naturheilverfahren werden in drei verschiedene Kategorien unterteilt (→**A**):

1. **Klassische Naturheilverfahren** werden häufig auch in der Schulmedizin angewandt, z. B. Hydro- und Bewegungstherapie.
2. **Erweiterte Naturheilverfahren** sind größtenteils anerkannt, jedoch nicht immer wissenschaftlich belegt, z. B. mikrobiologische Therapie, Neuraltherapie und Akupunktur.
3. **Außenseiter-Naturheilverfahren** haben oft stark mystische Tendenzen, wie z. B. energetische Therapieverfahren sowie Sauerstoff-Mehrschritt-Therapie und Ozontherapie.

Klassische Naturheilverfahren I

Hydrotherapie (→B)

Kurzfristige (hydro-)thermische Einwirkungen bewirken eine unspezifische Abwehrsteigerung (Abhärtung) sowie eine Stabilisierung des vegetativen und endokrinen Systems. Diese werden durch neuronale Afferenzen (Nervenleitungsbahnen zum ZNS) vermittelt. Durch genaue Dosierung von Temperatur und Wasserdruck können unterschiedliche Reizstärken angewandt werden, angepasst an den individuellen Funktions- und Regulationszustand sowie die Konstitution des Patienten. Über die kutiviszeralen (Haut→Eingeweide) Reflexwege werden auch die segmental zugeordneten inneren Organe beeinflusst.

Die Hydrotherapie findet *Anwendung* bei fieberhaften Erkrankungen und Entzündungen, Herz- und Gefäßkrankheiten, nicht-entzündlichen Erkrankungen des Bewegungsapparates, neurovegetativen Funktionsstörungen und endokrinen Insuffizienzen. Eine unterstützende Behandlung kann bei Stoffwechselleiden wie Diabetes mellitus und Adipositas eingesetzt werden. Folgende **Anwendungsformen** werden unterschieden:

- Waschungen bei Kreislaufdysregulation und Einschlafstörungen;
- Güsse (z. B. Knie-, Nacken- und Rückenblitzguss, →**B**) zur Stabilisierung des Wärmehaushaltes und zur örtlichen Stoffwechselentlastung;
- kalte Wickel z. B. bei Fieber, warme Wickel z. B. zur Förderung der Durchblutung und Stoffwechseltätigkeit;
- Auflagen (z. B. Heublumensack) zur Schmerzlinderung, Kompressen (z. B. kalte Herzkompressen) bei funktionellen Herzbeschwerden.
- ebenfalls möglich sind Bäder, die mit Zusätzen (z. B. Arnika, Baldrian, Thymian) für spezielle Indikationen versetzt werden;
- Saunabaden stärkt die Hautdurchblutung, stimuliert die Hormonausschüttung, den Stoffwechsel und Immunvorgänge und bewirkt eine Entspannung der Muskulatur. Saunabaden findet Anwendung z. B. bei chronischen Erkrankungen des rheumatischen Formenkreises, zur Prävention von Atemwegserkrankungen, zur Abhärtung und zum Kreislauftraining.

Balneotherapie (→C)

Balneologie ist die Lehre der Anwendung von Heilwässern und Heilpeloiden (z. B. Fango) sowie deren Wirkung auf den Organismus. Die Maßnahmen sind Kombinationen aus mechanischen, thermischen, mineralischen und z. T. radioaktiven (Radonbäder) Wirkkomponenten, die die natürliche Fähigkeit des Organismus zur Kompensation, Regulation und Adaptation anregen. Folgende **Anwendungsformen** werden unterschieden (→**C**):

- Luftsprudel-, Sauerstoff-, Kohlensäure-, Sole- und Schwefelbäder;
- Thermalwässer und Heilpeloide;
- Stangerbad, hydroelektrisches Vollbad: Über definierte Elektrodenpolung gezielte Steuerung des Stromflusses;
- Inhalationen mit Solen, Jodwässer und etherischen Ölen sowie
- Trinkkuren (Jodsolen, Heilwasser) zählen ebenfalls zu wichtigen Teilbereichen der Balneologie.

Weiterhin werden folgende Therapien den balneologischen Anwendungen zugeordnet:

Prießnitztherapie: Die nach ihrem „Erfinder" Vinzenz Prießnitz (1799–1851) benannte Therapie basiert auf Kältereizen nach aktiver Erwärmung, worauf der Körper Wärme erzeugt (reaktive Hyperämie), die die Heilungskräfte anregt. Hilfreich ist die Therapie bei Stoffwechselleiden, Allergien und Infektanfälligkeit.

Thalassotherapie: Sie ist bei Erkrankungen des Respirationstraktes sowie kardiovaskulären und dermatologischen Erkrankungen indiziert. Sie besteht aus einem Aufenthalt am Meer und beinhaltet die Nutzung ortsgebundener Heilmittel wie z. B. Klima, Bäder oder Wattlaufen.

A. Einteilung der Naturheilverfahren

Klassische Naturheilverfahren	Erweiterte Naturheilverfahren	Naturheilkundliche Außenseitermethoden
Hydro-, Balneo- und Thermotherapie	antidyskratische Therapie (ausleitende Therapie)	Klima- und Lichttherapie
Bewegungstherapie (einschl. Atemtherapie und Massage)	mikrobiologische Therapie	energetische Therapieverfahren
Ernährungstherapie	Neuraltherapie	hämatogene Oxidationstherapie
Phytotherapie	Akupunktur	Sauerstoff-Mehrschritt-Therapie
Ordnungstherapie		Ozontherapie
		Zelltherapie
Homöopathie		

B. Anwendungen in der Hydrotherapie

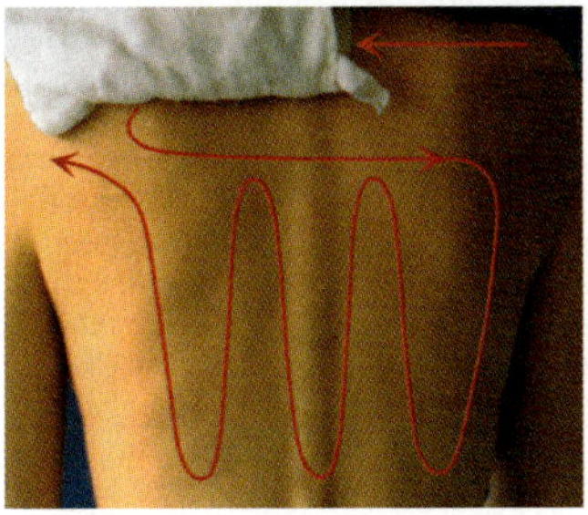

Bewegungsrichtung bei Rückenwaschungen

Knieguss: durch Kälte- und Wärmereize erfolgt eine Steigerung der Durchblutung

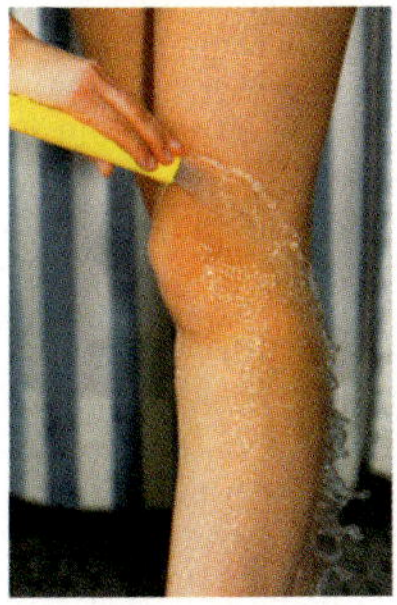

C. Anwendungen und Wirkungen von Heilwässern und Heilpeloiden

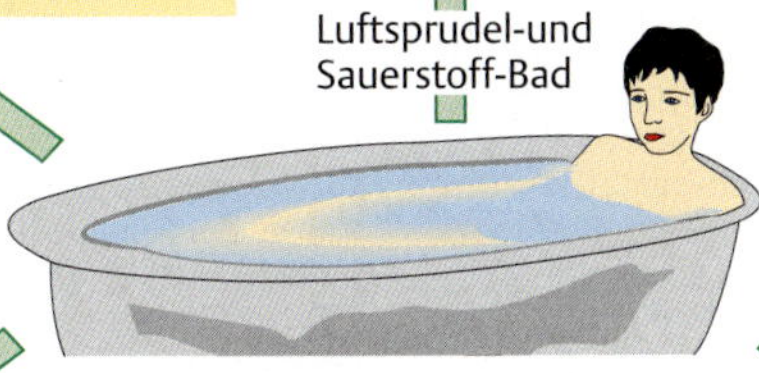

Stanger-Bad
- bei rheumatischen und neurologischen Krankheiten und vegetativer Dystonie
- muskuläre Entspannung durch Wärme und elektrophoretische Resorption antirheumatischer Badezusätze, Stromflüsse

Luftsprudel-und Sauerstoff-Bad
- bei Durchblutungsstörungen
- fördert Durchblutung, leichter mechanischer Reiz, Massage

Kohlensäure-Bad
- bei Durchblutungsstörungen
- fördert Durchblutung, CO_2 diffundiert durch die Haut und beeinflusst die Kälterezeptoren

Fango, Moore, Heilerden
- Mineralschlamm bindet Wasser und Wärme
- bei Gelenkerkrankungen und chronischen Entzündungen des Gastrointestinal- und Urogenitaltraktes

Sole- und Schwefelbäder
- Hautreizung durch Salze, Bildung geringer Mengen von H_2S in der Haut
- bei rheumatischen Erkrankungen und Hautkrankheiten

Klassische Naturheilverfahren II

Thermotherapie (Kälte-/Wärmetherapie)

Bei der **Kältetherapie** werden angewendet: Kaltluft, Eisbeutel, Eintauchen in Eiswasser oder Aufenthalt in einer Kältekammer. Alle Kaltanwendungen sollten nur auf warmer Haut erfolgen. Sie sind bei Traumata (z. B. Luxation, Muskelriss), rheumatologischen und neurologischen Erkrankungen (z. B. Schmerzen bei Multipler Sklerose) sowie bei Zahnschmerzen angezeigt.

Für lokale **Wärmetherapien** (Mehrdurchblutung) werden wärmende Salben und Fangopackungen eingesetzt (→**A**). Wärme kann auch durch Strom (bzw. Infrarotstrahlung) erzeugt werden. Reizstrommassage und transkutane elektrische Nervenstimulation wirken schmerzlindernd und fördern die Durchblutung. Mit der Reizstromtherapie wird geschwächte Muskulatur zur Kontraktion stimuliert.

Bewegungstherapie (→B)

Die Bedeutung der Bewegungstherapie liegt vor allem in der Sekundärprävention, d. h. neben Bewegungsapparat, Herz-Kreislauf- und Atmungssystem profitieren auch der Stoffwechsel, die Hormonsekretion sowie das zentrale und vegetative Nervensystem von der Behandlung.

Besonders wichtig bei der Bewegungstherapie ist die gezielte Indikation, die richtige Dosierung (z. B. schädigt übertriebenes Joggen Wirbelsäule, Bein- und Fußgelenke) und die Kontrolle des Therapieverlaufs.

Im Folgenden werden einige geeignete Verfahren dargestellt:

Ausdauer- und Krafttraining: Durch eine erhöhte Beanspruchung des Körpers im *Ausdauertraining* wird die Anpassungsfähigkeit auf äußere Reize und die Leistungsfähigkeit gesteigert. Indikationen sind Störungen der Kreislaufregulation, psychovegetative Erschöpfung und chronische Schmerzen. Das *Krafttraining* soll Geh- und Sprungfähigkeit verbessern.

Heilsport (Koronarsport, Wirbelsäulenschule): Regelmäßige körperliche Aktivität trainiert das Herz-Kreislauf-System. Dadurch werden Blutdruck und psychophysische Stresstoleranz gesenkt und der Sauerstoffverbrauch verbessert. Wirbelsäulenleiden mit gestörter, aber auch zerstörter Funktion (z. B. Osteoporose) sollen durch Stärkung der Muskeln und Beseitigung von Fehldynamik und -statik vermindert werden.

Krankengymnastik und Ergotherapie (→**C**): Durch passive (d. h. der Patient lässt sich behandeln), aktive (d. h. der Patient bewegt sich selbst) und andere spezielle Behandlungstechniken kann die Beweglichkeit erhalten, verbessert oder wiederhergestellt werden (z. B. nach einer Operation).

Therapeutisches Reiten (**Hippotherapie**, →**C**): Das Pferd ist Vermittler von Bewegungsimpulsen, die von der Muskulatur und deren Steuerungssystemen eine dauernde Anpassung und koordinierte Leistung erfordern.

Zu den Indikationsgebieten zählen u. a. Wirbelsäulenschäden, Multiple Sklerose und vegetative Instabilität. Therapeutisches Reiten kann dazu beitragen, körperliche und seelische Verspannungen abzubauen und zu harmonisieren.

Atemtherapie (→**C**): Die bewusste Steuerung der Atmung ermöglicht, die Sauerstoffaufnahme zu beeinflussen und beruhigend auf das vegetative Nervensystem einzuwirken. Besonders bei Störungen der Thoraxbeweglichkeit und eingeschränkter Ventilation (z. B. bei chronischer Bronchitis) verschafft die Atemtherapie Erleichterung. Durch eine Rhythmisierung des Atemzyklus ist auch eine psychische Entspannung möglich.

Massagetherapie (→**D**): Die *klassischen Massageformen* wie z. B. Hand- und Unterwasser-Druckstrahl-Massage beeinflussen Haut, Unterhautgewebe und Muskulatur durch Streichen (Effleurage), Reiben (Friktion), Kneten und Klopfen (Petrissage) sowie durch Vibration und Spezialgriffe zur manuellen Lymphdrainage.

Bei der in den letzten Jahrzehnten vermehrt praktizierten *Reflexzonenmassage* werden hingegen über Reflexwege die inneren Organe angesprochen. Zu den angewandten Techniken zählen z. B. Bindegewebs-, Periost-, Kolon- und Fußreflexzonenmassage.

Die *Periostmassage nach Vogler* (→**D**) setzt z. B. an der Knochenhaut an. Druck an Periostpunkten löst Schmerzempfindungen aus, die z. B. bei intestinalen Spasmen oder Angina pectoris zur Schmerzlinderung führen.

A. Thermo- und Reizstromtherapie

Thermotherapie

Kälte

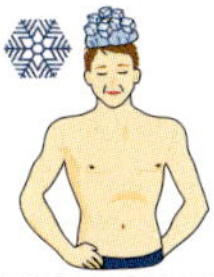

Wärme

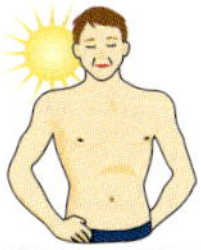

Fango

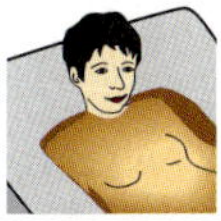

Reizstromtherapie

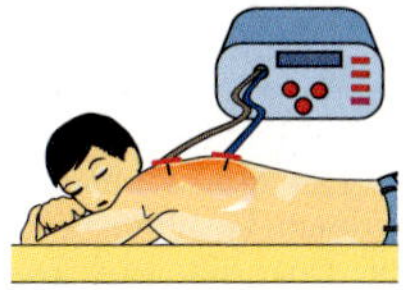

B. Bewegungstherapie

Heilsport

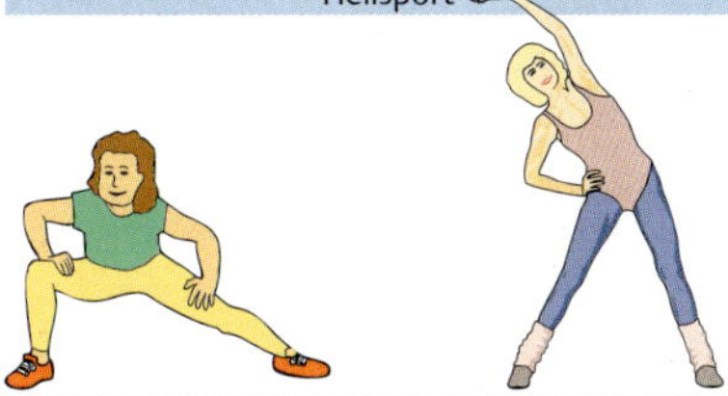

Ausdauer und Krafttraining

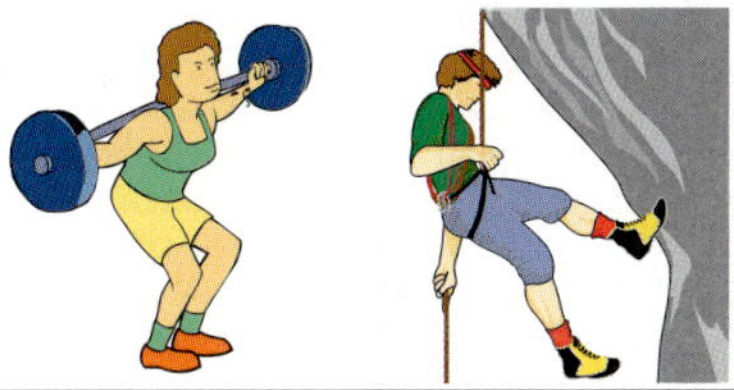

C. Krankengymnastik, Ergotherapie, Hippotherapie und Atemtherapie

Krankengymnastik und Ergotherapie

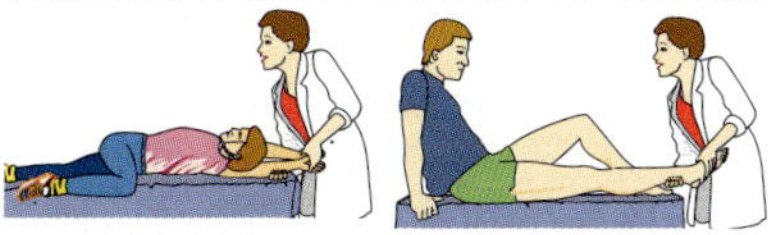

Atemtherapie

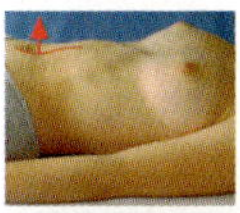

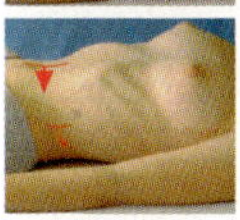

- Tief einatmen (mit der Vorstellung, an einer Blume zu riechen)
- Langsam ausatmen mit Lippenbremse; Nacken und Rückenmuskulatur entspannt lassen.
- Bauch (=Zwerchfell-)Atmung: Abdomen wölbt sich nach oben
- Flankenatmung: Beim Einatmen mit den Flanken die Unterlage fühlen

Hippotherapie

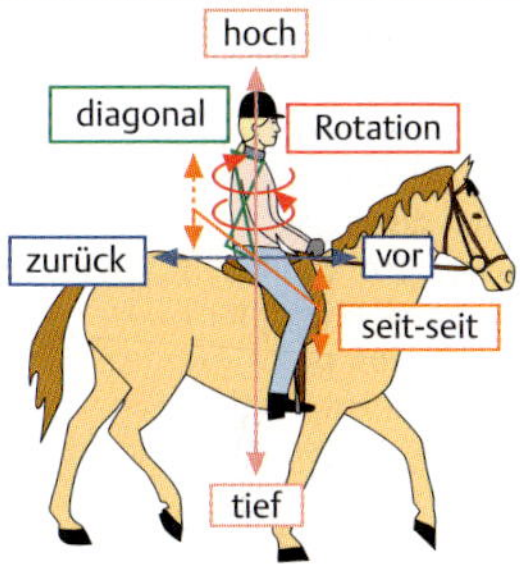

- Heilpädagogisches Reiten
- Behindertenreiten (Rehabilitation/Lebensqualität)

D. Massagetherapie

Periostmassage nach Vogler

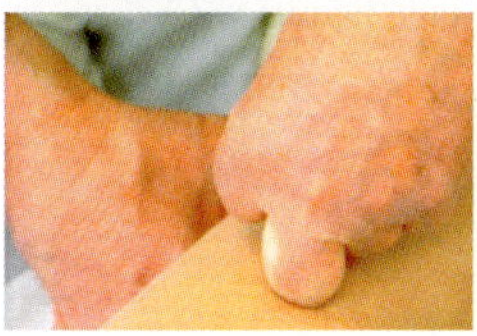

Das Auslösen von Schmerzsensationen durch starken Druck ist bei der Periostmassage unverzichtbar.

Fußreflexzonenmassage

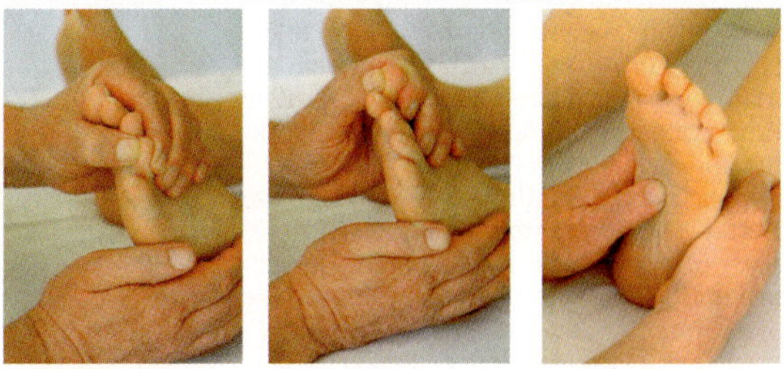

Rhythmische Druckimpulse sollen reflektorisch die zugehörigen Organe beeinflussen.

Klassische Naturheilverfahren III

Ernährungstherapie

Die Ernährungstherapie ist ein wichtiger Bestandteil der Naturheilverfahren, deren wesentliche Heilwirkungen auf einer Normalisierung gestörter Stoffwechsel-, Darm- und Abwehrfunktionen beruhen. Wichtig sind neben Qualität, Quantität und Zusammensetzung der Nahrung (z. B. Proteine, Kohlehydrate, Fette, Mineralstoffe) auch Rhythmik, Timing und Technik des Essens.

Verschiedenste Diätformen und Fastentherapien gehen auf die genannten Kriterien ein, vergessen aber oft die immer zahlreicher auftretenden Allergien und Unverträglichkeitsreaktionen auf Nahrungsmittel. Letztere sollen in unterschiedlichen Enzymausstattungen der Menschen, zunehmendem Konsum von Fertigprodukten und steigender Schadstoffbelastung der Nahrung begründet sein. Als ideales Ernährungssystem gelten die vier Säulen des „Vitalkost-Konzeptes" (→**A**).

Phytotherapie

Unter Phytotherapie versteht man die Anwendung pflanzlicher Heilmittel zur Prophylaxe und Therapie (ausgenommen homöopathische und anthroposophische Heilmittel). Im Gegensatz zur chemisch definierten Monosubstanz sind Phytopharmaka meist Vielstoffgemische aus der Gesamtpflanze. Nach ihrer zunehmenden Wirkungsstärke werden sie in drei Gruppen eingeteilt: mite, intermediär und forte (→**B**).

Da die pflanzlichen Inhaltsstoffe Schwankungen unterworfen sind (Klima, Boden), wird zur wissenschaftlichen Überprüfung ihrer Wirksamkeit mit definierten Mengen einer *Leitsubstanz* (= charakteristischer Inhaltsstoff der Heilpflanze) gearbeitet. Ist das wirksamkeitsbestimmende Prinzip nicht bekannt (z. B. bei der Baldrianwurzel), werden die Extrakte durch genaue Spezifikation des Pflanzenhergangs von der Aussaat bis zum Herstellungsverfahren standardisiert. Sobald Pflanzenteile haltbar gemacht werden (z. B. durch Trocknen), spricht man von Drogen.

Phytopharmaka beeinflussen meist keine definierten Reaktionsketten, sondern wirken regulativ bzw. stellen gestörte Regelkreise wieder her. Domänen der Phytotherapie sind die Behandlung von Leberschäden, Magenkrankheiten (z. B. hyperreagibler Reizmagen), dermatologische und urologische Erkrankungen (z. B. Nierensteinleiden).

Ordnungstherapie (→C)

Die Ordnungstherapie bildet das wesentliche Fundament der klassischen Naturheilverfahren. Die von dem Psychosomatiker W. Dogs 1985 entwickelte *dynamische Psychotherapie* basiert auf der engen Wechselbeziehung von Soma und Psyche. Dabei werden Verfahren wie autogenes Training, Meditation, Yoga und Hypnose mit den jeweils angezeigten physiotherapeutischen Verfahren (meist Hydro-, Bewegungstherapie und Massage) verknüpft. Auf diese Weise gelingt es, Eigenheilkräfte des Organismus freizusetzen, wodurch die Basis für andere naturheilkundliche Anwendungen gegeben ist. Eine vegetative Umstimmung ermöglicht dann langfristig, das Gleichgewicht von Körper-Geist-Seele zu verbessern und zu stabilisieren.

Homöopathie (→D)

Der Beginn der Homöopathie wird auf 1796 datiert und geht auf den Arzt Samuel Hahnemann (1745–1843) zurück. Grundlegend für die Homöopathie sind das *Ähnlichkeitsprinzip* (Similia similibus curentur) und die Arzneimittelprüfung am Gesunden.

Als Heilmittel gilt ein Wirkstoff, der beim Gesunden ähnliche Symptome hervorruft wie die Krankheit beim Patienten. Wesentliche Konsequenz aus dem Ähnlichkeitsprinzip stellt daher die *Wirksamkeitsumkehr* dar, d. h. ein Arzneimittel ruft in hohen bis toxischen Dosierungen den umgekehrten Effekt hervor wie in Verdünnungen (Potenzierungen).

Homöopathika sollen bei akuten, chronisch-entzündlichen und degenerativen Erkrankungen indiziert sein. Mit Homöopathika allein kann jedoch oft nicht ausreichend therapiert werden. Sie lassen sich aber mit klassischen Naturheilverfahren kombinieren. Nicht vereinbar mit der klassischen Homöopathie ist die Kombination von allopathischen (schulmedizinischen) und homöopathischen Arzneimitteln.

A. Vitalkost-Konzept

Verhaltensregeln nach F. X. Mayr

Wann:
- Obst/Rohkost nicht nach 16 Uhr
- letzte Mahlzeit 2 – 3 h vor Bettruhe
- vor/nach der Mahlzeit trinken

Wie:
- langsam essen

Ovo-lakto-vegetabile Kost, Vollwertkost
zusätzlich Verzicht auf Fleisch, Fisch, wenig Eier, kaum Salz

Vitalkost

Flüssigkeit
Heil-/Mineralwasser, Kräutertees

Säure-Basen-Haushalt

basisch	sauer
Kartoffeln	Milchprodukte
Milch	Käse
Gemüse	Wurst
Obst	Fleisch
Bioghurt	Getreide
Buttermilch	Brot
Molke	

B. Einteilung der Phytopharmaka nach ihrer Wirkungsstärke

Anwendungsgebiet	**Droge**		
	mite	**intermediär**	**forte**
Herzmittel	Weißdorn (*Crataegus*)	Maiglöckchen (*Convallaria*)	Fingerhut (*Digitalis*)
Magen-Darm-Mittel	Kamille (*Chamomilla*), Pfefferminze (*Mentha*)	Süßholz (*Liquiritia*)	Tollkirsche (*Atropa belladonna*; Atropin)
Nervenmittel	Baldrian (*Valeriana*), Melisse (*Melissa*)	Johanniskraut (*Hypericum*)	Schlafmohn (*Papaver somniferum*; Opium: Morphium)

C. Ordnungstherapie

enge Wechselbeziehung zwischen:

Körper (Soma) ↔ Seele ↔ Geist

Stabilisierung des Gleichgewichts durch Herstellung einer natürlichen Lebensordnung

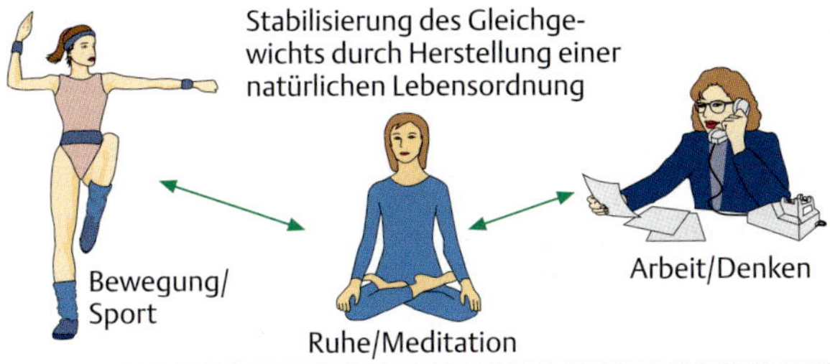

D. Grundprinzipien der Homöopathie

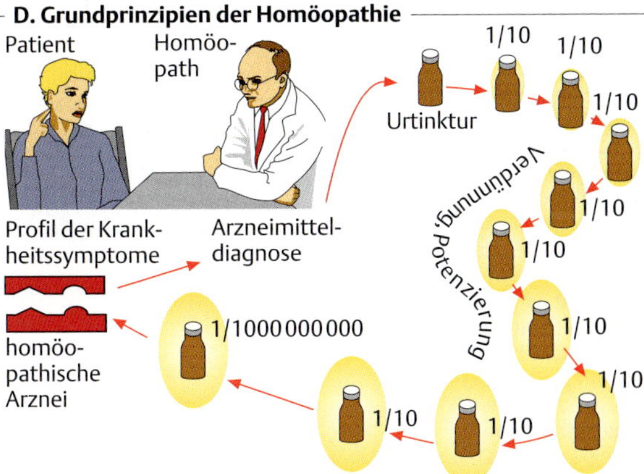

Ähnlichkeitsprinzip (Similia similibus curentur)

Krankheitserscheinungen werden mit Substanzen in extrem niedriger Dosierung (hoher Verdünnung, Potenzierung) behandelt, die in hoher Dosierung den Krankheitserscheinungen ähnliche Symptome verursachen.

Erweiterte Naturheilverfahren

Antidyskratische Therapien (→A)

Therapeutische Ab- und Ausleitungsmethoden haben ihren Ursprung in den Vorstellungen der Humoralpathologie (s. S. ■). Danach beruhen viele Krankheiten auf einer falschen Zusammensetzung der Körpersäfte (Dyskrasie). Der Wiener Gynäkologe Bernhard Aschner (1886–1960) entwickelte darauf basierend Verfahren, die die Ab- und Ausleitung pathologischer Körpersäfte über Haut, Niere, Darm und Menstrualblut ermöglichen (Aschner-Verfahren).

Die moderne Naturheilkunde führt die Wirkung der Aschner-Verfahren auf die Beeinflussung des Lymph- bzw. Immunsystems zurück, das für die Pathogenese vieler Krankheiten (z. B. rheumatoide Arthritis) verantwortlich sein soll.

Folgende Verfahren werden unterschieden:

Purgation: Ableitung über Magen-Darm-Trakt, z. B. mit osmotisch wirksamen Salzen.

Diurese: Ableitung über Niere, z. B. über Diurese-steigernde Phytopharmaka.

Emmenagoge: Regulierung der Menstruationsblutung, z. B. durch Moorbäder oder Phytopharmaka wie Senna und Aloe.

Diaphorese: Ableitung über die Haut, z. B. in der Sauna.

Exanthematische Verfahren: Dazu gehören Rubefazien (Hautrötungsmittel, z. B. Senfmehlwickel), Vesikanzien (Blasen-ziehende Mittel, z. B. Kantharidenpflaster mit Cantharidin, dem Gift der Spanischen Fliege), Pustulanzien (pustelerzeugende Mittel, z. B. Crotonöl).

Blut-entziehende Maßnahmen: Aderlass, Schröpfen (→**B**), Behandlung mit Blutegeln.

Mikrobiologische Therapie

Darunter versteht man die Wiederherstellung der natürlichen symbiontischen Bakterienflora der Schleimhäute (v.a. Rachen, Darm) durch orale oder parenterale Anwendung lebender und/oder abgetöteter Mikroorganismen (z. B. Enterokokken, E. coli).

Durch orale Autovakzine kann über das Schleimhaut-assoziierte Immunsystem eine Immunstimulation erfolgen. Hierzu werden aus körpereigenem Material (z. B. Sputum, Stuhl) fakultativ pathogene Keime isoliert, abgetötet und dem Patienten wieder zugeführt. Diese Therapie soll bei chronischen und allergischen Erkrankungen des Magen-Darm- und Urogenital-Traktes, der Atemwege, des HNO-Bereiches und der Haut indiziert sein.

Neuraltherapie (→C)

Dieser Therapie liegt im Wesentlichen die Hypothese zugrunde, dass jede chronische Krankheit durch ein Störfeld bedingt sein kann. Störfelder sollen früher meist von Nasennebenhöhlen, Zähnen, Tonsillen oder Narben ausgegangen sein, heute zu 70% vom Magen-Darm-Trakt.

Durch die Injektion von Lokalanästhetika (v.a. Procain, Lidocain) in das Störfeld können sich physiologische Regelkreise wieder einspielen. Obwohl wissenschaftliche Belege in vielen Fällen fehlen, qualifizieren offensichtlich nachhaltige Heilerfolge die Neuraltherapie für Störungen in Regelkreisen sowie für akute Schmerzen und Entzündungsvorgänge, z. B. in Wirbelsäule, Kopf, Gelenken und Oberbauch.

Akupunktur (→D)

Die Akupunktur ist eine aus der chinesischen Medizin übernommene Hautreiz- bzw. Segmenttherapie. Die Reize werden mittels Nadeln gesetzt, die durch Bewegung oder Erwärmung stimuliert werden. Die Stimulation der Akupunkturpunkte kann auch mittels Elektro- oder Laser-Reizen geschehen.

Der Technik der Akupunktur liegen Denkweisen zugrunde, die für Europäer oft schwer nachvollziehbar sind. Ihre Prinzipien kommen aber auch z. B. bei Neuraltherapie oder Laserbehandlungen zum Einsatz, so dass die Übergänge als fließend anzusehen sind.

Durch das Nadeln bestimmter schmerzhafter Punkte, die in Meridianen (Leitbahnen) festgelegt sind, wird der Körperenergiefluss ausgeglichen. Ob an einem Punkt Energie „aufgefüllt oder entleert" wird, entscheiden Stichrichtung (in oder gegen Meridian-Verlauf) und Stichaktivierung (Vibrationen).

In westlichen Ländern wird die klassische Akupunktur seit den 70er-Jahren bei chronischen Schmerzen und allen funktionellen Beschwerden eingesetzt. Zusätzlich wurde sie durch verschiedene Formen wie Ohr-, Hand-, Mund- oder Kopfakupunktur verfeinert.

A. Antidyskratische Therapien

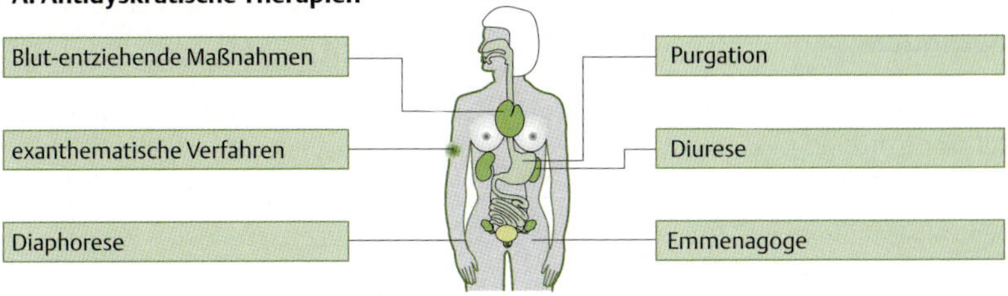

B. Aschner-Verfahren: Schröpfen

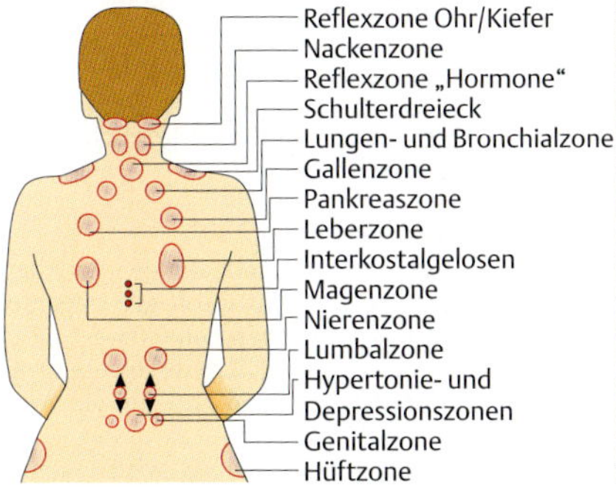

Trockenes (→) und blutiges Schröpfen (→)
Die Schröpfköpfe werden 15–20 min belassen. Durch Bewegen der Schröpfköpfe wird ein starker kutiviszeraler Reiz ausgelöst.

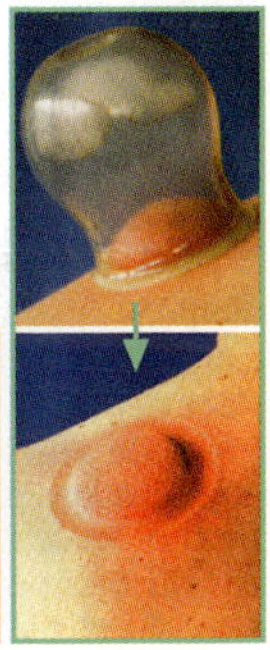

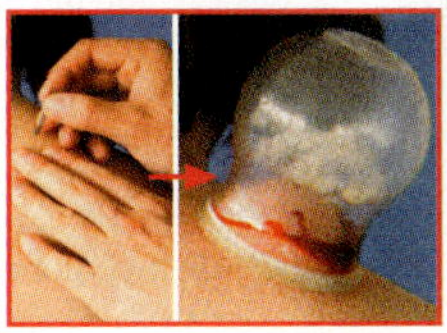

C. Neuraltherapie im Kopf-Nacken-Bereich

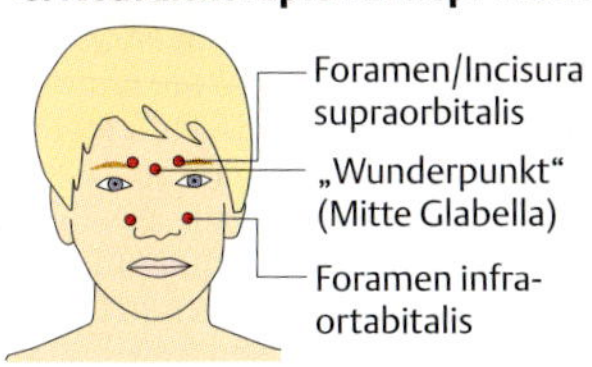

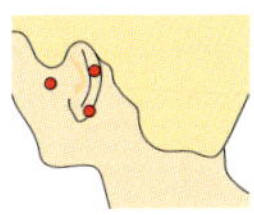

Infiltrationspunkte bei Hörsturz, Tinnitus

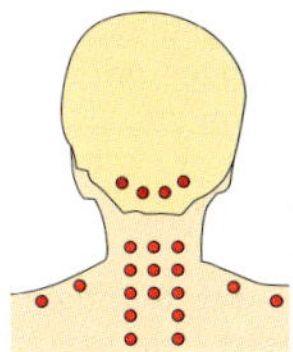

Sell-Druckpunkte entlang der Linea nuchae, Stichrichtung 90° zur Tangente der Kalottenrundung (cave Foramen magnum)

D. Hautreiz- bzw. Segmenttherapie (Akupunktur)

Formen von **Akupunkturnadeln** aus Stahl, Silber oder Gold

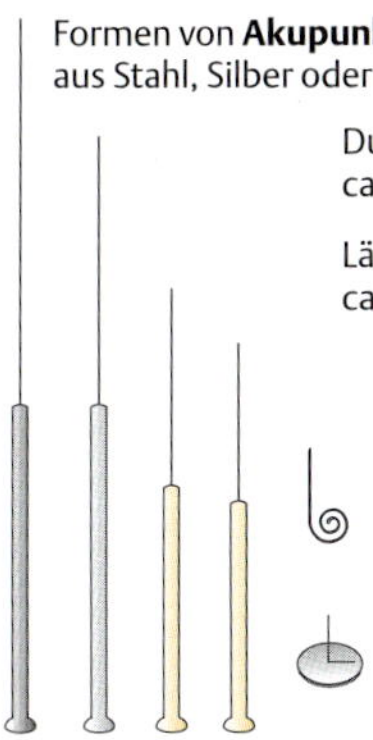

Durchmesser:
ca. 0,32 bis 0,45 mm

Länge:
ca. 15 bis 100 mm

Akupunkturpunkte am Ohr (Beispiele)

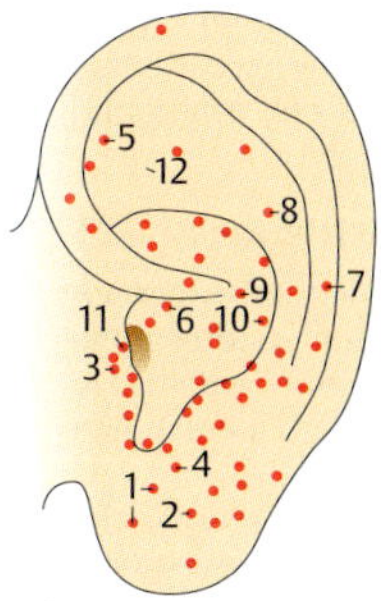

1 Zahnanästhesie
2 Auge
3 Hunger
4 Zunge
5 Uterus
6 Ösophagus
7 Schulter
8 Bauch
9 Magen
10 Milz
11 Pharynx und Larynx
12 Harnblase

Naturheilkundliche Außenseitermethoden

Klima- und Lichttherapie (→A)

Ziel dieser Therapie ist es, mit Hilfe von Licht- und Klimareizen die neuronalen, humoralen und metabolischen Adaptationsmechanismen zu beeinflussen und dadurch eine konstitutionelle Umstellung zu erreichen. Die progressive Verstärkung der Licht- und Klimareize hält den Adaptationsprozess des Organismus aufrecht, wodurch der Gesamtorganismus stabilisiert wird. Sinnvoll kann die Klimatherapie zur Rehabilitation und Prävention und bei vegetativen Störungen im Rahmen chronischer Erkrankungen sein.

Energetische Therapieverfahren

Magnetfeldtherapie: Sie basiert auf der Erzeugung pulsierender elektromagnetischer Felder. Die stoffwechsel- und durchblutungssteigernde Wirkung kann bei Neuralgien, Gelenkerkrankungen und Muskeldystrophien indiziert sein. Der wissenschaftliche Nachweis für die Wirksamkeit der Schwingungen ist (noch) nicht erbracht.

Bioresonanztherapie: Grundlage dieser Therapie ist die elektrische Eigenschwingung jeder Materie. Beim Gesunden sollen diese messbaren Schwingungen offensichtlich harmonisch sein, bei Krankheit dagegen disharmonisch. Zur Behandlung (z. B. von Allergien) werden neutralisierende Schwingungen eingesetzt.

Elektroakupunktur nach Reinhold Voll (EAV, →B): Mit elektronischen Messgeräten werden zunächst Akupunkturpunkte am Körper geortet und anschließend an diesen Punkten elektrische Reize (Spannungen) therapeutisch gesetzt. In den Messkreis eingebrachte Stoffe (z. B. Homöopathika) können unter hohem Zeitaufwand auf empirischem Weg zur Besserung (Normalisierung) beitragen. Angewandt wird die EAV z. B. bei Allergien.

Hämatogene Oxidationstherapie (→C)

Zur Verbesserung des Sauerstoffverbrauchs wird venöses Blut mit Sauerstoff aufgeschäumt und gleichzeitig mit einem UV-Quarzstrahler bestrahlt. Der dabei entstehende kurzlebige, hoch energiereiche Singulett-Sauerstoff erhöht über Radikalfänger-Mechanismen die Zellatmung. Die vermehrte Synthese von Prostaglandinen, ATP und Membranlipoperoxiden soll den Gewebestoffwechsel verbessern. Hauptindikation dieser Therapie sollen periphere Durchblutungsstörungen und Mikroangiopathien sein.

Sauerstoff-Mehrschritt-Therapie (→D)

Dieses von dem Physiker Manfred v. Ardenne entwickelte Verfahren folgt einem Drei-Stufen-Plan: 1. Gabe von Vitaminen und Mineralstoffen zur Verbesserung des Zellstoffwechsels, 2. Sauerstoffinhalation und 3. Steigerung der Durchblutung durch kontinuierliche Belastung.

Ziel der Therapie ist die Erhöhung des arteriellen und die Senkung des venösen Sauerstoffpartialdrucks. Da Sauerstoff bei Überdosierung toxisch ist, kann es bei unsachgemäßem Umgang zu lebensbedrohlichen Zwischenfällen kommen.

Ozontherapie (→E)

Im Rahmen einer dosisabhängigen Reiztherapie wird Ozon mit Sauerstoff als Trägersubstanz in Konzentrationen von 0,05–5% parenteral oder lokal (äußerlich) angewendet. Die Wirkung reicht dabei von Anregung bis Hemmung der Zellfunktionen.

Bei parenteraler Anwendung wird Eigenblut extrakorporal mit Ozon aufgeschäumt und anschließend reinfundiert. Zu den positiven Effekten der Ozontherapie zählen erleichterte Sauerstoffabgabe aus den Erythrozyten und Immunaktivierung durch Freisetzung von Interferon und Induktion des Tumornekrosefaktors. Demgegenüber steht die Gefahr der Gasembolie bei intraarterieller oder intravenöser Ozoninjektion. Da Ozon hoch toxisch für die Lunge ist, sollte die Anwendung auf eine intramuskuläre Reinjektion des Eigenblutes bzw. auf äußerliche Begasung beschränkt werden.

Zelltherapie (Organotherapie, →F)

Bei diesem Verfahren werden Patienten zur Anregung der Vitalität und ihrer Abwehrkräfte heterologe (fremde), aus fetalen Organen oder aus Jungtieren gewonnene Zellen injiziert.

Vor einer Anwendung der Zelltherapie wird gewarnt, weil der Antigengehalt des Materials zu Überempfindlichkeitsreaktionen führen kann und Krankheiten übertragen werden können, insbesondere bei Präparaten von Schafen und Ziegen.

A. Klima- und Lichttherapie

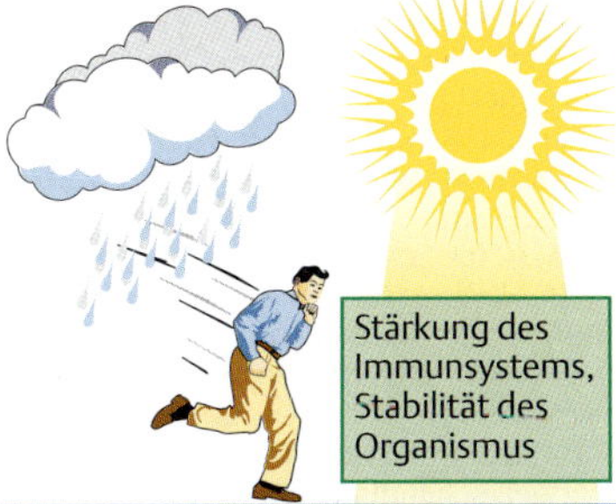

bei chronischen Erkrankungen und vegetativen Störungen

B. Elektroakupunktur

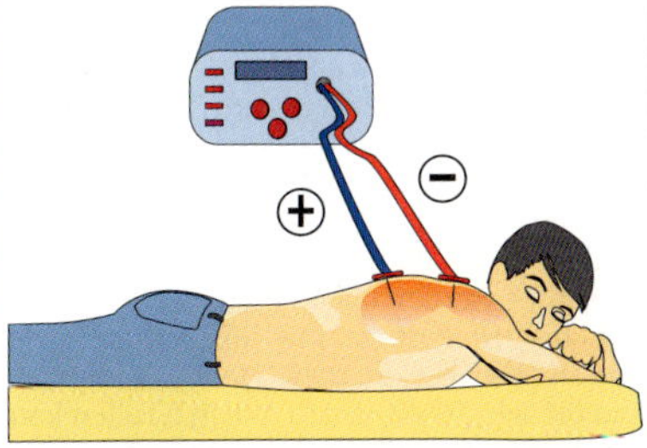

bei Allergien und chronischen Schmerzen

C. Hämatogene Oxidationstherapie

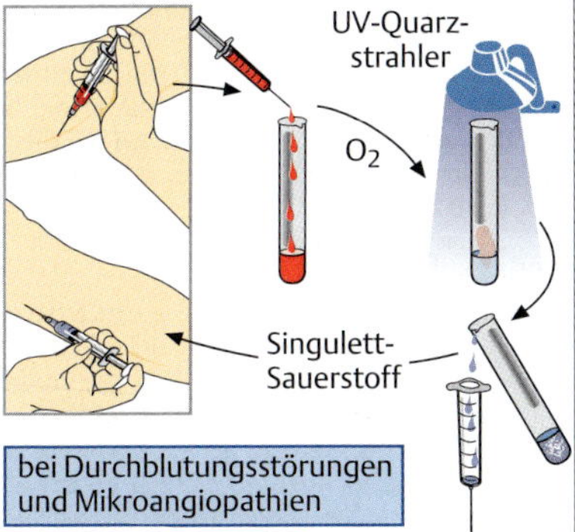

bei Durchblutungsstörungen und Mikroangiopathien

Gefahr: **Gasembolie**

D. Sauerstoff-Mehrschritt-Therapie

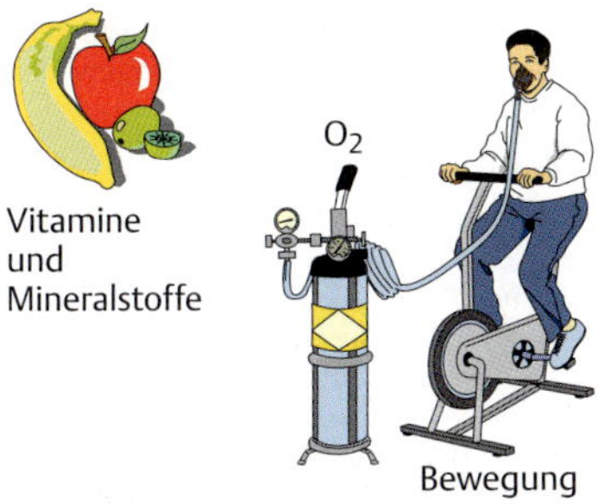

bei Befindlichkeitsstörungen

Gefahr: **O_2-Vergiftung**

E. Ozontherapie

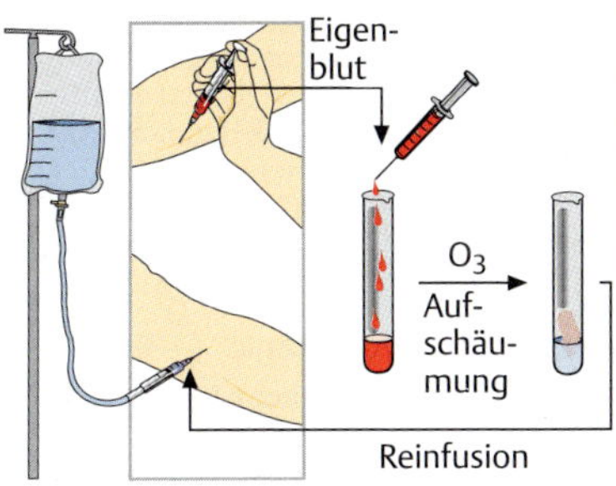

bei Immunschwächen

Gefahr: **Gasembolie**

F. Zelltherapie

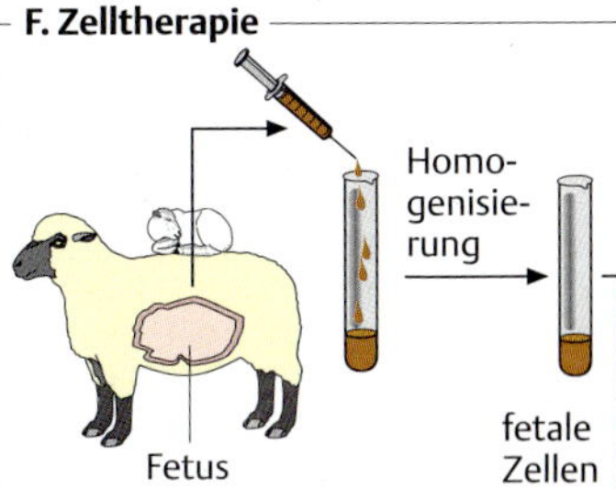

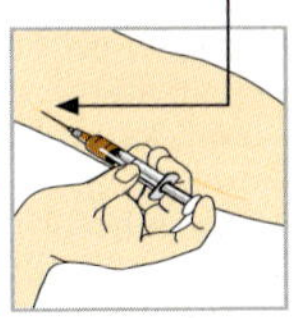

bei Immunschwächen

Gefahr: **Überempfindlichkeitsreaktionen und Krankheitsübertragungen**

Umstrittene Behandlungsmethoden I

Umstrittene „Außenseiter"-Heilmethoden werden immer häufiger von Patienten bei (Umwelt-)Erkrankungen den anerkannten schulmedizinischen und sogar den alternativen Behandlungsmethoden (s. S. 270) vorgezogen.

Tagtäglich werden in den Medien neue „spektakuläre" Heilerfolge mit umstrittenen Methoden beschrieben. Diese Heilbehandlungen sind oft sehr teuer, in den meisten Fällen können die therapeutischen Erwartungen der Patienten nicht erfüllt werden. Nach erfolgloser Behandlung kommt es bei den Patienten sogar häufig zu einer Verschlechterung der Krankheitssituation. Resignation kommt auf und die Suizidanfälligkeit kann ansteigen. Von den zahllosen, umstrittenen Außenseitermethoden sollen einige häufig angewandte vorgestellt werden.

Aura-Fotografie (→A)

In religiösen Darstellungen verschiedener Kulturen werden Menschen oft mit strahlendem Lichtschein (Heiligenschein) gezeigt. Ähnlich dem Heiligenschein betrachtet die von dem Wissenschaftler Nicola Tesla 1891 eingeführte Aura-Fotografie die „Ausstrahlung" eines Menschen im Kopfbereich. In der Sowjetunion wurde in den 30er-Jahren daraus die Kirlian-Fotografie entwickelt. Hierbei werden künstlich erzeugte Entladungen direkt von menschlichen Körperteilen auf fotografisches Material übertragen. Bei der Aura-Fotografie werden elektromagnetische Felder im Körper mittels einer speziellen Kamera hingegen nur in Form und Farbe sichtbar gemacht.

Mit der Aura-Fotografie sollen unbewusste Verhaltensmuster, Kräftehaushalte und Gemütszustände angezeigt und erkannt werden. Im therapeutischen Bereich werden die psychoenergetischen Veränderungen mit Vergleichsfotos (vorher–nachher) dargestellt. Dabei deutet jede Farbe unterschiedliche Eigenschaften an:

- *Rot* steht für Lebensenergie und Vitalkraft;
- *Orange* drückt Selbstbewusstsein und Kreativität aus;
- *Dunkelorange* weist auf psychische Belastung, Angst und Eifersucht hin;
- *Gelb* steht für Intellekt und Macht;
- *Grün* steht für Ausgeglichenheit, Warmherzigkeit und Naturverbundenheit;
- *Blau* spricht für innere Ruhe und Geborgenheit;
- *Dunkelblau* für Erschöpfung und Melancholie;
- *Violett* steht für Spannung;
- *Dunkelviolett* für Nervosität und Verspannung;
- *Weiß* für Schmerz;
- *Dunkelgrau* für Gram und Trauer.

Die Therapie besteht darin, dass die Patienten bewusst ihre Verhaltensregeln ändern, z. B. mehr Ruhe in ihr Leben bringen. Veränderte Farbmuster nach der Therapie zeigen den Erfolg der Behandlung an.

Tibetan pulsing healing (→B)

Diese Methode kann (nach Angabe des Zentrums für Spirituelle Therapie und Meditation/München) angewendet werden bei Patienten mit Spannungen, Schmerzen, bei schädlichen Umwelteinflüssen bis hin zu sonstigen Problemen, die bisher ohne Erfolg behandelt wurden. Zur Therapie wird bei dieser Methode die „bioelektrische Eigenenergie" des Körpers eingesetzt.

Paramedizin (→C)

Darunter versteht man medizinische Systeme mit diagnostischen und therapeutischen Prinzipien und Erklärungsmodellen, die außerhalb der gängigen und naturwissenschaftlich fundierten Schulmedizin liegen. Beispiele wären: Heilung über die Medien (z. B. Fernsehen, Rundfunk, Telefon) oder über „Dritte" (z. B. Geister).

Schamanismus (→D)

Unter diesem Begriff werden therapeutische Maßnahmen und geistige Einflussnahmen auf Erkrankungen zusammengefasst, die über verschiedene Kulte oder Techniken ausgeübt werden. Hierzu zählen z. B. Handauflegen oder Aufsetzen von Räucherkerzen auf das Ohr (sog. „Ohrkerzen"). Die Übergänge zu naivem Dilettantismus bis hin zu Scharlatanerie und Betrug sind fließend (Placebo-Effekt, s. S. 268).

Hexen, Zauberer, Magier (→E)

Sie versprechen Hilfe bei allen gesundheitlichen Beschwerden und Lebensproblemen mit garantierter Sicherheit auf Linderung. Durch übersinnliche Heilkräfte werden Energien aus dem Universum oder aus einem gekochten „Hexensud" auf die leidenden Patienten übertragen, die dann eine Erleichterung verspüren (vor allem aber im Geldbeutel).

A. Aura-Fotografie

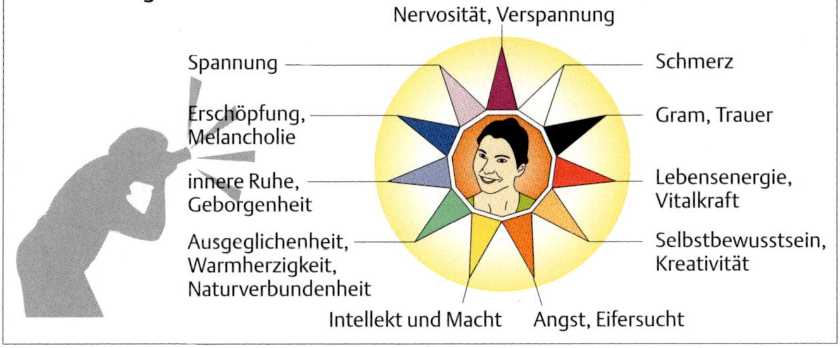

B. Tibetian pulsing healing

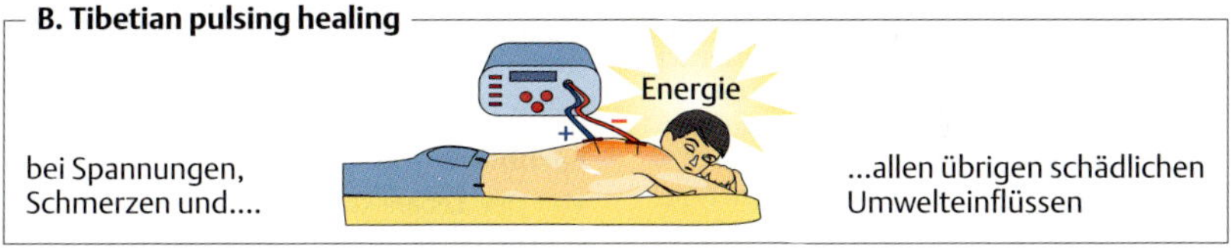

C. Paramedizin

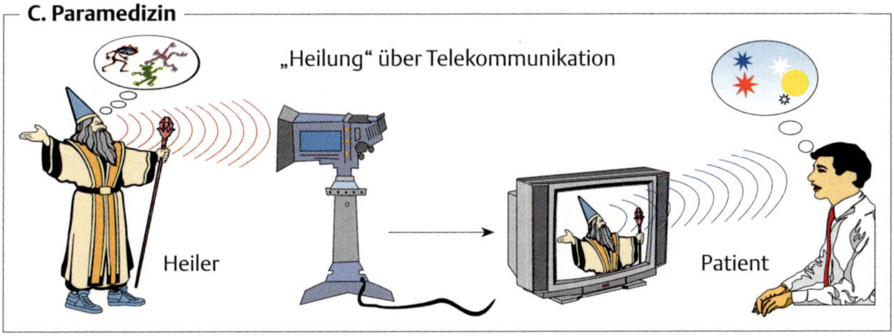

D. Schamanismus

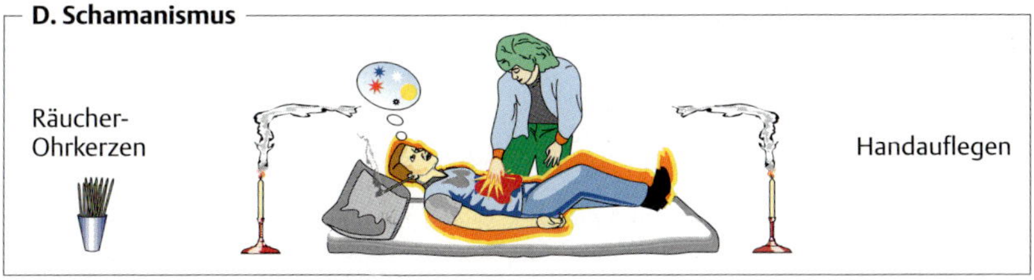

E. Hexen, Zauberer, Magier

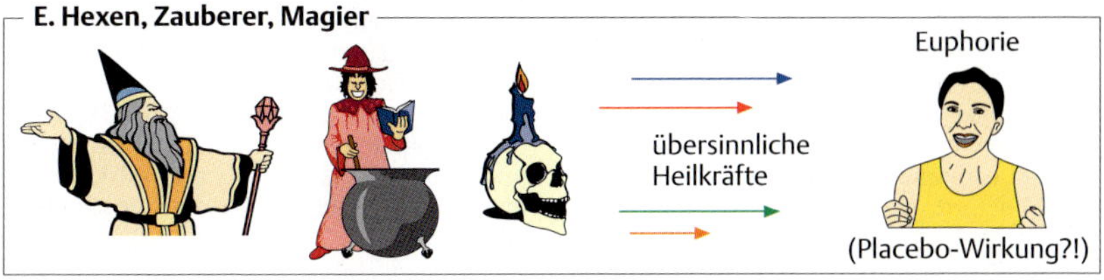

Umstrittene Behandlungsmethoden II

Umstrittene Heilmethoden sind nicht immer wissenschaftlich erklärbar und werden nicht zu den eigentlichen Naturheilverfahren gezählt. Spürbare Erfolge sprechen für die Wirkung einiger dieser Methoden auf der Ebene seelischer Unstimmigkeiten, die oft ursächlich für körperliche Erkrankungen sind (s. auch Placebo-Effekt, S. 268).

Aroma-Therapie (→A)

Schon die für ihre Schönheit und Schminkkunst berühmten Ägypterinnen wussten um die Wirkung aromatischer Düfte. Bis heute gelten die damals benutzten Riechmittel wie Patschuli (gewonnen aus den Blättern des Kamphers), Moschus oder Rose als sexuell anregende Lockstoffe (Aphrodisiaka).
Als sanfte Behandlungsmethode eignet sich die Therapie zur Einflussnahme auf Körper, Geist und Seele. Die Essenzen enthalten den in Öl gelösten Duftstoff aus Pflanzenteilen (z. B. Blättern). In der letzten Zeit wurden wissenschaftliche Belege für die Wirksamkeit etherischer Öle erbracht (z. B. für Baldrian, Melisse, Rosmarin). Etherische Öle sollten jedoch nicht zur Selbstmedikation verwendet werden, da bei unsachgemäßem Umgang (z. B. Überdosierung) Nebenwirkungen wie leber- und neurotoxische Schäden auftreten können oder Allergien ausgelöst werden können.

Musik-Therapie (→B)

Hochkulturen der Ägypter, Griechen und Römer kannten bereits den therapeutischen Wert der Musik. Rhythmen, die den Herzschlag nachahmen, sind in jeder Art von Musik auf der ganzen Welt zu finden und werden von allen Menschen „wiedererkannt". Sie eignen sich daher besonders für Massensuggestionen, wie sie etwa mit Marsch- und Rockmusik hervorgerufen werden können.
Die Musikwahrnehmung wird über Nervenbahnen vom Hörorgan in das Mittelhirn zum Thalamus (limbisches System) und von dort zur Großhirnrinde weitergeleitet. Musik kann zentral über das vegetative Nervensystem Herztätigkeit, Atmung, Muskulatur und Stoffwechsel beeinflussen. Singen vertieft die Atmung, fördert die Sauerstoffaufnahme, die Herztätigkeit und bewegt das Zwerchfell (Yoga). Ein Musikinstrument zu erlernen und zu spielen kann aus sozialer Isolation heraushelfen und Ängste lösen.

Farb-Therapie (→C)

Licht ist für das Leben auf dieser Welt unabdingbar. Die Farben des sichtbaren Spektrums können gezielt eingesetzt werden, um seelische und körperliche Störungen zu beeinflussen. Dabei sollen die Farbe der Kleidung, der Lebensmittel und sogar die Farbe des Badewassers heilende Wirkungen ausüben können.
Jeder Farbstrahl besitzt eine messbare, für seine Farbe charakteristische Energie. Diese Energie soll abgegeben werden, sobald der Farbstrahl über das Auge oder die Haut in den Körper eindringt. Nach Ansicht der Farbtherapeuten reichen diese Energien aus, um Zellfunktionen zu beeinflussen.

Bachblüten-Therapie (→D)

Von der Lebenskraft bestimmter blühender Pflanzen geht nach Ansicht des walisischen Arztes Edvard Bach (1886–1936) ein harmonisierender Einfluss auf die Psyche und die Persönlichkeit des Menschen aus. Insbesondere psychosomatische (Umwelt-)Erkrankungen sollen so gebessert werden.
Die Bachblüten werden folgendermaßen gewonnen: Im Ursprungsgebiet gepflückte Blüten werden in ein Gefäß mit frischem Quellwasser gelegt und dort für einige Stunden in die Sonne gestellt. Daraus wird eine Verdünnung angefertigt, woraus einige Tropfen eingenommen werden. Insgesamt fand Bach 38 Blütenessenzen, die ihre „heilsame Energie" („Flower power") auf Menschen (und Tiere) übertragen und so auch Gemütszustände verändern können. *Beispiele:* Gauklerblume gegen Angstzustände, Enzian gegen Depression, Heckenrose gegen Erschöpfung.

Eigenharn-Therapie (→E)

Bereits Hippokrates (400 v. Chr.) berichtet in seinen Schriften über die Verwendung von Harn als Heilmittel. Eigener Harn soll bei den verschiedensten Indikationen Hilfe verschaffen: als Ohren-, Nasen- oder Augentropfen z. B. bei Entzündungen der genannten Organe; zum Einreiben z. B. bei Hautekzemen, Asthma oder Bronchitis und sogar als Spülung oder Trinkkur bei Entzündungen im Mund- und Magen-Darm-Bereich. Die Wirksamkeit dieser Therapieform ist wissenschaftlich nicht belegt.

A. Aromatherapie und Wirkungen von etherischen Ölen

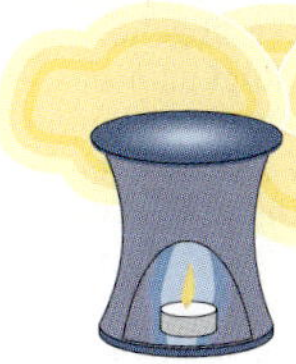

z.B.
- Thymol (in Thymian), Geraniol (in Palmarosa) → antimikrobielle Wirkungen (z.B. gegen *Candida albicans*)
- Teebaumöl (in Teebaum) → entzündungshemmend
- Citral (in Melisse) → antiviral (z. B. Herpes)
- Anethol (in Anis) → expektorierend
- Linalool (in Lavendel) → krampflösend
- Eugenol (in Nelken) → beruhigend

B. Musiktherapie

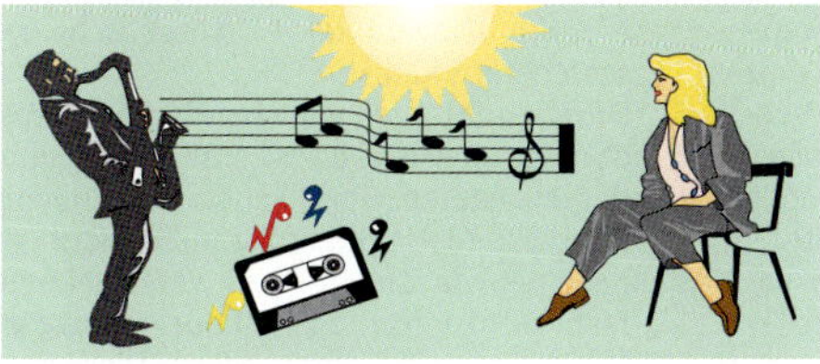

→ Erhöhung der Herzfrequenz
→ Erhöhung der Atemfrequenz
→ Euphorie (Überwindung von Depressionen)
→ Erhöhung der Stoffwechselleistung und Wärmeproduktion

C. Farbtherapie

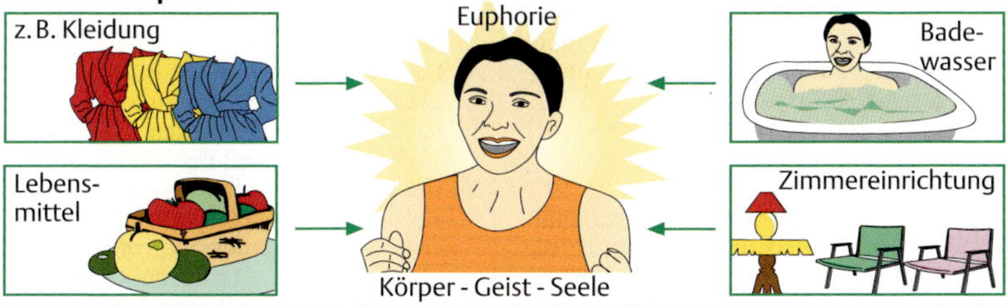

D. Bachblütentherapie

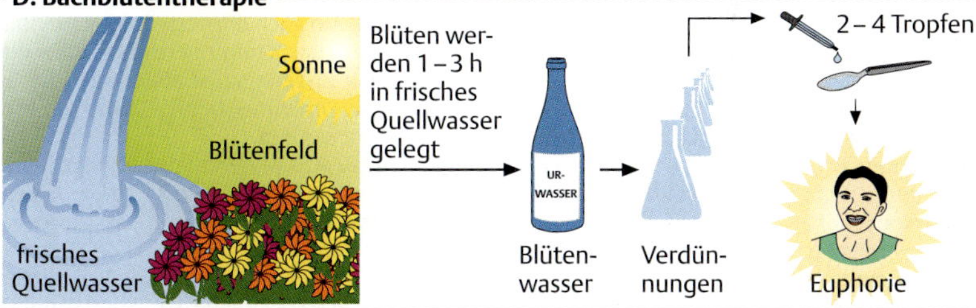

E. Eigenharntherapie

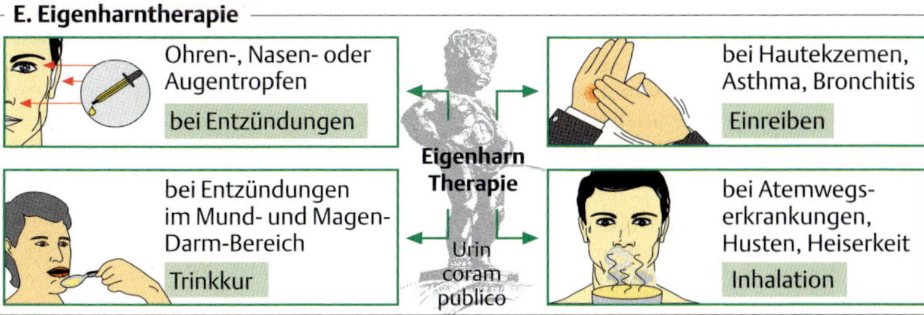

Maßnahmen zur Schadstoffeliminierung I

Grundlagen

Für die Eliminierung von Umweltemittenten ist zunächst die Erstellung einer Gefährdungs- und Risikoabschätzung sowie die örtliche Abgrenzung des belasteten Bereichs notwendig. Um Aussagen hierüber treffen zu können, muss eine Probennahme erfolgen, die von ausgebildeten Fachleuten vorgenommen werden sollte. Hierfür stehen neben den staatlichen auch private Institutionen zur Verfügung. Diese Probennahme kann bei Begehungen, durch Sammeln von Raumluft oder durch Entnahme von Materialien mittels Bohrgeräten aus verdächtigen Bereichen erfolgen. Bei der Probennahme können Oberflächen verletzt werden, so dass Schadstoffe mobilisiert und auch freigesetzt werden können. Es ist zu bedenken, dass man sich in einem Bereich mit noch unbekannter Gefahrstoffbelastung bewegt; daher ist eine persönliche Schutzausrüstung erforderlich (→**A**).

Maßnahmen zur Schadstoffeliminierung im Wohnbereich

Sind bereits hohe Belastungen der Raumluft mit Schadstoffen festgestellt worden, ist die beste Sanierungsmaßnahme, die Schadstoffquellen aus dem Wohnbereich zu beseitigen, z. B. Entfernung des Anstrichs, der Tapeten, des Wandverputzes, des Teppichbodens, des belasteten Mobiliars oder der evtl. kontaminierten Holzdecken.

Wegen der hohen Staubentwicklung sind auch hier Arbeitsschutzmaßnahmen (z. B. Mundschutz, Brillen etc.) erforderlich. Gleichzeitig sollte man die zurückbleibenden Sekundärkontaminationen (z. B. Schmutz und Staub) entfernen. Die Wohnung sollte nach der Sanierung erst gründlich entstaubt und dann nass gereinigt werden. Kontaminierte Bettwäsche, Vorhänge, Textilbezüge oder Teppiche, vor allem solche aus Baumwolle und anderen Naturfasern sollten gewaschen oder chemisch gereinigt werden, damit die Restbelastung möglichst rasch eliminiert und neu eingebrachte Ersatzmaterialien nicht wieder belastet werden können.

Sind dagegen die belasteten Materialien, z. B. Holzbalken, Teile der Baukonstruktion, so können diese nicht ohne weiteres entfernt werden. In diesem Fall können folgende Maßnahmen ergriffen werden:

1. Stark kontaminierte Holzoberflächen können abgeschliffen oder abgehobelt werden. Es sollte dafür gesorgt sein, dass während der Sanierung Schadstoffdämpfe, die aus den bearbeiteten Oberflächen freigesetzt werden, vollständig abgesaugt und fortgeleitet werden. Wird nicht genügend Material entfernt, produziert man unter Umständen frische, noch nicht ausgegaste Oberflächen, so dass sich die Gesamtsituation, im Vergleich zur Situation vor der Sanierung, sogar noch wesentlich verschlechtern kann.
2. Durch Aufbringen von chemischen Verbindungen oder Lacken ist eine Versiegelung der belasteten Oberflächen zu erreichen. Für diese Maßnahmen ist nicht jeder Lack geeignet, da die meisten Versiegelungen nicht diffusionsdicht sind oder infolge von Versprödung wieder undicht werden. In Zweifelsfällen sollte vor der Sanierung immer die Lack-Herstellerfirma kontaktiert werden.
3. Eine weitere Möglichkeit ist, die kontaminierten Flächen diffusionsdicht gegen das Rauminnere abzuschotten (→**B**). Hierzu sind z. B. Ummantelung bzw. Einschalung belasteter Materialien geeignet: Tragende Holzbalken können mit Aluminiumfolie eingewickelt werden; auf offenen Spanplatten können Umleimer aufgebracht werden, um die Ausgasung von Schadstoffen zu verhindern (z. B. Formaldehyd). Dadurch kann auch die Verteilung von Schadstoffen in das Rauminnere verhindert werden. Voraussetzung ist allerdings, dass Folie bzw. Umleimer beim Aufbringen nicht verletzt wurden.

Der Ausbau von Materialien mit sehr hohem Gefährdungspotenzial (z. B. bei Asbest-, Quecksilber-Kontamination) darf nur von fachkundigem Personal nach TRGS 519 erfolgen. Für die ordnungsgemäße Verbringung auf geeignete Deponien (z. B. Sondermülldeponie) sind Entsorgungsfachbetriebe zu beauftragen (→**C**). In Fällen, wo belastete Räume mit technischem Aufwand nicht saniert werden können, sollte eine Umwidmung zu einem Nicht-Aufenthaltsbereich erfolgen. Eine andere kritische Nutzung, z. B. als Lebensmittellager, muss auf jeden Fall vermieden werden.

A. Probennahme durch Fachpersonal

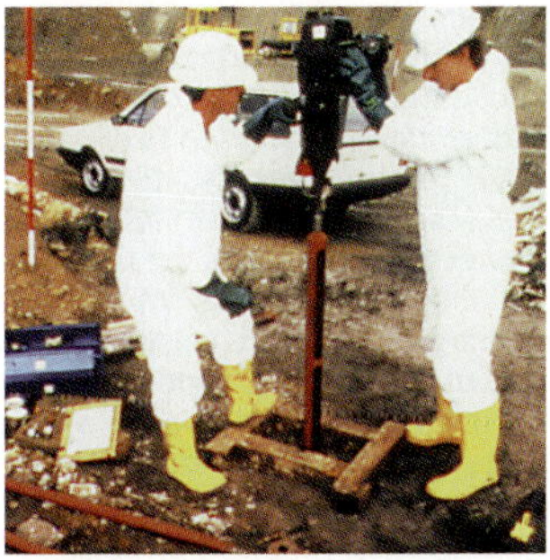

◀ Bodenprobennahme ohne Gas- bzw. Staubgefährdung

rot: Vollschutzkleidung mit Gebläse-unterstützter Atemluftversorgung; *weiß*: Teilschutzausrüstung (Maske mit Filtersystem) ▶

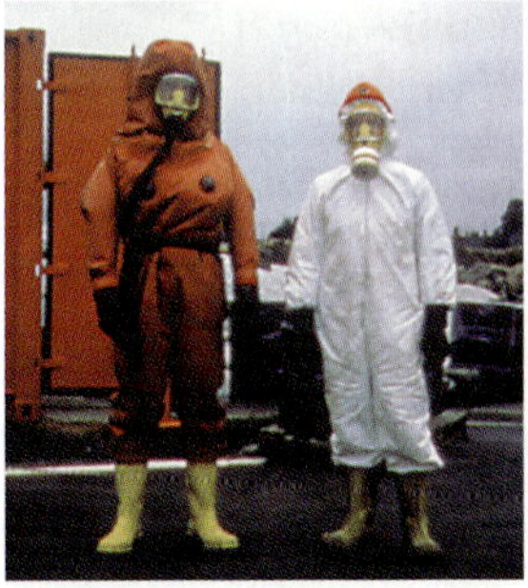

B. Diffusionsdichtes Abschotten

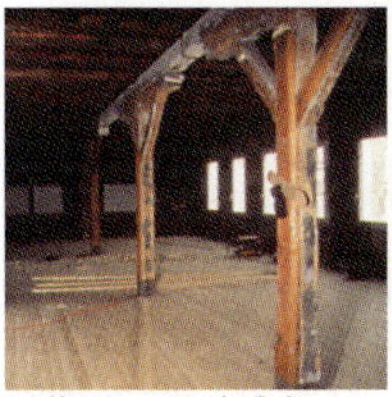

Balken mit Alufolie

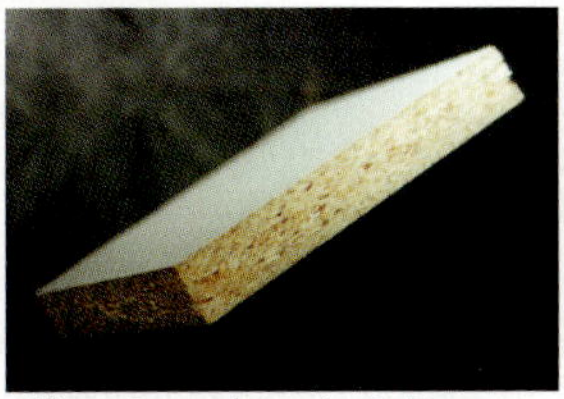

offene Spanplatte (z. B. Formaldehyd kann ausdampfen)

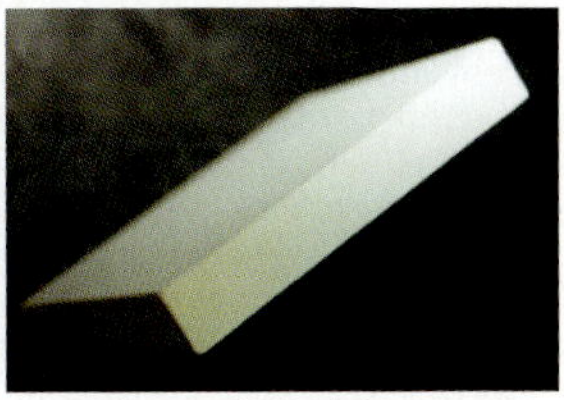

Spanplatte mit Umleimer

C. Fachgerechte Entsorgung von Sondermüll

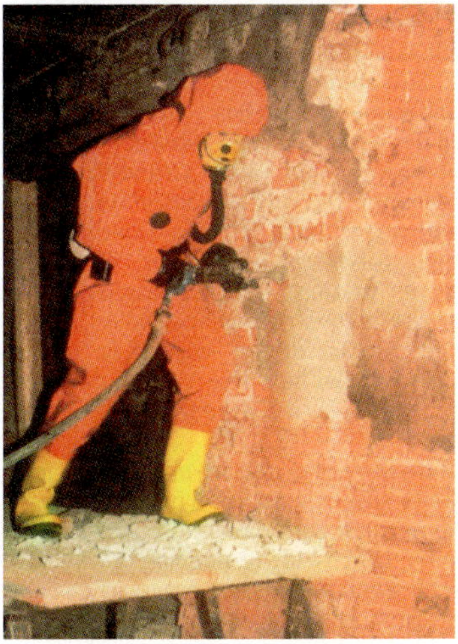

In luftdichten Schutzanzügen mit externer Sauerstoffversorgung meißeln Mitarbeiter einer Spezialfabrik den stark kontaminierten Wandputz ab.

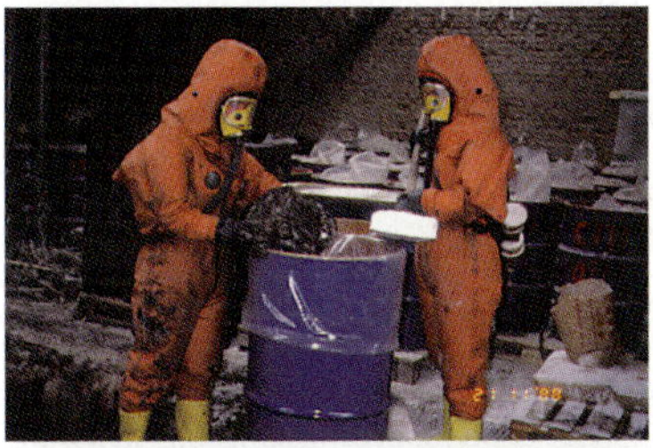

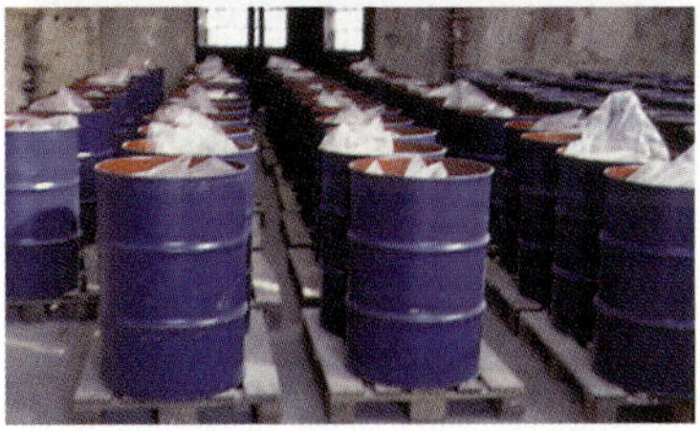

Stark belastetes Abbruchmaterial, das nicht gereinigt werden kann, wird in Fässern versiegelt und in einer Untertagedeponie eingelagert.

Maßnahmen zur Schadstoffeliminierung II

Schadstoffeliminierung aus dem Boden

Schadstoffe gelangen in den Boden durch den Umgang mit wassergefährdenden Stoffen (s. S. 118) im Rahmen einer gewerblichen oder industriellen Nutzung, durch undichte Rohrleitungen in Betrieben, durch Unfälle, z. B. mit Tanklastzügen oder durch Vergrabung von häuslichen oder gewerblichen Abfällen. Die Eliminierung der Schadstoffe aus dem Boden ist abhängig von der Beschaffenheit des Bodens und der Art des Schadstoffes.
Leicht flüchtige chlorierte Kohlenwasserstoffe (LCKW, s. S. 62, 122) und sonstige gasförmige Stoffe können mittels Bodenluftabsaugung aus dem Boden entfernt werden (→**A**). Die abgesaugte, belastete Bodenluft wird z. B. über Aktivkohlefilter geleitet und dadurch gereinigt. Die Aktivkohle kann nach der Regenerierung wieder verwendet werden.
Sind dagegen Böden mit *Schwermetallen* (s. S. 122) oder *hoch siedenden Kohlenwasserstoffen* (s. S. 122) belastet, ist eine Bodenluftabsaugung nicht möglich. Diese Böden müssen ausgehoben werden, wenn von ihnen eine Gefahr für Mensch, Tier oder die Umwelt ausgeht.
Der ausgehobene, belastete Boden kann bis zur chemischen Untersuchung des Schadstoffgehaltes kurzzeitig auf dem Gelände zwischengelagert werden. Voraussetzung ist allerdings, dass der Untergrund entsprechend abgedichtet ist und die Oberfläche des Erdaushubs abgedeckt wird. Anschließend muss der belastete Boden auf einer geeigneten Deponie (z. B. Untertagedeponie) ordnungsgemäß entsorgt (s. S. 126, 284) oder in mobilen bzw. stationären Bodenreinigungsanlagen dekontaminiert werden. Für die Behandlung der Böden in großtechnischen Anlagen stehen biologische und thermische sowie die Trocken- und Nassklassierung (sog. Bodenwäsche) zur Verfügung (→**B**). Arbeiten in belasteten Bereichen sind nur in Teil- oder Vollschutzanzügen gestattet.
Eine weitere Möglichkeit, kontaminierte Flächen wieder nutzbar zu machen, besteht in der Einkapselung des belasteten Bodens vor Ort. Nachteil ist, dass in solchen Fällen auch der Schadstoff als solcher erhalten bleibt. Es wird lediglich dessen Ausbreitung verhindert, z. B. durch Oberflächenabdichtung oder durch vollständige Ausschalung der Emissionsquelle mit Betonwänden.
In einigen Böden von Sportanlagen wurden extrem hohe Gehalte von *polychlorierten Dibenzodioxinen und -furanen (PCDD/F)* gemessen (s. S. 122). Bei diesem als „Kieselrot“ bezeichneten Material handelt es sich um Rückstände aus einem inzwischen veralteten Verfahren der Kupfergewinnung. Wegen seiner guten Eignung als Sportplatzbelag wurde Kieselrot in den 60er-Jahren bundesweit beim Bau entsprechender Einrichtungen verwendet, erst im Jahre 1991 wurde die hohe PCDD/F-Belastung entdeckt. Im Zuge von Sanierungsmaßnahmen wurde das Kieselrot von Sportplätzen entfernt, in Containern („Bigbags“) verpackt und in Untertagedeponien verbracht.

Schadstoffeliminierung aus dem Wasser

Schadstoffe können ebenfalls in das Grundwasser gelangen, wenn der darüber befindliche Boden Verunreinigungen aufweist (s. S. 118, 122). Niederschläge waschen die Schadstoffe aus dem Boden aus und gelangen mit ihrer Schadstoff-Fracht ins Grundwasser. Besonders gut breiten sich wasserlösliche Schadstoffe aus. Dadurch besteht die Gefahr, dass Wasserschutzgebiete erreicht und ebenfalls verunreinigt werden. Die Qualität des Trinkwassers ist dann gefährdet.
Zur Entnahme von Grundwasser werden Grundwassermessstellen errichtet. Dabei wird der gesamte Boden zwischen der Geländeoberkante und dem Grundwasserleiter durchbohrt. Das mit Schadstoffen belastete Grundwasser kann an die Oberfläche gepumpt und anschließend über Filtersysteme gereinigt werden (→**C**). Für Grundwasserreinigungen stehen großtechnische Anlagen zur Verfügung. In diesen wird z. B. das mit *Schwermetallen* belastete Wasser durch chemische und physikalische Methoden abgereinigt.
Grundwasser, das mit *organischen Schadstoffen* (s. S. 118) belastet ist, wird ebenfalls hoch gepumpt und zur Reinigung über Aktivkohle geleitet. Durch Einwirkung von Ozon können anschließend die meisten organischen Schadstoffe zerstört werden. Vorteil dieser Methode ist, dass das gereinigte Grundwasser sofort wieder versickern oder in Flüsse und Kanalsysteme eingeleitet werden kann.

A. Reinigung des Bodens durch Bodenluftabsaugung

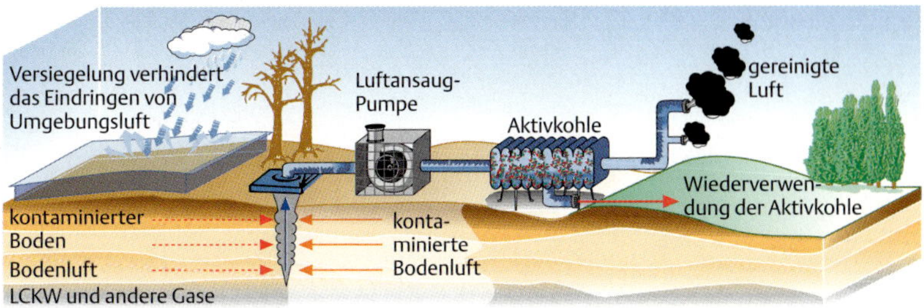

B. Verfahren zur Bodenreinigung

Thermisches Verfahren

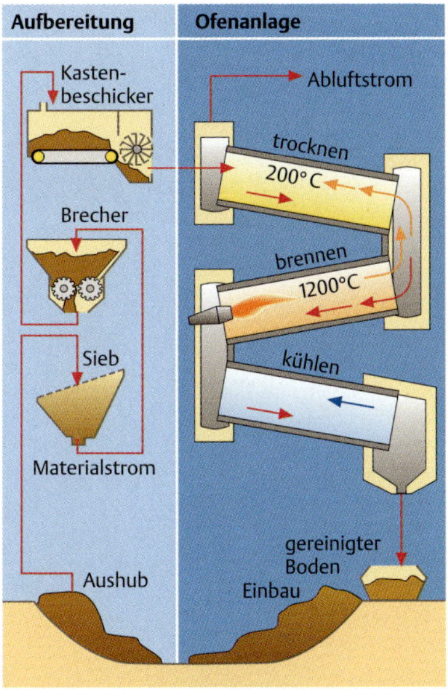

Nassmechanisches Verfahren

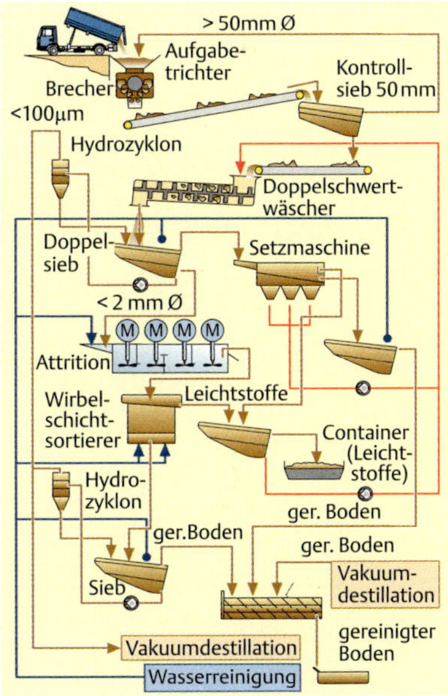

C. Grundwasserreinigung

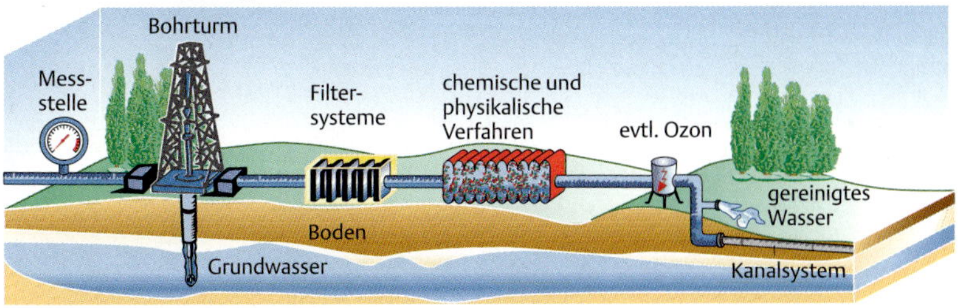

6

Übergreifende umweltmedizinische Aspekte

Risikopatienten und besondere Patientengruppen

Dazu gehören Menschen, die aufgrund ihres Lebensalters, ihrer Konstitution oder Erkrankung eine herabgesetzte körperliche Widerstandsfähigkeit haben (z. B. Säuglinge, Kinder, Schwangere, alte Menschen).

Säuglinge und Kinder (→**A**)

Diese Patientengruppe unterscheidet sich in vieler Hinsicht von Erwachsenen. So haben Säuglinge und Kleinkinder u. a. eine größere *Körperoberfläche* in Bezug zu ihrem Gewicht, eine höhere *Atemfrequenz* und einen höheren *metabolischen Umsatz* (ihr Körper ist noch im Aufbau). Auch nehmen sie im Verhältnis zu ihrer Körpergröße mehr Nahrung als Erwachsene zu sich. Damit steigt (in Relation) die mögliche aufgenommene Schadstoffmenge. Wegen der eher einseitigen Ernährung im Kindesalter können Schadstoffe über die belastete, aufgenommene Nahrung (z. B. Milch) erheblich kumulieren.

Bis zum 2. Lebensjahr ist die *Myelinisierung* der Nervenleitungsbahnen noch nicht komplett. Fettlösliche Schadstoffe können sich so leichter im Gehirn anreichern. Wegen der physiologisch erniedrigten, *mikrosomalen Aktivität der Leber* und der verringerten glomerulären Filtrationsrate ist die Metabolisierung und die Elimination ebenfalls noch unvollständig. Die *Schleimhäute* sind bei Kindern besonders empfindlich. Diese Tatsache macht sie für Erkrankungen des Respirationstraktes (z. B. Asthma, Pseudokrupp) und Durchfallerkrankungen, verbunden mit einer nicht unerheblichen Sterblichkeit, besonders anfällig. Ab dem 30. Lebensjahr nimmt diese Empfindlichkeit wieder ab.

Beispiel Ozon (s. S. 92): Ozon soll bei Kindern eine reversible Entzündungsreaktion der oberen Atemwege auslösen und z. B. zu einer Abnahme der forcierten Vitalkapazität um bis zu 3% und des Atemspitzenflusses um bis zu 13 % führen. Bei Asthmatikern und Allergikern scheint Ozon die Wirkung von Allergenen zu steigern.

Aufgrund der zunehmenden Ozondepletion können Strahlen weniger gefiltert bis zur Erdoberfläche dringen (Nicht-ionisierende Strahlung, s. S. 144). Gerade Kinder, die gerne im Sommer unbekleidet spielen, sind dadurch einem erhöhten Risiko ausgesetzt, an Hautkrebs zu erkranken. Viele Eltern haben bis heute noch nicht realisiert, dass sie ihre Kinder gefährden, wenn sie diese im Sommer unbekleidet der Sonne aussetzen – eine Erfahrung, die für die Elterngeneration in ihrer Kindheit noch selbstverständlich war.

Gefährdung des Ungeborenen (→**B**)

Je nach Stadium der Schwangerschaft kann die Entwicklung des Ungeborenen gefährdet sein. Viele Stoffe (z. B. Arsen, s. S. 78, Alkohol, s. S. 208) passieren die Plazentaschranke und können dadurch Schädigungen verursachen. Aber auch radioaktive Strahlen können das Ungeborene gefährden (s. S. 142). Nach schweren Unfällen in Kernkraftwerken (z. B. Tschernobyl) sind erhöhte Missbildungsraten und erhöhte Erkrankungszahlen für Leukämie bei Kindern beschrieben.

Alte Menschen

Darunter werden im Sinne der WHO Menschen jenseits des vollendeten 65. Lebensjahres verstanden. Alte Menschen weisen oft altersspezifische Veränderungen auf, die das Risiko erhöhen können, auch an einer umweltbedingten Erkrankung zu leiden (geriatrische Patienten). Bis zu 80% aller geriatrischen Patienten leiden unter mindestens einer chronischen Vorerkrankung. Bei über 60-Jährigen leiden z. B. 71% an Herz-Kreislauf-Erkrankungen (→**C**). Schon durch diese Erkrankungen bewegt sich die körperliche und individuelle Belastbarkeit im Grenzbereich. Zusätzliche umweltbedingte Stressoren, wie Klimaveränderungen, z. B. ungewöhnlich heiße Sommer, starke Temperaturschwankungen innerhalb von wenigen Stunden oder Tagen, strapazieren das Herz-Kreislauf-System dann noch stärker. Alte Menschen ernähren sich oft – je nach sozialem Stand und Versorgung – einseitig. Der ständige Verzehr von gleicher (belasteter) Nahrung kann dann ebenfalls zu einer Kumulation von Schadstoffen im Körper führen.

Hypertensive Patienten und Patienten mit Umweltpsychomatosen

Diese Patientengruppe reagiert zwar besonders empfindlich auf Umweltveränderungen, hat aber wahrscheinlich kein erhöhtes Risiko für umweltbedingte Erkrankungen. Viele dieser Patienten stellen allerdings eine umweltbedingte Ursache für ihre Erkrankung in den Vordergrund, der dann in häufig langen (und kostenintensiven) Untersuchungen nachgegangen wird (s. S. 170).

A. Besondere Situationen, Gefährdungen und Risiken bei Säuglingen und Kindern

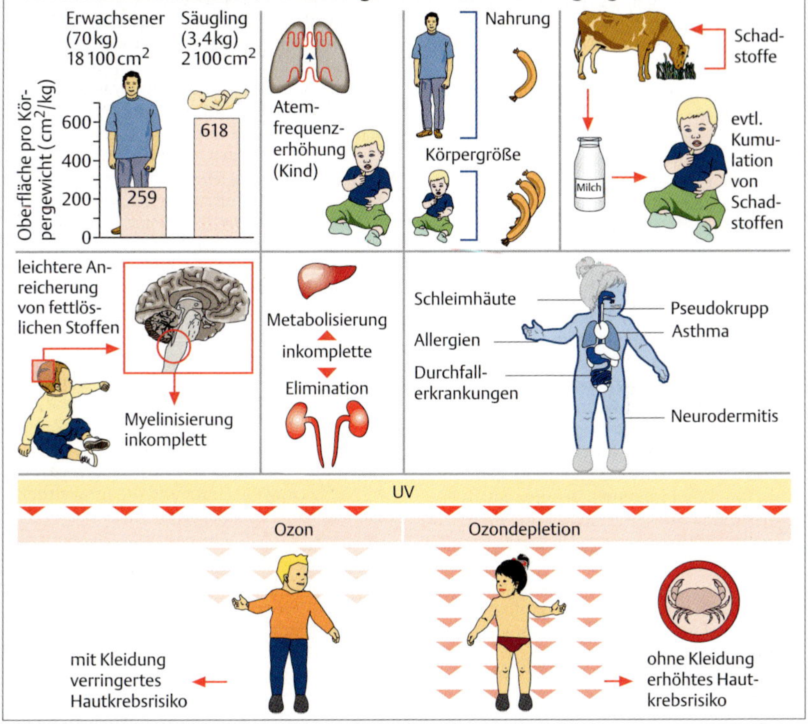

B. Gefährdungen des Ungeborenen

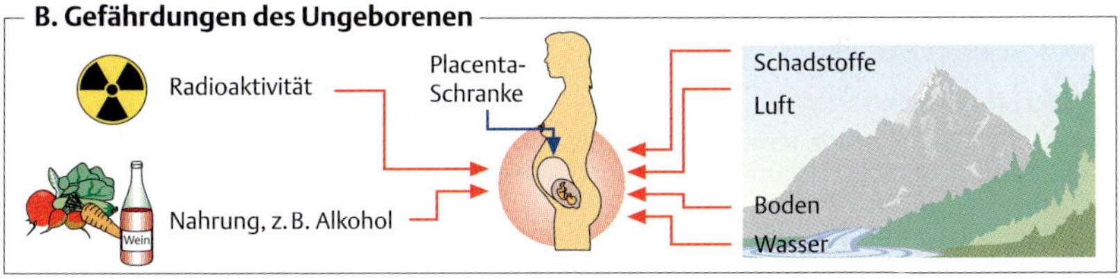

C. Krankheitshäufigkeiten bei über 60-jährigen Personen

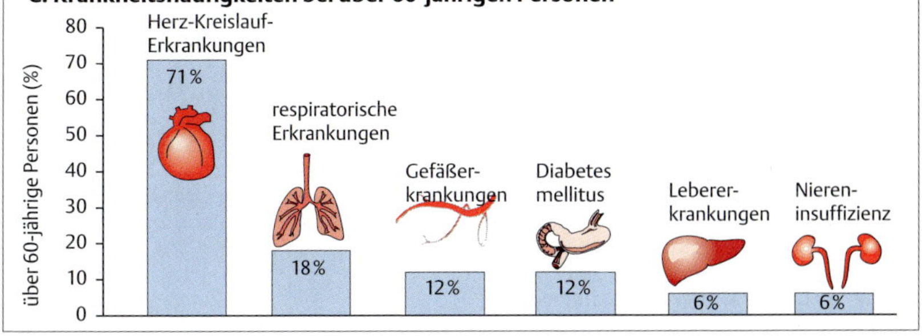

Weiterbildungsrichtlinien und -inhalte (→A)

Grundlagen

Der 95. Deutsche Ärztetag hat 1992 in Köln den Bereich bzw. die Zusatzbezeichnung „Umweltmedizin" in die Weiterbildungsordnung eingeführt. Das interdisziplinäre Fachgebiet befasst sich mit der Erforschung, Erkennung, Behandlung und Prävention umweltbedingter Gesundheitsstörungen. Laut Definition umfasst dieser Bereich „die medizinische Betreuung von Einzelpersonen mit gesundheitlichen Beschwerden oder auffälligen Untersuchungsbefunden, die von ihnen selbst oder ärztlicherseits mit Umweltfaktoren in Verbindung gebracht werden".

Voraussetzungen zur Erlangung der Zusatzbezeichnung Umweltmedizin:

1. eine abgeschlossene Gebietsbezeichnung;
2. eine 18-monatige Tätigkeit an einer Weiterbildungsstätte, die sich mit umweltmedizinischen Problemen auseinander setzt;
3. die Teilnahme an einem Kurs über Umweltmedizin von insgesamt 200 Stunden Dauer. Der Kurs orientiert sich an einem von den Landesärztekammern anerkannten Lehr- bzw. Lernzielkatalog. Dieser dient auf Bundesebene als Element der inhaltlichen Qualitätssicherung;
4. eine schriftliche und eine mündliche Prüfung.

Erst, wenn alle vier Voraussetzungen erfüllt sind, stellt die Landesärztekammer das entsprechende Zertifikat aus.

Weiterbildungsinhalte

Die zu vermittelnden Weiterbildungsinhalte sind in den Richtlinien der Bundesärztekammer über den Inhalt der Weiterbildung folgendermaßen spezifiziert:

1. Grundlagen und Methoden der Umweltmedizin: z. B. Kenntnisse über Informationsbeschaffung, Grundlagen der Umweltanalytik und Umweltmesstechnik, Umwelttoxikologie, Umweltepidemiologie, Biomonitoring, Aufgaben der Umweltmedizin bis hin zu Grenzwertableitung und Risikoabschätzung.

2. Umweltbelastung: z. B. Kenntnisse über umweltmedizinisch relevante Stoffe und Stoffgruppen in der Außen- und Innenluft, Wasser, Boden, Abfall, Altlastenproblematik, Nahrungsmittel, Bedarfsgegenstände, iatrogene Belastung, Strahlung, Lärm und Erschütterung bis hin zu Wetter- und Klimaeinflüssen.

3. Klinische umweltmedizinische Aspekte (Diagnostik, Prävention, Therapie): z. B. Vermittlung von Kenntnissen über Anamnese-Erhebung, Messung von Schadstoffen im Körper, diagnostische Verfahren, umweltmedizinische Differenzialdiagnostik, schulmedizinische Therapie verbunden mit alternativmedizinischen Methoden, Begutachtungsformen, häufige klinisch relevante Problemstellungen bis hin zu umweltmedizinischen Aspekten der Psychologie, Psychosomatik und Psychotherapie.

Des Weiteren werden Inhalte der speziellen Umweltmedizin behandelt. Hierzu zählen z. B. krankhafte Veränderungen in Organen mit potenziellem Umweltbezug. Die Themen beinhalten aber auch organisatorische Belange, z. B. Abrechnungsfragen und personelle bzw. technische Ausstattung von Untersuchungsstellen, Praxen und Kliniken. Zu den präventiv-medizinischen Aufgaben zählen die umweltmedizinische Ethik, der gesundheitliche Umweltschutz und die umweltbezogene Gesundheitsförderung im Einzugsgebiet der Praxis (z. B. Gemeinde), die Zusammenarbeit von öffentlichem Gesundheitsdienst (ÖGD) und kurativ tätigen Ärzten, die Beratung von Selbsthilfegruppen, Umweltverbänden und Behörden sowie die Tätigkeiten im Rahmen von Genehmigungsverfahren und Umweltverträglichkeitsprüfung.

Zum vorbeugenden Umweltschutz in Klinik und Praxis gehören ebenfalls Maßnahmen zur Reduktion z. B. von Klinikmüll und umweltfreundliche Beschaffung hinsichtlich Sozial- und Warteräumen, Reinigung und Desinfektion, Wäscheversorgung, Küche sowie medizinischer Bedarf. Dazu gehört auch die umweltfreundliche Anwendung von z. B. Laborchemikalien sowie die Beachtung der Umweltfreundlichkeit im Sanitärbereich, bei Klinikhygiene und Entsorgungsverfahren.

4. Umwelt- und Gesundheitsrecht: In diesem Kursteil sind von Bedeutung: z. B. Gesetze und Verordnungen, Richt- und Grenzwerte, aber auch Besichtigungen umweltrelevanter Institutionen wie Klär-, Kompostier- und Müllverbrennungsanlagen, Mülldeponien, Wasser- und Kraftwerke, Sanierungs- und Recyclingsbetriebe, Fachgespräche mit kommunalen und betrieblichen Umweltbeauftragten und Besuche umweltmedizinischer Ambulanzen.

A. Weiterbildung zum Umweltmediziner

Approbation als Mediziner

▼

abgeschlossene Gebietsbezeichnung (z. B. Facharzt für Pharmakologie, Dermatologie, Pneumologie, Innere Medizin)

▼

1,5 Jahre Weiterbildung in Umweltmedizin an einer Weiterbildungsstätte gem. § 8 Abs. 1; jedoch hiervon nicht mehr als 6 Monate theoretische Weiterbildung in Umweltmedizin

▼

Teilnahme an einem Kurs über Umweltmedizin von 200 Stunden Dauer mit von den Landesärztekammern anerkannten Inhalten; muss innerhalb von 24 Monaten absolviert werden

▼

Weiterbildungsinhalte mit ausgewählten Beispielen

1 Grundlagen und Methoden der Umweltmedizin – 48 h

z. B. Literatur-/Fakten-Datenbanken

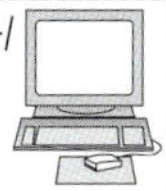

Risikofaktoren

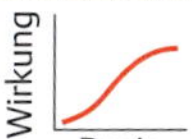

Umweltmonitoring, Expositionsabschätzung

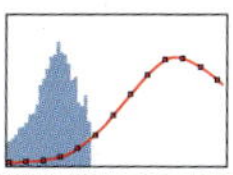

In-vitro-/in-vivo-Tests

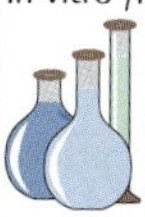

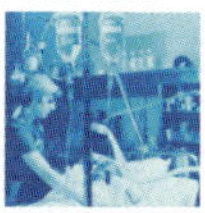

Mortalitäts-, Morbiditätsrate

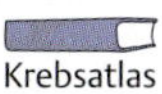

relatives Risiko, Stichprobenumfang, Matching

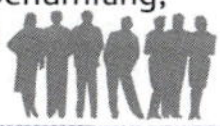

Vorsorgeprinzip, „Risk assessment“ Grenzwertableitung, Risiko-Nutzen-Analyse, Risiko-Akzeptanz, Risikomanagement

2 Umweltbelastung durch relevante Stoffe und Stoffgruppen – 48 h

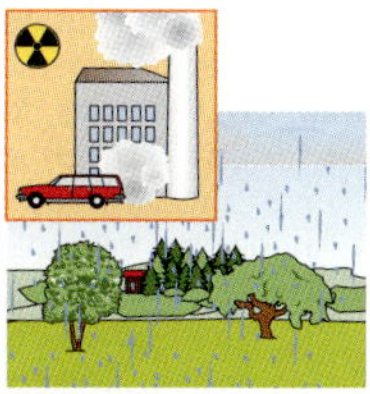

z. B. Metalle/Schwermetalle, Benzine, halogenierte, aliphatische KW, FCKW, aliphatische Alkohole, Glykole, Phenole, Aldehyde, Formaldehyd, polychlorierte, aromatische KW, aromatische Amine (N-Nitroso-Verbindungen), organische Lösungsmittel, Pestizide, Stäube, Radon, SO_2, NO_x, CO, Ozon, PAK, Dieselabgase, PCP, Lindan, Asbest, Allergene, Farb- und Imprägnierstoffe, Konservierungsmittel, Mykotoxine, Düngemittel

3 Klinische umweltmedizinische Aspekte: Diagnostik, Prävention, Therapie – 80 h

Messung von Schadstoffen, Metaboliten und Wirkungsindikatoren in Körperflüssigkeiten und Geweben

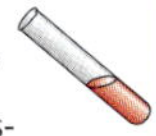

allergologische Diagnostik

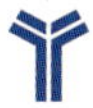

zytogenetische Untersuchungen

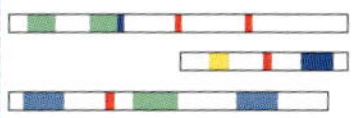

Emittenten im Wohnumfeld; Antidota, Desensibilisierung, Expositionsprophylaxe, Sanierungsmaßnahmen

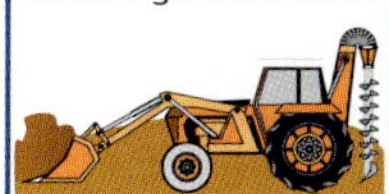

Kausalitätsproblem; Beratungsgespräch

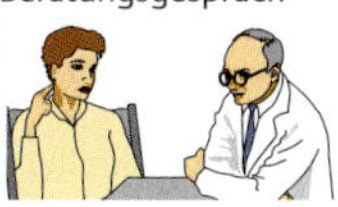

4 Umwelt- und Gesundheitsrecht – 24 h

z. B. Abfallgesetz

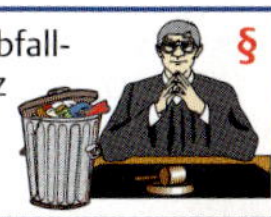

Bundesimmissionsschutzgesetz

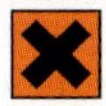

Chemikaliengesetz

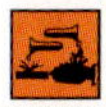

Gentechnikgesetz
Giftinformationsverordnung

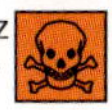

Lebensmittel- und Bedarfsgegenständegesetz

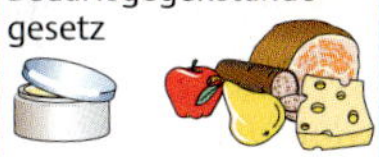

Schadstoff-Höchstmengen-Verordnung

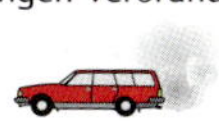

Technische Anleitung zum Schutz gegen Lärm (TA Lärm)

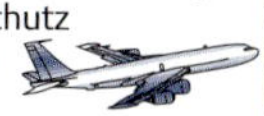

Trinkwasser-Verordnung

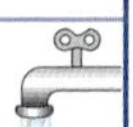

Umwelthaftungsrecht

Erteilung der **Zusatzbezeichnung „Umweltmediziner“** von den Landesärztekammern **nach bestandener schriftlicher/mündlicher** Prüfung.

▶

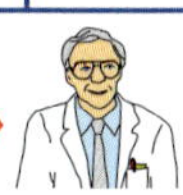

Dr. med. Umweltmediziner

Aufgaben des Umweltmediziners

Grundlagen (→**A**)

Zu den wesentlichen Aufgaben der Umweltmediziner gehört es, das gesundheitliche *Gefährdungspotenzial* von Stoffen zu erforschen. Die Umweltmedizin muss im Voraus abschätzen, nicht nur welche *Risiken* mit einem Stoff verbunden sind, sondern auch welche Stoffmengen bzw. -konzentrationen bei lang andauernder Aufnahme keine Wirkung auslösen. Nicht zuletzt muss die Umweltmedizin die *Kausalität* zwischen Umweltfaktoren und Befindlichkeitsstörungen bzw. Krankheitssymptomen erkennen, um zu definieren, welche Faktoren den Übergang zwischen Gesundheit und Krankheit bestimmen. Insbesondere ist hier die Bewertung der Langzeit- und Kombinationswirkung von Schadstoffen im niedrigen Konzentrationsbereich zu nennen, wie für Lebensmittel, Bedarfsgegenstände oder Zahnfüllungen, aber auch für Trink- und Abwasser, Luft und Boden typisch.

Neben der Bewertung von Schadensfaktoren für die menschliche Gesundheit (einschließlich politischer Risikobewertungen) sind die therapeutische Behandlung bzw. die zu veranlassenden Maßnahmen zur Verhütung und Beseitigung schädlicher Einflüsse ein weiterer Schwerpunkt (→**A**). Hierbei leisten die gesetzlichen Aufgabenkataloge des öffentlichen Gesundheitsdienstes (z. B. Gesundheitsamt) und z. B. die Gesundheitsdienstgesetze, das Bundesseuchengesetz, das Strahlenschutz-Vorsorgegesetz oder die Polizeigesetze der Länder eine wichtige Hilfestellung. Darüber hinaus sind DIN-Normen und VDI-Richtlinien von Bedeutung.

Gesundheits- und Umweltschutz in Zusammenarbeit mit den Behörden (→**B**)

Einige Institutionen, wie z. B. die Bundesärztekammer, befassen sich mit Gesundheits- und Umweltgefährdungen, die langfristig z. B. auch durch die Abfallproblematik ausgelöst werden könnten. Verschiedene Formen der Abfallentsorgung, wie z. B. die Abfallverbrennung oder die Deponierung unbehandelter Abfälle (s. S. 126, 286) werden im Hinblick auf Sickerwasser, Deponiegase, Stäube, Mikroorganismen und Geruchsbelästigung auch z. B. von Hochschulinstituten und Umweltbehörden untersucht bzw. überprüft (→**B**).

Zum Tätigkeitsfeld der Umweltmediziner zählt ferner, Expositionen zu beurteilen, wie sie z. B. bei Flugreisen durch Strahlung, bei Haushaltsgeräten durch elektromagnetische Felder oder in Solarien durch UV-Strahlung entstehen können. Bei der Erforschung von Lärmwirkungen (Institut für Stressforschung, →**B**) hat sich z. B. herausgestellt, dass auch Schallwellen eine Umweltbelastung darstellen können. Ungewohnte Lärmbelästigung ruft die Freisetzung von Adrenalin und Cortisol hervor, was während der Schlafsituation einer chronischen Stressreaktion gleichkommt. Dadurch kann das Risiko für Herz-Kreislauf-Krankheiten erhöht werden (s. S. 204)

Die Umweltmediziner sind aufgrund des Informationsbedarfs gefordert, zum einen die Verantwortlichen der Umwelt- und Gesundheitspolitik (→**B**), z. B. das Robert-Koch-Institut (RKI), das Bundesinstitut für gesundheitlichen Verbraucherschutz und Veterinärmedizin (BgVV), das Bundesumweltministerium oder das Umweltbundesamt zu informieren. Zum anderen sind sie in der individuellen Aufklärung gefragt. Sie informieren die Bevölkerung über gesundheitliche Auswirkungen von Umweltfaktoren und Schadstoffen (Risikowahrnehmungen) und führen praxisnahe Beratungen durch, auch in Kooperation mit Selbsthilfegruppen (→**B**), zu Themen wie z. B. Allergien, Passivrauchen, Smog oder Gentechnik.

Voraussetzungen des Umweltmediziners

Für die umweltmedizinische Begutachtung muss Sachkompetenz vorausgesetzt werden. Dieser liegt eine fachliche Risikobeurteilung zugrunde, die nach standardisierten Abschätzungsverfahren und Risikoquantifizierung durchgeführt wird; in diese sollten auch Grenz- und Richtwerte einbezogen werden.

Weiterhin sind gute Kenntnisse z. B. in der Allergologie, Biostatistik, Epidemiologie, Hygiene, Inneren Medizin, Klinischen Chemie, Pathologie, Rechtsmedizin und Toxikologie eine absolute Voraussetzung.

Damit die Umweltmedizin überdies ihrem präventiv-medizinischen Anspruch gerecht werden kann, muss neben der humanmedizinischen Wirkungsforschung nach einzelnen oder kombinierten Stoffen und deren Belastung, langfristig auch in vollem Umfang die soziale, politische, wirtschaftliche und kulturelle Umwelt insgesamt Gegenstand der Analyse krankheitsbestimmender Einflüsse sein.

A. Aufgaben des Umweltmediziners

1. Fachliche Risikobeurteilung

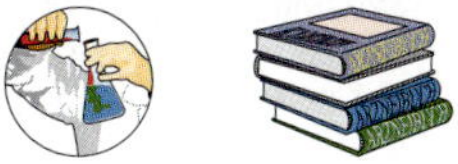

- Identifizierung des humantoxikologischen Gefährdungspotentials
- Expositionsabschätzung
- Dosis-Wirkungs-Abschätzung
- Risikobeschreibung (Schutz der Gesundheit ► Präventivmedizin)

2. Politische Risikobewertung

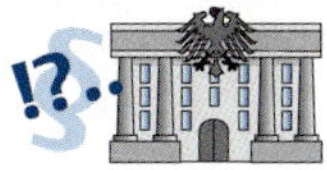

- umweltgerechte Entwicklung (Umweltvorsorge)
- Optimierung der Kosten-Nutzen-Relation
- soziale Ausgewogenheit der Problemlösungen ► Gesundheits- und Umweltpolitik

3. Maßnahmenfindung

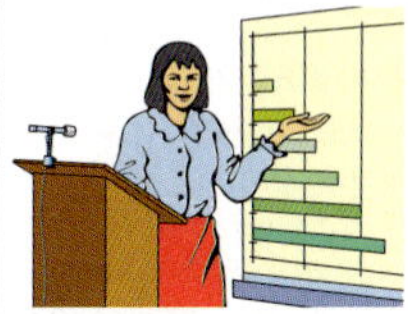

- öffentliche vs individuelle Verantwortlichkeiten für Risikominderung

B. Gesundheits- und Umweltschutz durch den Umweltmediziner

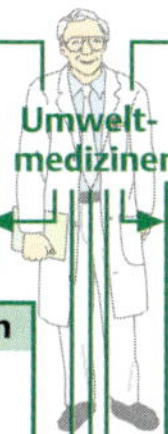

Bundesärztekammer

Landesärztekammer
- Umweltbeauftragte
- Ärztliche Arbeitskreise für Umweltmedizin

Bundesumweltministerium für Umwelt, Naturschutz und Reaktorsicherheit

Forschungsbereiche an Hochschulinstituten

- Epidemiologie

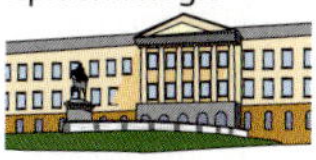

- Psychologie

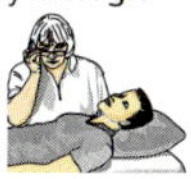

- Statistik

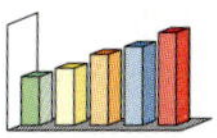

- Rechtsmedizin

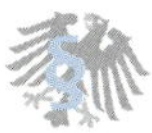

Außeruniversitäre Forschungs- und Beratungsinstitute (Selbsthilfegruppen, Ambulanzen, Kliniken, Praxen, Gesellschaften)

Institut für Stressforschung (Berlin): z. B. Umweltlärm

GSF-Forschungszentrum für Umwelt und Gesundheit (Bayern)

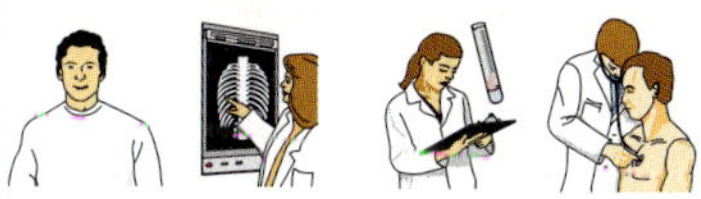

Arbeitsmediziner | Pulmologe | Umwelttoxikologe | Dermatologe

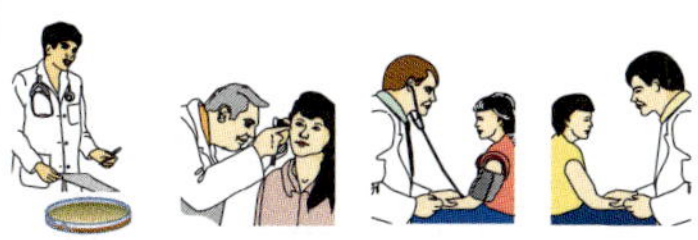

Umwelthygieniker | Hals-Nasen-Ohren-Arzt | Kinderarzt | klinischer Toxikologe

Umweltbehörden

UBA (Umweltbundesamt)
Institut für Wasser-, Boden- und Lufthygiene

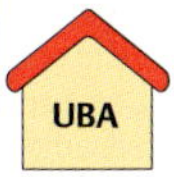

- Innenraumlufthygiene
- Human-Biomonitoring
- Risikoquantifizierung

BgVV (Bundesinstitut für gesundheitlichen Verbraucherschutz und Veterinärmedizin)

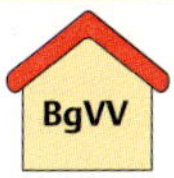

- Chemikalienbewertung
- Vergiftungsgeschehen
- Mykotoxin-Höchstmengen in Lebensmitteln
- Toxikologie der Bedarfsgegenstände und Expositionsabschätzung im häuslichen Bereich (z. B. Textilien)

RKI (Bundesinstitut für Infektionskrankheiten und nicht-übertragbare Krankheiten)

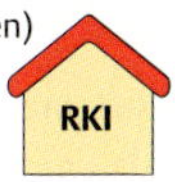

- Infektionsepidemiologie (Bakterien, Mykosen, Parasiten)
- Viren (z. B. HIV, Hepatitis, Influenza)
- immunologische Diagnostik
- gesundheitliche Effekte von Risikowahrnehmungen
- Risikobewertung gentechnischer Arbeiten und Sicherheitsmaßnahmen über ZKBS

Statistisches Bundesamt

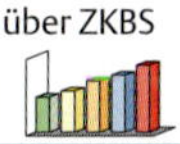

Öffentlicher Gesundheitsdienst

Gesundheitsamt
- Maßnahmen der Hygiene
- öffentliche Impfungen
- Seuchenbekämpfung
- Schulgesundheitspflege

→

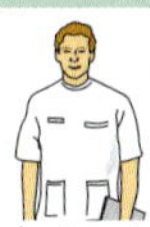

Amtsarzt

Umweltberichterstattung in den Medien

Grundlagen

Umweltängste haben in letzter Zeit deutlich zugenommen. Phobien vor Gesundheitsgefährdungen durch (Umwelt-)Schadstoffe kommen bei Personen häufig vor, obwohl in Wirklichkeit meist keine Belastung vorliegt. Unbewältigter Stress kann z. B. psychosomatische Erkrankungen auslösen (s. S. 222, 252), häufig verursacht durch die Berichterstattung in den Massenmedien (→**A**).

Die Medien stehen unter dem Druck des Wettbewerbs um Auflagenhöhe bzw. Einschaltquoten, also unter dem Zwang eine aktuelle, sachgemäße Information mit einem Unterhaltungswert zu kombinieren. Dies geht in der Praxis oft zu Lasten der korrekten und fairen Berichterstattung (→**B**).

Dass die Auseinandersetzung mit Themen wie der Schadstoffexposition in der Öffentlichkeit angeregt wird, verdeutlicht der zeitliche Zusammenhang von Presseberichten und der Häufigkeit von Anfragen z. B. zu Holzschutzmitteln bei den entsprechenden Behörden.

Beispiel für journalistische Manipulation der Bevölkerung ist die Berichterstattung über den U-Bahn-Suizid in Wien. Dort waren die Suizidfälle parallel zur reißerischen Berichterstattung signifikant angestiegen. Die Mediendarstellung des suizidalen Verhaltens hatte offensichtlich zur Imitation geführt. Sobald auf die sensationelle Berichterstattung verzichtet wurde, sank die Suizidrate wieder. Die Art der Darstellung prägte also entscheidend die Reaktion prädisponierter Personen.

Bewertung von Medieninformationen

Die Medien haben Einfluss auf viele Bereiche des täglichen Lebens, z. B. auch auf den Lebensmittelkonsum. Der Verzehr von Rindfleisch ging wegen der Berichterstattung über die Bovine spongiforme Enzephalopathie (BSE) zurück. Kurzfristig gelangten Fische aufgrund von Madenbefall, Tees wegen Pestizidrückständen sowie Gemüse wegen Bestrahlung in Misskredit.

Allein die ständige Verwendung des Begriffs *Belastung*, dem aus Sicht des Laien etwas Gesundheitsschädigendes anhaftet, trägt zur Verunsicherung des Verbrauchers bei. Der Fachmann hingegen gebraucht den Terminus „Belastung“ (s. S. 12) als Synonym für den Gehalt eines bestimmten Stoffes in Lebensmitteln. Ohne differenzierende Risikoabwägung wird in der journalistischen Praxis oft der Konflikt betont und dabei nicht der Normalfall, sondern die Abweichung in den Mittelpunkt gestellt (→**C**).

Nach wie vor sorgen Themen wie Ozon, Zahnamalgam und Gentechnik für erhebliche Verwirrung aufgrund der in den Medien kontrovers geführten Berichterstattung, die häufig einer wissenschaftlichen Analyse entbehrt. Die Anwendung der Gentechnik wird z. B. in der Medizin voll akzeptiert, im Bereich der Lebensmittel aber abgelehnt. Hier schüren oft einseitige Informationen und übertriebene Warnungen das Misstrauen der mediengläubigen Verbraucher. Entgegen häufig geführter Argumentation besteht nach Meinung von Fachleuten z. B. bei Gen-Food keine erhöhte oder veränderte Allergenität im Vergleich zu traditionellen Lebensmitteln. Allergien nehmen zwar zu, aber gerade die Inzidenz von Lebensmittelallergien wird in der Praxis hochgespielt (s. S. 248): 25% der Deutschen glauben, unter einer Lebensmittelallergie zu leiden, aber nur 2% haben eine.

Damit die fachkompetente Risikoabschätzung, die oft in vereinfachenden Kurznachrichten verfälscht wird, nicht durch Verzerrung an Glaubwürdigkeit verliert, sollten die Medien Voraussetzungen schaffen, die es dem interessierten Normalbürger gestatten, umweltbedingte Gefährdungen richtig einzuschätzen. Dies setzt eine Risikoquantifizierung (s. S. 46, 48) voraus, die sowohl das Schadensausmaß als auch die Wahrscheinlichkeit des Eintritts berücksichtigt.

Medien als Gesundheitsschützer

Sensationsaufbauende Panikmacher in den Medien scheinen oft nicht an Wissensbildung, sondern an Meinungsbildung interessiert zu sein. Fachjournalisten sind gefordert, auf der Ebene allgemeiner Verständlichkeit die Missverständnisse (oft angelegt durch ignorante Spekulanten) frühestmöglich abzuwenden. Dank elektronischer Medien (→**A**) kann ein schneller Informationsaustausch zwischen Behörden und Redaktionen erfolgen, um Maßnahmen für den Schutz vor gesundheitlichen Gefahren, z. B. bei industriellen Störfällen, vorzubereiten. Je höher das reale Risiko ist, desto mehr liegt es im öffentlichen Interesse, Berichterstattung nicht emotional zu betreiben und Fakten nicht mit Vermutungen zu vermengen.

A. Medien als Massenkommunikation

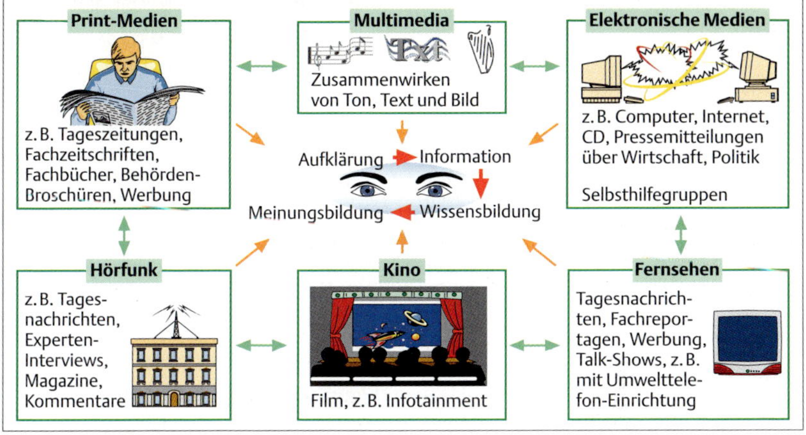

B. Probleme der journalistischen Berichterstattung

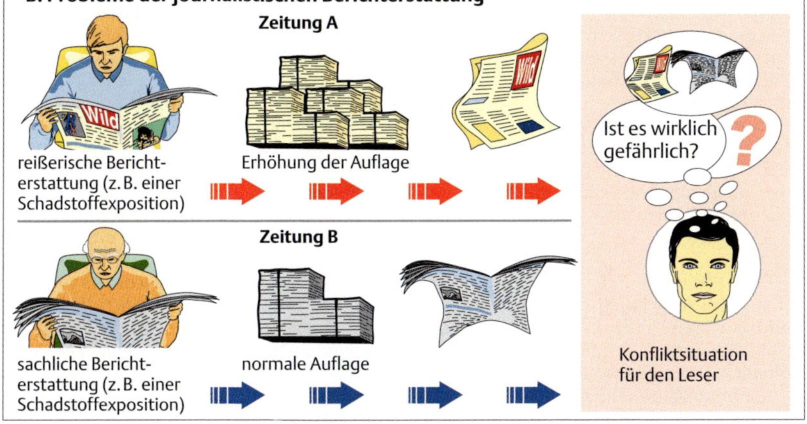

C. Bewertung von Medieninformationen und ihre Folgen

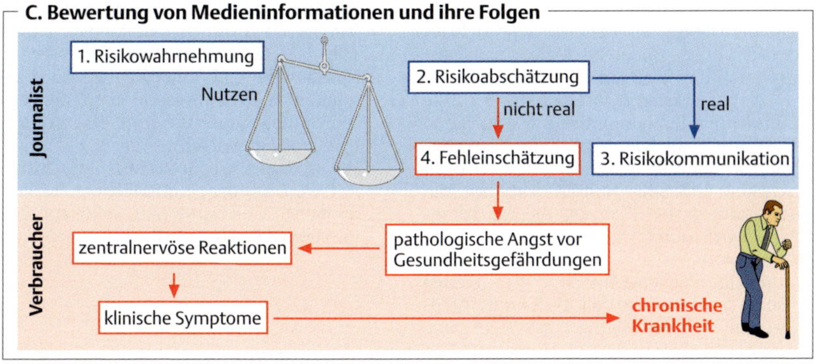

Vorbeugender Gesundheitsschutz I

Umweltmedizin sieht den Menschen in sein unmittelbares und mittelbares Umfeld eingebunden und will die gesundheitsbestimmenden Faktoren in der Mensch-Umwelt-Beziehung transparenter machen. Dabei kommt dem Umweltschutz in Gebäuden eine besondere Bedeutung zu, da Menschen heute 80–90% ihrer Zeit in geschlossenen Räumen verbringen. Gesundheit und Wohlbefinden werden von verschiedenen Faktoren in Innenräumen beeinflusst (→**A**), von denen einige näher erläutert werden sollen:

Raumklima

Oft ist innerhalb von Gebäuden die Schadstoffbelastung höher als in der Außenluft (→**B**). Dies liegt sowohl am zunehmenden Einsatz von Chemikalien in Innenräumen als auch an der energieökonomischen Bauweise neuer Häuser mit besserer Abdichtung und reduzierter Luftwechselrate (s. S. 310). Dadurch können sich im Innern gasförmige Luftverunreinigungen, Fasern und Stäube anreichern (→**A**), die über den Gastrointestinaltrakt (Nahrung), Haut und Lunge von Menschen aufgenommen werden und zu Gesundheitsbeeinträchtigungen führen können (z. B. MCS, s. S. 228).

Schimmelpilze

Schimmelpilze gehören neben Milben(-Kot) und Tierhaaren zu den häufigsten Allergenen in Innenräumen (s. S. 248). Sie wachsen auf Erdboden, Holz, Staub, Kunststoff, Tapeten, Putz, Nahrungsmitteln, Zeitungen, Kleidung und Pflanzen. Sie sind am häufigsten im Hausstaub anzutreffen. Beim Staubsaugen besteht die Gefahr der Verwirbelung und des Kontakts mit den oberen Atemwegen. Selbst Feinstaubfilter können die Pilzsporen von 2–5 µm kaum wirksam zurückhalten. Die größte Schimmelpilz-Kontamination wird während der Heizperiode bei mangelnder Durchlüftung von Räumen sowie bei Klimaanlagen festgestellt (s. S. 248). Hohe Feuchtigkeit und Temperaturen sind Faktoren, die das Schimmelpilzwachstum fördern.

Maßnahmen:

- Die Oberflächentemperatur der Wände sollte nicht niedriger als die Raumlufttemperatur sein. Die relative Luftfeuchte sollte im Sommer 40–60%, im Winter 40–50% betragen. Möbel mind. 5 cm von der Außenwand abrücken; zur Feuchteregulierung in regelmäßigen Abständen lüften.
- Vorschriften für Klimaanlagen: Betrieb mit hoher Temperaturkonstanz, UV-Bestrahlung im Befeuchtungsbereich, regelmäßiger und häufiger Filterwechsel.
- Staubsauger verwenden, die die angesaugte Luft durch ein bewegtes Wasserbad leiten und binden. Hydrokulturen und Blumentöpfe mit Schimmelpilzwachstum aus Innenräumen entfernen.
- Chemische Schimmelbekämpfungsmittel sind gesundheitsbelastend und ohne Baumängelbeseitigung wirkungslos. Weniger aggressive Mittel sind z. B. 5%ige Essigsäure oder 5%ige Sodalösung.

Chemische Holzschutzmittel

Wirkstoffe in Holzschutzmitteln gasen meist jahrelang in nachweisbaren Konzentrationen aus und können bei empfindlichen Personen unspezifische Gesundheitsschäden auslösen. Seit 1986 ist der im Tierversuch krebserregende Wirkstoff Pentachlorphenol (PCP) für die Anwendung in Innenräumen verboten (s. S. 66). Lindan ist nur noch mit Einschränkungen für Holzschutzmittel zugelassen. Als Richtwert für die Raumluftkonzentration von PCP und Lindan gilt 1 g/m³. Heute sind in den meisten Holzschutzmitteln Pyrethroide (z. B. Permethrin, s. S. 98) enthalten, die zwar dem natürlichen Insektengift Pyrethrum „nachgebaut" sind und deshalb zunächst als völlig ungiftig angesehen wurden, jedoch als Nervengift wirken. Der Einsatz dieser Substanzen in Innenräumen kann für empfindliche Menschen mit Gesundheitsschäden verbunden sein.

Maßnahmen:

- Zur Bekämpfung von akutem Insektenbefall bei Dachstühlen und Möbeln eignet sich das Heißluftverfahren. Für tragende Holzbauteile und Außenwände sind Holzschutzmittel oft vorgeschrieben. Zugelassen sind aber auch die gesundheitlich unbedenklichen Borsalze.
- Wenn „baulicher Holzschutz" gewährleistet ist, z. B. durch Hinterlüftung zur Vermeidung eines Nässestaus, sollte auf chemischen Holzschutz verzichtet werden.

A. Einflussfaktoren auf den Menschen in seiner Wohnung

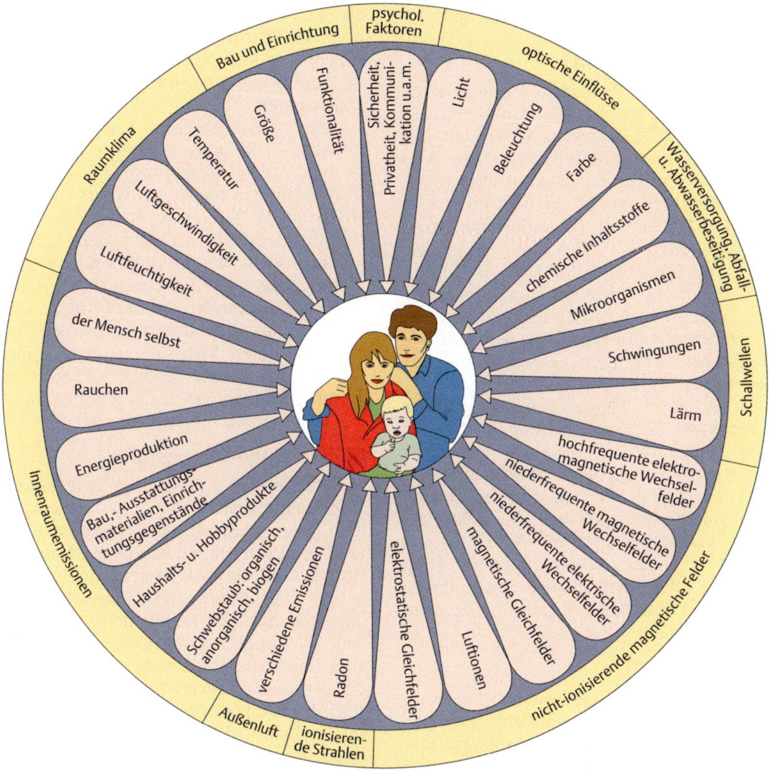

B. Konzentrationen einiger Schadstoffe in Innen- und Außenräumen

Schadstoff	Einheit	Außenraum (ländl. Gebiete)	Innenraum		Richtwerte (RW) Grenzwerte (GW)		empfohlen von
Radon	Bq/m^3	10 – 30	20–150 50–300	Wohnraum Kellerraum	250 (RW) für Innen		Strahlenschutzkommission
SO_2	$\mu g/m^3$	20 – 300	10–150		IW 1 IW 2	140 (GW) 400 (GW)	TA Luft
NO_2	$\mu g/m^3$	5 – 100	5–100 10–500	ohne NO_2-Quelle mit NO_2-Quelle	IW 1 IW 2	80 (GW) 300(GW)	TA Luft
CO	$\mu g/m^3$	5 – 150	5–150 5–750	ohne CO-Quelle mit CO-Quelle	IW 1 IW 2	10000 (GW) 30000 (GW)	TA Luft
Schwebstaub	$\mu g/m^3$	10 – 80	5–160 >160	ohne Tabakrauch mit Tabakrauch	IW 1 IW 2	150(GW) 300 (GW)	TA Luft
Formaldehyd	$\mu g/m^3$	0,1 – 1000	1–10000		125 (RW) für Innen 100 (RW) für Innen		ehem. BGA WHO
PCB (Polychl. Biphenyle)	ng/m^3	0,003–20 Reinluft	0,03–200 bis zu 10000 in Räumen mit Kondensatoren oder PCB-haltigen Dichtungsmassen		>3000 (RW) für Innen <300 (RW) für Innen		→ baldige Sanierung: ehemal. BGA → unbedenklich: ehemal. BGA

Vorbeugender Gesundheitsschutz II

Formaldehyd (**FA**, →**A**)

Etwa 90% der in Deutschland produzierten Möbel bestehen aus Holzwerkstoffplatten mit FA als Bindemittel. Das stechend riechende Gas kann aus offenen Kanten oder Bohrlöchern von Spanplatten entweichen. FA kann auch in anderen Produkten, wie Lacken oder Kosmetika enthalten sein und zu Gesundheitsbelastungen führen (s. S. 64). Bisher gibt es keine verbindlichen Grenzwerte für FA in Wohnräumen, sondern nur Richtwerte (z. B. der WHO, →**B**). Gesetzlich geregelt ist die FA-Abgabe von Holzwerkstoffen für Möbel. Sie darf maximal 0,1 ppm bzw. 0,12 mg/m³ betragen.

Maßnahmen:

- Bei erhöhter FA-Konzentration in der Wohnung bis zur Sanierung häufig und ausgiebig lüften.
- Möglichst langlebige Massivholzmöbel kaufen; Möbel aus Spanplatten müssen vollständig versiegelt sein; alte Möbel aus Holzwerkstoffen evtl. mit Schutzanstrich versehen (nach 2 Jahren erneuern); beim Möbelkauf auf den „Blauen Engel" achten (→**C**), bei dem die FA-Abgabe nur 0,05 ppm betragen darf.

Lösemittel (→D)

Lösemittel mit flüchtigen organischen Kohlenwasserstoffen sind hauptsächlich in Farben, Lacken, Klebstoffen, Verdünnungs-, Reinigungs- und Desinfektionsmitteln sowie in Büro- und Bastelartikeln enthalten. Die meisten Lösemittel verdunsten leicht, riechen aromatisch, können über Haut oder Lunge in den Körper gelangen und gesundheitsschädlich wirken). Außerdem tragen organische Lösemittel zur Bildung von bodennahem Ozon bei, wirken also indirekt schädigend für Mensch, Tier und Pflanze.

Maßnahmen:

- Gefäße mit Lösemittel müssen gekennzeichnet sein (→**E**). Größte Gefahr besteht während der Anwendung und beim Trocknen, deshalb nur bei offenem Fenster arbeiten und ausgiebig lüften.
- Kinder und Schwangere von Lösemitteln fern halten; beim Rauchen können sich Lösemitteldämpfe entzünden.

Farben, Lacke und Klebstoffe

Dispersionsfarben enthalten nur geringe Mengen an Lösemittel. Gesundheitlich am wenigsten bedenklich sind Leim-, Kalk- und Kaseinfarben. Lacke enthalten Lösemittel in unterschiedlichen Konzentrationen, wobei Alkydharz- und Nitrolacke möglichst nicht verwendet werden sollten (→**F**).

Maßnahmen:

- Holzoberflächen mit Leinölfirnis oder Wachs behandeln; möglichst Lacke mit dem Umweltzeichen kaufen (→**C**).
- Klebstoffe mit und ohne Lösemittel gibt es für jeden Verwendungszweck in großer Zahl (→**G**). Für Teppichböden, Linoleum und Parkett werden immer noch lösemittelhaltige, schnell trocknende Dispersionskleber verwendet, die mittlerweile längst durch lösemittelarme Kleber ersetzt werden könnten. Klebstoffe vermeiden durch Verspannen von Teppichen, Befestigung mit Klebebändern. Parkett schwimmend, Fliesen in Mörtelbett verlegen.

Mineralwolle-Dämmstoffe

Mineralwolle, z. B. Glas- und Steinwolle besteht zu mindestens 90% aus künstlichen Mineralfasern (s. S. 94). Bei Hautkontakt während der Verarbeitung kann es zu Hautirritationen und Juckreiz kommen. Für Faseranteile, die lungengängig und im Gewebe beständig sind, wurde im Tierversuch eine kanzerogene Wirkung nachgewiesen. Inzwischen sind Dämmstoffe aus Mineralwolle im Handel, deren Fasern sich schnell im Körper auflösen. Als nicht krebserregend gilt Mineralwolle mit einem Kanzerogenitätsindex >40 (s. Glossar) bzw. Produkte, die entsprechend der Technischen Regel für Gefahrstoffe TRGS 905 als „gleich biolöslich" bewertet werden.

Maßnahmen:

- Beim Umgang mit Mineralfaserprodukten eine Feinstaubmaske tragen. Alternativ eignen sich natürliche Dämmstoffe auf Zellulosebasis, Schafwolle, Kork, Holz- oder Kokosfasern.

Bodenbeläge

Durch den großflächigen Einbau haben Bodenbeläge einen starken Einfluss auf das Wohnraumklima. *PVC-Böden* bestehen aus Polyvinylchorid, deren Vorstufe das kanzerogene Vinylchlorid (s. S. 62) noch ausdampfen kann. *Textile Teppichböden* können zusätzlich mit unterschiedlichen Chemikalien versehen sein, wie z. B. Styrol-Butadien-Kautschuk, Flammschutzmittel oder Pyrethroide (als Mottenschutzmittel, s. S. 98).

A. Quellen und Wirkungen von Formaldehyd

Produkte mit Formaldehyd

- Holzwerkstoffe, insbesondere Spanplatten 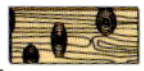
- Lacke, Klebstoffe, Parkettversiegelungen 
- Reinigungs- und Desinfektionsmittel 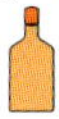
- Textilien 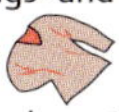
- Tabakrauch 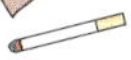
- offene Feuerstellen (Gasherd, offener Kamin) 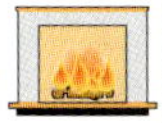
- Kosmetika 
- Arzneimittel 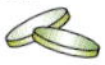

gesundheitliche Auswirkungen

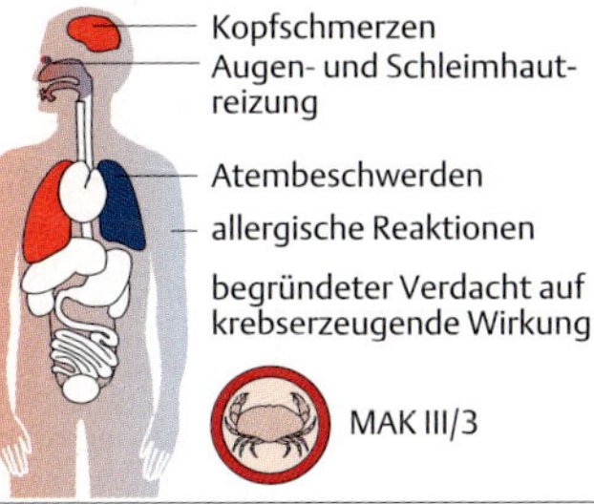

B. Richtwerte für Formaldehyd

	Raumluftkonzentration in ppm	mg/m³
ehemaliges Bundesgesundheitsamt (BGA)	0,1	0,12
Weltgesundheitsorganisation (WHO)	0,08	0,1

Gesundheitliche Reaktionen können bei empfindlichen Menschen auch schon bei niedrigeren Werten auftreten

C. „Blauer Engel"

Umweltzeichen weil emissionsarm
Jury Umweltzeichen

Umweltzeichen für emissionsarme Holzwerkstoffe

D. Toxizität von Lösemitteln

	Beschreibung	Gesundheitsgefahr
Wasser	anorganisches Lösemittel	keine
Benzol		krebserregend; Produkte mit mehr als 0,1 % Benzol dürfen nicht in den Verkehr gebracht werden (Ausnahme: Treibstoffe)
Toluol	aromatische Kohlenwasserstoffe, aus Erdöl hergestellt	Müdigkeit, Schleimhautreizungen, nach längerer Einwirkung Leber-, Nieren- und Nervenschäden
Xylol		Kopfschmerzen, Reizung der Atemwege, Sehstörungen
Testbenzin = Terpentinersatz	kann aromatische Kohlenwasserstoffe enthalten, aus Erdöl hergestellt	Schleimhautreizung, Kopfschmerzen, bei akuten Vergiftungen Lungenschäden
Isoaliphate	aus Erdöl hergestellt	relativ gut verträglich, in höheren Konzentrationen augen- und schleimhautreizend
Citrusschalenöl	durch Destillation aus Orangen- und Zitronenschalen gewonnen	Kopfschmerzen, Benommenheit, schleimhautreizend, sensibilisierend
Balsamterpentinöl	durch Destillation aus Kieferharzen gewonnen	Kopfschmerzen, augen-, haut- und schleimhautreizend, sensibilisierend

E. Gefahrensymbole

Symbole für Gefahrstoffe gemäß Definition des Gefahrstoffrechts

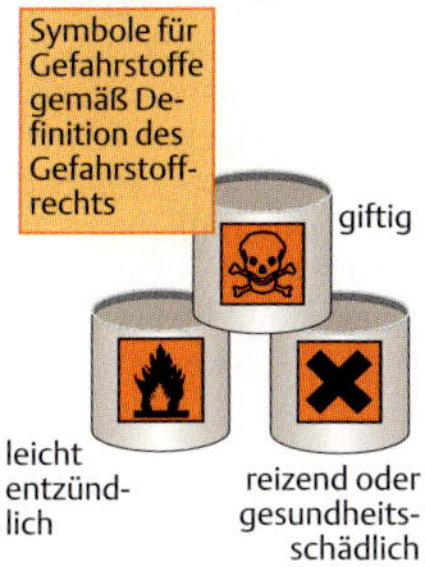

F. Farben und Lacke

Produkt	Gehalt an organischen Lösemitteln
Acryllacke, Dispersionslacke	ca. 7,5 %
Dispersionsfarbe	bis 10 %
Lacke mit dem „Blauen Engel"	bis 10 %
Alkydharzlacke	10 – 50 %
Naturharzlacke	20 – 50 %
Nitrolacke	ca. 70 %

G. Klebstoffe

	Lösemittelgehalt
lösemittelarme Dispersionskleber	unter 5 %
lösemittelhaltige Dispersionskleber	bis 20 %
Kunstkautschuk- (und -Neopren-) Kleber	65 – 85 %
Reaktionskleber	meist keine Lösemittel
Fixierungen	meist nur Wasser als Lösemittel

Wasser

Grundlagen

Der „Blaue Planet" Erde lässt Wasser im Überfluss vermuten. Von der gesamten Wassermenge, die 1,359918 Mrd. km³ beträgt (1 km³ = 1 Mrd. m³) steht der Menschheit nur ein verschwindend kleiner Teil direkt zur Trinkwassernutzung zur Verfügung. 97,2% sind Meerwasser, nur 2,8% Süßwasser (2,15% Polar- und Gletschereis, 0,63% Grundwasser, 0,02% Oberflächenwasser, 0,001% Atmosphärenwasser). Zur Trinkwasserversorgung stehen somit nur ca. 0,65% der gesamten Wassermenge zur Verfügung. Zum Vergleich: In einer voll gefüllten Badewanne (150 l) wäre das nur ein Fingerhut (0,02 l) voll.

Wasser als einziges, nicht substituierbares „Überlebensmittel" wird knapp. Laut Gutachten des Wissenschaftlichen Beirats der Bundesregierung „Globale Umweltveränderungen" (WBGU) müssen heute 2 Mrd. Menschen ohne sauberes Trinkwasser leben; weltweit werden nur 5% der Abwässer gereinigt und 5 Mio. Menschen sterben jährlich durch verunreinigtes Wasser. Angesichts der dramatisch zunehmenden Weltbevölkerung und gleichzeitiger Verschärfung der ökologischen Belastungssituation gibt es für den schonenden und sparsamen Umgang mit der natürlichen Lebensgrundlage Wasser keine Alternative.

Wasserverbrauch

Der natürliche Wasserkreislauf in Deutschland stellt uns jährlich eine Wassermenge von 182 Mrd. m³ zur Nutzung bereit (Wasserdargebot; →**A**). Die deutsche Wasserförderung liegt bei ca. 46 Mrd. m³ pro Jahr. Der Hauptanteil fällt auf die Energieversorgung mit ca. 30 Mrd. m³, gefolgt von der Industrie mit ca. 10 und den privaten Haushalten mit ca. 4 Mrd. m³ Wasser. Die größten Wasserverbraucher im Haushalt sind Toilettenspülung, Bad und Dusche (→**A**).

In vorindustrieller Zeit benötigte der Mensch im Haushalt täglich ca. 20 l Wasser. Ab 1950 stieg der Pro-Kopf-Verbrauch in Westdeutschland deutlich an, erreichte 1990 einen Höchstwert von 147 l und sank bis heute auf ca. 130 l (→**B**). Nach einer WHO-Studie verbraucht ein US-Amerikaner täglich ca. 900 l Wasser, ein Afrikaner hingegen nur 30 l (→**C**).

Wasserreinhaltung

Noch gilt das Grundwasser in Deutschland als sauber. Doch sorgen Industrie- und Haushaltsabwässer, Kläranlagen, Mülldeponien und Intensivlandwirtschaft für zunehmende Schadstoffbelastung der Grund- und Oberflächengewässer (s. S. 116). Im Haushaltsbereich kann jeder Einzelne durch **Maßnahmen**, die das Abwasser entlasten, einen Beitrag zum Gewässerschutz leisten:

Abfallbeseitigung: Trotz gestiegenen Umweltbewusstseins benutzen viele Menschen aus Unwissenheit oder Bequemlichkeit Abfluss und WC als Mülleimer. Darunter befinden sich Stoffe, die keinesfalls ins Abwasser gehören, sondern z. T. als Sondermüll entsorgt werden müssten (z. B. Medikamente, Lacke, Öle).

Waschen und Reinigen: Deutsche Haushalte verbrauchen große Mengen an Wasch- und Reinigungsmitteln (8 kg pro Kopf 1995). Dadurch gelangen umweltschädliche Haushaltschemikalien in hohen Konzentrationen mit dem Abwasser in die Kanalisation. Trotz ausgeklügelter Klärtechnik lassen sich diese Chemikalien nicht vollständig aus dem Abwasser entfernen und gelangen in Flüsse und Meere (→**D**). Es könnten 20–50% an Waschmitteln gespart werden, wenn folgende Regeln beachtet würden:

- Waschtrommel mit vorgesehener Höchstmenge füllen;.
- Waschmittel nach dem Baukastenprinzip (Fein-/Vollwaschmittel und Enthärter nach Härtebereich des Wassers, Bleichmittel bei weißer Wäsche nach Empfehlung) einsetzen;
- bei normaler Verschmutzung nur bis 60 °C waschen, auf Vorwäsche verzichten;
- keine Weichspüler verwenden.

Neben den Waschmitteln werden jährlich 500 000 t Putz- und Pflegemittel in deutschen Haushalten verbraucht, die die Abwässer mit Umweltschadstoffen ebenfalls stark belasten. Dazu zählen schwer abbaubare chlorierte Kohlenwasserstoffe (z. B. in Fleckentfernern), Lösungs- und Desinfektionsmittel, organische Säuren und Laugen (z. B. in Entkalkern und Rohrreinigern). Alternativ können in den meisten Fällen umweltschonende Mittel (z. B. Seife oder Essigessenz) den gleichen Zweck erfüllen.

A. Dargebot, Förderung und Verbrauch von Wasser in Deutschland (Stand 1996)

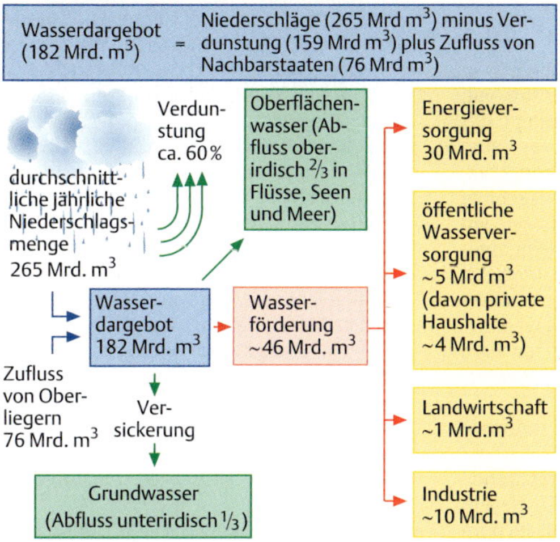

Wasserverbrauch pro Person im Haushalt in Deutschland (1997)

Zweck	l/d	Mrd. m^3/Jahr
Toilettenspülung	40	1,3
Baden, Duschen	40	1,2
Wäsche waschen	17	0,5
Geschirrreinigung	8	0,2
Körperpflege	8	0,2
Wohnungsreinigung	7	0,2
Trinken, Essenszubereitung	4	0,1
restliche Verwendungen (wie Garten wässern, Auto waschen)	8	0,3
Gesamt	132	~4

B. Häuslicher Wasserverbrauch

Pro-Kopf-Verbrauch in den alten Bundesländern (l/d) (einschließlich Kleingewerbe)

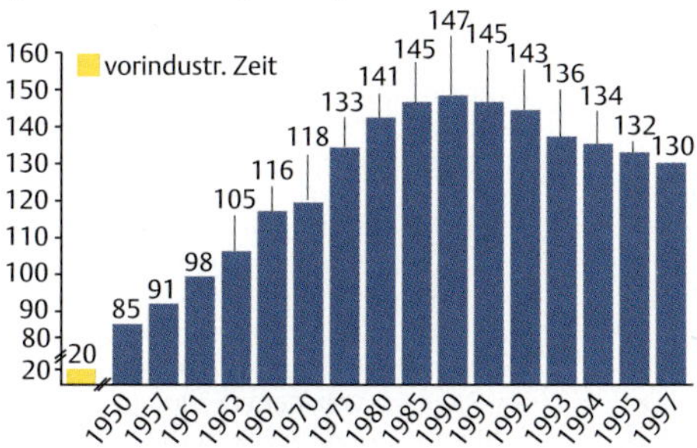

C. Wasserverbrauch (1997)

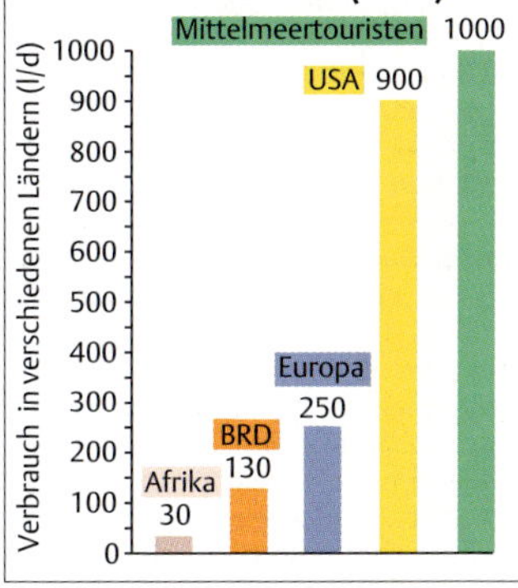

D. Umweltverträglichkeit von Haushaltschemikalien

Substanz	Beispiel	Umweltverträglichkeit
waschaktive Substanzen	Seife Ionische Tenside, (z.B. Methylesterethoxylate)	gut abbaubar schwer abbaubar, z. T. Absetzung im Klärschlamm
Gerüststoffe	Zeolith A Polycarboxylat	ökologisch unbedenklich sehr schwer abbaubar, Anreicherung im Klärschlamm
Bleichmittel	Natriumperborat	Umwandlung in Borat, schadet besonders Fischlaich und Naturpflanzen
Bleichmittelstabilisator	EDTA (Ethylendiamintetraacetat)	sehr schwer abbaubar
Vergrauungsinhibitor	Carboxymethylcellulose	Absetzung im Klärschlamm
Schaumregulator	Silikonöl	schwer abbaubar, verbleibt im Klärschlamm
optische Aufheller	Stilbenderivate	schwer abbaubar, Anreicherung in Klärschlamm und Gewässersedimenten

(Schwer abbaubare Substanzen führen häufig zu Störungen in Mikroflora und -fauna im Klärschlamm.)

Wassersparen

Jede Wasserentnahme stellt einen Eingriff in den Naturhaushalt dar. Die Förderung von Grundwasser kann zur Absenkung des Grundwasserspiegels führen. Hiervon sind besonders Regionen mit hohem Grundwasserbedarf wie industrielle Ballungsgebiete betroffen. Die ökologischen Folgen reichen von Austrocknung von Bächen und Feuchtgebieten über Rückgang der Artenvielfalt bis hin zur Grundwasserbelastung durch verstärkt verschmutztes Oberflächenwasser aus Flüssen und Seen. Wassersparen leistet deshalb einen Beitrag zum Wasser- und Umweltschutz.
Nach der Energieerzeugung hat die Industrie den größten Wasserbedarf. Durch Mehrfachnutzung, Recycling und wassersparende Technologien könnte der Verbrauch in diesem Bereich stark reduziert werden. Aber auch im öffentlichen und privaten Bereich lassen sich heute ohne Komfortverlust 10–15% Trinkwasser einsparen: Das wären bundesweit 390–590 Mio. m^3 pro Jahr. Würde jeder Bundesbürger ein Jahr lang täglich 1 l (Trink-)Wasser einsparen, könnte eine Wasserentnahme von ca. 30 Mio. m^3 entfallen.

Wassersparmaßnahmen im Haushalt:

- Toiletten-Spülkästen mit Spartaste zur Unterbrechung des Spülvorgangs können 40% Wasser einsparen (→**A**).
- Duschen statt Baden führt zu einer Wassereinsparung von 70–80% (→**B**).
- Moderne Wasserarmaturen mit Umweltzeichen (Einhebelmischer, Duschunterbrecher, Thermostat-Armaturen, Durchflussmengenbegrenzer) können bis zu 50% Wasser einsparen (→**C**).
- Das Abdichten tropfender Wasserhähne und undichter Toilettenspülkästen spart nicht nur Wasser, sondern auch Geld (→**D**). Jeder Haushalt muss sowohl für entnommenes Trinkwasser als auch für die Entsorgung des Abwassers zahlen, insgesamt rund 6 DM pro m^3. Die Kosten für einen tropfenden Wasserhahn können sich auf ca. 40 DM/Jahr, für ein laufendes Rinnsal in der Toilette auf 200–500 DM/Jahr summieren.
- Seit 1960 ist der Wasser- und Energieverbrauch von Wasch- und Geschirrspülmaschinen durch neue technische Entwicklungen kontinuierlich gesenkt worden (→**E**). Optimale Geräteauslastung, Verzicht auf Vorwäsche und Wählen von Sparprogrammen spart zusätzlich Wasser und Strom. Spülen von Hand verbraucht etwa gleich viel Wasser wie das Spülen derselben Gegenstände in der Spülmaschine. Ökologisch nachteilig wirkt sich bei der Spülmaschine allerdings das Salz zur Wasserenthärtung aus.
- Autos sollten nicht im Hof gewaschen werden, damit Schmutz- und Ölteile nicht über Gullys in die Regenwasserkanalisation gelangen. Motor- und Unterbodenwäsche dürfen nur dort ausgeführt werden, wo ein Ölabscheider vorhanden ist. Eine Autowäsche mit Eimer und Schwamm ist wassersparender als mit dem Schlauch. In Waschanlagen mit dem Umweltzeichen wird durch Mehrfachverwendung des Waschwassers ca. 70% Wasser eingespart (→**F**).
- Zur Hausgartenbewässerung sollte Trinkwasser durch Regenwasser ersetzt werden, das in Regentonnen, Zisternen oder Teichen gesammelt werden kann. Durch Verzicht auf Rasensprengen, vor allem tagsüber bei Sonne, und die Hilfe photovoltaischer Solarzellen für Beregnungsanlagen, Pumpen und Teichbelüftungen können große Wassermengen eingespart werden.
- In ländlichen Haushalten oder Einfamilienhäusern mit Garten kann eine Kompostieranlage für Küchen- und Fäkalienabfälle nicht nur Wasser sparen, sondern auch wertvollen Kompost liefern, wie in Schweden bereits vielfach erprobt wurde. Es ist damit zu rechnen, dass derartige Systeme im Rahmen von neuen ökologischen Anforderungen im Wohnungsbau in Zukunft auch staatlich gefördert werden.
- Die Wiederverwertung von aufbereitetem Haushaltsabwasser und Regenwasser (Brauch- oder Grauwassernutzung) über doppelte Wasserleitungen ist unter Fachleuten als weitere Maßnahme zur Trinkwassersubstitution umstritten. Die für die Aufbereitung notwendigen Filter- und Entkeimungseinrichtungen sind, zusammen mit der Speichertechnik, aufwändig und kostspielig. Zusätzlich besteht Verwechslungsgefahr mit Trinkwasser.

A. Toilettenspülung

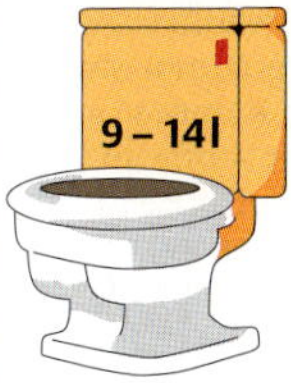

Toilettenspülkasten

Entleerung mit Spartaste 4 – 9 l

Wassereinsparung 40 %

B. Duschen statt Baden

Vollbad 150 – 180 l

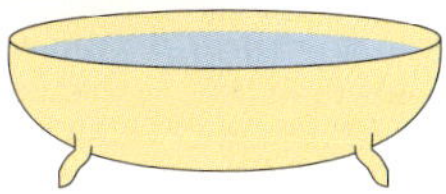

Duschen 30 – 50 l

Wassereinsparung 70 – 80 %

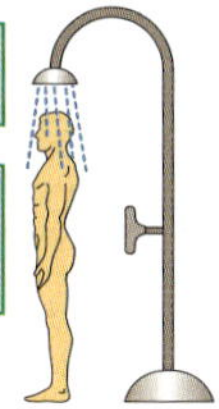

C. Moderne Wasserarmaturen

Armatur	Verbrauch (l/min)	Wassereinsparung (%)
normale Armatur	20	–
Einhebelmischer	16	20
Duschunterbrecher	15	25
Thermostat-Armaturen	10	50
Durchflussbegrenzer	10	50

D. Wasserverluste

	Wasserverlust	Mehrkosten
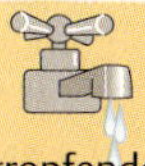 tropfender Wasserhahn	1 Tropfen/s = 0,7 l/h = 17 l/d	DM 30 – 50/Jahr*
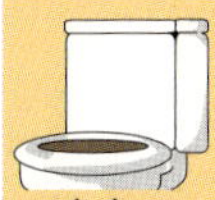 undichter Spülkasten	4 – 10 l/h 100 – 240 l/d	DM 200 – 500/Jahr*

*Wasserver- und entsorgung ca. 6,00 DM/m³/Jahr

E. Wasser- und Energieverbrauch von Geschirrspül- und Waschmaschinen

	Geschirrspülmaschinen		Waschmaschinen	
	Verbrauch an Wasser (l)	Energie (kWh)	Verbrauch an Wasser (l)	Energie (kWh)
bis 1960	bis 200	≥5	bis 200	≥5
bis 1970	60 – 70	2,6 – 2,8	bis 180	4,0 – 4,3
bis 1980	45 – 55	bis 2,5	bis 150	3,0 – 3,5
bis 1990	20 – 34	1,6 – 2,2	70 – 145	1,8 – 3,0
1996	15 – 17	1,1 – 1,3	50 – 65	1,3 – 1,8
1999	11 – 14	0,8 – 1,1	49 – 52	0,9 – 1,1

F. Autowäsche

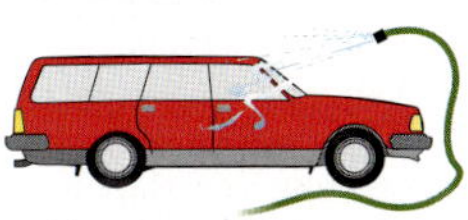

Schlauchwäsche 100 – 200 l

Wassereinsparung ca. 80 %

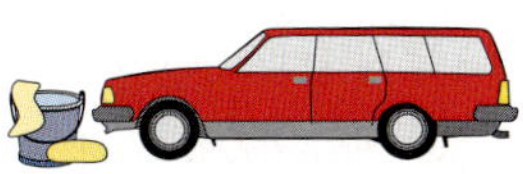

Handwäsche 20 – 40 l

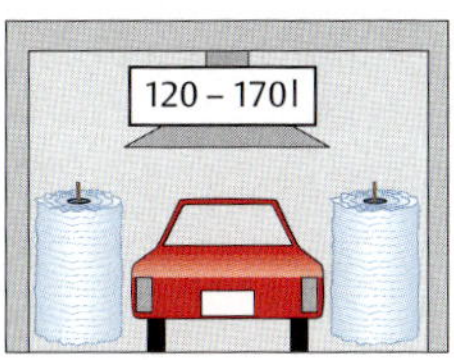

Wassereinsparung ca. 70 %

durch Mehrfachgebrauch des Waschwassers

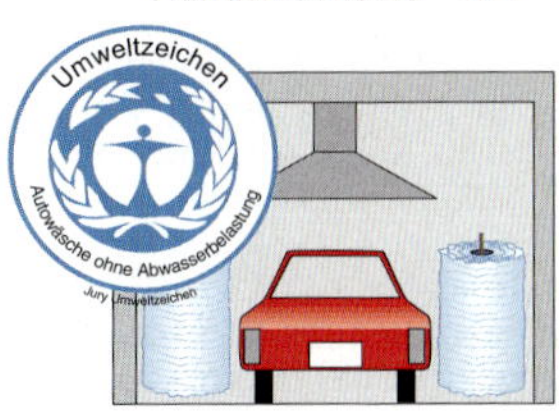

Abfall

Grundlagen

Die Gesamtabfallmenge der Bundesrepublik Deutschland beträgt ca. 300 Mio. t pro Jahr (→**A**). Davon stammen ca. 90% aus dem produzierenden Gewerbe, ca. 10% aus Hausmüll. Die Hälfte des Hausmülls besteht aus Abfällen privater Haushalte, der Rest aus sog. Geschäftsmüll (Hausmüll-ähnliche Abfälle aus Krankenhäusern, Schulen, Behörden etc.). Der Hausmüll besteht zu 46% aus Vegetabilien, 0,4% entfallen auf Problemabfälle.

Bei der derzeitigen Wirtschaftsweise von Industriegesellschaften können die Abfallmengen nicht nachhaltig reduziert werden, ohne den Material- und Stoffdurchsatz bei Güterproduktion und Konsumption drastisch zu senken. Oberste Priorität hat dabei die Abfallvermeidung, gefolgt von der Abfallverwertung, die laut Abfallgesetz Vorrang vor Abfallbehandlung und Abfallablagerung haben.

Abfallvermeidung

Abfallvermeidung setzt Umweltbewusstsein und Verantwortung von Produzenten und Konsumenten voraus. Im Produktionssektor sind emissions- und rückstandsarme Verfahren sowie verstärkte Produktverantwortung der Hersteller ausschlaggebend für Materialeinsparung und Vermeidung von Abfällen. Im Konsumbereich ist quantitative Abfallvermeidung (ohne Umwandlung von Konsumgütern in Müll) letztlich nur durch Konsumverzicht möglich. Umweltbewusste Verhaltensweisen motivierter Bürger tragen jedoch zur qualitativen Abfallvermeidung (Ressourceneinsparung, Umweltentlastung) bei (→**B**). Dazu zählen verpackungsarmes Einkaufen (z. B. Verwendung von Mehrwegverpackungen, Nachfüll- und Dosierbehältern, Einkaufstaschen, Kauf frischer und unverpackter Waren), der Verzicht auf unnötige Konsumartikel und der Kauf langlebiger, qualitativ hochwertiger Güter (mit Ersatzteilgarantie und Reparaturmöglichkeit).

Abfallverwertung

Die getrennte Erfassung von Wertstoffen in Haushalt, Arztpraxis, Klinik, Büro etc. hat zum Ziel, Müll erst gar nicht entstehen zu lassen. Die Verwertungsquote der Summe aller Altstoffe liegt bei ca. 30%, wobei die höchsten Recyclingquoten bei Glas (ca. 60%) und Papier/Pappe (ca. 50%) liegen. Grundsätzlich gilt: Je sortenreiner die Altstoffe, desto höher die Rückgewinnungsquoten. Problematisch ist die Verwertung von Verbundstoffen. Ziel der biologischen Verwertungsverfahren sind die Gewinnung von Biogas und Kompost aus organischem Material. Problemstoffe in Haushalt, Klinik und Arztpraxis (z. B. Chemikalien, Altmedikamente) müssen getrennt erfasst und zum Sondermüll gegeben werden. Materialrecycling hat zwar Abfallverminderung und Ressourcenschonung zur Folge, jedoch wird das Ausmaß an Abfällen und Umweltbelastungen in Herstellung, Vertrieb und Entsorgung dadurch nicht grundsätzlich verändert.

Abfallbehandlung (→C)

Obwohl die thermische Behandlung von Siedlungsabfällen dem Gebot der Vermeidung und Verwertung von Abfällen entgegensteht, gibt es derzeit keine Alternative dazu. Bei der Verbrennung von jährlich 9 Mio. t Hausmüll in 49 bundesdeutschen Müllverbrennungsanlagen entstehen ca. 50 Mrd. m^3 Schadstoff-belasteter Abluft. Darunter können sich gasförmige Stoffe (z. B. CO_2, NO_x), Schwermetalle (z.B Cd, Pb) und organische Stoffe (z. B. Dioxine, Furane) befinden. 2 Mio. t Schlacken und 250 000 t Filterstäube aus der Rauchgasreinigung mit angereicherten Schadstoffen werden jährlich z. T. als Sondermüll deponiert (s. S. 284) Schadstoffkonzentrate (z. B. Schwermetalle) können auch im Klärschlamm enthalten sein, die eine landwirtschaftliche Ausbringung oft unmöglich machen. Die notwendige Verbrennung von Klärschlamm erhöht wiederum den Schadstoffausstoß der Müllverbrennungsanlagen.

Abfallablagerung

Die Ablagerung von Siedlungsabfällen auf ca. 580 bundesdeutschen Hausmülldeponien hat unverändert große Bedeutung. Mülldeponien sind aufgrund der Müllmischung biochemische Reaktoren. Umweltmedizinisch problematisch ist die Entstehung von Deponiegas (z. B. Methan, Vinylchlorid), Schwelbränden (halogenierte aromatische Kohlenwasserstoffe) und Sickerwässer (Boden- und Grundwasserbelastung durch schwer abbaubare organische Substanzen).

A. Müllaufkommen in Deutschland (Umweltbundesamt, 1994)

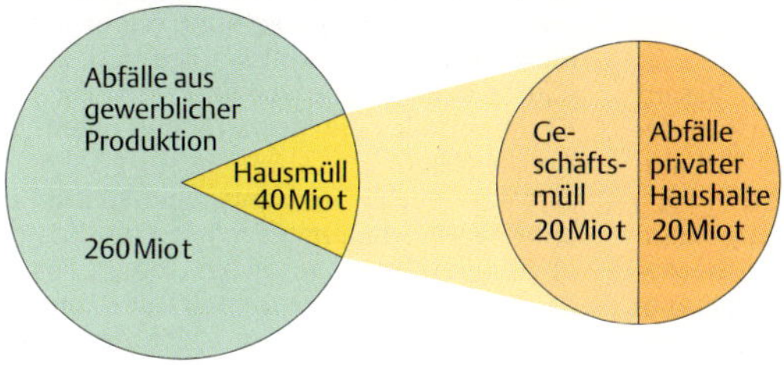

- 46,0 % Vegetabilien
- 12,0 % Papier
- 10,0 % Feinmüll (bis 8 mm)
- 9,1 % Glas
- 8,0 % sonstige Abfälle (z. B. Materialverbund)
- 5,4 % Kunststoffe
- 4,0 % Pappe
- 3,2 % Metalle
- 1,9 % Verpackungsverbund
- 0,4 % Problemabfälle

Gesamt-Abfallmenge in der BRD (Statistisches Bundesamt 1994): 300 Mio t

Hausmüllaufkommen in der BRD 40 Mio t

Zusammensetzung des Hausmülls in Gew. %

B. Möglichkeiten der Hausmüllverminderung

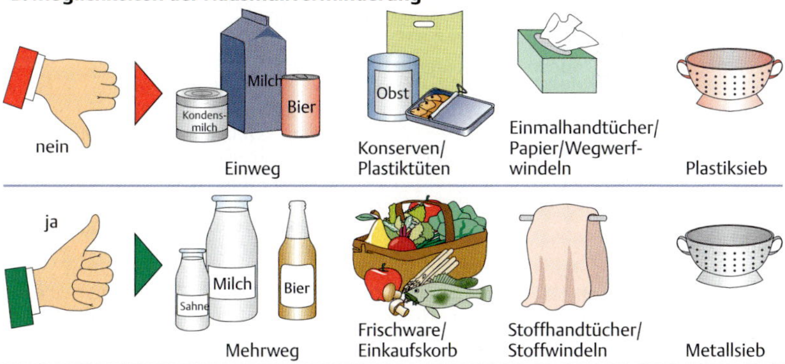

C. Müllverbrennung und Mülldeponie

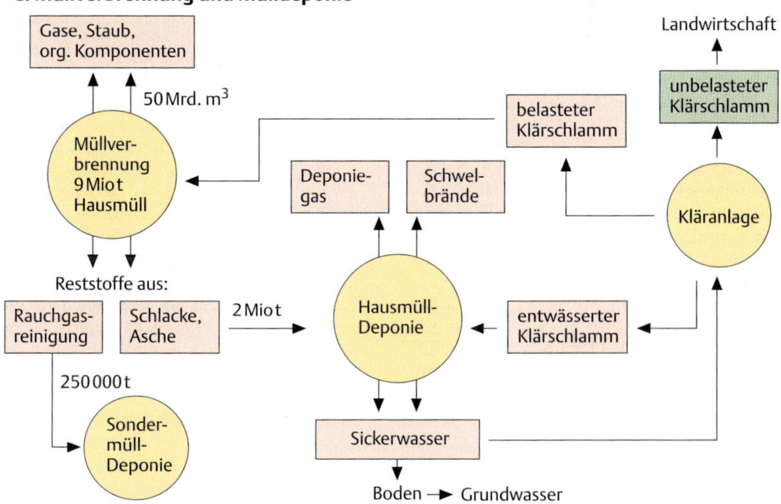

Energie I

Grundlagen

Die weltweite Energieversorgung basiert hauptsächlich auf fossilen Energieträgern, deren Vorräte begrenzt sind und deren Verbrennung zur Erhöhung des Kohlendioxid-(CO_2-) Gehalts der Atmosphäre beiträgt. CO_2 behindert neben anderen Treibhausgasen die Abstrahlung von Wärme in den Weltraum (Treibhauseffekt). In der Diskussion um Ressourcenschonung, Umweltentlastung und Klimaschutz steht die Verringerung der CO_2-Emissionen im Vordergrund. Erklärtes Ziel der Bundesregierung von 1990 ist es, den CO_2-Ausstoß bis 2005 um 25% zu reduzieren. Dazu werden verschiedene, sich ergänzende Strategien verfolgt:

1. Energieeinsparung durch effizientere Energiewandlung (z. B. Kraft-Wärme-Kopplung, Erhöhung des Kraftwerks-Wirkungsgrades).
2. Ersatz fossiler Energieträger (z. B. Kohle) durch kohlenstoffärmere, fossile (z. B. Erdgas) bzw. erneuerbare Energieträger (z. B. Biomasse, direkte Sonnenenergienutzung).
3. Energieeinsparung durch rationellere Energienutzung (z. B. Wärmedämmung von Gebäuden, effizientere Anlagentechnik).

Die Bewohner der Industrieländer, die etwa 25% der Menschheit ausmachen, verursachen ca. 75% des globalen Energie- und Ressourcenverbrauchs. Den höchsten Pro-Kopf-Energieverbrauch weisen die USA und Kanada auf. Deutschland liegt im Mittelfeld (→**A**).

Der Primärenergieverbrauch (PEV) in Deutschland betrug 1995 14 191 Petajoule (PJ; $1 PJ = 10^{15} J$). Mit einem Anteil von 40% stellt Mineralöl vor Erdgas und Kohle den bedeutendsten Energieträger dar (→**B**). Fast 30% der Primärenergie geht durch Umwandlungsverluste verloren (z. B. Strom aus Kohle, →**C**).

Kraft-Wärme-Kopplung (→D)

Die Herstellung von Strom ist mit hohen Wandlungsverlusten verbunden. Herkömmliche Kraftwerke (→**D1**) haben Wirkungsgrade zwischen 30 und 40%, der Rest (ca. 70%) geht als Abwärme in die Atmosphäre. Durch die Kopplung von Kraft- und Wärmeerzeugung (z. B. im Blockheizkraftwerk, →**D2**) kann die Abwärme von Stromerzeugungsanlagen für Heizzwecke genutzt und damit der Energiewirkungsgrad bis zu 90% erhöht werden. In vielen Städten gibt es Fernwärmesysteme, die die Wärme aus zentralen Kraft-Wärme-Kopplungsanlagen (Heizkraftwerken) an Wohnhäuser, Industriebetriebe oder öffentliche Gebäude verteilen und den Strom ins öffentliche Netz abgeben.

Fernwärmenetze sind teuer und setzen eine hohe Wärmeabnahmedichte voraus, was nur in größeren Stadtzentren sinnvoll ist. Für Gebäude und Siedlungen abseits des Fernwärmenetzes lohnt in vielen Fällen der Einsatz von Blockheizkraftwerken, die auf den Wärme- und Strombedarf der Gebäude zugeschnitten sind. Blockheizkraftwerken nutzen u. a. die Abwärme von Diesel- oder Gasmotoren, die ihrerseits Generatoren zur Stromerzeugung antreiben.

Erneuerbare Energiequellen

Der Einsatz von direkter Sonnenenergie, von Wind- und Wasserkraft, Biomasse und Erdwärme zur Erzeugung von Nutzenergie senkt den Ressourcenverbrauch, verbreitert die Energiebasis, trägt zur nachhaltigen Wirtschaftsweise bei, entlastet die Umwelt durch Emissionsminderung, ist risikoarm und besitzt eine hohe gesellschaftliche Akzeptanz. Dennoch haben diese vorteilhaften Energiequellen in Deutschland bisher nur einen Anteil von 3% am Primärenergieverbrauch (→**B**). Woran liegt das? Erneuerbare Energien sind derzeit aus mehreren Gründen gegenüber fossilen Energieträgern nicht konkurrenzfähig:

1. Durch die geringere Leistungsdichte werden große Energiewandlersysteme benötigt (z. B. Windenergiekonverter), die einen hohen Investitions- und Flächenbedarf haben.
2. Die geringere räumliche und zeitliche Verfügbarkeit erfordert den Einsatz von aufwändigen Speichern oder Zusatzsystemen.
3. In den derzeitigen Preisen fossiler Energieträger sind deren Erschöpflichkeit und die durch Verbrennung verursachten Umwelt- und Gesundheitsschäden nicht oder nur ungenügend berücksichtigt. Rechnete man diese externen Kosten bei allen Energiequellen mit ein (z. B. durch angemessene Energie- oder CO_2-Steuer), würde sich die Wettbewerbssituation für erneuerbare Energien entscheidend verbessern.

A. Pro-Kopf-Energieverbrauch (PEV pro Kopf) in Industrieländern (1994)

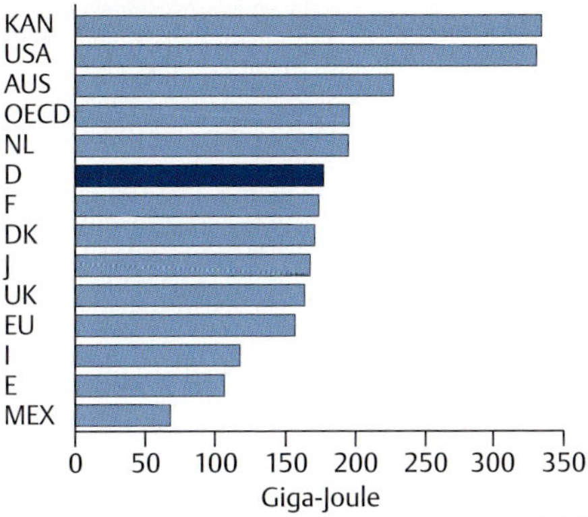

B. Energieträgeranteile am Primärenergieverbrauch (PEV) (BRD, 1995)

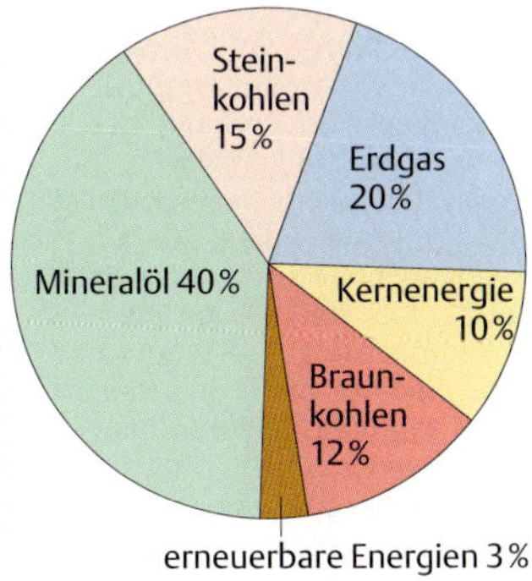

C. Primärenergieverbrauch (PEV) nach Verbrauchssektoren (BRD, 1995)

PEV 14191 Petajoule (PJ) 100 %

Endenergieverbrauch 65 %	19 % Haushalte, 17 % Industrie, 19 % Verkehr, 9 % Kleinverbraucher
Umwandlungsverluste 28 %	z. B. Rohöl ⟶ Benzin und Kohle ⟶ Strom
nicht-energetischer Verbrauch 7 %	z. B. Verwendung als Rohstoffe (z. B. Öl) in der chemischen Industrie

D. Primärenergieeinsparung durch Kraft-Wärme-Kopplung

1 herkömmliche Kraftwerke: hoher Primärenergieeinsatz

η_{el} = Wirkungsgrad (elektrische Energie)
η_{th} = Wirkungsgrad (thermische Energie)

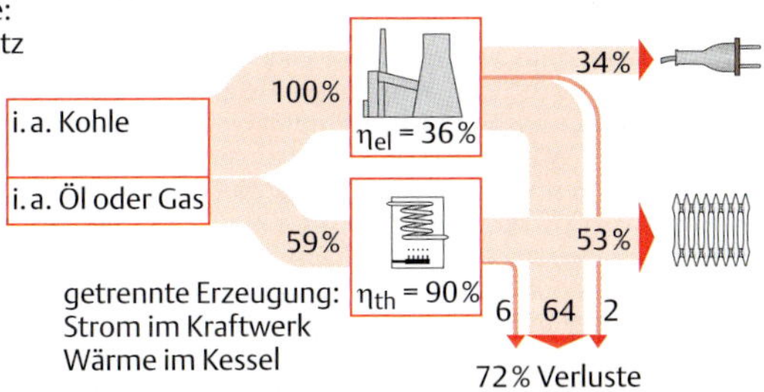

getrennte Erzeugung: Strom im Kraftwerk, Wärme im Kessel

2 Kraft-Wärme-Kopplung (Blockheizkraftwerk): niedriger Primärenergieeinsatz

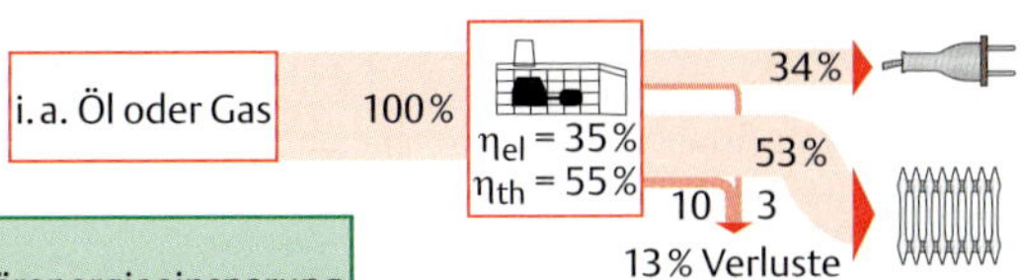

$$\left(1 - \frac{100\,\%}{159\,\%}\right) \cdot 100 = 37\,\%\ \text{Primärenergieeinsparung}$$

Energie II

Rationelle Energienutzung

Der Energieverbrauch kann durch eine effizientere Nutzung von Energie gesenkt werden. Damit wächst der Anteil, den erneuerbare Energien zur Deckung des Energieverbrauchs beitragen können.

Die privaten Haushalte in Deutschland haben einen Anteil von knapp 20% am Primärenergieverbrauch (= 30% des Endenergieverbrauchs; s. S. 308). Davon entfallen 77% auf die Raumheizung (→**A**). 90% aller Wohngebäude sind vor 1977, dem Inkrafttreten der ersten *Wärmeschutzverordnung (WSV)* gebaut, mit einem durchschnittlichen Endenergieverbrauch für die Raumheizung von 220 kWh pro m^2 beheizter Wohnfläche und Jahr (a).

Die Wärmeschutzverordnungen von 1984 und 1995 legen schrittweise Verbesserungen der Energieeffizienz von Gebäuden fest (→**B**). Sie gelten im Wesentlichen für Neubauten. Beide Verordnungen implizieren eine Verringerung des Endenergiebedarfs für die Raumheizung um ca. 30% bzw. 60% (eine dem Altbaubestand vergleichbare Mischung von Haustypen vorausgesetzt).

Die für das Jahr 2001 geplante *Energieeinsparverordnung (EnEV)* fasst Vorgaben zum Wärmeschutz und zur Effizienz der Heizungsanlage zusammen. Gegenüber der WSV 1995 soll der Heizenergieverbrauch im Neubau um weitere 30% (auf einen Mittelwert von etwa 60 kWh/m^2a) gesenkt werden. Damit wird der Niedrigenergiehaus-Standard zur Regelbauweise. In Zukunft wird mit dem Bau von Passivhäusern zu rechnen sein, deren Heizenergiebedarf nur noch rund 15 kWh/m^2a beträgt (→**B**). Die Wärmeverluste sind dort so gering (z. B. durch Krypton-gefüllte Wärmeschutzverglasung), dass auf ein konventionelles Heizsystem verzichtet werden kann. Auch bei Niedrigenergiehäusern und Passivhäusern ist der Anschluss an eine Fern- oder Nahwärmeversorgung mit Kraft-Wärme-Kopplung sinnvoll: Diese deckt die Grundlast der Warmwasserbereitung und den Verbrauch an Haushaltsstrom.

Stromsparmaßnahmen im Haushalt:

- Die Haushalte sind zu etwa 25% am Gesamtstromverbrauch beteiligt, der 1995 in Deutschland 570 Mrd. kWh betrug. Die größten Stromverbraucher im Haushalt sind Großgeräte zum Gefrieren, Kochen, Spülen, Kühlen, Waschen und Trocknen. Durch den Einsatz energieeffizienter Haushaltsgeräte können im Durchschnitt 50% des Stromverbrauchs eingespart werden (→**C**). In den meisten Fällen werden die Mehrkosten bei der Anschaffung sparsamer Geräte durch die Stromkostenersparnis während ihrer Lebensdauer mehr als aufgewogen.
- Energiesparen beim Kochen ist am Besten durch Umsteigen von Elektro- auf Gasherd möglich. Elektroherde wandeln nur 34% der Primärenergie in Nutzwärme um. Gasherde nutzen die Primärenergie zu fast 100%.
- Fernseh- und Videogeräte können erhebliche Stromverbraucher sein, vor allem im Stand-by-Betrieb bei Nichtbenutzung. Stromverluste durch Netzteile, die auch bei abgeschalteten Geräten (z. B. Fernseher, Radio) Strom verbrauchen, lassen sich vermeiden, wenn die Geräte immer ausgesteckt oder durch Kabelschalter bzw. schaltbare Steckdosen ausgeschaltet werden.
- Kleingeräte (z. B. Küchenmaschinen, Staubsauger, Föhn) verbrauchen trotz hoher elektrischer Leistungsaufnahme relativ wenig Strom, da sie nur kurzzeitig in Betrieb sind.
- Computer, Drucker und Scanner mit hohen Anschlusswerten sollten bei längeren Arbeitspausen abgeschaltet werden. LCD-(Liquid crystal display-)Bildschirme von Laptop- und Notebook-Computern verbrauchen nur einen Bruchteil (< 10%) des Stroms einer Bildröhre.
- Bei der Beleuchtung kann durch Einsatz von Standard- oder Kompakt-Leuchtstofflampen (Energiesparlampen) Strom gespart werden. Traditionelle Glühlampen verwandeln nur 6% der Energie in Licht, der Rest geht als Wärme verloren. Bei gleicher Lichtausbeute verbrauchen Leuchtstofflampen 70–80% weniger Strom als vergleichbare Glühlampen. Trotz höherer Anschaffungskosten sind sie wirtschaftlicher als Glühlampen, da sie eine 8–10-mal längere Lebensdauer haben. Ausgediente Leuchtstofflampen gehören in den Sondermüll, da sie geringe Mengen an Schwermetallen enthalten.

A. Aufteilung des Endenergieverbrauchs der privaten Haushalte in der BRD (1996)

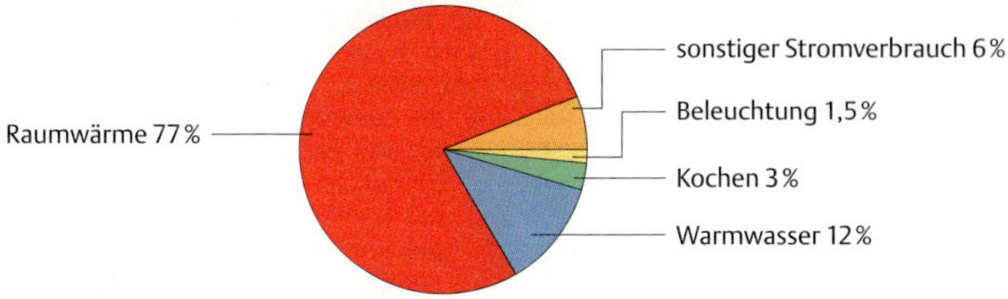

B. Energieeinsatz im Haus je m² Wohnfläche und Jahr (Energiekennwerte im Vergleich)

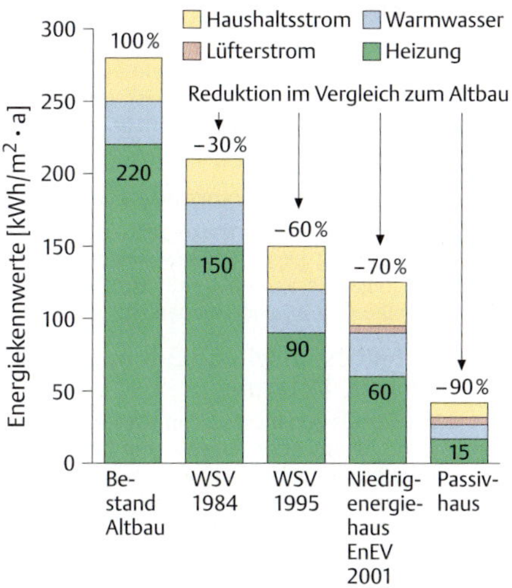

Maßnahmen zur Heizenergieeinsparung

WSV 1984 und 1995 (Beispiele):

- Wärmedämmung
- verbesserte Fenster
- Modernisierung der Heizanlage

Niedrigenergiehaus (Beispiele):

- geschlossene Außendämmung der Gebäudehülle
- Orientierung zur Sonne
- kompakte, möglichst luftdichte Bauweise
- Vermeidung von Wärmebrücken
- kontrollierte Wohnungslüftung
- effiziente Heizungsanlage mit elektronischer Einzelraum-Temperaturregelung

Passivhaus (Beispiele):

- dicke Wärmedämmschichten
- Dreifach-Wärmeschutzverglasung (mit Kryptonfüllung und Rahmendämmung)
- wärmebrückenfreie, luftdichte Konstruktion
- passive und aktive thermische Solarenergienutzung
- hocheffiziente Wohnungslüftung mit Wärmerückgewinnung

C. Stromeinsparpotenziale im Haushalt in Deutschland

mittlere Ausstattung mit elektrischen Geräten; Heizung und Warmwasserbereitung nicht elektrisch

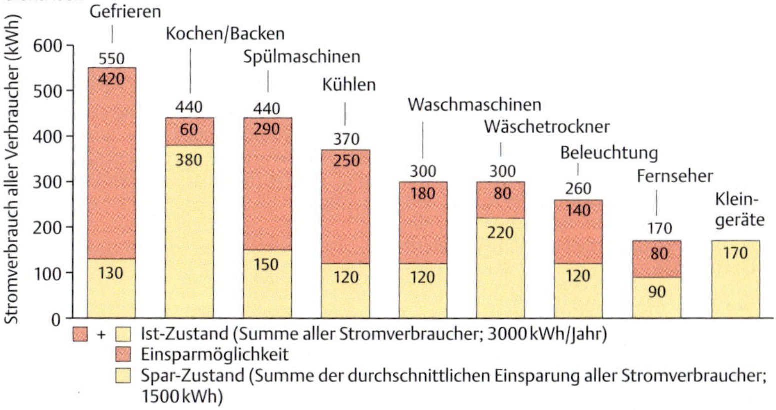

Gesetzgebung und Verordnungen

Im Folgenden wird eine Übersicht über die wichtigsten umweltrelevanten Rechtsgebiete gegeben (→**A**). Weitere Informationen finden sich themenbezogen in anderen Buchkapiteln, z. B. über das Gefahrstoffrecht, das Immissionsschutzrecht sowie das Lebensmittel- und Verbraucherschutzrecht.
Eine große Bedeutung haben außerrechtliche Normen, wie z. B. DIN-Normen des Deutschen Normenausschusses und Richtlinien des Vereins Deutscher Ingenieure (VDI).

Abfallgesetz

Quelle: Verfassungs- und Verwaltungsgesetz der BRD; Sartorius (Sa) I Nr. 299: Es regelt die geordnete Entsorgung von beweglichen Gegenständen zur Wahrung des Allgemeinwohls, insbesondere des Umweltschutzes.

Bundesimmissionsschutzgesetz (BImSchG)

Sa I Nr. 296: Es soll alle Lebewesen, den Boden, das Wasser und die Atmosphäre vor schädlichen Umwelteinwirkungen schützen und der Entstehung schädlicher Umwelteinwirkungen vorbeugen.

Bundesseuchengesetz (BSeuG)

Sa I Nr. 293: Das BSeuG regelt den Umgang mit übertragbaren Krankheiten (durch Krankheitserreger verursachte Krankheiten, die unmittelbar oder mittelbar auf den Menschen übertragen werden können) und deren Verhütung.

Gentechnikgesetz

Sa I Nr. 270: Zweck dieses Gesetzes ist es, Leben und Gesundheit von Menschen, Tieren und Pflanzen sowie die sonstige Umwelt in ihrem Wirkungsgefüge vor möglichen Gefahren gentechnischer Verfahren und Produkte zu schützen. Es setzt den rechtlichen Rahmen für die Erforschung, Entwicklung, Nutzung und Förderung der wissenschaftlichen, technischen und wirtschaftlichen Möglichkeiten der Gentechnik.

Gesetz über die Umweltverträglichkeitsprüfung (UVPG)

Sa I Nr. 295: Die Umweltverträglichkeitsprüfung ist Teil eines Verfahrens zur Prüfung der Zulässigkeit von Vorhaben. Das Gesetz soll bei Errichtung und Betrieb einer Anlage nach „§4 des BImSchG zur wirksamen Umweltvorsorge nach einheitlichen Grundsätzen" sicherstellen, dass

1. die Auswirkungen auf die Umwelt frühzeitig und umfassend ermittelt, beschrieben und bewertet werden,
2. das Ergebnis der Umweltverträglichkeitsprüfung so früh wie möglich bei allen behördlichen Entscheidungen über die Zulässigkeit berücksichtigt wird.

Landesbauordnung

z. B. Bayrische Bauordnung, Ziegler Tremel Nr. 60: Sie regelt, ob und wie eine bauliche Anlage errichtet oder geändert werden kann und welche Genehmigungen dazu erforderlich sind.

Strahlenschutzvorsorgegesetz (StrVG)

Sa I 297: Gesetz zum vorsorgenden Schutz der Bevölkerung gegen Strahlenschäden. Es legt fest, dass die Radioaktivität zum Schutz der Bevölkerung zu überwachen ist.

Technische Anleitung Luft bzw. Lärm (TA Luft, TA Lärm)

Die TA Luft und die TA Lärm enthalten Richtlinien, die auf Erfahrungswerten beruhen. Als antizipierte Sachverständigengutachten geben sie repräsentative Erfahrungen und wissenschaftliche Erkenntnisse über Immissions- und Emissionswerte nach dem derzeitigen Stand der Technik wieder.

Tierschutzgesetz (TSchG)

Sa I Nr. 870: Es schützt das Leben und Wohlbefinden von Tieren, basierend auf der Verantwortung des Menschen gegenüber seinen Mitgeschöpfen.

Wasserhaushaltsgesetz (WHG)

Sa I Nr. 845: Die Gewässer sind als Bestandteile des Naturhaushaltes so zu bewirtschaften, dass sie dem Wohl der Allgemeinheit dienen und jede vermeidbare Beeinträchtigung unterbleibt.

A. Wichtige umweltrelevante Rechtsgebiete

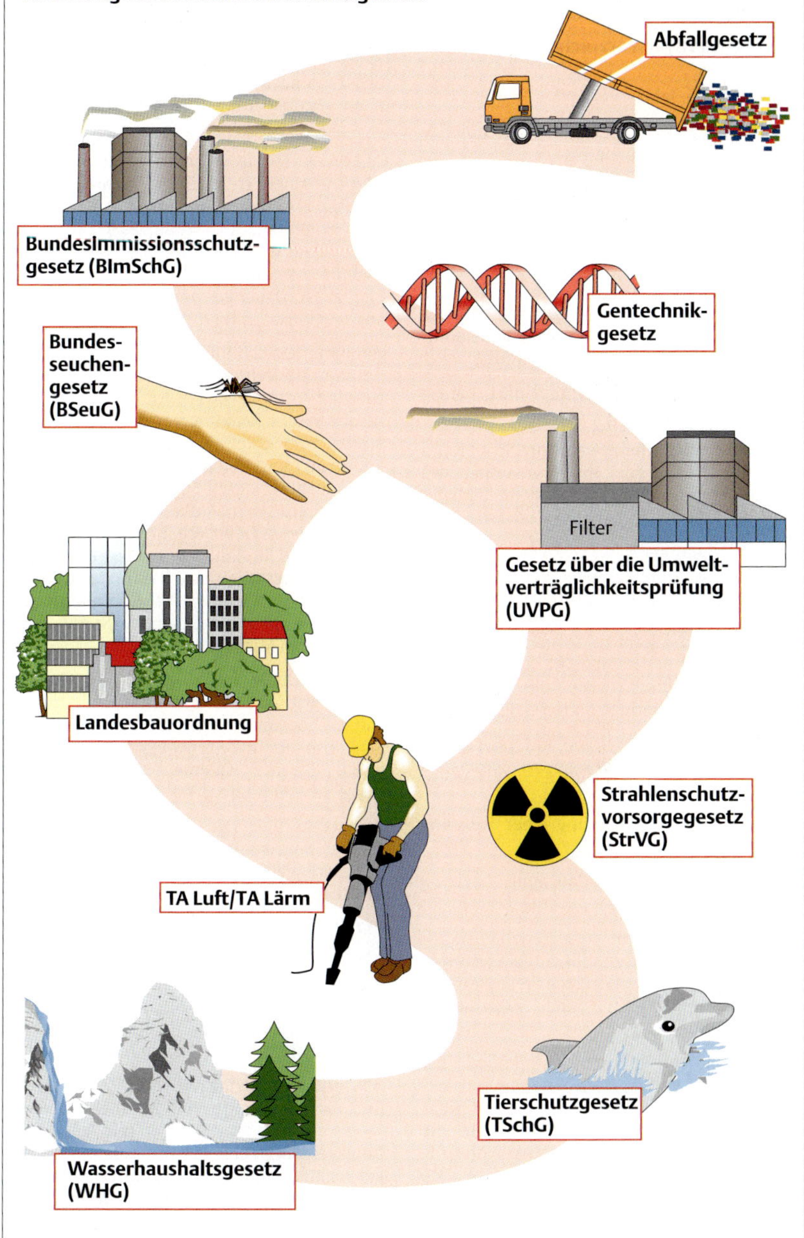

Glossar

inkl. Abkürzungsverzeichnis

a: (lat. annus), Jahr.

Abundanz: Anzahl von Organismen pro Flächen- oder Raumeinheit.

Abusus: Missbrauch von Pharmaka oder Genussmitteln (z. B. Alkohol, Tabak). Von der WHO definiert als Anwendung von Pharmaka ohne medizinische Indikation bzw. in übermäßiger Dosierung.

Adaptation: Anpassung von Organen oder Organismen an bestimmte Umwelt-Reizbedingungen durch Übung oder Gewöhnung.

additive Wirkungen: → Synergismus; synergistische Wirkungen.

Adenom: Vom Epithelgewebe endokriner und exokriner Drüsen oder der Schleimhaut des GIT ausgehendes, primär benignes (= gutartiges) Neoplasma, das maligne (= bösartig) entarten kann.

ADI-Wert: **A**cceptable **d**aily **i**ntake, → DTA. Dosis eines Schadstoffes, die nach dem gegenwärtigen Kenntnisstand bei lebenslanger täglicher Aufnahme nicht zu Gesundheitsstörungen führt. Der ADI-Wert wird von der WHO festgelegt und durch Division des → NO(A)EL mit einem → Sicherheitsfaktor errechnet.

Agonist: Substanz, die wie ein physiologischer Mediator einen Rezeptor aktivieren kann.

Akkumulation: Anreicherung einer Substanz im Organismus.

Akme: Höhepunkt im Verlauf einer (Fieber-) Kurve bzw. Krankheit.

Akne: Bezeichnung für verschiedene Erkrankungen der Talgdrüsenfollikel, gekennzeichnet durch Sekretionsstörungen, Verhornungsstörungen mit nachfolgender Entzündung und Vernarbung.

Akupunktur: Alte asiatische Heilmethode, die davon ausgeht, dass sich Energie auf bestimmten Körperbahnen, den sog. Meridianen, bewegt. Auf diesen 14 Meridianen, die bestimmmten Organen zugeordnet sind (z. B. Herz- oder Lungenmeridian), liegen ca. 700 genau definierte Akupunkturpunkte. Ziel der Behandlung ist es, durch Einstechen von Nadeln an den Akupunkturpunkten den gestörten Energiefluss eines Organs zu stimulieren oder zu beruhigen.

akute Toxizitätsprüfung: Toxizitätstest einer Substanz nach einmaliger Verabreichung bei einer Beobachtungszeit bis zu 14 Tagen (→ LD_{50}).

ALARA: **A**s **l**ow **a**s **r**easonably **a**chievable. Das ALARA-Prinzip steht für „so niedrig wie vernünftig erreichbar" und ist ein Begriff aus dem amerikanischen Atomgesetz, d. h. Umweltrisiken werden so weit reduziert, wie es technisch machbar und wirtschaftlich finanzierbar ist. Dabei werden gesundheitliche Risiken bewusst in Kauf genommen.

Allergen: Bezeichnung für ein Antigen, das eine allergische Immunantwort (durch Induktion der Synthese von IgE-Antikörpern) und eine allergische Reaktion vom Soforttyp (Typ I) an Haut und Schleimhaut auslösen kann. Allergene sind meist Polypeptide oder Proteine (M_r 5000–50 000), deren Sensibilisierungspotenz durch chemischen Aufbau und Kombination der allergenen Determinanten (→ Epitop) bestimmt wird. In Abhängigkeit von der Häufigkeit, Bindungsaffinität zu basophilen Granulozyten und Mastzellen sowie Stimulierungsfähigkeit der IgE-Synthese werden Major-, Intermediär- und Minorallergene unterschieden.

Allergie: Überempfindlichkeit des Organismus gegen körperfremde Stoffe, die zu Störungen besonders im Bereich der Haut, Schleimhäute und Atemwege führt (z. B. Urtikaria, Ekzeme, Ödeme, Bindehautentzündung, Heuschnupfen, Asthma).

Allopathie: Aus der → Homöopathie stammende Bezeichnung für Heilmethoden, die Erkrankungen mit Mitteln entgegengesetzter Wirkung behandeln (sog. Schulmedizin).

ALT: Alanin-Amino-Transferase; synonym zu Glutamat-Pyruvat-Transaminase (→ GPT).

Altlasten: Bodenflächen, die mit gesundheitsgefährdenden Stoffen kontaminiert sind (z. B. frühere Deponien oder stillgelegte Anlagen (Altstandorte).

Altstoffe: Sammelbezeichnung für Chemikalien, die vor Inkrafttreten des Chemikaliengesetzes auf dem Markt waren und keiner Prüfungsverpflichtung auf die gefährlichen Eigenschaften unterzogen waren. Das Chemikaliengesetz ermächtigt die Bundesregierung, auch Altstoffe auf ihre Umweltverträglichkeit zu prüfen. Inventarisiert sind Altstoffe in Listen wie EINECS (**E**uropean **in**ventory of **e**xisting **c**ommercial **s**ubstances).

Ames-Test: Nachweis des mutagenen Effektes verschiedener Substanzen an Mikroorganismen (z. B. Salmonella-Bakterien), Zell- oder Gewebekulturen. Mit diesem Testverfahren (benannt nach dem Entdecker Bruce Ames) lässt sich z. B. die mutagene und teratogene Wirkung von Inhaltsstoffen des Zigarettenrauchs direkt nachweisen. Da ein Zusammenhang zwischen Mutagenität und Kanzerogenität angenommen wird, kann dieser Test potenziell karzinogene Substanzen identifizieren.

Anosmie: Völlige Aufhebung des Geruchsvermögens (→ Hyposmie, → Hyperosmie, → Parosmie).

Antagonismus: Entgegengesetzte Wirkung von zwei funktionellen Einheiten (→ Agonist/Antagonist). Hemmung oder Aufhebung der Wirkung eines physiologischen Transmitters durch ein Pharmakon. Formen: 1. *kompetitiver A.:* durch Blockierung des Rezeptors wird je nach Rezeptortyp die Aktivität der Zelle gehemmt oder gesteigert, eine Konzentrationserhöhung des Agonisten bewirkt Verdrängung des kompetitiven Antagonisten vom Rezeptor. 2. *nicht-kompetitiver A.:* durch Veränderung der molekularen Rezeptorstruktur wird eine Reaktion der Zelle verhindert, die Bindung des Agonisten an den Rezeptor wird nicht beeinflusst. 3. *funktioneller A.:* Aktivierung eines anderen Systems mit entgegengesetzter Wirkung, das an anderen Rezeptoren derselben Zelle oder vermittelt über andere Zellen hemmen kann.

Antagonist: Pharmakon, das aufgrund seiner Struktur an eine inaktive Konformation eines Rezeptors angepasst ist und dadurch seine Aktivierung verhindert.

Anthroposophische Medizin: In der Anthroposophie Rudolf Steiners begründeter Versuch einer geisteswissenschaftlichen Erweiterung des naturwissenschaftlichen Menschenbildes. → Nosologisch wird zwischen einem Nerven-/Sinnespol und einem Stoffwechsel-/Gliedmaßenpol mit gegenseitiger Beeinflussung und Ausgleich durch das rhythmische System (Atmung, Herz-Kreislauf) unterschieden; ethische Überlegungen beschäftigen sich mit dem Sinn von Erkrankungen und einer Existenz nach dem Tod. Die Therapie erfolgt überwiegend mit pflanzlichen und mineralischen Heilmitteln sowie weiteren Methoden der Naturheilkunde und künstlerischen Übungen (z. B. Heilurythermie, therapeutische Sprachgestaltung).

Antidot: Gegengift. Substanz, die die Wirkung eines Giftstoffes reduziert.

Antigen: Substanz, die von einem lebenden Organismus als fremd erkannt wird und dadurch eine spezifische Immunantwort (z. B. Bildung von Antikörpern oder immunkompetenten Lymphozyten) auslöst. Ein Antigen verfügt i.d.R. über mehrere antigene Determinanten (Teilstrukturen, die als Epitope bezeichnet werden), die mit den induzierten Immunprodukten reagieren (z. B. Antigen-Antikörper-Reaktion).

Antioxidanzien: Oxidationsinhibitoren, Antioxigene. Verbindungen, die unerwünschte, durch oxidative Prozesse bedingte Veränderungen an den zu schützenden Stoffen hemmen oder verhindern sollen.

Antitoxine: Mikrobielle, pflanzliche oder tierische Toxine neutralisierende Antikörper (meist Immunglobuline der Klasse IgG).

Applikation: Zufuhr von Stoffen in den Organismus. Experimentell sind gebräuchlich:
p.o. – per os (über den Magen-Darm-Trakt); s.c. – subcutan (unter die Haut); i.m. – intramuskulär (in die Skelettmuskulatur); i. v. – intravenös (in die Blutbahn), i.p. – intraperitoneal (in die Bauchhöhle).

Arbeitsmedizin: Wissenschaft, die sich mit Berufskrankheiten, Arbeitsunfällen, gewerbehygienischen und arbeitstoxikologischen Fragen befasst.

Asepsis: Keimfreiheit. Methode der Wundbehandlung und Wundversorgung, bei der von vornherein jegliches Berühren der Wunde mit unsterilem Material (Instrumente, Verbandstoffe) vermieden wird. Gegensatz ist Antisepsis, bei der versucht wird, bereits eingedrungene Bakterien mit chemischen Mitteln zu bekämpfen.

AST: Aspartat-Amino-Transferase, synonym zu Glutamat-Oxalacetat-Transaminase (→ GOT).

Asthma: Anfallsweise auftretende Verengung der Atemwege auf dem Boden eines chronisch entzündeten, überempfindlichen Bronchialsystems.

Ataxie: Störung der Koordination von Bewegungsabläufen.

Atopiker: Personen mit angeborener Neigung zur Entwicklung von Allergien.

Atrophie: Rückbildung eines Organs oder Gewebes. Bedingt z. B. durch Unterernährung, Durchblutungsstörung oder endokrin bei Hypophysenvorderlappen-Insuffizienz.

Aufnahme: Übertritt eines Stoffes in den Organismus bzw. in ein Kompartiment (z. B. Lunge, GIT). Aufgenommene Menge eines Stoffes ist diejenige Menge, die in den Organismus bzw. in ein Kompartiment (z. B. Lunge, GIT) gelangt.

Ayurveda: Aus Indien stammendes Wissen vom Leben, den Krankheiten und ihrer Überwindung. Erde, Wasser, Feuer, Luft und Raum dienen als Metaphern der elementaren Zustände des kosmischen Seins. Die wichtigsten Prinzipien der irdischen Natur (Doshas) werden als Kapha (beständig, kalt, feucht), Pitta (leicht, heiß, leuchtend) und Vata (veränderlich, kalt, trocken) bezeichnet. Die Entstehung von Krankheiten wird interpretiert als Folge eines Ungleichgewichts der Doshas bzw. durch Ablagerung von Schlacken (Ama). Die Therapie strebt die Ausscheidung von Ama und den allopathischen Ausgleich der Doshas an. Dazu werden pflanzliche und mineralische Zubereitungen, Spezialdiäten und verschiedene physiotherapeutische Maßnahmen angewendet.

Bakterizide: Bezeichnung für die zu den Mikrobiziden gehörenden Bakterien abtötenden Substanzen. Hierzu gehören z. B. Ethanol, Phenole, Seifen und Tenside, die die Zellmembran der Bakterien zerstören; andere Substanzen schädigen den Stoffwechsel der Bakterien.

Basaliom: Semimaligner Tumor der Haut, ausgehend vom embryonalen Haarkeim. Langsames infiltrierendes Wachstum, ohne Metastasierung, meist an chronisch lichtexponierten Stellen.

bathmotrop: Die Reizschwelle des Herzens verändernd. Positiv bathmotroper Effekt: die Reizschwelle herabsetzend (Erregbarkeit steigernd), negativer bathmotroper Effekt: die Reizschwelle heraufsetzend (Erregbarkeit mindernd).

BAT-Wert: Biologischer **A**rbeitsstoff-**T**oleranz-Wert. Die beim Menschen höchste zulässige Quantität eines Arbeitsstoffes bzw. dessen Metaboliten im Organismus oder die dadurch ausgelöste Abweichung eines biologischen Indikators, die die Gesundheit des Beschäftigten nicht beeinträchtigt.

Befindlichkeit: Gefühlsqualität und Verfassung einer Person zu einem bestimmten Zeitpunkt. Diese Verfassung kann sich beziehen auf psychische (z. B. Angst), körperliche (z. B. Schmerz), soziale (z. B. Einsamkeit) oder funktionale (z. B. Konzentrationsfähigkeit) Dimensionen. Befindlichkeitsstörungen können als Veränderungen der Befindlichkeit gelten, die vom Befragten als beeinträchtigend erlebt werden, die von der statistischen Verteilung von Befindlichkeitsbewertungen in einer Referenzgruppe signifikant in negativer Richtung abweichen oder die über einem bestimmten, als relevant erachteten kritischen Schwellenwert liegen. Befindlichkeit ist das psychologische Äquivalent des (biologischen) Erfolgs. Die Befindlichkeit einer Person ist mit psychometrischen Methoden messbar. Vom Begriff der Befindlichkeit ist der Begriff der → Belästigung abzugrenzen.

BEI: Biological **e**xposure **i**ndex. Wird in den USA analog zu den BAT-Werten in Deutschland angewendet.

Belästigung: Emotional negative Aktivierungsreaktion, die von unerwünschten oder als aufgezwungen erlebten Umweltreizen ausgeht; bzw. Gefühl des Unbehagens, hervorgerufen durch Stoffe oder Umstände, die eine negative Auswirkung auf das Individuum oder die Gruppe haben. Belästigung muss sich auf einen Reiz beziehen, → Befindlichkeit nicht.

Belastung: *Äußere B.:* Kurz- oder längerfristiger Kontakt des Organismus mit Schadstoffen oder Strahlungen, die von außen auf den Körper wirken. *Innere B.:* Kurz- oder längerfristiger Kontakt des Organismus mit Schadstoffen oder Strahlungen, die von innen auf den Körper wirken. Die innere Belastung ist eine Funktion der Konzentration und der Verweildauer eines Schadstoffes bzw. Strahlungsquelle im Organismus. Eine Risikoabschätzung für den Organismus beruht auf Kenntnissen des Wirkmechanismus, der Toxikokinetik, der Dosis-Wirkungs-Beziehung und der inneren Belastung.

Belastungspfade: Zufuhrwege, über die eine Fremdstoffaufnahme (= Belastung) in den Organismus erfolgen kann (z. B. inhalativ, dermal oder oral über Luft, Nahrung, Wasser, Boden).

Benchmark-Konzept: Abschätzung eines nicht toxischen Dosisbereichs mit Hilfe des 95%-Konfidenzintervalls.

Berufskrankheit (BK): Nach § 9 SGB VII sind BK solche, die die Bundesregierung durch Rechtsverordnung mit Zustimmung des Bundesrates als BK bezeichnet und die Versicherte infolge einer dem Versicherungsschutz begründeten Tätigkeit erleiden. Darunter fallen Krankheiten, die nach den Erkenntnissen der medizinischen Wissenschaft durch besondere Einwirkungen verursacht sind, denen bestimmte Personengruppen durch ihre Tätigkeit in erheblich höherem Grade als die übrige Bevölkerung ausgesetzt sind. Bisher (Stand 1999) sind 61 BK registriert; darunter 26 durch chemische Einwirkungen verursachte Gesundheitsschäden z. B. durch Metalle, Schwefelwasserstoff, Lösungsmittel, Halogene, Benzol, SiO_2 etc.

BgVV: **B**undesinstitut für **g**esundheitlichen **V**erbraucherschutz und **V**eterinärmedizin (ehemals im Bundesgesundheitsamt, BGA).

Bigeminie: Doppelschlägigkeit; jeder Systole folgt über längere Zeit regelmäßig eine Extrasystole, so dass auf je zwei dicht aufeinanderfolgende Herzschläge eine Pause folgt (→ Trigeminie).

Bioakkumulation: Anreicherung von Substanzen aus der Umwelt in Mikroorganismus, Pflanze, Tier und Mensch, über die → Belastungspfade Wasser, Luft, Boden und Nahrung.

Bioaktivierung: Umwandlung eines Fremdstoffes (z. B. über Enzyme) in einen toxischen oder kanzerogenen Metaboliten.

Biokatalysatoren: Substanzen, die eine Reaktion im lebenden Organismus anregen oder beschleunigen. Zu den Biokatalysatoren zählen z. B. Enzyme, Hormone, Vitamine, Wuchsstoffe, Makro- und Spurenelemente.

Biomonitoring, Biological Monitoring: Messung der inneren und äußeren Exposition mit Fremdstoffen (= Belastung) und ihrer Folgen (= Beanspruchung) bei einzelnen Personen (interne individuelle Expositionskontrolle).

Biotop: Abiotischer, d. h. durch physikalische und chemische Eigenschaften geprägter Lebensraum der → Biozönose.

Biotransformation: Enzymatische Umwandlung von Fremdstoffen im Organismus.

Bioverfügbarkeit: Ausmaß und Geschwindigkeit, mit welcher ein Wirkstoff aus einer Arzneiform resorbiert wird und am Ort der Wirkung zur Verfügung steht, bzw. der Anteil eines Pharmakons, der unverändert ins systemische Blut gelangt. Bioverfügbarkeit stellt das Verhältnis zwischen der dem Organismus zugeführten und der resorbierten Menge eines Stoffes dar. *Absolute B.:* Bioverfügbarkeit eines Arzneistoffs aus einer Arzneiform mit Bezug auf i. v. Gabe als Referenz. *Relative B.:* Bioverfügbarkeit eines Arzneistoffs aus einer Arzneiform mit Bezug auf die Gabe einer Vergleichsarzneiform als Referenz.

Biozönose: Lebensgemeinschaft von Organismen innerhalb eines → Biotops.

Bq: Becquerel.

Bradykardie: Verlangsamung der Herzfrequenz unter 60/min.

BUA: **B**eratungsgremium für **u**mweltrelevante **A**ltstoffe der Gesellschaft deutscher Chemiker (GDCh). Das aus Vertretern der Industrie, der Behörden und Hochschulen gebildete Gremium identifiziert umweltrelevante Altstoffe in Prioritätensetzungsverfahren, dokumentiert die Datenlage und beschreibt das Risiko.

Bundesimmissionsschutzgesetz (BImSchG): Das Gesetz zum Schutz vor schädlichen Umwelteinwirkungen durch Luftverunreinigungen, Geräusche, Erschütterungen und ähnliche Vorgänge enthält Vorschriften zu Genehmigung, Betrieb und Überwachung von potenziell umweltschädlichen Anlagen.

CFS: Chronic-Fatigue-Syndrom.

Chelate: Scherenbindungskomplexe (lat. chelae = Scheren). Verbindungen, bei denen Moleküle, die zwei oder mehr freie Elektronenpaare (Donorgruppen) besitzen, mehrere Bindungen gleichzeitig mit einem Zentralatom eingehen. Voraussetzung ist, dass diese Elektronenpaare genügend weit auseinander liegen. Auf diese Weise entstehen „mehrzähnige" (oder auch mehrzählige), meist sehr stabile, wasserlösliche Komplexe oder Chelate. Als Chelatbildner kommen Aminocarboxylate, Hydroxyaminocarboxylate und Hydroxycarbonsäuren in Frage, als Zentralionen mehrwertige Metallionen. Die Chelatbildung wird verwendet zur Bindung der Härtebildner des Wassers (Ca^{2+}- und Mg^{2+}- Ionen), aber auch

z. B. von Kupfer-, Eisen-, Nickel-, Mangan-, Arsen- oder Quecksilberionen.

chinesische Medizin, traditionelle: Seit ca. 3000 v. Chr. entwickeltes und überliefertes System chinesischer Volksheilkunde mit philosophischem Hintergrund im Buddhismus und Taoismus. → Nosologisch werden fünf wesentliche Organsysteme mit dazugehörigen Metaphern unterschieden: Milz/Magen (Erde), Lunge/Dickdarm (Metall), Niere/Harnblase (Wasser), Leber/Gallenblase (Holz), und Herz/Dünndarm (Feuer), zwischen denen Energieströme in sog. Meridianen fließen. Übergreifende Prinzipien mit Entsprechungen in allen Seins- und Lebensbereichen sind das Yin und das Yang mit gegensätzlichen Qualitäten, die auch in Nahrungsmitteln und Medikamenten gefunden werden. Die Therapie stützt sich auf Akupunktur (Ausgleich der Störungen in energetischen Beziehungen und Flüssen), Ernährungstherapie, Phytotherapie, physiotherapeutische Maßnahmen (Quigong, Shiatsu) und umfassende Regeln zu allgemeiner körperlicher und seelischer Hygiene.

Chiropraktik: Eine auf Handgrifftechnik beruhende Heilmethode, bei der blockierte Rückenwirbel eingerenkt werden sollen und durch Wirbelfehlstellung verursachte Schmerzen beseitigt werden können.

Chloasma: Hautpigmentierungen, mit gelblich braunen, flächenhaften Verfärbungen im Gesicht durch Hormone oder Arzneimittel.

Chlorakne: Schwere Hauterkrankung mit langsam abheilenden, akneartigen Hyperkeratosen und Narbenbildung, z. B. nach hoher Exposition gegenüber Chlorphenolen oder polychlorierten Dibenzodioxinen und Dibenzofuranen.

chronischer Toxizitätstest: Toxizitätstest einer Substanz nach wiederholter Verabreichung und einer Versuchsdauer von mindestens 3 Monaten.

chronotrop: Den Zeitablauf, i.e.S. die Schlagfrequenz des Herzens beeinflussend; positiv chronotrop (z. B. Sympathikus): Frequenz steigernd; negativ chronotrop (z. B. Parasympathikus): Frequenz mindernd.

CKW: Chlorkohlenwasserstoffe.

Clearance: Die Clearance ist ein Maß für die Fähigkeit des Organismus, einen Fremdstoff zu eliminieren. Neben der renalen Elimination führen auch die Metabolisierung einer Substanz in der Leber, ihre biliäre und intestinale Ausscheidung zur Abnahme eines Fremdstoffes im Organismus. Die totale Clearance (Cl_{tot}) eines Fremdstoffes setzt sich aus der renalen (Cl_R) und der extrarenalen Clearance (Cl_{NR}) zusammen.

Cokanzerogen: Stoff, der in der ersten Phase der → Kanzerogenese wirksam ist und die Entstehung von DNA-Schäden und initiierten Zellen begünstigt, ohne allein kanzerogen zu wirken.

Comorbidität: Gleichzeitiges Auftreten mehrerer Störungen in einer Person. Bei der → Dysthymie ist Comorbidität die Regel. Mindestens 60 % der dysthym Erkrankten weisen im Lauf ihres Lebens eine weitere psychiatrische Störung auf.

Concern Level: Konzentration einer Umweltchemikalie, bei der mit einer Schädigung von Populationen im Freilandversuch zu rechnen ist.

Cytochrom-P450-abhängige Enzymsysteme: Reihe von Enzymen, die jeweils das Protein Cytochrom P-450 beinhalten. Cytochrom bindet in seiner oxidierten Form das zu oxidierende Substrat. Das dreiwertige Eisen im Cytochrom wird zum zweiwertigen Eisen reduziert. In dieser Form bindet es Sauerstoff. Es kann aber auch Kohlenmonoxid binden unter Bildung eines Komplexes mit charakteristischem UV-Maximum bei 450 nm. Aufgrund dieser Absorption kann das Cytochrom in Präparationen bestimmt werden (daher trägt es seinen Namen).

d: (lat. dies), Tag.

dB: Dezibel.

DDT: **D**ichlor-**d**iphenyl-**t**richlorethan (Chlorphenotan). Kontaktinsektizid. Wegen seiner hohen Persistenz in der Umwelt und seiner Bioakkumulation in der Nahrungskette ist die Anwendung in Deutschland seit 1974 verboten.

Dekontamination: Entfernung von Schadstoffen, z. B. aus Materie oder aus toten und lebenden Geweben.

Dekorporation: Entfernung von Schadstoffen aus dem Organismus.

Delir: Form der akuten organischen Psychose mit Bewusstseins- und Orientierungsstörungen, Halluzinationen, vegetativen Störungen, Tremor und motorischer Unruhe.

Demenz: Oberbegriff für die Veränderung und Neuanpassung auf früherem Entwicklungsniveau von erworbenen intellektuellen Fähigkeiten als Folge einer Hirnschädigung mit kognitiven Störungen, Störungen der Wahrnehmung, Gedächtnisstörungen, Konfabulation, Denkstörungen, Orientierungsstörungen, Apraxie, Stereotypien und Veränderungen der Persönlichkeit.

Depigmentierung: Lokal begrenzte oder generalisierte Verminderung oder Fehlen der normalen Hautfarbe.

Deposition: Ablagerung von festen, flüssigen und gasförmigen Teilchen im Organismus.

Depravation: Verschlechterung einer Krankheit.

Dermatitis: Entzündliche Reaktion der Haut auf meist äußere Schädigung.

Dermatosen: Hautkrankheiten.

Desinfektionsmittel: Stoffe, die zur Bekämpfung pathogener Mikroorganismen angewendet werden.

Desinfektionsverfahren: Maßnahmen, die geeignet sind, Krankheitserreger auf mechanischem Wege zu beseitigen oder durch physikalische bzw. chemische Verfahren in einen Zustand zu versetzen, dass sie nicht mehr infizieren können.

Destruenten: Im Sinne der Ökologie: Organismen, die von toter organischer Substanz leben.

Detergenzien: Stoffe, deren Moleküle sowohl hydrophile als auch hydrophobe (= lipophile) Gruppen besitzen, die die Oberflächenspannung des Wassers herabsetzen und damit die Wasserbenetzbarkeit von Oberflächen erhöhen bzw. ermöglichen.

Detoxifikation: Entgiftung. Verfahren zur mechanischen Entfernung exogen zugeführter Gifte, z. B. durch Blutreinigungsverfahren, zur Inaktivierung von Giften (→ Antidot) oder zur Verminderung der Giftresorption sowie zur forcierten Giftelimination. Auch Unschädlichmachen endogen entstandener toxischer Substanzen, meist durch Umwandlung in leichter ausscheidbare Stoffe, v.a. in der Leber durch Abbau, Umwandlung (z. B. Oxidation, Reduktion) oder Kopplung an andere Substanzen (z. B. Glucuronsäure, Sulfat).

Devianz: Verhaltensweisen, die im Widerspruch zu geltenden Normen und Werten des umgebenden sozialen Systems stehen (z. B. Alkoholismus, Drogenmissbrauch).

Dioxin(e): Systematische Bezeichnung für ein zweifach ungesättigtes sechsgliedriges Ringsystem mit 2 Sauerstoff-Atomen im Ring. In der Umgangssprache bezeichnet Dioxin die Gruppe der polychlorierten Dibenzodioxine (→ PCDD) und gelegentlich auch die polychlorierten Dibenzofurane (→ PCDF); von ersteren existieren 75, von letzteren 135 Isomere (→ Kongenere). Das bekannteste Dioxin, das „Seveso-Gift" 2,3,7,8-Tetrachlordibenzo[1,4,]dioxin (→ 2,3,7,8-TCDD), ist z. B. wesentlich toxischer als alle anderen Kongeneren.

Distribution: Verteilung. Übergang einer Substanz aus einem → Kompartiment (z. B. Blut, extrazelluläre Flüssigkeit) in ein anderes (z. B. Fettgewebe) in Richtung der Gleichgewichtseinstellung.

DNA: Desoxyribonucleinsäure.

Doping: Versuch der unphysiologischen Steigerung der Leistungsfähigkeit des Sportlers durch Anwendung (z. B. Einnahme, Injektion) einer Doping-Substanz (z. B. durch Stimulanzien, Narkotika, Anabolika, Betarezeptorenblocker, Diuretika, Peptidhormone), verabreicht durch den Sportler selbst oder einer Hilfsperson (z. B. Trainer) vor oder während eines Wettkampfs bzw. eines Trainings.

Dosis: Menge eines Stoffs, die dem Organismus zugeführt wird (Angabe meist in mg/kg Körpergewicht).

Draize-Test: Hautverträglichkeitsprüfung einer Substanz. Dabei werden Patch-Tests (→ Epikutantests) an mindestens sechs Kaninchen auf geschorener Haut durchgeführt und die Bewertung der Reaktion nach einer Punkteskala von 0–6 vorgenommen. 0 = keine Reaktion, 1 = leichtes Erythem, 2 = Schwellung usw.

Drogen: Ursprünglich getrocknete Stoffe pflanzlicher oder tierischer Herkunft, die entweder erweichende, heilende, entzündungswidrige, adstringierende, tonisierende oder halluzinogene Eigenschaften haben. Heute auch für chemisch-synthetisch hergestellte Arznei- und Suchtmittel benutzt.

dromotrop: Die Leitungsgeschwindigkeit des Herzmuskels beeinflussend; positiv bzw. negativ dromotroper Effekt: die Reizleitungsfähigkeit des Herzens steigernd bzw. senkend.

DTA: Duldbare **t**ägliche **A**ufnahmemenge, → ADI-Wert. Dosis eines Schadstoffes, die nach dem gegenwärtigen Kenntnisstand bei lebenslanger täglicher Aufnahme nicht zu Gesundheitsstörungen führt. Der DTA-Wert wird durch Division des → NO(A)EL mit einem → Sicherheitsfaktor errechnet. Der DTA-Wert wurde in Deutschland für die Pflanzenschutzmittel eingeführt, für die kein ADI-Wert existiert.

Dyspepsie: Verlaufsform einer akuten, nicht organisch bedingten Ernährungsstörung im Kindesalter. Häufigste Ursache ist eine infektiöse Gastroenteritis durch Viren oder Bakterien.

Dysthymie: Chronisch milde Depression. Konstante oder konstant wiederkehrende Depression über einen Zeitraum von mindestens zwei Jahren. Dazwischen liegende Perioden normaler Stimmung dauern selten länger als einige Wochen. Hypomanische Episoden kommen nicht vor (vgl. auch → Zyklothymie).

EC_{50}: Effective **c**oncentration. Konzentration eines Wirkstoffs, die bei 50% der exponierten Individuen die erwartete Wirkung hervorruft.

ED_{50}: Effective **d**ose. Dosis eines Wirkstoffs, die bei 50% der exponierten Individuen zur erwarteten Wirkung führt.

Effloreszenzen: Hautausschläge.

Eigenbluttherapie: Unspezifische Reiz- und Umstimmungstherapie, die für sich alleine oder zusammen mit Naturheilmitteln zur Aktivierung des Immunssystems eingesetzt wird. Dabei wird dem Patienten Blut aus der Armvene entnommen und unmittelbar in den Gesäßmuskel injiziert.

Ejektion: Im Sinne der Toxikologie und Umweltmedizin: Auswurf von Schad- bzw. Giftstoffen.

EKA-Wert: Expositionsäquivalent für **k**rebserzeugende **A**rbeitsstoffe (vgl. auch → BAT-Wert).

Ekzem: Eine auf Überempfindlichkeit der Haut (gegen meist wiederholt einwirkende Reize) beruhende Gruppe von Erkrankungen der Oberhaut und des Papillarkörpers. Im akuten Stadium kommt es zu Juckreiz, Rötung, Bläschenbildung, Nässen und Krusten, im chronischen Stadium zu Lichenifikation, Desquamation, Hyperkeratosen, Rhagaden u. a..

Embryotoxizität: Schädigung des Embryos während der Organogenese, z. B. durch Chemikalien, die zum Absterben, zur Verzögerung der Entwicklung, Störung von Organfunktionen oder zu Missbildungen führt.

Emission: Aussendung von ionisierender Strahlung (z. B. α-, β-, γ-Strahlen), nicht ionisierender Strahlung (z. B. UV-Strahlung, Radio- und Mikrowellen), elektromagnetischen oder mechanischen Wellen, sowie Teilchen, Atomen oder chemischen Verbindungen. → Immission.

Emittent: Quelle für die Aussendung von ionisierender Strahlung (z. B. α-, β-, γ-Strahlen), nicht ionisierender Strahlung (z. B. UV-Strahlung, Radio- und Mikrowellen), elektromagnetischen oder mechanischen Wellen, sowie Teilchen, Atomen oder chemischen Verbindungen. → Emmission, → Immission.

Emphysem: Ansammlung von Gasen (z. B. als Fäulnisemphysem durch gasbildende Bakterien) oder Luft in ungewöhnlichem Maß in bereits lufthaltigen Geweben und Organen (z. B. → Lungenemphysem) oder in Geweben ohne Luftgehalt (z. B. Hautemphysem).

endogen: Im Körper selbst entstanden.

Entzündung: Abwehrreaktion des Organismus und seiner Gewebe gegen verschiedenartige (schädigende) Reize.

EPA: Environmental **p**rotection **a**gency, US-amerikanische Umweltschutzbehörde.

Ephapse: Unphysiologische Kontaktstelle zwischen zwei Nervenfasern am Ort einer Nervenläsion, an der es zu abnormer Erregungsübertragung (sog. Cross talk) kommt; z. B. beim tonischen Fazialiskrampf.

Epidemiologie: Medizinische Disziplin, die die Häufigkeit von Krankheiten, die physiologischen Variablen und sozialen Krankheitsfolgen in menschlichen Bevölkerungsgruppen untersucht sowie die Faktoren, die diese Häufigkeit beeinflussen.

Epididymis: Nebenhoden.

Epikutantest: Läppchenprobe (Patch-Test). Er dient zur Feststellung der lokalen Verträglichkeit eines Präparates. Die zu prüfende Substanz wird auf ein Läppchen von 1 cm^2 und für 24 h auf die gesunde Haut geklebt. Dann wird das Testpflaster abgenommen und die Reaktion nach 10 min, 12 h und 24 h abgelesen. Bei positivem Test entstehen Rötung (+), Papulo-Vesikel (++) oder Blasen (+++). Voraussetzung ist, dass die geprüfte Substanz nicht toxisch ist. Toxische Substanzen rufen fast immer eine toxische Dermatitis hervor. Zur Prüfung auf sensibilisierende Eigenschaften wird der Epikutantest weitere fünfmal im Abstand von 48 h und dann noch mal nach 5 Tagen wiederholt.

Epitop: Der spezifische antigene Ort auf einer Moleküloberfläche, der durch das → Paratop des entsprechenden Antikörpers spezifisch gebunden wird. Syn.: antigene Determinante (vgl. → Antigen).

Epoxide: Sehr reaktive, meist in der Leber gebildete Metaboliten, die mit Zellbestandteilen reagieren können. Epoxide sind verantwortlich für toxische und kanzerogene Wirkungen (z. B. von organischen Lösungsmitteln).

Erfahrungsheilkunde: Teilgebiet der praktizierten → Medizin, dessen Inhalte und Aussagen mehr auf Erfahrung als auf naturwissenschaftlich anerkannter klinischer Evaluation und Grundlagenforschung beruhen. Die theoretischen Grundlagen stützen sich auf tradierte Modelle (z. B. → Ethnomedizin, Humoralpathologie), Geisteswissenschaft, (z. B. → anthroposophische Medizin) und Spekulation (z. B. ausleitende Therapie, Umstimmungstherapie, Reizkörpertherapie).

Erhaltungsdosis: Die Erhaltungsdosis entspricht dem Anteil eines Pharmakons, der bei der therapeutischen Konzentration im Dosierungsintervall eliminiert wird.

erste Hilfe: Erstmaßnahmen durch medizinisch Geschulte oder Laien bei medizinischem Notfall.

Erysipel: Durch intrakutane Streptokokken verursachte ansteckende Entzündung der Haut und des Unterhautzellgewebes, die zur Ausbreitung auf dem Lymphwege neigt.

Erythem: Durch Hyperämie bedingte entzündliche Rötung der Haut; oft krankheitsbedingt mit vielen, z. T. infektiösen Sonderformen, die der ärztlichen Beobachtung und Behandlung bedürfen. Von Erythemen seien erwähnt: Erythema autumnale = Herbsterythem; Erythema caloricum = Hitzeerythem; Erythema solare = Sonnenbrand.

esoterisch: Geheim, nur für Eingeweihte verständlich. Gegensatz exoterisch: allen zugänglich, gemeinverständlich.

Ethnomedizin: → Anthroposophische Disziplin, die in Anlehnung an ethnologische Methoden Konzepte von Gesundheit, Krankheit und Heilung in Ethnien und Populationen jeglicher Provenienz beschreibt; i.w.S. vergleicht die Ethnomedizin verschiedene Heilweisen und untersucht deren Interaktion durch ihre Träger in Kontaktsituationen. Eine besondere Aufgabe bildet neben dem sammelnden Beschreiben der Heilmittel, deren Techniken und Konzepten die Konfliktanalyse in medizinischen Transfersituationen und die wissenschaftlich fundierte Neubewertung der Heilkunden und Volksmedizinen, die nicht mit den Begriffen der akademischen, naturwissenschaftlichen Schulmedizin erfasst werden können (z. B. → Ayurveda, → Schamanismus, → traditionelle chinesische Medizin).

Evasion: Verstoffwechselung (Metabolisierung) und Ausscheidung (Elimination) eines Schadstoffes. Metabolisierung (z. B. Biotransformation) kann zur Entgiftung aber auch zur → Giftung eines Schadstoffes führen.

Exanthem: Hautausschlag, der meist auf größere Hautpartien ausgedehnte, multiple Hautveränderungen zeigt. Die Erscheinungen müssen einen zeitlichen Ablauf (Anfang, Höhepunkt, Ende) erkennen lassen. Ein Exanthem besteht aus Effloreszenzen.

exogen: Von außen wirkend.

Exposition: Kurz- oder längerfristiger Kontakt mit einem Schadstoff oder Strahlung ohne Angabe einer Quantifizierung.

Fetotoxizität: Schädigende Wirkung auf den → Fetus nach Abschluss der Organogenese.

Fetus: Bezeichnung für die Frucht im Mutterleib nach Abschluss der Organentwicklung. Beim Menschen ab der 12. Schwangerschaftswoche.

Fibrose: Häufig auch als → Sklerose bezeichnete Vermehrung des Bindegewebes (z. B. in Lunge, Pankreas).

First-pass-Effekt: Extraktion einer Substanz aus dem Pfortaderblut durch die Leber oder bereits durch die Mukosa im Darm.

Fissur: Spaltbildung, Schrunde, Rhagade. Hauteinriss bei unelastisch gewordener, spröder Haut.

Flugasche: In unbehandelter Flugasche können je nach Verbrennungsgut toxische Verbindungen (z. B. Schwermetalle, organische Stoffe) hoch konzentriert vorliegen. Sie muss wie Filterstäube aus der Rauchgasreinigung umweltgerecht entsorgt werden.

Funktion: In Ökosystemen ablaufende Prozesse (z. B. Energiefluss und Stoffkreisläufe).

GABA: γ-Aminobuttersäure.

Gangrän: Form der ischämischen → Nekrose mit Autolyse des Gewebes und Verfärbung durch Hämoglobinabbau. → Kolliquationsnekrose.

Gentoxizität: Toxische Wirkungen auf das genetische Material von Zellen bzw. Zellteilungsbestandteilen (z. B. DNA-Schäden und Schäden des Mitoseapparates).

Germizide: Verbindungen, die keimtötend wirken.

Gesamt-Kohlenwasserstoffe: Die Summe aller Kohlenwasserstoffe.

Gesundheit: Definition der WHO 1998: Stadium des vollständigen physikalischen, mentalen und sozialen Wohlbefindens.

Gesundheitsrisiko: Wahrscheinlichkeit des Eintritts einer bestimmten gesundheitlichen Störung bei einer Population, die einem schädlichen Faktor ausgesetzt ist. Das G. ist von der Höhe und der Dauer der Exposition gegenüber einem Schadstoff bzw. einem schädlichen Faktor und von dessen Wirksamkeit abhängig.

Gesundheitsschädigung: Alle vorübergehenden oder bleibenden unerwünschten Veränderungen, die z. B. durch Chemikalien, Strahlen, Unfälle oder Lebensgewohnheiten ausgelöst werden.

Gift: Stoff, der in einer bestimmten Dosis durch seine chemischen oder physikalischen Eigenschaften toxische Wirkungen, u.U. den Tod herbeiführen kann. Gifte sind meist Gemische aus verschiedenartigen Substanzen, die u. a. giftig sind. Vielfach ist ein Gift ein Sekretionsprodukt (z. B. Bienen-, Schlangengift) aus Gemischen, die aus einer Vielzahl von Einzelkomponenten bestehen, unter denen sich auch → Toxine und/oder verschiedene Enzyme befinden können.

Giftklassen: Einteilung von Stoffen entsprechend ihrer → LD_{50}. Nach dem Chemikaliengesetz unterscheidet man (bei oraler Applikation bei der Ratte in mg/kg Körpergewicht):

sehr giftig: $LD_{50} < 25$; giftig: 25–200; minder giftig: 200–2000; nicht giftig: > 2000.

Bei genauerer Klassifizierung werden noch unterschieden: Aufnahmeweg der Substanz (z. B. s.c., i. v.), Stoffzustand (z. B. Gas, Feststoff) und die Tierspezies.

Giftung: Umwandlung einer Substanz im Organismus (z. B. durch Enzyme) zu einem Stoff mit höherer Toxizität als die Ausgangssubstanz.

GIT: **G**astro**i**ntestinal**t**rakt.

Glutathionkonjugate: Zahlreiche Fremdstoffe (z. B. Paracetamol, organische Halogenverbindungen) können in der Leber und in anderen Organen mit dem Tripeptid Glutathion reagieren und dadurch in ungiftige, leicht eliminierbare Produkte umgewandelt werden. Bestimmte G. weisen eine erhöhte Organtoxizität (z. B. Niere) auf. Auch der Verbrauch von Glutathion (z. B. Arzneimittel-Überdosierung) kann zu toxischen Wirkungen führen.

GOT: Glutamat-Oxalacetat-Transaminase; synonym zu Aspartat-Amino-Transferase (→ AST).

GPT: Glutamat-Pyruvat-Transaminase; synonym zu Alanin-Amino-Transferase (→ ALT).

Grenzwerte: Grenzwerte sollen die Konzentrationen von Schadstoffen in der Umwelt limitieren und damit Mensch und Umwelt vor schädlichen Auswirkungen von Chemikalien oder Strahlen schützen. Sie sind rechtsverbindlich. Toxikologisch begründete Grenzwerte sind z. B. die Höchstmengen von Pestiziden in Nahrungsmitteln oder die maximalen Arbeitsplatz-Konzentrationen (→ MAK).

Gy: Gray.

Hämangiome: Gutartige Blutgefäßgeschwülste.

Hämangiosarkom: Maligner Tumor, ausgehend von den Blutgefäßen.

Hämatopoese: Blutbildung, z. B. Bildung von roten Blutkörperchen (Erythropoese) bzw. weißen Blutkörperchen (Leukopoese).

Hämoperfusion: Extrakorporales Blutreinigungsverfahren, insbesondere zur Elimination toxischer Substanzen aus dem Blut unter

Verwendung von Adsorbenzien (z. B. Aktivkohle oder Neutralharze).

Halbwertzeit, biologische: Zeitraum nach Verabreichung eines Stoffes, in dem die Hälfte der ursprünglich vorhandenen Dosis eliminiert, d. h. abgebaut oder ausgeschieden wird.

Hautsensibilisierung: Sensibilisierungsreaktionen gehören zur Immunabwehr des Körpers. Wenn eine Sensibilisierung erfolgt ist, führt die bei erneuter Exposition auftretende immunologische Reaktion zu Hautveränderungen wie Rötung, Ödem- oder Schorfbildung.

Hb: Hämoglobin.

HBM-Werte: → Humanbiomonitoring-Werte I und II.

HCB: Hexachlorbenzol.

γ-HCH: γ-Hexachlorcyclohexan, → Lindan.

HC-Werte: **H**azardous **c**oncentration. Ökotoxikologisch akzeptierbare Werte für Konzentrationen.

Hintergrundwert: → Referenzwert

holistische Medizin: Medizin, die sich um alle Bereiche des Menschen und seiner Umwelt bemüht; im engeren Sinne nicht naturwissenschaftliche Medizinsysteme (z. B. → Ayurveda, Humoralpathologie, → anthroposophische und → traditionelle chinesische Medizin, → Schamanismus), die davon ausgehen, dass übergreifende Wirklichkeiten nur den Ideen, partikuläre Aspekte auch wissenschaftlichen Theorien zugänglich sind (→ Erfahrungsmedizin).

Hollandliste: Die Hollandliste enthält Referenzwerte zu Schadstoffkonzentrationen. Sie wird in den Niederlanden zur Beurteilung von kontaminierten Standorten verwendet.

Homöopathie: Durch Samuel Hahnemann (1755–1843) begründetes medikamentöses Therapieprinzip, das Krankheitserscheinungen nicht durch exogene Zufuhr direkt gegen die Symptome gerichteter Substanzen behandelt (sog. → Allopathie), sondern bei dem (meist in niedriger Dosierung) Substanzen eingesetzt werden, die in hoher Dosis den Krankheitserscheinungen ähnliche Symptome verursachen (z. B. Thallium in niedrigster Dosis zur Behandlung der Alopezie). Dieses sog. Ähnlichkeitsprinzip (Similia similibus curentur) wird in der klassischen Homöopathie ergänzt durch ein komplexes System von Zuschreibungen sowohl im Hinblick auf Patienteneigenschaften (Konstitutionstypen) als auch im Hinblick auf die eingesetzten Arzneimittel (Pflanze, Tier, Mineral), das bei der individuellen Verordnung berücksichtigt wird. Die Arzneistoffe, die durch Verreibung oder Verschüttelung eine energetische Umwandlung erfahren sollen (sog. Potenzierung) werden meist extrem niedrig dosiert, wobei der Ausgangsstoff meist in Dezimalpotenzen verdünnt wird und der Dezimalexponent die Verdünnungsstufe charakterisiert: D1 = 1:10, D2 = 1:100 usw.

Human-Biomonitoring-Werte I und II (HBM I, II): Von der Kommission „Human-Biomonitoring“ des Umweltbundesamtes festgelegte, auf der Basis von arbeits- und umweltmedizinisch-toxikologischen Untersuchungen wissenschaftlich begründete, biologische Expositionsgrenzwerte für relevante Umweltschadstoffe. Der HBM-I-Wert grenzt den Bereich unbedenklicher gegen einen Bereich kontrollbedürftiger Werte ab. Bei Überschreitung des HBM-II-Wertes ist eine relevante gesundheitliche Beeinträchtigung des Betroffenen möglich. Medizinische Betreuung, expositionsmindernde Maßnahmen und ggf. spezifische weiterführende Diagnostik (Effektmonitoring) sind angezeigt.

Humantoxizität: Bezeichnung für toxische Wirkungen von Noxen auf Menschen.

Hyperämie: Blutfülle. Vermehrte Blutansammlung in Organen oder begrenzten Körperbezirken infolge verstärkten Blutzuflusses oder verminderten Blutabflusses.

Hyperosmie: Gesteigertes Geruchsvermögen (vgl. → Hyposmie, → Anosmie, → Parosmie).

Hyperpigmentierung: Lokalisiert oder generalisiert auftretende, verstärkte Färbung der Haut durch vermehrte Bildung oder Ablagerung von Pigment.

Hypopigmentierung: (Syn.: → Depigmentierung).

Hyposensibilisierung (Desensibilisierung): Schrittweises Herabsetzen einer allergenspezifischen IgE-vermittelten Reaktionsbereitschaft durch regelmäßige, über einen längeren Zeitraum erfolgende subkutane Injektion oder orale Zufuhr (bei Kleinkindern) des auslösenden Allergens in unterschwelligen, langsam ansteigenden Konzentrationen.

Hyposmie: herabgesetztes Geruchsvermögen (vgl. → Anosmie, → Hyperosmie, → Parosmie).

IARC: **I**nternational **a**gency for **r**esearch on **c**ancer.

ICRP: **I**nternational **c**ommission on **r**adiological **p**rotection.

Idiosynkrasie: Angeborene Überempfindlichkeit gegenüber bestimmten (exogenen) Stoffen bereits beim ersten Kontakt aufgrund eines Enzymdefekts (z. B. Favismus, vgl. → Allergie).

i.m.: **i**ntra**m**uskulär, Applikation in den Skelettmuskel.

Immission: Einwirkung von ionisierender Strahlung (z. B. α-, β- γ-Strahlen), nicht ionisierender Strahlung (z. B. UV-Strahlung, Radio- und Mikrowellen), elektromagnetischen oder mechanischen Wellen, sowie Teilchen, Atomen oder chemischen Verbindungen auf den Organismus. → Emission.

Immissionswerte (**IW**): Für Kurzzeit- und Langzeiteinwirkung festgelegte maximal zulässige Immissionskonzentrationen von Luftverunreinigungen (Beispiele → IW).

Immunsuppression: Schwächung oder Unterdrückung der Immunantwort, die eine Beeinträchtigung der Immunabwehr bei Infektionen zur Folge haben kann.

Immuntoxizität: Schädliche Folge einer Beeinflussung des Immunsystems durch Chemikalien oder andere Faktoren.

In dubio pro aegroto: Begriff aus der Rechtswissenschaft: „Im Zweifelsfall wohlwollend oder aus Mitleid für den Angeklagten." Vom Gutachter beim Erstellen von medizinischen Gutachten z. B. für Entschädigungsansprüche für Betroffene nicht anwendbar.

In dubio pro rheo: Begriff aus der Rechtswissenschaft: „Im Zweifelsfall für den Angeklagten." Vom Gutachter beim Erstellen von medizinischen Gutachten z. B. für Entschädigungsansprüche für Betroffene nicht anwendbar.

Infektion: Übertritt eines infektiösen Agens (z. B. Parasit, Bakterium, Virus, Prion) in den Organismus.

Initiator: Stoff, der eine irreversible Schädigung der DNA verursachen und dadurch die Entstehung von Tumoren auslösen (= initiieren) kann.

Injektion: Einspritzung.

Inkorporation: Übertritt eines Schadstoffes in den Organismus bzw. in ein Kompartment (z. B. Lunge, GIT).

inotrop: Die Schlagstärke oder Kontraktionskraft des Herzmuskels beeinflussend. Positiv inotroper Effekt: die Schlagstärke oder Kontraktionskraft des Herzmuskels fördernd; negativ inotroper Effekt: die Schlagstärke oder Kontraktionskraft des Herzmuskels senkend.

Intake: → Aufnahme.

Intertrigo: Rote, erosive, juckende und brennende Hautveränderungen in den Körperfalten (z. B. unter den Brüsten, in der Analfalte, am Damm, zwischen den Schenkeln).

Interventionswert: Im Zusammenhang mit einer Kontaminationsverordnung diskutierter Wert für Rückstände oder Verunreinigungen von Nahrungsmitteln, die unterhalb der entsprechenden Grenzwerte liegen. Bei Überschreitung sollen geeignete Maßnahmen eingeleitet werden, die den Eintrag der betreffenden Substanz in die Umwelt und damit die Kontamination der Nahrungsmittel vermindert.

Intoleranz: (med.) Unverträglichkeit.

Intoxikation: Vergiftung. Einwirkung von Stoffen, die in der Regel chemisch definierbar sind. Diese Stoffe können auch mineralischen, pflanzlichen, tierischen oder mikrobiellen Ursprungs sein. Sie können über den GIT, die Atmungsorgane, die unverletzte Haut, aber auch durch Wunden oder durch Injektion in den Körper gelangen. Die Schwere der Erkrankung hängt von der Giftigkeit (Toxizität) des Stoffes (Gift), der Menge (Dosis), der Einwirkzeit (Dauer) und von der Empfänglichkeit (Suszeptibilität) des von der Vergiftung betroffenen Menschen ab. Der Vergiftete zeigt i.d.R. eine für den Krankheitsprozess charakteristische Symptomatik.

Intubation: Einführen eines Spezialtubus in die Trachea oder einen Hauptbronchus.

Invasion: Übergang eines vom Organismus aufgenommenen Stoffes in den Kreislauf (z. B. Blut- und/oder Lymphkreislauf, → Resorption) und anschließender Verteilung (Distribution) im Körper.

Inversionsschicht: Luft mit gleicher Dichte und Temperatur. Da der vertikale Austausch von Stoffen durch Transportbarrieren, wie sie

Inversionsschichten darstellen, gestört werden kann, kann es bei austauscharmer Witterung in bodennahen Schichten zur Smogbildung (→ Smog) kommen.

Inzidenz: Anzahl der Neuerkrankungsfälle einer bestimmten Erkrankung innerhalb eines bestimmten Zeitraums; epidemiologisches Maß zur Charakterisierung des Krankheitsgeschehens in einer bestimmten Population.

Inzidenzrate: Anzahl der Personen mit Neuerkrankungen pro Zeiteinheit im Verhältnis zur Anzahl der exponierten Personen (vgl. → Prävalenz).

i.p.: **i**ntra**p**eritoneal, Applikation in den Bauchraum.

Isotonie: Konstanz des osmotischen Druckes der Körperflüssigkeiten (z. B. des Blutplasmas) beim Gesunden. Isotonische Lösungen sind Lösungen von gleichem osmotischen Druck.

i. v.: **i**ntra**v**enös, Applikation in die Blutbahn.

IW: Immissionswert, z. B. IW1 = Jahresmittelwert, IW2 = meist Halbstundenwert; → TA Luft.

Kakosmie: unangenehme Geruchstäuschung (vgl. → Parosmie, → Hyposmie, → Hyperosmie, → Anosmie).

Kammertest: Duhring-Kammer-Test. Hautverträglichkeitsprüfung. Härtetest unter extremen Bedingungen zur Ermittlung geringer Irritationspotenziale (z. B. bei Tensiden). Dabei wird die Testsubstanz auf Baumwolle oder Filterpapier in kleinen Aluminiumkammern auf dem Unterarm befestigt, und zwar am 1. Tag für 18 h., am 2.–5 Tag jeweils mit frischer Testsubstanz je 6 h. Danach wird die Reaktion bewertet.

Kanzerogen: Stoff, dessen Einwirkung auf Tiere oder Menschen zur Bildung von Tumoren führt.

Kanzerogenese, chemische: Prozess der unkontrollierten Neubildung (Neoplasie) von Geweben infolge der Einwirkung krebserzeugender Stoffe. Es werden die Phasen der Initiation, Promotion und Progression unterschieden.

Kanzerogenitätsindex: Das im Mai 1994 vom Ausschuss für Gefahrstoffe (AGS) verabschiedete und in der Technischen Regel für Gefahrstoffe TRGS 905 im Bundesarbeitsblatt veröffentlichte Bewertungsschema für Faserstäube differenziert diese produktgruppenbezogene Bewertung im Hinblick auf die chemische Zusammensetzung der jeweiligen Faserart durch Einführung eines Kanzerogenitätsindexes K_i. Dieser verknüpft tierexperimentelle Ergebnisse zur Faserkanzerogenität mit der chemischen Zusammensetzung der jeweiligen Faser(Glas-)art. Danach sind glasige Faserstäube mit einem $K_i < 30$ als krebserzeugende Stoffe (Kategorie K2 gemäß der Gefahrstoffverordnung), mit einem $K_i > 30$ und $K_i < 40$ als Stoffe mit begründetem Krebsverdacht (Kategorie 3) und $K_i > 40$ als nicht krebserzeugende Stoffe einzustufen.

Kanzerogenitätstest: Sonderform des chronischen Toxizitätstests *in vivo*, die speziell auf den Nachweis der krebserzeugenden Wirkung von Stoffen ausgerichtet ist. Die Testsubstanz wird 18–24 Monate lang fünfmal pro Woche an Versuchstiere verabreicht und das Auftreten von Tumoren untersucht.

Karzinom: Bösartige epitheliale Geschwulst mit raschem, destruierendem, infiltrativem Wachstum, wobei Metastasen (Tochtergeschwülste) gesetzt werden.

Katalysatoren: Stoffe, die durch ihre Gegenwart die Gleichgewichtseinstellung von chemischen Reaktionen beschleunigen, ohne in der Brutto-Reaktionsgleichung aufzutreten und ohne ihre Zusammensetzung zu verändern. Kleine Mengen der Katalysatoren genügen, um unbestimmte Mengen der reagierenden Substanzen zu beeinflussen. Biokatalysatoren wirken spezifisch oder selektiv nur auf ganz bestimmte Reaktionen oder Stoffe.

KG: Körpergewicht.

KHK: Koronare Herzkrankheit.

Klastogen: Substanz, die Chromosomenbrüche auslöst.

Kohäsion: Durch echte chemische Bindung oder durch zwischenmolekulare Kräfte verursachter Zusammenhalt von Stoffen. Kohäsion spielt bei der Formbeständigkeit von Gelen eine Rolle und bei der Grenzflächenspannung.

Kolliquationsnekrose: Verflüssigung der nekrotischen Zellen und strukturlosen Gewebe (Erweichungsnekrose) → Nekrose, → Gangrän.

Kombinationswirkung: Wirkungsverstärkung oder -abschwächung, die eintreten kann, wenn mehrere gleichzeitig vorhandene Chemikalien vergleichbare Wirkungsmechanismen besitzen und damit z. B. auf bestimmte Organe oder biochemische Funktionen des Organismus einwirken.

Kompartiment: Teil des gesamten Verteilungsraums einer in den Organismus eingebrachten Substanz (z. B. Pharmakon, Radionuklid, Toxin), in dem sich diese homogen verteilt und gleichen biokinetischen Gesetzen unterliegt. Mit Ausnahme des Blutgefäßsystems, dessen räumliche Ausdehnung (Volumen) relativ genau erfassbar ist, handelt es sich um einen fiktiven Raum eines hypothetischen Volumenbereichs, der sich je nach betrachteter Substanz aus verschiedenen Körperflüssigkeiten bzw. Geweben zusammensetzen kann. Zur Erfassung pharmako-, toxiko- oder tracerkinetischer Prozesse in biologischen Systemen wurden verschiedene Kompartimentmodelle entwickelt, die eine grobe physiologische Näherung unter Vereinfachung der tatsächlichen Gegebenheiten darstellen (Ein-, Zwei-, Mehr- und Multikompartimentmodelle).

Komposite: In der Zahnmedizin werden darunter zahnfarbene, plastische Füllungswerkstoffe verstanden, die nach Einbringen in eine Kavität chemisch oder durch Energiezufuhr aushärten.

Kongenere: Stammverwandte Verbindungen, z. B. verschiedene polyhalogenierte Dibenzodioxine und -furane (→ Dioxine). Sie können toxikologisch unterschiedliche Eigenschaften haben.

Konsistenz: Sammelbezeichnung für rheologische Eigenschaften einer Substanz, die den Zusammenhang einzelner Eigenschaften wie → Viskosität, → Thixotropie, → Kohäsion u. a. einschließt. Sie trägt zur Charakterisierung eines Stoffes bei, z. B. breiige oder spröde Konsistenz.

Kontamination: Haftung von Schadstoffen an Materie oder an toten bzw. lebenden Geweben.

Kostenerstattung: Die Kostenerstattung auf Rezepte von Naturheilmitteln wird durch verschiedene Reglementierungen seitens des Bundesgesundheitsministeriums und der Krankenkassen stark beschnitten (Negativliste, Festbeträge). Da sich die Erstattungsfähigkeit von Arzneimitteln aufgrund pharmapolitischer Reglementierungen schnell ändern kann, empfiehlt sich bei Erstattungsproblemen von Naturheilmitteln die rechtzeitige Kontaktaufnahme mit der zuständigen Krankenkasse.

Krebsrisikofaktoren, chemische: Stoffe oder Stoffgemische, die beim Menschen oder im → Kanzerogenitätstest an der Krebsentstehung beteiligt sind.

Kreuzallergie: Sensibilisierung gegenüber biologischen oder chemischen verwandten Substanzen mit (Teil-)Identität der allergenen Strukturen, wodurch es schon bei Erstkontakt zu allergischen Reaktionen kommen kann. Vorkommen z. B. gegenüber Tieren (Haus- und Raubkatzen, Wasserflöhe und Milben), Pflanzen (Beifußpollen und Sonnenblume, Arnika und Kamille) und Medikamenten (Penicilline und Cephalosporine).

Kreuzreaktion: Immunologische Reaktion spezifischer Antikörper bzw. spezifischer sensibilisierter T-Lymphozyten mit Substanzen, die ähnliche oder identische antigene Determinanten wie ihr sogenanntes homologes Antigen besitzen.

Kreuzresistenz: Resistenzentwicklung bei Bakterien, die gegen ein bestimmtes Anbiotikum resistent sind, gegen ein chemisches verwandtes Antibiotikum oder Chemotherapeutikum; z. B. Kanamycin und Neomycin.

Kumulation: Durch besondere Haftfestigkeit, geringen Abbau und/oder langsame Ausscheidung bedingte Anhäufung einer Substanz im Organismus (mit entsprechenden Symptomen), die auftritt, wenn nach Erreichen der Sättigungsgrenze oder Sättigungsdosis mehr Substanz fortgesetzt weiter verabfolgt wird, als der durch Abbau und/oder Ausscheidung bedingten Verminderung (Abklingquote) der Wirkkonzentration entspricht.

LAI: Der **L**änder**a**usschuss für **I**mmissionsschutz ist ein fachkundiges Gremium aller für den Immissionsschutz zuständigen obersten Behörden des Bundes und der Länder zur Beratung wichtiger Fragen aus den Bereichen des Immissionsschutzes. Der LAI hat Unterausschüsse für Recht, Luft/Technik, Luft/Überwachung, Lärmbekämpfung, Anlagensicherheit und Wirkungsfragen.

LC_{50}: **L**ethal **c**oncentration. Konzentration eines Wirkstoffes in der umgebenden Atmosphäre bzw. bei wasserlebenden Organismen im Wasser, die bei 50% der exponierten Individuen zum Tod führt.

LCt_{50}: **L**ethal **c**oncentration **t**ime. Belastung von Organismen mit Schadstoffen oder Giften (in Abhängigkeit des Konzentrations-Zeit-Produkts; Angabe meist in mg · min/m³), bei der 50% der exponierten Individuen versterben.

LD_{50}: **L**ethal **d**ose. Dosis eines Wirkstoffes, die bei 50% der behandelten Lebewesen innerhalb von 1–2 Wochen zum Tod führt (Angabe meist in mg/kg Körpergewicht).

Leukämie: → Neoplasie (Tumorbildung, Hämoblastose) der Blut bildenden Organe. Durch die akute und chronische Verlaufsform können verschiedene Krankheitsbilder unterschieden werden.

Lichen: Bezeichnung für verschiedene Krankheitsbilder der Haut, deren Haupteffloreszenz ein kleines papulöses Knötchen ist.

Lichtdermatosen: Photodermatosen. Hautkrankheiten, die durch die UV-Strahlung des Lichts ausgelöst werden (z. B. Sonnenbrand, Lichturtikaria, Sommerprurigo, Seemannshaut, Pigmentanomalien, Bindegewebsatrophien, Hautkarzinome).

Lichtschutzfaktor (LF): Der Quotient Q = Zeit bis zur Hautrötung mit Sonnenschutzmittel dividiert durch die Zeit bis zur Hautrötung ohne Sonnenschutzmittel. Die Bestimmung des Lichtschutzfaktors erfolgt an einer Reihe von mindestens 20 Testpersonen unterschiedlicher Hauttypen entweder unter einem künstlichen UV-Strahler oder bei natürlicher Sonnenbestrahlung. Dabei werden einzelne Felder der nicht vorgebräunten, sonnenungewohnten Haut des Rückens ungeschützt einer stufenweise zunehmenden Bestrahlung unterworfen und nach 22–26 Std. die Erythemschwellenzeiten der Testpersonen abgelesen. Der LF ergibt sich aus den Mittelwerten der Ergebnisse und bedeutet, dass z. B. mit einem Sonnenschutzmittel mit LF = 6 man sich 6-mal so lange der Sonne aussetzen kann wie mit ungeschützter Haut.

Lichtschutzmittel: Sonnenmittel. Sie sollen die Haut vor der schädigenden Wirkung der UV-Strahlen (UV-A, -B und -C) des Sonnenlichts schützen, aber die Pigmentbildung als natürlichen Eigenschutz möglichst nicht unterbinden. Die nur in der Epidermis wirkenden UV-B-Strahlen rufen oberhalb einer bestimmten Strahlendosis Erytheme hervor (Sonnenbrand), in deren Folge die indirekte Pigmentierung durch Bildung von Melanin entsteht.

Lindan: γ-1,2,3,4,5,6-Hexachlorcyclohexan (→ γ-HCH).

LO(A)EL: **L**owest **o**bserved (**a**dverse) **e**ffect **l**evel. Niedrigste Dosis eines Stoffes, bei der noch schädliche Wirkungen nachgewiesen werden können.

LOEC: **L**owest **o**bserved **e**ffect **c**oncentration. Niedrigste Konzentration eines Stoffes, bei der gerade noch ein Effekt zu beobachten ist.

Lungenemphysem: Irreversible Vergrößerung des Luftraums distal der Bronchioli terminales durch Zerstörung von Alveolen und Lungensepten. Bei Patienten unter 40 Jahren meist durch Alpha-1-Antitrypsinmangel, v.a. bei Rauchern.

MAK-Wert: **M**aximale **A**rbeitsplatz-**K**onzentration. Die höchst zulässige Konzentration eines Arbeitsstoffes als Gas, Dampf oder Schwebstoff in der Luft am Arbeitsplatz, die nach langfristiger Exposition (8 Stunden pro Tag, an 5 Tagen pro Woche, ein Arbeitsleben lang [ca. 40 Jahre]) die Gesundheit des Beschäftigten nicht beeinträchtigt. Die MAK-Werte werden von einer Kommission der Deutschen Forschungsgemeinschaft (DFG) festgelegt und gelten für gesunde Personen im erwerbsfähigen Alter. MAK-Werte sind toxikologisch und arbeitsmedizinisch begründet. Die MAK- und → BAT-Werte-Liste erscheint jährlich und kann von der DFG, 53 175 Bonn, Kennedyallee 40, bezogen werden.

Die Stoffe werden darin zusätzlich nach ihren fruchtschädigenden, erbgutverändernden und krebserzeugenden Eigenschaften klassifiziert:

Fruchtschädigende Arbeitsstoffe:
A: sicher fruchtschädigend,
B: wahrscheinlich fruchtschädigend,
C: nicht fruchtschädigend,
D: noch keine Einstufung möglich.

Erbgutverändernde Arbeitsstoffe:
1: nachgewiesen erbgutverändernd beim Menschen,
2: nachgewiesen erbgutverändernd bei Säugern im Tierversuch,
3: Schädigung des genetischen Materials von Keimzellen beim Menschen oder im Tierversuch.

Krebserzeugende Arbeitsstoffe:
III: eindeutig krebserzeugend,
- III/1: beim Menschen eindeutig krebserzeugend,
- III/2: im Tierversuch eindeutig krebserzeugend unter Bedingungen, die der möglichen Exposition des Menschen entsprechen,
- III/3: begründeter Verdacht auf krebserzeugendes Potential,
- III/4: krebserzeugende Stoffe, bei denen genotoxische Effekte keine oder nur eine untergeordnete Rolle spielen,
- III/5: Stoffe mit krebserzeugender und genotoxischer Wirkung, deren Wirkungsstärke aber als sehr gering erachtet wird.

Malignom: Bösartige Geschwulst.

Maximale **A**rbeitsplatz**k**onzentration: → MAK.

Maximale **E**missions**k**onzentration: → MEK.

Maximale **I**mmissions**k**onzentration: → MIK.

MCS: Multiple chemical sensitivity.

Medizin: Wissenschaft vom gesunden und kranken Menschen, von den Ursachen, Wirkungen und der Vorbeugung und Heilung der Krankheiten.

MeHgX: Methyl-Quecksilberverbindungen. X = z. B. Chlor

MEK: Maximale **E**missions**k**onzentration. In der TA Luft wird der Ausstoß luftverunreinigter Stoffe in Abluft oder Abgase begrenzt. Die Emissionsobergrenze wird in g/m^3 oder ppm bzw. mg/l eines bestimmten Abluft- oder Abgasvolumens angegeben.

Melanom: Durch Ablagerung von Melanin gelb bis schwarz gefärbte bösartige Geschwulst an Haut, Schleimhäuten oder am Auge (frühe Metastasierung).

Mesofauna, Meiofauna (Ökologie): Gesamtheit aller sehr kleinen (0,2–2 mm) Tiere, die vorwiegend im oder am Boden leben.

MIK-Wert (**M**aximale **I**mmissions**k**onzentration): Die höchst zulässige Konzentration von Schadstoffen als Gas, Dampf oder Schwebstoff in der Atmosphäre. MIK-Werte sind toxikologisch begründet und werden zum Schutz der Gesundheit der Bevölkerung festgelegt.

Monographie: Für den Wirksamkeitsnachweis von Naturheilmitteln wurden beim Bundesinstitut für Arzneimmittel und Medizinprodukte (BfArM) sog. Monographien, d. h. Wirkprofile für bestimmte Arzneistoffe, erstellt. Hierbei wird u. a. zwischen homöopathischen (→ Homöopathie) und phytotherapeutischen (→ Phytotherapie) Therapieprinzipien unterschieden.

Monopräparat: Arzneimittel, die nur *einen* wirksamen Bestandteil enthalten.

Morbidität: Krankheitshäufigkeit, Anzahl von Erkrankungen innerhalb einer Population; wird beschrieben durch bestimmte Morbiditätsziffern, z. B. → Inzidenz und → Prävalenz; vgl. → Mortalität.

Mortalität: Sterblichkeit; Sterbe- bzw. Mortalitätsziffer: das Verhältnis der Anzahl der Sterbefälle zum Durchschnittsbestand der Population.

Mutagenität: Die Eigenschaft eines Stoffes, Mutationen hervorrufen zu können.

Mutagenitätsprüfung: Testsysteme zur Untersuchung der mutagenen Eigenschaften von Substanzen, z. B. an Bakterien (→ Ames-Test, Salmonella-Mutagenitätstest) und Säugetierzellen.

Mutation: Eine persistente Änderung des genetischen Materials einer Zelle, die an die Tochterzellen weitergegeben wird.

Nahrungskette: Die Beziehung zwischen Nahrungsproduzenten und -konsumenten (z. B. Futterpflanze – Pflanzenfresser – Fleischfresser). Persistente, lipophile Schadstoffe können sich im Laufe der Zeit über die N. stark anreichern (→ Bioakkumulation).

Nebenwirkungen: Alle unerwünschten oder nicht primär erwünschten Effekte der Behandlung mit Arzneimitteln. Bekannte und voraussehbare Nebenwirkungen müssen in der Gebrauchsanweisung (Beipackzettel) vermerkt werden.

Nekrose: Örtlicher Gewebstod. Absterben von Gewebeteilen oder Organteilen, während die umliegenden Zellen weiterleben. Nekrosen entstehen z. B. durch Verletzungen, Sauerstoffmangel, Vergiftungen, Verbrennungen, Strahlenschäden. Anstelle des toten Gewebes entsteht Granulationsgewebe. Es kommt zur Narbenbildung.

Neoplasie: Neubildung von Gewebe, 1. im Rahmen der Regeneration (z. B. von Granulationsgewebe bei Wundheilung), 2. als → Neoplasma.

Neoplasma: Neubildung von Gewebe, die im Gegensatz zu Hyperplasie, Hypertrophie und Regeneration auf einer Störung oder dem Verlust der Wachstumsregulation beruht (vgl. → Tumor).

Neuraltherapie: Sie beruht auf dem Grundgedanken, dass alle lebenswichtigen Vorgänge über das vegetative Nervensystem gesteuert werden. Kommt es zu sog. „Störfeldern" wie z. B. Narben, Entzündungsherde, soll durch gezielte Injektion von Neuraltherapeutika wie z. B. Lidocain oder Procain die gestörte Selbstregulation des Organismus positiv beeinflusst werden.

NO(A)EL: **N**o **o**bserved (**a**dverse) **e**ffect **l**evel. Die höchste Dosis eines Stoffes, bei der gerade noch kein (schädlicher) Effekt feststellbar ist.

Nocebo: Mittel oder Faktoren, die eine glaubensbedingte Wahrnehmung eines der Gesundheit abträglichen Effekts bewirken (vgl. → Placebo).

Noceboeffekt: Glaubensbedingte Wahrnehmung eines der Gesundheit abträglichen Effekts (vgl. → Placeboeffekt).

NOEC: **N**o **o**bserved **e**ffect **c**oncentration. Die höchste Konzentration eines Stoffes, bei der gerade noch kein Effekt feststellbar ist.

Normalwert: Natürlicherweise vorkommende Konzentration von Stoffen und Stoffgemischen im Organismus bzw. in der Umwelt.

Nosologie: Krankheitslehre.

Noxe: Schadfaktor, d. h. allgemein jeder schädigende Einfluss, z. B. physikalischer Art (Lärm, Vibration, Strahlung) oder chemischer Art (Schadstoffe).

o.B.: ohne Befund.

Objektivität: Gütekriterium für Testverfahren, das beschreibt, in welchem Umfang die Ergebnisse durch die Person des Untersuchenden verändert werden bzw. ob verschiedene Auswerter zu identischen Messergebnissen gelangen.

Ödem: Schwellung, die durch Ansammlung wässriger (seriöser) Flüssigkeiten in den Gewebsspalten, z. B. der Haut und der Schleimhäute infolge venöser Stauung, Lymphstauung oder gestörter Kapillarsekretion hervorgerufen wird.

Orientierungswert: → Referenzwert.

Ozontherapie: Ozon wird mit normalem Sauerstoff verdünnt und entweder dem Blut beigemischt oder direkt in den Organismus injiziert.

PAK: **P**olyzyklische **a**romatische **K**ohlenwasserstoffe.

Parästhesie: Subjektive Missempfindung mit Schmerzkomponente, z. B. Kribbeln oder taubes, brennendes Gefühl. → Sensibilitätsstörung.

Paramedizin: Bezeichnung für medizinische Systeme mit diagnostischen und therapeutischen Prinzipien und Erklärungsmodellen, die außerhalb der gängigen und naturwissenschaftlich fundierten Schulmedizin liegen.

Paratop: Sterisch komplementär zur antigenen Determinante (→ Epitop) geformter Teil des Antikörpers (er besteht aus den hypervariablen Teilen der H- und C- Ketten im Fab-Fragment) bzw. der antigenbindende Teil der T-Zell-Rezeptoren. Synonym Antigenbindungsstelle.

Parosmie: Häufig unangenehme Geruchstäuschung (vgl. → Kakosmie, → Hyposmie, → Hyperosmie, → Parosmie).

Patch-Test: → Epikutantest.

PCB: **P**oly**c**hlorierte **B**iphenyle.

PCDD: Verbindungsklasse der **p**oly**c**hlorierten **D**ibenzo**d**ioxine (→ Dioxine), die aus 75, teilweise hochgiftigen Vertretern besteht. Sie entstehen ggf. aus Pentachlorphenol und sind ubiquitär verbreitet. Ihr bekanntester Vertreter ist 2,3,7,8-Tetrachlordibenzo[1,4]dioxin.

PCDF: **P**oly**c**hlorierte **D**ibenzo**f**urane (vgl. → PCDD; → Dioxine).

PCP: **P**enta**c**hlor**p**henol.

Permeation: Wandern (lat. permeare = durchgehen) eines Stoffes durch die Zellmembran bzw. Zelle.

Persistenz: Beständigkeit eines Stoffes gegenüber dem Abbau in der Umwelt oder im Organismus.

Persorption: Durchtritt fester, ungelöster Partikel (5–150 µm) durch die intakte Epithelschicht des Darms.

Phobie: Exzessive inadäquate Angstreaktion, die durch bestimmte Gegenstände oder Situationen ausgelöst wird und i.d.R. mit Einsicht in die Unbegründetheit verbunden ist.

Photodermatosen: → Lichtdermatosen.

Phytotherapie: Therapeutische Anwendung von Heilpflanzen zur Behandlung und Vorbeugung von Krankheiten.

PL: **P**ermissible **l**evel. Der PL-Wert gibt die zulässigen Höchstwerte für Schadstoffe in einzelnen Lebensmitteln an, ohne dass der → ADI-Wert für diese Schadstoffe überschritten wird. Dabei wird von typischen Ernährungsgewohnheiten ausgegangen.

Placebo: Scheinpräparat ohne Wirkstoff, das in Form, Farbe, Geschmack und Aussehen einem echten Präparat („Verum") gleicht. Placebos sind Mittel oder Faktoren, die eine glaubensbedingte Wahrnehmung eines die Gesundheit fördernden Effekts bewirken (vgl. → Nocebo).

Placeboeffekt: Glaubensbedingte Wahrnehmung eines der Gesundheit förderlichen Effekts (vgl. → Noceboeffekt).

Plasmapherese: Plasmaaustausch. Nach Blutentnahme erfolgende apparative Trennung von korpuskulären Elementen und Plasma durch Plasmaseparation. Die korpuskulären Blutbestandteile werden nach vollständigem oder partiellem Volumenersatz des entzogenen Plasmas mit geeigneten Lösungen reinfundiert.

p.o.: per os, Applikation durch die Mundöffnung bzw. Mundhöhle.

Polyneuropathie: Erkrankung der peripheren Nerven aus nicht traumatischer Ursache. Typische Symptome sind: distal betonte Parästhesie und Sensibilitätsminderung, im weiteren Verlauf schlaffe Lähmung, Areflexie, evtl. Muskelatrophie und trophische Störungen der Haut. Typisch ist ein symmetrisches Verteilungsmuster der Symptome.

Porphyrie: Angeborene oder erworbene Störung der Biosynthese von Häm mit Überproduktion, Akkumulation oder vermehrter Exkretion von Porphyrinen oder deren Vorstufen.

ppb: parts per billion.

ppm: parts per million.

Prätoxikose: Vorstadium der → Säuglingstoxikose.

Prävalenz: Anzahl der Erkrankungsfälle einer bestimmten Erkrankung bzw. Häufigkeit eines bestimmten Merkmals zu einem bestimmten Zeitpunkt (Punktprävalenz) oder innerhalb einer bestimmten Zeitperiode (Periodenprävalenz); epidemiologisches Maß zur Charakterisierung des Krankheitsgeschehens in einer bestimmten Population.

Prävalenzrate: Anzahl der Erkrankten bzw. Häufigkeit des Merkmals im Verhältnis zur Anzahl der untersuchten Personen (vgl. → Inzidenz).

Progression: Phase der zunehmenden Wachstumsautonomie und Malignität bei der Entwicklung eines Tumors (→ Kanzerogenese).

Promotion: Phase der Vermehrung von initiierten Zellen in der → Kanzerogenese.

Promotor: Stoffe, die die Entwicklung von Tumoren aus vorgeschädigten (initiierten) Zellen beschleunigen, selbst aber nicht in der Lage sind, die Tumorentstehung auszulösen.

Prurigo: Ätiologisch und morphologisch uneinheitliche Gruppe von Hauterkrankungen mit juckenden, teilweise urtikariellen Papeln, Seropapeln oder Knötchen.

Pruritus: Hautjucken mit zwanghaftem Kratzen, an dessen Zustandekommen und Verarbeitung die Schmerzrezeptoren, das vegetative System, die Hirnrinde und Psyche, bestimmte Mediatoren (z. B. Histamin, Trypsin, Kallikrein), das Gefäßsystem der Haut und die inneren Organe beteiligt sind. P. kann zahlreiche Ursachen haben. Innere Krankheiten können ebenso auslösend wirken wie Nervosität, tierische und pflanzliche Parasiten, Überempfindlichkeitserscheinungen, Unverträglichkeiten sowie Intoxikationen. Die durch Kratzen verursachten Hautveränderungen sind strichförmige Rötungen, Krusten, Hyperpigmentierung, Lichenifikation und Pyodermie.

PTWI: **P**rovisional **t**olerable **w**eekly **i**ntake = vorläufig duldbare wöchentliche Aufnahme. Dosis eines Schadstoffes, die nach dem gegenwärtigen Kenntnisstand auch bei lebenslanger wöchentlicher Aufnahme (nicht gleichzusetzen mit Resorption) nicht zu Gesundheitsstörungen führt. Der PTWI-Wert wird von der WHO für Umweltkontaminanten in Lebensmitteln vorgeschlagen (→ ADI-Wert).

PVC: **P**oly**v**inyl**c**hlorid.

Pyrolyseprodukte: Substanzen, die vorwiegend beim Kochen proteinhaltiger Nahrung oder während des Bratens von Fleisch oder Fisch entstehen (z. B. aromatische und heterozyklische Amine). P. beinhalten meist ein kanzerogenes Potenzial.

Quick-Test: Nach Armand J. Quick (Arzt aus Milwaukee, 1894–1978) benannter Test zum Nachweis von Störungen im Blutgerinnungssystem. Bestimmung durch Messung der Gerinnungszeit (Thromboplastinzeit) nach Inkubation von Citratplasma mit Gewebethromboplastin und Calciumionen. Messwert in Prozent der normalen Zeit. Referenzbereich der Thromboplastinzeit (Quick-Wert): 70–125%.

Radikale: Freie Radikale sind Substanzen, die ungepaarte Elektronen besitzen, wobei ein ungepaartes Elektron ein Molekülorbital alleine besetzt. Radikale sind deshalb paramagnetisch, d. h. sie richten sich an einem Magnetfeld aus. Radikale können durch Ab- oder Aufnahme eines Elektrons bzw. durch Spaltung einer kovalenten Bindung entstehen. Sie zeichnen sich durch eine sehr hohe Reaktivität aus. Sie entstehen bei (patho)physiologischen Prozessen in allen Lebensformen.

Radiodermatitis: Synonym zu Strahlendermatitis.

Radioimmunoassay (RIA): Verfahren der Nuklearmedizin und der analytischen Immunchemie, bei denen in vitro mit Hilfe spezifisch wirkender Antikörper (meist monoklonale Antikörper) und eines radioaktiven Indikators Antigene und Haptene wie Hormone, Vitamine und Arzneimittel quantitativ bestimmt werden.

RAST: Radio-allergo-sorbent-Test.

Raynaud-Syndrom: Vom Pariser Internisten Maurice Raynaud (1834–1881) entdecktes Syndrom. Durch Vasokonstriktion (Gefäßkrämpfe) bedingte, anfallsweise auftretende, schmerzhafte Ischämiezustände meist an den Arterien der Finger (2–5). Auslösung durch endogene und exogene Noxen, verschiedene Traumen (z. B. Presslufthammerarbeit) und Intoxikationen (z. B. Schwermetalle, Vinylchlorid) sowie psychische Belastungen.

Reference dose (RfD): Synonym zu → ADI.

Referenzwert: Wert zur Quantfizierung des Vorkommens eines bestimmten Schadstoffs in der Bevölkerung. Aus der Häufigkeitsverteilung der in zahlreichen Proben gemessenen Konzentrationen wird meist die 95%-Perzentile als Referenzwert angegeben. Der Referenzwert hat keinerlei toxikologische oder epidemiologische Aussagekraft über eine mögliche pathophysiologische Funktion des Stoffes im Organismus. Über dem Referenzwert liegende Werte zeigen lediglich eine ungewöhnlich hohe Belastung an. Syn.: → Orientierungswert, → Hintergrundwert.

Reizschwelle: Quantitatives Maß für die Empfindlichkeit der Nerven. Eine Reizwirkung, die gerade noch empfunden wird.

Reliabilität: Gütekriterium für Testverfahren, das beschreibt, mit welcher Sicherheit eine Messung bei Wiederholung zu identischen Ergebnissen führt, d. h. wie ähnlich eine Messung gegenüber solchen mit anderen Instrumenten ist.

Reproduktionstoxizität: Schädigung des Reproduktionsvorganges (z. B. durch Arzneimittel oder Chemikalien), die die Fertilität, die Embryonal- und Fetalphase und die peri- und postnatale Entwicklung umfasst.

Resistenz: Unspezifischer Schutz von Organismen gegenüber Infekten oder Giften. Es bestehen Resistenzunterschiede der Arten (z. B. nur menschenpathogene Keime), der Individuen (z. B. Umweltschäden, Alter), der Organe (z. B. Hautpilze) u. a.

Resorption: Übergang eines vom Organismus aufgenommenen Stoffes in den Kreislauf (z. B. Blut- und/oder Lymphkreislauf).

Resorptionsvermittler: Gleitschienen. Substanzen, die dafür sorgen sollen, dass hautaktive Wirkstoffe in die tieferen Hautschichten eingeschleust werden. Zu diesen Stoffen gehören z. B. Substanzen, die die Oberflächenspannung herabsetzen und die Benetzung fördern (Emulgatoren), sowie lipidlösliche Substanzen wie Lecithin, Cholesterol, Lanolin oder Isopropylfettsäureester, die die Resorption fettlöslicher Wirkstoffe fördern.

Retention: Zurückhaltung von Substanzen, deponierten Partikeln oder Gasen in den verschiedenen Organen des Körpers (z. B. Atemwegen).

Revertante: Umkehrung eines Mutationsereignisses durch Rückmutation. Gegenüber der spontanen Mutationsrate ist die Reversionsrate mindestens um den Faktor 1000 geringer.

RF: Risikofaktor.

RfD: **R**e**f**erence **d**ose, synonym zu → ADI.

Rhabdomyolyse: Myolyse der quergestreiften Muskulatur mit Muskelschwäche, Abschwächung der Muskeleigenreflexe, Muskelschmerzen und Myoglobinurie.

Rhagaden: Schrunden. Kleine Hautspalten, die entstehen, wenn die Elastizität der Haut verändert ist. Am häufigsten treten Rhagaden an den Übergangsstellen zwischen Haut und Schleimhaut auf (z. B. an der Nase, an den Lippen).

RIA: → **R**adio**i**mmuno**a**ssay.

Richtwerte: Anhaltswerte zur Beurteilung von Schadstoffkonzentrationen in Boden, Luft, Wasser und Nahrungsmitteln, die aus Vergleichsmessungen in belasteten und unbelasteten Medien abgeleitet werden und der Orientierung dienen. Sie sind nicht rechtlich verbindlich.

Risiko: Das *absolute R.* ist bei einer gleich belasteten Personengruppe das Verhältnis der Zahl der Erkrankungen zur Gesamtzahl der Personen. Das *relative R.* ist das Verhältnis des absoluten Risikos der belasteten zu jenem der unbelasteten Gruppe.

Risikoabschätzung (Risikobeschreibung, Risk Assessment): Quantitative Bestimmung der möglichen Gesundheitsgefährdung durch Chemikalien oder Strahlung in Abhängigkeit von Wirksamkeit, Expositionsdauer und Expositionshöhe bzw. der aufgenommenen Dosis.

Risikobewertung: Beurteilung eines Risikos hinsichtlich der Duldbarkeit unter gesellschafts- und gesundheitspolitischen Aspekten.

Risk Assessment: → Risikoabschätzung.

RNA: Ribonucleinsäure.

RR: Blutdruck nach Riva Rocci, im umweltmedizinischen Zusammenhang auch → relatives Risiko.

Säuglingstoxikose: Synonym zu Enzephaloenteritis. Schwere Verlaufsform einer → Dyspepsie mit toxischen Symptomen, z. T. infolge unzureichender Behandlung im Anfangsstadium.

Sarkom: Von mesenchymalem Gewebe ausgehender maligner Tumor, der frühzeitig hämatogen metastasiert. Eine sarkomatöse Entartung primär benigner, mesenchymaler → Tumoren (z. B. Meningeomen) ist möglich.

SBS: Sick-Building-Syndrom.

s.c.: subcutan, Applikation unter die Haut.

Schamanismus: Bezeichnung für therapeutische Maßnahmen und geistige Einflussnahme auf Erkrankung durch Ausüben verschiedener Kulte oder Techniken (z. B. Handauflegen) mit Übergängen zu naivem Dilettantismus, Scharlatanerie und Betrug (→ Ethnomedizin, → Placebo).

Schwellenwert, Schwellenkonzentration: Dosis oder Konzentration im Bereich der Wirkungsschwelle, d. h. zwischen gerade noch nachweisbarer Wirkung (→ LOEL) bzw. nicht mehr nachweisbarer Wirkung (→ NOEL).

Screening-Verfahren: Epidemiologische Untersuchungsmethode zur Erfassung eines klinischen symptomlosen oder prämorbiden Krankheitsstadiums, z. B. Reihenuntersuchung auf Lungentuberkulose, Diabetes mellitus.

Selbstbeschädigung: (engl. self injurious behaviour). Eingriffe in die eigene körperliche Unversehrtheit aufgrund autoagressiver, psychischer Einflüsse, die ihrerseits Folgen von Krankheit, personaler, materieller oder situativer Überforderungen sein können. Es liegt meist ein multifaktorielles Geschehen vor.

Selbstmedikation: Eigenbehandlung bestimmter Erkrankungen ohne Einschaltung eines Therapeuten.

Sensibilisierung: Durch Kontakt mit einem Antigen induzierte (primäre), bei erneutem Antigenkontakt verstärkte (sekundäre) Immunantwort bzw. Überempfindlichkeitsreaktion (→ Allergie) eines Organismus.

Sensibilität: Fähigkeit zur Wahrnehmung verschiedener Reize, die durch Rezeptoren, über afferente Nerven und Rückenmarksbahnen zur sensiblen Hirnrinde (Sinneszentren) vermittelt und auf dieser Strecke moduliert werden. Vgl. → Sensibilitätsstörung.

Sensibilitätsstörung: Veränderte Wahrnehmung von Sinnesreizen. → Parästhesie, → Sensibilität.

Sensitivität: Fähigkeit eines diagnostischen Tests, Personen mit der fraglichen Erkrankung herauszufiltern. S. ist das Verhältnis der Personen mit positivem Testergebnis zu den tatsächlich Kranken (zu denen auch die falsch negativen gehören).

Sicherheitsfaktor: Um zu berücksichtigen, dass der Mensch empfindlicher gegenüber Schadfaktoren (z. B. Chemikalien, Strahlung) reagieren könnte als die empfindlichste Versuchstierspezies, und dass auch in der Bevölkerung Unterschiede in der Empfindlichkeit bestehen, wird bei der Festlegung von Grenzwerten (→ ADI) die im Tierversuch ermittelte höchste unwirksame Dosis meist um einen S. von 100 verringert.

Silikose: Pneumokoniose durch Einwirkung lungengängigen, kieselsäurehaltigen Staubes bei exponierten Personen (z. B. Bergleuten, Steinmetzen).

Sirup Ipecacuanha: Sirup aus der Wurzel von Cephaelis Ipecacuanha (Brechwurz) mit den Alkaloiden Emetin und Cephaelin. Verwendung als Expektorans mit sekretolytischen und sekretorischen Eigenschaften und/oder in hoher Dosierung als Emetikum bei Vergiftungen.

Sklerodermie: Autoimmunkrankheit des Gefäß- und Bindegewebesystems, die in einer systemischen und einer lokalisierten Form auftritt.

Sklerose: Krankhafte Verhärtung eines Organs (vgl. → Fibrose).

Smog: Starke gesundheitsschädigende Luftverschmutzung aus Rauch (**Sm**oke) und Staub (**fog**), die insbesondere bei Inversionswetterlagen über Ballungsräumen entsteht. Bei Überschreiten von Grenzwerten muss eine öffentliche Warnung erfolgen.

Solitärkanzerogen: Veraltete Bezeichnung für Stoffe, die im Tierversuch bei chronischer Verabreichung ohne zusätzliche Maßnahmen Tumoren hervorrufen. Entsprechend dem Mehrstufenkonzept der → Kanzerogenese besitzen S. sowohl initiierende als auch promovierende Wirkung. Sie werden daher auch als komplette Kanzerogene bezeichnet.

Somatisierung: Synonym zu Somatisierungsstörung. Psychische Erkrankungen, die vage, vielfältige und verwirrende somatische Symptome zeigen, z. B. Schmerzen in den Extremitäten, Taubheitsgefühl, Übelkeit, Amnesie.

Sozialmedizin: Wissenschaft, die sich mit den durch die soziale Umwelt verursachten Gesundheitsstörungen und deren Prävention befasst.

Spezifität: In der *Immunologie*: Selektive Reaktion eines Antikörpers oder immunkompetenter Zellen mit einem spezifischen Antigen. In der *Epidemiologie*: Fähigkeit, ausschließlich die Personen mit fraglichen Erkrankungen zu erfassen. Verhältnis der Personen mit negativem Testergebnis zu den Nichtkranken.

Spitzenbegrenzung: Für einige Arbeitsstoffe gibt es nicht nur → MAK-Werte, sondern auch Spitzenbegrenzungen. Sie werden in Kategorien von I (z. B. lokal reizend) bis V (z. B. geruchsintensive Stoffe) eingeteilt.

Staub: In der Luft schwebende, kleine, feste, anorganische Teilchen (z. B. Gesteinssplitter, Aschepartikel, Sand- und Lehmteilchen) und/oder organische Teilchen (z. B. Pflanzenteilchen, Pollenkörner, Pilzsporen, Mikroorganismen, Säugetierepithelien, Federfragmente, Milben-, Insekten- und Rußpartikel). Bei einer Partikelgröße von weniger als 5 µm sind Staubteilchen lungengängig.

Sterilisation: Abtötung von biologischen Stoffen einschließlich deren Ruhestadien durch physikalische und/oder chemische Verfahren.

subakute (subchronische) Toxizitätsprüfung: Toxizitätstests mit einer Versuchsdauer von 28–90 Tagen und mehrfach wiederholter Verabreichung der Testsubstanz (subakut ist sprachlich unrichtig; eigentlich müsste es superakut heißen).

Summationsgifte: Schadstoffe, die sich aufgrund besonders schlechter Abbaubarkeit bzw. ungenügender Ausscheidung in Organismen in immer höherer Konzentration anreichern (z. B. chlorierte Kohlenwasserstoffe, DDT, Cadmium- oder Quecksilberverbindungen).

Suszeptibilität: Empfänglichkeit, Reizbarkeit.

Sv: Sievert.

Symptomatologie: Lehre von den Krankheitszeichen.

Symptome: Fassbare Krankheitszeichen.

Symptomenkomplex: → Syndrom.

Syndrom: (griech. syn = zusammen; dromos = Lauf). Symptomenkomplex; Krankheitsbild mit mehreren charakteristischen → Symptomen bzw. Gruppe von Krankheitszeichen, die für ein bestimmtes Krankheitsbild mit meist uneinheitlicher oder unbekannter Ätiologie bzw. Pathogenese charakteristisch sind.

Synergismus: Bezeichnung für das Zusammenwirken mehrerer Stoffe oder Faktoren, wobei die gemeinsame Wirkung größer ist als die Summe der Einzelwirkungen. Die synergistische (synergetische) Wirkung übertrifft demnach die additive Wirkung. Nach anderer Definition ist bei einem Synergismus die gemeinsame Wirkung größer als die größte Einzelwirkung, so dass dann für die gemeinsame Wirkung multiplikative, additive und potenzierende Kombinationswirkungen unterschieden werden.

Synkanzerogenese: Zusammenwirken mehrerer kanzerogener Stoffe. Im Gegensatz dazu steht die Cokanzerogenese, bei der die Wirkung eines Kanzerogens durch die gleichzeitige Einwirkung eines nicht krebserzeugenden Stoffes verstärkt wird.

Synkope: Metabolisch oder toxisch verursachte (komatöse) Bewusstseinsstörung; psychogene Anfälle (Kollaps, Koma, Schock). Plötzlicher Kräfteverlust mit kurz dauerndem (Sekunden bis Minuten) Bewusstseinsverlust (Ohnmacht) aus unterschiedlichen Ursachen: 1. kardial bedingt, z. B. bei Herzrhythmusstörungen, Herzinsuffizienz, 2. vaskulär bedingt, z. B. bei peripherer Vasodilatation, 3. zerebrovaskulär bedingt, z. B. bei Stenosen oder 4. zerebral bedingt, z. B. bei Epilepsie, Hysterie.

T: Tesla.

TA: Technische Anleitung.

Tachykardie: Anstieg der Herzfrequenz über 100/min.

TA Luft: Technische Anleitung Luft, Verwaltungsvorschrift nach dem Bundes-Immissionsschutzgesetz. Sie beinhaltet stoffbezogene Emissions- und Immissionsgrenzwerte zum Schutz vor Gesundheitsgefahren (→ Immissionswerte).

TCDD: **Tr**i**c**hlor**d**ibenzo[1,4]**d**ioxin(e) oder **T**etra**c**hlor**d**ibenzo[1,4]**d**ioxin(e); meistens Abk. für 2,3,7,8-Tetrachlordibenzo[1,4]dioxin; → Dioxine.

TCDF: **T**ri**c**hlor**d**ibenzo**f**uran(e) und **T**etra**c**hlor**d**ibenzo**f**uran(e) (→ Dioxine).

TDI-Wert: **T**olerable **d**aily **i**ntake. Duldbare Dosis eines Schadstoffes, die bei lebenslanger täglicher Aufnahme keine schädliche Wirkung hervorruft (synonym zu → ADI).

TE: Toxizitätsäquivalent.

technische Richtkonzentration: → TRK.

TEF: → Toxizitätsäquivalentfaktor.

Teleangiektasie: Bleibende Erweiterung kleiner, oberflächlicher Hautgefäße. Selten angeboren, meist erworben z. B. im Gesicht (witterungsbedingt), Nase (Nasenbluten) sowie nach längerer Anwendung von halogenierten Corticoidexterna.

Tenesmus: beständiger schmerzhafter Stuhl- oder Harndrang.

Teratogene: Stoffe, die grobstrukturelle Fehlbildungen während der Organentwicklung hervorrufen können. Das bekannteste Beispiel für ein Teratogen ist Thalidomid (Contergan), das schwere Missbildungen innerer Organe, vor allem aber der Extremitäten verursacht.

Teratogenität: Die Eigenschaft eines Stoffes, die während der Entwicklung des Keimes von der befruchteten Eizelle zum Embryo zu Störungen führen kann.

Thixotropie: Mechanisch bedingter Übergang vom Sol- in den Gelzustand. Gegenteil: Rheopexie.

Thrombose: Lokalisierte Blutgerinnselbildung durch intravitale Blutgerinnung in Venen oder Arterien.

TLV: **T**hreshold **l**imit **v**alue. Grenzwerte für Schadstoffe in der Luft am Arbeitsplatz in den USA zum Schutz der Beschäftigten vor Gesundheitsschäden. Sie werden von der ACGIH (**A**merican **c**onference of **g**overnmental **i**ndustrial **h**ygienists) festgelegt. TLV-Werte entsprechen den MAK-Werten in Deutschland.

Tolerable Schadstoffkonzentration im Boden: (noch tolerable Schadstoffkonzentration im Boden) → TSKB.

Toxämie: Auftreten von Bakterientoxinen im Blut bzw. toxisch bedingten Blutbildveränderungen.

Toxikodynamik: Beschreibt die Veränderungen des Organismus unter der Einwirkung eines Schadstoffes.

Toxikokinetik: Teilgebiet der Toxikologie mit der Aufgabe, den Weg und das Schicksal eines Schadstoffes im Organismus quantitativ zu erfassen, d. h. Aufnahme (Resorption), Verteilung (Distribution), Umwandlung (Metabolismus) und Ausscheidung (Elimination).

Toxikologie: Lehre von den schädlichen Wirkungen von Substanzen und Faktoren auf lebende Organismen. Sie beschreibt die Art der Wirkungen in Abhängigkeit von der Dosis sowie die zellulären, biochemischen und molekularen Wirkungsmechanismen und die Kinetik.

Toxikopie: Auftreten manifester Symptome, die solchen bei Vergiftungen gleichen, ohne dass bei den betroffenen Personen eine Giftbelastung erfasst werden könnte.

Toxikose: Durch endogen oder exogen gebildete toxische Substanzen verursachte Erkrankung.

Toxine: Meist immunogen wirkende, wasserlösliche Giftstoffe von Mikroorganismen (z. B. Mykotoxine aus Pilzen), Pflanzen (z. B. Phytotoxine) oder Tieren, mit nach unterschiedlichen Inkubationszeiten auftretender spezifischer Wirkung (im Unterschied zu chemisch definierten Giften).

Toxinologie: Wissenschaftliche Disziplin, die sich mit → Giften und → Toxinen tierischen, pflanzlichen und mikrobiellen Ursprungs befasst.

Toxizität: Gesamtheit der unerwünschten oder gesundheitsschädigenden Wirkungen einer Substanz. Giftige, evtl. gesundheitsschädigende, grundsätzlich von der Dosis abhängige Eigenschaft und Wirkung von chemischen Substanzen und physikalischen Faktoren. Man unterscheidet u. a. Organotoxizität, Karzinogenität, Mutagenität, Embryotoxizität, Teratogenität.

Toxizitätsäquivalentfaktoren (TEF): Zur groben Abschätzung der Toxizität bestimmter Stoffgemische wurden TEF eingeführt. Für polychlorierte Dioxine und Furane wird z. B. die relative Wirkungsintensität der einzelnen Verbindungen im Vergleich zu 2,3,7,8-Tetrachlordibenzodioxin (TEF=1) ermittelt. Unterschiedliche toxische Endpunkte führen zu differierenden TEF.

Toxizitätstest: Test bei Versuchsspezies, bei denen die Individuen mit verschiedenen Dosen des Stoffes kurzzeitig oder chronisch exponiert und dann die Wirkungen zeit- und dosisabhängig untersucht werden.

Toxoide: Durch Formaldehyd und Erwärmung (z. B. 39–41 °C für 3–4 Wochen) entgiftete → Toxine. Toxoide behalten ihre immunisierenden Eigenschaften (erhalten gebliebene haptophore Gruppe, zerstörte toxophore Gruppe). Anwendung, z. B. bei der aktiven Schutzimpfung gegen Diphtherie und Tetanus.

Transfer: Im Sinne der Umwelttoxikologie: Übergang eines Fremdstoffs (z. B. Cadmium) von einem Umweltmedium (z. B. Boden) in die Pflanze.

Trigeminie: Herzrhythmusstörung, bei der auf einen Normalschlag zwei Extrasystolen folgen (→ Bigeminie).

TrinkwV: Trinkwasserverordnung.

TRK: **T**echnische **R**icht**k**onzentration. Der TRK-Wert ist die nach dem Stand der Technik erreichbare Konzentration unter Berücksichtigung toxikologisch-arbeitsmedizinischer Erkenntnisse. TRK-Werte werden für krebserzeugende oder krebsverdächtige Stoffe angegeben, für die kein → MAK-Wert besteht. Trotz Einhaltung der TRK-Werte wird eine mögliche Beeinträchtigung der Gesundheit im Gegensatz zum MAK-Wert nicht völlig ausgeschlossen. TRK-Werte gelten wie MAK-Werte für gesunde Personen im erwerbsfähigen Alter und sind auf eine 8-stündige tägliche bzw. 40-stündige wöchentliche Exposition bezogen.

Trophieebene: Durch Energiefluss verbundene, voneinander abhängige Ernährungsgruppen. Sie bilden z. B. die Nahrungskette Pflanzen, Pflanzenfresser, Fleischfresser (Ökologie; Ernährungsstufe).

TSKB: Noch **t**olerable **S**chadstoff**k**onzentration im **B**oden. Die TSKB-Werte markieren eine Schwelle, die für die definierten Bedingungen einen Bereich tolerabler Schadstoffgehalte vom Bereich einer Schadstoffbelastung trennt, bei dessen Erreichen aus gesundheitlicher Sicht bodenbezogene Maßnahmen zu ergreifen sind. TSKB-Werte sind gesundheitlich begründet und von der Akademie für das Öffentliche Gesundheitswesen in Bayern, Gesundheitsministerium, festgelegt. Sie beziehen sich auf Arsen, Blei, Cadmium, Chrom, Kupfer, Nickel, Quecksilber und Zink.

Tumor: (lat. Geschwulst). Örtliche umschriebene Zunahme des Gewebevolumens. Neubildung in Form eines spontanen, verschiedengradig enthemmten, autonomen und irreversiblen Überschusswachstums von körpereigenem Gewebe, das i.d.R. mit unterschiedlich ausgeprägtem Verlust spezifischer Zell- und

Gewebefunktionen verbunden ist. → Neoplasie, → Neoplasma.

UBA: **U**mwelt**b**undes**a**mt.

überadditive Wirkungen: → Synergismus; synergistische Wirkungen.

Überempfindlichkeit: Man unterscheidet: 1. erworbene Ü. = → Allergie. 2; angeborene Ü. = → Idiosynkrasie (in den meisten Fällen verkannte Allergie); 3. unzureichende Schutzfunktion = chemische Schädigung.

Umweltepidemiologie: Wissenschaft von der Verteilung von Krankheiten und deren physikalischen, chemischen, psychischen und sozialen Determinanten und Folgen in der Bevölkerung.

Umwelthygiene: Wissenschaft von der Erforschung von Umweltwirkungen auf die Bevölkerung oder auf Bevölkerungsgruppen und das Erkennen und Ausschalten ungünstiger oder die Nutzung günstiger Faktoren.

Umweltmedizin: Umweltmedizin betrifft, im Gegensatz zur Umwelthygiene, den einzelnen Menschen im Sinne der klinischen Medizin. Wo umweltbedingte Schädigungen vermutet werden, wird eine Anamnese (Erhebung) der Belastungsbedingungen durchgeführt, und die notwendigen therapeutischen Maßnahmen werden eingeleitet.

Umweltschutz: Verhinderung bzw. Beseitigung von Störungen der Ökosysteme durch gesellschaftliche und individuelle Maßnahmen und Lebensgestaltung, z. B. durch Schaffung eines Umweltbewusstseins durch Aufklärung, Kennzeichnung umweltfreundlicher Produkte, Festlegung und Einhaltung von Schadstoff- und Lärmgrenzwerten im Produktionsbereich bzw. von Verboten für besonders schädliche Stoffe (z. B. Asbest, DDT), Kennzeichnungspflicht (z. B. Formaldehyd), Recycling, Verbot bzw. Einschränkung von Einwegverpackungen, Verminderung des Energie- und Wasserverbrauchs, umweltschonende Abwasser- und Abfallbeseitigung, Einschränkung des motorisierten Individualverkehrs und Anpassung des Verkehrs an die optimale Geschwindigkeit (Verbrauchsoptimum).

Umwelttoxikologie: Lehre von der Beschreibung und Erforschung der Wirkungen von Umweltschadfaktoren (z. B. Chemikalien, Strahlung, Lärm) in Luft, Wasser und Erde, die das ökologische Gleichgewicht stören und Mikroorganismen, Pflanzen, Tiere und Menschen bedrohen. U. hat das Ziel, gesundheitliche Risiken durch Umweltschadfaktoren zu erkennen und zu quantifizieren.

Unit risk: Die Unit-risk-Methode ist ein amerikanisches Krebsrisikomodell im Niedrigdosisbereich. Es gibt das durch Extrapolation geschätzte zusätzliche mögliche Krebsrisiko bei einer bestimmten Konzentration eines Schadstoffes an und ist bezogen auf eine Lebenszeit von 70 Jahren.

Uptake: → Resorption.

Urtinktur: Unverdünnte Arznei, aus der Verdünnungen (Potenzen) mit Flüssigkeiten, z. B. Alkohol, Wasser oder mit Milchzucker hergestellt werden.

Validität: Gütekriterium für Testverfahren, das beschreibt, wie geeignet ein Verfahren zur Abbildung des zu messenden Sachverhalts ist. Zur Prüfung der Validität dienen u. a. Vergleiche mit Messungen anderer Merkmale am gleichen Individuum oder die Prüfung der Vereinbarkeit der Messergebnisse mit dem zugrunde liegenden theoretischen Konstrukt.

Verhalten: Verhalten ist eine Grundeigenschaft des lebenden Organismus, mit der er sich mit seiner Umwelt abstimmt. Verhalten wird von einer Vielfalt von biochemischen und elektrophysiologischen Funktionen in verschiedenen Organen und Organsystemen, wie dem ZNS, gesteuert.

Verteilung: → Distribution.

Virtually safe dose: Sie wird aus dem → Unit-risk-Konzept abgeleitet und ist diejenige Konzentration eines Schadstoffes, bei dem ein zusätzlicher Krebsfall auf 1 000 000 exponierte Personen bei lebenslanger Exposition entsteht. Sie bezeichnet eine praktisch unschädliche Dosis.

Viskosität: Zähigkeit. V. ist die innere Reibung einer Flüssigkeit, sie ist meist stark temperaturabhängig und wichtig für das Strömungsverhalten von Flüssigkeiten.

Vitalität: Lebenstüchtigkeit, Vermehrungsvermögen.

Weltgesundheitsorganisation: World Health Organization (WHO). Selbstständige Organisation der Vereinten Nationen mit beratender Funktion, z. B. Herausgabe von Leitlinien für Schadstoffe in Luft, Wasser Lebensmitteln und Empfehlungen zur maximalen Aufnahme von Schadstoffen in Lebensmitteln (→ ADI; → PTWI).

WHO: →Weltgesundheitsorganisation.

Wirkungsmechanismus: Ausdeutung der Elementarvorgänge pharmakologischer und toxikologischer Wirkungen auf biochemischer, physikalischer und physiologischer Ebene. Jeder Wirkung liegt ein chemischer Mechanismus zugrunde. Sind die Mechanismen nicht hinreichend bekannt, spricht man von Wirkungsweise.

Wirkungsschwelle: → NOEL, → LOEL.

Xenobiotika: Fremdstoffe.

Zelltherapie: Umstrittenes Verfahren, bei dem tierische Zellen (z. B. von ungeborenen Lämmern) injiziert werden, um das menschliche Gewebe „aufzufrischen" bzw. zu „verjüngen".

Zyanose: Blaurote Färbung der Haut und Schleimhäute infolge einer Abnahme des Sauerstoffgehalts im Blut.

Zyklothymie: Affektive Störung, die während mindestens zweier Jahre mit Stimmungsinstabilität in Form von wiederholten leichten depressiven und sog. „hypomanen" Episoden einhergeht, das heißt, dass während dieser zwei Jahre trotz häufiger Stimmungsschwankungen nie die Kriterien depressiver oder manischer Episoden erfüllt werden (vgl. auch → Dysthymie).

zytotoxisch: zellschädigend.

Weiterführende und ergänzende Literatur

Lehrbücher

Forth W, Henschler D, Rummel W, Starke K. Allgemeine und Spezielle Pharmakologie und Toxikologie. Heidelberg: Spektrum Akademischer Verlag; 1998

Marquardt H, Schäfer S. Lehrbuch der Toxikologie. Mannheim: Wissenschaftsverlag; 1997

Mersch-Sundermann V. Umweltmedizin. Stuttgart: Thieme; 1999

Reichl FX. Taschenatlas der Toxikologie. Stuttgart: Thieme; 1997

Seidel HJ. Umweltmedizin. Stuttgart: Thieme; 1998

Tischendorf FW. Der diagnostische Blick. Stuttgart: Schattauer; 1995

Nachschlagewerke

Beyer D, Eis D. Praktische Umweltmedizin: Klinik, Methoden, Arbeitshilfen. Berlin: Springer; 1997

Deutsche Forschungsgemeinschaft: MAK- und BAT-Werte-Liste 1999: Maximale Arbeitsplatzkonzentrationen und Biologische Arbeitsstofftoleranzwerte. Weinheim: Wiley-VCH; 1999

Ellenhorn MJ, Barceloux DG. Medical Toxicology – Diagnosis and Treatment of Human Poisoning, New York: Elsevier Science; 1996

Hardman, JL, Limbird LE, Molinoff PB, Ruddon PW, Goodman Gilman A (eds.). Goodman and Gilman's: The Pharmacological Basis of Therapeutics. New York: McGraw Hill; 1996

Karlson P, Doenecke D, Koolman J. Kurzes Lehrbuch der Biochemie für Mediziner und Naturwissenschaftler. Stuttgart: Thieme; 1994

Römpp H. Römpp Lexikon der Chemie. Stuttgart: Thieme; 1999

Wichmann HE, Schlipköter HW, Fülgraff G. Handbuch der Umweltmedizin. Landsberg/Lech: Ecomed; 1999

Periodika

(Zeitschriften und regelmäßig erscheinende Bücher)

Archives of Toxicology (Official Journal of EUROTOX). Springer, Berlin

Ecotoxicology and Environmental Safety (Official Journal of the International Society of Ecotoxicology and Environmental Safety). Academic Press, Orlando/USA

Environmental Health Perspectives (Journal of the National Institute of Environmental Health Sciences). OCR Services Inc., NC 27 709–2233/USA

Environmental Toxicology and Pharmacology (An International Review Journal). Elsevier, Amsterdam

Fundamental and Applied Toxicology (Official Journal of the Society of Toxicology). Academic Press, Orlando/USA

Human and Experimental Toxicology (Official Journal of the British Toxicology Society). Stockton Press, Hampshire/UK

Naunyn-Schmiedeberg's Archives of Pharmacology (Official Journal of Deutsche Gesellschaft für Experimentelle und Klinische Pharmakologie und Toxikologie). Springer, Berlin

Pharmacology and Therapeutics (An International Review Journal). Elsevier Science Inc., New York/USA

Science. American Association for the Advancement of Science (AAAS), Washington/USA

Toxicology and Applied Pharmacology (Official Journal of the Society of Toxicology). Academic Press, Orlando/USA

Toxicology in Vitro (An International Journal). Elsevier Science Ltd. (Pergamon), Oxford/UK

Umweltmedizin in Forschung und Praxis (Organ der International Society of Environmental Medicine, ISEM). Ecomed, Landsberg/Lech

Zeitschrift für Ernährungswissenschaft. European Journal of Nutrition (Official Organ of the Deutsche Gesellschaft für Ernährung e.V.). Steinkopf-Verlag, Darmstadt

Zentralblatt für Hygiene und Umweltmedizin (International Journal of Hygiene and Environmental Medicine). Fischer, Stuttgart

Ergänzende Literatur

Aurand K, Hazard BP, Tretter F. Umweltbelastung und Ängste. Wiesebaden: Westdeutscher Verlag; 1993

Böse-O'Reilly S, Kammerer S. Leitfaden Umweltmedizin. Stuttgart: Fischer; 1997

Dilling H, Mombour W, Schmidt MH. Internationale Klassifikation psychischer Störungen, Bern: Huber-Verlag; 1993

Helmchen H, Hippius H. Psychiatrie für die Praxis. München: MMV Medizin; 1997

Kutter P. Moderne Psychoanalyse: Eine Einführung in die Psychologie unbewusster Prozesse. München: Verlag Internationale Pschoanalyse; 1992

Zilker, T. Luftbelastung und Gesundheit. München, Verlag Dr. Friedrich Pfeil; 1996

Bildquellen

Bachmann RM, PraxisService Naturheilverfahren. Stuttgart: Hippokrates; 1996 (189 A, B, 191 B, 271 B, 273 C, D, 277 B)

Becker W, Naumann HH, Pfalz CR. Hals-Nasen-Ohrenheilkunde. Stuttgart: Thieme; 1983 (159 A [Otitis, Laryngitis])

Freudenberger T. Dermatologie. Stuttgart: Thieme; 1993 (145 B)

Harenberg Personenlexikon 20. Jahrhundert. Dortmund: Harenberg Lexikon Verlag; 1996 (263 A)

Hollwich F. Taschenatlas der Augenheilkunde. Stuttgart: Thieme; 1983 (159 A [Keratoconjunctivitis, Conjunctivitis])

Kayser F, Bienz KA, Eckert J., Zinkernagel R. Medizinische Mikrologie. Stuttgart: Thieme; 1998 (233 A)

Kretschmann H-J, Weinrich W. Klinische Neuroanatomie und kranielle Bilddiagnostik. Stuttgart: Thieme; 1991 (163 D)

Kühnel W. Taschenatlas der Zytologie, Histologie und mikroskopischen Anatomie. Stuttgart: Thieme; 1999 (213 A)

Marquardt H, Schäfer S. Lehrbuch der Toxikologie. Mannheim: Wissenschaftsverlag; 1994 (109 B)

Rassner G. Dermatologie. München: Urban & Schwarzenberg; 1997 (251 C, D)

Scherer E, Sack H. Strahlentherapie. Stuttgart: Thieme; 1989 (143 A)

Seidel HJ. Umweltmedizin. Stuttgart: Thieme; 1996 (49 B)

Siegenthaler W. Differentialdiagnose innerer Krankheiten. Stuttgart: Thieme; 1984 (159 A [Alveolitis])

Steigleder GK. Taschenatlas der Dermatologie. Stuttgart: Thieme; 1987 (65 C, 159 A [Urtikaria, Quincke-Ödem, Purpura, Kontaktekzem], 215 B)

Suttor K-H, Suttor W. Handbuch Kraft-Wärme-Kopplung. Karlsruhe: Verlag C. F. Müller; 1997 (309 D)

Umweltbundesamt. Daten zur Umwelt. Berlin: Erich Schmidt Verlag; 1997 (109 A, 113 C)

Sachverzeichnis

inkl. Abkürzungsverzeichnis

A

B

C

D

E

F

G

H

J

K

L

M

N

O

P

Q

R

S

T

U

V

W

X

Y

Z

Notizen

Notizen

Notizen

Notizen

Notizen